中风临证臻萃

主审 田金洲　韩明向

主编 韩　辉　杨文明

人民卫生出版社
·北京·

版权所有，侵权必究！

图书在版编目（CIP）数据

中风临证臻萃 / 韩辉，杨文明主编 . —北京：人
民卫生出版社，2020.12
　ISBN 978-7-117-30875-5

　Ⅰ. ①中… 　Ⅱ. ①韩…②杨… 　Ⅲ. ①中风－中医治
疗法 　Ⅳ. ①R255.2

　中国版本图书馆 CIP 数据核字（2020）第 215478 号

人卫智网	www.ipmph.com	医学教育、学术、考试、健康，购书智慧智能综合服务平台
人卫官网	www.pmph.com	人卫官方资讯发布平台

中风临证臻萃
Zhongfeng Linzheng Zhencui

主　　编：韩　辉　杨文明
出版发行：人民卫生出版社（中继线 010-59780011）
地　　址：北京市朝阳区潘家园南里 19 号
邮　　编：100021
E - mail：pmph @ pmph.com
购书热线：010-59787592　010-59787584　010-65264830
印　　刷：保定市中画美凯印刷有限公司
经　　销：新华书店
开　　本：710×1000　1/16　印张：38　插页：8
字　　数：702 千字
版　　次：2020 年 12 月第 1 版
印　　次：2021 年 1 月第 1 次印刷
标准书号：ISBN 978-7-117-30875-5
定　　价：149.00 元
打击盗版举报电话：010-59787491　E-mail：WQ @ pmph.com
质量问题联系电话：010-59787234　E-mail：zhiliang @ pmph.com

中风临证臻萃

主　　　审　田金洲　韩明向

主　　　编　韩　辉　杨文明

常务副主编　贾淑培

副　主　编　郑明翠　吕丹丽　许金波　宋书婷　宋成玮

编　　　委　（以姓氏笔画为序）

马士才　马守亮　王　莉　王丽娟　王婷婷　石　桥
吕丹丽　朱　虹　刘　睿　许金波　许珍晶　李　欢
李　影　杨　悦　杨文明　邹利杰　宋书婷　宋成玮
陈秋莹　郑明翠　赵圣云　侯志峰　昝兴淳　饶志红
贾淑培　徐　磊　徐明安　徐鹏斐　奚亚明　麻雨弟
韩　辉　程　婷　程园园　詹　敏

学术秘书　李　欢　赵圣云　杨　悦　饶志红

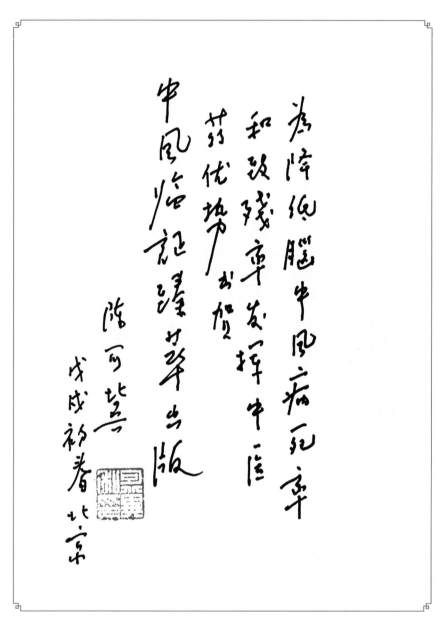

为防御脑中风病死率
和改残率发挥中医
药优势而贺

中风临证薪萃出版

陈可冀
戊戌初春
北京

中国科学院院士、国医大师陈可冀教授为本书题词

序

　　医学是一门不断进步发展的学科，无论是中医还是西医，均以临床实践为依据，以临床疗效为诉求。虽然医学的发展总是具有一定时代局限性，但伴随着发展也在不断地揭示和接近真相及本质。与其他学科不同的是，医学最终以疗效为检验标准。而临床病情变幻莫测，这就对医务工作者提出了很高的要求。在大量的临床实践过程中，我们深刻感受到中医在临床医学所发挥的作用及健康促进的重要性被严重低估。

　　本书详尽介绍了中风相关的历史沿革及中西医治疗的实践和认识，内容丰富多样，病例经典可鉴，融入了相关研究的最新知识和概念；尤其介绍了相关方剂、中成药及病例精选，为临床诊断和治疗提供了新思路，对提高临床脑病科医师的理论和实践水平有很大作用。中医立足于临床，取得发展离不开对药的深入了解和研究，本书对此做了很好的梳理和积累，为推动中医在治疗脑病、解决临床具体运用等难题做了有益的探索。

　　继承、创新、发展中医事业，任重道远，期待中医脑病临床研究发展不断进步，希望本书能对同道有所裨益。中青年医务工作者是临床研究的中坚力量，要努力提高学术追求、发挥钻研精神，使中医事业后继有人、发展有望。

　　本书作者团队学贯中西，有志于振兴中医脑病事业，勤求古训，博采众长，以病、证为经纬，结合西医学，辛勤组织编写《中风临证臻萃》西为中用，辨病与辨证相结合，符合中医临床思维程序，是中医治疗中风的实践力作。幸然读之，多有启发，故爱之为序。

徐经世

2020年3月27日

　　中医学对于脑的认识，最早可追溯到《黄帝内经》时期，《灵枢•海论》云："脑为髓之海，其腧上在于其盖，下至风府。"《灵枢•骨度》载："头之大骨围二尺六寸"，"颅至项尺二寸"，认为脑居于人体之首。中医藏象学说将脑的生理和病理统归于心而分属于五脏，"心者，君主之官，神明出焉"，"心藏神，肺藏魄，肝藏魂，脾藏意，肾藏志"，五脏之精，乃五脏于脑的相互关联的物质基础，是人体生理功能的物质基础。脑髓充足，脑神正常，则精神旺盛，精力充沛，思维敏捷。脑髓不足，外邪侵袭，则可致"中风""眩晕""耳鸣"等。如"血之与气并走于上，则为大厥"，"大怒则形气绝，而血菀于上，使人薄厥"。中风乃神经内科常见病、多发病，中医药治疗中风具有整体调节、减轻西药不良反应、改善预后等诸多特色与优势。临床治疗中风，需立足于中风的中西医研究进展，依据中医基础理论，按照中医思维发挥中医中药的长处。据此，我们历时近3年，组织编写这部《中风临证臻萃》。本书根据中风的中西医研究进展，结合中医理论的整体观念、中风的发病特点和病因病机、中药方剂的治疗作用等系统整理而成。希望本书既能够为临床医生尤其是中医脑病科医生和研究生在中医药诊疗预防中风方面提供一定的参考价值，同时可以让中风患者或中风高危人群更加深刻地认识该病，从而起到预防和康复作用。

　　全书共分为基础篇、治疗篇、预防康复及护理篇、常用中药及方剂篇、病案篇五部分。基础篇包括了中风的历史沿革、中医药研究进展、现代认识进展。治疗篇包括了中风的辨证治疗、辨病治疗和对症治疗。中风的预防康复及护理篇从预防、康复及临证护理三方面描述了中医学对于中风的认识。常用中药及方剂篇列举了临床治疗的常用中药及常用方剂，可以作为脑病科临床医生及研究生工具用书。病案篇包括了古代、近代、现代著名医家的中风治疗的经典医案及临证感悟，亦选录了安徽中医药大学第一附属医院专家治疗中风的部分临证经验，与读者共享。

《中风临证臻萃》一书在撰写过程中得到了许多学术同仁的大力支持,特别是中国科学院院士、国医大师陈可冀教授在百忙之中为本书题词,国医大师徐经世教授为本书作序,岐黄学者田金洲教授和全国名中医韩明向教授担任本书主审,以及安徽中医药大学第一附属医院汪瀚副院长和脑病中心鲍远程、谢道俊、张波、陈怀珍、王艳昕、吴云虎、汪美霞、张娟、董婷、徐国存、曹仕健、方向主任在编写过程中给予的大力支持,在此一并致谢。由于我们水平有限,加之时间仓促,虽竭尽全力,书中仍有诸多不足之处,恳请各位读者不吝指正。

编　者

2020 年 8 月

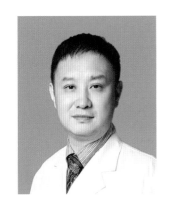

韩辉，主任医师，副教授，医学博士，硕士生导师，国家自然科学基金项目评审专家，第五批全国老中医药专家学术经验继承人。现任安徽中医药大学第一附属医院（安徽省中医院）脑病中心副主任兼脑病二科副主任。先后入选全国中医药创新骨干人才培训项目培养对象、安徽省高校优秀青年人才、安徽省学术和技术带头人后备人选、安徽省高校拔尖人才。担任中华中医药学会内科分会委员、中国老年学学会衰老与抗衰老科学委员会委员、中华中医药学会脑病分会常委、中国中西医结合学会神经科专业委员会青年委员、中国研究型医院学会神经再生与修复专业委员会委员。主持国家自然科学基金项目 3 项、安徽省重点研究与开发计划项目 1 项、安徽省高校自然科学研究重点项目 1 项，以及其他地厅级课题 5 项。编写专著14 部，其中担任主编 3 部，担任副主编 2 部。发表学术论文 50 余篇，其中被 SCI 收录 5 篇。获教育部科学技术进步奖二等奖 1 项，安徽省科学技术奖二、三等奖各 1 项，中国中西医结合学会科学技术奖一等奖 1 项，中华中医药学会科学技术奖三等奖2 项，安徽省中医药科学技术奖一、二、三等奖共 7项，获中华人民共和国国家版权局计算机软件著作权登记证书 4 项、安徽省科技成果 4 项。

作者简介

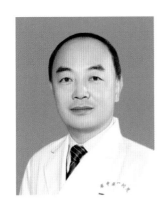

杨文明，教授，主任医师，医学博士，博士后，博士生导师，岐黄学者，安徽省名中医，"江淮名医"。现任安徽中医药大学第一附属医院（安徽省中医院）院长。为第六批全国老中医药专家学术经验继承工作指导老师，全国优秀中医临床人才指导老师，全国中医药创新骨干人才培训项目指导老师，国家中医药管理局区域中医脑病诊疗中心负责人，国家临床重点专科、国家中医药管理局重点学科、重点专科学科带头人，国家中医药管理局重点专科（脑病）协作组组长，教育部重点实验室副主任，美国中医学院特聘教授，安徽省学术和技术带头人，安徽省中医药领军人才，安徽省"115"产业创新团队负责人。任中华中医药学会脑病分会名誉副主任委员，中国民族医药学会脑病分会常务副会长，世界中医药学会联合会脑病专业委员会副会长，世界中医药学会联合会老年医学专业委员会副主任委员等职务。发表学术论文100余篇，出版学术专著14部，作为主编、副主编参与编写全国高等中医院校规划教材4部。先后主持并承担国家自然科学基金等课题22项。获教育部科学技术进步奖二等奖1项，中国中西医结合学会科学技术奖一等奖1项，中华中医药学会科学技术奖一等奖1项、三等奖2项，安徽省科学技术进步奖一等奖1项、二等奖2项，安徽省中医药科学技术奖一等奖1项，获国家发明专利2项。

前　言

　　中风，又称脑卒中，即西医所指急性脑血管病，已经成为人类病死率最高的三大疾病之一。近年来，脑血管病已逐步成为我国人民群众长期致病、致残的主要原因，也成为全球范围内的公共卫生问题。中国是世界上发生卒中人口最多的国家，自2008年以来，中风已成为我国致死率最高的疾病，给国家带来了巨大的医疗保健和经济负担。近年来，由于我国在本病相关的基础和临床研究方面做出了大量努力，"十二五"国家科技支撑计划中，卒中相关的专项累计投入经费1.32亿元，约占"十二五"疾病防治总经费的8.8%，也相应陆续取得了一些成就，包括在全国范围内建立多级别的卒中诊疗中心，大大方便了卒中的及早发现和送治，使卒中的病死率首次出现了下降的趋势；另一方面，经过过去几年各界的参与和努力，中国在卒中的流行病学、发病机制、治疗和护理等方面进行的大量基础和临床研究也都取得了丰硕的成果。

　　中风从总体上分为缺血性中风和出血性中风两大类，临床表现以突然昏倒（或不昏倒）、口眼歪斜、半身不遂、言语困难为主要特征。常见类型包括脑出血、蛛网膜下腔出血、脑梗死（包括脑血栓形成）、短暂性脑缺血发作（又称为小卒中），其原因多种，表现繁杂，诊断上需要一定的鉴别能力。随着医学技术的发展和辅助检查的进步，我们既往对中风的了解有所欠缺，需要随时代发展不断进行知识的更新换代，尤其需要学习并发扬中医特色，加强中医药防治中风病的研究。本书从多层次、多角度介绍了中风一病，包括其历史沿革、中医药研究进展、现代认识进展及中西医治疗等多个方面，并结合多例专家医案生动展示了临床治疗特色。我们在长期临床实践中体会到，中医药的广泛运用对降低中风病的病死率和致残率发挥了一定作用，本书旨在全方位论述中风的病因病机、中西医对其的不同认知，把握中西医治疗方面新进展，突出中医特色，以期服务于广大临床工作者。

本书从构思到章节选定，从收集临床案例到初稿成形，每位编者都付出了辛勤的努力，在此一并致谢。各位编者本着传承、求实的态度完成本书，希望能有益同道，使广大医务工作者在临床诊治中风病更加得心应手，游刃有余。

2020 年 8 月 27 日

目　录

基　础　篇

治　疗　篇

预防康复及护理篇

常用中药及方剂篇

病　案　篇

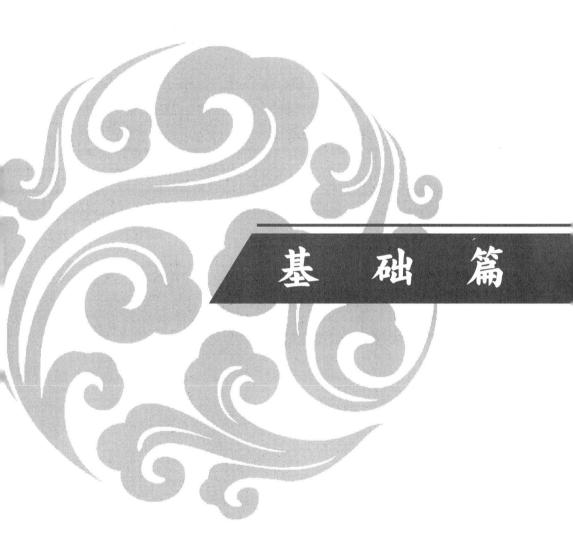

基 础 篇

第一章 历史沿革

中风是以猝然昏倒、不省人事、半身不遂、口眼歪斜、语言不利等为主症的病症。历代医家对中风病描述甚多，各家认识繁杂不一。本章将从病名、症状、病机、证型、治疗五个方面归纳从先秦至现代的各主要学说及主流思想，以期总结对当下及往后治疗更具指导价值的内容。

第一节 病 名

病名的发展，早期由于对病机了解欠缺，故病名多以症状表现命名。如先秦时的"偏风""身偏不用"等，反映了当时对疾病认识尚未深入。随着历代对病机认知的发展，病名也相应改变，如首次在宋代《圣济总录》提到的"卒中风"："卒中风之人，由阴阳不调，腑脏久虚……"再如元代《医经溯洄集·中风辨》中提到"真中风"和"类中风"，言："殊不知因于风者，真中风也。因于火，因于气，因于湿者，类中风，而非中风也"。总之，病名的历代沿革一定程度上反映了历代对疾病病因病机的认识变化。

一、先秦

中风，一词最早见于《黄帝内经》。《素问·风论》曰："饮酒中风……入房汗出中风……新沐中风……"这里的"新沐中风""饮酒中风"，虽叫中风，但并不是真正意义上的中风。而《黄帝内经》中真正名副其实的"中风"实则是风痱、仆击、偏枯等。其中，中风昏迷期的病名如仆击、薄厥、厥逆、大厥等；中风后遗症半身不遂的病名如风痱、偏风、身偏不用、偏枯等。《素问·通评虚实论》云："仆击、偏枯……肥贵人则高粱之疾也。"《素问·生气通天论》曰："阳气者，大怒则形气绝，而血菀于上，使人薄厥。"《素问·调经论》曰："血之与气并走于上，则为大厥，厥则暴死，气复反则生，不反则死。"《灵枢·五乱》云："乱于头，则为厥逆，头重眩仆。"《灵枢·热病》言："痱之为病也，身无痛者，四肢不收，智乱不甚，其言微知，可治；甚则不能言，不可治也。"《素问·风论》提出：

"风中五脏六腑之俞，亦为脏腑之风，各入其门户所中，则为偏风。"

二、两汉

张仲景《伤寒论》提到中风，但此中风为太阳表虚证，属于外感病范畴。《金匮要略·中风历节病脉证并治》曰："夫风之为病，当半身不遂，或但臂不遂者，此为痹。脉微而数，中风使然"，首次将中风病名与半身不遂联系在一起，做到了"形神合一"。

三、隋唐

隋代巢元方《诸病源候论》，论述了"风痱""卒中候""半身不遂"。《诸病源候论·风病诸候上》云："风痱之状，身体无痛，四肢不收，神智不乱，一臂不随者，风痱也。"唐代孙思邈《备急千金要方·诸风》有云："中风大法有四，一曰偏枯，二曰风痱，三曰风懿，四曰风痹。"其论述的四种中风，与现今中风有相似之处。

四、两宋

宋代陈无择第一次以独立病名来论述中风。《三因极一病证方论·叙中风论》言："人或中邪风……故入脏则难愈，如其经络空虚而中伤者，为半身不遂，手脚瘫痪……所以首论中风也。""卒中风"一词，首次在宋代《圣济总录》中提到。《圣济总录·卒中风》云："卒中风之人，由阴阳不调，腑脏久虚，气血衰弱，荣卫气竭，故风之毒邪，尤易乘间而入。卒致仆倒闷乱，语言謇涩，痰涎壅塞，肢体瘫痪，不识人事者。"

五、金元

元代王履在著作《医经溯洄集·中风辨》中提到"真中风"和"类中风"的病名，"殊不知因于风者，真中风也。因于火，因于气，因于湿者，类中风，而非中风也。"

六、明清

明代楼英在著作《医学纲目·中风》中，首次提出"卒中"病名，"中风，世俗之称也。其症卒然仆倒，口眼㖞斜，半身不遂，或舌强不言，唇吻不收是也……其卒然仆倒者，经称为击仆，世又称为卒中。"明代张景岳提出"非风"一词。《景岳全书·非风》曰："非风一证，即实时人所谓中风证也。此证多见卒倒，卒倒多由昏愦……而古今相传，咸以中风名之，其误甚矣……竟以非风名之。庶乎使人易晓，而知其本非风证矣。"缪希雍提出"内虚暗风"一名。清代叶天士则将用"内风"一词来阐述"中风"。王清任在其著作中,用"半身不遂"代替中风名称。

七、清末

张锡纯首先提出"脑充血""脑贫血"名称。

八、现代

1986 年中华全国中医学会制定的《中风病中医诊断、疗效评定标准》第一次正式提出中风病的名称。其后朱文锋教授提出了"出血中风"和"缺血中风"之名。

综上,中风的病名,虽历经朝代变迁,经过梳理,我们仍然可以窥见其衍变过程,希冀此能为中风的研究发展提供新的视野。

第二节 症 状

中风的症状多样,表现不一,历代对其症状的观察认识也是逐渐深入的过程。先秦记载症状多较急较重,与当时的认知及识别水平有关。汉代张仲景开始指出邪中部位不同而临床表现各异,至宋代《三因极一病证方论》中对中风的证候描述已接近今天的中风。金元明清及之后的认识则更为细化,在前人认知的基础上发展,至现代已认识到有无症状性中风及一些焦虑抑郁相关精神症状。

一、先秦

《黄帝内经》记述中风的病状多发病突然,来势凶猛。《灵枢·经脉》云:"足阳明之脉……是主血所生病者……口㖞唇胗……"《灵枢·经筋》曰:"足阳明之筋……卒口僻……颊筋有寒,则急引颊移口;有热则筋弛纵缓不胜收,故僻。"《素问·厥论》云:"厥或令人腹满,或令人暴不知人……巨阳之厥,则肿首头重,足不能行,发为眴仆……太阳厥逆,僵仆……"《素问·举痛论》亦云:"怒则气逆,甚则呕血及飧泄。"

二、两汉

汉代张仲景在《金匮要略·中风历节病脉证并治》中论述:"夫风之为病,当半身不遂,或但臂不遂者,此为痹。脉微而数,中风使然",观察指出邪中部位不同而临床表现各异:"邪在于络,肌肤不仁;邪在于经,即重不胜;邪入于腑,即不识人;邪入于脏,舌即难言,口吐涎"。华佗《中藏经·论痹》云:"或缓而不能收持,或拳而不能舒张,或行立艰难,或言语謇涩,或半身不遂,或四肢蜷缩,或口眼偏斜,或手足軃侧,或行步而不言语,或不能行步,或左偏枯,或右壅滞"。

三、隋唐

隋代《诸病源候论》记载:"风邪之气,若先中于阴,病发五脏者,其状奄忽不知人,喉里噫噫然有声,舌强不能言。"《备急千金要方》谓:"风懿者,奄忽不知人,咽中塞,窒窒然,舌强不能言,病在脏腑。"唐代孙思邈在《备急千金要方》中将中风分为"偏枯""风痱""风懿""风痹"四类,指出:"偏枯者,半身不遂,肌肉偏不用而痛,言不变智不乱,病在分腠之间……风痱者,身无痛,四肢不收,智乱不甚。言微可知,则可治。甚则不能言,不可治。风懿者,奄勿不知人,咽中塞,窒窒然。舌强不能言,病在脏腑……风痹者,形如风状,得脉别也,脉微涩,其证身体不仁。"

四、两宋

陈无择《三因极一病证方论·叙中风论》中对中风的证候描述已接近今天的中风。其中论述:"半身不遂、手脚瘫痪、涎潮昏塞、口眼歪斜、肌肤不仁、痹瘅挛僻"。宋代王怀隐等对中风先兆的描述如:"凡人未中风时,一两月前,或三五个月前,非时足胫上忽发酸重顽痹,良久方解,此乃将中风之候也。"

五、金元

刘完素提出中风者多有"大拇指及次指麻木不仁,或手足不用,或肌肉蠕动者"的先兆症状。《世医得效方》中云:"谓卒然倒扑为卒中,乃初中之证,口眼㖞斜,半身不遂,舌强不言,唇吻不收,为中倒后之证。"该书还进一步论述了中风恶证表现:"中风恶证,口开者,心气闭绝也;遗尿者,肾气闭绝也;手撒者,脾气闭绝;眼合者,肝气闭绝;鼻鼾者,肺气闭绝。备此五证,尤不可治。五证中才见一证,犹当审余证以救疗。盖以初中则眼合者多,痰上则鼻鼾者亦多。惟遗尿口开俱见为恶,心为五脏主君,肾为一身根本,诚不可闭绝也。"

六、明清

王肯堂《杂病证治准绳》中记载中风先兆表现:"凡人初觉大指、次指麻木不仁或不用者,三年内有中风之疾。"张三锡指出:"中风病必有先兆,中年人但觉大拇指时作麻木不仁,或手足少力,或肌肉微掣,三年内必有暴病。"李中梓《医宗必读》中记载中风脱绝之症表现:"凡中风昏倒,若见口开心绝,手撒脾绝,眼合肝绝,遗尿肾绝,声如鼾肺绝者,即是脱证。更有吐沫、直视、肉脱、筋骨痛、发直、摇头上窜、面赤如妆、汗出如珠、皆为脱绝之证。"

七、清末

清末张锡纯指出中风先兆有五种表现："一、其脉必弦硬而长，或寸盛尺虚，或大于常脉数倍，而毫无缓和之意。二、其头目时常眩晕，或觉脑中昏愦，多健忘，或常觉痛，或耳聋目胀。三、胃中时觉有气上冲，阻塞饮食，不能下行，或有气自下焦上行作呃逆。四、心中常觉烦躁不宁，或心中时发热，或睡梦中神魂飘荡。五、舌胀，言语不利，或口眼歪斜，或本身似有麻木不遂，或行动不稳，时欲眩仆，或自觉头重足轻，脚底如踏棉絮。"

八、现代

（一）常见中风症状表现

中风首发症状最常见的两项关联是视物旋转和头晕，最常见的三项关联是恶心、呕吐和头晕。研究提取 3 227 例中风患者的首发症状信息，分析结果显示单侧肢体活动不利出现频率最高，占 53.3%，为最常见首发症状；其次为头晕，占 20.08%。对首发症状进行关联规则分析发现，中风首发症状群主要表现为中风主症之间相关的症状组合和与头晕有关的症状组合。

（二）无症状性中风表现

无症状脑卒中临床表现为不典型头痛、头晕、头昏、肢体沉重感及麻木、口舌歪斜、动作笨拙、构音障碍、注意力不集中、记忆力下降、抑郁、焦虑情感、短暂性脑缺血症状、肩凝，或症状轻微为一过性、无症状等。

第三节　病　机

病机，是指疾病发生、发展、变化及其结局的机制，包括阴阳失调和邪正盛衰两方面。中风的致病原因历代多有争议，直至民国时期，中风病因病机理论基本完善，纵览历代各医家观点，对中风病机认识分为两种，一以气血不足为因，一以肝风内动、气血逆乱为因，不同时期的医家强调各自观点，各有发展。

一、先秦

《素问·风论》曰："风之伤人……或为偏枯……风中五脏六腑之俞，亦为脏腑之风，各入其门户所中，则为偏风"，提出中风可由外邪入中所致。《灵枢·刺节真邪》指出："虚邪偏客于身半，其入深，内居荣卫，荣卫稍衰，则真气去，邪气独留，发为偏枯"，说明荣卫不足是中风偏枯的基础，而外邪入中是直接原因。《素问·生气通天论》言："大怒则形气绝，而血菀于上，使人薄厥"，《素问·调经论》则指出："血之与气并走于上，则为大厥，厥则暴死"。认识到怒则气机逆乱，气血并走于上，壅滞于头部，导致中风发生猝然晕倒。《素问·通评虚实论》曰："凡治消瘅、仆击、偏枯、痿厥、气满发逆，肥贵人则高粱之疾也"，认识到本病与饮食习惯有关。

二、两汉

汉张仲景指出"寒虚相搏，邪在皮肤"，"络脉空虚，贼邪不泻"是中风的发病机制；"邪气反缓，正气即急，正气引邪，㖞僻不遂"是偏瘫于半身的原因。如《金匮要略·中风历节病脉证并治》中提出："夫风之为病，当半身不遂，或但臂不遂者，此为痹。脉微而数，中风使然"，又曰："寸口脉浮而紧，紧则为寒，浮则为虚；寒虚相搏，邪在皮肤；浮者血虚，络脉空虚；贼邪不泻，或左或右；邪气反缓，正气即急，正气引邪，㖞僻不遂"，认为该病是内虚邪中，风邪外袭，中于人体而致。

三、隋唐

隋代巢元方《诸病源候论·风病诸候·半身不遂候》说："风半身不遂者，脾胃气弱，血气偏虚，为风邪所乘故也"，"由血气偏虚，则腠理开，受于风湿，风湿客于半身，在分腠之间，使血气凝涩，不能润养，久不瘥，真气去，邪气独留，则成偏枯"。论述气血虚衰是发病之根本，外为风所客，令血气不相周荣于肌肉，故令偏枯也。

四、两宋

唐宋以前中风多从"外因"立论，金元以后，则以"内因"为主。陈自明在《妇人大全良方》认为其病机"由血气衰损，为风所客，令血气不相周荣于肌，故令偏枯也"，当"医风先医血，血行风自灭"，认为"治之先养其血，然后祛风，无不愈者"。宋代严用和在《济生方》提出半身不遂是由于"营卫失度，腠理空疏，邪气乘虚而入"，并提出"法当调气……亦先当调气"的观点。

五、金元

金元时代对本病病因病机的认识，由内虚邪中逐渐深入为内因为患。

刘河间认为："中风瘫痪者，非谓肝木之风实甚而卒中也，亦非外中于风尔。由于将息失宜，心火暴甚，肾水虚衰不能制之，则阴虚阳实而热气怫郁，心神皆冒，筋骨不用而卒倒无知也"，他明确指出："中风偏枯者，由心火暴盛，而水衰不能制，则火实克金；金不能平木，则肝木胜，而兼于火热则卒暴僵仆"。

李东垣认为正气虚是其发病根本："中风者，气虚而风邪中之。病在四旬以后，壮盛希有，肥白气虚者间有之"。

朱丹溪首倡"痰热生风"的病机理论，认为："东南之人多是湿土生痰，痰生热，热生风也"，又云："西北气寒有中风，东南气湿非真中风，皆因气血先虚，湿主痰，痰生热，热生风也"。同时提出"真中风"与"中风"之辨，金元时期，中风因病机轮廓基本出现，其病因有气虚、血虚、痰湿、心火、肝风。

六、明清

明清时期对中风病因病机的认识已由"外风"转至"内风"，主要病机包括情志内伤、内虚邪中、痰瘀痹阻，对中风证候的论述认为多以气血亏虚、肝肾阴虚、脾虚肝郁、风痰最为常见。

明代王纶在《明医杂著》中指出气滞、气虚、血瘀、血虚是形成中风的病机："人身之血行于脉络，而外充皮毛，渗透肌肤，滋养筋骨，故百体和，运动无碍，若气滞则血滞，气逆则血逆，得热则瘀浊……古人论中风偏枯，麻木，酸痛，不举诸症，以血虚，死血，痰饮为言，是论其致病之根源。"

明代薛己提出"此风非外来之风邪，乃本气病也"，他认为其病机"然在半体者，肝肾所居之地，肝主筋，肾主骨，肝藏血，肾藏精，精血枯槁，不能滋养，故筋骨偏废而不用也"，强调肾精、肝血亏损为中风本源。

张景岳《景岳全书·非风》云："凡病此者，多以素不能慎，或七情内伤，或酒色过度，先伤五脏之真阴……阴亏于前而阳损于后，阴陷于下而阳亢于上，以致阴阳相失，精气不交，所以忽尔昏馈，猝然仆倒"，提出本病多"内伤积损颓败而然"。

叶天士认为"类者，伪也，乃托名于风，实与风邪无关"，指出其病机"乃身中阳气之变动，肝为风脏，因精血衰耗，水不涵木，木少滋荣，故肝阳偏亢，内风时起"。在《临证指南医案中风》中指出，该病之发生实由厥阴肝木之脏功能失调。

王清任认为"元气既虚，必不能达于血管，血管无气，必停留而瘀"，强调"中风半身不遂，偏身麻木由气虚血瘀而成"，首创了中风气虚血瘀之说，对后世有较大影响。

七、清末

张伯龙受西医"血冲脑气筋"启发，结合《素问·调经论》之"血之与气并走于上，则为大厥，厥则暴死，气复反则生，不反则死"，认为"盖皆由木火内动，肝风上扬，以致气血并走于上，冲激前后脑气筋，而为皆不识人，倾跌猝倒，肢体不用诸证"（《雪雅堂医案》）。

张山雷指出内风之动，由于肾水虚，肝木旺，"肾虚肝旺"须分标本缓急："惟如此证甚轻，必无痰壅一证候，则伯龙所谓养水治之法，厚腻滋填，乃可并用。如其有痰，则滋腻即不受任，亦在禁例……所以治此证者，皆当守定镇肝息风，潜阳降逆一法，而佐以开泄痰浊，方能切合病情，而收捷效"（《中风斠诠》）。

清末张锡纯将中风脑部病多分为充血与贫血，首次并将中风分为缺血性和出血性中风。《医学衷中参西录》中说："夫人身之血，原随气流行，气之上升者过多，可使脑部充血，排挤脑髓神经……若气之上升过少，又可使脑部贫血，无以养其脑髓神经，亦可至昏厥。"其将中风病机归纳为"气血不足""脑髓空""肝阳肝风夹气血并走于上"，曰："况人之脑髓神经，虽赖血之养之，尤赖胸中大气上升斡旋之……因上气不足，血之随气而注于脑必少，而脑为之不满，其脑中贫血可知……血之注于脑少，无以养其神经，于是而耳鸣，头倾，目眩，其人可忽至昏仆可知"（《医学衷中参西录》）。

上述"三张"所论脑贫血、脑充血、脑髓空与现代脑动脉硬化症、脑萎缩有许多吻合之处，即这时已完成了中风三大类型的病机区分，使中风的病因病机认识进入新的历史时期。

八、现代

西医学研究表明，中风是由脑动脉粥样硬化、血液黏稠度增高、血流阻力增加、血管管腔狭窄所致。脑的血液供应障碍致使脑组织缺血缺氧而引起脑组织坏死，功能丧失。这类患者往往血液黏稠度、黏滞性、凝固性均明显增加，红细胞表面电荷下降，聚集性增加，使血液出现浓、黏、凝、聚现象。现代不少学者认为，本病为气血亏虚、心肝肾三脏阴阳失调致气血运行受阻，气血瘀滞，脉络痹阻；肾虚则水不涵木，肝风内动，血瘀髓海，经脉失养。现代中医认为中风的病因病机是在气血内虚的基础上，因劳倦内伤、忧思恼怒、嗜食厚味及烟酒等诱因，引起阴阳失调、气血逆乱、直冲犯脑，导致脑脉痹阻或血溢脉外，病变过程会出现风、火、痰、瘀、气、虚六类病理因素，初期以风、火、痰、瘀为主，后期虚、瘀为主。

第四节 证 型

《黄帝内经》对中风病以阴阳为纲辨治起了奠基推动作用。其后在阴阳辨证大纲影响下，汉代张仲景确立"内虚邪中"理论，提出中络、中经、中腑、中脏四证；金元时提出"内风"，对于病因病机的认识发生了质的飞跃；明清以后对疾病病机认识的加深促进了辨证分型的发展。结合西方医学的传入，运用西医学规范化、定量化研究中医中风，制定统一的标准。

一、辨证分型的起源

中风之证,始见于《黄帝内经》,而《黄帝内经》初不名为中风,而实名之为薄厥、煎厥、大厥。这些记载与现代中风病相吻合,并始有"外风""内风"学说之分,《素问·至真要大论》曰:"诸风掉眩,皆属于肝"。人之为病,有外感之风,亦有内生之风。而天人之气,恒相感召;真邪之动,往往相因。故无论贼风邪气从外来者,必先有肝风为之内应;即痰火食气从内发者,亦必有肝风为之始基,实乃内风之病机的高度概括。同时认为中风的发生与饮食、情志、烦劳过度等因素密切相关。而最重要的是,《黄帝内经》认为辨病阴阳为其大宗。《素问·生气通天论》云:"阳气者,大怒则形气绝,而血菀于上,使人薄厥。"《素问·阴阳应象大论》谓:"阴阳者,天地之道也,万物之纲纪,变化之父母,生杀之本始,神明之府也,治病必求于本。"《黄帝内经》辨病以阴阳为纲的思想,贯穿于中医学各个领域,对中风病以阴阳为纲辨治起了奠基推动作用。

二、辨证分型的发展

(一)汉代

"中风"的病名最早见于《金匮要略》,同时张仲景更系统地介绍中风的病因病机、证候分型,从病因病机上说明本病主要以"外风"学说为主,确立"内虚邪中"理论,对中风病的辨证根据邪之深浅以及有无神志改变将中风病分为中络、中经、中腑、中脏四证并沿用至今。如《金匮要略·中风历节病脉证治》曰:"夫风之为病,当半身不遂,或但臂不遂者,此为痹。脉微而数,中风使然。寸口脉浮而紧,紧则为寒,浮则为虚;寒虚相搏,邪在皮肤;浮者血虚,络脉空虚;贼邪不泻,或左或右;邪气反缓,正气即急,正气引邪,㖞僻不遂。邪在于络,肌肤不仁;邪在于经,即重不胜;邪入于腑,即不识人;邪入于脏,舌即难言,口吐涎"。这种分类辨证的理念,受到历代医家重视并在临床沿用至今,为后世对中风的认识和发展奠定了根本的基础。治疗上则多采用疏风祛邪,扶助正气的方药。

(二)唐代

孙思邈在《备急千金要方》中将中风分为"偏枯""风痱""风懿""风痹"四类,指出:"偏枯者,半身不遂,肌肉偏不用而痛,言不变智不乱,病在分腠之间……风痱者,身无痛,四肢不收,智乱不甚。言微可知,则可治。甚则不能言,不可治;风懿者,奄忽不知人,咽中塞,窒窒然。舌强不能言,病在脏腑……风痹者,形如风状,得脉别也,脉微涩,其证身体不仁"。

(三)金元时期

对于中风病病因病机的认识发生了质的飞跃,认为中风是由"内风"所致。

元代《医经溯洄集·中风辨》中指出："中风者,非外来风邪,乃本气自病也……殊不知因于风者,真中风也,因于火,因于气,因于湿者,类中风而非中风也。"不但首创了中医的真中、类中之说,促进了中风病由"外因致中"向"内伤积损"的重大转折,对中风病进一步深入研究具有重要的意义。

(四)明代

李中梓则根据中风后的两大类不同表现,以"闭""脱"而名,实际上是从证而分。明代张景岳明确提出此病之发生与风无关,"中风"之名易致医者误解,认为更正其名十分重要,且于《景岳全书·非风》中提出"非风"之名:"古今相传,咸以中风名之,其误甚矣……意以'非风'名之,庶乎使人易晓而知其本非风证矣。"

(五)清代及民国时期

王清任在其有限的脏腑解剖知识基础上于《医林改错·半身不遂本源》中将该病定名为"半身不遂"。张锡纯结合西医学知识提出来脑充血和脑贫血之说,提出:"……治内中风证(亦名类中风)血气并走于上者,即西人所谓脑充血证……治内中风证之偏虚寒者,即西人所谓脑贫血病也",并自拟平肝汤结合针灸治肝阳暴亢、风火上扰型中风,创立了镇肝熄风汤。"张山雷、张伯龙等中医大家撰写《中风斠诠》《类中秘旨》等中风专著,认为中风专指内风为患而与外科无关,提出了以"镇肝息风、潜阳降逆、潜镇摄纳"等大旨为准则的观点,把中风的病机归结为"阴阳失调、气血逆乱、直冲犯脑",张山雷在《中风斠诠》中指出:"与其仍类中之名,泛而不切,不能得其要领,毋宁以内风二字橥天下,而顾名思义,易得旨归"。

(六)现代中风病辨证分型

国内学者运用西医学规范化、定量化研究中医中风制定统一的标准。1993年11月通过并实施的"中风病证候辨证标准"将中风分为6个基本证型:风证、火热证、痰证、血瘀证、气虚证、阴虚阳亢证。1995年中华神经科学会全国第四次脑血管病会议制定的《各类脑血管疾病诊断要点》中将中风分为超早期、急性期、缓解期、慢性期、恢复期、后遗症期。2007年周仲瑛主编的《中医内科学》将中风分为中经络、中脏腑和中风恢复期。其中中经络包括风痰入络证、风阳上扰证、阴虚风动证三型;中脏腑分为闭证、脱证、后遗症;闭证包括痰热腑实证、痰火瘀闭证、痰浊瘀闭证三型;中风恢复期包括风痰瘀阻证、气虚络瘀证、肝肾亏虚证三型。魏千程提出风痰瘀血、痹阻脉络,肝阳暴涨、风火上扰,痰热腑实,风痰上扰,气虚血瘀,阴虚风动,风火上扰清窍,痰热内闭清窍,痰湿蒙塞心神和元气败脱、神明散乱等9型。王永炎院士将中风病分为风证、火热证、痰湿证、血瘀证、气虚证、及阴虚阳亢证。现代文献频次前7位分别为气虚血瘀、痰热腑实、风痰上扰、痰瘀阻络、阴虚风动、风痰阻络、肝阳暴亢证；累计总频数 44 次，累计频率 67.69%。症状、舌脉聚类分析可归为六证：气虚血瘀、风痰阻络、肝阳暴亢、痰热腑实、痰瘀阻络、阴虚风动证。全国脑病专业委员会专家对证候的规范化研究，对中风病的辨证分型包括：

1. **1986 年中华全国中医学会（现中华中医药学会）制定的《中风病中医诊断、疗效判定标准》** 对中风病的病名、病类、证名分别给出了标准，将中风病分为中经络和中脏腑二大类：其中中经络包括肝阳暴亢、风火上扰证，风痰瘀血、痹阻脉络，痰热腑实、风痰上扰证，气虚血瘀证，阴虚风动证五型；中脏腑包括风火上扰清窍证，痰湿蒙塞心神证，痰热内闭心神证，元气败脱、心神散乱证四型。但该标准显得过于繁琐，而且客观性不足，而且每个分型包含 2～4 个证候，比较复杂。

2. **《中风病诊断及疗效评定标准》** 该标准提出的诊断标准 7 项，分别为：①风痰火亢；②风火上扰；③痰热腑实；④风痰瘀阻；⑤痰湿蒙神；⑥气虚血瘀；⑦阴虚风动。但在多年的临床应用中，发现也存在需要改进的地方，如有些条目重复，有些对症状、舌脉的描述模糊不清。

3. **国家中医药管理局"十一五"重点专科协作组中风病（脑梗死）诊疗方案** 将中风分为 6 个基本证型：风证、火热证、痰证、血瘀证、气虚证、阴虚阳亢证，适用于中风证候辨别。

4. **国家行业标准** 将中风分为肝阳暴亢、风痰阻络、痰热腑实、气虚血瘀、阴虚风动、风火上扰清窍、痰湿蒙蔽心神、痰热内闭心包、元气败脱心神散乱 9 个证型。

第五节 治 疗

治疗包括内治外治法，内治有中药，外治包括针灸、推拿、功能锻炼等。历代中药应用原则不外乎平肝息风、补虚泻实、扶正祛风、行气活血等，每一个时期的用药都与相应时期对该病主流认知的病机相对应。针灸治疗中《黄帝内经》"治痿独取阳明"确立了治病原则和方法，金元时期指出了针灸治疗偏瘫的取穴原则同时提出了补泻手法，历代在此基础上也有所发展。

一、先秦

（一）治则用药

《黄帝内经·素问》有气血并走于上之真理，则中风治法自以平肝息风为要务，天麻、钩藤、牡蛎等平肝息风类药物则在中风治疗中起到了极大的作用。对于中风先兆，《素问·调经论》曰："形有余则泻其阳经，不足则补其阳络。"针对"肌肉蠕动"的这一症状，首次用针刺方法防治其进一步发展。

（二）针灸施治

《黄帝内经》提出了"治痿独取阳明"，确立了针灸取穴治病的原则和方法，如"上病治下""下病治上"和"巨刺"等，为治疗中风头穴和体穴结合，左病治右，右病治左奠定了基础；《黄帝内经》记载了中风具体的针灸治疗，如《灵枢·热病》指出："偏枯，身偏不用而痛，言不变，志不乱，病在分腠之间，巨针取之，益其不足，损其有余，乃可复也。痱之为病也，身无痛者，四肢不收，智乱不甚，其言微知，可治；甚则不能言，不可治也。病先起于阳，后入于阴者，先取其阳，后取其阴，浮而取之。"

（三）推拿应用

《灵枢·九针论》中提到"形数惊恐，筋脉不通，病生于不仁，治之以按摩醪药"。这是关于中风推拿疗法的最早记载。

二、两汉

（一）治则用药

治疗上仲景在《金匮要略·中风历节病脉证并治》篇记载有侯氏黑散、风引汤、续命汤等。《金匮要略编注》曰："直侵肌肉脏腑，故为大风，邪困于脾，则四肢烦重，阳气虚而风未化热，则心中恶寒不足，故用参、术、茯苓健脾安土，用干姜温中补气，以菊花、防风能驱表里之风，川芎宣血养血为助，桂枝引导诸药而开痹者，以矾石化痰除湿，牡蛎收阴养正，桔梗开提邪气，而使大气得转，风邪得去。"

（二）针灸施治

《肘后备急方》曰："治卒中急风，闷乱欲死方……不能语者，灸第二槌或第五槌上五十壮。"

（三）推拿应用

《金匮要略·脏腑经络先后病脉证》有中风先兆期推拿应用的记载："若人能养慎，不令邪风干忤经络。适中经络，未流传脏腑，即医治之；四肢才觉重滞，即导引、吐纳、针灸、膏摩，勿令九窍闭塞"。其导引、吐纳、膏摩皆属于推拿治疗范畴。

三、隋唐

（一）治则用药

隋代巢元方提出中风治疗原则补虚泻实，初用汗法。唐代孙思邈提出"孙脉满则入传于络脉，络脉满则输于大经中成病"，治疗宜"温卧取汗，益其不足，损其有余，乃可复也"。《古今录验》附方续命汤治中风痱，身体不能自持，口不能言，不知痛处或拘急不得转侧。本方为中风偏枯之证治。麻黄桂枝所以散邪，人参当归所以养正，石膏合杏仁助散邪之功，甘草合干姜复气之需，及攻补兼施之法也。本方证乃气血俱虚，感受风寒之风痹之证也，故治之以益气养血、祛散风寒，攻补兼施，寒热并行之续命汤。唐代孙思邈又进一步对中风种类进行划分，在《备急千金要方·诸风》中记载了排风汤、小八风散、大八风汤等专治疗中风的方剂。

（二）推拿应用

葛洪的《肘后备急方》提到的"风痹不授"，此属中风软瘫期，可用"北帝曲折法"治疗，"手臂不授者……宜按北帝曲折之祝，若行之过百，疾亦消除也。先以一手徐徐按摩臂，良久，乃临目内视，咽液三过，叩齿三通，正心微祝曰……若弟子有心者，按摩疾处，皆用此法。但不复令临目内视，咽液琢齿耳"。

（三）功能锻炼

巢元方的《诸病源候论》所描述的中风导引方法有 16 条之多，如："一足蹋地，足不动，一足向侧相，转身欹势，并手尽急回，左右迭互二七，去脊风冷，偏枯不通润"，是导引疗法运动肢体用于中风康复的记载之一，还有用于痉挛期康复的导引疗法："手前后递互拓，极势三七，手掌向下，头低面心，气向下至涌泉、仓门，却努一时取势，散气放纵，身气平，头动髆前后欹侧，柔髆二七，去髆并冷血。筋急，渐渐如消"。《诸病源候论·风病诸候》有"风身体手足不随候"中记载的"虾蟆行气法"，"极力左右振两臀，不息九通，愈臀痛劳倦，风气不遂。振两臀者，更互，犹言厥，九通中间，偃伏皆为之，名虾蟆行气，久行不已，愈臀痛劳倦，风气不随，不觉痛痒，作种种形状"，其做法与现代康复运动疗法中相似。

四、两宋

（一）治则用药

《济生方·中风论治》中按照七情、六淫等病因病机，将治疗方法归为"调气"，而后再随证治之。可见，宋代严用和进一步体现了辨证求因思想，而其"扶正祛风"的治疗原则不变。

（二）针灸施治

《太平圣惠方》总结了七个验穴："凡人……或饮食不节，酒色过度，忽中此风，言语謇涩，半身不遂，宜于七处一齐下火，各灸三壮。如风在左灸右，在右灸左。"《针灸资生经》治疗中风的七个验穴是：风池、大椎、肩井、间使、曲池、足三里、百会。

五、金元时期

（一）治则用药

朱丹溪指出："中风大率主血虚有痰，治痰为先，次养血行血。或属虚夹火与湿,又须分气虚血虚。"因此,其治疗中风急期,见痰壅盛者治痰为先,气滞者理气,后期养血行血。刘完素提出中风先兆者"宜先服八风散、愈风汤、天麻丸各一料为效"。

(二)针灸施治

《扁鹊神应玉龙经》指出治疗中风神志不清"百会穴中明补泻,实时苏醒免灾危",其指出了针灸治疗偏瘫的取穴原则,同时提出了补泻手法:"中风半身不遂,左瘫右痪,先于无病手足针,宜补不宜泻,次针其有病手足,宜泻不宜补。"

(三)推拿应用

刘元素在《素问玄机原病式》中描述:"所谓中风口噤筋脉紧急者……宜早令导引摩按,自不能者,令人以屈伸按摩挽之,使筋脉稍得舒缓,而气得通行"。提出将推拿手法中作用于软组织类手法(摩、按)与运动关节类手法(屈伸、挽)结合治疗中风导致的肢体运动功能障碍,并配合导引,使筋脉舒缓,气得通行。

六、明清

(一)治则用药

行气活血是明清时期治疗中风的关键手段。《秘传证治要诀及类方》曰:"治风之法初得之即当顺气。及其久也,即当活血。此万古不易之理。"《风劳臌膈四大证治》曰:"凡脉所经所络筋所会所,血气津液所行之处,皆邪气郁滞,正气不得流通而致。然治者当以养血除风顺气化痰为主,不必强度某病属某经某脏而杂治之也。"半身不遂为中风五大主症之一,肢体瘫废当知经络隧道中气机已滞,血脉不通,而为肢节络脉之痼疾,行气活血之法必不可少。《金匮翼》曰:"或因风而动痰,或因痰而致风,或邪风多附顽痰,或痰病有如风病。是以掉摇眩晕、倒仆昏迷等症,风固有之,痰亦能然。要在有表无表、脉浮脉滑为辨耳。风病兼治痰则可,痰病兼治风则不可。"《医学入门》曰:"风证,皆痰为患,故治以开关化痰为先,急则祛风,缓则顺气,久则活血。"《金匮翼·卒中八法》曰:"昔人谓南方无真中风病,多是痰火气虚所致,是以近世罕有议解散者。然其间贼风邪气,亦间有之。设遇此等,岂清热、益气、理痰所能愈哉。续命诸方,所以不可竟废也。俟大邪既泄,然后从而调之。"此为解表法。《丹溪心法·论中风》曰:"半身不遂,大率多痰。痰壅盛者,口眼歪斜者,不能言者,皆当用吐法。"此为吐法。《脉症治方》曰:"中脏者,多滞九窍,唇缓失音,耳聋鼻塞,目瞀,大便秘结,或气塞涎上,不语昏危多致不救,治宜下之。"此为下法。明代戴思恭著《秘传证治要诀及类方》,认为中风之证"昏乱晕倒,皆痰为之也。"提出治之之法"调气为先,气顺则痰消,徐理其风。"王清任认为"元气既虚,必不能通达于血管,血虚无气,必停留而瘀",针对气虚所致血瘀,创制益气、活血、通络的补阳还五汤。

具体药物分类:①解表药。在明清时期中风相关的 50 部文献中出现的频率位居首位。②化痰药。《金匮翼》曰:"或因风而动痰,或因痰而致风,或邪风多附顽痰,或痰病有如风病。是以掉摇眩晕、倒仆昏迷等症,风固有之,痰亦能然。要在有表无表、脉浮脉滑为辨耳。风病兼治痰则可,痰病兼治风则不可。"中风不清其痰,则无形之气,亦且未由息降。③祛风通络药。《中风斠诠·论通经宣络》曰:"尚在旬月之间,则隧道窒塞,犹未太甚,或尚有疏通之望,譬如机械不用,关节不灵,而为日无多,犹未缺蚀,急为刮磨,亦堪利用。此则通经宣络治法。"④补气血药。补气血是明清时期治疗中风的培本之法。故补血类药物自然为治疗中风的常用药。

(二)针灸施治

1. 对症治疗

(1)神志不清:《针灸大成》云:"中风不省人事……刺之奈何?答曰:针力不到,补泻不明,气血错乱,或去针速,故不效也,前穴不效,复刺后穴……"

(2)半身不遂:《针灸大成》指出:"中风不语,手足瘫痪者……先针无病手足,后针有病手足",后世多遵循这种肢体瘫痪的治疗原则。

(3)口眼歪斜:《针灸逢源》言:"口眼喎斜,此由邪犯阳明少阳经络、水沟、承浆、颊车、地仓、听会、客主人、合谷。"《针灸大全》曰:"中风口眼喎斜,牵连不已,颊车(针入三分,缘皮肉透地仓,左泻右,右泻左,可灸二壮)……"《医学纲目》云:"口眼喎斜……以火灸,且为之膏油膏煨其急紧者。"

(4)偏身麻木:《针灸大成》曰:"中风四肢麻痹不仁,肘髎、上廉、鱼际、风市、膝关、三阴交。"

(5)口噤不开:《罗遗编》指出:"口噤不开:颊车、承浆、合谷。"

(6)手足拘挛:《针灸大成》曰:"中风肘挛,内关。"

2. 对证治疗 主要是针对闭、脱证的治疗。《针灸大成·续增治法》曰:"凡初中风跌倒……不省人事,牙关紧闭,药水不下,急以三棱针刺手十指十二井穴,当去恶血。"《针灸逢源》:"中风卒倒不醒,神阙、丹田、气海皆可灸之。"《医学实在易》:"灸中风卒厥,危急等症,神阙(隔盐,姜一片)五百壮,丹田。"前者当是中风的闭证治疗,后两者当是中风的脱证治疗。

(三)推拿应用

清代汪启贤、汪启圣所辑《动功按摩秘诀》一书中,《瘫痪诸穴道篇》有 3 条与推拿治疗中风偏瘫有关的论述:"可于承浆穴揩五、七十度及摩五、七十度,兼用静功","设中风口歪者,亦可于地仓穴揩五、七十度;兼行静功","或有中风不省,于颊车穴、合谷穴,或有半身不遂,于肩髃、曲池、环跳、风市、居髎、丘墟八穴皆照前治之"。陈士铎所著《石室秘录》一书所载的用被动运动类手法治疗中风的描述更为具体:"使人抱起坐了,以一人有力者,将其两手延拳回者不已,后服天师之药更妙,可并志之。"

(四)功能锻炼

《本草纲目·草部·蓖麻》中有关于运用摩膏配合手法治疗"中风手足不举"的详细记载:"蓖麻仁,甘辛有毒热,气味颇近巴豆,亦能利人,故下水气。其性善走,能并通诸窍经络,故能治偏风、失音口噤、口目㖞斜、头风七窍诸病,不止于出有形之物而已。盖鹅鹕油能引药气入内,蓖麻油能拔病气出外,故诸膏多用之。一人病偏风,手足不举。时珍用此油同羊脂、麝香、鲮鲤甲等药,煎作摩膏,日摩数次,一月余渐复。兼服搜风化痰养血之剂,三月而愈。"清代陈士铎所著《石室秘录》一书所描述的用"动治法"治疗中风后"双脚麻木,不能展地":"用竹筒一大个,去其中间之节,以圆木一根穿入之,以圆木两头缚在桌脚下,病人用脚心先踏竹筒而圆转之如路车者,一日不计其数而踏之,然后以汤药与之……乘其尚有可动之机,因而活动之,从来足必动而治,血始活",而对于"两手不能执物者","必使两人反转病人之手在背后,以木槌转捶之,捶至两臂酸麻,而后以汤药与之可愈"。清代医家沈金鳌在《杂病源流犀烛》一书中收录了明代曹士珩《保生秘要》中有关导引治病的内容,其在《中风源流篇》中记载的瘫痪导引法,实为现代运动疗法的雏形:"如患右手,以右手指右,回头,目左而视,左患亦如之。各运气二十四口,如患左足,坐平凳子上,以左足踏右膝上,左手托脚跟,右手扳脚尖,转头向左,患右亦如之,用力扳之,能除风寒暑湿,远近瘫痪之症无不验。"

七、现代

(一)治法用药

中风在急性期,内风、邪热、痰浊、血瘀、腑实等标实症状突出,而且是多种因素同时作用于机体。因此在治疗时应根据病情的发展变化,机体的抗病能力与证候的虚实寒热,在辨证论治基础上,根据病情采取不同的方法,如凉血活血、益气活血、行血活血、养血活血、止血活血、养阴活血、温阳活血、清热活血、醒脑活血、通脉活血等,只有灵活运用本法,才能取得较好疗效。

(二)针灸施治

近代《经穴治疗学》列出数个经外穴,名中风不语穴。在后正中线,第二胸椎及第五胸椎棘突高点处。主治中风不语。艾炷灸 3~5 壮,或温灸 5~10min。

(杨文明 贾淑培 石 桥 王 莉)

主要参考文献

1. 周仲瑛. 中医内科学 [M]. 北京：中国中医药出版社，2007.

2. 赵永辰. "中风"病名探源及病机沿革 [J]. 中华中医药杂志，2008，23（4）：290-292.

3. 曾庆云，谢雁鸣，王永炎，等. 从古代文献探讨推拿治疗中风的源流与发展 [J]. 辽宁中医杂志，2011，38（3）：423-424.

4. 李艳丽，高颖，曹克刚. 基于关联规则分析的中风病首发症状研究 [J]. 中国中医药信息杂志，2013，20（5）：29-31.

5. 骆彤，李鹏. 从"气血"论中风病机 [J]. 浙江中医药大学学报，2015，39（3）：177-178.

6. 赵德喜，张影，王禹，等. 明清时期中风病文献研究探析 [J]. 中国中医药现代远程教育，2013，11（14）：1-2.

7. 陈雪林，王根民. 王清任《医林改错》气虚血瘀理论刍议 [J]. 中国中医急症，2010，19（4）：646-647.

8. 付渊博，邹忆怀，王新志. 星蒌通腑汤治疗急性缺血性中风痰热腑实证临床观察 [J]. 中华中医药学刊，2010，28（3）：668-670.

9. 任玉乐，蔡业峰，郭建文，等. 缺血中风中医证候的历代文献研究述评 [J]. 中国中医基础医学杂志，2011，17（9）：1044-1048.

10. 孟繁丽，侯思怡，袁东超，等. 缺血性中风病辨证分型的现代文献研究 [J]. 辽宁中医杂志，2014，41（2）：207-210.

第二章　中医药研究进展

有关中风的记载，最早见于《黄帝内经》，其中的"偏枯""偏风""痱风""薄厥""大厥""煎厥""仆击"等与现代中医学杂病之类似。《金匮要略》中明确提出了杂病"中风"的概念，后世医家一直沿用这一病名。中风，又称脑卒中，中医学认为中风有内因、外因之分，其中内因则与五脏、七情、瘀血、痰饮、体质等因素密切相关。中风主要包括脑血流障碍及神经细胞缺血性损害，按发病机制可分为脑栓塞、脑梗死、脑出血等类型。一般为急性发作，表现为肢体不协调、神志模糊、口眼㖞斜、半身不遂的共同特征，并伴有严重的心脑血管疾病。因其具有突发性和严重性，已经发展成为威胁人类生命安全的三大疾病之一。中医以其独特的理论体系和治疗方法，经过数千年的临床实践，对中风的认识与治疗积累了丰富的经验，并有其独到之处。近年来，随着脑血管病中药辨证施治和中医特色疗法的普遍应用，以及其临床和基础研究的不断规范和深入，中医药治疗中风的疗效不断升高，大量的基础与实验研究也为中医药治疗脑血管病提供了科学的依据。

第一节　病因病机进展

中风又名卒中，因其起病急骤，症见多端，变化迅速，如风性善行数变，故以"中风"名。中风的病因病机历代均以唐宋、金元分经纬，有唐宋以前以"外风"立论，金元以后主张"内风"为主的论断。

一、病因

（一）中风的内因

1. 五脏病因　中医学发病学强调内因致病的主导作用。中风的发病，历代都重视五脏病因，认为脏腑的虚损是发病的决定因素，风、火、痰、瘀、气皆可由于脏腑的虚损，引起机体内阴阳、水火、气血的相互关系失调而产生并作用于机体而致病。如刘河间的"心火暴甚，肾水虚衰。"《证治要诀》中"五脏皆有风，而犯肝经为多。"《景岳全书》中云"其病为强直掉眩之类，皆肝邪风木之化，然肝邪之见，本由脾肾之虚，使脾胃不虚，则肝木虽强，必无乘脾之患。使肾水不虚，则肝木所养，又何有强直之虞。"并强调五脏真阴受伤为致病之本。中风的临床见证均为五脏功能失调的表现，如《素问·至真要大论》说："诸风掉眩，皆属于肝。"《诸病源候论·风舌强不得语候》认为中风之舌强不得语为心脾两脏受风邪所致。总之，从以上的论述看出中风与五脏功能失调都有关系，因肝藏血，主筋，为风木之脏，其经上首于巅顶，故中风与肝的关系尤为密切。

2. 七情致病　情志因素在中风的发病上是突出的。因五脏与情志是相互配属的，生理上，脏腑是情志活动的物质基础，正常情志是脏腑功能的正常反映。《素问·阴阳应象大论》指出肝在志为怒，心在志为喜，脾在志为思，肺在志为悲，肾在志为恐。病理上，情志的异常与脏腑的失调互为因果。《灵枢·百病始生》说："喜怒不节则伤脏。"《素问·阴阳应象大论》也指出"怒伤肝""喜伤心""思伤脾""忧伤肺""恐伤肾"。《灵枢·本神》说："肝气虚则恐，实则怒""心气虚则悲，实则笑不休"，"脾愁忧不解则伤意，意伤则悗乱，四肢不举"，这些都指出异常的情志变化可直接内伤脏腑。另一方面，若脏腑功能失调，也可表现情志活动异常。由于五脏生克制化的关系，情志内伤脏腑可随五行相生相克的规律而传变。在《素问·玉机真脏论》中有"因而喜大虚则肾气乘矣，怒则肝气乘矣，悲则肺气乘矣，恐则脾气乘矣，忧则心气乘矣。"情志内伤脏腑而发病，可以归纳为以下两点：

（1）七情内伤影响脏腑气机的升降：《素问·六微旨大论》云："升降出入，无器不有。"人体内时刻都存在阴阳、清浊的升降运动，这种运动是由脏腑来完成的，其中心、肺、胃主降，肝、肾、脾主升，脾胃为升降之转枢，清阳之气由脾之左旋上升，浊阴之气由胃之右旋下降，升降相因以维持人体正常生命活动。七情内伤脏腑进而影响升降气机的运动，致气机失调，如《素问·举痛论》云"怒则气上，喜则气缓，悲则气消，恐则气下……惊则气乱……思则气结"。由于气机的逆乱，进而影响气血的运行，《类证治裁》说："七情内起之邪，始而伤气，继必伤血"，气血的逆乱可导致中风。《素问·生气通天论》"大怒则形气绝，而血菀于上，使人薄厥。"《素问·调经论》："血之与气并走于上，则为大厥。"即为明证。

（2）七情内伤脏腑引起阴阳的失调：《素问·阴阳应象大论》说："暴怒伤阴，暴喜伤阳"，说明情志变化太过可引起脏腑阴阳失调。基于这种认识，刘河间、张景岳、叶天士等提出五志过极，伤阴导致中风，刘完素在《素问玄机原病式》中写道："所以中风瘫痪者……多因喜怒思悲恐之五志有所过极而卒中。"他认为平素将息失宜，五志化火伤阴，心火暴盛，肾水虚衰，阴虚阳实是发病的主要原因。《临证指南医案·中风》中，叶桂则认为忧戚的因素可导致肝肾虚衰，水不涵木，肝阳偏亢而内风时起。与刘河间同时期的医家李东垣却认为五志伤阳导致中风。《东垣十书》说："中风者……或因忧喜忿怒伤其气者，多有此疾。"认为阳气内虚而发病。

由此看出，七情导致中风，是通过影响脏腑气机升降、阴阳失衡所致。

3. 体质因素　如前所述，脏腑虚损、情志内伤、瘀血、痰饮等因素皆可引起中风。但是，这些因素所致的病证在临床上是多种多样的，如同为肝的病变所致的病证，临床上有中风、癫证、痫证等等。同为情志内伤，有发为中风的，发为郁证的，发为闭经的等等。瘀血、痰饮亦然。因此，可以认为，中风人之所以中风，除了上述因素外，还具有特定的内因，这就是体质。它是人体脏腑、阴阳、气血的偏盛偏衰的综合，是人群中的个体在其生长发育过程中形成的代谢，功能与结构上的特殊性。中风患者发病前就具备了中风的体质，与其他疾病患者的体质不同。这种体质差异是由机体的先天、后天所决定的，特别是后天因素，如人的年岁的递增、饮食、劳逸、精神情志等。高龄体衰则阴气过半，阳气自衰；膏粱厚味则痰湿内生；房室不节则精血亏虚；劳累过度则耗损脾气；居处不同则腠理疏密有异。总之，由于生活环境，社会地位，嗜好各异，禀赋不同，人的体质明显地存在着差异，这种差异包括与其他疾病患者体质的差异以及同为中风人体质的差异。在临床表现上为两个方面：其一，易患中风，如风心病所致的脑栓塞患者，中风前就具有心脉痹阻，气血不足的特殊性。具备这种体质的人，尽管在性别、年龄、地理位置、社会环境方面不同，但在一定条件下，都易招致中风，这可看作是体质的共性方面。其二，同为中风，有证的不同，如阳闭与阴闭，这可看作是体质的个性方面。对于这个问题，还可以从历代医家的论述中得到启示。

4. 饮食因素　嗜食肥甘厚腻，或饮酒过度，致使脾失健运，聚湿生痰，痰湿生热，热极生风，终致风火痰热内盛，窜犯脉络，上阻清窍，此即《丹溪心法·论中风》所言："湿土生痰，痰生热，热生风也。"

5. 劳倦因素　《素问·生气通天论》说："阳气者，烦劳则张。"烦劳过度，耗气伤阴，易使阳气暴涨，引动风阳上旋，气血上逆，壅阻清窍；纵欲过度，房事不节，亦能引动心火，耗伤肾水，水不制火，则阳亢风动。

（二）中风的外因

《黄帝内经》对于中风病的"风"做了性质的定义，认为中风病的病因是四时不从之气；《灵枢·刺节真邪》对中风病的风邪来源下了定义："真气者，所受于天，与谷气并而充身者也。正气者，正风也，从一方来，非实风，又非虚风也。邪气者，虚风之贼伤人也，其中人也深，不能自去。正风者，其中人也浅，合而自去。其气来柔弱，不能胜真气，故自去。"《黄帝内经》指出以风邪袭人，体内真气与外邪争于营卫，而后真气虚而还入于内，风邪独留肌腠，发为中风，此为外因基本精神，而虚风则为《内经》所论之风邪，在《中藏论》中更将邪气作了说明，曰："风之厥，皆由中于四时不从之气，故为病焉。"《金匮要略》亦指出中风之病因为络脉空虚，风邪入中，体现内经"内虚邪中"之论说。宋代陈无择《三因极一病证方论》中论"四气皆能中人"，"中风""中寒""中暑""中湿"皆因此，只要是由外而入的风邪或兼夹寒、暑、湿邪，均可致偏枯、风痱、风懿，皆可为"中风病"之外因。

（三）中风的不内外因

1. 瘀血　中风的病因，历代医家都谈及了瘀血问题。外邪引起血瘀不畅，这在《黄帝内经》中就有详细论证，《素问·举痛论》中说："经脉流行不止，环周不休，寒气入经而稽迟，泣而不行""客于脉中，则气不通"。《诸病源候论》对中风所出现的半身不遂就认为是邪气入侵人体，血脉瘀滞而引起："风偏枯者……风湿客于半身，在分腠之间，使血气凝涩，不能润养，久不瘥，真气去，邪气独留，则成偏枯。"主张气、火、痰者讲的更是明确。《东垣十书》云："中风为百病之长，乃气血闭而不行。"所以李东垣所谓气虚邪中之说，实质上是气虚血瘀；《丹溪心法》中说："半身不遂大率多痰，在左属死血瘀血"，《素问玄机原病式》道："所以中风瘫痪者……或热气太盛，郁结壅滞，气血不能宣通，阴气暴绝，则阳气后竭而死。或即不死而偏枯者，由经络左右双行，而热甚郁结，气血不得宣通，郁极乃发。"可见刘河间的所谓主火，实质上是由于热盛血瘀。明代王纶的《明医杂著》中亦指出："所以古人论中风偏枯，麻木酸痛，不举诸证，皆外至皮毛以主筋骨之病，凡脉所结，筋所会所结，血气津液所行之处，皆凝滞郁遏，不得流通而致然也。"这些论述与现代对瘀血的研究具有相似之处，中国中医科学院的研究材料指出："祖国医学所指的'瘀''不通'和现代医学中的血栓形成、粥样斑块形成等观点可以存在一定的关系。血液物化性质的异常是中风人的共同特点。"他们还从血液流变学和血流动力学的角度指出中风患者由于血液黏度增高，导致红细胞、血小板的聚集和凝结，与中医学的"内结为血瘀"似有共同之处。因此可以认为瘀血是中风病的一个重要因素。

2. 痰饮　痰饮，它同瘀血的产生，致病作用如出一辙。在中风患者中，痰饮与瘀血的见证往往兼见。其原因之一，与饮食有关。平素有肥甘厚味饮酒嗜好者，易生湿酿痰，并"令人热中"。其二与五脏功能失调有关。《景岳全书》："凡非风之多痰者，悉由中虚而然。夫痰即水也，其本在肾，其标在脾，在肾者，以水不归源，水泛为痰也。在脾者，以饮食不化，土不制水也。"肝旺脾虚，脾失健运，津液失布，聚而成痰。其三，血瘀痰生。血与津液可以互化，都在气的推动下运行于全身。血运失调，瘀滞不畅，必然影响气的运行，进而影响津液的输布，津液失布亦停滞为痰。《明医杂著》说："津液者血之余；行于脉外，流通一身，如天之清露，若血浊气滞则凝聚而为痰。"《景岳全书》："经络之痰，盖即津血所化也。"临床上半身不遂谓之痰湿流窜经络，猝仆神昏，舌强失语责之痰阻清窍；喉中痰咳，口涎等亦是痰湿所致的见证，因此，化痰通络又是治疗中风不可缺少的方法。

二、病机各家学说

唐宋以前，多以"内虚邪中"立论即"外风"论。《素问·风论》说"风中五脏六腑之俞，亦为脏腑之风，各入其门户所中，则为偏风。"《素问·阴阳别论》"三阳三阴发病为偏枯痿易，四肢不举。"所以，《黄帝内经》认为中风发病机制之一为正气不足，外风所中。关于偏枯的病位，《灵枢·刺节真邪》曰："虚邪偏客于身半，其入深，内居荣卫，荣卫稍衰，则真气去，邪气独留，发为偏枯。"《金匮要略·中风历节病》指出了半身不遂的原因在于"正虚邪中"，络脉空虚，风邪乘虚入中。隋代《诸病源候论》把中风列入"风病诸候"，认为其病因是"风气中于人也"，其病机分析仍然未脱《黄帝内经》"正虚邪中"理论，《千金方·论杂风状》曰："风邪入深，寒热相搏则肉枯，邪客半身入深，真气去则偏枯。"病因仍是"内虚邪中"。上述论述均认为中风是外风所致。

唐宋以后多以"内风"立论。即《素问·调经论》谓"血之与气并走于上"之大厥，明确指出中风之因是肝风内动。张景岳更强调中风非外来之风，《景岳全书·论治血气》："凡非风口眼歪，半身不遂，及四肢无力，掉摇拘挛之属，皆筋骨之病也，总由精血败伤而然。"提出中风的根本原因是"内伤积损"，其病机是"阴亏于前而阳损于后，阴陷于下而阳泛于上，以致阴阳相失，精气不交，所以忽而昏愦，卒然昏倒。"清代医家王清任从张景岳之说，专以气虚立论，首创"气虚血瘀"理论，指出"半身不遂，亏损元气，是其本源"，认为中风的病机是元气亏虚。清代叶桂《临证指南医案》指出"内风乃身中阳气之变动"，认为肝肾精血亏损，水不涵木，而致肝阳暴亢、虚风内动、气血上逆而发为中风。

历代医家关于中风病机可分为外风致中学说、中风毒邪论、痰热腑实论、瘀血论、痰瘀互阻学说、脏腑气机失调论、毒损脑络学说、正衰积损学说、病因积累学说等几类。

1. 外风致中学说　外风致中学说源于《黄帝内经》，主要包括两层含义：一是中风的发病特点，起病急骤，变化多端，传变迅速；二是中风的形成确由外因引起，证候学上往往也表现恶寒、发热等邪伤肌表的特征，外风致中的观点近年来被重新认识，逐渐得到重视，一方面源于临床中风患者具有卒然而中的起病特点；另一方面中风与感染两者之间确有密切的联系。

2. 中风毒邪论　中风毒邪论认为中风之热毒系指因脏腑功能紊乱和气血运行失常使机体生理和病理产物不能及时排出，蕴积于体内而化生的以犯脑损络为主的一类致病因素，因其引起的临床病证多呈一派火热之证，故以热毒名之，属内生邪毒的范畴。中风热毒的形成大体经历了脏腑功能失常期、气血津液紊乱期、成毒犯脑损络期等三个过程。中风热毒的致病特点是毒性猛烈，致病强；喜善变，状多端，攻脏腑，扰神明。内生热毒与中风的发生具有极强的关联度，是中风发生的症结所在，即热毒为本，风乃其标。

3. 痰热腑实论 王永炎院士首倡中风急性期的痰热腑实病机，认为中风患者或素食肥甘厚腻，形体肥胖，或素体久病，脾胃虚弱，痰浊内生，阻于中焦，郁而化热。痰热中阻，枢机不利，清阳不升，气血不能上承，脑窍失养。胃气不降，传化失常，浊邪不降，痰热不去，转而上逆，上扰脑窍，浊毒损及脑脉脑络，神机失用，发为中风，通腑的目的在于条畅气机，腑气通畅之后逆乱之气机、失和之气血皆可随之条畅。

4. 瘀血论 中风的瘀血理论早已有之，至王清任创制补阳还五汤，使气虚血瘀立论确凿，而对中风瘀血理论的认识主要有几方面：一是中风存在瘀血，瘀血是中风的重要病理因素。二是治疗中风应当活血化瘀。活血化瘀治疗中风是近年来中风治疗学上的一大特色，极大丰富了中风的治疗手段，其成果受到了认可。三是实验研究，确立了中风血瘀证存在的事实，为理论研究和临床治疗提供了依据，并且成为中药新药研究的重要客观指标；同时也认识到这些客观指标并不具备特异性，因而在临床治疗及研究过程中有一定的局限性。四是逐步认识到中风血瘀证不是独立存在的，往往与气逆、痰热、痰浊、肝风、腑实、气虚等病机变化并存，互为影响，因而在理法方药的研究上也就更注意风、火、痰、气、瘀、虚并重。

5. 痰瘀互阻学说 痰瘀互阻学说认为痰瘀互阻或痰瘀痹阻是中风恢复期主要病机。从中风的全部病变过程来看，致病因素有风、火、痰、气、瘀、虚六端，此六端因素，在病机演变过程中，随着正气的盛衰、邪气的消长和治疗的影响，在急性期过后，其病情可出现多种转归，或由深出浅，表现为邪渐消正日复而病向愈。或由轻渐重，表现为风邪横窜经络，每每结痰夹瘀，或邪遏气燔经，凝津成痰，灼血致瘀，病进虚而难复，不仅痰瘀不化，且又易生痰瘀。痰瘀一旦产生，每每互相胶结阻气遏血，故痰瘀互阻是中风的主要病机。

6. 脏腑气机失调论 曹晓岚立足于长期的临床实践，认为急性中风时常见的痰、火、瘀、滞等病理产物，均由气机升降逆乱、气血津液运行障碍所致，气机升降逆乱是中风病机的关键，气机升降逆乱是本，痰火瘀滞为标。气机逆乱责之于肝脾，人体气机之疏畅条达，主要看肝脾两脏。脾与胃居中焦，中焦通上连下，为气机升降之枢纽，故中风之气机逆乱，首先表现为中焦气机升降失司；肝主疏泄，条畅一身之气机，肝肾素亏，复因恼怒郁忿，肝气阻遏，肝火内炽，肝阳暴张，风阳上扰清窍则发中风。

7. 毒损脑络学说　王永炎院士结合西医学对缺血后脑损伤的一系列病理及生化改变，提出中风毒损脑络学说。认为中风发病是由于毒邪损伤脑络，络脉拘挛瘀闭，气血渗灌失常，致脑神失养，神机失守，形成神昏闭厥、半身不遂的病理状态。毒之来源，系脏腑功能和气血运行失常使体内的生理或病理产物不能及时排出，蕴积在体内过多形成的。中风后可产生瘀毒、热毒、痰毒，毒邪可破坏形体，损伤脑络。其病理学基础是中风发病过程中缺血所致的多种反应，即自由基代谢毒性物质及毒性氨基酸等对微血管内皮细胞和神经细胞的损伤；在治疗上应当解毒通络，调和营卫。毒损脑络学说的提出，将中风病因病机学说的研究提高到一个新的层次，是对中风病机认识的一次总结与发展。毒损脑络学说认为，脑络瘀阻导致营卫失和，卫气滞塞而化生火毒进一步损伤脑络是中风康复困难的关键。综上所述，中风毒损脑络学说，其实有三层涵义：一是明确了中风发病后各种致病因素与病理产物的性质；二是明确了中风位在脑；三是中风诸症的产生在于脑及脑络的损伤，因而为中风的深入研究指明了方向与目标。

8. 正衰积损学说　正衰积损学说认为正衰积损是中风发病的基本病理基础。正衰积损学说就正衰积损的理论渊源、病理及其产生等方面进行了分析，强调了在中风机演变过程中，无虚则火难炽、风难亢、痰难生、气难滞、血难瘀；在正衰积损产生过程中，增龄致衰和积因致损互相影响。正衰积损具有渐进性、长期性、加速性和突变性四大特征；积因致损具有七情致损、饮食致损、过劳致损、过逸致损和六淫致损等多种类型。以上这些类型的划分中复合类型的积因致损颇为多见。

9. 病因积累学说　常富业提出中风病因积累学说，认为机体的发病是各种内外病因不断积累的结果，这种积累，既有数量上的累积增多，也有性质上的渐移骤变。中风作为临床疑难病证之一，起病虽急，却是漫长的各种内外病因不断作用于人体形成病因积累的结果，这一潜在的病理过程，正是病因积累到一定程度，导致"天人不应"。中风发病便是这种病因积累之极的、暴发式的、最集中、最突出的表现，对于中风来讲，往往是多种病因积累的结果。随着病因积累，当积累到妨碍气血的正常运行和脑窍清灵之官的正常功能时，便发为中风。

中风的病机经过时间的发展，现代医家对于中风的病机进行总结如下：

（一）元气亏虚是基础

《黄帝内经》指出女子"五七，阳明脉衰，面始焦，发始堕；六七，三阳脉衰于上，面皆焦，发始白；七七，任脉虚，太冲脉衰少，天癸竭，地道不通，故形坏而无子也"。男子"五八，肾气衰，发堕齿槁；六八，阳气衰竭于上，面焦，发鬓颁白；七八，肝气衰，筋不能动。八八，天癸竭，精少，肾脏衰，形体皆极，则齿发去"。《素问·阴阳应象大论》谓："年四十，而阴气自半也，起居衰也。"《素问病机气宜保命集·六气五行稽考》："五十岁至七十岁者，和气如秋，精耗血衰。""七十岁至百岁者，和气如冬，五脏空洞，犹蜕之蝉，精神浮荡，消磨殆尽矣。"《千金翼方》中对此予以高度的总结："人年五十以上，阳气日衰，损与日至。"说明了随着年龄的增长，机体将出现衰退性的变化，主要体现在脏腑渐趋衰弱，气血津液阴阳渐趋衰少，功能渐趋衰退，再加上漫长的生命过程中情志劳倦伤病等的消耗，则正如《医醇賸义》所说："百忧感其心，万事劳其形，有形之气血，消磨殆尽矣。"正衰积损成为中年以后人群的一个突出特点，也是他们罹患各种疾病的一个不可忽视的病理基础。中风多发于中老年人，而儿童和年轻人很少发病，故中风也不出其外。《杂病源流犀烛·中风源流》中指出："中风，风乘虚而为病也。惟中风之病由于虚，故腑虚则中腑，脏虚则中脏，血脉虚则中血脉，而其症各别。"李东垣亦提出"正气自虚"是中风的发病原因。《东垣十书·溯洄集·中风辨》说："中风者，非外来风邪，乃本气病也。凡人年逾四旬，气衰之际，或因忧、喜、忿、怒伤其气者，多有此疾。"

（二）病理因素主要是风、火、痰、气、瘀、虚

《丹溪心法·中风》有"湿土生痰，痰生热，热生风"之谓，《丹溪治法心要》曰："半身不遂，大率多痰，痰壅盛者，口眼歪斜者，不能言也……引为风痰。""中风大率主血虚有痰，治痰为先。"王清任在《医林改错》中指出："中风半身不遂，偏身麻木，是由气虚血瘀而成。""元气既虚，不能达于血管，血管无气，必停留为瘀。"由于年老体虚，脏腑、气血津液功能下降，气机升降出入异常而气机逆乱；元气亏虚，血运无力而生瘀；脾、肺、肾运化、输布水液不利，气不行津凝而为痰。随疾病发展痰瘀日久，郁而化热，或五志过极，或水不涵木，致热极生风、肝阳化风，风火相煽，夹痰夹瘀上逆阻窍，发为中风。故风火相煽、气机逆乱是中风急性发作中最关键和决定性的一环，是诸因素的最后共同道路。

（三）病理性质多属本虚标实

肝肾阴虚，气血衰少为致病之本，风、火、痰、气、瘀为发病之标，两者可互为因果。《杂病源流犀烛·中风源流》有精辟的分析："向来惟东垣主虚而河间则主火，丹溪则主痰，似乎各异。不知惟虚也，故无根之火发焉；惟虚也，故逆上之痰生焉。特东垣举其本，河间、丹溪各举其标耳。未有痰与火之发，不由于虚也。"发病之初，邪气盛，风阳痰火炽盛，血气上菀故以标实为主；如病情剧变，在病邪的猛烈攻击下，正气迅速溃败，甚则出现正气虚脱。后期因正气未复而邪气独留，可留有后遗症。

（四）有中经络和中脏腑之分

张仲景在《金匮要略·中风历节病脉证并治》已提出"邪在于络，肌肤不仁；邪在于经，即重不胜；邪入于腑，即不识人；邪入于脏，舌即难言，口吐涎。"轻者中经络，重者中脏腑。若肝风夹痰，横窜经络，血脉瘀阻，气血不能濡养机体，则见中经络之证，表现为半身不遂，口眼㖞斜，不伴神志障碍。若风阳夹痰火蒙蔽神窍，气血逆乱，上冲于脑则见中脏腑之重证，络损血溢，瘀阻脑络，而致卒然昏倒，不省人事。因邪正虚实不同，而有闭脱之分及由转脱的演变。闭证之中腑者，因肝阳暴亢或痰热腑实，风痰上扰，见㖞斜不遂，神志欠清，大便不通；中脏者，风阳痰火内闭神窍，脑络瘀阻，则见昏仆，不省人事，肢体拘急等闭证。因于痰火瘀热者，为阳闭；因于痰浊瘀阻者为阴闭。若风阳痰火炽盛，进一步耗灼阴精，阴虚及阳，阴竭阳亡，阴阳离决，则出现脱证，表现为目合口开，手撒肢冷，气息微弱等虚脱症状。

　　总之，中风的病因病机理论的发展经历了一个由外到内，由简到繁的漫长过程，在这个过程中，传统理论的继承与发展以及新的理论观点的提出，使中风病因病机理论得到了不断的完善。但是中风是一个多种致病因素长期作用于人体而导致的疾病，其病因病机存在着复杂多变的特性，单一以一种观点难以把握中风的整体病因病机变化。目前公认的是中风存在着 6 种常见的病理因素风、火、痰、气、瘀、虚。虚又有阴虚、气虚；火有肝火、心火；风有内风、外风；痰有风痰、湿痰、热痰；气有气滞、气逆；血为瘀血。这些病理因素相互结合起来又有 60 余种。从临床表现上看，以上病理现象均能见到，它们之间确实存在着一因一果，逐步递进转化的层次关系，使得中风在不同病机发展阶段，形成诸多不同的病理变化，给临床辨证及治疗带来很大困难。因此找出中风病理因素之间的内在联系，把握主要病机及阶段病机特点，是中风病因病机理论进一步研究的方向，这对于临床确立中风的证候诊断、建立治疗原则、掌握预后有着重要的意义。

三、缺血性中风及出血性中风各论

（一）缺血性中风

1. "正气亏虚"是主要发病基础　唐宋以前，虽然以"外风"学说为主，但以"内虚邪中"立论的医家亦很多，代表性的医籍主要有《黄帝内经》《金匮要略》。《灵枢·刺节真邪》云："虚邪偏客于身半，其入深，内居荣卫，荣卫稍衰，则真气去，邪气独留，发为偏枯。"认为虚是中风发病的根本病因。张仲景在《金匮要略·中风历节病脉证并治》提到："浮者血虚，络脉空虚；贼邪不泻，或左或右；邪气反缓，正气即急，正气引邪，㖞僻不遂。邪在于络，肌肤不仁；邪在于经，即重不胜；邪入于腑，即不识人；邪入于脏，舌即难言，口吐涎。"认为络脉空虚，风邪入中是本病发生的主因。唐宋以后特别是金元时期突出以"内风"立论。认为主要发病基础为正虚，正如沈金鳌《杂病源流犀烛·中风源流》

论述："中风，内乘虚而为病也，向来东垣主虚，而河间则主火，丹溪则主痰，似乎各异，不知惟虚也，故无根之火发焉；惟虚也，故逆上之痰生焉，故东垣举其本，河间、丹溪各举其标，未有痰与火之发，不由于虚者也……亦可知曰火曰痰，总由乎虚，虚固为中风之根也。"

2. 痰饮、瘀血相互作用　正气亏虚是一个笼统的概念，从气血阴阳辨证角度看，缺血性中风正气亏虚主要是指气虚、阴虚、阳虚、血虚四个方面。一方面，脏气不足，阴精不生，荣血不化，脑失所养，神明失主，轻者发为头目眩晕、肢体麻木，重者则肢体痿废不用。正如李东垣提出："中风者，非外来风邪，乃本气自病也，凡人年逾四旬，气衰之际，或因忧喜愤怒伤其气者，多有此疾，壮岁之时无有也，若肥盛则间有之，亦是形盛气衰而如此。"张锡纯《医学衷中参西录》中亦提到："或纵欲过度，气血亏损，流通于周身者，必然迟缓，血即因之而瘀。"另一方面，五脏气虚则血液的运行失去心气之推动、肺气之朝百脉、脾气之固摄、肝气之疏泄、肾气之温煦而出现气血运行障碍，导致痰浊、瘀血瘀阻于脑。《灵枢·经脉》指出"手少阴气绝则脉不通……脉不通则血不流……血先死。"手少阴经由心所主，血液的正常运行有赖于心气的充沛。心气不足，血流缓慢，则形成血流不畅或血脉空虚，甚至气血瘀滞，凝涩而瘀，引发中风。如陈士铎在《辨证奇闻》中云："人有身忽猝倒，两目紧闭，昏晕不识人……谁知乃心气之乏绝乎。"《读医随笔》亦云："气虚不足以推血，则血必有瘀。"此外，气虚易使水液输布障碍，导致痰湿内生，痰湿久郁，又可化火、生风。正如《景岳全书·论经络痰邪》谈到"元阳亏损，神机耗败，则水中无气，而津凝血败，皆化为痰。"

痰与瘀均为人体代谢的病理产物，又是致病因素，两者可以相互转化，相兼为病。瘀血形成以后，不但新血不生，脑髓失养失用，还可出现一系列病理变化。一方面，瘀血阻滞，气血津液不得畅行而外渗，稀者为饮，浊者为痰，如《赤水玄珠全集》云："津液者，血之余，行乎脉外，流通一身，如天之清露，若血浊气滞，则凝聚而为痰。"另一方面，瘀血停滞，郁而化痰、生火，出现气机升降逆乱，产生风的症状，如清代张聿青说"殊不知风不自生，血不行然后生风也。"《东垣十书》亦曰："中风……乃气血闭而不行，此最重痰。"朱丹溪认为"多是湿土生痰，痰生热，热生风也"，同时指出："半身不遂，大率多痰，在左属死血瘀血，在右属痰"；王纶在《明医杂著》指出中风乃"血气津液所行之处，皆凝滞郁遏，不得流通所致"。痰瘀内阻又可化火、生风而发为缺血性中风。现代流行病学研究资料亦证明，中风急性期病理因素有痰、火、瘀、气、毒；但血瘀证和痰浊证在中风患者证候分布中占有重要地位，是中风急性期两大主要的病理因素。

总之，中风的发生，是由于脏腑阴阳失调，气血逆乱所致，涉及风、火、痰、气、瘀、虚等多种病理因素，中风的发生和变化是多种因素结合起作用的，各因素间相互转化影响。随着医学的发展，人们对中风因病机的认识会更加的完善。

（二）出血性中风

1. **中焦壅塞不通，气机升降失常，气血逆乱于脑是中心病理环节**　出血性中风的病因病机，是随着对脑和中风认识的不断加深而进一步发展的。《黄帝内经》认为肝脏与中风的关系最为密切，《素问•调经论》云"血之与气并走于上，则为大厥，厥则暴死，气复反则生，不反则死。"《素问•生气通天论篇》云："大怒则形气绝，血菀于上，使人薄厥。"《灵枢•海论》有"脑为髓之海，其腧上在于其盖，下在风府"的记载。明代李时珍指出"脑为元神之府"，将脑与神明联系起来。明末，西学东渐，汪昂引述金正希"人之记性，皆在脑中"，开始把记忆与脑联系在一起。清代王清任《医林改错》立"脑髓说"，指出"灵机记性，不在心而在脑"。清末张伯龙汇通西医，在中风领域里进行了大胆地探索，开创动物实验方法研究中风先河，其在《雪雅堂医案•类中秘旨》阐述西医"血冲脑气筋"之病，"皆由木火内动，肝风上扬，而致血气并走于上，冲击前后脑气筋而昏不知人，倾跌猝倒，肢体不用诸证"。张山雷在此基础上进一步发挥，《中风诂诠》指出："阴虚阳亢，水不涵木，木旺生风而气升火升痰升，冲激脑神经，导致顷刻瞥乱，神志迷蒙，或失知觉，或失运动"，因而形成了血冲脑之说。血冲脑之说更符合中风发病机制，正如后世学者李宣火先生所说："血冲脑经，中风名义昭如云汉，二千年来中风之阴霾，一扫而廓清之。"血冲脑之说，是中风病机上的突破性进展。张锡纯《医学衷中参西录》将中风分为脑充血和脑贫血两类，认为脑充血即"西人之谓脑出血"，其成因乃"血之与气并走于上"而致，"肝木失和，风自肝起，又加以肺气下降，肾气不纳，冲气、胃气又复上逆，于是，脏腑之气化皆上升太过，而血之上注于脑者，亦因之太过，致充塞其血管而累及神经"。20世纪70年代以来，许多学者认为脑出血病位在脑，但与脾胃关系密切，中焦壅塞不通，气机升降失常，气血逆乱于脑是其中心病理环节。

2. **本虚标实为主要病机特点**　20世纪80年代以来，许多学者根据微观辨证和中医理论"离经之血便是瘀"，清•唐宗海《血证论》谓"既是离经之血，虽是清血鲜血，亦是瘀血"，提出瘀血阻滞是急性期脑出血的最基本病机，是治疗的关键所在。亦有学者从内生热毒来论述出血中风的病变机制，如林亚明认为："出血性中风病发后，瘀血、痰浊、热邪偏盛，壅滞于体内不得外泄，则化为毒邪。内生之毒，虽无传染性而有别于外感疫疠之毒，但其仍具毒性猛烈、善变、易攻脏腑而多属火热之特点，能导致脏腑功能失常或损害脏腑器官，尤其是损害脑质，甚至导致死亡。"王左认为脑出血病位在肝脾肾，病机以气阴不足,脑窍闭塞为主,病机特点为本虚标实,治疗脑出血急性期,总以益气养阴治本,常选用《内外伤辨惑论》之生脉散(人参、麦冬、五味子)加味,提示补虚一法在治疗出血中风中占有相当重要的地位,有待深入研究。

第二节　辨证施治进展

在中医学基础理论中,辨证分型是最显著的特点之一,证候是辨证论治的核心和精髓,治则治法则是以辨证分型为基础。辨证分型、证候特点、治则治法三者相互联系,相互影响,密不可分。

一、治则治法

中医治病强调审因论治。由于对中风发病原委的认识不同,造成立论不同,治则各异的局面。我们对历代主要文献进行了整理研究总结如下:

1. **开窍法**　清窍闭塞是中风急症中病情危重的表现,多为内风夹痰浊瘀血闭阻而成,治疗首当醒神开窍。目前常用的醒神开窍法有两种:一类是凉开,适用于阳闭 - 痰热内闭清窍者,多以安宫牛黄丸、至宝丹救治;另一类是温开,适用于阴闭 - 痰湿蒙闭清窍者,多用苏合香丸。目前醒脑静、清开灵注射液等具有开窍作用的静脉制剂为治疗重症中风患者提供了方便,提高临床疗效。

2. **活血法**　此法治疗中风有悠久历史。20 世纪 80 年代前,活血化瘀法主要用于出血性中风恢复期、后遗症期以及缺血性中风急性期,而一直把出血性中风急性期视为禁区。近 20 年,该法在出血性中风急性期的应用越来越引起人们的重视。李蔚生提出活血法是治疗中风的根本大法。认为每个中风患者血瘀的表现形式不一,必须在辨证的基础上分别采用理气活血、通腑活血、益气活血、滋阴活血、破血化瘀等不同的疗法,在其治疗的 200 例患者中脑梗死 182 例,总有效率 93.4%;脑出血 18 例,总有效率 77.7%。原金隆认为在急性出血性脑血管疾病中,控制出血不是单纯采取止血方法,而是应用活血止血、祛瘀止血、理气止血等法。张学文采用活血利水法制成的脑窍通口服液治疗中风颅脑水瘀取得了显著疗效。现代研制的中成药如香丹注射液、复方川芎注射液、红花注射液、脉络宁注射液等以及用中药有效成分提取的灯盏花素注射液、川芎嗪注射液、蝮蛇抗栓酶注射液等大多具有活血化瘀作用。

3. **通腑法**　大多数学者认为腑气不通是出血中风阳闭证的促发因素,又可以作为发病后的病理转化结果,也是病情加重的重要因素。相关研究认为运用通腑法治疗急性脑出血,能够促进脑组织的新陈代谢,降低颅内压,从而使气血逆乱得以改善，风、火、痰、瘀诸症得以缓解。娄永和认为急性脑出血患者 90% 以上有热结便秘，急则治其标，实则泻之，热则清之，六腑以通为顺，以通腑泄热最宜，而中风治宜下燥屎，去实热，疏通气机，古就有之，且该类药物尚有明显的抗炎作用。

4. **解毒法** 从毒论治中风，历代医家论述甚少。《金匮要略·中风历节病脉证并治》载以治疗中风的名方侯氏黑散和风引汤，方中菊花、大黄都是常用的清热解毒药，两方中尚伍有黄芩、寒水石、滑石、石膏等清热解毒药，可看作是运用清热解毒药治中风的先声，遗憾的是以后未能发扬光大。近年来，部分作者探讨了解毒法的应用，林亚明认为出血性中风"临证施治以解毒为要"。原金隆指出，出血性中风为脑脉突然破损，出血短暂，瘀血易化。解毒法在超早期、早期运用，不但能解毒、抑毒，导毒邪外排，而且会因毒邪被及时清除而瘀滞渐化，此时如在解毒法基础上配伍活血化瘀药，不仅能使颅内血肿缩小、脑水肿逐渐吸收而意识转清，头痛、恶心、呕吐等症状缓解，在预后方面，肢体活动及语言功能亦会显著恢复。解毒在临床上亦有一定的应用，目前清开灵、醒脑静，运用于中风急性期的治疗，效果满意。

5. **祛痰法** 中风急性期痰浊症状表现突出，根据病情应以该法配合活血通络或其他法治疗本病。孙西庆采用化痰活血息风法治疗急性脑梗死 32 例，总有效率为 95.5%。张英才采用化痰通络汤治疗缺血性中风 46 例，总有效率为 95.6%。一项治疗急性缺血性脑卒中 170 个病例中，属痰浊瘀阻者 115 例，治以化痰通络，方用涤痰汤加减，显效率达 84.3%。

6. **潜阳法** 本法主要用于中风初起、邪气盛实者，代表方有天麻钩藤饮、镇肝熄风汤等。郝子林等认为中风者肝阳暴亢、肝经热阻型分别为中脏腑与中经络之重症，采取潜阳、镇肝、息风、凉肝、泻肝、清热之法，取得了良好效果。陈莫京用该法自拟钩芍真黄汤治疗中风 38 例，总有效率达 89.47%。王永炎等治疗缺血性脑卒中病例 220 例，属阴虚风动 20 例，治以平肝潜阳、育阴息风，显效率达 70%。

7. **补虚法** "补虚"一法在治疗出血中风中占有相当重要的地位，张景岳《景岳全书·非风》谓："有邪者，邪必乘虚而入，故当先扶正气，但通经逐邪之品不得不用以为佐。无邪者，救本不暇，尚可再为杂用以伤正气乎。"路志正先生提出"高年中风宜邪正兼治"，其谓高年中风患者，既有风火痰热、瘀阻等标实之一面，又存在体质衰弱、阴津不足等本虚一面，斯时徒功痰热则恐正虚难支，单滋阴又畏滋腻碍胃，更生痰浊。吴鞠通《温病条辨》中对正气致虚，邪气复实者，主张"邪正合治法"，扶正以祛邪，祛邪以扶正，正如《素问·标本病传论》所说："谨察间甚，以意调之，间者并行，甚则独行。"王左认为脑出血病位在肝脾肾，病机以气阴不足，脑窍闭塞为主，病机特点为本虚标实，治疗脑出血急性期，总以益气养阴治本，常选用《内外伤辨惑论》之生脉散（人参、麦冬、五味子）加味。值得一提的是，肾虚血瘀是老年病发病的基础，而运用补肾活血法治疗老年脑病越来越受到重视，其在脑血管病中的运用具有较强针对性，其中以地黄饮子为代表。

二、辨证分型

中医的基本观念是整体观念和辨证论治，其中辨证论治是中医治疗学的精华所在。由于中风病情复杂，对于中风的治疗不但要辨病施治，还应强调辨证施治，针对其普遍存在的问题进行相应的处理。

1996 年国家中医药管理局制定了《中风病诊断与疗效评定标准（试行）》该病分类为风痰火亢、风火上扰、痰热腑实、风痰瘀阻、痰湿蒙神、气虚血瘀、阴虚风动等七种证型，这对于评定中风的疗效有了客观标准，具有一定的科学性。现代医家在此基础上各自发挥，形成了自己的论治观点。

周仲瑛教授认为中风首分卒中期、恢复期（可附后遗症期），卒中期分中血脉、中腑、中脏三类，并分列其证候，恢复期则按虚实而分证。具体言之，卒中期指发病后 2 周以内，中脏腑可至 1 个月。恢复期指发病 2 周后，或 1 个月至半年以内。在急性阶段经救治后，虽神志、精神、食纳逐渐恢复，而仍有后遗症状，如半身不遂，语言謇涩或不语，口舌㖞斜等症。若病程超过半年以上则属后遗症期，但两期的辨治原则基本相同。①风痰入络证：肝风夹痰窜于经络，或络脉空虚，风邪入中，痰阻血脉。治法：祛风化痰法，方药：真方白丸子（《瑞竹堂方》）、牵正散（《杨氏家藏方》）加减。②风阳暴亢证：肝阳化风，风火上扰，走窜经脉。治法：息风潜阳法，方药：镇肝熄风汤加减（《医学衷中参西录》）。③腑热上冲证：阳明热结，腑浊上蒸，蒙蔽清窍。治法：通腑泄热法，方药：大承气汤（《伤寒论》）。④风痰火亢证：痰火内发，火盛生风，蒙蔽神机。治法：清火化痰法，方药：黄连温胆汤（《六因条辨》）。⑤瘀热阻窍证：热与血搏，血随气逆，瘀热上冲，阻滞窍络。治法：凉血通瘀法。方药：犀角地黄汤（《备急千金要方》）。⑥阳闭证（痰火瘀闭证）：痰火壅盛，阳亢风动，气血上逆，瘀阻神机。治法：辛凉开闭法（息风清火，豁痰开窍法），方药：羚角钩藤汤（《通俗伤寒论》）。⑦阴闭证（痰浊瘀闭证）：痰浊上蒙，瘀阻窍络，郁闭神机。治法：辛温开闭法（豁痰息风，宣郁开窍法），方药：涤痰汤（《济生方》）。⑧阴竭阳脱证：阴气耗竭，阴伤及阳。治法：救阴回阳，益气固脱法，方药：生脉散（《医学启源》）。⑨风痰瘀阻证：风痰入络，久病血瘀。治法：搜风化痰祛瘀法，方药：解语丹（《医学心悟》）。⑩气虚络瘀证：气虚不能运血，络痹血瘀。治法：益气化瘀法，方药：补阳还五汤（《医林改错》）。⑪阴虚风动证：肾虚肝旺，内风暗动。治法：滋阴息风法，方药：大定风珠（《温病条辨》）。⑫肝肾亏虚证：肝肾精血不足，筋脉失养。治法：滋养肝肾法，方药：滋营养液膏（薛一瓢方）。

王永炎院士将本病分为4型：①风痰瘀血，痹阻脉络，治以平肝息风，化痰活络，药用钩藤、菊花、瓜蒌、胆南星、丹参、赤芍、鸡血藤。②痰热腑实，治以通腑化痰，药用大黄、芒硝、全瓜蒌、胆南星。③气虚血瘀，治以益气活血，药用黄芪、太子参、丹参、赤芍、鸡血藤。④阴虚风动，治以育阴息风，药用玄参、麦冬、珍珠母、生牡蛎、牡丹皮、丹参。

张琪教授将本病分为7型，自拟7法治之。①痰热内闭：化痰清热，通腑泻浊，用半夏、胆南星、橘红、菖蒲、郁金、黄芩、白蒺藜、元参、麦冬、菊花、黄连、大黄、生地黄，另服安宫牛黄丸、清心丸、至宝丹；②痰气郁结，窍络闭阻：辛温开窍，豁痰醒脑，导痰汤加减，配以苏合香丸辛温开窍豁痰；③阴亏阳亢，心肝二经风火上升：滋阴潜阳，清热平肝息风，用生地黄、玄参、酸枣仁、生赭石、珍珠母、川黄连、柏子仁、生牡蛎、生龙骨、甘菊花、夏枯草、怀牛膝；④血虚不能荣筋，邪热内蕴，外为风邪所中：清热养血，疏风通络，用秦艽、羌活、独活、防风、川芎、白芷、黄芩、生地黄、熟地黄、生石膏、当归、赤芍、苍术、甘草；⑤风邪夹热入于经络：疏风清热，活血通络，用钩藤、独活、菊花、黄芩、石膏、赤芍、全蝎、红花、丹参、川芎；⑥肝肾阴亏，肾气不能上荣，痰浊循心肾二经上泛闭阻窍络：培元固本，开窍豁痰，用熟地黄、山茱萸、石斛、肉苁蓉、巴戟天、枸杞子、麦冬、五味子、菖蒲、远志、肉桂、附子、茯苓；⑦气虚血滞：补气活血通络，用黄芪、川芎、赤芍、胆南星、地龙、桃仁、红花、丹参。

刘茂才教授认为，中风因主要为风、火、痰、气、瘀、虚，加上各种诱因，病后呈现阳亢、血瘀、痰盛等邪实现象，因痰浊往往与其他证候相伴，因此可有6种证型：阳亢型、血瘀型、阳亢兼血瘀型、阳亢兼痰浊、血瘀兼痰浊、阳亢血瘀痰浊。基本证型为阳亢型和血瘀型。出血中风以阳亢兼痰浊为常见，缺血中风以血瘀型为多见。在此基础上，为方便临床综合救治，提出阳类证（阳盛之体，兼有眩晕头痛，口苦咽干，甚或面赤身热或气粗口臭，烦躁失眠甚或躁扰不宁，尿赤便秘，舌质红或红绛、舌苔薄黄或黄腻，脉弦数或滑数）、阴类证（阴盛之体，兼有头晕目眩，面白唇黯，静卧不烦，痰浊壅盛，舌质黯或淡，舌苔薄白或白腻，脉弦细或滑），可谓删繁就简，拨云开雾。治法方面，刘教授自创清肝、平肝、镇肝、息风、育阴潜阳、通络止痉、补益气血、活血化瘀、清热化痰、温化寒痰、豁痰开窍、通腑醒神等方法。急性期治疗时，阳类证立清热、平肝、破瘀、涤痰、通腑、醒神法；治疗上急则治其标，逐邪为先，选择安脑丸（意识障碍者先使用安宫牛黄丸）、通腑醒神胶囊、协定1号处方（人工牛黄粉、水牛角、龙胆、虎杖、水蛭、益母草）以及清开灵注射液进行治疗。对于阴类证，立法上则标本兼顾，邪祛安正，立温阳、益气、破瘀血、涤痰、通腑、醒神法；选择华佗再造丸（意识障碍者先使用苏合香丸）、通腑醒神胶囊、协定 2 号处方（制天麻、川芎、制南星、益母草、制半夏、石菖蒲、水蛭、黄芪）以及复方丹参注射液进行治疗。恢复期的治疗，刘教授注重肝肾同补、补益气血。他主张患者不必具有肝肾不足的典型表现，均可予以补益肝肾治疗，多以补阴为主或阴阳双补。临床常选用杜仲、菟丝子、巴戟天、怀牛膝、山茱萸、白芍、何首乌、枸杞子等。自创复方北芪口服液（专科制剂）由黄芪、何首乌、鸡血藤、龟甲胶等组成。刘教授认为中风后肢体痉挛病本在脑，病位在肝在筋，以肝阴、肾阴、血虚为本，肢体强硬拘急为标。故滋阴养血、柔筋活络是其重要治法，自创舒筋颗粒（在芍药甘草汤基础上，加用舒筋活络的木瓜等药组成），临床收效甚佳。

张学文教授结合自己长期大量的临床实践，将中风概括为四期六证，即中风先兆期、急性发作、恢复期、后遗症期，而六证则为肝热血瘀、气虚血瘀、痰瘀闭窍、瘀热腑实、颅脑水瘀、肾虚血瘀。并根据不同时期和不同证型制定了不同的治疗方案。①肝热血瘀证：此期多为中风早期，治宜清肝化瘀，通脑活络，自拟清脑通络汤（菊花、葛根、决明子、川芎、地龙、水蛭、赤芍、天麻、山楂、磁石、丹参、川牛膝等）。②气虚血瘀证：此期可见于缺血性中风发作期、出血性中风恢复期及后遗症期。治宜益气活血，自制"通脉舒络液"（丹参、黄芪、川芎、赤芍等）静脉点滴加辨证口服汤剂治疗，总有效率达 98.2%。③痰瘀闭窍证：治宜涤痰开窍，活血化瘀。张老师成功研制"蒲金丹"（菖蒲、郁金、丹参等）肌注，临床配合清开灵静滴，疗效显著。④瘀热腑实证：此期常见于中风急性期。治宜通腑化痰，活血化瘀。方选生大黄、芒硝、丹参、川牛膝、菖蒲、胆南星、瓜蒌等。⑤颅脑水瘀证：本证急则可因瘀血水浊之病理代谢产物压抑脑髓而变证丛生，病情危重。治宜通窍活血利水。可仿王清任通窍活血汤加丹参、川牛膝、白茅根、茯苓、琥珀等，并在此基础上研制成功脑窍通口服液治疗中风失语，可有效降低颅内压，对小儿脑积水、中风早期康复及脑肿瘤有明显疗效。⑥肾虚血瘀证：治宜补肾益髓，活血化瘀。常用地黄饮子加减，如加丹参、鹿衔草、桑寄生、川牛膝、肉苁蓉、桃仁、红花等，或佐黄芪以益气活血，水蛭以祛瘀生新。

三、常见证型证候特点

中风发生过程中以痰热证、气虚血瘀证、毒邪证为主，其不同证型的证候特点不同。

（一）中风痰热证的证候特点

辛喜艳等提出缺血性中风急性期痰热证维持时间较长，不易发生证候变化。在缺血性中风急性期痰热证的演变过程中，每个时点均以 70% 左右的概率保持原证候不变,提示在中风急性期,痰热证维持时间较长,不易发生变化。痰为气血津液代谢紊乱的产物,为有形之邪,具有黏稠重浊之性,易与火热相结,两者交结难解,不易变化。结果与既往中风证候研究成果相符合:痰湿和火热是中风急性期的主要证候要素,贯穿整个急性期,不易发生转化。痰热证的消失与神经功能缺损程度的改善有关,中风急性期针对痰热证积极治疗对促进神经功能恢复有意义。痰热证不变组与痰热证变化组相比,其美国国立卫生研究院脑卒中量表(National Institute of Health stroke scale,NIHSS)分值在第4时点(入院后第7日)和第5时点(入院后第14日)有差异,痰热证消组其 NIHSS 分值较低,痰热证不变组其 NIHSS 分值较高,提示痰热证的消失与否影响神经功能缺损程度,痰热证的消失与神经功能缺损程度的改善有关;从不同时点两组 NIHSS 分值的变化散点图可知,保持痰热证不变组 NIHSS 分值5时点变化不显著,痰热证消失组其 NIHSS 分值呈降低趋势。提示痰热证是缺血性中风急性期影响神经功能缺损预后的很重要因素。

邹忆怀探讨了王永炎教授应用化痰通腑法治疗急性期中风的经验,指出痰热腑实证基本出现在中风急性期,以证类划分多属中经证。若痰热壅盛,风动不止,救治不及时,痰热化风,风痰上扰,由中经证向中腑证转化。若痰热渐去,腑气转通,或转为风痰瘀血痹阻脉络证,或渐显气虚之象,浊邪渐去,本虚之象已显,病情趋于平稳。此研究中痰热证不变组其 NIHSS 分值亦无明显变化,而痰热证消失组神经功能缺损程度较轻,并随着时点后延呈降低趋势,在发病后一周至两周表现较明显。由此可见中风急性期痰热证演变特点与疾病的病情变化相关,针对缺血性中风急性期痰热证进行积极治疗可改善神经功能恢复程度。

此外,研究通过探讨痰热证的证候演变特点及证候变化与疾病的关系,提示中风急性期针对主要证候积极干预对疾病预后有积极的影响,对为完善辨证论治方案提供依据。

(二)中风气虚血瘀证的证候特点

温学红等对90例脑梗死患者,辨证分为风痰瘀阻型、气虚血瘀型和阴虚风动型各30例,同时和正常对照组30例分别对血液流变学和血脂指标进行测定,结果显示气虚血瘀型中风全血黏度、血浆黏度和红细胞沉降率明显高于其他证型。张同梅等回顾315例急性脑梗死中经络住院患者的临床资料,各型患者血清胆固醇、血糖含量与30例健康体检者作对照,运用统计学方法分析患者中风中经络证型与性别、年龄、血糖及血脂的关系,结果显示血糖与气虚血瘀密切相关。

荣立洋等提出缺血性中风单一的证候要素较少,更多的是中医证候要素组合的形式。其中气虚证、血瘀证作为缺血性中风主要的证候要素形式出现,而证候组合中也以"血瘀证＋气虚证"及"风证＋血瘀证＋气虚证"组合最为多见。尤劲松等根据患者发病时间以阴阳类证证候特点入手进行信息的采集与分组。结果显示：阴阳类证患者中证候组合出现频率最高的分别为"风＋痰＋血瘀＋气虚""风＋火＋痰＋气虚"组合。阴阳两类证候中气虚证、血瘀证高频率的出现表明两者为中风的基本病理因素和病机。

刘强等利用 90 日内的调查随访，对 195 例中风急性期患者发病 3、28、90 日为代表的 3 个时间段的中医四诊信息进行指标聚类，根据中医理论及临床对中风不同阶段的证候表现进行比较分析，以此探讨中风中医证候发生的演变规律。通过研究结果表明，在各个疾病发展的不同时点，气虚证和血瘀证无论从出现的频率和持续的时间都最为突出，从而需要得到足够的重视。

（三）中风毒邪证的证候特点

中医界近年来提出中风毒邪说，认为毒邪是中风发生的主要原因。中风毒邪说认为中风发病是由于毒邪损伤脑络，气血渗灌失常，致脑神失养，神机失守，形成神昏窍闭、半身不遂的病理状态。毒邪源于脏腑虚损，阴阳失衡，气血运行失常，内风丛起，或夹火夹痰上犯于脑，或内生瘀血、痰浊交结阻于脑络，致气逆血乱，毒邪内生。痰、火、瘀是毒邪最重要的组成部分，毒损脑络是中风发病和损害的最直接病机。应该重视解毒法在中风治疗的作用，实践中使用解毒法可显著提高临床疗效。

基于这个理论观点，韦必清通过回顾性分析近 5 年来该院急诊科就诊的 106 例缺血性中风急性期病例的证候类型，初步探讨缺血性中风急性期毒邪证的临床基本特征，为中风解毒疗法合理应用提供理论依据。他们对发病后 3 日之内就诊的缺血性中风患者进行病史采集，根据证候表现区分痰邪证、瘀邪证、火邪证，然后对这些证型进行神经缺损功能评分，评分标准采用 NIHSS 评分表。其结果显示缺血性中风年龄分布在 42～85 岁，平均年龄（67.77±9.93）岁，其中 50 岁以上的发病比例较高，占 92.4%；男性发病（61.9%）高于女性（38.1%）。其观察的 106 例急性脑梗死患者痰邪证、瘀邪证、火邪证的发生比例分别为 23.58%、15.09%、33.96%，三者总数为 77 例，占所有病例的 72.64%。本研究通过回顾性分析缺血性中风急性期病例的证候类型，区分痰、瘀、火三种证型，此三者在中风急性期所占的比例较高，达到 72.64%，这可能与中风特点有关，中风多由饮食不节、情志所伤等因素，以致肝阳暴亢，气血逆乱，夹痰夹火，气血痹阻而致半身不遂等症，可见痰瘀火为中风发生的关键因素。

本研究显示火、痰、瘀三邪所致神经功能损害有一定差异，其中以痰瘀邪致病者神经功能评分较低，有显著差异（$P<0.05$），这可能与痰瘀致病特点有关。痰邪易阻滞气机，致病面广，又易于兼邪致病，因而在临床上形成的病证

繁多,症状表现复杂难愈;瘀邪致病影响血脉运行,病症繁多,多难以及时消散。本研究提示中风毒邪证候与患者病程及患者的体质有一定的相关性,还与疾病本身的病变特点相关。同时在研究中我们注意到痰、火、瘀并非单独出现,可兼夹并见,这就增加了研究的难度,其中的关系如何仍需进一步研究。因此,解毒以祛除损害因素,通络以畅通气血的渗灌,从而恢复脑神的正常功能,是中风治疗的中心环节。

四、中风病程证候特点

当今社会,越来越多的学者对中风的证候进行研究、讨论,不同学者通过研究,得出不同结论。现将其总结如下:

(一)中风急性期

1. 缺血性中风　①梁伟雄等调查广州中风急性期患者,缺血性中风则为血瘀证、痰证、气虚证;缺血性中风血瘀证、气虚证出现频率和均值显著高于出血性中风。高雪亮的研究发现在缺血性中风急性期常见的证候依次为风证、痰湿证、血瘀证、气虚证、火热证、阴虚阳亢证。刘金民观察251例急性期中风患者,发现风证在出血性中风和缺血性中风诸证分布中,出现频率最高,血瘀证是缺血性中风的主要证候。②谌剑飞等对249例脑梗死和脑出血患者研究分析,脑梗死组前三位为血瘀证、风证、痰湿证。临床观察中得出证候组合形式共54个类型,组合规律以风瘀同时存在最多,其次为风痰、痰瘀、风火;三证组合依次为风痰瘀、风火痰、风火瘀。谌剑飞等发现脑梗死以两证组合居首,三证次之。③李聪等纳入95例缺血性中风患者进行证候学研究及分析,认为缺血性中风急性期单个证候分布情况在缺血性中风急性期最常见的证候是痰证(57例,占60.00%),其次是火热证(45例,占47.37%),然后依次是血瘀证(34例,占35.79%),风证(32例,占33.68%),气虚证(20例,占21.05%),阴虚阳亢证(15例,占15.79%)最为少见。在缺血性中风急性期,痰证常与火热证相兼出现,占总人数的28.7%,其次是痰证与血瘀证相兼出现,占总人数的24.2%。在缺血性中风急性期常表现为数证相兼,以两证相兼最为常见。无论是作为独立证候还是与其他证候相兼出现,痰证均占较高的比例。此研究对缺血性中风急性期患者进行证候诊断,结果发现,在缺血性中风急性期常见的证候依次是痰证、火热证、血瘀证、风证、气虚证、阴虚阳亢证。

2. 出血性中风　①刘金民观察251例急性期中风患者,发现风证在出血性中风和缺血性中风诸证分布中,出现频率最高。除此之外,火热证是出血性中风的主要证候。②林建雄等收集急性期患者122例得出证候组合共出现38种不同表达。其中两证组合的诊断例数最多,以风瘀证与痰瘀证最多见;

其次为三证组合表达，以风痰瘀证为主。分析得出单一基本证候出现的频率以血瘀证和风证最多，各占79.5%和55.7%。③杨利等通过对1 418例中风患者中医证候学研究分析，观察1 418例中风患者的发病过程，探讨其证候分布特点和演变的规律，经两样本比较的检验，中风在急性期以血瘀证和风证、痰证为多。④谌剑飞等对249例脑梗死和脑出血患者研究分析，发现两者始发状态证候分布概率不同，脑出血组前三位为风证、火热证、痰湿证。从对249例中风急性期患者临床观察中得出证候组合形式共54个类型，组合规律以风瘀同时存在最多，其次为风痰、痰瘀、风火；三证组合依次为风痰瘀、风火痰、风火瘀。谌剑飞等发现脑出血以三证组合居首，二证次之。尽管中风证候类型分布较为离散和繁杂，但还是有规律可循，以两证、三证组合居多，多为风证、火热症、痰湿证、血瘀证的不同兼夹。⑤梁伟雄等调查广州中风急性期患者，出血性中风证候前三位为火热证、风证、痰湿证，出血性中风风证、火热证发生频率和证候均值显著高于缺血性中风，中风的病因是多方面的，病机复杂，各种病理因素往往交织在一起。临床各种证候诊断就是对病理因素进行不同的组合兼夹，如风火上扰、痰火内闭、痰瘀交阻、气虚血瘀为二重组合；风痰火亢、风痰瘀阻、痰火瘀闭为三重组合，甚至会出现四重、五重以及更多的组和。

（二）中风恢复期及后遗症期

1. 缺血性中风 ①杨利等通过对1 418例中风患者中医证候学研究分析，观察1 418例中风患者的发病过程，探讨其证候分布特点和演变的规律，经两样本率比较的检验，恢复期则以血瘀证、痰证为主，气虚表现较火热多。②王建华对334例脑梗死患者进行7次追踪调查。首次调查显示，脑梗死单证、两证组合形式较多，发病1周内脑梗死组风痰瘀阻明显上升；发病1～2周，脑梗死则表现为血瘀、痰瘀互阻；发病3～4周，以下简单证候组合形式为主体，脑梗死则表现为气虚血瘀、瘀血阻络。脑梗死共出现56种组合形态。研究结果表明：证候的发生概率、得分均值、组合形式、组合形态是动态演变的，并呈现一定的演变规律。很难用少数固定的证类归纳所有的中风患者；也难以用一个证类概括一个患者的全病程。对证候学深入研究具有重要意义。③黄燕等认为缺血中风的发生、发展是一个动态演变过程，其证候分布及演变的复杂性使其临床正确诊断及治疗有一定的难度，掌握证候随时空变化的规律联合简化的类证诊断对于临床诊断及治疗有着非同寻常的意义。其研究结果显示，缺血中风在发病30日内，风证、痰证、血瘀证及气虚证为缺血中风的主要证候要素。其中气虚证为缺血中风的根本原因，痰证、血瘀证贯穿缺血中风的始终。缺血中风主要表现为多种证候要素组合出现，发病1～3日以三证组合最常见，风证、血瘀证、气虚证组合最多，其次为风证、血瘀证、阴虚证；发病 4～10 日及 11～30 日均以两证组合出现多见，多为血瘀证、气虚证两证组合，其次为痰证与气虚证组合出现。这一结果说明，风证作为缺血中风急性期的主要证候要素，在发病 3 日后呈逐渐下降趋势。3 个时点的单一证候中，气虚证、血瘀证相对多见，而火热证作为单一证候出现的比率非常小。从研究中可以看出，缺血中风中医证候要素不论在组合上还是时间上的分布都非常复杂，而在临床工作中掌握证候要素的分布对于疾病的诊断及治疗都有至关重要的作用。

2. 出血性中风 ①王建华对 356 例脑出血患者进行 7 次追踪调查。首次调查显示，脑出血以三证组合为主，风火痰组合形态同时出现的概率显著高于脑梗死；发病 1 周内脑出血证候组合形式更为复杂，以三证、四证组合为主，组合形态依然以风火痰为主；发病 1～2 周，脑出血三证以上复杂组合形式仍占较高比例，显著高于脑梗死，痰湿阻络列脑出血的首位；发病 3～4 周，两者均以两证以下简单证候组合形式为主体，脑出血以肝风不尽列为首位。脑出血共出现 55 种组合形态。风证是发病时最突出的证候，3 日后痰湿证是最突出的证候，终止调查时血瘀证是最突出的证候。脑出血、脑梗死病变性质和病理基础不同，各阶段的证候特征和病因病机不同。求得脑出血、脑梗死 6 个基本证候不同时间序列的逐阶转移概率和高阶转移概率，为预测证候的演变趋势、防止证候向恶的传变提供了客观依据。显示脑出血证候变化较快，各证候新生概率普遍高于脑梗死组。上述调查可以发现，脑出血相对脑梗死而言，证候变化多端，组合形式形态演变更加复杂。②杨利等通过对 1 418 例中风患者中医证候学研究分析，观察 1 418 例中风患者的发病过程，探讨其证候分布特点和演变的规律，经两样本率比较的检验，后遗症期风证、火热证所占比例最少，而以血瘀、气虚、痰证为主。③高颖等研究中风发病第 7 日及第 14 日的证候要素演变，提出中风第 7 日时实证以痰证、热证为主，虚证以气虚、阴虚为主，而随病情发展，14 日时热证明显下降，气虚明显上升，提示中风病程由实转虚的过程。④王顺道等对 733 例中风患者进行了为期 4 周的 7 次追踪调查，发现证候的得分均值、发生概率和组合形式、组合形态是动态变化的，随时间序列呈现一定的规律性。其中风证在 1 周内表现最为突出，发病 3 日后显著下降；痰湿证和火热证在发病 3 日后均值和发生概率分别上升为第 1 位和第 2 位，并贯穿整个急性期过程；血瘀证的变化不如其他证候明显；气虚证发病后 2 周均值和发生概率逐渐上升。发现风证概率最高，其次为火热证、痰湿证。其对 733 例中风患者调查中，共发现 58 种组合形态，脑出血风火、火痰、风火痰组合概率高于脑梗死；而脑梗死风痰、痰瘀组合的概率高于脑出血。中风早期多表现为风证，随病程进展转化为痰证，中风证候诊断软件对 210 例始发态中风患者调查表明，中风始发时，风证占重要地位；发病 1～2 周，风证的出现概率逐渐下降，痰湿证、血瘀证、火热证组合出现的概率增加，证候组合形式向两极分化，一部分向单一证和两证组合转化。

第三节　临床药物及针灸进展

祖国中医中药治疗中风具有悠久的历史及深远的影响，数千年来在中医理论方面积累了深厚的临床经验。随着时间及科技的发展，中医中药及其制剂在治疗中风中应用广泛，针灸治疗对于中风后遗症更有着独特的疗效。

一、药物进展

（一）中药复方

近年来，临床运用中药复方治疗缺血性脑血管病的越来越多，组方原则也多种多样，但多以活血化瘀为根本。

1. **活血通脑汤**　周小华等运用活血通脑汤（含川芎、丹参、鸡血藤、赤芍、钩藤、路路通、地龙等）治疗缺血性中风急性期患者 84 例，总有效率为 95.24%，明显高于对照组的 88.09%，治疗后两组神经功能的恢复、血液流变学指标及血清一氧化氮指标的改善均有显著性差别。

2. **益气活血通络汤**　卢灿辉以益气活血通络汤（含黄芪、葛根、丹参、田七、川芎、红花、鸡血藤、桂枝等）为治疗组，以胞磷胆碱加低分子右旋糖酐为对照组，观察了 166 例急性脑梗死患者，结果治疗组临床治愈率、显效率、总有效率均明显高于对照组。

3. **活血通脉方**　王振卿用活血通脉方辨证加减治疗缺血性中风 213 例，结果基本痊愈 92 例，显效 63 例，有效 44 例，无效 14 例，总有效率 93.41%。且在改善血液流变学、降血脂及神经功能恢复程度方面也有显著疗效。屈凤林等以活血通脉散为基本方结合辨证加味治疗脑梗死患者 168 例，结果愈显率为 75.6%，总有效率为 94.64%。

4. **梗塞通方**　秦泗明等运用自拟梗塞通方，黄芪 60g，丹参 30g，川芎、葛根各 20g，人参、红花、广三七、地龙、穿山甲各 10g，水蛭 6g。高血压加钩藤、夏枯草各 30g；高血脂加何首乌、决明子各 20g；肢体麻木加鸡血藤、白蒺藜各 20g；语言不利加石菖蒲、郁金各 10g；口眼歪斜加僵蚕、全蝎各 10g，蜈蚣 1 条；头晕痛加天麻、菊花各 10g；痰湿偏盛加半夏、胆南星各 10g。水煎服，每日 1 剂，早晚 2 次分服。10 日为 1 个疗程。治疗缺血性中风 30 例，痊愈 18 例，显效 9 例，无效 3 例，总有效率为 90%。

5. **天麻钩藤饮**　荆鸿雁将 60 例急性脑梗死患者随机分为对照组和治疗

组各 30 例。对照组予西药常规治疗,治疗组服天麻钩藤饮加减治疗。结果:治疗组总有效率 83.33%,优于对照组的 70.0%($P<0.05$)。

6. **镇肝熄风汤** 应晓茜用镇肝熄风汤并与西药结合治疗缺血性脑卒中 41 例,疗程结束后两组显效率分别为 82.92% 与 55.0%,有效率分别为 92.68% 与 77.5%。结果疗效明显优于单纯西药治疗组。

7. **活血利水通脉饮** 崔向宁等用活血利水通脉饮治疗急性脑梗死患者 46 例,结果总有效率达 78.95%。

8. **半夏白术天麻汤** 陈永炎将 156 例风痰阻络型脑梗死急性期患者分为观察组和对照组各 78 例。观察组予半夏白术天麻汤加减联合西药治疗,对照组予西药治疗。结果观察组总有效率 97.43%,对照组 84.62%;观察组在神经功能缺损和生活活动能力改善方面优于对照组($P<0.05$)。

9. **星蒌承气汤** 王中杰观察星蒌承气汤对痰热腑实型脑梗死的临床疗效,对照组 80 例予抗血小板聚集、神经保护剂等治疗,治疗组 90 例在对照组治疗的基础上加用星蒌承气汤治疗。结果治疗组总有效率 85.6%,对照组 69.7%($P<0.05$)。

10. **补阳还五汤** 谢渊将 58 例气虚血瘀型脑梗死患者随机分为治疗组和对照组,治疗组采用补阳还五汤加减治疗,对照组予常规西药治疗,1 个月后比较 2 组疗效。结果治疗组总有效率为 96.55%,对照组 82.76%($P<0.05$)。杜正进用补阳还五汤治疗中风后遗症,选取 94 例中风后遗症患者分为两组,对照组采用西医治疗,实验组加用补阳还五汤。结果实验组总有效率 91.5%,对照组总有效率为 76.9%。两组差异具有显著性($P<0.05$)。

(二)常用中药注射液治疗

为了适应临床需要,结合现代科学技术,开发研制具有高效、速效、简便的新剂型,已是大势所趋。近些年来,一大批中药注射剂的相继问世并投入临床,为缺血性中风的治疗开辟了一条有益的途径。

1. **刺五加注射液** 武艳英等用刺五加静脉点滴治疗 60 例脑梗死急性期患者,对照组采用复方丹参注射液 20ml 加入低分子右旋糖酐 500ml 中,两组均为静滴,每日 1 次,14 日为 1 个疗程,结果两组间总有效率及各型治愈率间未见统计学差异,说明刺五加是一种治疗脑梗死安全有效的药物。并认为其机制可能是与降低血液黏稠度,促进血液循环,增强机体的免疫、应激功能有关。薛清平用刺五加注射液 60ml 加入 5% 葡萄糖或生理盐水 250ml 中每日 1 次静脉滴注治疗脑梗死患者,结果基本痊愈 19 例,显著进步 33 例,进步 39 例,无变化 6 例,恶化 3 例,总有效率 91.0%。

2. **灯盏花素注射液** 黄少敏等观察灯盏花素对急性脑梗死患者血液流变学的影响,结果发现灯盏花素注射液具有降低脑血管阻力、抗血小板聚集和降低血浆纤维蛋白原含量的作用，从而增加血流量，改善脑微循环障碍，能有效地预防血栓形成。

3. **血塞通注射液**　研究观察三七总皂苷对急性脑梗死患者血清肿瘤坏死因子-α（tumor necrosis factor-α，TNF-α）和白介素-6（interleukin 6，IL-6）水平的影响，结果三七总皂苷能显著降低血清 TNF-α、IL-6 活性水平，证实三七总皂苷可能通过抑制脑梗死后 TNF-α、IL-6 介导的炎症反应，促进功能恢复。夏利霞等采用血塞通注射液治疗脑梗死患者 48 例，总有效率达 86.9%。

4. **水蛭注射液**　梁健芬等采用水蛭注射液治疗急性脑梗死，观察治疗前后血液流变学及血清超氧化物歧化酶（superoxide dismutase，SOD）指标的变化及临床疗效，结果总有效率为 82.22%，且治疗前后全血黏度高切值、全血黏度低切值、血清 SOD 活性值比较均有显著差异，提示水蛭注射液可能通过改善血液流变学，增强 SOD 活性对急性脑梗死起治疗作用。

5. **银杏叶注射液**　冯彦敏等使用银杏叶注射液治疗急性脑梗死 50 例，以川芎嗪注射液为对照，结果显示，治疗组总有效率（92.0%）显著高于对照组总有效率（82.0%），两组神经功能评分及血液流变学指标均有显著改善且治疗组改善更明显。

6. **葛根素注射液**　张世民采用葛根素注射液联合黄芪注射液治疗急性脑梗死患者 40 例，结果总有效率为 92.5%。

7. **黄芪注射液**　马玉兰等将 52 例急性缺血性中风患者随机分为 2 组，其中黄芪注射液加川芎嗪治疗组 30 例，川芎嗪对照组 22 例，结果 2 组的总有效率分别为 90.0% 和 77.3%，差异有统计意义（$P < 0.05$）。张世民采用葛根素注射液联合黄芪注射液治疗急性脑梗死患者 40 例，结果总有效率为 92.5%。

8. **丹红注射液**　吴刚等将 140 例中风患者随机分为两组，对照组给予曲克芦丁治疗，观察组给予丹红注射液治疗，结果观察组总有效率为 91.4%，对照组总有效率为 71.4%，证明丹红注射液治疗脑中风疗效显著。

9. **川芎嗪注射液**　赵大伟等用丹参川芎嗪注射液治疗急性脑梗死 66 例，治愈 12 例，显效 23 例，有效 25 例，无效 4 例，恶化 2 例，总有效率 90.91%，疗效显著，证明盐酸川芎嗪具有降低血液黏稠度，改善微循环，营养并修复神经等多种功效。

10. **疏血通注射液**　夏友华等将进展型脑梗死患者 30 例，随机分为两组。两组患者均给予常规治疗，治疗组加用疏血通注射液用治疗，结果治疗组总有效率显著高于对照组。

11. **红花注射液**　吴忠杰用红花注射液治疗脑梗死，总有效率为 91.23%，表明红花注射液具有抗凝、抗栓、抗自由基损伤、降低血液黏度、促纤溶之功效。

（三）中成药治疗

通过临床验证，某些中成药对脑梗死的治疗有较好的疗效。

1. **步长脑心通** 朱仁祥等用步长脑心通治疗缺血性脑血管病 148 例，对照组 42 例用丹参注射液治疗，结果 2 组总有效率分别为 95.8% 和 77.3%，差异有统计意义（$P<0.05$）。

2. **栓塞通胶囊** 李来秀等观察栓塞通胶囊对 102 例中风恢复期患者的疗效，以肌力和神经系统恢复为观察指标，结果疗效与对照组比较，差异有统计意义（$P<0.05$）。

3. **血塞通软胶囊** 吴琼粉等运用血塞通软胶囊治疗中风中经络恢复期瘀血阻滞证，疗效显著。

4. **心脑舒通胶囊** 刘志坚运用心脑舒通胶囊治疗中风后遗症，效果优于对照组（$P<0.05$）。

5. **灯盏生脉胶囊** 曹晓岚等将 64 例缺血性中风恢复期患者随机分为两组。对照组给予常规西医综合治疗，治疗组在西医治疗的基础上加用口服灯盏生脉胶囊，结果治疗组在改善神经功能缺损、肢体运动功能、提高日常生活活动能力以及降低致残率、致死率、提高生存质量方面均疗效显著。

6. **偏瘫复原丸** 偏瘫复原丸中既有祛风化痰之药，又有补益肝肾之品，故无论是气虚血瘀，还是肝肾不足，风痰上扰的中风皆有较好的疗效。

此外还有牛黄清心丸、全天麻胶囊、大活络胶囊等中成药均可用于中风的治疗。

二、针灸进展

社会发展使现代人对生活质量提出了更高的要求，而现代康复技术在神经损伤后促进神经恢复具有一定的局限性，人们对针灸治疗中风疗效的肯定使得更多人研究或从事针灸治疗中风。针灸是中医独特的、行之有效的治疗手段之一，近年来针灸医家根据对中风因病机的研究，制定了各种针灸治疗中风的原则，下面总结近 10 年来针灸治疗中风的临床治疗原则。

1. **养阴通督针刺法** 赵永华等认为中风恢复期的病机为肝肾阴虚，督脉痹阻不通，研究治疗组采用养阴通督针刺法治疗，对照组采用教科书上的标准方法治疗，结果提示治疗组愈显率优于对照组（$P<0.05$）。

2. **调理髓海、通阳柔筋法** 刘志顺等认为中风偏瘫的根本病机在于瘀阻脑络，髓海被扰，偏身经气尤其是阳经经气受阻、筋脉失养，"阳缓而阴急"则出现痉挛性偏瘫。因此治疗当以调理髓海、通阳柔筋为治则。将 400 例中风偏瘫患者随机分为治疗组和标准针刺对照组，结果两组均能显著提高巴塞尔指数（Barthel index，BI）和 BI 残疾度改善率，并且治疗组优于对照组（$P<0.05$）。

3. 解绌缓急、宣通气血法 张思忠等认为脑梗死急性期存在多种原因而致的脑血管痉挛，即中医学所谓的"脑脉绌急"。将 60 例急性脑梗死患者随机平分成治疗组和对照组各 30 例，对照组给予常规针灸治疗，治疗组运用"解绌缓急、宣通气血"针刺法。结果治疗组临床总有效率达 100%，与对照组 76.67% 比较，差异有统计学意义（$P<0.05$）。治疗后治疗组神经功能缺损程度积分的改善明显优于对照组（$P<0.01$）。

4. 治督健脑法 霍迎春摸索总结出的"治督健脑法"治疗中风收效甚佳，治疗组取华佗夹脊穴、百会、风池、风府、大椎、环跳、阳陵泉、绝骨、曲池、合谷。华佗夹脊穴奇数穴与偶数穴交替治疗，每日 1 次，电针取穴百会、风池一组，华佗夹脊穴一组。对照组取常规穴，结果两者治疗中风均有效，治疗组疗效优于对照组（$P<0.05$）。

5. 阴阳调衡法 东贵荣等通过临床循证医学研究原则运用阴阳调衡透刺针法治疗缺血性中风偏瘫 307 例，研究结果显示其阴阳调衡透刺针法治疗缺血性中风后偏瘫疗效明显优于单纯康复组。闫继红将 183 例中风后遗症患者分为阴阳经穴透刺组（治疗组）92 例和独取阳明经穴针刺组（对照组）91 例，治疗组和对照组总有效率分别为 90.91% 和 81.61%，差异有统计学意义（$P<0.05$）。结论阴阳经穴透刺治疗中风后遗症是科学的选经取穴方法，其疗效优于独取阳明经脉针刺。

6. 益肾调督、健脾化瘀 李汶阳等认为中风气虚痰瘀阻络证多见，其发生与脑、督脉、脾、肾关系密切，因此对气虚痰瘀阻络证辨证选穴，采用益肾调督健脾化瘀针刺法，将 63 例缺血性中风气虚痰瘀阻络证患者随机两组，治疗组采用益肾调督，健脾化瘀针刺法，对照组采用调和气血、疏通经络的针刺法，结果治疗组总有效率 96.7%，对照组 80.6%（$P<0.05$）。结论益肾调督加艾灸的针灸法治疗中风后遗症具有良好的疗效。

7. 健脾益胃法 黄永超等以补土思想为指导，突出从脾胃论治，根据五输穴的五行属性，按照子母补泻法，虚则补其母、同气相求的原则，指导开穴，总共 30 例，基本治愈 15 例，显著进步 8 例，进步 4 例，无变化 3 例，总有效率为 90%。

8. 益气扶正法 杜梦玄认为中风经过救治，神志清醒后，多留有后遗症。其病机以气虚血滞、脉络瘀阻多见，用益气扶正针灸法治疗中风后遗症 50 例，结果治疗组与对照组（电针组）治疗后比较患者的临床疗效评分及偏瘫水平评分经统计学处理差异均有统计学意义。结论益气扶正法优于电针法。

9. 益肝止痉法 刘耀等认为肝肾阴虚、肝阳暴亢，阳化风动，血随气逆，夹痰夹火，横窜经隧，蒙蔽清窍，为中风发病的基本病机。将 60 例患者随机分配为益肝止痉结合 Bobath 康复治疗组和传统针刺治疗中风偏瘫结合 Bobath

康复治疗组,观察前后分别进行肌张力、肌痉挛情况及生活质量的评分变化。结论益肝止痉针刺法对该病患者痉挛状况和日常生活活动能力的均有改善,与对照组比较疗效和分值改善均显示有差异,初步说明益肝止痉针刺法优于传统针刺法。

10. 补肾祛瘀法 李家康教授认为中风恢复期的基本病机为"肾虚血瘀",针对其病机特点提出补肾祛瘀治则。李斌等将 60 例缺血性中风患者随机分为两组各 30 例,治疗组采用补肾活血法取穴针刺,对照组以普通取穴针刺,均治疗 30 日,结果显示治疗组临床疗效及血液流变学指标改善均优于对照组($P<0.05$)。结论认为补肾活血针刺法具有很好的活血化瘀、通脑络、养脑神、解脑毒以及生脑髓、再生脑神的作用。

11. 醒脑开窍法 石学敏教授认为中风的基本病机"瘀血、肝风、痰浊"等病理因素蒙蔽清窍而导致的"窍闭神匿、神不导气",提出了针刺治疗中风的临床治疗大法"醒脑开窍法",在选穴上以阴经和督脉为主,自创立以来,醒脑开窍法为广大针灸同仁运用于临床,并进行了大量的临床和实验研究,取得了很好的效果。葛俊领等将 200 例患者随机分为两组,治疗组采用醒脑开窍针刺法治疗,对照组采用传统针刺法治疗,结果显示治疗组总有效率为 97%,对照组为 70.7%,两组比较有非常显著性差异($P<0.01$)。

12. 温阳法 部分医家认为中风是由于阳气的相对或绝对不足引起的肢体功能障碍、半身不遂,故治疗须从温补之法入手,振奋真阳。袁坚荣针刺风池、风府、肩髃、内关、肾俞、三阴交等穴,配艾灸督脉百会、大椎、命门穴,治疗脑血栓后遗症 46 例,其愈显率及总有效率分别为 71.7%,96.65%。陈晓军观察温针灸治疗缺血性中风的临床疗效。温针灸组 56 例,电针组 50 例,两组采用相同选穴,治疗 4 个疗程后比较疗效。结果温针灸组总有效率为 96.4%,电针组为 94%,两组总有效率比较有显著性差异($P<0.05$)。

13. 兼证治疗 中风患者兼证、并发症较多,如中风后抑郁症、尿失禁、吞咽障碍、失眠、认知障碍、足外翻等。这些都严重影响患者的生存质量,临床医家根据中风患者兼证、并发症的病因病机的不同提出来众多的针灸治疗原则,总结如下。陈立早等采用"调理髓海"针刺法配合耳穴贴压治疗中风后抑郁症,治疗后治疗组抑郁症抑郁量表评分、神经功能缺损评分疗效均优于对照组($P<0.05$)。米建平等观察针灸醒脑调脏法治疗中风后失眠症的临床疗效,80 例中风患者按照 1∶1 比例,随机分为针刺组和西药组,在药物结合康复治疗基础上,针刺组采用石氏醒脑开窍法联合腹针的醒脑调脏法治疗,西药组给予口服艾司唑仑治疗,研究显示针刺组睡眠质量优于西药组。郑宏等比较冲脉理论取穴法与常规取穴治疗中风吞咽障碍的疗效差异,将患者随机分为冲脉针刺组(42 例)和常规针刺组(36 例),冲脉针刺组以冲脉理论为指

导取穴针刺治疗,穴取大杼、上巨虚、下巨虚、内关、公孙为主,常规针刺组常规取穴风池、廉泉、天突、内关、足三里等针刺,结论应用冲脉理论取穴针刺治疗中风吞咽障碍疗效优于常规取穴针刺,并且取效较快。

（韩　辉　赵圣云　程　婷　朱　虹）

主要参考文献

1. 朱晨. 中风内风学说研究 [J]. 中外医学研究,2015,13(6):158-159.

2. 张根明,周莉,崔方圆,等. 出血性中风病因病机新认识 [J]. 中西医结合心脑血管病杂志,2013,11(11):87-88.

3. 陈明达. 从毒论治在中风病中的价值和运用 [J]. 中华中医药杂志,2015,30(3):667-668.

4. 许玉皎. 中风病名分析及现代中风病诊断 [J]. 中医药导报,2011,17(5):6-8.

5. 李超然,孙忠人,刘德柱. 中风病古代文献探析 [J]. 江苏中医药,2017,49(7):70-72.

6. 胡龙涛,蔡芳妮,王亚丽. 中风病病因病机探析 [J]. 中西医结合心脑血管病杂志,2017,15(7):883-885.

7. 赵文博,赵瑞成,张崇泉,等. 中医药治疗缺血性中风的临床进展 [J]. 中医药导报,2012,18(2):90-92.

8. 曹晓岚,周霞,庄慧魁,等. 灯盏生脉胶囊治疗缺血性中风恢复期临床观察 [J]. 环球中医药,2012,5(1):56-57.

9. 郑宏,朱士文,杨福,等. 冲脉理论针刺治疗中风后吞咽障碍疗效观察 [J]. 中国针灸,2011,31(12):1067-1070.

10. 李聪,钟利群,刘国玲. 缺血性中风急性期证候特点研究 [J]. 中国中医急症,2015,24(2):271-272.

第三章　现代认识进展

第一节　脑　梗　死

脑梗死指脑组织血管由于各种原因引起闭塞、血液停止导致缺氧而发生的坏死，并由此产生血管供应区脑功能损害和神经症状的一组临床综合征，是临床常见的脑血管疾病之一，具有发病率高、致残率高、病死率高、复发率高及并发症多的"四高一多"的特点。目前脑梗死已严重威胁到人类的健康，对人类健康及社会经济造成很大负担。

一、诊断依据

（一）发病年龄、病史、起病情况

多在中年以后发病，多有高脂血症、心脏病、高血压、糖尿病、血液病等病史以及吸烟、饮酒、高盐或高脂饮食等危险因素，常在安静时起病。

（二）临床表现

起病突然，常为某种局灶性神经功能障碍或者突然缺失，少数为全面神经功能障碍。根据受累的血管不同，临床可以分为前循环病变和后循环病变。前者可以分为颈内动脉闭塞综合征、大脑中动脉闭塞综合征、大脑前动脉闭塞综合征。后循环病变可以分为大脑后动脉闭塞综合征、椎-基底动脉闭塞综合征、交界性（分水岭）梗死。常见的症状有：①主观症状：头晕、头痛、恶心呕吐、失语，甚至昏迷；②脑神经症状：饮水呛咳、吞咽困难、中枢性面瘫及舌瘫、双眼向病灶侧凝视等；③躯体症状：肢体偏瘫或轻度偏瘫、步态不稳、偏身感觉减退、大小便失禁等。

（三）辅助检查

对于发病 2h 以内，磁共振检查（magnetic resonance imaging，MRI）可发现强信号，具有早发现的特点。发病 24h 后，X 线计算机断层摄影（computed tomography，CT）检查可发现低密度灶。

二、治疗

脑梗死的治疗目标是：恢复脑血液循环，救治缺血半暗区，减轻继发性神经元损伤和后遗症发生，改善神经功能缺损程度。治疗原则是：争取时间窗，减少继发神经元死亡，降低致残率、病死率、复发率和并发症，促进神经康复。

（一）溶栓治疗

溶栓治疗是当今急性脑梗死的一个最主要研究课题。80%～90% 急性脑梗死是血栓堵塞脑动脉所致，而溶解血栓可特异性地逆转此病理过程。溶栓治疗急性脑梗死的目的就是在缺血脑组织出现坏死之前，溶解血栓，再通闭塞的脑血管，及时恢复缺血脑组织的供血，从而挽救缺血脑组织，减少或避免脑功能的缺损。发病 4h 内静脉注射重组型组织型纤溶酶原激活剂（recombinant tissue plasminogen activator，rt-PA）能有效地治疗急性缺血性脑梗死。30% 的溶栓患者在 3 个月残疾率极低，这种益处可以延长 1 年。

1. 溶栓时间窗发展及可能的机制　脑梗死患者需要早期进行溶栓治疗，由于研究较少，因此溶栓时间窗存在争论。1961 年美国食品药品监督管理局（Food and Drug Administration，FDA）认证了静脉内 rt-PA 治疗。这项试验在 624 例 3h 时间窗内的缺血性卒中患者中进行，研究表明安全性治疗时间窗为 90min，剂量高达 1.08mg/kg。在以后的研究中将治疗时间窗延长至 180min，增加了出血概率，降低了治疗率，但是总体预后比未使用溶栓剂预后较好。美国神经疾病与卒中研究所（National Instititue of Neurological Disorders and Stroke，NINDS）对脑梗死患者进行 rt-PA 溶栓治疗，将治疗时间窗分为 2 组，分别为 0～90min 与 91～180min。经过数据分析表明，使用 rt-PA3 个月后预后良好。在欧洲急性卒中协作研究（European Cooperative Acute Stroke Study，ECSS）Ⅲ安慰剂对照研究中发现 3～4h 内静脉注射 rt-PA 的预后良好，随后将溶栓治疗时间窗扩大到 4.5h。2008 年 ECASS Ⅲ涉及 821 例患者，试验结果得出静脉注射 rt-PA 组与安慰剂相比，预后显著提高。血管再通的基本机制就是缺血半暗带的存在，其特征是低灌注与细胞功能障碍，但神经元没有死亡，通过补救治疗，恢复血流供应，拯救缺血半暗带。临床研究表明，恢复血流的目的是防止缺血半暗带形成梗死病灶。在临床试验中，90%～100% 的脑梗死患者在发病 3h 内出现缺血半暗带；75%～80% 脑梗死患者在发病 6h 内出现的缺血半暗带。然而，缺血半暗带因为患者的不同而有所差异，因为它依赖于多种因素，如血管损害的位置，缺血性病变的位置和侧支循环的位置。

2. 溶栓治疗的方法　一般在急性脑梗死发病的 3h 或者 4.5h 内，宜采取静脉溶栓，具有经济成本低、技术操作简单，相对有效安全等优势。静脉溶栓是当代临床较为广泛的溶栓方法，它通过静脉的方式将溶栓剂注入体内，从而达到治疗的目的。根据卒中早期治疗指南，一般使用剂量为 0.9mg/（kg·d），最大量为 90mg，快速静脉推注总量的 10%，剩余部分在 60min 静脉滴注完毕。而"日本急性脑卒中溶栓登记研究"报道使用剂量为 0.6mg/（kg·d），认为此剂量具有安全性及有效性。静脉溶栓具有很多优点，例如：操作方法简单，病房可直接操作；对患者造成的创伤较小；同时可在短时间内完成；医疗费用较低。但是，当使用药物剂量过大时，就会影响人体的纤溶系统，增加出血的概率；对于发病＞6h 的脑梗死患者，疗效较差，出血概率也增加。

随着血管内介入技术在急性缺血性卒中治疗方面的发展非常迅速，它包括动脉溶栓、机械取栓、碎栓、球囊碎栓及支架置入术等。血管内介入技术可使部分由大血管闭塞所致的重症脑卒中患者获益。美国心脏协会和美国脑卒中协会于 2015 年发布了《急性缺血性卒中血管内治疗指南》，该指南对缺血性脑卒中血管内介入治疗进行了规范指导。我国也发布了《急性缺血性卒中血管内治疗中国指南 2015》，对中国急性缺血性脑卒中血管内治疗进行了规范。国外进行了一项多中心、随机、双盲、安慰剂对照试验，首次提出了静脉 - 动脉序贯溶栓的概念，是在静脉溶栓的基础上进行动脉溶栓，动脉溶栓是一种较为复杂的技术，需要昂贵的造影设备和训练有素的介入及神经科专业医师的配合，且受一定时间窗的限制，故其广泛应用受到一定的限制。2010 年发表的动脉溶栓系统评价结果提示，动脉溶栓可提高再通率，并改善结局，但可增加颅内出血，且病死率在组间的差异亦无统计学意义。美国国立卫生研究院实施的脑卒中介入治疗试验结果表明，静脉 - 动脉序贯溶栓可以获得更好的临床预后。目前动脉溶栓及静脉 - 动脉序贯溶栓尚待大量临床研究以评估其疗效。

3. 溶栓治疗的药物 溶栓药物种类繁多，其中我国最常用的是尿激酶（urokinase，UK）与 rt-PA。

（1）尿激酶：UK 为第一代溶栓药物，它是从健康人体尿液中分离的一种酶蛋白，直接作用于内源性纤维蛋白溶解系统，通过催化纤溶酶原使之成为纤溶酶，进而发挥溶栓作用。我国"九五"攻关课题试验研究结果显示 6h 内给予 UK 100 万～150 万国际单位进行溶栓治疗，取得了良好的治疗效果。由于 UK 溶栓效果较好，价格相对便宜，因此在临床上被广泛使用，尤其是在中小型医院，使得更多的脑梗死患者受益。但是 UK 是非选择性溶酶激活剂，有激活全身血循环中的纤溶酶原的可能，极易出现溶栓后出血，因此在医院治疗上受到限制。

（2）重组组织型纤溶酶原激活剂：rt-PA 为第二代溶栓药物，它是一种糖蛋白，是由血管的内皮细胞所产生的，它可以激活纤溶酶原，促进纤维蛋白的降解。它是选择性纤溶酶原激活剂，与纤维蛋白有较强的亲和力，能特异性的激活血栓中的纤溶酶原，而不引起系统性纤溶状态，因而不容易出现出血倾向。目前，rt-PA 已经成为欧洲和美国脑梗死诊疗指南的推荐用药，是临床上应用较多、相对理想的溶栓药物之一。我国"十一五"规划的调查表明，只有 16% 的脑梗死患者在发病 3h 内到达医院，其中接受 rt-PA 溶栓治疗的患者为 1.3%。国内患者对疾病的认识程度及医疗资源的限制，就诊时间延长等因素造成了治疗率的下降。据统计患者就诊时间约为 115min，从完成 CT 检查到使用 rt-PA 溶栓治疗的时间大概需要 86min，其中只有 7% 的患者就诊时间低于 60min，而美国可达到 27%。rt-PA 的溶栓效果优于 UK，但是价格昂贵，溶栓时间窗限制，目前很难在中小型医院普及。

（3）组织型纤溶酶原激活剂（tissue-plasmino-gen activator，t-PA）：t-PA 为第二代溶栓药，属于丝氨酸蛋白酶家族，它能定向作用于血栓部位，激活纤溶酶原转变为纤溶酶，纤溶酶降解血栓中的水不溶纤维蛋白，形成水溶性降解片段，起到溶栓作用。相关报道指出应用 t-PA 后，脑梗死患者大脑中动脉再通率为 83%，椎 - 基底动脉再通率为 63%。但因 t-PA 易引发颅内出血且价格较贵，故未能广泛应用。

（4）去氨普酶：去氨普酶为第三代溶栓药物，是从吸血蝙蝠唾液中分离得到的复合物，为天然来源的溶栓药。一项对急性脑梗死去氨普酶试验结果表明，去氨普酶是一种特异性高，且无神经毒性的溶栓药。去氨普酶溶栓时间窗可增宽至 9h。去氨普酶在急性缺血性脑卒中的研究表明，对于有大动脉闭塞、发病时间 >3h 的缺血性脑卒中，用去氨普酶无安全性问题，但未能改善功能预后。

（5）替奈普酶：替奈普酶为第三代溶栓药物，是 FDA 批准生产上市的第 6 个纤溶剂，是 t-PA 的多点突变变异体，体内半衰期延长，为 17～24min，比 t-PA 和瑞替普酶与纤维蛋白的结合更具特异性。替奈普酶可单次静脉推注，从而简化了溶栓给药程序。Haley 等研究表明，在急性脑梗死治疗方面替奈普酶与标准剂量 rt-PA 比较，两者在疗效和安全性方面差异无统计学意义。另一项研究对有明确血管闭塞的轻型脑卒中患者分别采用两种剂量的替奈普酶 [0.1mg/（kg•d）和 0.25mg/（kg•d）] 治疗，结果显示，大剂量替奈普酶治疗效果更佳，且临床疗效与血管再通高度相关，该研究提示对轻型脑卒中患者予替奈普酶治疗是安全可行的。

（6）瑞替普酶：瑞替普酶为第三代溶栓药物，利用基因定点突变克隆技术，在大肠埃希菌中表达获得，是阿替普酶的中间缺失突变体，去除了与肝内灭活相关的部分结构，具有半衰期长（11～16min）、纤溶作用强、可静脉注射、出血风险小等优点。瑞替普酶曾成功应用于脑梗死动脉溶栓治疗，但目前缺乏大量的静脉溶栓研究。

（二）脑神经元保护

脑神经元保护治疗多采取神经保护药物治疗。目前，临床使用最广泛的药物是依达拉奉注射液。张永东等研究显示，依达拉奉联合疏血通注射液治疗大面积脑梗死的临床疗效确切，日常生活能力的评定量表评分较高。依达拉奉是一种新型自由基清除剂，可有效抑制黄嘌呤氧化酶和次黄嘌呤氧化酶活性，抑制炎性递质白三烯形成，有效降低脑动脉栓塞程度和清除氧自由基，还可有效减轻神经元和血管内皮细胞损伤，保护神经组织。同时胞磷胆碱、亚低温治疗、中药治疗等均可保护神经。胞磷胆碱具有较强的抗氧化作用，能够有效清除自由基，稳定细胞膜，促进有修复作用的脑区乙酰胆碱合成，对神经起到双重保护作用。亚低温治疗的临床疗效还需进一步探讨。小剂量地塞米松治疗脑梗死急性期可发挥神经保护作用，其作用机制还需进一步试验证实。银杏叶胶囊、丹参川芎嗪注射液等中药制剂具有改善脑部微循环、抗氧化及保护脑细胞等作用，治疗脑梗死的临床疗效良好。

（三）降颅压治疗

脑水肿多发生在 2h，高峰期为发病后 3～5 日。常用的脱水降颅压的药物有甘露醇、呋塞米、甘油果糖、清蛋白、激素等。其中，甘露醇是临床最常用的药物，作用机制是在血 - 脑屏障两侧形成渗透梯度而达到脱水效果，同时还能改善血液黏稠度，提升血流速度，是一种强渗透性的利尿和脱水剂，能有效减小脑梗死面积，减轻神经功能损伤程度。但其不足之处是易出现损伤肾脏的不良反应。

（四）抗凝治疗

抗凝是治疗脑梗死的常用方法，其主要目的在于防止缺血性脑卒中早期发作及血栓形成。目前抗凝治疗的有效性和安全性仍存有争议。常用的抗凝药物如低分子肝素钙、肝素、阿加曲班、华法林、类肝素等。抗凝治疗可降低心房颤动患者脑梗死复发，对大血管病变引起的急性脑梗死有明显效果。阿加曲班是临床治疗脑梗死的常用药物，刘峻峰等研究显示，阿加曲班可有效改善急性缺血性脑卒中的神经功能缺损，降低严重出血等不良事件发生。阿加曲班是一种低分子新型凝血酶抑制剂，可直接灭活凝血酶活性，对凝血酶无直接影响，且还可阻断凝血瀑布正反馈，间接抑制凝血酶产生。

（五）抗血小板聚集治疗

抗血小板药物可有效预防缺血性脑卒中发病及复发，且已得到循证医学证实。发病早期给予抗血小板聚集药物可降低卒中复发率，改善患者预后。不同抗血小板药物及其组合在预防缺血性脑血管疾病的临床疗效及安全性尚存在争议，目前也缺乏公认的评价方法。报道显示，阿司匹林与氯吡格雷双重抗血小板治疗可减少大动脉粥样硬化型脑梗死患者急性进展期脑梗死的发生，阿司匹林结合氯吡格雷使用，可使药效相辅，有效防止血小板聚集，抑制血栓形成，从而改变患者体内血液状态，改善临床症状，提高治疗效果。此外，双嘧达莫、曲克芦丁、噻氯匹定等均是常用的抗血小板聚集药物。中药制剂中川芎、益母草、红花、丹参等也均具有良好的抗血小板聚集作用。

（六）降纤治疗

降纤是治疗脑梗死的常用方法。血浆纤维蛋白原是参与血栓形成的重要因素，对脑梗死的治疗具有重要意义。目前，降纤治疗常用的有降纤酶、巴曲酶等，其作用机制是降低血浆纤维蛋白原，使纤溶酶原激活成纤溶酶而降低血浆纤维蛋白浓度及血液黏稠度，抑制红细胞聚集与沉降，改善局部微循环、增加血流量、防止梗死范围扩大。降纤酶可有效降解纤维蛋白的降解产物 D-二聚体，且不良反应较少。另外，部分临床研究对降纤制剂治疗脑梗死的有效性提出了不同看法，认为降纤制剂在起病 3h 内能够发挥作用，其疗效需更大规模的临床研究验证。巴曲酶治疗可有效缩短住院时间，减少并发症发生率。银杏达莫注射液为第四代银杏叶提取物复合制剂，是银杏叶提取物和双嘧达莫的复方制剂，其可有效清除自由基、扩张血管、改善脑动脉顺应性和微循环，可在降纤治疗中发挥显著作用。

（七）支架置入治疗

随着医学的不断进步，血管成形术在临床中得到广泛应用。椎动脉狭窄血管成形术及支架置入术在部分地区已得到应用，且临床效果得到认可。支架置入治疗中支架包括金属内支架和生物可降解性支架。金属内支架置入治疗易导致血管再狭窄，而生物可降解性血管内支架可有效避免金属内支架易导致血管再狭窄的不足之处，从根本上改变血管狭窄性病变。选用生物可降解性血管支架安全性较高，对机体无任何不良反应。支架置入治疗的针对性较强，虽未在临床中广泛应用，但其应用前景较为光明。目前常在动脉急性闭塞时间窗内行动脉溶栓，动脉溶栓过程中需反复行血管造影，使闭塞血管部位充分显示后再植入血管内支架。神经血管介入诊疗技术中血管内支架治疗仅限于较大动脉，如颈内动脉颅内外段、大脑中动脉、椎动脉颅内外段、基底动脉段，而大脑中动脉分支及基底动脉分支动脉仍不能实现支架治疗。

三、最新研究进展

（一）脑梗死的危险因素

首先是无法进行干预的因素，如年龄、性别等。随着年龄的增长，危险性持续增加，55 岁以后每 10 年危险性增加 1 倍；普遍存在性别差异，男性高于女性，约为（1∶1）～（1.5∶1）。其原因可能与吸烟、饮酒、肥胖、高钠高脂饮食、生活不规律、精神压力大等有关。其次是是可干预的因素，如高血压、糖尿病、心脏病、高脂血症、动脉粥样硬化等。高血压是脑梗死最重要的独立危险因素，各种类型心脏病与脑梗死密切相关，有心脏病患者发生脑梗死危险要比无心脏病者高 2 倍以上，心房颤动是导致脑梗死一个非常重要危险因素。血尿酸水平增高和氧化应激可能对脑梗死的发生发展起到一定的促进作用。除慢性感染外，前驱的细菌和病毒感染也与缺血性脑卒中显著相关，在年轻脑卒中患者中感染因素的作用尤为重要。

（二）脑梗死的主要病因

脑梗死的病因可分为血管因素、血流动力学因素、血液成分因素及血液流变学异常及代谢综合征。血管因素：主要是动脉粥样硬化、高血压性小动脉硬化及其他血管因素如脑动脉炎、动脉栓塞。糖尿病及高脂血症可以促使动脉硬化形成。血流动力学因素：主要是高血压及低血压为主。高血压会损伤血管内膜，促进脑动脉粥样硬化。血液成分因素：主要为血液病，如白血病、贫血、红细胞增多症、血小板增多或缺乏等。血液流变学异常及代谢综合征，如高脂血症、糖尿病等。有文献报道，2 型糖尿病脑梗死发生率为 5%，且糖尿病可使脑梗死进展的危险性增加 1.9 倍。Firdaus 等认为，存在代谢综合征的患者患冠心病和脑梗死的危险是糖耐量正常个体的 3 倍。

（三）脑梗死病理研究

1. **脑动脉闭塞**　包括动脉硬化性、血管炎性等原因所引起的动脉管腔狭窄，闭塞血管而引起的供血区神经功能缺失症状群。韩辉等人通过建立一个伴有糖尿病的脑梗死的大鼠模型，发现糖尿病通过抑制海马脑源性神经营养因子（brain-derived neurotrophic factor，BDNF）表达，引起脑部缺血灶而影响大鼠新生神经细胞的存活和分化，使大鼠的空间学习和记忆得分明显较低，从而恶化脑卒中的恢复。根据脑梗死 MRI 表现初步判断其发病机制：血栓形成导致分支动脉闭塞可引起腔隙性脑梗死和纹状体内囊梗死，狭窄部位血栓栓子脱落造成远端小动脉栓塞是流域性脑梗死的主要原因，血流低灌注及微栓塞可能导致分水岭脑梗死。在缺血性脑损害的白细胞聚集和浸润的炎症反应过程中，肿瘤坏死因子 TNF-α 通过影响内皮细胞细胞间黏附分子 -1（intercellular adhesion molecule -1，ICAM-1）及其配体白细胞功能相关抗原的表达，加强白细胞与内皮细胞的黏附，使其跨越内皮迁移至缺血部位，促进局部炎症的发生；同时，TNF-α 促进血栓形成及内皮细胞合成一氧化氮（nitric oxide，NO），增加自由基的释放，损伤血 - 脑屏障，诱导细胞凋亡，增强谷氨酸毒性等对脑的损害作用，使缺血半暗带区充血、水肿和栓塞。急性冠状动脉梗死后，基质金属蛋白酶 -9（matrix metalloproteinases，MMP-9）水平明显增高，使脑缺血和水肿加重；血小板活化因子（platelet activated factor，PAF）的促炎、促血栓形成、促水肿和促自由基生成的作用以及对神经递质的影响均参与了缺血性脑损伤病理学机制的各个环节。

2. **脑栓塞**　由循环系统内部（如心脏动脉粥样硬化斑块脱落）、全身其他部位的非血液成分（如空气、脂肪）而致脑的供应血管阻塞。陈杰认为动脉内膜损伤、破裂，随后胆固醇沉积于内膜下，形成粥样斑块，管壁变性增厚，使管腔狭窄，动脉变硬弯曲，最终动脉完全闭塞，导致供血区域形成缺血性梗死。梗死区伴有脑水肿及毛细血管周围点状出血，后期病变组织萎缩，坏死组织被格子细胞清除，留下瘢痕组织及空腔，通常称为贫血性坏死。脑栓塞引起的梗死发生快，可产生红色充血性梗死或白色缺血性或混合性梗死。红色充血性梗死，常由较大栓子阻塞血管所引起，在梗死基础上导致梗死区血管破裂和脑内出血。大脑的神经细胞对缺血的耐受性最低，3～4min 的缺血即引起梗死。

3. 腔隙性脑梗死及脑白质病变　由于弥漫性脑内小动脉硬化、玻璃样变而致的颅内小梗死灶（腔隙性脑梗死）和弥漫性脑组织缺氧、缺血所产生的脑白质疏松症或动脉硬化脑白质脑病等。脑深部穿通支的闭塞是腔隙性脑梗死最常见的原因，但这种闭塞的病理改变性质仍存在争议。多数观点认为玻璃样变性（即高血压性细小动脉硬化）是腔隙性脑梗死小血管的病理改变。但有学者认为除此以外部分腔隙性脑梗死患者同时存在小血管动脉粥样硬化，少数甚至认为小血管动脉粥样硬化是其主要病理改变类型。

4. 最新诊疗方法　高压氧辅助治疗、干细胞治疗、胰岛素治疗、小脑顶核电刺激、氦氖激光血管内照射、心理治疗、基因治疗等。高压氧辅助治疗优势在于无创伤，迅速提高血氧分压、血氧量、氧弥散能力，提高脑组织供养，减轻脑水肿等作用。干细胞的自我复制、更新能力很强，可分化成特定组织的细胞，国外已有研究显示脑梗死的永生化细胞可以使得大鼠脑梗死体积明显缩小。脑梗死急性期存在胰岛素抵抗，患者体内出现应激性高血糖，而血糖升高会加重梗死后脑细胞损伤，使脑梗死患者病残率、病死率提高，因此积极及时胰岛素治疗可快速有效降低血糖，保护脑细胞、改善脑供血。小脑顶核电刺激可以使脑梗死后脑血流量减少的区域脑血管扩张，减少脑梗死体积，促进毛细血管再生。氦氖激光血管内照射可以提高脑组织的兴奋性，促进损伤脑组织的修复，还能降低血液黏稠度、血浆纤维蛋白水平，从而减少血栓的形成。部分脑梗死患者出现偏瘫、失语、失用、情感障碍、人格障碍等表现，工作和生活能力明显下降，适当的心理疏导有助于患者早日走出负面情绪，主动进行功能康复训练。

第二节　脑　出　血

　　脑出血是指非外伤性脑实质内出血，多在 50 岁以后发病，常在活动中或情绪激动时发病，发病后病情常于数分钟至数小时内达到高峰。男性稍多于女性，寒冷季节发病率较高，发病率为每年（60～80）/10 万，在我国约占全部脑卒中的 20%～30%。虽然脑出血发病率低于脑梗死，但其致死率却高于后者，急性期病死率为 30%～40%。

一、诊断依据

（一）发病年龄、病史及起病情况

按照脑出血的病因特点将脑出血分为原发性脑出血与继发性脑出血。原发性脑出血是一种起源于脑部小血管的自发破裂的脑内出血，这一类脑出血没有直接的发病原因，这是与继发性脑出血区别的关键。这类脑出血类型占脑出血总数的 85% 左右，长期的高血压和淀粉样血管病使脑部血管逐渐发生病理性改变，容易导致脑部小血管自发破裂，最终导致原发性脑出血。继发性脑出血是有直接原因引起的脑内出血，主要包括血管病变、肿瘤或血液成分异常等。这类脑出血约占全部脑出血的 15%。这类脑出血的病因较多，主要有血管栓塞、血管畸形、颅内肿瘤、颅内炎症等。

中老年患者在活动中或情绪激动时突然发病，大多数为 50 岁以上，有较长期的高血压动脉硬化病史，发病迅速，在几分钟或几小时内出现肢体功能障碍及颅内压增高的症状。可迅速出现局灶性神经功能缺损症状以及头痛、呕吐、意识障碍等颅高压症状应考虑脑出血的可能，结合头颅 CT 检查，可以迅速明确诊断。

（二）临床表现

1. 不同区域特点

（1）基底核区（内囊）出血：基底核区出血是脑出血中最多者，占 60%～70%，主要表现为"三偏"，即对侧不同程度的中枢性偏瘫、偏身感觉障碍和偏盲。意识障碍轻或无，优势半球可有失语，病情相对较轻，可获一定程度恢复。重型多为壳核和丘脑的大量出血，血肿侵及内囊或破入脑室，病情凶险，一旦发病，立即进入深昏迷，鼾声呼吸，反复呕吐，且常呕吐咖啡色液体，面颊潮红、大汗。检查可见瞳孔不等大，两眼同向偏斜，凝视病灶侧，瘫痪侧面颊随呼吸鼓起并有漏气，瘫痪下肢在平卧时外旋，肌张力低，巴宾斯基征阳性。极重型还可出现四肢强直性痉挛，病死率极高。

（2）脑叶出血：又称皮质下出血，发病年龄较轻，主要表现为头痛、呕吐等颅内压增高症状及各叶局灶体征，如单瘫、失语、偏盲、抽搐或精神症状、智能障碍等。

（3）脑桥出血：占脑出血的 10%。轻者表现出单侧脑桥损害体征，即相应的交叉性瘫痪和双眼凝视瘫痪肢体侧。重症则迅速进入昏迷，四肢瘫痪，双侧病理征阳性，双瞳针尖大小，中枢性高热，呼吸障碍，去大脑强直，多在数 h 至 48h 内因呼吸循环衰竭而死亡。

（4）小脑出血：占脑出血10%。轻者表现眩晕、呕吐、一侧性共济失调、眼球震颤等。重者血液直接破入第四脑室，颅内压迅速增高、昏迷、枕骨大孔形成而死亡。

（5）脑室出血：分原发性和继发性。继发性系脑实质内出血破入脑室内者，以侧脑室为多。原发性较少，此处仅指原发性脑室出血。如脑室出血量少，仅出现头痛、呕吐、脑膜刺激征阳性，似蛛网膜下腔出血，预后较好。若出血量大，发病即昏迷，瞳孔极度缩小，两眼分离性斜视或眼球浮动，四肢弛缓性瘫痪，有阵发性强直性痉挛或去大脑强直、呼吸深、高热、面部充血多汗，病情严重，预后极差。

2. **具体症状表现**

（1）自觉症状：患者常突发剧烈头痛，可伴有恶心呕吐、眩晕；或突发一侧肢体麻木无力，偏身感觉障碍，口角歪斜、流涎、失语或不能理解语言；或表现为精神障碍及认知障碍，昏不知人甚至昏迷。

（2）查体及躯体症状：颈强直，肢体偏瘫或轻度偏瘫，偏盲，步态不稳、共济失调、偏身感觉障碍、饮水呛咳、吞咽困难、大小便失禁，中枢性面瘫及舌瘫、双眼向病灶侧凝视。

3. **辅助检查**　颅脑CT扫描是诊断脑出血的首选方法；MRI对发现结构异常，明确脑出血的病因很有帮助。脑CT扫描检查可见脑内血肿呈高密度区域，对直径 > 1.5cm 的血肿均可精确显示，可确定出血的部位，血肿大小，是否破入脑室，有无脑水肿和脑疝形成，确诊以颅脑CT扫描见到出血病灶为准，CT对脑出血几乎100%诊断。

二、治疗

1. **一般处理**　卧床休息2～4周，避免情绪激动和血压升高，有意识障碍、消化道出血者宜禁食24～48h，必要时应排空胃内容物。注意电解质平衡、预防吸入性肺炎和早期积极控制感染。

2. **控制脑血肿增大**　血肿扩大主要发生在出血后数h内，很少发生于24h后，2/3的患者在基线扫描1h内CT就显示出明显的血肿扩大，说明脑出血存在动态过程。所以早期积极控制血肿扩大对脑出血患者的预后有着重要意义。

3. **控制血压**　理想的血压是既要降低血压控制破裂血管再出血，又要避免过度降压影响脑灌注。美国心脏病学会和美国卒中学会卒中委员会指南均指出：应避免过快的降压，避免收缩压下降幅度 > 20%。对于连续检测提示颅内压升高的患者，其目标血压应适当提高，以保证足够的脑灌注压，降压药应选择起效快且半衰期短的静脉制剂。2007年美国心脏病学会指南建议：①如果收缩压 > 200mmHg 或平均动脉压 > 150mmHg，要考虑用持续静脉滴注积极降低血压，血压的监测频率为每 5min 一次；②如果收缩压 >180mmHg 或平均动脉压 >130mmHg，并有疑似颅内压升高的证据，要考虑监测颅内压，用间断或持续的静脉给药降低血压，以保证脑灌注压 >60mmHg；③如果收缩压 >180mmHg 或平均动脉压 >130mmHg，并且没有颅内压升高的证据，考虑用间断或持续的静脉给药轻度降低血压（例如，平均动脉压 110mmHg 或目标血压为 160/90mmHg），每隔 15min 给患者做一次临床复查，使收缩压维持在 180mmHg 以下，平均动脉压维持在 130mmHg 以下。中国指南推荐：血压 >200/100mmHg 时，可降颅内压同时慎重平稳降压治疗，使血压维持在略高于发病前水平或 180/105mmHg 左右；收缩压 170～200mmHg 或舒张压 100～110mmHg，可暂时不用降压；收缩压 <165mmHg 或舒张压 <95mmHg，不需要降压治疗。目前为止，对于原发性脑出血而言，几乎没有前瞻性研究支持一个特定的血压阈值，也不清楚在脑出血发病后数 h 内积极控制血压能否在不影响血肿周围脑组织灌注的情况下减少出血。目前由 NINDS 资助的急性脑出血抗高血压治疗研究于 2005 年开始，旨在对脑出血患者的血压控制进行探讨。这项研究计划将收缩压降至 3 个预定水平：170～200mmHg、140～170mmHg 和 110～140mmHg。另外，一项Ⅲ期国际随机试验研究显示：在密切监护下早期积极的降压是可行并安全的治疗措施，对脑出血患者可限制其脑内持续出血 20%～30%。可见脑出血急性期的降压治疗仍存在分歧，需进一步探讨研究。

4. 止血治疗　止血药物如 6- 氨基己酸、氨甲苯酸、巴曲酶等对高血压动脉硬化性出血的作用不大，如果有凝血功能障碍，可针对性给予止血药物治疗，例如肝素治疗并发的脑出血可用鱼精蛋白中和，华法林治疗并发的脑出血可用维生素 K_1 拮抗。

5. 早期手术治疗　脑出血后，致残及致死的主要原因是血肿的颅内占位效应及血肿本身对脑及血管的一系列病理损害。理论上手术能及时清除脑内血肿，减少或解除血肿对周围组织的压迫，使被挤压移位的部分脑组织及时复位，改善局部循环，使继发性脑水肿，脑缺氧减轻，颅内压降低，能明显降低死亡率，提高生存质量。目前手术治疗方法有：①开颅血肿清除手术；②微侵袭手术；③小骨窗血肿清除术；④ CT 导向穿刺血肿抽吸术，锥颅脑内血肿碎吸术；⑤立体定向清除术；⑥立体定向内窥镜手术；⑦神经导航辅助微创手术。超早期（≤7h）微创术治疗优于早期或延期手术。研究表明，高血压脑出血发病后 20～30min 即已形成血肿的最大范围而出血停止，6～7h 血肿周围神经组织出现水肿、变性，此时如及时解除压迫，受损神经元尚可恢复，继发性的脑损伤轻，病后脑功能恢复良好，后遗症少。有研究对 6～24h 和 >24h 两个时间段进行比较，结果显示：7～24h 组病死率明显低于 >24h 组。因此尽早清除血肿是阻止再出血、控制脑水肿、抢救成功的关键,对降低病死率、提高生存质量起着重要作用。

6. **脑血肿清除** 有研究表明脑出血后血肿本身在脑水肿形成中起到主要作用。脑内血肿释放的某些活性物质及血液成分可能是脑血肿产生的物质基础。有学者研究发现脑水肿区的蛋白来自血肿本身。有人证实凝血酶在脑出血后脑水肿形成中起着非常重要的作用。另外,血红蛋白、白细胞、炎症因子、补体途径、MMP-9、水通道蛋白等物质均与脑出血后脑水肿的形成密切相关,它们均来自脑血肿本身。所以,超早期血肿清除在理论上是最好的治疗措施。

7. **抗凝治疗** 一般来说房颤患者需要进行抗凝治疗来预防栓塞的发生,但对于自发性脑叶出血来说,由于再次出血的风险相对较高,故指南建议,对于该类患者应避免使用长期抗凝治疗作为非瓣膜性房颤的治疗方法。但对于非脑叶出血可考虑抗凝治疗。所有患者脑出血后均可考虑抗血小板治疗,特别是在有确切适应证(如动脉粥样硬化斑块形成等)需要这些药物治疗时。但目前临床医生对于脑出血后的抗栓治疗顾虑重重,因担心出血而使许多本该抗栓治疗的患者未能及时预防而导致血栓事件的发生。应引起我们临床医生的高度重视。关于他汀类药物的应用,虽然有研究提示高剂量的阿托伐他汀在预防脑梗死复发中与脑出血的发生存在一定的关系,但目前还没有足够的证据推荐在脑出血后尤其是存在确切适应证时限制他汀类药物使用。这也是作为新的推荐写入指南。

8. **亚低温疗法** 局部亚低温脑保护治疗结合常规治疗能减轻脑出血患者脑水肿量,改善脑出血患者的神经功能缺损,提高临床疗效。

9. **康复治疗** 脑出血后,只要患者生命体征平稳、病情不再进展,宜尽早进行康复治疗。早期分阶段综合康复治疗对恢复患者的神经功能,提高生命质量有益。

三、最新研究进展

(一)病因病理

脑出血占所有卒中的 10%~20%,是目前循证医学证实有效治疗手段较少的卒中之一。脑出血病理生理有三个重要阶段:①脑动脉的破裂;②血肿形成及扩大;③血肿周边的水肿。这三个阶段互相影响,是引起脑出血早期神经功能恶化及后期预后的重要因素。

脑出血后血肿本身,血肿的增大及脑水肿的发生是影响神经功能和预后的重要原因。脑水肿与血液凝固、凝血酶生成和稍晚期的红细胞破坏、血红蛋白释放有密切关系,补体激活和炎症反应也在其中发挥作用。早期血肿清除术能够干扰血肿扩大，水肿形成，阻断血肿内各种有毒成分的级联反应，理论上是最佳的治疗措施，但仍需大量临床随机实验验证其利弊及时机的选择，同时脑水肿发展过程中的理论研究为脑组织出血的治疗提供了发展空间，有待于我们进一步研究。

脑出血后血凝块和血液释放大量凝血酶，脑出血 24h 内是由凝血酶释放引起的细胞毒性水肿，后期凝血酶通过激活凝血酶受体使脑微血管内皮细胞发生收缩，细胞间隙增大破坏细胞间的紧密连接，增加细胞通透性，从而破坏血 - 脑屏障引起血管源性水肿。研究发现凝血酶抑制剂能降低脑出血诱导的损伤，凝血酶的作用依赖于血肿的体积。而且有报道凝血酶在脑出血后脑恢复及神经发生上有作用。

脑出血后血 - 脑屏障的破坏，这个过程可能促进白细胞浸润，但也可能是炎症反应的结果。白细胞衍生的活性氧、促炎症因子、化学增活素、基质金属蛋白酶都参与了血 - 脑屏障的破坏。动物实验研究显示炎症不只损伤脑组织而且对脑组织恢复也有作用。脑出血后的脑损伤通过炎症修复的作用还没有被证实。

脑出血后血浆中的补体会进入脑组织，脑出血后补体激活，膜攻击复合物形成。膜攻击复合物在红细胞溶解中起重要作用，与血红蛋白及铁的释放也有关，最终导致血肿周围神经元、神经胶质细胞和血管的破坏。补体级联激活同样能产生强有力的白细胞化学趋化物，并且激活小胶质细胞及肥大细胞，这些都能增强脑出血后的炎症反应。

许多研究表明血红蛋白及其降解产物在脑出血后的脑水肿起着重要作用。红细胞溶解发生在脑出血后的 6～8 日，释放出血红蛋白和珠蛋白，血红蛋白最终裂解为铁离子、一氧化碳、胆红素，被认为有直接及间接的神经毒性。动物实验证实，使用铁离子螯合剂可改善脑出血患者的预后。

基质金属蛋白酶（matrix metalloproteinases，MMPs）是一种与锌有关的金属蛋白酶，是最重要的细胞外基质降解酶之一，可增加血管通透性，使纤维蛋白等大分子物质进入脑组织引发脑水肿。相关研究观察到 MMPs 在脑出血小鼠中的作用，发现野生型小鼠的脑组织含水量较 MMPs 基因敲除小鼠显著增高。

研究表明，脑出血后血肿周边及远隔部位可出现不同程度的局部脑血流下降，下降程度可能与血肿的大小、部位有关。研究表明，缺血半暗带的存在与局部脑血流下降、炎症反应及产生的脑水肿有关。因此，干预这些半暗带产生的因素，使其向正常组织转化或使它稳定不继续恶化，有望使受损的组织功能恢复。半暗带的实质是病灶内神经元因多种原因导致了不同程度的病变且出现功能障碍，但因其形态结构完整，处于可逆状态，此时如果有血管再通及侧支循环形成,则可以阻止其进展。

脑出血病理机制的研究已取得一定的进步,但其发生、发展的具体机制非常复杂,尚不十分清楚。明确其病理机制的通路、靶点,以及各通路间相互介导、影响因素,可为临床治疗提供可靠的科学依据,必然会改善脑出血患者脑损伤造成的不良结局,恢复神经功能,提高其生存率和生活质量。

(二)诊疗进展

脑出血的治疗一直是神经内外科探讨的重点。规范治疗和综合管理能明显降低病死率,改善脑出血的结局。超早期止血、控制颅内高压、急性期合理降低血压、脑室内组织型纤溶酶原激活剂溶栓和微创手术等技术的合理应用,有望改变目前脑出血匮乏的临床治疗策略,降低病死率,改善患者远期生存质量。迄今为止尚无确切证据证明手术治疗优于内科治疗。

1. 药物 内科药物治疗上,主要有两方面治疗防止急性期血肿扩大:降压治疗、止血剂的应用。降压治疗又包括血压的控制和颅内高压的处理两方面。控制血压,理想的血压是既要降低血压、控制破裂血管再出血,又要避免过度降压影响脑灌注。一项Ⅲ期国际随机试验——急性脑出血强化血压降低研究显示:在密切监护下早期积极的降压是可行并安全的治疗措施,对脑出血患者可限制其脑内持续出血大约20%～30%。以往的研究认为脑出血后的血压升高是一种代偿性反应,其主要原因是颅内压升高,故控制血压应以脱水降颅压为首选,但最近研究显示,更积极的降压治疗获益更大。脑出血急性期收缩压低于150mmHg,9%患者血肿扩大,而收缩压控制在160～180mmHg,30%患者血肿扩大。

目前临床上治疗颅内高压的药物主要有甘露醇、甘油果糖及人血白蛋白、利尿剂等。研究表明半剂量(125ml/次)甘露醇或改用其他降低颅内压药物,可以提高安全性。相对于甘露醇,甘油果糖药性较平缓,对肾脏毒性较小,适用于轻症患者,以及肾功能不全者。对于出血量较多,病情较重者,可以采用甘露醇(125ml/次)联合甘油果糖的方案。

研究表明,高血压性脑出血后建议尽早行CT血管造影(CT angiography,CTA)及增强CT检查,CTA及增强CT的斑点征与早期血肿扩大的发生及程度有关,可以作为脑出血早期血肿扩大的可靠预测指标,具有较高的敏感性和特异性。将42例患者纳入研究,24h内行第二次CT平扫,结果显示共有13例(占31%)出现血肿扩大,其中8例(62%)在CTA上存在斑点征,12例(92%)在增强CT上存在斑点征;而在未出现血肿扩大的患者中,无1例存在斑点征。早期脑出血斑点征指导止血剂的应用,患者最有可能通过"斑点征"从应用止血剂中获益。近年来随着脑出血发病机制及rFⅦa(基因重组活化凝血因子Ⅶ,recombinant activated factor Ⅶ)的研究,提倡在早期使用rFⅦa。另一个实验 rFⅦa 是否可以有效减少血肿体积增大的大型临床随机对照试验显示：出血发生 4h 内使用 rFⅦa 可以减少颅内血肿的增大，降低患者的病死率，以及改善 90 天的神经功能。

2. **手术** 脑出血后，致残及致死的主要原因是血肿的颅内占位效应及血肿本身对脑及血管的一系列病理损害。理论上手术能及时清除脑内血肿，减少或解除血肿对周围组织的压迫，改善局部循环，使继发性脑水肿，脑缺氧减轻，颅内压降低，能明显降低死亡率，提高生存质量。血肿扩大主要发生在出血后数 h 内，很少发生于 24h 后，早期积极控制血肿扩大对脑出血患者的预后有着重要意义。近十几年来，由于微创技术不断发展成熟，微创或微侵袭技术应用于脑出血的治疗越来越普遍，常用的手术有神经内镜下清除血肿、"锁孔"显微手术清除血肿、锥颅血肿碎吸术、穿刺液化引流术（主要有硬通道微创颅内血肿清除术及软通道微创颅内血肿清除术两种）。相关研究显示，发病后 24h 后进行手术的患者的生存质量与发病后 24h 内进行手术的患者相比较差。这主要因为发病 24h 内血肿周围脑组织继发性损害较轻，在这个时间段进行手术有利于术后神经功能的恢复。

3. **其他** 局部亚低温脑保护治疗结合常规治疗能减轻脑出血患者脑水肿量，改善脑出血患者的神经功能缺损，提高临床疗效。亚低温治疗一直是降低颅内压、减轻脑水肿的重要措施，主要通过抑制脑代谢、维持血流、保护血 - 脑屏障、减少钙离子内流等减轻脑水肿，减少脑细胞结构的破坏，促进细胞间信号传递的恢复，促进脑细胞功能的恢复。

今后脑出血治疗的临床研究重点应该主要是如何迅速止血及防止血肿扩大，如何更有效地清除颅内血肿并减少手术造成的再出血和神经损伤，如何在缓解脑出血后颅内高压的同时，保证有效的脑灌注压及对脑出血后脑与其他各脏器间相互作用对治疗的影响。在脑出血治疗的基础实验方面，尽量应用老年并且存在共患病的动物模型，以更好地模拟人类脑出血发病的情况，进而使脑出血后脑损伤的病理生理机制研究更加有效。

第三节 蛛网膜下腔出血

蛛网膜下腔出血是多种病因引起脑底部或脑及脊髓表面血管破裂导致急性出血性脑血管疾病，血液直接流入蛛网膜下腔，又称原发性或自发性蛛网膜下腔出血。继发性蛛网膜下腔出血是脑实质内出血、脑室出血和硬膜下血管破裂，血液穿破脑组织和蛛网膜流入蛛网膜下腔，还可见于外伤性蛛网膜下腔出血。蛛网膜下腔出血年发病率为 9/10 万，占所有脑卒中的 3%，占急性脑卒中的 10%，占出血性脑卒中的 20%。

一、诊断依据

（一）发病年龄、病史、起病情况

任何年龄均可发病，有动脉瘤破裂所致者好发于 30～60 岁，女性多见；血管畸形多见于青少年。发病前多有明显诱因，如剧烈运动、过劳、激动、用力、排便、咳嗽、饮酒等，少数可在安静条件下发病。流行病学因素包括吸烟、高血压、饮酒（特别是在一次社交聚会后或者狂饮后）、蛛网膜下腔出血的个人史或家族史、多囊肾、遗传性结缔组织缺陷病、镰状细胞贫血、α1- 抗胰蛋白酶缺乏。

（二）临床表现

分为典型与非典型的临床表现。突发剧烈头痛、呕吐，脑膜刺激征与血性脑脊液是蛛网膜下腔出血典型的 3 大症状。另外，短暂意识丧失、眼底视网膜出血、视盘水肿、玻璃体膜下片块状出血也是蛛网膜下腔出血常见临床表现。有些患者可出现脑神经瘫痪、轻偏瘫、感觉障碍、眩晕、共济失调、癫痫发作和精神症状。儿童或 60 岁以上老年蛛网膜下腔出血患者表现不典型，特别是老年人，可以无头痛或不剧烈，脑膜刺激征不显著。起病较缓慢，但意识障碍和脑实质损害症状较重，精神症状较明显，常伴心脏损害的心电图改变、肺部感染、消化道出血、泌尿道和胆道感染等并发症。

常见的症状有：

1. **主观症状** 头痛、呕吐、眩晕、可伴意识丧失、复视、痫性发作、局灶性神经体征。

2. **脑神经症状** 眼球震颤、眼球运动障碍等。

3. **躯体症状** 脑膜刺激征、轻偏瘫、感觉障碍、共济失调等。

（三）辅助检查

1. **CT 检查** 是目前蛛网膜下腔出血首选的常规诊断方法，但确定出血动脉及病变性质仍需借助于数字减影血管造影（digital subtraction angiography，DSA）。发病当天 CT 阳性率为 95%，1 日后降至 90%，5 日后为 80%，7 日后为 50%。高分辨率 CT 虽可确诊大的动脉瘤，但仍有约 1/3 的 <6mm 的动脉瘤不能被发现。CT 检查显示弥漫性出血或局限于前部的出血可能有再出血危险，应尽早行 DSA 检查，确定动脉瘤部位并早期手术。

2. **脑脊液（cerebro-spinal fluid，CSF）检查** 是蛛网膜下腔出血主要的辅助诊断方法，常见均匀一致血性 CSF，压力增高，蛋白含量增高，糖和氯化物水平正常。发病 12h 后 CSF 开始黄变，如无再出血，2～3 周后 CSF 中红细胞及黄变消失。目前 CSF 检查已被 CT 所取代，由于腰穿有诱发脑疝的风险，只有在无条件行 CT 检查且病情允许的情况下，才考虑腰穿检查。

3. DSA　临床确诊的蛛网膜下腔出血患者应尽早行 DSA 检查,确定动脉瘤部位,或发现蛛网膜下腔出血的其他病因如动静脉畸形、烟雾病和血管性肿瘤等。DSA 检查可显示 80% 的动脉瘤和几乎 100% 的脑血管畸形,对诊断继发性动脉痉挛亦有帮助,可为蛛网膜下腔出血病因诊断提供可靠的证据,对外科治疗确定手术方案有重要价值。约 1/3 的患者有多发性动脉瘤,故应做全脑血管造影,若仍为阴性应考虑非动脉瘤性蛛网膜下腔出血、颅内夹层动脉瘤、硬膜动静脉畸形、出血性疾病或颈髓出血等可能,也可能因动脉瘤血栓形成、隐匿性血管畸形或出血后血管痉挛等所致。是否需重复造影一直存有争议,DSA 检查阴性的自发性蛛网膜下腔出血可占 13%～25%,每年再发率为 0.6%～0.8%。重复 DSA 检查应遵循选择性原则,如第一次 DSA 发现血管痉挛或再出血应予复查,重复造影阳性率为 0～22%,需权衡重复血管造影检出动脉瘤概率与脑血管造影风险的利弊。血管造影正常但基底池显示弥漫性或前部局限性出血的患者需考虑其他原因,其中大多数潜隐性动脉瘤不能被发现。

二、治疗

1. **一般治疗**　应住院治疗及监护,绝对卧床 4～6 周,头部稍抬高,保持病房安静、舒适和暗光;避免患者情绪激动、用力排便或剧烈咳嗽,予以镇静,止痛药物如布桂嗪、地西泮、苯巴比妥等;可用缓泻剂和便软化剂保持大便通畅;降压,保持血压稳定在正常或起病前水平;缓解患者头痛及紧张、激动情绪,发病后数 h 内应进行心电监护,监测生命体征。长时间昏迷的患者,留置导尿管,注意营养支持,防止并发症。

2. **降颅压治疗**　蛛网膜下腔出血可引起脑水肿及颅内压升高,严重者出现脑疝,应积极脱水降颅压治疗,常用药物有 20% 甘露醇、呋塞米、白蛋白等,有脑疝可能时可行颞下减压术和脑室引流。

3. **防治再出血**　用抗纤维蛋白溶解药抑制纤维蛋白溶酶原形成,推迟血块溶解,防止再出血。常用药物有 6-氨基己酸、氨甲苯酸、氨甲环酸、血凝酶、维生素 K_3 等。

4. **脑血管痉挛的防治**　可分为急性脑血管痉挛和迟发性脑血管痉挛,特别是后者具有较高的致死性和致残性。迟发性脑血管痉挛发生于出血后 4～15 日,7～10 日达高峰,12～14 日开始缓解。一般症状性脑血管痉挛的第一个客观标志是新出现一个且不能用脑水肿或再出血解释的局灶性病变。应用皮质类固醇或非类固醇类抗炎药、免疫抑制剂及丝氨酸蛋白酶抑制剂等,钙通道拮抗剂可减轻脑血管痉挛,如尼莫地平 40mg,每天三次口服;也可用尼莫地平每天 10mg 缓慢静脉滴注。

5. **脑积水的治疗** 对蛛网膜下腔出血后合并慢性症状性脑积水的患者，推荐进行临时或永久 CSF 分流术。蛛网膜下腔出血后出现脑室扩大并且伴有意识障碍的患者，可对其行脑室穿刺术。

6. **癫痫的治疗** 目前，尚不能确定蛛网膜下腔出血并发癫痫对患者造成的危害，临床上也没有对蛛网膜下腔出血患者行常规的抗癫痫治疗。建议在蛛网膜下腔出血后的超急性期对患者预防性应用抗惊厥药。不推荐对患者长期使用抗惊厥药，但若患者有以下危险因素，如大脑中动脉瘤、脑实质内血肿、脑梗死以及高血压史等则可考虑使用抗惊厥药。

7. **低钠血症和血容量不足** 应对蛛网膜下腔出血患者补充大量低渗液体，防止出血后血容量不足。可以联合使用氟氢可的松和高渗盐水纠正低钠血症。另外，应避免过度使用利尿剂。

8. **手术治疗** 可除去病因，及时止血，预防再出血及血管痉挛、防止复发。

三、最新研究进展

1. **病因与病理** 蛛网膜下腔出血大多起病急，发病突然，病情往往比较危重，引起的病因有很多。蛛网膜下腔出血最常见的病因：动脉瘤破裂；其他血管异常，如：动静脉畸形，高血压，动脉硬化；血液病；颅内肿瘤（原发者有胶质、脑膜、脉络乳突状、垂体、血管源性肉瘤，骨软骨病等；转移者有支气管型肺癌，绒毛膜上皮癌，恶性黑色素瘤等）；血管性过敏性反应，如：多发性结节性动脉炎、系统性红斑狼疮、过敏性紫癜、出血性肾炎、急性风湿热等；脑与脑膜炎症，包括急性化脓性、细菌性、病毒性、结核性、梅毒性、钩端螺旋体性、布鲁氏菌性、炭疽杆菌性、真菌性脑膜炎等；脑血管闭塞疾病引起出血性脑梗死。脑底异常血管网病常以蛛网膜下腔出血为主要表现；颅内静脉血栓形成、妊娠的并发症、脊髓病变和其他疾病如中暑、维生素缺乏，某些药物如戊四氮、肾上腺素、激素等注射后亦可引起蛛网膜下腔出血。江东新等研究表明动脉瘤是中青年蛛网膜下腔出血患者中最为常见病因，高血压动脉硬化是蛛网膜下腔出血的第二病因。动脉瘤的发病率约在 0.1%～7.9%，在老年患者中更高，70%～80% 动脉瘤会破裂。颅内动脉瘤形成与破裂涉及包括基因、环境、年龄及动脉瘤大小在内的多种因素。邹长林等研究发现炎症在动脉瘤破裂过程中发挥了重要作用。有报道显示起病前近期内大量饮酒或吸烟是蛛网膜下腔出血的独立危险因素，长期吸烟者发生蛛网膜下腔出血是不吸烟者的 7 倍。吸烟与饮酒均会损害内皮细胞，诱发血管痉挛，导致血压升高，通过血流动力学改变和（或）血管壁病变，使血管壁变薄，诱发或促进动脉瘤的形成。

蛛网膜下腔出血有很大的不确定性，有经常头痛、高血压等症状，应及时就医，尽早做相关的影像学检查，做到防患于未然；蛛网膜下腔出血的预后与病因、年龄、动脉瘤部位、瘤体大小、出血量、血压升高和波动、有无并发症、治疗及时与否、手术时机选择等有关。如年龄大于 45 岁、发病即昏迷、收缩压高、出血量大、动脉瘤大、动脉瘤位于大脑前动脉和椎 - 基底动脉处、伴发再出血和脑血管痉挛等预后较差。患者要保持良好的生活方式，保持愉快的精神状态，定期到医院复诊。

　　脑血管内皮细胞损伤是蛛网膜下腔出血后一个重要的病理特征，其与蛛网膜下腔出血后血 - 脑屏障通透性增高、氧化应激损伤、脑水肿、脑血流量降低、脑血管痉挛、血栓、神经炎性反应等病理生理活动相关。研究表明，蛛网膜下腔出血后脑血管内皮细胞形态学发生变化，包括细胞膜出现皱缩、胞质内出现肿胀或突起、胞内形成空泡、细胞之间的间隙变宽，畸变的内皮细胞从血管基底膜剥落，这些改变导致内皮细胞功能受损。血栓症是动脉瘤蛛网膜下腔出血后延迟的并发症，其发生率为 1%～2%，其病因与蛛网膜下腔出血后血压过低、血管痉挛以及血管局部损伤等相关。

　　2. 诊疗进展　CT、MRI、DSA 是放射影像诊断原发性蛛网膜下腔出血的重要依据，临床要结合患者情况选择不同的检查方式。通常 CT 的诊断率为 95%，CT 检查能及时准确地显示蛛网膜下腔出血，并能发现出血的部位、范围、判断出血量，以及由此引起颅内其他组织的异常改变。多层螺旋 CT 血管成像作为一种无创性检查手段，只需静脉注射造影剂，操作简捷，扫描时间短，安全性高、扫描数据处理及三维重建完成速度较快，因此对出血后病情十分危重的患者进行 CTA，不仅可以清楚地显示颅骨的三维立体结构、颅内血管异常病变，而且可以任意角度重建图像，得到更全面的影像资料。因此 CTA 作为一种非侵入性的、可以提供 DSA 所不能发现的临床信息的检查方法，更适合作为急诊筛查自发性蛛网膜下腔出血病因的首选检查方式。多层螺旋血管造影检查具备简单、快捷、安全、可靠等特点，对蛛网膜下腔出血的病因检出具有极高的特异性和敏感性，对蛛网膜下腔出血烦躁不合作或 DSA 有补充诊断价值。

　　MRI 是另一种对蛛网膜下腔出血具有重要价值的影像学价差检查对临床可疑蛛网膜下腔出血而 CT 扫描未发现明显异常的隐性蛛网膜下腔出血患者具有较高的诊断与鉴别诊断价值，最佳检查时间为出现明显症状后 3～4 天，且 MRI 无辐射的影响，但需患者能配合检查、无明显烦躁及无 MRI 检查禁忌证。随着 MRI 机器硬件和软件的飞速发展，MRI 新技术、新序列不断开发应用于临床，其中以磁共振成像液体衰减反转恢复序列（fluid attenuated inversion recovery，FLAIR）、磁敏感加权成像（susceptibility weighted imaging，SWI）和扩散加权成像（diffusion-weighted imaging，DWI）序列运用较为成熟，现已初步用于蛛网膜下腔出血的诊断及评估。FLAIR 对各时期蛛网膜下腔出血相当敏感。但 FLAIR 在对蛛网膜下腔出血与脑静脉血栓、脑血管狭窄、感染、肿瘤等疾病鉴别方面没有特异性。由于 SWI 具有极高的磁敏感性,因而能大大提高出血性病灶的检出率,特别是可以显示 MRI 常规序列所不能显示或易遗漏的微小出血灶。SWI 是目前诊断蛛网膜下腔出血最敏感的序列,对各时期蛛网膜下腔出血和不典型或少量蛛网膜下腔出血均有较高的敏感性,对亚急性期、慢性期和不典型蛛网膜下腔出血的诊断明显优于 CT 和 MRI 其他序列。而且 SWI 在显示动脉瘤、血管畸形及脑挫裂伤和微出血方面具有较大的优势。DWI 序列检出了蛛网膜下腔出血,显示病灶能力总体较 FLAIR 序列稍差,但对一些病例慢性期较 FLAIR 序列显示更好。DWI 还能够显示少量蛛网膜下腔出血后迟发性脑血管痉挛引起的迟发性脑缺血、梗死。

DSA 造影的患者,均能清晰显示欲观察的血管及病灶,能清晰显示动脉瘤的瘤体及瘤颈,并能清晰显示动脉瘤与周围血管的关系。DSA 造影的颅内动静脉畸形患者,均能清晰显示畸形团及其供血动脉。通过与常规脑血管造影的比较,发现旋转 DSA 的应用可清晰显示病灶,帮助和指导诊断及治疗,缩短操作时间,减少医生和患者的 X 线照射剂量,对临床治疗方案的选择具有重要的指导意义。长期以来 DSA 是蛛网膜下腔出血病因学诊断的金标准,但 DSA 检查是一种有创性检查,须经动脉穿刺和插管,相对禁忌较多,且不能同时显示脑组织,检查时机需在出血 24h 内或 2 周以上,因此期是脑血管痉挛和动脉瘤再破裂出血的高发时段。另外,DSA 操作较复杂、耗时较长、费用偏高,而且患者和医生受辐射量也大。患者在急性蛛网膜下腔出血 6h 内进行 DSA 检查也有诱发再出血的风险,同时可能会诱发或加重脑血管痉挛等并发症的发生,且不能很好地显示颅内动脉瘤和各血管的空间结构等。另外,对于较大的动脉瘤,DSA 需要大量的造影剂才能使瘤体完全显示,并且导管可能损伤瘤体及动脉内膜,造成血栓脱落栓塞血管的危险。因此对疑有脑动脉瘤的患者,首选的检查方法应是无创检查技术且不受急性期病程时间的限制,不能确诊时再行 DSA 检查。

经颅多普勒(transcranial doppler, TCD)主要对蛛网膜下腔出血后脑血管痉挛及动脉狭窄情况给予明确显示;全脑血管造影是蛛网膜下腔出血病因诊断的好方法,对颅内血管瘤、血管畸形、烟雾病等能准确发现其部位、大小,为手术治疗提供可靠依据。

如临床阴性或怀疑蛛网膜下腔出血的可行腰椎穿刺(简称腰穿)。腰穿有红细胞可明确蛛网膜下腔出血诊断。血性 CSF 也包括创伤的可能。这通常难以区别,创伤性的 CSF 在试管中更清晰,而在蛛网膜下腔出血患者中,试管中会有更稳定的红细胞数,数小时后再次腰穿可以证明是哪种类型。变黄的

CSF 是由于红细胞和血红素的降解和溶解,通常在出血后 12～24h,有可能持续数天。这种颜色的 CSF 通常支持蛛网膜下腔出血;而创伤性的通常浮于样本表面。而细胞多核性脑膜反应通常在出血后的前几小时存在,在接下来的几天内,逐渐出现更多的单核。这种伴随蛋白增加的反应在 2～3 周内存在,甚至在红细胞和黄变细胞消失后也存在。在 CT 阴性或不确定时,腰穿 CSF 检查是安全可靠的,只要怀疑蛛网膜下腔出血,应行腰穿检查。

　　蛛网膜下腔出血治疗原则是控制继续出血、防治迟发性脑血管痉挛、去除病因和防止复发。蛛网膜下腔出血是一种严重的以蛛网膜下腔出血启动,既造成脑组织原发性损伤、脑组织缺血、颅内压增高、系统性并发症等,又可导致继发性病理改变的疾病,危重期长,病程迁延。蛛网膜下腔出血作为一个整体,其病情的异质性相当高,不同程度的患者预后可有显著不同,即使采用最现代的治疗措施,仍然可能产生不良预后(包括死亡和重度残疾)。因此,许多临床干预抉择已不限于医学适应证和技术的实施,还要考虑患者家庭的经济能力,对不良预后的认知接受程度等社会伦理学因素。对蛛网膜下腔出血的治疗,为达到减少致残率、病死率的目的,就要根据个体情况制定更合理而且个性化治疗方案,做到早发现早治疗。

　　治疗方面重在控制症状,如注射地塞米松减轻炎症反应;静脉使用呋塞米、甘油果糖降低颅内压,也可以使用手术、脑脊液穿刺引流或去骨瓣等方式减轻颅内压。疼痛是患者较明显的不适,需要使用强效镇痛药,而最有效缓解疼痛方法则是 CSF 置换。低温治疗则能有效降低患者脑细胞损害,保护脑神经。尼莫地平可以抑制钙进入平滑肌细胞和神经元,有效地降低次级缺血和预后不良的风险,尼莫地平的静脉内使用有类似的有效。他汀类药物显示了多效性的作用,如显示抗炎作用,它在动脉粥样硬化斑块起到一个稳定的效果和内皮抗黏合作用,也被报道有神经保护作用。辛伐他汀可降低蛛网膜下腔出血刚发病时血管痉挛发病率,改善脑血流。蛛网膜下腔出血中使用他汀类药物治疗的患者减少了脑梗死的发生。有文献指出,外科动脉瘤夹闭术和血管内微创介入动脉瘤栓塞术是治疗蛛网膜下腔出血和预防蛛网膜下腔出血再出血的有效方法。外科动脉瘤夹闭即通过开颅、游离动脉瘤、使用永久性动脉瘤夹夹持动脉瘤等步骤和方法,阻断动脉瘤血流供应,从而达到治疗效果。而血管内微创介入动脉瘤栓塞术即通过导丝、导管等进入脑血管后,将弹簧圈放置入动脉瘤内,必要时使用支架辅助,继而达到栓塞动脉瘤的效果。此外,巢敏等研究显示采用中西医结合治疗蛛网膜下腔出血能够明显改善患者的临床症状,治疗效果较佳。中药组方、单味药、单体成分以及针灸治疗蛛网膜下腔出血具有明显的缓解作用。

　　对于预防蛛网膜下腔出血再出血也十分重要。主要包括以下几点:出血后需绝对卧床；给予少食多餐，提供高热量、高维生素、优质蛋白质、清淡易消化食物，进食时动作缓慢，防止呛咳；防止情绪波动和保持大便通畅；注意患者情绪，防治卒中后抑郁等。

第四节　短暂性脑缺血发作

短暂性脑缺血发作是指数分钟至数小时内出现的一过性或短暂性脑循环供血障碍，具有短暂性、可逆性、反复性等特点，一般 24h 内完全消失，恢复后不遗留神经功能缺损的症状和体征。近年来，随着生活水平提高和社会老龄化的加剧，脑血管病的发病率不断上升，严重危害患者的生命健康安全。人们对短暂性脑缺血发作发病机制有了较深的认识，发现脑缺血持续时间≥1h 出现脑组织损伤，安全恢复的可能性＜15%，24h 的时间界限越来越受到人们的质疑，将短暂性脑缺血发作持续时间 24h 更换为 1h 更符合其病理生理学特点。短暂性脑缺血发作患者 7 日内发生脑梗死的风险高达 8%，90 日风险可高达 20% 左右。2009 年美国心脏病学会建议将短暂性脑缺血发作定义修改为：由脑、脊髓或视网膜局灶性缺血引起的短暂性神经功能障碍，但无畸形脑梗死的证据，需进一步加强紧急干预。

一、诊断依据

（一）发病年龄、病史、起病情况

好发于中老年人，男性多于女性，多伴有高血压、动脉粥样硬化、糖尿病或高血脂等脑血管危险因素。发病突然，局部脑或视网膜功能障碍历时短暂，最长时间不超过 24h，不留有后遗症状。常反复发作，每次发作表现相似。

（二）临床表现

1. 颈动脉系统短暂性脑缺血发作　偏侧运动或感觉障碍、语言障碍、一过性黑蒙、同向偏盲等。①主观症状：眩晕、平衡障碍、跌倒发作，眼球运动异常和复视、耳鸣等；②脑神经症状：面瘫、舌瘫、单眼一过性黑蒙、感觉性失语、运动性失语、混合性失语等；③躯体症状：对侧肢体偏瘫或轻偏瘫、可伴有偏身感觉障碍和对侧同向偏盲等。

2. 椎 - 基底动脉系统短暂性脑缺血发作　交叉性双侧同时或双侧交替受累的感觉或运动障碍、共济失调、同向性偏盲、双侧视力丧失或眩晕、复视、吞咽困难、构音障碍等。①主观症状：眩晕、平衡障碍、跌倒发作、短暂性全面性遗忘症；②脑神经症状：吞咽困难，小脑性共济失调，一侧或双侧口周异麻，复视等；③躯体症状：对侧肢体偏瘫或轻偏瘫、可伴有偏身感觉障碍和对侧同向偏盲等。

3. **辅助检查**　短暂性脑缺血发作的影像学检查主要包括 CT 和 MRI，但脑组织对缺血的反应是一个动态变化的过程，常规 CT 和 MRI 都不够敏感，而灌注加权成像和 DWI 则可显示这些变化过程，同时也有利于提高我们对人脑缺血病理生理学过程的进一步认识。因此，临床上短暂性脑缺血发作患者在常规影像学检查的基础上应行 DWI 检查。

二、治疗

（一）病因治疗

1. **血压调控**　建议将血压控制在 140/90mmHg 以下，糖尿病患者控制在 130/85mmHg 以下。

2. **抗栓治疗**　有明确栓子来源的栓塞性短暂性脑缺血发作首选抗凝治疗，血液动力性短暂性脑缺血发作首选抗血小板治疗。

3. 有动脉粥样硬化斑块的短暂性脑缺血发作患者，可应用他汀类治疗；控制糖尿病，使空腹血糖 <6.93mmol/L。

4. **调整生活方式**　如戒烟、限酒、适当运动、控制体重等。

（二）药物治疗

1. **抗血小板治疗**　非心源性栓塞性短暂性脑缺血发作推荐抗血小板治疗，阿司匹林是目前唯一被国内外指南推荐用于二级预防的抗血小板药物。之前的氯吡格雷（75mg）治疗有动脉粥样硬化血栓形成的近期有短暂性脑缺血发作或缺血性卒中的高危患者的疗效及安全性研究比较双抗（联合应用阿司匹林和氯吡格雷）和单抗（单用氯吡格雷）的治疗效果，未得出阳性结果；皮层下小卒中的二级预防试验由于联合应用阿司匹林和氯吡格雷明显增加出血风险被而提前终止，均证明短暂性脑缺血发作或小卒中后抗血小板药物的选择应以单药治疗为主，故不推荐常规应用双重抗血小板治疗。研究纳入了 3 766 例短暂性脑缺血发作或小卒中患者，比较联合阿司匹林和氯吡格雷抗血小板与单用阿司匹林治疗效果，结果发现双抗组（联合应用阿司匹林和氯吡格雷）卒中复发率为 3.3%，而单用阿司匹林复发率为 5%，两组比较差异具有显著性；但双抗组同时伴有较高的出血风险（0.9% vs 0.4%；$P < 0.05$）。王拥军等研究表明，在短暂性脑缺血发作或小卒中后应用阿司匹林及氯吡格雷联合治疗在降低卒中复发风险方面优于阿司匹林单药治疗，且不增加严重出血风险。该试验将 5 170 例发病 24h 内的短暂性脑缺血发作或小卒中患者随机分为两组，一组使用氯吡格雷（负荷剂量 300mg 继之 75mg/d）联合阿司匹林（75mg/d，21 日后停用），一组单独使用阿司匹林（首日负荷剂量为 75～300mg，随后 75mg/d）联合氯吡格雷安慰剂，结果在最初 90 日内双抗组、单抗组任何卒中的相对风险降低 32%（风险比 = 0.68；$P < 0.001$），绝对风险降低 3.5%（7.9% vs 11.4%；$P < 0.000\ 1$），两

组的出血性卒中（0.3%）、心肌梗死（0.1%）和心血管死亡（0.2%）发生率相同。依据这一试验结果，最新的短暂性脑缺血发作与轻型卒中抗血小板治疗中国专家共识建议：具有高卒中复发风险（ABCD2 评分≥4 分）的急性非心源性短暂性脑缺血发作（根据 24h 时间定义）急性期患者（起病 24h 内），应尽早给予氯吡格雷联合阿司匹林治疗 21 日（氯吡格雷首日负荷量 300mg），随后氯吡格雷单药治疗（75mg/d），总疗程为 90 天。此后，氯吡格雷、阿司匹林均可作为长期二级预防一线用药（Ⅰ类、A 级证据）。

2. **抗凝治疗**　抗凝治疗不应作为短暂性脑缺血发作患者的常规治疗，对于有心源性栓子或心房颤动患者建议采用抗凝治疗，目标剂量是控制国际标准化比值（international normalized ratio，INR）在 2.0～3.0。目前尚无数据资料研究心房颤动患者短暂性脑缺血发作后开始服用抗凝药物的最佳时间。欧洲心房颤动试验中，约 50% 心房颤动合并短暂性脑缺血发作的患者在出现症状后 14 日开始口服抗凝药物。然而，对于存在大面积梗死、严重出血及未得到控制的高血压患者而言，可适当延迟用药。2011 美国心脏病学会通过对短暂性脑缺血发作或小卒中的患者，分别接受华法林及阿司匹林治疗后的终点事件分析后推荐：对于有阵发性（间歇性）或持续性心房颤动的短暂性脑缺血发作患者，推荐使用维生素 K 拮抗剂进行抗凝治疗（INR 目标值 2.5；范围 2.0～3.0）；对于不能服用口服抗凝药的患者，推荐单独使用阿司匹林；对于具有较高卒中风险的心房颤动患者，当需要暂时中断口服抗凝药物时，逐渐改用皮下注射低分子肝素治疗是合理的。

3. **二级预防措施**　对短暂性脑缺血发作相关危险因素进行干预，如降压、降脂，可明显降低短暂性脑缺血发作后发生卒中的危险性，是降低其发病率和死亡率的关键。其中，高血压是最重要的危险因素，2014 年美国心脏病学会 / 美国卒中协会发布的针对卒中与短暂性脑缺血发作二级预防指南推荐：缺血性卒中或短暂性脑缺血发作患者发病数日后未经治疗时血压≥140/90mmHg 时应启动降压治疗。强化降脂治疗预防卒中研究表明，降脂治疗能够使卒中患者获益，强化降脂治疗使卒中 / 短暂性脑缺血发作患者再发卒中风险显著降低 16%（$P=0.03$），显著降低主要冠脉事件风险 35%（$P=0.003$）。2013 年美国心脏病学会高心血管疾病风险患者血脂控制指南建议：非心源性缺血性卒中 / 短暂性脑缺血发作均应使用他汀。与以往不同的是，该指南不再推荐将低密度脂蛋白胆固醇（low-density lipoprotein cholesterol，LDL-C）及高密度脂蛋白胆固醇（high-density lipoprotein cholesterol，HDL-C）降到特定的目标值，而是采用他汀治疗的强度来取代 LDL-C 和非 HDL-C 的目标值，建议对于患有动脉硬化性心血管疾病的患者如果没有禁忌证或他汀药物相关不良事件发生，均应接受高强度的他汀类药物治疗，包括瑞舒伐他汀（推荐剂量 20～40mg）

或阿托伐他汀（推荐剂量80mg），使LDL-C水平降低至少50%；对于出现剂量相关不良反应的患者，可改为中等强度的他汀类药物治疗。

短暂性脑缺血发作的可干预危险因素还包括糖尿病、吸烟及酗酒等不良生活方式，临床医师应建议患者调整生活方式，如戒烟、限酒、适当运动、控制体重等。但我国目前卒中二级预防现状不容乐观，许多神经科医师往往重视卒中急性期治疗而忽视了卒中的二级预防，药物干预危险因素治疗依从性低。研究显示：高血压患者中服用任一种降压药物者为82.3%；糖尿病患者服用降糖药物或胰岛素者为85.3%；进行他汀降脂治疗的患者仅有14.2%，患者不服用降压药、降糖药、他汀类药的首要原因是医师未建议。可见为提高患者坚持二级预防措施的依从性，对临床医师进行有关卒中二级预防和临床实践指南教育培训刻不容缓。

4. 手术治疗 包括颈动脉内膜剥脱术、颈动脉支架成形术、椎-基底动脉支架成形术、颅内动脉支架成形术等。

三、最新研究进展

（一）病因病理

短暂性脑缺血发作一直被认为是脑梗死的高危因素，2005年美国《脑卒中指南》显示有15%脑卒中患者病前发生过短暂性脑缺血发作。但近年来研究短暂性脑缺血发作发生后的缺血耐受现象，对后继脑梗死具有神经保护作用。研究表明，与无短暂性脑缺血发作病史的脑梗死患者相比，有反复短暂性脑缺血发作发病史的脑梗死范围较小，可能为缺血预适应所致。

以前一直认为，短暂性脑缺血发作后1/3的患者将得到缓解，1/3的患者将反复发作，1/3的患者将发展为卒中。但这只是比较粗略的估计，并无可靠的证据。实际上，首次短暂性脑缺血发作后的年卒中发生率为1%～15%，是对照组的2～5倍。是否发生卒中还取决于短暂性脑缺血发作的次数、症状持续的时间以及短暂性脑缺血发作的类型，例如，是否为短暂性单眼视力障碍发作、是否合并颈动脉狭窄等。作为卒中的危险因素，短暂性脑缺血发作与其他慢性危险因素，如高血压、心脏病等不同，因为一次发作后出现卒中的危险程度远远高于其他因素。一组来自加利福尼亚州的数据显示，短暂性脑缺血发作后90日内卒中的发生率为10.5%，而各种严重血管事件（卒中、心肌梗死、死亡和短暂性脑缺血发作复发）的发生率则为25.1%。一项长达25年以330名明尼苏达州罗彻斯特市居民为研究对象的观察发现，短暂性脑缺血发作不仅仅是卒中的危险因素，同时也是死亡的危险因素，其中绝大多数死于脑血管病，1年内的病死率为11%，5年内为35%，卒中占14%～28%。

（二）诊疗进展

短暂性脑缺血发作是临床常见的急症，入院时的影像学检查，特别是 DWI 图像是临床区分短暂性脑缺血发作与急性脑梗死的关键，但不能一味等待影像结果，应提倡更积极、尽早、个体化的治疗；短暂性脑缺血发作患者是否入院治疗仅是诊治流程的不同形式，重要的是及早、及时完成风险评估及治疗；短暂性脑缺血发作的抗血小板治疗目前提倡单一抗血小板治疗，双抗的前景如何有待进一步研究；心房颤动患者短暂性脑缺血发作后开始服用抗凝药物的最佳时间目前较公认的是 14 日，但其科学性仍需进一步试验论证；短暂性脑缺血发作的二级预防对减少卒中的发生至关重要，针对我国卒中二级预防现状，应加强临床医师对指南的学习，尽量避免误诊、误治的发生。

第五节 脑 栓 塞

脑栓塞属于缺血性卒中，是由于异常性物质（例如液体、气体、固体）沿血液循环系统进入人体的脑动脉而形成的血流阻塞后产生的脑梗死，脑栓塞在卒中发病中约占 17%。不同年龄段均有可能发病，尤以中老年群体及大动脉粥样硬化患者发病率高，多发生于 50 岁以后，男性略多于女性，发病部位以大脑中动脉栓塞最为常见。脑栓塞急性期病死率 5%～15%，复发率高，复发后病死率更高。

一、诊断依据

（一）发病年龄、病史、起病情况

各年龄段均可发病，其中以中老年群体为主。颈动脉狭窄、心脏瓣膜病、老年人脱水、感染、动脉和静脉炎症等都是诱发脑栓塞的危险因素。脑栓塞多在睡眠或晨起等静息状态下起病，发病隐匿，进展迅速，病情危急。研究报道，心房颤动引起脑卒中较动脉硬化引起脑卒中者起病更急，神经功能缺损症状更严重，对患者影响更大，故病死率更高。原因可能是大部分心源性栓子突然阻断颈内动脉系统大脑中动脉供血区，梗死面积大，来不及形成侧支循环。

（二）临床表现

患者起病突然，临床表现主要与栓子所阻塞的动脉有关，主要引起阻塞动脉所滋养区域神经元缺氧、水肿、细胞代谢产物毒性以及相关组织水肿、代谢产物堆积。主要表现为相应区域局限性神经支配功能减弱或丧失，脑组织水肿，甚至发生不可逆改变。常见的症状有：①前驱自觉症状：视力模糊、眩晕、肢体发麻等。②发病时症状：头痛、呕吐、昏迷、抽搐等。如果栓塞面积较

大，缓解期过后病情再次逐渐加重，病情呈驼峰样演变。第一个症状高峰后病情有所减轻。较大血管栓塞后，其下游脑组织在一定时间后开始缺血、缺氧、水肿、坏死，病情再次加重，出现第二个症状高峰。③神经系统体征：肢体无力或无法活动，喝水呛咳、失语，且大多数的患者会出现轻度意识障碍或意识消失，舌下神经和面部神经麻痹，腹部反射与肌肉张力增强或者减弱，提睾反射和腹壁减弱或者消失。

（三）辅助检查

1. 影像学检查　MRI 与 CT 仍然是诊断脑栓塞引起脑组织灌注不足损伤范围大小、位置、严重程度的重要手段。CT 检查能够发现 30min～6h 颅内多个部位缺血、水肿灶，并且早期 CT 检查有利于排除如低血糖症状引起的昏迷。早期 DWI 能显示颅内病灶空间分布特点。CT 平扫对血栓的敏感性较低，多数检查结果显示未见异常。最新研究资料显示，CT 血管造影及磁共振血管成像可以准确地发现急性颅内大血管血栓，其中任何一种检查的敏感性都已经超过那些无创检查如 CT 平扫或梯度回波 MRI，故均被推荐使用。

2. 彩超　经颅多普勒 TCD 对寻找颅内血管危险因素，对栓子性质确定有一定意义。颅外彩超包括心脏彩超、血管彩超、消化系彩超、泌尿系彩超对发现栓子来源、性质具有一定价值。

3. 血清学　血糖测定可用于鉴别低血糖昏迷，也可为溶栓治疗提供参考。纤维蛋白原的测定对脑血管疾病的预防和诊断有较大的临床意义。B 型钠尿肽前体检测对心源性栓子诊断具有重要价值，亦能评价脑栓塞患者心脏情况。同型半胱氨酸测定对引起脑栓塞的房颤患者有一定评价价值。血浆脂蛋白（a）水平与动脉脑栓塞的关系有明显相关性。

二、治疗

脑栓塞发生后，原则是在最快时间内恢复缺血再灌注，保护受损神经元，降低神经元损害。

1. 解除栓塞，恢复灌注

（1）溶栓治疗：常用的溶栓方法包括：静脉溶栓、动脉溶栓、机械碎栓术、球囊扩张血管成形术及机械取栓术等。溶栓时机把握和患者全身情况评价对溶栓措施至关重要。

（2）导管介入治疗：可作为大血管闭塞患者静脉溶栓治疗失败后的补救措施。临床常见的血管内机械再通技术包括动脉机械碎栓、动脉接触性溶栓、动脉内支架取栓、吸栓及血栓切除术等有效地抢救缺血半暗带，从而改善临床预后，减轻患者致残率，减少病死率。

（3）抗凝治疗：抗凝治疗目前虽仍有较大争议，存在诱发出血风险。但抗凝治疗作为辅助治疗，能够降低溶栓与导管介入治疗后再发血栓风险，提高远期疗效。常用药物有低分子肝素钙、肝素、阿加曲班、华法林、类肝素等。

2. 保护神经元，降低损伤

（1）降低颅内压：降低颅内压是减轻神经损害有用且重要的措施，常用药物有呋塞米、甘露醇、托拉塞米、甘油果糖等药物。

（2）保护神经元：神经元的保护对于患者神经功能恢复至关重要，常用的药物有依达拉奉、胞磷胆碱药物。其中，临床最常用的药物是依达拉奉，可以抑制病变区域脑血流量的减少，清除自由基，保护神经组织。

3. 缓解期降低再发风险、解除病因

（1）治疗病因：解除病因治疗是治疗栓塞、预防再发的重要措施。包括对症处理、房颤复律、瓣膜置换、抗炎抗感染、异常通道封堵等。

（2）改变血流状态：抗凝能够减轻血液高凝状态，长期维持治疗则可以降低脑栓塞发生风险，常用药物有低分子肝素钙、肝素、阿加曲班、华法林、类肝素、吲哚布芬等。抗血小板聚集是预防血栓性栓塞发生的重要措施，常用药物有硫酸氢氯吡格雷片、阿司匹林肠溶片、曲克芦丁等药物。抗纤维蛋白原对预防再发和改变患者血液凝血具有重要价值，常用巴曲酶。降脂治疗对降低血液黏稠度、保护血管内皮组织、稳定斑块意义重大。

（3）调控血压：维持血压处在稍高水平既能保证脑组织血供，又可以预防脑出血发作。常用药物主要有钙离子拮抗剂、血管紧张素Ⅱ受体拮抗剂、血管紧张素转化酶抑制剂以及β和α受体拮抗剂。

三、现代研究进展

（一）病因病理进展

脑栓塞属于缺血性脑卒中，是指血液中的各种栓子，如心脏的附壁血栓、动脉硬化斑块、脂肪、肿瘤细胞、空气等随血流进入脑动脉而阻塞血管，当侧支循环不能代偿时，引起该动脉供血区脑组织缺血性坏死，出现局灶性神经功能缺损，约占脑卒中的12%～20%。血液中栓子按病因分其来源：①心源性栓子最常见为心房颤动、心肌梗死、心脏手术等；②非心源性栓子如动脉粥样斑块、附壁血栓、其他瘤栓等；③来源不明的栓子约30%脑栓塞不能确定原因，如感染性心内膜炎、细菌性脑栓塞、肺栓塞继发脑栓塞、肺动静脉瘘诱发脑栓塞、空气栓塞、甲状腺动脉栓塞继发脑栓塞、外伤引起栓塞、肝癌介入治疗继发碘油脑栓塞、脂肪栓塞、羊水栓塞等。

研究表明，心源性脑栓塞最常见病因是非瓣膜性房颤，心脏超声结果也证实，89.4%患者出现左心房扩大，这是导致非瓣膜性房颤最主要的病理基

础。阵发性心房颤动发作的持续时间较短，故产生的血栓体积较小，而且栓子发生栓塞后易发生早期再通；持续性心房颤动患者左心房直径增大，使产生的栓子体积较大，栓子特点是组织致密、较坚硬，栓塞后早期发生再通的概率较低。

（二）诊疗进展

脑栓塞的诊断一方面要依靠患者的临床表现和体征，确切诊断、病情判断、辅助治疗以及疗效评价则需要依靠影像学和实验室检查。针对颅内栓塞位置、病变大小、损伤区域的诊断，急诊头颅 CT、头颅 MRI 仍然是急诊辅助检查的重要影像学手段。多排 CT 能够轻松实现薄层、快速、大范围的扫描，DWI 主要用于急性和超急性脑梗死诊断，缺血后数 min 即可显示出异常高信号。

其他辅助检查则对病因学检查更有价值，而对于急诊诊断和治疗，意义不是很大。血清学方面，血清 SOD 水平可用于判断神经细胞损伤及治疗情况，血糖测定、B 型钠尿肽检测同型半胱氨酸测定、血浆脂蛋白水平、纤维蛋白原多用于脑栓塞的病因学诊断以及全身状况评价。临床多有前驱病因，如既往心律失常、风湿性心脏病、感染性心内膜炎、动脉粥样硬化等。发病后出现的临床症状跟栓塞部位有直接相关性，主要有神志改变、病变部位功能区功能改变，如头痛、呕吐、昏迷、抽搐；肢体无力或无法活动，喝水呛咳、失语，且大多数的患者会出现轻度意识障碍或意识消失，舌下神经和面部神经麻痹，腹部反射与肌肉张力增强或者减弱，提睾反射和腹壁减弱或者消失。

一项对 121 例患者采用新型机械取栓装置治疗的研究发现机械取栓组血运重建率、溶栓后 90 日对其行改良 Rankin 量表（modified rankin scale，mRS）≤2 分、治疗时间、颅内出血等均明显优于取栓装置，结果表明支架取栓有利于血运重建具有更好的预后且并发症发生率更低。一项比较静脉溶栓、单纯动脉溶栓及机械辅助动脉溶栓治疗心源性脑栓塞临床效果研究表明，患者格拉斯哥昏迷评分与 NIHSS 评分均有明显降低，提示采取这三种方案均可改善患者神经功能，但治疗 1 个月后，提示机械辅助动脉溶栓组治疗效果优于其余两组。近年来，基于机械取栓的研究也充分证实了其可降低术后并发症、提高血管重建率及患者术后独立生活能力等。2015 年，急诊动脉内取栓的五大国际试验结果显示，动脉内支架取栓的血管开通率达 59%～88%，溶栓后 90 日对 mRS 评分 0～2 分比率为 33%～71%，标志着颅内大血管急性闭塞的再通治疗有了新的治疗途径。

第六节　颅内静脉窦血栓形成

颅内静脉窦血栓形成是由多种原因所致的脑静脉回流受阻的一种特殊类型的脑血管疾病，常引起颅内静脉窦窦腔闭塞，脑脊液吸收障碍，引发颅内压升高等系列症状，多见于青年人。其发病率低，由于其病因复杂，临床表现形式多样而无特异性。故诊断较困难，容易漏诊误诊，因而失去早期治疗机会，病死率高达 20%～78%。

一、诊断依据

因临床表现多样、缺乏特异性症状及体征而易漏诊、误诊，在临床上主要靠颅内压增高的症状、影像学改变等来确立诊断。

（一）发病年龄、病史及起病情况

颅内静脉窦血栓形成的发病病因复杂，主要可分为感染性与非感染性两种，约 20%～30% 患者的病因不明。非感染性原因可分为局限性与全身性，主要包括血液系统疾病，如红细胞增多症，原发性血小板增多症；自身免疫疾病，如系统性红斑狼疮等；药物因素，如口服避孕药可增加颅内静脉窦血栓形成危险性。各年龄段均可发病，以中青年女性多见。起病呈急性或亚急性，亦可慢性起病。急性起病常见于感染、怀孕、产褥期。临床症状因静脉窦闭塞程度、血栓形成速度、受累静脉的部位、范围以及侧支循环的建立情况等因素不同而各异。

（二）临床表现

临床表现多样，缺乏特征性症状及体征，故早期极易误诊、漏诊。常见症状有头痛、恶心、呕吐、癫痫发作、意识障碍、精神障碍、局灶性神经功能缺损、视盘水肿等。

常见的症状有：①主观症状：头痛、精神意识改变、脑神经麻痹等；②脑神经症状：面部疼痛，失语，复视，眼球突出，视盘水肿、充血等；③躯体症状：癫痫发作、感觉及运动障碍、共济失调等。

（三）辅助检查

1. CT　临床普遍认为 CT 检查诊断颅内静脉窦血栓形成缺乏特异性。CT 扫描异常包括直接征象和间接征象。直接征象为病灶区"束带"征和"高密度三角"征，增强扫描可见"空三角"征等。对于急性期和亚急性期的患者，以上征象意义较大，而慢性期病例由于血栓机化出现率较低，漏诊率高。

2. MRI　头颅 MRI 平扫具有高分辨率与精确定位的能力，能够直接显示静脉窦内血栓形成部位的静脉窦与血流。MRI 增强扫描可发现静脉窦内充盈

缺陷，静脉窦边缘强化，脑表面静脉扩张淤血，硬脑膜强化，脑实质内血管扩张，侧支循环等。

3. 磁共振静脉造影（magnetic resonance venography，MRV） 被认为是目前最好的无创性脑静脉成像方法，可以清晰地显示脑静脉窦与静脉血流瘀滞情况，不受血栓形成时间的影响，静脉窦血栓形成部位的静脉窦高血流信号消失。血流再通是可见边缘不清，且呈不规则的较低血流信号。间接影像为梗阻处静脉侧支循环形成，而其他引流静脉异常扩张。

4. DSA 是一种有创性的检查，显示率可高100%，目前仍是诊断颅内静脉窦血栓形成的金标准。

二、治疗

颅内静脉窦血栓形成的病因可以分为感染性和非感染性两大类。对于感染性患者的治疗方法以抗炎治疗为主，同时辅以降低颅内压、抗惊厥、对症支持疗法；颅内感染性静脉窦血栓形成具有复发倾向，应积极进行治疗，抗生素应用时间一般不应少于1个月。对于非感染性颅内静脉窦血栓形成患者的治疗，主要包括抗凝、溶栓及机械性取栓等措施，可预防血栓的发展，开通已闭塞的静脉窦，同时建立有效的侧支循环。

（一）病因治疗

感染性患者，根据不同病原体及早选用敏感、足量、足疗程的抗生素治疗等。严重脱水者，予补液、维持电解质平衡；有自身免疫性疾病者可予以激素治疗；对于血液系统疾病应给予相应的治疗；血黏稠度增高者，采用扩容、降低血黏稠度等治疗。

（二）抗血栓治疗

1. 抗凝治疗 肝素是当前治疗颅内静脉窦血栓形成的一线药物。肝素能激活血液循环中的抗血酸Ⅲ，抑制多种已激活的凝血因子活性，抑制纤维蛋白原转化为纤维蛋白，从而预防静脉血栓的发生及阻止血栓延续发展，而且肝素抗凝治疗可以使静脉系统的侧支循环代偿建立，减轻静脉性淤滞造成的颅内高压，缓解临床症状。肝素不能溶解已经形成的血栓，因此血栓一旦形成，而患者颅内静脉侧支循环不够丰富，则肝素抗凝治疗无效。基于以上原因，肝素虽然是治疗颅内静脉窦血栓形成有效的药物，但是应选择用于临床症状不严重，并发症较轻，静脉窦栓塞不完全的轻症患者。

2. 静脉溶栓治疗 颅内静脉窦血栓形成使用的药物常用 UK 和 rt-PA。UK 是通过直接激活纤溶酶原，使之成为纤溶酶而发挥溶解血栓作用，通过静脉泵入 UK，经血液循环至颅内静脉窦内溶解血栓，使静脉窦再通，此治疗方法操作快速，简便，而且 UK 溶栓效果确切。但前提是必须有足够剂量的 UK

进入窦内与血栓接触，才能发挥溶栓作用，如果静脉窦内血栓已经完全闭塞静脉窦，窦内血液流动缓慢甚至无血液流动，UK 多不能进入窦内与血栓接触，起效甚微。

3. 血管内介入溶栓　经动脉途径介入溶栓治疗的优点是，溶栓药物随着血液循环流经皮层静脉和深静脉，促进血栓溶解。其缺点为，当静脉窦闭塞较完全时，血液多经静脉侧支循环回流，溶栓药物与血栓无法接触，不能较好的起到溶栓作用。

4. 对症治疗　降颅压治疗可应用甘露醇、甘油果糖、呋塞米、白蛋白等药物；有癫痫发作时可进行抗癫痫治疗。

三、最新研究进展

（一）病因病理

颅内静脉系统血栓形成，是由多种原因所致的脑静脉回流受阻的一组血管疾病，指发生在脑皮层静脉、脑深部静脉和（或）颅内静脉窦部位的血栓，由于部位不一，程度各异，其临床表现远不如动脉血栓形成相对具有定位表现，尤其是颅内静脉窦血栓形成。其病因复杂，危险因素多，目前所知病因超过 100 多种，可分为感染性因素和非感染性因素。感染性因素包括中耳炎、乳突炎、鼻窦炎、颈部、面部及口周感染、脑膜炎或脑炎、系统性感染等；非感染性因素有遗传性高凝状态、获得性高凝状态、炎症反应和自身免疫性疾病、肿瘤、血液病、药物、物理因素及脱水、甲状腺毒症、硬脑膜动静脉瘘等。非感染因素具体可包括如恶性肿瘤、贫血、系统性红斑狼疮、白塞综合征、抗磷脂抗体综合征以及凝血酶原缺乏所导致的遗传性血栓形成等是相关病因。国外一项报道指出 20%～25% 的患者是找不到具体病因。一项对颅内静脉窦血栓形成病因进行调查，发现 92 例患者中，局部感染见于 31% 的患者，大多为头面部感染继发颅内静脉窦血栓形成，这提示临床医生需警惕，如出现耳部流液流脓、头痛、间歇性发热可能为潜在的局部感染。该病有遗传倾向，C 反应蛋白激活受阻是散发性脑静脉血栓形成的最常见原因。

（二）诊疗进展

机体凝血与抗凝血系统失衡导致人体内血栓形成，激活的凝血系统引起一系列的生理改变，最终产生降解产物 D- 二聚体，阳性提示体内血栓状态，颅内血栓早期急性期阳性，而后期阴性。研究后指出 D- 二聚体水平的高低与血栓形成范围、程度及血凝块的大小有关。一项前瞻性研究显示急性期颅内静脉窦血栓形成患者 D- 二聚体和纤维蛋白原的平均水平显著高于疑似组及健康对照组，在亚急性期 D- 二聚体异常升高的患者数显著减少，在慢性期 D- 二聚体基本正常。

增强头颅 CT 中 25%～30% 患者可见"空三角"征,"蓬乱"不规则的静脉(侧支循环血管),临床上常见的 MRV 包括时间飞跃 MRV、对比增强 MRV、相位对比 MRV。周立新等人提出其中较常用的是时间飞跃磁共振静脉成像(time-of-flight magnetic resonance venography,TOF-MRV)和增强磁共振静脉造影(contrast-enhanced MR venography,CE-MRV),在诊断颅内静脉窦血栓形成中发挥着越来越重要的作用。静脉窦血栓形成临床表现虽然缺乏特异性,但随着 MRI、MRV 等技术的不断完善和发展,使其诊断率大大提高,早期诊断以及静脉内溶栓技术的进步,对于提高本病的生存率、降低致残率、减少严重并发症,有着重要意义。与 DSA 相比,头颅 MRI 和 MRV 检查有无创、费用低、简便等优势,已经有趋势取代 DSA 成为颅内静脉窦血栓形成的最佳诊断方法。

美国中风协会指出,患者抗凝治疗在无禁忌证的情况下应使用低分子量肝素皮下注射或者静脉注射肝素,如果患者症状改善或保持稳定,则应持续使用(3～12 个月);第七届美国胸科医师协会年会制定的溶栓及抗凝方案推荐:在静脉系统血栓形成急性期,在不应用其他抗凝药物的前提下使用低分子肝素进行抗凝治疗。颅压高时不主张用激素,但免疫机制引起者针对原发病治疗,用激素增加脱水作用,女性患者用避孕药、雌激素,磷脂酶系统的活性异常,所以停用激素。发生颅内出血预后不好,用机械方法单纯用导水管颅内抽吸。其他治疗有对症降颅压、抗癫痫等治疗。脑内静脉窦及蛛网膜下腔出血,慎用止血药,予中性治疗,血管内溶栓、抗凝药量减半,抗感染。综上所述,颅内静脉和静脉窦血栓形成临床表现复杂多样,因此,对于不明原因的头痛、颅内压升高,应考虑颅内静脉和静脉窦血栓形成的可能。

（马守亮　吕丹丽　许金波　许珍晶）

主要参考文献

1. 王新志,韩群英,陈贺华.中华实用中风病大全[M].北京:人民卫生出版社,1996.

2. 高峰,徐安定.急性缺血性卒中血管内治疗中国指南 2015[J].中国卒中杂志,2015,10(7):590-606.

3. 刘峻峰,林森,周红清,等.阿加曲班治疗急性缺血性脑卒中有效性和安全性的系统评价[J].中国循证医学杂志,2014,14(7):859-866.

4. 林静,易兴阳,周强,等.双重抗血小板治疗在预防进展性缺血性脑卒中的作用[J].中风与神经疾病杂志,2012,29(4):362-363.

5. 张鑫,谢道俊,鲍远程.急性脑梗死治疗进展[J].中医药临床杂志,2011,23(12):1124-1126.

6. 贾建平,陈生弟.神经病学[M].北京:人民卫生出版社,2014.

7. 杜万良，栾璟煜，王育春，等. 美国缺血性卒中及短暂性脑缺血发作患者卒中预防指南 [J]. 中国卒中杂志，2011，6（1）：53-86.

8. 赵芳芳，罗玉敏，徐敏，等. 高血压性脑出血病理生理研究进展 [J]. 卒中与神经疾病，2013，20（3）：189-192.

9. 中华医学会神经病学分会脑血管病学组卒中诊治指南编写组. 中国颅内静脉系统血栓形成诊断和治疗指南 [J]. 中华神经科杂志，2012，45（11）：818-823.

10. 范一木.《颅内静脉和静脉窦血栓形成诊治的中国专家共识》解读 [J]. 中国现代神经疾病杂志，2016，16（12）：822-825.

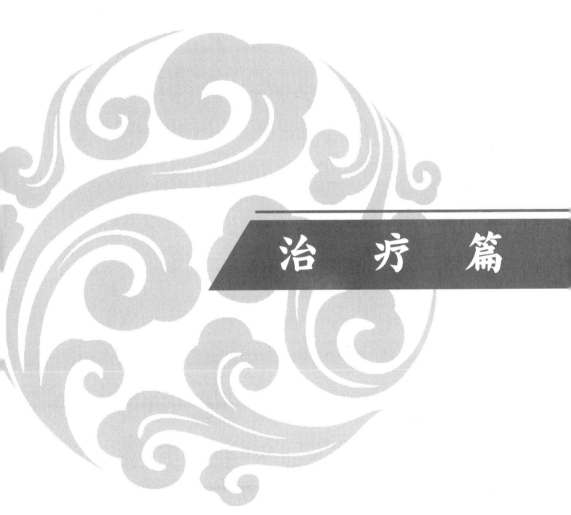

治疗篇

第四章　辨证治疗

辨证论治是中医诊治疾病的基本原则，辨证准确与否直接影响临床疗效，如何既符合中医理论，又提高辨证的准确性、客观性，亟待解决的是中医证候的定量化、标准化问题。

辨证论治规范化和治法方药多样化是目前中风治疗的主要趋势。古代医家对中风的认识，经历了一个不断发展、完善的过程。古代中风的辨证分型方法主要还是以张仲景为主，将中风分为中络、中经、中腑、中脏四个证型，得到历代医家的推崇，并一直沿用至今。中风属本虚标实之证。在本为阴阳失调，气血衰少；在标为风火相煽，痰湿壅盛，气血郁阻。但因病位有浅深，病情有轻重，标本虚实也有先后缓急之差异，轻者仅限于血脉经络，重者常波及有关脏腑，故中风在临床分为中经络和中脏腑两大类。中经络，以口眼㖞斜，肌肤麻木，半身不遂，言语不利，一般无神志改变为主要表现的中风轻证，分中络、中经。

第一节　证名诊断及辨证要点

中风辨证论治的方法很多，既有按疾病分期进行治疗的，如将中风分为急性期和恢复期。也有按主症，如神志障碍、肢体偏瘫、语言不利等进行治疗的。还有按病因病机分证进行治疗的。有的把中风分成风阳上扰、风痰阻络、气虚血瘀和肝肾阴虚四证，有的把中风缓解期分为肝阳上亢、气虚血瘀、痰浊瘀阻。也有人认为阴虚阳亢证是中风的主要证候，还有人认为肝阳亢证是中风的主要证候，还有人认为肝阳上亢和气虚血瘀证最常见。更有人认为痰热腑实证、风痰瘀血痹阻脉络证是中风急性期常见证候之一。

目前在临床上应用较多的标准有两个：一是国家行业标准，二是由中华中医药学会脑病分会颁布中风辨证标准。西医学中的急性脑血管疾病包括缺血性中风和出血性中风，如短暂性脑缺血发作、局限性脑梗死、原发性脑出血和蛛网膜下腔出血等，均可参照本病进行辨证论治。本书根据国家行业标准对中风的分型进行辨证论治。

一、证型诊断

（一）中经络

1. **肝阳暴亢，风火上扰证** 半身不遂、口舌歪斜、舌强语謇或不语、偏身麻木，眩晕头痛、面红目赤、口苦咽干，心烦易怒，尿赤便干，舌质红或红绛，舌苔薄黄，脉弦有力。

2. **风痰瘀血，痹阻脉络证** 半身不遂、口舌歪斜、舌强言謇或不语、偏身麻木，头晕目眩，舌质黯淡、舌苔薄白或白腻，脉弦滑。

3. **痰热腑实，风痰上扰证** 半身不遂，口舌歪斜，舌强言謇或不语、偏身麻木，腹胀便干便秘，头晕目眩，咯痰或痰多，舌质黯红或黯淡、苔黄或黄腻，脉弦滑或偏瘫侧弦滑而大。

4. **气虚血瘀证** 半身不遂、口舌歪斜、言语謇涩或不语、偏身麻木，面色白，气短乏力，口流涎，自汗出，心悸便溏，手足肿胀，舌质黯淡、舌苔薄白或白腻，脉沉细、细缓或细弦。

5. **阴虚风动证** 半身不遂、口舌歪斜、舌强言謇或不语、偏身麻木，烦躁失眠，眩晕耳鸣，手足心热，舌质红绛或黯红、少苔或无苔，脉细弦或细弦数。

6. **络脉空虚，风邪入中** 肌肤不仁，手足麻木，突然口眼㖞斜，语言不利，口角流涎，甚则半身不遂。兼见恶寒发热，肢体拘急，关节酸痛等症，舌苔薄白脉浮弦或弦细。

（二）中脏腑

1. **痰湿蒙闭心神证** 素体多是阳虚湿痰内蕴，病发神昏，半身不遂而肢体松懈瘫软不温，甚则四肢逆冷，面白唇黯，痰涎壅盛，舌质黯淡、舌苔白腻，脉沉滑或沉缓。

2. **痰热内闭心窍证** 起病骤急，神昏，昏愦，鼻鼾痰鸣，半身不遂而肢体强痉拘急，项强身热，躁扰不宁，甚则手足厥冷，频繁抽搐，偶见呕血，舌质红绛、舌苔褐黄干腻，脉弦滑数。

3. **元气败脱、心神散乱证** 突然神昏，昏愦，肢体瘫软，手撒肢冷汗多，重则周身湿冷，二便自遗，舌痿，舌质紫黯、苔白腻，脉沉缓、沉微。

二、辨证要点

中风病多见于西医学的脑血管疾病，包括出血性脑血管病和缺血性脑血管病两大类。根据病位深浅、病情轻重、证候寒热虚实及病势顺逆等，对中风病辨证论治进行了系统化，大大提高了中风病的治疗效果。中风的中医辨证要点主要包括了解病史及先兆、辨中经络与中脏腑、辨病性、辨闭证脱证、辨病势顺逆，具体内容如下：

1. **了解病史及先兆**　中老年人，平素体质虚衰或素有形肥体丰，而常表现有眩晕、头痛，或一过性肢麻、口舌歪斜、言语謇涩。多有气候骤变，烦劳过度，情志相激，跌仆劳力等诱因。若急性起病，以半身不遂、口舌歪斜、言语謇涩为首发症状者一般诊断不难。但若起病即见神志障碍者，则需深入了解病史和体检。

2. **辨中经络与中脏腑**　临床按脑髓神机受损的程度与有无神识昏蒙分为中经络与中脏腑两大类型。两者根本区别在于中经络一般无神志改变，表现为不经昏仆而突然发生口眼歪斜、言语不利、半身不遂；中脏腑则出现突然昏仆，不省人事，半身不遂、口舌歪斜、舌强言謇或不语、偏身麻木、神识恍惚或迷蒙为主症，并常遗留后遗症，中经络者，病位较浅，病情较轻；中脏腑者，病位较深，病情较重。

3. **辨中风的病性**　中风病性为本虚标实，急性期多以标实证候为主，根据临床表现注意辨别病性属火、风、痰、血的不同。平素性情急躁易怒，面红目赤，口干口苦，发病后甚或项背身热，躁扰不宁，大便秘结，小便黄赤，舌红苔黄则多属火热为患；若素有头痛、眩晕等症，突然出现半身不遂，甚或神昏、抽搐、肢体痉强拘急，属内风动越；素来形肥体丰，病后咯痰较多或神昏，喉中痰鸣，舌苔白腻，属痰浊壅盛为患；若素有头痛，痛势较剧，舌质紫黯，多属瘀血为患。恢复期及后遗症期，多表现为气阴不足，阳气虚衰。如肢体瘫痪，手足肿胀，口角流涎，气短自汗，多属气虚；若兼有畏寒肢冷，为阳气虚衰的表现；若兼有心烦少寐，口干咽干，手足心热，舌红少苔，多属阴虚内热。

4. **辨闭证、脱证**　邪气内闭清窍，症见神昏、牙关紧闭、口噤不开、肢体痉强，属实证，根据有无热象，又有阳闭、阴闭之分。阳闭为痰热闭阻清窍，症见面赤身热，气粗口臭，躁扰不宁，舌苔黄腻，脉象弦滑而数；阴闭为湿痰内闭清窍，症见面白唇黯，静卧不烦，四肢不温，痰涎壅盛，舌苔白腻，脉象沉滑或缓。阳闭和阴闭可相互转化，当依据临床表现、舌象、脉象的变化综合判断。脱证是五脏真阳散脱于外，症见昏愦无知，目合口开，四肢松懈瘫软，手撒肢冷汗多，二便自遗，鼻息低微，为中风危候。另外，临床上尚有内闭清窍未开而外脱虚象已露，即所谓"内闭外脱"者，此时往往是疾病安危演变的关键时机，应引起高度重视。

5. **辨病势顺逆**　临床注意辨察患者之"神"，尤其是神志和瞳孔的变化。中脏腑者，起病即现昏愦无知，多为实邪闭窍，病位深，病情重。如患者渐至神昏、瞳孔变化，甚至呕吐、头痛、项强者，说明正气渐衰，邪气日盛，病情加重。先中脏腑，如神志逐渐转清，半身不遂未再加重或有恢复者，病由重转轻，病势为顺，预后多好。若目不能视，或瞳孔大不等，或突见呃逆频频，或突然昏愦、四肢抽搐不已，或背腹骤然灼热而四肢发凉及至手足厥逆，或见戴阳及呕血症,均属病势逆转,难以挽救。

总之治疗中风中脏腑一定要辨病、辨证、辨部位、辨闭脱、辨阴阳、辨轻重缓急、辨病势顺逆。

第二节 急性期辨证治疗

中风,又名卒中,是在气血内虚的基础上,多种诱因触发,引起脏腑阴阳失调,气血逆乱,直冲犯脑,导致脑脉闭阻或血溢脑脉之外,临床以突然昏仆、半身不遂、口舌歪斜、言语謇涩或不语、偏身麻木为主症。中风具有发病急骤、症见多端、病情变化迅速的特点,尤其在急性期,临床征象纷繁多样,病理转变错综复杂,证候形式更是繁杂多变。中风急性期标实症状突出,急则治其标,治疗当以祛邪为主,常用平肝息风、清化痰热、化痰通腑、活血通络、醒神开窍等治疗方法。闭、脱二证当分别治以祛邪开窍醒神和扶正固脱、救阴回阳。内闭外脱则醒神开窍与扶正固本可以兼用。在恢复期及后遗症期,多为虚实夹杂,邪实未清而正虚已现,治宜扶正祛邪,常用育阴息风、益气活血等法。本病从病理上可分为缺血性中风和出血性中风,后世医家在此基础上依据有无神志昏迷将中风分为中经络、中脏腑两大类,这一根据病变部位浅深和病情轻重划分中风证候分类的方法,对把握病情、预测病情进展、采用治疗对策、判断预后具有重要价值。

一、中经络

中经络,是中风中经、中络的总称。中经,见于《金匮要略·中风历节病脉证并治》:"邪在于络,肌肤不仁;邪在于经,即重不胜。"病情较中络略重。《医学正传·中风》:"外无六经之形证,内无便溺之阻隔,但手足不遂,语言謇涩者,此邪中于经也。"亦指风邪袭于经络而见瘾疹者。中络,见于《金匮要略·中风历节病脉证并治》。为中风证情最轻者。证见口眼㖞斜,肌肤不仁。因为中风中经络是中风病病情较轻的一种表现,因此其病因病机与中风基本相同。主要原因在于患者平时气血亏虚,与心、肝、肾三脏阴阳失调,加之忧思恼怒,或酗酒饱食,或房室劳累,或因外邪侵袭等原因,出现气血运行受阻,肢体筋脉失于滋养或阴亏于下,肝阳暴亢,阳亢化火,热极生风,出现血随气逆,夹痰夹火,横窜经脉,蒙蔽清窍,而形成上实下虚、阴阳互不维系的危急证候。中经络大致可分为以下几型:

(一)肝阳暴亢,风火上扰

《素问·生气通天论》中所述:"阳气者,大怒则形气绝,而血菀于上,使人薄厥。"现代医家对脑卒中病机进行了较详细的解读,如任继学提出脑出血病机多为素体肝肾阴虚，肝阳失敛，阳亢生热，热极化风，肝风内动，继则引动内在之痰火，正邪相争致使经络不利，脉络受伤，络破血溢而致出血性中风，故治则应以平肝潜阳，开窍醒神为大法。因天麻钩藤饮具平肝、潜阳、息风之功效，故临床有选用天麻钩藤治疗脑卒中者，并取得了理想疗效。

证候分析：由于情志所伤，或劳作过度，致使肝阳暴亢。气为血帅，肝阳暴亢，引动瘀血痰浊流窜瘀滞于经络之中，故见半身不遂、舌强语謇、口舌歪斜。眩晕头痛、面红目赤、心烦易怒，为肝阳上亢之象。口苦咽干、便秘尿黄及舌脉，亦为肝郁化火之象。

主症：半身不遂，偏身麻木，舌强言謇或不语，或口舌歪斜。

次症：眩晕头痛，面红身赤，口苦咽干，心烦易怒，尿赤便干。

舌脉：舌质红或红绛，舌苔薄黄，脉强有力。

1. 中药方剂治疗

方剂：天麻钩藤饮加减。

治法：平肝息风，清热活血，补益肝肾。

药物组成：天麻、钩藤、石决明、川牛膝、桑寄生、杜仲、栀子、黄芩、益母草、茯神、首乌藤。

方义：天麻钩藤饮始载于胡光慈所著的《杂病证治新义》一书，由天麻、钩藤、石决明等 11 味中药组成，属平肝降逆之剂，始为"治高血压头痛、眩晕、失眠"而设，方中天麻、钩藤两药为君药，均入肝经，有平肝息风之效。石决明性味咸平，可平肝潜阳、除热明目；牛膝引血下行，直折亢阳，两者共为臣药，以助君药平肝息风之功。配黄芩、栀子清热泻火；伍益母草活血利水，以利于肝阳之平降，亦合乎"治风先治血，血行风自灭"之理；再用杜仲、桑寄生补益肝肾，首乌藤、朱茯神宁心安神；以上均为佐药。全方共奏平肝息风、清热活血、补益肝肾之效。伴头晕、头痛加菊花、桑叶，疏风清热；心烦易怒加牡丹皮、郁金，凉血开郁；便干便秘加生大黄。若症见神识恍惚，迷蒙者，为风火上扰清窍，由中经络向中脏腑转化，可配合灌服牛黄清心丸或安宫牛黄丸以开窍醒神。如有语言不利，可加菖蒲、郁金祛痰开窍；口眼歪斜加重者加僵蚕、全蝎搜风通络。

现代药理研究：天麻钩藤饮能通过抑制脂质吸收、合成及促进脂质的转运和清除，而达到调节血脂、抗氧化的作用。陆新在临床研究发现加味天麻钩藤饮可治疗阴虚阳亢证、肝肾阴虚证的高脂血症，能降低 TG 水平、升高 HDL-C 水平。有临床研究发现，天麻钩藤饮可以降低风阳上扰型急性脑梗死患者血清 TG，LDL-C 水平，升高血清过氧化氢酶水平，说明对风阳上扰型急性脑梗死患者给予天麻钩藤饮干预治疗，可以降低脂质过氧化物对脑细胞的损伤，同时能增强机体抗氧化能力；治疗后患者的神经功能缺损评分及中医证候积分均降低,从而提高患者的生活质量。

2. 针灸治疗

治法:平肝潜阳,疏通经络。

选穴:以督脉、手厥阴心包经和足少阳胆经穴为主。取水沟、三阴交、曲池、内关、极泉、外关、环跳、阳陵泉、太冲。

随症配穴:舌强语言不利者,加金津、玉液、廉泉。

刺灸方法:针用泻法。金津、玉液用三棱针点刺出血。

方义:督脉"入属于脑",水沟属督脉,内关属手厥阴经络穴,可开窍醒神,为治疗中风的主穴之一。三阴交既可疏通经络,又可滋肝肾之不足,为标本兼治之穴,亦为治中风主穴之一。太冲平肝潜阳,清泻肝火。曲池、极泉、外关、环跳、阳陵泉疏通经络。

(二)风痰瘀血,脉络痹阻

中医学认为,中风是在脏腑功能失调、气血素虚的基础上,由劳倦内伤、忧思恼怒、饮食不节、用力过度或气候骤变等诱因,而致痰浊、瘀血内生,或阳化风动、血随气逆,导致脑脉痹阻或血溢脑脉之外而发病。急性期多以风、火、痰、瘀等标实证候为主;恢复期多为虚实夹杂,气虚、阴虚等证候;后遗症期可见痰浊、瘀血、内风等证候,但多有气阴不足、阳气虚衰等本虚之象。由于瘀证是中风最重要的证候要素之一,贯穿了病程的始终,因此,活血化瘀治法体现在整个病程中。

出血中风之血为瘀血。离经之瘀血可阻滞脑络,影响脑髓气血疏布,更可合并各种因素(眩晕呕吐、胃纳不佳、津液丢失、卧床致气虚血滞等)致血脉凝涩等,从而形成新的瘀血,又加重原有瘀血证候,使脑脉更加瘀阻。因此,不论出血性中风、缺血性中风,发病后其基本病理为脑脉瘀阻,及时予活血化瘀可改善脑组织微循环,促进侧支循环的建立,有利血肿吸收和功能恢复。现代药理研究表明,活血化瘀药物对凝血机制有双向调节作用。因此,不必担心会加重出血或引起再出血。

证候分析:痰浊瘀血流窜于经络之中,故见半身不遂、口舌歪斜、舌强语謇。痰浊瘀血内停,筋脉失于温煦濡养,故见肢体麻木或拘急。痰浊蒙闭清窍,则见头晕目眩。舌脉为痰湿内盛之象。

主症:半身不遂,口舌歪斜,偏身麻木,舌强言謇或不语。

次症:头晕目眩。

舌脉:舌质黯淡,舌苔薄白或白腻,脉滑。

1. 中药方剂治疗

(1)真方白丸子加减

治法:息风化痰,祛瘀通络。

药物组成：白附子、半夏、天南星、天麻、全蝎、川乌头、枳壳和木香。

方义：方中白附子、半夏、天南星化痰，天麻、全蝎祛风通络，配合川乌助长温经通络之力，枳壳、木香行气以助通络，诸药合用，具有较强的祛风化痰通络的功效。同时对症加减的桃仁、红花、丹参更帮助活血化瘀。在本方中，白附子具有祛风止痛、解毒散结的功效，对口眼歪斜、语言謇涩具有良好的治疗效果；天南星可以起到解毒消肿、祛风定惊的作用，可治神经麻痹、半身不遂；天麻应用于肢体麻木的治疗中效果已经得到广泛证实；全蝎可以祛风除湿、息风止痛；木香、枳实能够理气宽中、行滞消胀；半夏燥湿化痰。诸药合用，在充分发挥出各自优势的同时，又能弥补他药的不足，起到祛风化痰、祛瘀散结、温经通络的效果，有效缓解各项症状。

（2）血府逐瘀汤加减

治法：活血化瘀，祛瘀通络。

药物组成：桃仁、红花、当归、生地黄、牛膝、川芎、桔梗、赤芍、枳壳、甘草、柴胡。

方义：血府逐瘀汤源自清代王清任所著《医林改错》，根据"气行则血行、气止则血止、血滞气亦滞"的原理而设的血府逐瘀汤，其治瘀血诸症疗效显著，有"百方不效，用此方一剂而血"之说，广为后世医家推崇。方中桃仁破血行滞而润燥，红花活血祛瘀以止痛，共为君药。赤芍、川芎助君药活血祛瘀；牛膝活血通经，祛瘀止痛，引血下行，共为臣药。生地黄、当归养血益阴，清热活血；桔梗、枳壳，一升一降，宽胸行气；柴胡疏肝解郁，升达清阳，与桔梗、枳壳同用，尤善理气行滞，使气行则血行，以上均为佐药。桔梗并能载药上行，兼有使药之用；甘草调和诸药，亦为使药。合而用之，使血活瘀化气行，则诸症可愈。活血与行气相伍，既行血分瘀滞，又解气分郁结；祛瘀与养血同施，则活血而无耗血之虑，行气又无伤阴之弊；升降兼顾，既能升达清阳，又可降泄下行，使气血和调。若瘀痛入络，可加全蝎、穿山甲、地龙、三棱、莪术等以破血通络止痛；气机郁滞较重，加川楝子、香附、青皮等以疏肝理气止痛；血瘀经闭、痛经者，可用本方去桔梗，加香附、益母草、泽兰等以活血调经止痛；胁下有痞块，属血瘀者，可酌加丹参、郁金、䗪虫、水蛭等以活血破瘀，消癥化滞。

现代药理研究：本方具有扩张血管增加缺血器官血流量、抑制血栓形成、抗凝、抑制动脉硬化等作用。有实验推测血府逐瘀汤可能通过抑制脂质过氧化反应以调节自由基代谢，从而减轻缺血性脑损伤。

（3）桃红四物汤合涤痰汤

治法：活血祛瘀，涤痰开窍。

药物组成：当归、熟地黄、川芎、白芍、桃仁、红花、茯苓、人参、甘草、橘红、胆南星、半夏、竹茹、枳实、菖蒲等。

方义：方中桃红四物汤活血化瘀通络；涤痰汤涤痰开窍。瘀血症状突出，舌质紫黯或有瘀斑，可加重桃仁、红花等药物剂量，以增强活血化瘀之力。舌苔黄腻，烦躁不安等有热象者，加黄芩、栀子以清热泻火。头晕、头痛加菊花、夏枯草以平肝息风。若大便不通，可加大黄通腑泄热凉血，大黄用量宜轻，以涤除痰热积滞为度，不可过量。如因经络不通、水湿停聚而出现头面部及四肢水肿，可予泽泻、玉米须等渗湿利水消肿。若肝风上扰清窍致头晕头痛难止，可加天麻、白芷、菊花等平肝息风止眩。

现代药理研究：桃仁、红花、当归、地龙具有改善血液流变学和微循环、抗凝抗血栓的作用；川芎的有效成分川芎嗪具有减少静脉壁白细胞黏附、抑制红细胞和血小板聚集等作用；丹参可促进神经细胞、成纤维细胞生长因子免疫反应增强，对脑组织具有促进强营养吸收与修复等作用。

2. 针灸治疗

治法：利湿化痰，疏通经络。

选穴：以督脉、足太阴脾经和足少阳胆经穴为主。取水沟、三阴交、内关、环跳、阳陵泉、极泉、曲池、外关、足三里、阴陵泉、丰隆。

随症配穴：胸满痞闷、不思饮食者，加中脘、内关。语言不利者，加金津、玉液。

刺灸方法：针用泻法。

方义：水沟、三阴交、内关已如前所述。足三里、阴陵泉、丰隆相配，健脾利湿化痰。余穴疏通经络。

（三）痰热腑实，风痰上扰

张元素最先把通腑法运用于中风治疗，创立三化汤（厚朴、大黄、枳实、羌活）；此后刘河间提出中风"若风中腑者，先以加减续命汤，随证发其表……若忽中脏者，则大便多秘涩，宜以三化汤通"（《素问病机气宜保命集·中风论》），并指出"内有便溺之阻格者"可用三化汤以及大承气汤、调胃承气汤治疗。明代王肯堂拟三一承气汤治疗中风便秘、牙关紧闭、浆粥不入者；清代张锡纯在临床中发现，大凡中风患者多有大便燥结不通之证，并认为"是治此证者，当以通其大便为要务，迨服药至大便自然通顺时，则病愈过半矣"（《医学衷中参西录·脑充血头疼》）。清代沈金鳌《杂病源流犀烛》云："中脏者病在里，多滞九窍……如唇缓、二便闭……邪之中较深，治宜下之（宜三化汤、麻仁丸）……中腑者病在表，多着四肢……二便不秘，邪之中犹浅。"

由于中风来势迅猛，病势暴急，具有血瘀脑络，升降逆乱的特点，同时，中风急性期胃肠蠕动受到抑制，肠内容物积留过久，肠源性内毒素进步加剧了脑血液循环障碍。所以中风急性期腑气不通具有普遍性。中风痰热腑实证的涌现腑实便秘在中风急性期，特别是从始发态（24～72h）至发病 1 周不断涌现。中风俗称"痰火"，中风后腑实便秘，同时可并见痰热甚至风火诸证，治疗后发现腑实痰热消长与病势顺逆密切关联，而通下法可促进新陈代谢，排出毒物，降低颅内压及高血压，减轻脑水肿。因此，对中风急性期特别是危重症患者，早期适当运用通腑法能提高疗效，改善预后。

证候分析：腑气不通，胃肠积热，耗伤津液，则见腹胀便秘、大便干结。热伏于内，脾胃之热熏蒸于上，故见口黏痰多。身热面赤，为阳明热盛之象。舌脉乃为痰热腑实之象。

主症：半身不遂，口舌歪斜，偏身麻木，舌强言謇或不语。

次症：腹胀便干便秘，头晕目眩，咯痰或痰多。

舌脉：舌质黯红或黯淡，苔黄或黄腻，脉弦滑或偏瘫侧弦滑而大。

1. 中药方剂治疗

（1）星蒌承气汤加减

治法：通腑化痰。

药物组成：胆南星、瓜蒌、生大黄、芒硝、丹参等。

方义：方中全瓜蒌清热化痰、理气散结；胆南星息风化痰清热，配全瓜蒌功专清热化痰，去中焦之浊邪；生大黄煎时后下，峻下热结，荡涤肠胃，通腑化浊；芒硝。软坚散结，配生大黄通降腑气。四药相配，化痰热、通腑气，切中病机，势宏力专。星蒌承气汤可随症加减，治疗中风目前临床常配合活血化瘀药物。痰热盛，恶呕、纳呆、腹满者可加燥湿化痰的法半夏、陈皮、厚朴；大便通而黄腻苔不退，少阳枢机不利，气郁痰阻者，配大柴胡汤化裁；风动不已、躁动不安者，加镇肝息风之品，如羚羊角、生石决明、磁石之类；痰火扰心、躁烦不眠，甚至昼睡夜醒者加郁金、栀子、石菖蒲、远志；瘀血重者，加丹参、桃仁、红花以活血化瘀；黄腻苔呈斑块样剥脱，已见阴伤之势者，减胆南星、全瓜蒌、芒硝、生大黄之量，加麦冬、玄参、女贞子、旱莲草等，以育阴生津，寓增液承气之意。

现代药理研究：中药方星蒌承气汤可以通过减小脑梗死体积、抑制凋亡细胞、保护海马神经元从而促进缺血后神经功能恢复，对肢体功能的恢复具有重要的意义。

现代经验方：化痰通络汤加减。

药物组成：半夏、白术、天麻、胆南星、天竺黄、茯苓、丹参、香附、酒大黄。

方义：方中法半夏、茯苓、白术健脾化痰祛湿，香附疏肝理气，调畅气机，助脾运化；配丹参活血行瘀；胆南星、天竺黄清热化痰，天麻平肝息风，大黄泻热通便。诸药合用，标本兼治，痰浊化，瘀血散，脉络通则诸症除。气虚甚者党参易红参；兼有阴虚者党参易西洋参；心绞痛发作时，加用硝酸甘油片或冠心苏合丸。临床治疗时应把握好治疗时机，病初发时，痰热阻滞，气机不畅，传导失司，腑气不通，升清降浊之功受阻，出现便秘、便干难下病症，治疗当以通腑化痰为先，使其腑气得通，气机畅顺，浊热导下。一旦腑实痰热解除，则用活血化瘀通络方法，常配用火麻仁润肠通便。治疗时还应注意有无因虚寒之假象导致的冷秘、虚秘，以防误下伤正而致不良后果。热象明显者，加栀子、黄芩；年老体弱津亏者，加生地黄、麦冬、玄参。方使用硝、黄剂量应视病情及体质而定，一般控制在 10～15g，以大便通泻、涤除痰热积滞为度，不可过量，以免伤正。如药后大便通畅，则腑气通，痰热减，则说明病情有一定程度好转。本腑气通后应予清化痰热、活血通络药，如胆南星、全瓜蒌、丹参、赤芍、鸡血藤。如头晕重，可加钩藤、菊花、珍珠母。若舌质红而烦躁不安，彻夜不眠者，属痰热内蕴而兼阴虚，可选加生地黄、沙参、麦冬、玄参、茯苓、首乌藤等育阳安神之品，但不宜过多，否则有碍于涤除痰热。

现代药理研究：本方中药物具有降血压、扩张血管、抗血栓并拮抗血小板凝集等多种效果，能够清除氧自由基并抗氧化，并在改善脑部血液循环同时降低血液的黏稠度，从而有效转变脑梗死患者的临床症状。临床发现及早运用化痰通腑法有减轻脑水肿的作用，可显著提高中风的治疗效果，这为化痰通腑法治疗中风急症提供了实践依据。近 20 年，大量临床实践证明，痰热腑实证是中风急性期的常见证候，临床已广泛应用化痰通腑法治疗由痰火导致的各种急症包括窍闭神昏证。可以说化痰通腑、通腑泄热法已经成为今人截断扭转中风乃至各种危急重症腑气不通，痰热、浊毒壅盛病证的有力措施。

（2）大承气汤加味

治法：通腑泄热。

药物组成：大黄、芒硝、枳实、厚朴。

方义：《伤寒论》中大承气汤是通腑泄热的经典方剂。后世将其类方演绎出方剂无数，如增液承气汤、宣白承气汤、陷胸承气汤、白虎承气汤、导赤承气汤、桃仁承气汤等等。方中生大黄荡涤肠胃，通腑泄热；芒硝咸寒软坚；枳实泄痞；厚朴宽满。可加瓜蒌、胆南星清热化痰；加丹参活血通络。热象明显者，加栀子、黄芩；年老体弱津亏者，加生地黄、麦冬、玄参。本型也可选用现代经验方星蒌承气汤，方中大黄、芒硝荡涤肠胃，通腑泄热；瓜蒌、胆南星清热化痰。若大便多日未解，痰热积滞较甚而出现躁扰不宁，时清时寐，谵妄者，此为浊气不降，携气血上逆，犯于脑窍而为中脏腑证，按中脏腑的痰热内闭清窍论治。针对本证腑气不通，而采用化痰通腑法，一可通畅腑气，祛瘀达络，输布气血，使半身不遂等症进一步好转；二可清除阻滞于胃肠的痰热积滞，使浊邪不得上扰神明，气血逆乱得以纠正，达到防闭防脱之目的；三可急下存阴，以防阴劫于内，阳脱于外。

现代药理研究：大承气汤能抑制凋亡蛋白酶 3 的激活，推测主要是因为它具有改善脑组织水肿，减少血浆及脑组织中一氧化氮含量，减轻一氧化氮对神经系统的毒性作用，从而可阻断凋亡蛋白酶 3 激活的两条通道，达到抑制凋亡蛋白酶 3 的激活。有实验还发现应用Ⅷ型胶原酶造模后脑血肿很快出现，于 1 日达最大后下降，5 日尚有少量残余，大承气汤有一定的加快血肿吸收的作用。

2. 针灸治疗

治法：通腑清热，疏通经络。

选穴：以督脉、足阳明胃经和足少阳胆经穴为主。取水沟、三阴交、内关、上巨虚、丰隆、天枢、环跳、风市、阳陵泉、极泉、曲池、外关。

随症配穴：口干口臭者，加内庭、劳宫。

刺灸方法：针用泻法。

方义：上巨虚为大肠的下合穴，天枢为大肠募穴，再配以通便要穴丰隆，共达通腑清热之效。余穴已如前所述。

（四）气虚血瘀证

《医学衷中参西录》指出："气血虚者，其经络多瘀滞……加以通血之品，以化其瘀滞，则偏枯、痿废者自愈。""化其脑中瘀血，方能奏效。"李东垣认为："中风……乃气血闭而不行。"清代喻昌"偏枯不仁，要皆阳气虚馁，不能充灌所致"。张锡纯又说："气血虚者，其经脉多瘀滞"。瘀阻经络则津液不行，经脉失养而肢体枯槁痿废不用。故治偏枯者，但当补养气血，"急溉其未枯者，然后既枯者，得以通气而复荣"。由于气虚不能运血，气不能行，血不能荣，气血瘀滞，脉络痹阻，而致肢体痿废不能用。因此，及时应用补气活血法治疗是极为重要的，这有利于尽早疏通阻塞的脑血管或建立侧支循环。

证候分析：痰浊瘀血流窜经络，故见半身不遂、舌歪语謇。气主动，主煦之，气虚则肢体软弱、面色淡白、气短乏力。气主化津，又主摄津，气虚不能化水则手足肿胀。气虚不能摄津，则心悸自汗。舌脉为气虚血瘀或气不化津之象。

主症：半身不遂，口舌歪斜，言语謇涩或不语，偏身麻木。

次症：面色苍白，气短乏力，口流涎、自汗出，心悸便溏，手足肿胀。

舌脉：舌黯淡或有齿痕，苔白腻，脉沉细等。

1. 中药方剂治疗

方剂：补阳还五汤加减。

治法：益气活血，化瘀通络。

药物组成：黄芪、赤芍、川芎、当归、桃仁、丹参、桂枝、穿山甲、全蝎、僵蚕、牛膝、鸡血藤、蜈蚣。

方义：补阳还五汤出自清代王清任的《医林改错》，"元气既虚，必不能达于血管，血管无气，必停留而瘀"。是治疗中风半身不遂的著名方剂，历来受到众多医家的重视，其主要成分：黄芪，起到了大补脾胃之元气，令气旺血行，瘀去络通，并助诸药之力的作用；当归，起到了活血化瘀的作用；川芎，行散温通，芳香走窜，能上行巅顶，下行血海，走而不守，可外彻皮毛，旁达四肢，通行血脉，并起引经作用；配合赤芍桃仁、丹参，起到了加强药力的作用；地龙为血肉有情之品，起逐瘀通血之功，使闭塞血脉得以通行。气虚明显者，加党参、太子参以益气通络；言语不利，加远志、石菖蒲、郁金以祛痰利窍；心悸、喘息，加桂枝、炙甘草以温经通阳；肢体麻木加木瓜、伸筋草、防己以舒筋活络；上肢偏废者，加桂枝以通络；下肢瘫软无力者，加续断、桑寄生、杜仲、牛膝以强壮筋骨；小便失禁加桑螵蛸、益智仁以温肾固涩；血瘀重者，加莪术、水蛭、鬼箭羽、鸡血藤等破血通络之品。手足肿胀明显者加茯苓、泽泻、薏仁、防己等淡渗利湿；大便溏甚者去桃仁加炒白术、山药以健脾。

现代药理研究：黄芪能增加脑组织葡萄糖含量，保护脑细胞，促进脑复苏。地龙含大量水解蛋白酶等各种血栓溶解因子，能溶解血栓及动脉硬化斑，同时可软化血管、恢复动脉弹性。当归具有抑制血小板聚集、抗血栓、抗氧化、清除自由基、降血脂、抗动脉粥样硬化作用；川芎可改善脑循环，使脑血流量显著增加，并能起到一定抗血栓形成作用；赤芍有明显的抗凝血及抗血小板聚集作用。经临床验证疗效确切，值得推广应用。

2. 针灸治疗

治法：补脾益肾，疏通经络。

选穴：以督脉、足阳明胃经和足少阴肾经穴为主。取水沟、三阴交、气海、足三里、肾俞、大椎、环跳、风市、阳陵泉、极泉、曲池、外关。

随症配穴：便溏、纳呆者，加天枢、中脘。

刺灸方法：针用平补平泻法，或加灸。

方义：气海、肾俞补益元气，足三里补后天之本以益气行血。若加灸，其效更著。大椎为诸阳经交会穴，有助阳止汗的作用。余穴已如前所述。

（五）阴虚风动证

古代医家张景岳对中风的病因以及对症治疗早有研究，其指出：经络空虚，风邪入中是引起中风的主要原因，并且他指出对于该病的治疗应该以疏风散邪、扶助正气为主。现代中医则普遍认为中风的病理因素主要有风、气、火、痰、瘀，病理的基础为肝肾阴虚，病机为阴阳失调，病位为心、脑，并且跟肝和肾有密切关系。治宜育阴息风通络。

证候分析：肝肾不足为酿成中风的根本，肝肾之阴不足，则筋脉失养，故见肢体麻木。阴虚则阳亢,故见眩晕耳鸣。风从内生,风主动,故手足拘挛或蠕动。虚火内生,内扰神明,故心烦失眠。舌脉亦为阴虚内热之象。

主症:半身不遂,口舌歪斜,偏身麻木,舌强言謇或不语。

次症:烦躁失眠,眩晕耳鸣,手足心热。

舌脉:舌质红绛或黯红,少苔或无苔,脉细弦或细弦数。

1. 中药方剂治疗

方剂:镇肝熄风汤加减。

治法:育阴息风通络。

药物组成:怀牛膝、生赭石、川楝子、生龙骨、生牡蛎、生龟甲、生杭芍、玄参、天冬、生麦芽、茵陈、甘草。

方义:张锡纯所著的《医学衷中参西录》中的镇肝熄风汤,为平肝息风法中最具代表性汤剂。该药方重镇潜阳,引血下行。牛膝具有引上部之血下行功效,生赭石具有平肝镇逆、凉血止血等功效,共为君药。而生龙骨具有重镇安神功效;生龟甲具有滋肾潜阳、养血补心之功效;生牡蛎均具有补虚养肾之功效;玄参具有清热凉血和养阴生津之功效;天冬具有归肺、肾经之功效;生杭芍具有补肝肾,滋阴明目之功效;川楝子具有疏泄肝热、止痛之功效;生麦芽为谷之萌芽,具有疏肝解郁之功效;茵陈具有保肝作用;甘草具有缓急止痛之功效。上述药材合用,使汤方具有滋阴、引血下行、清火平肝等功效,佐以镇肝息风之品,共同发挥滋阴、平肝和降逆的功效。痰热较重者,加胆南星、竹沥、川贝母以清化痰热。心中烦热者,加栀子、黄芩以清热除烦,头痛较重者,加羚羊角、石决明、夏枯草以清息风阳。失眠多梦者,加珍珠母、龙齿、首乌藤、茯神以镇静安神。该法在临床使用时,可重用虫类搜风剔络之品,常用全蝎、蜈蚣、地龙、僵蚕、玳瑁等。一般全蝎5~10g,蜈蚣2~4条,均研末冲服,药物势峻力宏,收效多捷。适当加用动物类药可大大地提高临床疗效。夹有痰热者,加天竺黄、竹沥、川贝母以清化痰热;心烦失眠者,加黄芩、栀子以清心除烦,加首乌藤、珍珠母以镇心安神;头痛重者,加生石决明、夏枯草以清肝息风。

现代药理研究:夏荣蓉等研究了镇肝熄风汤对脑出血模型大鼠脑细胞凋亡的影响,将模型大鼠随机分为镇肝熄风汤组模型组、生理盐水组,生理盐水组与模型组均以生理盐水灌胃,测大鼠脑细胞凋亡,结果发现模型组大鼠脑细胞凋亡数在术后24h已增加,72h到达顶峰。而镇肝熄风汤组在4h即可显著减少大鼠脑细胞凋亡数,此作用持续72h($P<0.05$)。这一研究提示镇肝熄风汤对脑出血后脑细胞的保护作用可能与抑制脑细胞凋亡有关。除此之外,镇肝熄风汤还具有加速血肿吸收,降低脑出血组织缺血、缺氧,及自由基脂质过程氧化损伤以及减轻脑水肿等功效。

2. 针灸治疗

治法：滋阴潜阳，息风通络。

选穴：以督脉、足少阴肾经和足厥阴肝经穴为主。取水沟、三阴交、肾俞、太溪、神门、大陵、太冲、极泉、曲池、环跳、阳陵泉。

随症配穴：咽干便秘者，加照海、廉泉、天枢。

刺灸方法：针用补法。

方义：肾为先天之本，内藏元阴元阳，故以肾俞、太溪补肾阴而治其本。太冲为肝经原穴，可潜降上亢之风阳以治眩晕耳鸣。用心与心包经的原穴神门、大陵调心气，与补肾阴之穴相配可交通心肾而治心烦失眠。

（六）络脉空虚，风邪入中

刘河间于《素问玄机原病式·六气为病·火类》中言道"而卒中者，由五志过极，皆为热甚故也"，"或热气太甚，郁结壅滞，气血不能宣通，阴气暴绝，则阳气后竭而死"，"或即不死而偏枯者，由经络左右双行，而热甚郁结，气血不得宣通，郁极乃发。若一侧得通，则痞者痹而瘫痪也"，张琪教授依据治疗中风经验，认为"邪之所在，皆为不足，邪之所凑，其气必虚"。机体的内虚状态是中风发生发展的关键，而外界环境的变化也会对机体产生负面影响。当自身正气功能处在较低的水平时，外界不良环境因素就会成为诱发中风的所谓"外风"，这也就构成了"外风"引动"内风"的可能性和合理性。无论是"外风"致病还是"内风"自发，扶正活血、祛风散邪都是中风治疗的重要法则。

证候分析：正气不足，气血衰弱，故肌肤不仁，手足麻木。正气不足，脉络空虚，卫外不固，风邪得以乘虚入中经络；痹阻气血，故口眼㖞斜，语言不利，口角流涎，甚则半身不遂。风邪外袭，营卫不和，正邪相争，故恶寒，发热，肢体拘急，关节酸痛，苔薄白，脉浮数。一般说，中络者，病邪较浅，主要症状为口眼㖞斜，口角流涎，语言不利。若经络皆受邪者，病情较重，可出现半身不遂。

主症：肌肤不仁，手足麻木，突然口眼㖞斜，语言不利，口角流涎，甚则半身不遂。

次症：恶寒发热，肢体拘急，关节酸痛等症。

舌脉：舌苔薄白脉浮弦或弦细。

1. 中药方剂治疗

方剂：大秦艽汤加减。

治法：祛风通络养血。

药物组成：秦艽、羌活、防风、白芷、当归、赤芍、川芎、生地黄、茯苓、白术、生石膏、黄芩、桃仁、红花等。

方义：大秦艽汤源于《素问病机气宜保命集·中风论》："中风外无六经之形证，内无便溺之阻格，知血弱不能养筋，故手足不能运动，舌强不能言语。宜养血而筋自荣，大秦艽汤主之。"方中以秦艽为君药，以祛一身之风。配羌活通利关节，去除太阳百节之风疼。独活治足少阴伏风。去除阳明经之风乃用白芷。防风治风通用，升发而散，为风药中的润剂，以防止羌活、独活的辛散之弊。方中取当归、川芎、赤芍、生地黄四物之方，即取"血行风自灭"之意。茯苓、白术健脾益气。生石膏、黄芩清热泻火，除烦止渴，防止风邪化热。石菖蒲、胆南星功在开窍化痰，针对痰邪蒙蔽心神。全方共奏祛风通络、养血活血、清热化痰、开窍醒神的作用。肢体障碍明显时，加白附子、全蝎、鸡血藤。无内热者可去生石膏、黄芩，加白附子、全蝎祛风痰、通经络。若有风热表证者，可去羌活、防风、当归等辛温之品，加桑叶、菊花、薄荷以疏风清热。若呕逆痰盛、苔腻脉滑，可去地黄，加半夏、南星、橘红、茯苓以祛痰燥湿。若手足麻木、肌肤不仁加指迷茯苓丸：茯苓、枳壳、半夏、风化硝、生姜以通利经络。年老体衰者，加黄芪以益气扶正。

现代药理研究：方中配伍的羌活、荆芥、防风、白芷、细辛等药物亦可显著降低血液黏度、血细胞比容、血液聚集性和抗血栓形成，改善血液的浓、黏、凝、聚状态。此外，风药具有的抑制脂质过氧化作用，可改善脑血管反应性，促进侧支循环，增加脑供血，调整脑循环，减轻缺血脑组织毛细血管的通透性和脑组织的病理改变，从而促进侧支循环的建立和病灶周边水肿消退，保护半暗带脑细胞，最终促进病情的好转。另需注意的是，血药与风药的配伍使用还可产生协同增效作用。方中养血活血药如当归、川芎、白芍等，对改善机体血液循环、消除微循环障碍、改善局部缺氧状态、增加局部血流量、改善血液流变性和凝固性、抑制血小板活性、促纤溶、抗凝、抗血栓等均具有显著作用；其中当归、川芎配伍使用还能明显促进急性缺血大鼠基底动脉血管内皮生长因子（VEGF）的释放，加强新生血管的生成和侧支循环的建立，使血流迅速恢复，减轻组织的缺血坏死。

2. 针灸治疗

治法：疏风散邪，养血活血。

选穴：血海、风市、膈俞、阳池、阳溪、昆仑、关元、气海、至阳。

随证配穴：阴阳两虚者可加肾俞、阳陵泉、阴陵泉、腰阳关、至阳、神阙、三阴交。

刺灸方法：血海、风市、关元、气海用温针灸，阳池、阳溪用泻法。

方义：机体的内虚状态是中风发生发展的关键，而外界环境的变化也会对机体产生负面影响。当自身正气功能处在较低的水平时，外界不良环境因素就会成为诱发中风的所谓"外风"，这也就构成了"外风"引动"内风"的可能性和合理性。无论是"外风"致病还是"内风"自发，扶正活血、祛风散邪都是中风治疗的重要法则。

二、中脏腑

中脏腑是指病在脏腑，以突然昏迷，不能言语，多有神志改变为主要表现的中风证候。根据正邪情况，中脏腑有闭证和脱证两类，均为危重重证，治法不同，所以必须分辨清楚，以便正确进行临床救治。闭证的主要症状是突然昏仆，不省人事，牙关紧闭、口噤不开、两手紧握、大小便闭，肢体强痉，此为闭证的一般症状。又有内风痰火与内风痰湿的不同；闭证又分成阳闭、阴闭两种。阳闭，为痰热闭阻清窍，阴闭，为湿痰内闭清窍。阳闭和阴闭可相互转化，当依据临床表现、舌象、脉象的变化综合判断。脱证是五脏真阳散脱于外，症见昏愦无知，目合口开，四肢松懈瘫软，手撒肢冷汗多，二便自遗，鼻息低微，为中风危候。另外，临床上还应注意辨察患者之"神"，尤其是神志和瞳孔的变化。中脏腑者，起病即现昏愦无知，多为实邪闭窍，病位深，病情重。如患者渐至神昏，瞳孔变化，甚至呕吐、头痛、项强者，说明正气渐衰，邪气日盛，病情加重。先中脏腑，如神志逐渐转清，半身不遂未再加重或有恢复者，病由重转轻，病势为顺，预后多好。若目不能视，或瞳孔大不等，或突见呃逆频频，或突然昏愦、四肢抽搐不已，或背腹骤然灼热而四肢发凉及至手足厥逆，或见戴阳及呕血，均属病势逆转，难以挽救。根据患者邪实之属性，临床常用以下具体治法：

（一）闭证

预防中风的发生，即使中风已成，治痰也是治中风的关键，未必尽有瘀血之象，尽用活血之药。从痰论治中风，注重痰浊的致病作用，更要重视临证所见，以辨证论治为核心，不可忽视瘀血、内虚和风邪的致病作用。涤痰开窍治疗中风闭症，当根据痰之寒热分阳闭与阴闭：阳闭者为痰热闭郁清窍，以面赤身热，气粗口臭、躁扰不宁、舌苔黄腻，脉滑数为主要特征，阴闭者为痰湿闭郁清窍，以神昏或嗜卧不醒，牙关紧闭，静而不烦，舌苔厚腻，脉沉滑为主要特征。阳闭兼见神昏谵语，伴高热烦躁者用安宫牛黄丸，而若痰盛气粗者用至宝丹，如属热闭神昏兼正气不足者选用《太平惠民和剂局方》牛黄清心丸。如：当代名医任继学认为中风闭症卒仆倒地，口噤目张，两手握固，二便不通，脉洪数弦大等闭证，常用开关散、三宝、三化汤开窍启关，兴奋神机。历代医家记述阴闭者较多，如明代李中梓《医宗必读》强调"最要分别闭与脱，二证明白如牙关紧闭，两手握固，即是闭证，用苏合香丸或三生饮之类开之"；清代尤怡《金匮翼》治疗中风开关法以搐鼻、揩齿、探吐等法，急开牙关窍道，再以圣济白矾散涌吐痰毒以开关逐痰、利窍醒神，通窍隧法以苏合香丸辛温开窍，豁痰息风，六版《方剂学》教材认为其适应证为闭证兼见面白唇黯，静卧不烦，四肢不温，痰涎壅盛，苔白腻，脉沉滑缓者。具体证治分类：

1. **阴闭（痰湿蒙塞心神证）** 历代以来，有诸多文献认为上述疾病与痰湿关系密切，如《素问•通评虚实论》："肥贵人则高粱之疾也"；医圣张仲景治疗胸痹心痛以辛温通阳，豁痰宽胸，开痹散结为法，创制瓜蒌薤白半夏汤等著名方剂；《金匮要略•痰饮咳嗽病脉证并治》有"夫短气有微饮"及"水停心下，甚者则悸，微者短气"的记载；《丹溪治法心要》指出："头眩，痰挟气虚并火，治痰为主，挟补气药及降火药。无痰不作眩，痰因火动"，"惊悸者血虚……痰迷心膈者，痰药皆可……肥人者属痰，寻常者多是痰"，"悸者，怔忡之谓，心虚而痰郁"，皆认为这些病与痰饮有密切关系。从饮食习惯看这类患者多膏粱厚味，嗜食烟酒；从临床特征看，临床上这类患者常见头晕、头胀、心悸、胸痹、失眠、易怒烦躁，舌质多黯，舌苔多腻或滑，舌体多大，脉象常弦，也与痰密切相关；从临床治疗看，多给予半夏白术天麻汤、温胆汤、苓桂术甘汤等祛痰类方药。

痰为浊邪，蒙蔽神明轻者可见昏昏欲睡，目光呆滞，眩晕，头痛，重则突然昏仆，甚而不识人等；客于经络，使机体失养，则可见肢体麻木，半身不遂、口舌歪斜等，如《杂病广要》曰："中风证，卒然晕倒，昏不知人，或痰涎壅盛，咽喉作声，或口眼㖞斜，手足瘫痪，或半身不遂，或舌强不语……昏乱晕倒，皆痰为之"；若阻于肠胃，影响脾胃运化，可致呕吐、腹胀便秘等；若停留于肺，使肺失宣肃，可见咯痰或痰多，鼻鼾痰鸣等。痰不仅致病广泛，而且变化多端，所以平时无明显症状，而一旦发作，可急性起病。痰为阴邪，最易阻滞阳气，所以中风多发与40岁以后，因"人过四十而阳气自半"。痰为湿邪，具有重浊黏腻的特点，故见舌苔白腻，脉弦滑。中风证候学的研究也显示痰证在中风患者证候分布中占有重要地位，在中风演变规律方面的研究显示在其发病第7、14日痰证始终是第一位，这些都为中风治痰提供临证支持。

证候分析：痰湿偏盛，风夹痰湿，上蒙清窍，内闭经络，故突然昏迷、半身不遂、肢体瘫痪不收。痰湿属阴，阻滞阳气，肢体不得温煦，故面色晦垢、四肢逆冷。痰涎涌盛、舌脉，均为痰湿内盛之象。

主症：神昏，半身不遂。

次症：素体多是阳虚湿痰内蕴，肢体松懈瘫软不温，继则四肢厥冷，面白唇黯，痰涎壅盛。

舌脉：舌质黯淡，舌苔白腻，脉沉滑或沉缓。

（1）中药方剂治疗

方剂：涤痰汤配合灌服或鼻饲苏合香丸。

治法：温阳化痰，醒神开窍。

药物组成：半夏、陈皮、茯苓、胆南星、竹茹、石菖蒲、人参、苏合香等。

方义：涤痰汤出自《济生方》，主治"中风痰迷心窍，舌强不能言"，具有益气祛痰、化浊宣窍的作用，临床用治本虚标实、痰浊作祟之证。方中半夏、竹茹、枳实、橘红、茯苓燥湿化痰、清热除烦；石菖蒲化痰开窍、镇惊醒神；人参、茯苓、甘草补气渗湿，使湿无所聚，痰无所生，以固其本（无虚证不用人参）。涤痰汤具有涤痰开窍之功效，应用涤痰汤治疗中风既可以开窍醒神治其标，又可以补气渗湿化痰，使湿无所聚，痰无所生，以固其本。安宫牛黄丸，出自清代吴瑭《温病条辨》，是中医治疗高热症的"温病三宝"之一，素有"救急症于即时，挽垂危于顷刻"之美誉。其主要成分为牛黄、郁金、犀角（用水牛角代）、麝香、黄连、黄芩、生栀子、朱砂、珍珠、冰片、明雄黄 11 味药，全方具有清热解毒、镇惊开窍之功效。

现代药理研究：竹茹、枳实能改善大脑的血液循环；茯苓有持久的利尿作用，从而减轻脑水肿；半夏对中枢神经系统有镇静作用；石菖蒲对脑缺血再灌注损伤具有降低细胞凋亡率、抑制脑电活动和降低脑水肿的作用。有实验表明涤痰汤可显著降低缺血再灌注脑组织 TNF-α 的表达，从而减轻其引起的炎症反应，降低脑组织含水量，改善受损的脑神经功能。现代药理实验和临床研究证明，安宫牛黄丸在颅脑损伤病症、脓毒症等的救治中有较为明显的疗效，谢裕华和徐震等通过建立闭合性脑损伤模型发现安宫牛黄丸可以明显减轻脑水肿，改善脑缺血缺氧状态，保护血 - 脑屏障，从而修复受损的神经系统。

（2）针灸治疗

治法：开窍醒神，豁痰息风。

选穴：以督脉、手厥阴心包经和足阳明胃经穴为主。取水沟、十宣、内关、足三里、三阴交、丰隆、气海。

随症配穴：排痰不爽者，加天突。

刺灸方法：针用平补平泻法，十宣点刺出血。气海、足三里可针灸并用。

方义：督脉"入于脑"，水沟属督脉，刺之可开窍醒神。十宣放血为急救常用之法，可通调十二经脉气血以开关通窍。内关为心包经之络穴，心包为心之外卫，既可代心受邪，又可代君行令，心主神明，故针内关可调神开窍，使心神复明。足三里、三阴交相配可健运脾胃，以温化痰浊。再加丰隆可增强豁痰之功。气海可温通阳气以治四肢不温，又可助脾胃之气而化痰。

2. 阳闭（痰热内闭心窍证） 中风痰热腑实证是指痰热结于胃肠，以半身不遂，口眼㖞斜，言语謇涩或不语，感觉减退或消失，头痛目眩，咯痰或痰多，腹胀便干便秘，舌歪，舌黯红，苔黄腻，脉弦滑等为常见症的中风证候。

通腑泄热法主要用于中风腑实证，近年来，本法在中风急性期治疗中得到了广泛应用和普遍重视，并就其适应证、疗效机制以及在病势的转归中的作用进行了深入的研究。化痰通络法在中风治疗中也具有非常重要的地位，但由于中风痰邪多已化热或有化热之势，并多与风、火、痰、窍闭、腑实等相兼为病，因此，治痰的同时应兼顾他邪，如息风化痰、清热化痰、活血化瘀、化痰开窍、通腑化痰等,方能提高疗效。

证候分析:腑气不通,胃肠积热,耗伤津液,则见腹胀便秘、大便干结。热伏于内,脾胃之热熏蒸于上,故见口黏痰多。身热面赤,为阳明热盛之象。舌脉乃为痰热腑实之象。半身不遂等如前所述。

主症:神昏,昏愦,半身不遂。

次症:起病急骤,鼻鼾痰鸣,肢体强痉拘急,项强身热,躁扰不宁,甚则手足厥冷,频繁抽搐,偶见呕血。

舌脉:舌质红绛,舌苔褐黄干腻,脉弦滑数。

(1)中药方剂治疗

方剂:羚角钩藤汤配合灌服或鼻饲安宫牛黄丸加减。

治法:清热化痰,醒神开窍。

方义:羚羊角为清肝息风主药;桑叶疏风清热;钩藤、菊花平肝息风;生地黄清热凉血;白芍柔肝养血;川贝母、竹茹清热化痰;茯神养心安神;甘草调和诸药。安宫牛黄丸是我国传统药物中最负盛名的急症用药,中医将其与至宝丸、紫雪并称为"凉开(温病)三宝",并奉为"三宝"之首。方中以牛黄清热解毒,豁痰开窍,息风止痉;犀角(用水牛角代)咸寒,清营凉血,安神定惊;麝香芳香,通达经络,开窍醒神,共为主药。辅以黄芩、黄连、栀子苦寒泄降,泻火解毒以助牛黄、犀角(用水牛角代)清泄心包之热;雄黄解毒豁痰;冰片、郁金通窍醒神,化痰开郁;朱砂、珍珠、金箔清心镇静安神,息风止痉定惊,共为佐使药。诸药合用共收清热解毒、豁痰开窍之效,为治疗高热神昏、中风痰迷的要药。若痰热内盛,喉间有痰声,可加服竹沥水或猴枣散以豁痰镇痉。肝火旺盛,面红目赤,脉弦有力者,可加龙胆、栀子以清肝泻火;腑实热结,腹胀便秘,苔黄厚者,加生大黄、枳实、芒硝以通腑导滞。

现代药理研究:钩藤甲醇提取物可有效地保护脑缺血对海马神经元所造成的损伤,钩藤碱能降低 NO 的生成,增加大脑缺血再灌注组织中 SOD、乳酸脱氢酶的活性,降低自由基及 NO 含量,因此对大脑缺血所造成的损伤有保护作用。甘草黄酮对脑缺血再灌注损伤有保护作用,甘草酸静滴可提高缺血再灌注线粒体腺嘌呤核苷三磷酸(adenosine triphosphate,ATP)酶、脑组织乳酸脱氢酶活性,减轻脑水肿。对脑缺血再灌注脑细胞损伤及凋亡有显著的保护作用。中药安宫牛黄丸有明显改善脑缺血模型大鼠血液黏稠度、血小板聚集率,改善红细胞聚集性,红细胞变形性明显升高,红细胞聚集性明显降低,而联合常规西药甘露醇、呋塞米、胞磷胆碱钠静点作用更加明显,神经功能缺损症状明显改善,避免了单纯西药反复应用的耐药、反跳现象及长期静脉给药带来的不良反应,这为今后临床治疗缺血性脑血管疾病提供了治疗思路与方法,具有一定的临床指导意义。

（2）针灸治疗

治法：通腑清热，疏通经络。

选穴：以督脉、足阳明胃经和足少阳胆经穴为主。取水沟、三阴交、内关、上巨虚、丰隆、天枢、环跳、风市、阳陵泉、极泉、曲池、外关。

随症配穴：口干口臭者，加内庭、劳宫。

刺灸方法：针用泻法。

方义：上巨虚为大肠的下合穴，天枢为大肠募穴，再配以通便要穴丰隆，共达通腑清热之效。

（二）脱证（元气败脱，心神散乱证）

《医宗必读》："凡中风昏倒……若口开心绝，手撒脾绝，眼合肝绝，遗尿肾绝，声如鼾肺绝，即是脱证。更有吐沫，直视，肉脱，筋骨痛，发直，摇头上窜，面赤如妆，汗出如珠，皆脱绝之证。"《金匮翼·中风统论》："卒中之候，但见目合、口开，遗尿，自汗者，无论有邪无邪，总属脱证。脱则宜固，急在元气也。元气固，然后可以图邪气。"

《中医名词术语选释》："脱是指疾病过程中，阴阳气血大量耗损，而致生命垂危的病理，它的综合表现称为脱证。"并且把脱证分为"暴脱""虚脱"两种，认为"中风、大汗、大泻、大失血或精液大泄，精气急骤耗损，导致阴阳离决者，称为暴脱，休克基本上包括在此范围内；若因久病元气虚弱，精气逐渐消亡所引起的，称为虚脱，心肺肝肾衰竭基本上包括在此范围内。"

证候分析：由于元阳衰微已达极点，阳浮于上，阴竭于下，阴阳有离决之势，正气虚脱，心神颓败，故见突然昏仆，不省人事，面色苍白、目合口张、瞳神散大、鼻鼾、手撒、舌痿、大小便失禁等五脏败绝的危症。呼吸低微，多汗不止，四肢厥冷，脉散细弱而微、气息短促或微弱、舌紫、苔白腻等均是阴精欲绝，阳气暴脱之征。

主症：突然神昏，昏愦，肢体瘫软。

次症：手厥冷汗多，重则周身湿冷，二便自遗。

舌脉：舌淡，舌质紫黯，苔白腻，脉沉缓，沉微。

1. 中药方剂治疗

方剂：大剂参附汤合生脉散。

治法：益气回阳救逆。

药物组成：参附汤（《正体类要》）：人参、熟附子。生脉散（《备急千金要方》）：人参、麦冬、五味子。

方义：参附汤方中人参甘温大补元气；附子大辛大热，温壮元阳。二药相配，共奏回阳固脱之功。《删补名医方论》说："补后天之气，无如人参；补先天之气，无如附子，此参附汤之所由立也……二药相须，用之得当，则能瞬息化气于乌有之乡,顷刻生阳于命门之内,方之最神捷者也。"生脉散又名生脉汤,记载于《医学启源》《丹溪心法》《症因脉治》等书,主要由麦冬、人参、五味子构成,方中人参甘温,益元气,补肺气,生津液,是为君药。麦冬甘寒养阴清热,润肺生津,用以为臣。人参、麦冬合用,则益气养阴之功益彰。五味子酸温,敛肺止汗,生津止渴,为佐药。三药合用,一补一润一敛,益气养阴,生津止渴,敛阴止汗,使气复津生,汗止阴存,气充脉复,故名"生脉"。《医方集解》说:"人有将死脉绝者,服此能复生之,其功甚大。"至于久咳肺伤,气阴两虚证,取其益气养阴,敛肺止咳,令气阴两复,肺润津生,诸症可平。两方合用增强益气回阳救逆之效。

现代药理研究:人参可兴奋中枢,生脉可升高血压,改善微循环,增强心肌收缩力,并有镇静作用。参附汤和生脉散均有强心升压,改善微循环,增强机体的免疫能力,提高组织细胞对缺血缺氧的耐受性,同时还有清除氧自由基,防止内源性细菌及内毒素攻击等作用。因此,对休克的治疗不但有升高血压的作用,同时能全面防止休克向多器官功能障碍综合征发展,提高休克的抢救成功率。许多临床报道证明,此两种中药制剂对轻、中度休克疗效优良,对重度休克结合西药能发挥更好疗效,同时可减轻西药的副反应和帮助西药及早、平稳地撤药。

2. 针灸治疗

治法:回阳固脱。

选穴:以任脉、督脉穴为主。取关元、神阙、足三里、水沟、内关。

随症配穴:烦躁不安者,加四神聪。

刺灸方法:以大艾炷灸关元、神阙,无问壮数,以危候转轻为佳,足三里可针灸并施。水沟、内关平补平泻法。

方义:关元为任脉与足三阴经的交会穴,且又联系命门之真阳,故为阴中有阳之穴;神阙位于脐中,脐为生命之根蒂,真气所系;故取任脉的关元、神阙两穴重灸,以回阳救逆而救虚脱。足三里可益气养血。水沟、内关开窍醒神。

第三节　恢复期及后遗症期辨证治疗

对于中风急性期的患者,卒中的整体治疗包括良好的护理,预防和处理并发症,监测与控制血压,维持水、电解质平衡,纠正代谢紊乱等。但是大量临床资料表明,患中风经抢救存活者,约有 50%～80% 留有不同程度的致残性后遗症,如半身不遂、语言不利、口舌歪斜、关节屈伸不利或挛缩,以及智力低下甚至出现痴呆。其中约有 75% 的中风恢复期及后遗症期患者丧失劳动能力，约有 65% 需他人护理照料生活，有 16% 长期卧床。中风恢复期及后遗症期患者不仅本人痛苦，而且给整个家庭及亲友、患者单位和社会带来了巨大的压力和负担。中风恢复期及后遗症期主要有瘫痪、肢体麻木、偏盲、感觉障碍、眼球震颤、语言障碍、记忆力下降、口眼㖞斜、吞咽困难、饮食呛水、共济失调、头晕头痛、认知障碍、膀胱功能障碍、心理障碍等。这些遗留症状使得中风患者的生活质量大大减低，因此，对中风恢复期及后遗症期的治疗也是必不可少的。

中医恢复期及后遗症期系中风发病半个月以上而某些临床症状、体征未能消失。中风恢复期及后遗症期多属本虚标实而侧重在"本虚"，其虚可见气虚与阴虚，但以气虚为多见。按"缓则治其本"的原则，应以扶正为主。然半身不遂、偏身麻木、言语不利之症俱在，乃瘀血、湿痰阻络而成，故治宜标本兼顾。结合临床实践，大致可分以下几型，并需随症加减。

一、气虚血瘀型

《素问·逆调论》提出"荣气虚则不仁，卫气虚则不用，荣卫俱虚则不仁且不用。"认为气虚则血瘀，血瘀则筋脉失养，筋脉失养则可以导致肢体不仁不用。《素问·经脉》提出"气绝则脉不通……脉不通则血不流"为气虚血瘀证认识的雏形。清代王清任《医林改错》明确提出"中风半身不遂，偏身麻木，是由气虚血瘀而成"，"元气既虚，不能达到血管，血管无气，必停而留瘀"。总结古代文献，结合现代临床研究认为中风病机虽可兼夹有风痰阻络、痰热腑实等病理因素，但其基本病机不离气虚血瘀。虚是本病的病理基础，瘀是本病的必然转归。气虚推动血流力量减弱，则致血行缓慢，流行不畅，而成瘀血瘀阻脉络。短时间内的气虚一般不会导致中风，只有气虚日久，气病及血，因虚致瘀，发展到一定程度，影响了血液的正常运行，造成瘀血阻塞脉络，内有所瘀，外有所激，导致瘀血闭阻脑窍，方可发为中风。

证候分析：气与血是人体生命活动的物质基础，气血互生，相互为根。"气为血帅"，气的运行可推动血液运行，气滞血液无推动之力而致血滞。气又具有行血、摄血等功能。人体气虚，运血无力，血行缓慢，或气虚进一步发展为阳虚而生内寒，血凝滞成瘀血，终致脉络瘀阻，或出现血液妄行，致脑脉失养，均易发生中风。若气虚统摄血液功能减退，血不循经，溢出脉外，产生离经之血，又气随血耗，离经之血影响气血正常运行，使其无法发挥正常生理功能，所以气虚血瘀是中风的基本病机，以气虚为本，血瘀为标。

主症：半身不遂，口舌歪斜，舌强言謇或不语。

次症：感觉减退或消失，面色白，气短乏力，自汗出。

舌脉：舌质黯淡，舌苔薄白腻或有齿痕，脉沉细、细缓或细弦。

中药方剂治疗

方剂：补阳还五汤加减。

治法：益气活血，扶正祛邪。

药物组成：黄芪、桃仁、红花、赤芍、归尾、川芎、地龙、牛膝。

方义：补阳还五汤出自《医林改错》，为清代王清任所创，主要用于治疗"因虚致瘀"的中风证，是补气、活血化瘀结合运用的结晶，是补气行瘀、疏通经络的代表方剂。方中黄芪能助气上升，上达脑中，而血液亦即随气上注；气旺则推动有力，血脉通利。血行则瘀自去，祛瘀的同时又不伤正，瘀去络通而起废痿。当归、川芎为臣，有活血、行气、止痛之功，为血中之气药，且可"上行头目"，与黄芪配伍，可直达病所—脑部，共奏补气活血，行气化瘀之效。当归善于活血祛瘀，且功能养血而又不致伤血，以达祛瘀止痛而又补血之功效，有补血活血之功。桃仁、红花、赤芍有活血止痛之功。桃仁能活血化瘀，为治血瘀血闭之专药，善泄血滞，祛瘀力较强，故又称"破血药"，可逐瘀血而生新血，且润肠通便，利于瘀血排出。地龙可清热息风、祛风活络、平喘利尿，如气虚明显者加党参、太子参以益气通络；上肢偏瘫重者加桑枝、桂枝以通络，下肢瘫软无力者加杜仲、桑寄生、牛膝、地黄、山茱萸等以壮筋骨，强腰膝。半身不遂较重可加穿山甲、水蛭等药加重活血通络；肢体麻木加木瓜、伸筋草、防己以舒筋活络；兼有言语不利者加石菖蒲、郁金等化痰开窍；大便溏薄者，去桃仁，加白术、山药以健脾。血虚甚，加枸杞子、首乌藤以补血；肢冷，阳失温煦，加桂枝温经通脉。

现代药理研究：补阳还五汤具有降血脂与抗脂质过氧化、抗血栓形成、抗血管内皮损伤等作用。据文献报道，黄芪可直接扩血管，对缺氧的神经细胞有一定的保护作用。用黄芪浸出液治疗大鼠脑缺血，发现梗死体积明显缩小，临床用于轻、中型缺血性脑卒中患者亦有显著疗效；当归尾活血，有祛瘀而不伤好血之妙，且当归的主要有效成分阿魏酸有明显的抗血栓作用；赤芍具有扩张脑血管，改善大脑微循环作用；川芎可扩血管，抗凝血，增加脑血流量，减轻脑水肿；红花能减轻缺血性脑水肿，对脑梗死动物的脑组织有保护作用，并可增加小鼠耐缺氧能力；桃仁能加速血液循环，抗血小板聚集；地龙能抗血管痉挛，保护血管内皮细胞。

二、肝肾阴虚型

叶天士在《临证指南医案》中风中云："肝为风脏，因精血衰耗，水不涵木，木少滋荣，故肝阳偏亢，内风时起，或风阳上僭，痰火阻窍，神志不清。"张山雷在《中风斠诠》亦说："五脏之性肝为最，肝木横逆则风自生；五志之极皆为火，火焰升腾则风动，推之而阴虚于下，阳浮于上，则风以虚而暗煽，津伤液耗，营血不充则风以燥而猖狂。"因而阴虚为阳亢之渐,生风之本。因而,无虚风不动,且以阴虚为主。脑梗死的主要病机是机体在各种致病因素作用下,机体阴阳失调,肝肾阴精受损,风火痰气血等病理产物旋而变生,在各种诱因作用下引发而致。其病机关键为肝肾阴虚,肝肾阴虚成于中风之先,是中风病发病的根本,已病之后贯穿于中风病的整个病理过程,且在其发展演变和治疗过程中往往进一步伤耗阴津。如风阳相煽、痰热互结等病理变化,可因热而伤阴耗津,而使肝肾阴虚更甚;又如瘀血阻络,新血(阴)不生,而使血燥津少。

临床观察发现,在中风急性期的数日内,特别是已用脱水药的患者,可迅速出现口渴、烦躁、便干、舌红绛、苔少或黄燥等阴虚症状。也有相当数量的病例,在发病后数小时或数日出现腹胀、便秘、腹中积有燥屎、苔黄燥或黄腻等痰热阻滞、燥热伤津的典型表现。由此可见,在中风病急性期潜于背后,任由风火痰瘀肆虐于前,至恢复期标实渐去,本虚之象渐现,俟后遗症期肝肾阴亏之象更甚,肝肾阴亏又使得中风病后遗症期诸症迁延难愈,成为痼疾顽症。

证候:年老体衰,肾精不足,水不涵木,肝肾阴虚;精神紧张,劳累过度,耗伤肝肾之阴,以致阴虚阳亢;或由于情志所伤,郁而不畅,暗耗肝阴,致使阴亏于下,阳亢于上,日久下虚上实,阴不制阳,阳气升而无制,亢而化风,内风旋动,发为中风病。肝肾亏虚,阴血不足,筋脉失养。

主症:半身不遂,口舌歪斜,舌强言謇或不语。

次症:感觉减退或消失,眩晕耳鸣,腰酸腿软,健忘失眠,咽干口燥。

舌脉:舌质红,少苔或无苔,脉弦细数。

1. 中药方剂治疗

(1) 大补元煎加减

治法:滋养肝肾。

药物组成:熟地黄、山药、山茱萸、杜仲、枸杞子、白芍、玄参、天冬、龟甲胶、鹿角胶、阿胶、丹参、当归、红花、鸡血藤。

方义:大补元煎出自《景岳全书》,以熟地黄、山茱萸、山药、枸杞子滋补肝肾之阴,人参、当归气血双补,杜仲益肾强腰,临床按头痛部位的不同选用不同的引经药可提高治疗效果,如太阳头痛选用羌活、蔓荆子、川芎;阳明头痛选用白芷、葛根;少阳头痛选用柴胡、黄芩;厥阴头痛选用吴茱萸、藁本。如大便干燥加肉苁蓉、当归、火麻仁以滋液润肠;失眠加首乌藤、合欢皮、酸枣仁以养血安神,面红目赤、心烦易怒、眩晕头痛者加钩藤、石决明、龙骨以平肝潜阳;肢体强痉拘急着可加入全蝎、天麻、僵蚕等以息风止痉。

现代药理研究:补肾药物可明显降低脂质过氧化物含量、抗自由基、改善脑功能,能有效预防及治疗因肾虚引起的脑动脉硬化、改善脑供血。大补元煎还具有降血脂、降血压、降血糖、增强免疫功能等作用。

（2）左归丸合地黄饮子加减

治法：补益肝肾，养阴生津。

药物组成：干地黄、何首乌、枸杞子、山萸肉补肾益精；麦冬、石斛养阴生津；当归、鸡血藤养血和络。

方义：左归丸功专滋补肝肾真阴，用于精血不足，不能荣养筋脉，腰膝酸软，肢体不用等症；地黄饮子功能滋肾阴，补肾阳，开窍化痰，用于下元虚衰，虚火上炎，痰浊上泛所致之舌强不语，足废不用等症。若腰酸腿软较甚，加杜仲、桑寄生、牛膝补肾壮腰；肾阳虚，加巴戟天、苁蓉补肾益精，附子、肉桂温补肾阳；夹有痰浊，加菖蒲、远志、茯苓化痰开窍。如偏瘫较重者可加牛膝、木瓜、地龙、蜈蚣、桑枝等通经活络之品；如舌质黯红、脉涩等有血瘀证时加丹参、鸡血藤、桃仁、土鳖虫等以活血祛瘀；语言不利甚者加菖蒲、郁金、远志开音利窍。

现代药理研究：补肾中药具有促进神经生长的作用，可使易损区神经生长因子和诱向因子作用增强、抑制因子作用解除，诱导中枢神经系统增殖和定向分化，促进神经再生，使神经功能得以重建和恢复。如温补肾阳之附子、活血化瘀之丹参等，对神经系统损伤有较好的修复作用。左归丸方中的山茱萸、枸杞子、熟地黄、菟丝子、鹿角胶具有改善脑代谢或脑症状的药理作用，山茱萸还具有降血脂作用，而枸杞子更是具有乙酰胆碱样作用、抗自由基及降血脂等多种作用。

地黄饮子可滋肾阴，补肾阳，治疗下元虚惫，虚阳上浮，痰浊上泛，阻塞窍道之喑痱证。临床上已有大量研究表明地黄饮子在治疗老年病中具有明显的防治作用，而实验研究也表明地黄饮子能降低脑组织中乙酰胆碱酯酶活性，提高学习记忆能力，对脑缺血再灌注损伤具有修复的功能，能抗氧化和自由基、减轻细胞凋亡、保护神经元等作用。林茵绿认为地黄饮子具有对抗自由基，提高机体抗氧化能力的作用及降低 TNF-α 含量，对急性脑缺血造成的脑损伤起到保护作用。何华发现地黄饮子可明显减轻大鼠脑缺血再灌注损伤后神经功能障碍，减轻脑水肿，减少缺血再灌注脑梗死范围和病理损害，表明地黄饮子对局灶性脑缺血再灌注损伤具有保护作用。李文英证实地黄饮子加减低剂量可以明显增强缺血脑组织成纤维细胞生长因子受体 1（fibroblast growth factor receptor 1，FGFR1）的表达，从而保护神经组织并促进其功能修复。

三、风痰瘀血型

证候：中医认为，风痰瘀血痹阻脉络型的发病机制为本虚标实，风痰瘀阻致使脏腑功能失调，气血逆行、上冲犯脑致使痹阻、昏仆偏枯，血瘀、风动、痰阻是其主要病机特点，其中风为始发因素，风能助痰，风痰相煽，痰可生瘀、化风，瘀阻又可生痰化风，风、火、痰、瘀相互作用，致使机体阴阳失调，合而为病。

主症：半身不遂，口舌歪斜，舌强言謇或不语，偏身麻木。

次症：头晕目眩，舌质黯淡。

舌脉：舌苔薄白或白腻，脉弦滑。

1. 中药方剂治疗

方剂：化痰通络汤加减。

治法：活血化瘀，化痰通络。

药物组成：半夏、茯苓、白术、胆南星、天竺黄、天麻、香附、丹参、大黄。

方义：方中法半夏、茯苓、白术健脾化痰祛湿，香附疏肝理气，调畅气机，助脾运化；配丹参活血行瘀；胆南星、天竺黄清热化痰，天麻平肝息风，大黄泻热通便。诸药合用，标本兼治，痰浊化，瘀血散，脉络通则诸症除。气虚甚者党参易红参；兼有阴虚者党参易西洋参；心绞痛发作时，加用硝酸甘油片或冠心苏合丸。若半身不遂重者可加天仙藤、伸筋草、鸡血藤以增强活血通络之力；瘀血重，舌质紫黯或有瘀斑，加桃仁、红花、赤芍以活血化瘀；舌苔黄腻，烦躁不安等有热象者，加黄芩、栀子以清热泻火；头晕、头痛加菊花、夏枯草以平肝泻火。痰热偏盛者，加全瓜蒌、竹茹、川贝母清化痰热；兼有肝阳上亢，头晕头痛，面赤，苔黄舌红，脉弦劲有力，加钩藤、石决明、夏枯草平肝息风潜阳；咽干口燥，加天花粉、天冬养阴润燥。

现代药理研究：中医学认为，瘀血堵塞脉道，使水液运行障碍，水渗出脉外，又进一步压迫脉道，加重瘀血，终致瘀血、水液积于内，"不通则痛"。对于这一病理变化，西医学多用脱水剂或激素治疗，但副反应较多，效果不明显。现代研究认为可以改善手术局部组织微循环，促进代谢产物的排泄。特别是利用活血化瘀药物具有拮抗氧自由基产生的作用，减轻手术过程中产生的氧自由基对神经根的损伤。因此对于缓解疼痛，促进神经功能恢复，具有良好的效果。

2. 恢复期及后遗症期针灸治疗

（1）头针：头针即头皮针，是在头部刺激区针灸以治疗病症的一种疗法。这个头部特殊刺激区就是"头针线"，中风恢复期及后遗症期通过针灸或者叩击方法刺激头针线，达到刺激大脑皮质内相应组织调节生理功能，使其达到正常状态。让患者处于坐位或者平卧位，在头皮对应运动区取穴，上点在前后正中线中点向后移 5mm 处，下点在眉枕线以及鬓角发际前缘相交处，运动区为上下两点连线。下肢瘫痪，取对侧运动区上 1/5 处扎针，上肢瘫痪，取对侧运动区中 2/5 处扎针，失语症状，取右侧运动区下 2/5 处扎针，这种针灸方法可以通过对舌体金津穴、玉液穴以及督脉百会穴、水沟穴、哑门穴针刺治疗中风失语症。

（2）体针：以患侧肢体阳明经穴位为主。上肢：肩髃、臂臑、曲池、手三里、外关、合谷穴；下肢：环跳、伏兔、梁丘、足三里、阳陵泉、飞扬、昆仑、丰隆穴；

口眼㖞斜者加阳白、牵正、四白、颊车、内庭、太冲；失语患者加哑门、廉泉、通里、地仓、颊车。操作方法患者取仰卧位或侧卧体位，每次辨证取穴 7～8 个，穴位行常规消毒。

3. 恢复期及后遗症期中药外敷

（1）治半身不遂外敷药方：穿山甲、大川乌头、红海蛤各 100g，捣为末，每周用 15～20g，另将葱白捣汁和上药成饼，直径 5cm，外敷左右脚心，两脚置于热水盆中，使其出汗，见下肢发麻停用。每周 2 次。

（2）治手足挛缩外洗方：槐枝、柳枝、楮枝、茄枝、白艾各 50g，煎水 3 桶，浸泡手足至腕踝以上，每次 15～20min，每日 1 次。

（3）治疗中风肢体活动不利：红海蛤棋子大、生川乌去皮 60g，炙山甲 60g，伸筋草 30g，上药共为末，每料 15g，捣葱汁调成厚饼状，约 1.5～2cm，贴患肢脚心或手心，缚定，避风，隔 3 日 1 次，5 次为 1 个疗程。

（4）温熨疗法：生川草乌、生南星、生半夏、火麻仁、桃仁、石菖蒲、川牛膝、苍术、白芷、细辛、鸡血藤各等份，研制为末，加入葱头、生姜丝，用白酒调匀装入布袋，蒸热后对患侧肢体及患侧头面部反复温熨，每日 2 次，每袋药用 2 周。

（宋书婷　韩　辉　徐明安　王婷婷）

主要参考文献

1. 张有民，刘波. 辨体辨证治疗缺血性中风的研究 [J]. 光明中医，2015，30（6）：1246-1247.

2. 李经纬，余瀛鳌，蔡景峰，等. 中医大辞典 [M]. 2 版. 北京：人民卫生出版社，2005.

3. 王艳旭，李世举，王芳，等. 天麻钩藤饮对风阳上扰型急性脑梗死患者血脂，CAT 水平的影响 [J]. 中国实验方剂学杂志，2016，22（9）：139-142.

4. 高红莉，叶文静，曲晓兰，等. 血府逐瘀汤对大鼠局灶性脑缺血损伤的保护作用及其作用机制 [J]. 中国医院药学杂志，2014，34（13）：1052-1056.

5. 周波. 血府逐瘀汤加减配合功能锻炼治疗中风后遗症临床观察 [J]. 中华中医药杂志，2012，27（6）：1724-1726.

6. 刘岑，高颖，邹忆怀. 化痰通腑法治疗中风痰热证之临床应用与理论创新 [J]. 中国中医基础医学杂志，2011，17（1）：89-91.

7. 王永炎，谢颖桢. 化痰通腑法治疗中风病痰热腑实证的源流及发展（一）——历史源流、证候病机及临床应用 [J]. 北京中医药大学学报（中医临床版），2013，20（1）：1-6.

8. 崔爱瑛. 安宫牛黄丸的药理及临床研究进展 [J]. 中国实验方剂学杂志，2012，18（20）：341-344.

9. 汪莹，许栋明，王文，等. 脑缺血再灌注后神经细胞凋亡机制及药物保护作用的研究进展 [J]. 中国康复理论与实践，2010，16（12）：1140-1143.

10. 高忻洙，胡玲. 中国针灸学词典 [M]. 南京：江苏科学技术出版社，2010.

第五章 辨 病 治 疗

中风是中医学对急性脑血管疾病的统称。它是以猝然昏倒，不省人事，伴发口角歪斜、语言不利及半身不遂为主要症状的一类脑血液循环障碍性疾病。由于中风具有发病率高、病死率高、致残率高、复发率高以及并发症多的特点，所以医学界把它同冠心病、癌症并列为威胁人类健康的三大疾病之一。脑血管疾病（cerebrovascular disease，CVD）是指由于各种原因的脑血管病变导致的脑部病变，是中枢神经系统的常见病多发病。本章主要涉及脑梗死、脑出血、蛛网膜下腔出血、短暂性脑缺血发作、脑栓塞、颅内静脉窦血栓形成等。

第一节 脑 梗 死

脑梗死（cerebral infarction，CI）是指由于脑部血液供应障碍，缺血、缺氧引起的局限性脑组织的缺血性坏死或脑软化。脑梗死多在中年以后发病，多有高脂血症、心脏病、高血压病、糖尿病、血液病等病史以及吸烟、饮酒、高盐或高脂饮食等危险因素，常在安静时起病。

一、西医诊断标准

参照《中国急性缺血性脑卒中诊治指南 2014》诊断标准确定：①急性起病；②局灶性神经功能缺损（一侧面部或肢体无力或麻木、言语障碍等），少数为全面神经功能缺损；③症状和体征持续时间不限（当影像学显示有责任病灶时），或持续 24h 以上（当缺乏责任病灶时）；④排除非血管性病因；⑤头颅 CT/MRI 排除脑出血。

二、临床分型

1. 传统分型

（1）完型：指起病 6h 内病情即达高峰者，常为完全性偏瘫，病情一般较严重，甚至昏迷。

（2）进展型：局限性脑缺血症状逐渐进展，呈阶梯式加重，可持续 6h 以上至数天。

（3）缓慢进展型：起病 2 周后症状仍进展，常与全身或局部因素所致的脑灌流减少，侧支循环代偿不良，血栓向近心端逐渐扩展等有关。此型应与颅内占位性病变如肿瘤或硬膜下血肿等相鉴别。

（4）可逆性缺血性神经功能缺损（reversible ischemic neurologic deficit，RIND）：曾被称作完全恢复性脑卒中，因其临床特征为缺血所致神经症状，体征一般超过 24h 以上，最长者可持续存在 3 周，而后恢复正常，不留后遗症。实际上是一种供血较好部位的梗死，随着侧支循环的代偿而使功能得以恢复所致。

2. OCSP 分型

（1）全前循环梗死（total anterior circulation infarct，TACI）：表现为三联征，即完全大脑中动脉综合征的表现，包括大脑较高级神经活动障碍、同向偏盲、偏身运动和（或）感觉障碍。

（2）部分前循环梗死（partial anterior circulation infarct，PACI）：有以上三联征的两个，或只有高级神经活动障碍，或感觉运动缺损较 TACI 局限。

（3）后循环梗死（posterior circulation infarct，POCI）：表现为各种程度的椎 - 基底动脉综合征。

（4）腔隙性梗死（cerebral lacuna infarct，LACI）：表现为腔隙综合征。大多是基底核或脑桥小穿通支病变引起的小腔隙灶。

3. **按解剖部位** 分为大脑梗死、小脑梗死和脑干梗死。其中大脑梗死又可分为：①大梗死：超过一个脑叶，50mm 以上；②中梗死：小于一个脑叶，31～50mm；③小梗死：16～30mm；④腔隙性梗死：15mm 以下。

三、中医诊断标准

参照 1998 年国家中医药管理局脑病急症科研协作组起草制订的《中风病诊断疗效评定标准》（试行）。

主症：偏瘫，神识昏蒙，言语謇涩或不语，偏身感觉异常，口舌歪斜。

次症：头痛，眩晕，瞳神变化，饮水发呛，目偏不瞬，共济失调。

急性起病，发病前多有诱因，常有先兆症状。

发病年龄多在 40 岁以上。

具备 2 个主症以上，或 1 个主症 2 个次症，结合起病、诱因、先兆症状、年龄即可确诊；不具备上述条件，结合影像学检查结果亦可确诊。

四、疾病分期标准

1. **急性期** 发病 2 周以内，中脏腑最长至 1 个月。

2. **恢复期**　发病2周至6个月。

3. **后遗症期**　发病6个月以上。

五、证类诊断标准

参考中国中西医结合学会神经科专业委员会2006年制定的《脑梗死和脑出血中西医结合诊断标准》、周仲瑛主编的《中医内科学》制定。

1. 中经络

（1）风痰阻络证：突然偏身麻木，肌肤不仁，口舌歪斜，言语不利，甚则半身不遂，舌强言謇或不语，头晕目眩，痰多而黏，舌质黯淡，舌苔白腻，脉弦滑等。多见于脑梗死的急性期。

（2）风火上扰证：半身不遂，偏身麻木，舌强言謇或不语，或口舌歪斜，眩晕头痛，面红目赤，口苦咽干，心烦易怒，尿赤便干，舌质红或红绛，舌苔黄腻，脉弦有力或弦数等。多见于急性期。

（3）气虚血瘀证：半身不遂，口舌歪斜，舌强言謇或不语，偏身麻木，面色无华，气短乏力，自汗，心悸，手肿胀，便溏，舌质黯淡，舌苔薄白或白腻，脉沉细。多见于恢复期，也可见于急性期。

（4）气虚血瘀证：半身不遂，口舌歪斜，舌强言謇或不语，偏身麻木，面色无华，气短乏力，自汗，心悸，手肿胀，便溏，舌质黯淡，舌苔薄白或白腻，脉沉细。多见于恢复期，也可见于急性期。

（5）肝肾亏虚证：半身不遂，患肢僵硬，拘挛变形，舌强不语，肢体肌肉萎缩，舌红或淡红，脉沉细。多见于恢复后期或后遗症期。

2. 中脏腑

（1）肝肾亏虚证：半身不遂，患肢僵硬，拘挛变形，舌强不语，肢体肌肉萎缩，舌红或淡红，脉沉细。多见于恢复后期或后遗症期。

（2）肝肾亏虚证：半身不遂，患肢僵硬，拘挛变形，舌强不语，肢体肌肉萎缩，舌红或淡红，脉沉细。多见于恢复后期或后遗症期。

（3）肝肾亏虚证：半身不遂，患肢僵硬，拘挛变形，舌强不语，肢体肌肉萎缩，舌红或淡红，脉沉细。多见于恢复后期或后遗症期。

六、辅助检查

对于发病2h以内，MRI检查可发现强信号，具有早发现的特点。发病24h后，CT检查可发现低密度灶。

七、辨证治疗

中医辨证治疗主要参考《中医临床诊疗指南释义》的中风病和脑梗死部

分，周仲瑛主编《中医内科学》的中风章节以及《实用中西医结合神经病学》的脑梗死章节。

1. 中经络

（1）风痰阻络证

治法：息风化痰，活血通络。

推荐方药：化痰通络汤加减，药用茯苓10g、半夏9g、生白术9g、天麻12g、胆南星6g、天竺黄g、紫丹参15g、香附9g、酒大黄6g、三七粉（冲服）3g等。

（2）风火上扰证

治法：平肝息风，清热泻火。

推荐方药：天麻钩藤饮加减，药用天麻9g、钩藤（后下）15g、石决明（先煎）30g、川牛膝9g、黄芩9g、栀子9g、夏枯草9g、胆南星6g等。

（3）气虚血瘀证

治法：益气活血。

推荐方药：补阳还五汤加减，药用黄芪30g、当归9g、桃仁9g、红花9g、赤芍15g、川芎9g、地龙9g等。心悸、胸闷、脉结代者合用生脉散。

（4）阴虚风动证

治法：滋阴潜阳，息风通络。

推荐方药：镇肝熄风汤加减，药用白芍15g、天冬9g、玄参9g、枸杞子9g、龙骨15g、牡蛎15g、牛膝9g、当归9g、天麻9g、钩藤12g、丹参12g等。

（5）肝肾亏虚证

治法：滋养肝肾。

推荐方药：左归丸合地黄饮子加减，药用熟地黄10g、首乌15g、枸杞12g、山萸肉10g、麦冬9g、石斛9g、当归9g、鸡血藤15g等。

2. 中脏腑

（1）痰湿蒙神证

治法：化痰息风，开窍醒神。

推荐方药：涤痰汤加减，药用法半夏9g、陈皮9g、枳实9g、胆南星6g、茯苓15g、石菖蒲9g、竹茹6g、远志9g、丹参15g、甘草9g等；合用苏和香丸鼻饲。

（2）痰热内闭证

治法：清热化痰，醒脑开窍。

推荐方药：清心宣窍汤加减，药用黄连9g、栀子9g、丹参15g、天麻9g、钩藤（后下）15g、石菖蒲9g、牡丹皮9g、羚羊角粉（冲服）0.6g等；鼻饲安宫牛黄丸。

（3）元气败脱证

治法：益气回阳固脱。

推荐方药：参附汤加减，药用人参（单煎）15g、附子（先煎）9g，鼻饲。

八、西医治疗

常用的治疗方法包括：①溶栓治疗；②脑神经元保护；③降颅压治疗；④抗凝治疗；⑤抗血小板聚集治疗；⑥其他治疗。

九、针灸治疗

1. 中经络

治则：醒神开窍，疏通经络。

主穴：百会、人中、内关、极泉、尺泽、足三里。

配穴：肝阳上亢者：太冲、太溪、百会；痰热腑实者：曲池、内庭、丰隆；风痰阻络者：丰隆、合谷；气虚血瘀者：气海、三阴交；口歪者：颊车、地仓；上肢不利者：肩髃、合谷；下肢不利者：环跳、阳陵泉；尿失禁者：关元、阴陵泉、三阴交。

2. 中脏腑

治则：醒神开窍，启闭固脱

主穴：百会、人中、内关。

配穴：①闭证：十二井穴（放血）、合谷、太冲；②脱证：关元（灸）、气海、神阙（隔盐灸）。

十、临证参考

临床以分期为纲，分证为目。以分期、分证综合治疗为基本思路。分期主要根据发病时间与病情轻重。分证则以虚实为纲，邪气盛为实，精气不足属虚；邪实主要责之肝胃，正虚主要在脾肾。脑梗死急性期标实症状突出，急则治其标，治疗当以祛邪为主，常用平肝息风、化痰通腑、活血通络、醒神开窍等治疗方法。闭、脱二证当分别治以祛邪开窍醒神、固脱、救阴固阳。所谓"内闭外脱"，醒神开窍与扶正固本可以兼用。在恢复期及后遗症期，多为虚实夹杂，邪实未清而正虚已现，治宜扶正祛邪，常用育阴息风、益气活血等法。

第二节 脑 出 血

脑出血（intracerebral hemorrhage，ICH）是指原发性非外伤性脑实质内出血，占全部脑卒中 20%～30%。高血压是脑出血最常见的原因，高血压伴发脑内小动脉病变，血压骤升引起动脉破裂出血称为高血压性脑出血。

一、诊断标准

参照 2006 年中国中西医结合学会神经科专业委员会发布的《脑梗死和脑

出血中西医结合诊断标准》。

1. 西医诊断标准　①急性起病，常有头痛、呕吐、意识障碍、血压增高和局灶性神经功能缺损症状，部分病例有眩晕或抽搐发作。饮酒、情绪激动、过度劳累等是常见的发病诱因。②常见的局灶性神经功能缺损症状和体征包括偏瘫、偏身感觉障碍、偏盲等，多于数分钟至数小时内达到高峰。③神经影像学检查：头颅 CT 扫描可见病灶中心呈高密度改变，病灶周边常有低密度水肿带。头颅 MRI/MRA 有助于脑出血的病因学诊断和观察血肿的演变过程。

2. 中医诊断标准　参照本章第一节。

3. 证候诊断标准　参照本章第一节。

二、辅助检查

1. CT 检查　CT 是临床疑诊脑出血的首选检查。发病后 CT 即可显示新鲜血肿，为圆形或卵圆形均匀高密度区，边界清楚，可显示血肿部位、大小、形态、是否破入脑室、血肿周围有无低密度水肿带及占位效应、脑组织移位和梗阻性脑积水等，有助于确诊及指导治疗。

2. MRI 检查　急性期对幕上及小脑出血的价值不如 CT，对脑干出血优于 CT，病程 4～5 周后 CT 不能辨认脑出血时，MRI 仍可明确分辨，故可区别陈旧性脑出血和脑梗死；可显示血管畸形的流空现象。

3. 脑脊液检查　脑脊液压力增高，80% 混有血性，50% 外观呈血性。

三、辨证治疗

参照本章第一节。

四、西医治疗

1. 采取积极合理的治疗，以挽救患者生命，减少神经功能残废程度和降低复发率。

2. 控制脑水肿。

3. 控制高血压。

4. 外科手术治疗。

五、针灸治疗

1. 头针治疗　开颅患者，头针不可在病灶侧取穴。偏瘫者根据病变部位选对侧运动区相应部位，下肢瘫配足运感区，失语者配言语区，感觉障碍者配对侧感觉区相应部位。操作：本法适应于中风后各期，快速捻针，200r/min，留针 30min，其间捻针 3 次，2min/ 次，同时配合肢体活动。

2. 项针治疗 取风池、翳明、供血区。操作：与头针相结合，有标本兼治之功效，适用于各期治疗。每日 1 次，每次 30min，10 次为 1 个疗程，休息 3日。本法可以改善脑部血液循环，是治疗脑部疾病的基础疗法。

六、临证参考

脑出血已是一种常见的严重威胁人类生命的疾病，且近年来在中青年中的发病率有逐渐增高的趋势。脑出血起病急骤，病情凶险，手术治疗术后护理不当极易导致患者细菌感染，在患者免疫力较差时会加快病情的恶化。而西药中的激素易引发和导致并发症的发生，对患者而言治疗效果不理想。中医治疗脑出血在临床观察中所表现出来的优势，除了可以提高疗效，还可减少患者的并发症，且早期中药治疗能够有效降低后遗症的发生率。中医治疗因人制宜，副作用较小，对患者的生活质量以及恢复都有很大的帮助。另外，针灸是中国古代急救的主要治疗方法之一，操作简单，用物少、便于携带，安全无毒副反应。对脑出血患者来说，针刺治疗特别对于早期治疗，可提高治愈率，减少后遗症的发生，后期运用针灸可促进患者恢复，提高患者的生活质量，促进肢体功能恢复。

第三节　蛛网膜下腔出血

蛛网膜下腔出血（subarachnoid hemorrhage，SAH）是多种病因所致脑底部或脑及脊髓表面血管破裂的急性出血性脑血管病，血液直接流入蛛网膜下腔，又称原发性 SAH。此外，临床还可见因脑实质内、脑室出血、硬膜外或硬膜下血管破裂等血液穿破脑组织流入蛛网膜下腔者，称为继发性 SAH；也有外伤性 SAH。

一、诊断标准

1. 参照《中国蛛网膜下腔出血诊治指南 2015》，出现突发剧烈头痛，并伴有恶心、呕吐、意识障碍、癫痫、脑膜刺激征阳性及头颅 CT 检查发现蛛网膜下腔呈高密度影，即可确诊 SAH。若头痛不严重，脑膜刺激征不明显，头颅 CT检查未发现异常，但仍怀疑 SAH，则尽早行腰椎穿刺检查，腰椎穿刺结果提示为均匀血性脑脊液，亦可确诊 SAH。

推荐意见：①突发剧烈头痛伴脑膜刺激征阳性的患者应高度怀疑 SAH 诊断（Ⅰ级推荐，B 级证据）。②对可疑 SAH 患者应首选 CT 检查。③当 CT 结果阴性时，腰椎穿刺检查有助于进一步提供诊断信息（Ⅰ级推荐，B 级证据）。④对于 SAH 患者宜早期行 DSA 检查，以明确有无动脉瘤（Ⅰ级推荐，B 级证据）。⑤在 DSA 不能及时实施时，可予 CTA 或 MRA 检查（Ⅱ级推荐，B 级证据）。⑥动脉瘤介入治疗后，同时再做血管造影，以判断动脉瘤治疗的效果（Ⅰ级推荐，B 级证据）。⑦ SAH 评分有助于判断预后及采取不同的治疗手段。SAH 早期应该使用 GCS 等工具进行评价（Ⅱ级推荐，B 级证据）。

2．中医诊断标准　参照本章第一节。

3．证候诊断标准　参照本章第一节。

二、辅助检查

1．**颅脑 CT**　是确诊 SAH 的首选诊断方法。CT 检查可见蛛网膜下腔高密度出血征象，多位于大脑外侧裂、前纵裂池、后纵裂池、鞍上池和环池等；大量出血时脑室、脑池可呈"铸型"样改变。CT 检查安全、敏感，可早期诊断，并提供出血部位的线索，显示出血量、血液分布、脑室大小和有无再出血，对病情进行动态观察。CT 增强扫描有可能显示大的动脉瘤和脑血管畸形。

2．**腰椎穿刺（简称腰穿）**　见脑脊液压力高，呈均匀血性（色较浓）。

3．**脑动脉造影**　可以用 CT 血管成像（CTA）、MR 血管成像（MRA）。

三、辨证治疗

1．**瘀血阻络**

主症：头痛数日突然加重，或突然头痛，胀痛欲裂。

次症：头昏眼花，或目睛束约，转动不灵，烦躁不安。

舌脉：舌淡红或黯红，舌苔薄白或夹黄，脉弦有力或弦细涩。

病机分析：瘀血阻络，络脉滞涩，不通则痛。

治法：理气开郁，活血止痛。

方药：通气散合活络效灵丹加减。

常用药物：柴胡、香附、川芎、当归、丹参、乳香、没药。

若头痛剧烈者，久痛不已，可加全蝎、蜈蚣、地龙、五灵脂等；若头部畏寒明显，酌加桂枝、细辛、制附子等；若兼见神疲乏力，少气懒言，可酌情加黄芪、党参等。

2．**肝阳上亢**

主症：动怒之后突然头痛，胀痛如裂。

次症：面赤目脱，烦躁恶心。

舌脉：舌质红，舌苔薄黄，脉弦或弦细。

病机分析：肝失条达，气郁化火，阳亢风动。

治法：清肝潜阳，降逆止痛。

方药：羚羊钩藤汤合左金丸，同时可配伍静脉滴注清开灵注射液。

常用药物：羚羊角、桑叶、川贝母、生地黄、钩藤、菊花、白芍、甘草、竹茹、茯神、黄连。

若便秘尿黄者,加大黄、龙胆、僵蚕;若兼肝肾亏虚,可加生地黄、何首乌、女贞子、枸杞子、白芍等。

3. 痰浊壅盛

主症:突然头痛如劈,目黑昏眩,恶心呕涎,吐物如喷。

次症:胸闷烦躁。

舌脉:舌淡白或淡黯;舌苔白滑或厚腻,脉弦滑。

病机分析:脾失健运,痰湿中阻,上蒙清窍。

治法:除痰降逆,通窍止痛。

方药:半夏白术天麻汤合礞石滚痰丸,可加服苏合香丸,可配合静脉滴注清开灵注射液。

常用药物:半夏、天麻、茯苓、橘红、白术、甘草、生姜、大枣、大黄、黄芩、煅礞石、沉香。

若痰湿阻滞,胸脘满闷,纳呆,加厚朴、枳壳;若痰郁化火,加黄连、枳实、竹茹、胆南星或用黄连温胆汤。

4. 气虚血瘀

主症:半身不遂,口舌歪斜,舌强言謇或不语,感觉减退或消失。

次症:面色白,气短乏力,自汗出。

舌脉:舌质黯淡,舌苔薄白腻或有齿痕,脉沉细、细缓或细弦。

病机分析:气虚运血无力,脑脉瘀阻。

治法:益气活血,扶正祛邪。

方药:补阳还五汤加减。

常用药:黄芪,当归,赤芍,川芎,桃仁,红花,地龙。

如气虚明显者加党参、太子参以益气通络;若上肢偏瘫者加桑枝、桂枝以通络,下肢瘫软无力者加杜仲、桑寄生、牛膝、地黄、山茱萸等以壮筋骨,强腰膝。半身不遂较重可加穿山甲、水蛭等药加强活血通络;肢体麻木加木瓜、伸筋草、防己以舒筋活络;兼有言语不利者加石菖蒲、郁金等化痰开窍;大便溏薄者,去桃仁,加白术、山药以健脾。

四、西医治疗

1. 一般处理 SAH患者应住院治疗及监护,须绝对卧床4～6周,头部稍抬高,病房保持安静、舒适和暗光,避免一切可引起血压及颅压增高诱因,如用力排便、咳嗽、喷嚏、情绪激动和劳累等。

2. 降颅压治疗。

3. 防治再出血。

4. 防治迟发性血管痉挛。

5. **手术治疗** 是去除病因、及时止血、预防再出血及血管痉挛、防止复发的有效方法。

五、针灸治疗

治法：疏泄肝胆，通经止痛。以足厥阴、手足少阳经穴为主。

主穴：阿是穴、丝竹空、率谷、合谷、列缺。

配穴：肝阳上亢者加四神聪、翳风、风池；痰湿偏盛者加丰隆、足三里；瘀血阻络者加血海、地机。

操作：头部诸穴沿皮针，疼痛局部施中强度刺激，间歇运针，20～30min，也可配合使用电针，当发作时要以远端穴为主，行较强刺激的手法。

六、临证参考

蛛网膜下腔出血不外乎风、火、痰、气、瘀等为致病因素。《杂病源流犀烛》言痰"而其为物则流动不测，故其为害，上至巅顶，下至涌泉，随气升降，周身内外皆到"，故痰可至周身各处，阻塞气血，且痰易蒙蔽神明，蛛网膜下腔出血病位在脑，脑居于头，为元神之府，清明之府，故痰易上犯于脑，导致脑内气血逆乱，化风动血；热为火之渐者，火性炎上，升散为主，故热邪易上袭，侵犯于脑，热化火成风动血，亦可导致脑内出血。临床上注重四诊合参，把握住病因病机，方可取得满意效果。

第四节　短暂性脑缺血发作

短暂性脑缺血发作（transient ischemic attack，TIA）是由视网膜或脑的缺血引起的可逆性的急性、局灶性神经功能缺失。症状多突然出现，立即达到高峰，一般持续1～30min。发作后可完全恢复，当患者来就诊时症状多见消失。

一、诊断标准

参照2016年《中国短暂性脑缺血发作早期诊治指导规范》

1. **西医诊断标准** 表现为一种突然的、短暂的局灶性神经功能缺失发作，在24h内完全恢复，常有反复发作史，是脑、脊髓或视网膜局灶性缺血所致的、不伴急性梗死的短暂性神经功能障碍。有无梗死病灶是鉴别诊断TIA和脑梗死的唯一依据，而不考虑症状持续时间，新定义淡化了"时间—症状"的概念，强调了"组织学损害"。

2. **中医诊断标准** 短暂性脑缺血发作常以一过性肢体无力、头晕为主要表现，标准可参照《中医病证诊断疗效标准》及《中医内科学》。

3. **证候诊断标准**　参照本章第一节。

二、辅助检查

1. **血液流变学检查**　主要表现为全血黏度、血浆黏度、血细胞比容、纤维蛋白原及血小板聚集率等指标均增高。

2. **脑血管检查**　如经颅多普勒检查、颈动脉彩超检查、MRA 检查等。

3. **颈椎检查**　可用颈椎 X 线检查、颈椎 MRI 检查或颈椎 CT 平扫检查等。

4. **头颅 CT 扫描或 MRI 检查。**

三、辨证治疗

1. **肝阳上亢**

主症：头晕目眩，耳鸣、头胀痛。

次症：面色通红，心烦急躁，焦虑易怒，失眠多梦，口干。

舌脉：舌红，苔黄，脉弦数。

病机分析：心忧气怒，肝气不顺，火气中生，阳亢于上。

治法：平肝潜阳。

方药：天麻钩藤饮加减。

常用药物：天麻、钩藤、天冬、麦冬、白芍、生龙骨、生牡蛎、牛膝、桑寄生、石决明、黄芩、首乌藤。

若小便频数、大便秘结者多因肝胆热盛所致，可加龙胆、大黄；心烦易怒加牡丹皮、白芍，若兼见神疲乏力，少气懒言，可酌情加黄芪、党参。

2. **肝肾阴亏**

主症：头晕目眩，精神疲劳，健忘。

次症：耳鸣，突发昏厥并失去知觉，醒后眼干，甚则出现失明，失眠多梦，腰膝无力，手足心热，口干。

舌脉：舌红少苔，脉细无力。

病机分析：肝肾亏虚，髓海不足，脑窍失荣。

治法：滋阴养肾，养肝明目。

方药：杞菊地黄汤加减。

常用方药：龟甲、白芍、枸杞子、天冬、菊花、怀牛膝、杜仲、桑寄生、熟地黄、山萸肉、泽泻、茯苓、山药、砂仁、甘草。

若五心烦热者，则可加知母、黄柏；若兼见神疲乏力，少气懒言，可酌情加黄芪、党参。

3. **风痰阻络**

主症：头晕目眩或头重脚轻，甚者出现昏仆，肢体麻木或乏力。

次症：胸闷心慌，恶心。

舌脉：舌苔肥厚，脉弦滑。

病机分析：风痰上扰，肝阳化风，痹阻经脉。

治法：祛风通络。

方药：半夏白术天麻汤加减。

常用方药：法半夏、白术、天麻、陈皮、茯苓、白芍、甘草、石菖蒲、竹茹、郁金、僵蚕。

若头晕脑胀，舌苔黯而发黄，脉滑而数者，可加胆南星、黄芩；痰湿偏胜者，可加泽泻、桂枝；肝阳偏亢者，加钩藤、赭石。

4. 气虚血瘀

主症：头晕目眩，或突发昏厥，短暂过后可醒来。

次症：肢体麻木，浑身乏力，心悸，神疲乏力，夜间尤甚。

舌脉：舌质黯淡，舌苔薄白腻或有齿痕，脉沉细、细缓或细弦。

病机分析：气虚运血无力，脑脉瘀阻。

治法：益气活血，扶正祛邪。

方药：补阳还五汤加减。

常用药：黄芪、当归、赤芍、川芎、桃仁、红花、地龙。

如气虚明显者加党参、太子参以益气通络；若上肢偏瘫者加桑枝、桂枝以通络，下肢瘫软无力者加杜仲、桑寄生、牛膝、地黄、山茱萸等以壮筋骨，强腰膝；半身不遂较重可加水蛭等药加强活血通络；肢体麻木加木瓜、伸筋草、防己以舒筋活络；兼有言语不利者加石菖蒲、郁金等化痰开窍；大便溏薄者，去桃仁，加白术、山药以健脾。

四、西医治疗

TIA 的治疗目的是消除病因，减少及预防复发，采取有效疗法预防。具体方法包括：

1. 积极治疗高血压、高血脂、心脏病、糖尿病、脑动脉硬化等。

2. 抗血小板聚集，可选用阿司匹林或氯吡格雷等。

3. 改善脑微循环，如尼莫地平、桂利嗪（脑益嗪）等。

4. 扩血管药物，如曲克芦丁（维脑路通）都可选用。

五、针灸治疗

1. 毫针疗法（项针疗法）

取穴：人迎、风池、供血、翳风、翳明。

操作：先针人迎，亦可用指针轻拨一下人迎，后针其他穴，一般一次显效。

每日 1 次，每次 30min，10 次为 1 个疗程。针刺风池、供血、翳风有利于椎 - 基底动脉血流加速，针刺翳明、人迎有利于颈内动脉血流加速。

远部取穴：取曲池、足三里。

操作：每日 1 次，留针 30min，6 次后休息 1 日。

2. **电项针疗法：**

取穴：风池、供血。

操作：两组导线，分别连接同侧穴，正极在上，负极在下，选用疏波，每日 1 次，留针 30min，6 次后休息 1 日。

六、临证参考

短暂性脑缺血发作是一种逐渐形成的病理变化过程，所以早期预防的意义极为重要。《灵枢·百病始生》云："喜怒不节则伤脏，脏伤则病起于阴也。"金代刘完素说："暴病卒死，火性急速故也。斯由平日衣服饮食，妄处动止，精魂神志，性情好恶，不循其宜而失其节，久则气变血衰而为病也。"说明情志不节常能直接伤及脏腑，使气血逆乱，阴阳失调而为病。故临床分清虚实，把握病机。

第五节　脑 栓 塞

一、诊断标准

脑栓塞（cerebral embolism）又称为栓塞性脑梗死（embolic infarction），是指人体血液循环中某些异常的固体、液体或气体等栓子物质，随血流进入脑动脉或供应脑的颈部动脉，使血管腔急性闭塞，引起局部脑血流中断，造成局部脑组织缺血、缺氧甚至软化、坏死，故而出现急性脑功能障碍的临床表现。脑栓塞常发生于颈内动脉系统，椎 - 基底动脉系统相对少见。

1. **西医诊断标准**　参照《中国急性缺血性脑卒中诊治指南 2014》诊断标准。

（1）多为急骤发病。

（2）多无前驱症状。

（3）一般意识清楚或有短暂意识障碍。

（4）有颈动脉系统和（或）椎 - 基底动脉系统的症状和体征。

（5）腰穿脑脊液一般不含血，若有红细胞可考虑出血性脑梗死。

（6）栓子的来源可为心源性或非心源性，也可同时伴有其他脏器、皮肤、黏膜等的栓塞症状。

2. **中医诊断标准**

（1）中医诊断标准：参照 1998 年国家中医药管理局脑病急症科研协作组

起草制订的《中风病诊断疗效评定标准》(试行)。见本章第一节。

（2）疾病分期标准：①急性期：发病 2 周以内，中脏腑最长至 1 个月；②恢复期：发病 2 周至 6 个月；③后遗症期发病 6 个月以上。

（3）证候诊断标准：参照本章第一节。

二、辅助检查

1. 脑脊液检查　脑压增高提示大面积脑梗死。出血性梗死脑脊液可呈血性或镜下红细胞；感染性脑栓塞如亚急性细菌性心内膜炎，脑脊液细胞数增高（200×10^6/L 或以上），早期中性粒细胞为主，晚期淋巴细胞为主；脂肪栓塞脑脊液可见脂肪球。

2. 血尿便常规及生化检查　主要与有栓子可能来源的感染和严重心律失常，或心脏手术、长骨骨折、血管内介入治疗等相关。其他根据患者情况可选择如高血压、糖尿病、高血脂、动脉粥样硬化等方面的检查。

3. 脑 CT 扫描　脑 CT 扫描表现与脑梗死相似，即发病后 24～48h 后脑 CT 扫描可见栓塞部位有低密度梗死灶，边界欠清晰，并有一定的占位效应。在 24h 内做脑 CT 扫描，脑栓塞可以是阴性结果。即在这一时期脑 CT 扫描阴性不能排除脑栓塞。脑 CT 扫描对明确梗死部位、大小及周围脑水肿情况有较大价值。若为出血性梗死，则在低密度灶内可见高密度出血影。对于患病早期和怀疑病变部位在后颅窝或病变部位较小的，应选择脑 MRI 检查。

三、辨证治疗

1. 风痰瘀阻

主症：突然发生口舌歪斜，口角流涎，舌强言謇，半身不遂。

次症：头晕，头痛，手足麻木，手足拘挛。

舌脉：舌苔薄白或紫黯，或有瘀斑，脉弦涩或滑。

病机分析：风痰上扰，肝阳化风，痹阻经脉。

治法：息风化痰，活血通络。

方药：半夏白术天麻汤合桃仁红花煎加减。

常用药物：半夏、茯苓、陈皮、甘草、白术、桃仁、红花、香附、青皮、天麻、延胡索。

痰湿偏胜者，可加泽泻、桂枝；肝阳偏亢者，加钩藤、赭石潜阳息风。

2. 风阳上扰

主症：突然发生口舌歪斜，语言謇涩，半身不遂。

次症：眩晕头痛，耳鸣面赤，腰腿酸软。

舌脉：舌质红，苔薄黄，脉弦细或弦滑。

病机分析：肝肾阴虚，痰热内蕴，风阳上扰，经脉痹阻。

治法：镇肝息风，育阴潜阳。

方药：镇肝熄风汤加减。

常用药物：龙骨、牡蛎、赭石、珍珠母、石决明、龟甲、天麻、钩藤、菊花、白芍、玄参、牛膝。

若阳亢火胜，头痛剧烈，面红耳赤者，加夏枯草清肝息风潜阳；肝风内动者加僵蚕、地龙息风镇惊；痰热较甚，苔黄腻，加胆南星、竹沥、川贝母清热化痰；心烦易躁者加黄芩、栀子、茯神清热除烦宁神；痰蒙心神，言语不清者，加石菖蒲、远志化痰开窍；若伴肾阴不足，气血亏虚，腰膝酸软无力，加当归、何首乌、枸杞子、桑寄生、熟地黄等补益肝肾。

四、西医治疗

1. 对高血压、糖尿病、动脉粥样硬化等原发病的治疗。

2. 抗凝治疗。

3. 降血脂、降低血黏度。

4. 血管手术治疗。

5. 其他治疗。

五、针灸治疗

1. 中经络

治则：醒神开窍、疏通经络。

主穴：百会、人中、内关、极泉、尺泽、足三里。

配穴：肝阳上亢者，太冲、太溪、复溜、百会放血；痰热腑实者，曲池、内庭、丰隆；风痰阻络者，丰隆、合谷；气虚血瘀者，气海、三阴交；口歪者，颊车、地仓；上肢不利者，肩髃、合谷；下肢不利者，环跳、阳陵泉；尿失禁者，关元、阴陵泉、三阴交。

2. 中脏腑

治则：醒神开窍、启闭固脱。

主穴：百会、人中、内关。

配穴：闭证，十二井穴（放血）、合谷、太冲；脱证，关元（灸）、气海、神阙（隔盐灸）。

六、临证参考

中医针灸不仅具有疏经通络、调节阴阳、扶正祛邪及活血化瘀等功效，还可增大局部血液流量，使缺血组织恢复血液供应，利于组织的新陈代谢。而推拿治疗则以按揉和一指禅等连续手法,对病患体表各指定穴位以外力刺激,舒经活络,改善血循环,有利于组织修复,调节神经反射等。

第六节　颅内静脉窦血栓形成

颅内静脉窦血栓形成(cerebral venous sinus thrombosis,CVST)属于缺血性脑血管病,其发病隐袭,呈急性或亚急性起病,极少数慢性起病。临床表现复杂多样,无特异性,故临床诊断较困难,误诊率较高。早期诊断、积极合理的治疗有助于改善患者预后。

一、诊断标准

参照2013年《颅内静脉和静脉窦血栓形成诊治的中国专家共识》。

1. **西医诊断标准**　目前对CVT的诊断标准,应当说CVT有赖于影像学检查,DSA是诊断CVT的金标准,CT检查是诊断CVT最常用的方法。CVT发病率低,难以确诊,且易被误诊漏诊。其临床特点如下:①本病好发于中青年。②上呼吸道感染、呕吐、腹泻等可诱发,女性患者与妊娠及口服避孕药有关。若同时合并双下肢静脉血栓时需考虑先天性因素,应进一步检查。③本病可呈急性或亚急性或缓慢进展性发病,急性及亚急性多见。④常见临床症状均为头痛、呕吐(70%~90%)腰穿脑脊液压力升高,另外还可合并局灶性神经功能缺损,痫性发作,不同程度的意识障碍及精神症状。

2. **中医诊断标准**　参照本章第一节。

3. **证候诊断标准**　参照本章第一节。

二、辅助检查

1. CT、MRI　通常作为CVT首选指标,可为正常或稍有异常。

2. DSA　是诊断脑静脉和静脉窦血栓形成(cerebral venous sinus thrombosis,CVST)的金标准,表现为病变的静脉窦在静脉时相不显影。

三、辨证治疗

1. **瘀血阻窍**

主症:头痛,或突然头痛。

次症:头昏眼花,或目睛束约,转动不灵;烦躁不安。

舌脉:舌淡红或黯红,舌苔薄白或夹黄,脉弦有力或弦细涩。

病机分析:瘀血阻络,络脉滞涩,不通则痛。

治法:理气开郁,活血止痛。

方药：通窍活血汤加减。

常用药物：赤芍、川芎、桃仁、红枣、红花、麝香。

若头痛剧烈者，久痛不已，可加全蝎、蜈蚣、地龙、五灵脂等；若头部畏寒明显，酌加桂枝、细辛、制附子等；若兼见神疲乏力，少气懒言，可酌情加黄芪、党参等。

2. 痰湿阻窍

主症：头痛昏蒙。

次症：胸脘满闷，眠差，小便利。

舌脉：舌苔白腻，脉滑。

病机分析：脾失健运，痰湿中阻，上蒙清窍。

治法：燥湿健脾，化痰息风。

方药：半夏白术天麻汤加减。

常用药物：半夏、陈皮、白术、茯苓、天麻、白蒺藜、蔓荆子、甘草。

若痰湿久郁化热，出现口苦，大便不畅，宜去白术，加黄连、枳实、竹茹、胆南星；或用黄连温胆汤。

3. 气虚血瘀

主症：头痛隐隐，时轻时重。

次症：纳食减少，神疲乏力，气短懒言。

舌脉：舌质淡，舌苔薄白，脉细弱。

病机分析：中焦虚弱，清阳不升，脑失所养。

治法：健脾益气升阳。

方药：益气聪明汤加减。

常用药物：黄芪、炙甘草、升麻、葛根、蔓荆子、芍药。

如气虚明显者加党参、太子参以益气通络；大便溏薄者，去桃仁，加白术、山药以健脾；若头痛畏寒，加附子、益智仁、葱白。

四、西医治疗

1. **病因治疗**　根据患者情况，降压、抗感染、抗癫痫、补液、改善血循环及对症支持治疗。

2. **抗血栓治疗**　必要时给予抗凝或溶栓治疗。

五、针灸治疗

治法：疏泄肝胆，通经止痛。

主穴：以足厥阴、手足少阳经穴为主。阿是穴、丝竹空、率谷、合谷、列缺。

配穴：肝阳上亢者加四神聪、翳风、风池；痰湿偏盛者加丰隆、足三里；瘀血阻络者加血海、地机。

操作：头部诸穴沿皮针，疼痛局部施中强度刺激，间歇运针，20～30min，也可配合使用电针，当发作时要以远端穴为主，行较强刺激的手法。

六、临证参考

头为元神所居，"诸阳之会""清阳之府"，又为髓海所在之处，凡五脏精华之血，六腑清阳之气，皆会于此。于是天气所发，六淫之邪，人气所变，五脏之逆，均可导致头痛。头痛是全身病理变化的局部反应。因此治疗颅内静脉窦血栓形成应当从整体出发，全面分析，辨证论治，而不是头痛医头，脚痛医脚。

（马士才　程园园　詹　敏　韩　辉）

主要参考文献

1. 赵杨，虞鹤鸣. 中风特色疗法 [M]. 北京：人民军医出版社，2012.

2. 王维治. 神经病学 [M]. 北京：人民卫生出版社，2004.

3. 王剑刚. 短暂性脑缺血发作辨证施治临床分析 [J]. 中国中医药现代远程教育，2014，12（18）：49-50.

4. 赵建国，高长玉，顼宝玉，等. 脑梗死和脑出血中西医结合诊断标准（试行)[J]. 中国中西医结合杂志，2006，26（10）：948-949.

5. 中华医学会神经病学分会，中华医学会神经病学分会脑血管病学组. 中国缺血性脑卒中和短暂性性脑缺血发作二级预防指南 2014[J]. 中华神经科杂志，2015，48（4）：258-273

6. 范一木. 颅内静脉和静脉窦血栓形成诊治的中国专家共识解读 [J]. 中国现代神经疾病杂志，2016，16（12）：822-825.

第六章　对症治疗

中风多指内伤病证的类中风，多因气血逆乱、脑脉痹阻或血溢于脑所致。以突然昏仆、半身不遂、肢体麻木、舌謇不语，口舌歪斜，偏身麻木等为主要表现的疾病。本章从中风症状的角度出发，以主症与并发症为主，首先简单概括症状的情况，每个症状的治疗从药物包括中药内服及外服、中成药及注射液方面，针灸施治包括常用体针、头针、眼针等方面，推拿治疗及其他疗法等方面阐述，较为全面地总结了中风每个症状的常用治疗。

第一节　主　　症

本节从中风患者的主要症状出发，总结了中风患者常见的主要症状包括神昏、偏瘫、偏身麻木、口舌喎斜、言语謇涩、吞咽困难、共济失调。分别从中药治疗、中成药治疗、针灸治疗、推拿治疗及其他疗法等方面叙述，旨在为临床工作者提供一个对每个症状较为全面的治疗方法，更好的处理患者所存在的症状。

一、神昏

神昏是指在中风病过程中出现的以神志不清为特征的危重症。由于风中脏腑导致窍闭神昏。《素问•调经论》曰："血之与气并走于上，则为大厥，厥则暴死，气复反则生，不反则死。"其病机较为复杂，气血逆乱，痰、瘀、水壅滞于上，结聚脑腑，阻滞脑络等都可引起。

（一）常用中药内治法

1. **闭证**　乃由于阴虚阳亢、肝阳暴亢、阳升风动、气血上逆、夹痰夹火上蒙清窍所致。《证治汇补》中风："中脏者，内滞九窍，故昏沉不语，唇缓痰壅，耳聋鼻塞，目合不开，大小便闭，乃邪滞三阴里分，为闭症。"偏重于痰湿的称阴闭，偏重于痰热的称阳闭。

治则：清心开窍，息风潜阳。

方药运用：①安宫牛黄丸适用于高热神昏谵语者，其清热力最大；②局方至宝丹适用于心热神昏、痰浊窍闭者，其开窍力最强；③紫雪丹适用于壮热神昏，而兼便结者，有通下之力；④苏合香丸适用于闭证之属寒者。

（1）阳闭：火痰热之邪上扰清窍而内闭；《素问·举痛论》谓："怒则气上"，气有余便是火，火动风生，夹痰浊上蒙清窍。《素问·生气通天论》所谓："阳气者，大怒则形气绝，而血菀于上，使人薄厥。"

症见：猝然昏倒，不省人事，口噤牙闭，两手握固，身热面赤，痰壅气粗，舌苔腻，脉弦滑而数等。

方药一：清热化痰汤合至宝丹加减。

来源：《口齿类要》《灵苑方》。

组成：生白术、茯苓、橘红、制半夏、陈胆南星、干菖蒲、枳壳、炒竹茹、炒黄芩、羚羊角（先煎）、钩藤、淡竹沥（分二次冲入）、生姜汁（分二次冲入）、至宝丹1粒（温开水溶化冲入）。

功效：辛凉开闭，豁痰潜阳。

主治：火痰热之邪上扰之阳闭。

方药二：羚羊角汤。

来源：《医醇賸义》。

组成：羚羊角、菊花、夏枯草、生地黄、牡丹皮、石决明、龟甲等。

功效：清火息风、育阴潜阳。

主治：火痰热之邪上扰之阳闭。

阳闭者先用至宝丹辛凉开窍，再用羚羊角汤为主加减内服，水煎内服，1剂/d，3次/d，200ml/次，连服3～5剂，后观其病情，随症施用。

既"阳闭"因"火"为患，当以清热泻火、凉血止血为首法，辅以引血下行、滋阴潜阳、息风止痉、开窍醒神等法。现代药理研究表明，清热化痰汤具有降低脑缺血再灌注损伤大鼠脑皮质血栓素B_2（TXB_2）的含量，进而起到抗脑血管痉挛、改善脑血管通透性的作用。羚羊角汤凉血滋阴、平肝潜阳，可加强凉血止血、滋阴潜阳的功效。热盛者可加用大黄、牛膝通腑泄热引血下行；痰多加天竺黄、川贝母、胆南星、竹沥等，以助开窍闭化痰之力。

（2）阴闭：多因肝风骤起，痰湿阻滞，风夹湿痰之邪上壅清窍而内闭；《杂病源流犀烛》："阴中者，或青或白或黑，昏乱眩冒，多汗，甚者手足厥冷。"

症见：静而不烦，面白唇紫，痰涎壅盛，四肢不温，苔白滑腻，脉沉滑者。

方药：涤痰汤合苏合香丸加减。

来源：《奇效良方》《太平惠民和剂局方》。

组成：制半夏、陈皮、茯苓、制南星、干菖蒲、枳实、苏合香丸1粒（温开水溶化冲入）

功效：辛温通窍，祛痰除湿。

主治：风夹湿痰之邪上扰之阴闭。

阴闭者先用苏合香丸辛温开窍后，再用涤痰汤加减，水煎内服，1 剂 /d，3 次 /d，200ml/ 次，连服 3～5 剂后观其病情转归变化，随证施治。

涤痰汤由二陈汤化裁而来，是燥湿化痰之剂，并有开窍之功。方中半夏、陈皮理气燥湿化痰，降逆止呕。现代药理学研究表明，半夏具有降低全血黏度比，明显抑制红细胞聚集和提高红细胞变形能力的作用，同时具有显著的抗乙酰胆碱酯酶活性作用；石菖蒲可以改善血 - 脑屏障，增强药物开窍醒神的疗效；人参皂苷可以改善脑组织抗氧化能力，增加端粒酶活性；甘草苷可以改善机体抗氧化酶活力、抑制脂氧化代谢产物的生成。张军应用涤痰汤与清开灵结合治疗中风伴有意识障碍患者 66 例，研究发现常规西药治疗同时给予涤痰汤与清开灵结合的治疗组，中风伴有意识障碍的意识状态改善程度明显优于西药治疗同时单纯给予清开灵治疗的对照组。患者意识障碍程度愈轻，则疗效愈显著。

（3）总结：阳闭是"痰火内发病心官"的证候。痰火内发，必然引动肝阳化风，风煽火炽，痰迷气闭，则神昏无知。阳闭远辛温而取辛凉，至宝丹最对症，同时可酌加羚羊角、钩藤以摒痰热，并息风阳。阴闭即浊阴痰湿之内闭。闭证宜开，且中风猝倒，必先顺气，随后治风，一般主张用苏合香丸，集大队辛香阳药以通之。然行气开窍，不除痰湿，仍难开其闭阻，还需配合涤痰汤化湿祛痰，湿去痰消，气顺窍利，神志可苏。

2. **脱证** 人体正气不足、阳气衰微、阴阳即将离决之候。

症见：四肢厥冷，口开目合，手撒鼻鼾，面色苍白，二便失禁，呼吸短促，脉象微弱或沉伏等。

治则：回阳敛阴。

方药运用：参附汤或独参汤鼻饲，人参用量应倍于附子。参附汤（人参 20g，炙附子 10g，煎 60min 煎成 50ml）和生脉饮（生地黄、麦冬各 20g，五味子 10g 成 50ml）以益气回阳、救阴固脱。

有学者认为治脱证要掌握三大要旨：脉硬、汗冷、肢厥者，主以参附龙牡合四逆汤，重用附子以回肾阳；发绀、息微、心率加快，脉细欲绝者，主以参附龙牡合生脉散，重用人参以扶心阳；气急、鼻煽、脉散大、舌津涸者，主以大剂参、麦、萸、味，急救化源。

3. **其他** 风中胃腑，以致胃火炽盛，灼津为痰，痰随火扑，堵其窍道，出现昏不识人。

症见：手足不遂，舌謇语涩，脘腹痞闷硬痛，二便不通，苔黄厚腻，脉沉实有力。

方药：三化汤，大、小承气汤。

来源：《杂问病机气宜保命集》《伤寒论》。

组成：厚朴、羌活、枳实、大黄、芒硝。

功效：搜风化痰，通腑泄热。

主治：脏满腑实之神昏。

脑为元神之府，清窍之所在，腑实燥结，热毒上扰清阳，闭塞清窍发为神昏。实践中观察到运用通腑醒脑法治疗，可使腑气通泄，瘀浊热毒外排，随之患者迅速苏醒，血压正常。故得出"通腑泄毒，醒脑开窍"这种治疗中风神昏的基本机制的模式。邪热下盛时方中可加用枳实、厚朴、大黄、瓜蒌、羌活、芒硝等；若痰火盛者，要及时用通腑泄热之法。西医学阐明，使用下法排除肠道积留物，去除肠内毒性物质，不但能减低腹压，恢复胃肠的消化吸收功能，而且会有效增加腹腔内脏器的血液灌注量，促进新陈代谢，对急性大脑血液循环障碍而出现的组织缺血、缺氧有明显改善作用。研究者使用通腑泻浊法以小承气通腑胶囊（大黄、胆南星、瓜蒌、枳实、丹参等）治疗缺血性中风急性期130 例，有效率 90%，改善神经功能缺损程度优于对照组，且能改善各项血液流变学指标。

（二）常用中成药

1. 醒脑静注射液

组成：由人工麝香、冰片、郁金、栀子组成的中药复方制剂。

功效：清热解毒，凉血活血，醒脑开窍。

主治：可用于气血逆乱，脑脉瘀阻所致中风昏迷。

用法：20ml 醒脑静注射液加入 0.9% 氯化钠注射液或 5% 葡萄糖注射液250ml 中，静脉滴注，每日 1 次，10～14 日为 1 个疗程。

醒脑静注射液具有较强的清热活血通窍作用。现代药理学研究表明，醒脑静注射液对中枢神经系统有调节作用，对昏迷患者有明显的苏醒作用；且能增加大脑对各种脑损伤因子的耐受性，促进大脑的修复，对大脑有保护作用；并可保护病理性开放的血 - 脑屏障，减少血 - 脑屏障损伤，稳定血 - 脑屏障，从而减轻脑水肿。郭飞等人在常规综合治疗基础上，加用醒脑静注射液治疗 7 日后，发现其对中风伴意识障碍患者具有较好的疗效。有研究显示，中风神昏患者经醒脑静注射液治疗后，总有效率达 76%，68 例中经络患者中，风痰瘀血、痹阻脉络者居多，有效率为 87.5%，较其他两型为好。迷蒙、神昏患者疗效也较为满意，有效率为 62.5%，苏醒起效平均时间为 11.23±9.30h。醒脑静注射液治疗中风疗效满意，安全可靠。

2. 清开灵

组成：牛黄、黄芩苷、金银花、栀子、水牛角粉、板蓝根、珍珠母、牛胆酸等。

功效：清热解毒，化痰通窍，醒脑开窍。

主治：用于中风急性期神昏闭证患者。

用法：40ml清开灵加入0.9%氯化钠注射液或5%葡萄糖注射液250ml中，静脉滴注，每日1次，10～14日为1个疗程。

现代药理实验表明，清开灵还可以减轻血管内皮细胞受损，抑制血小板活化及血小板胞浆内-α颗粒膜上糖蛋白CD62P的表达，阻止血小板与粒细胞及内皮细胞的黏附与连接，减轻TNF-α、IL-2R、IL-6介导的炎性反应以防止免疫应答过盛及活化的血小板和粒细胞引发脑组织的进一步损害，有效防止脑梗死的形成和再发，促进疾病转归。

3. 参附注射液

组成：红参、附片。

功效：回阳救逆。

主治：对急性脑梗死、意识障碍等有较好的临床疗效。

用法：100ml参附注射液加入0.9%氯化钠注射液250～500ml中，静脉滴注，每日1次，10～14日为1个疗程。

参附注射所含的主要成分人参皂苷和乌头类生物碱，具有改善微循环和末梢循环，降低血液黏度，减少血小板聚集的功效。临床中未发现毒副反应。

4. 安宫牛黄丸

组成：牛黄、犀角（用水牛角代）、麝香、冰片、黄连、生栀子、郁金、朱砂、珍珠、黄芩、明雄黄。

功效：清热解毒，豁痰开窍。

主治：中风痰热内闭之阳闭症。用于中风神昏证属邪热内陷心包，痰热内闭清窍的阳闭者。

用法：每次1丸，灌服或鼻饲，每日1～2次。

安宫牛黄丸内含牛黄、犀角（用水牛角代）清热凉血；麝香、冰片芳香醒脑开窍；辅以黄连、栀子泻心火；郁金疏肝并可清心，佐以朱砂、珍珠重镇安神。诸药合用能使肝风平息，痰浊渐去，窍开而神清。有报告指出安宫牛黄丸能显著降低大鼠急性期血清促炎性细胞因子的含量，缩短大鼠恢复清醒时间，缩小脑梗死体积。脑梗死发生时TNF-α明显增加，并对缺血病灶引起免疫病理损伤。研究缺血中风大鼠血清的IL-18、TNF-α时发现，安宫牛黄丸能使两者水平降低，清醒时间缩短，行为学评分减低，提示它具有脑损伤保护作用。有报道指出应用安宫牛黄丸治疗脑卒中急性期中经络神昏患者全部显效，中脏腑者有效率为86%。有研究对146例中风阳闭症患者采用随机分组治疗，其中治疗组74例患者在对照组常规治疗的基础上，加用安宫牛黄丸及通腑醒脑合剂进行治疗，结果发现治疗组患者意识障碍持续时间缩短，病死率明显降低,神经功能缺损评分较对照组有明显的改善。

5. 苏合香丸

组成:苏合香、安息香、冰片、水牛角浓缩粉、人工麝香、檀香、沉香、丁香、香附、木香、乳香(制)、荜茇、白术、诃子肉、朱砂,辅料为蜂蜜。

功效:芳香开窍、行气解郁、散寒化浊。

主治:用于中风痰厥、突然昏倒、不省人事、半身不遂、牙关紧闭、口舌㖞斜等症。

用法:苏合香丸为蜜丸,每丸重3g,口服或鼻饲每次1丸,每日1～2次。

现代药理研究表明:开窍药能使神志昏迷患者苏醒,如冰片有一定的中枢兴奋作用;石菖蒲挥发油有镇静催眠作用,能延长小鼠常压耐氧存活时间;这些与中医开窍醒神相一致。另外治疗脑疾患的开窍药能通过影响血-脑屏障发挥其治疗作用,这为中风的临床运用提供了理论和实践依据,对中风的治疗有重要的意义。《素问·生气通天论》述:"阳强不能密,阴气乃绝;阴平阳秘,精神乃治;阴阳离决,精神乃绝。"倘若任其偏盛偏衰的病态发展,势必各自走向极端,即造成有阳无阴或纯阴无阳的"离决"状态。"人生有形,不离阴阳",阴阳一旦离决,形神瓦解,使丧失生机而告终。中医学对于中风神昏机制已有了一定认识,但限于历史条件,未能从局部解剖细微结构上做进一步探讨。西医学证明,神明即是大脑所具有的一切功能。元神被扰,神明失用即是大脑的功能受限、特别是大脑皮质与脑干网状结构受到严重损害所致。

(三)针刺

中风神昏分闭证和脱证。系属本虚标实之症,故治疗须标本兼顾。闭证以开闭祛邪治标为主;脱证以扶正固脱治本为主。而闭脱互见者,则应按具体症状进行辨证,治疗须有侧重。闭证多因风火内闭,痰热郁阻所致,治疗应清热豁痰,息风开窍。针刺以泻法为主,点刺十宣出血以清热宣闭,应用醒脑开窍法针刺人中、内关、泻太冲,刺丰隆降逆息风,通调脾胃二经气机,以强刺激反复运针至神志清醒。脱证乃由于真阴衰微,元阳欲脱,阴阳离决,治疗以益阴回阳,扶正固脱,可急灸神阙,可用隔盐灸法,壮数不拘,以神清脉回为度,同时针关元、足三里施补法留针,并可在关元针柄上以艾卷灸之,留针时做间断刺激。

1. 闭证

主穴:水沟、行间、涌泉、丰隆。

配穴:曲池、足三里、合谷。阳闭加十二井穴、历兑、窍阴;阴闭加中脘、内关、百会。

2. 脱证

主穴:关元、气海、足三里。

配穴：百会、合谷、中脘、复溜、内关（均中弱刺激，若元气极度衰微者勿针，用艾炷持续灸主穴）。

急性期可配合十二井穴刺血，现临床中患者多不省人事或牙关紧闭；或舌卷缩，服药困难，故多由西医进行抢救，待脱离危险期，才由中医用药物和针灸进行治疗。石学敏教授首创的中风醒脑开窍针法在病机上强调"窍闭神匮、神不导气"，选穴上以阴经和督脉穴为主，并强调针刺手法的规范化，成为目前中风外治法的典型代表。此外还有督脉取穴法、头体针配合治疗、十三鬼穴、头针耳针结合法等多种针刺方法。

（四）鼻疗法

中药鼻腔给药及雾化吸入属于中医鼻疗法范畴。药物通过鼻黏膜及肺部丰富的毛细血管吸收，还可以直接通过鼻黏膜－脑脊液途径进入脑脊液，使药物快速入脑。许多药物经鼻腔给药的生物利用度已接近100%。鼻腔给药具有吸收迅速、脑靶向性好、给药方便、能够避免肝脏首过效应的特点，在治疗脑中风等脑部疾病方面具有明显优势。无论是对于水溶性成分栀子苷，脂溶性成分艾片、麝香酮，还是难溶性成分葛根素，经鼻给药均能迅速入脑，并显著提高药物在脑组织的分布和生物利用。但目前对于中药经鼻入脑的通路，特别是神经通路（嗅神经通路、三叉神经通路）和嗅黏膜上皮通路的研究尚不够深入，各通路对脑靶向性的贡献度以及不同性质药物的主要入脑途径尚不够明确。

有研究显示，对缺血性卒中患者予以脑清喷鼻微乳（主要由麝香、三七、冰片、川芎、石菖蒲、薄荷等组成）喷鼻治疗，能有效保护神经功能，促进神经功能恢复，其机制在于：经鼻给药能有效透过血－脑屏障，发挥中药药效；药物刺激鼻腔，对循行鼻腔的经络起到良性的刺激，从而发挥经络调节脏腑功能的作用。后期随机对照研究表明，其也可提高患者肢体运动功能、改善患者血液流变学指标。现代药理研究提示，麝香酮可快速透过血－脑屏障，兴奋中枢神经系统，可明显缩小脑梗死体积，减轻脑缺氧损伤及脑水肿，抑制炎症因子，保护神经元。三七主要有效成分三七总皂苷能有效减少因脑缺血造成的脑细胞凋亡，减轻脑水肿。川芎可祛风止痛，扩张血管，促进循环，抗血小板聚集，改善血液流变学指标，对脑缺血、缺氧再灌注损伤及脑梗死损伤都具有保护作用。冰片具有抗炎及减轻脑水肿的作用，同时可增加生物膜屏障通透性（包括血－脑屏障），有利于药物的整体吸收。早期有人予以加味通关散（由猪牙皂、细辛、麝香、冰片制成）经鼻雾化吸入，对中度及轻度意识障碍的中风患者疗效较好。

（五）灌肠法

灌肠疗法是中医治疗疾病的传统方法之一，是根据"开鬼门，洁净府"的中医理论，将邪毒排出机体，使脏腑功能正常运行。它针对中风中脏腑疾病转归时痰热腑实的关键病机，强调祛除"邪毒"，符合"上开下泻"法。有研究显示，予以中药星蒌承气汤对急性卒中患者灌肠治疗，发现其可通过通腑气、化痰热缓解病势，减轻神经功能缺损程度；使用通腑开窍汤保留灌肠，发现其对中风闭证的总有效率达 82.14%；予以大承气汤加减灌肠治疗缺血性中风昏迷患者，发现其有效率达 82%。大承气汤加减治疗法是中医常用灌肠疗法，重在帮助缺血中风昏迷患者将体内瘀积的浊物排出体外，清气自然呈现，患者可逐渐康复。中医理论认为通过化痰通气的作用，可促进脑部的开窍，起到提神作用，被浊气影响的气血方能运行无碍，气血调和之后，处于昏迷状态的患者的意识逐渐恢复，四肢的麻痹症状有所改善。大黄中含有丰富的大黄酸、大黄酚、大黄素等，可以提高肠道的吸收功能，增强胃肠的蠕动，可以起到抗菌利尿的双重作用，对降低患者胆固醇也有积极作用。有报告表明，研究 100 位中风神昏患者，观察组中医辨证之后予以中药制剂灌肠，配合西医治疗，对神昏的疗效较单纯西医治疗效果好。中风神昏可予灌肠给药。直肠静脉丛有很强的吸收能力，直肠给药能加快奏效时间，既可避免消化液的酸碱度和酶对药物的影响和破坏，又可避免药物对胃黏膜的刺激，并通过灌肠清除因肠内容物积留过久而产生肠源性内毒素对脑组织的损害，达到中药在治疗急重症方面低毒速效的目的。

二、偏瘫

风邪初中经络，未入脏腑。多为正气不足，络脉空虚，腠理不密。风邪乘虚而入，引动湿痰，由络入经，气血痹阻，不能濡养经脉。

1. **中药内治法**　目前中风的研究遵循"辨证规范化"原则，将中风分为风证、火热证、痰湿证、血瘀证、气虚证及阴虚阳亢证六大证候。治疗上除传统平肝息风、化痰祛瘀通络之外，对活血化瘀法治疗中风进行了深入的临床及实验研究。大量的临床研究表明，中医药治疗缺血性中风急性期能取得较好疗效，并且毒副反应小，显示了中医药治疗本病的优势和良好的发展前景。

（1）补阳还五汤

来源：《医林改错》。

组成：黄芪、当归尾、地龙、赤芍、桃仁、川芎、红花。

功效：补气、活血、通络。

主治：中风之气虚血瘀证。

有研究显示，补阳还五汤可以促进中风后半身不遂的血肿吸收，有助于恢复神经功能，有效降低致残率。研究表明，本方具有祛瘀生新的功效，治疗中风后半身不遂有效率达到 89.6%，且对于脑梗死后遗症运用越早，疗效越佳。另有研究发现，本方行血旺气，不仅可以治疗中风后半身不遂，还可改善口喎、痴呆等后遗症，提高生存质量。

（2）小续命汤

来源：《备急千金要方》。

组成：麻黄、防己、防风、炙甘草、杏仁、大枣、桂枝、黄芩、川芎、生姜、白芍、炮附片、党参。

功效：祛风扶正。

主治：正气内虚，风邪外袭。

麻黄、防风、杏仁发表开闭，疏通经络，祛邪外出；桂枝、白芍、生姜、大枣平衡阴阳，疏通营卫；党参、炮附片、炙甘草益气温阳，调节气血；防己祛邪，诸药共用可奏益气活血，温通经络之功效。研究发现，小续命汤有效改善中风半身不遂等后遗症，提高患者的自理能力和生活质量，也能改变患者血液黏度及降低血脂。胡明亮观察发现，小续命汤联合西药组比单纯西药组治疗效果好，认为本方可有效改善中风半身不遂患者局部肢体血流及恢复脑功能障碍。另有研究发现，小续命汤可以降低急性脑梗死大鼠血浆一氧化氮含量，减轻对脑细胞的毒性，减少脑细胞的死亡。白芍中的芍药苷具有神经保护作用，这种神经保护作用主要是通过调节离子通道、抗组织氧化、抑制神经细胞凋亡、促进神经细胞生长、改善胆碱神经功能而发挥作用。小续命汤其他有效成分还能够抑制星形胶质细胞的活化，提示其有效成分可能还通过其他机制参与了脑组织缺血时的神经保护和缺血后的神经修复过程。

（3）大秦艽汤

来源：《素问病机气宜保命集》。

组成：秦艽、独活、川芎、茯苓、当归、熟地黄、白芍、生地黄、细辛、白术、羌活、白芷、防风、石膏、黄芩、甘草。

功效：养血和营，祛风通络。

主治：风邪初中经络证。

《医宗必读》曰："血行风自灭。"如湿痰重者，可去地黄，加半夏、橘红、南星等，以燥湿化痰。研究发现大秦艽汤化裁方治疗急性脑梗死，治疗后肌力明显增加，偏身麻木症状消失率为41.7%，肢体肿胀率为37.9%。有研究认为大秦艽汤对于治疗急性脑血管病变应用价值较高，清热养血健脾药之中配伍大队祛风药，有外风祛之，无外风可化之、散之、疏之、通之。

（4）八珍汤

来源：《正体类要》。

组成：人参、白术、茯苓、当归、白芍、川芎、熟地黄、炙甘草。

功效：培补气血，补益扶正。

主治：中风后遗症期，肌肉痿废者。

中医理论认为中风后遗症的病理基础为下虚上实，主要因气血亏虚、肝肾不足而引起，因此在中医辨证治疗过程中需要以"补益扶正为主、祛邪为辅"为治疗原则，八珍汤为补气补血之方剂，是四君子汤及四物汤的复方，补气以四君，补血以四物，气血双补，应用中可酌加补益肝肾之药。研究表明，治疗中风后遗症患者，其有效率可达到92.86%，也可明显改善患者神经功能缺损评分。早期有人运用加味八珍汤治疗中风后遗症患者，病例以50岁以上发病为多，就证明年老体衰、气血不足、阴阳失调是根本的内在因素，以此来培补气血，调节阴阳，增强体质的内生能力，促进机体康复，总有效率达82%。现代药理研究表明，八珍汤可显著降低大鼠的血清总胆固醇含量，并能显著降低大鼠的血清甘油三酯含量，能改变血"黏""浓""凝""聚"状态，具有一定的抗凝作用。

（5）自拟方运用

1）黄芪九物汤：主要由黄芪、防风、当归、茯苓、白术、鹿角胶、独活、牛膝、甘草等药组成。具有补气活血通络之功。主要用于中气不足、脉络空虚或痰湿素盛、外风引动内风。黄芪又称棉芪，色灰白，性味甘，微温，具有保肝、降血压、益气固表等作用，临床常用于高血压、中风等疾病的治疗。有报告显示，黄芪九物汤配合康复理疗治疗中风后遗症患者，发现治疗组有效率达88.3%，且血液黏稠性明显低于对照组。

2）补脾治瘫汤：主要由白术、山药、茯苓、赤芍、当归、地龙、砂仁、木香组成。在临床中，受邓铁涛名老中医治痿证从脾入手论治的启发，根据传统中医理论：脾主四肢，脾为后天之本。脾健五脏则强，四肢则健。脾化生精气以养肌肉。采用补脾益气、化湿行气、活血通络为其治疗大法。补脾治瘫汤中以白术为主药，健脾补气，使脾胃健运，精气充足，肢体肌肉得以濡养；山药、茯苓健脾除湿利水；木香、砂仁行气醒脾，以达到补而不滞；当归、地龙、赤芍养血活血，化瘀通络。同时，赤芍反佐各药之温性，补而不燥。从"脾主四肢"理论出发，补脾益气则四肢肌肉充足，临床疗效较好，肌力恢复有效率达95%。以补脾治瘫汤治疗中风恢复期半身不遂患者，总有效率达95%。

3）补气活血固肾汤：由黄芪、丹参、豨莶草、络石藤、桃仁、茯苓、红花、当归尾、杜仲、川芎、淫羊藿、地龙、乌梢蛇等组成。《素问·阴阳应象大论》云："年四十，而阴气自半也，起居衰矣。"现代研究进一步证明，肾阴不足，元气亏虚，风痰瘀血阻络，是该病的重要病机。因此，在治疗上以补气、活血、化痰、祛瘀、通络为大法，偏瘫治疗效果较好，可减少患者致残率，有效提高生存质量。

4）马钱汤：由全蝎、鹿筋、白芍、当归、蜈蚣等组成，具有收缩肌肉功效，对于肢体弛缓无力者，可使用此方，使得筋肉先紧后松，交替进行，有利于筋肉恢复常度。

5）二草芪蛭汤：由豨莶草、透骨草、芪菜巴巴叶、沙糖根、水蛭等组成，以"治风先治血，血行风自灭"为组方原则，祛瘀通络、益气活血、宣痹利脉，截断病理产物，保护脑细胞，促进患肢恢复。

2. 常用中成药

（1）血塞通：血塞通注射液是从中药三七中提取的三七总皂苷制成的无菌水溶冻干品制剂，三七具有活血化瘀之功效，其提取物具有多种生物效能，包括抗血小板聚集和抗血栓形成等。血小板活化因子是迄今为止最强的致血小板凝聚的活性物质，而三七总皂苷为一种强有力的血小板活化因子抑制剂，可抑制血小板凝聚，并能降低黏度和纤维蛋白含量，延长血凝时间；通过增加冠状动脉血流量，扩张血管，使循环供氧恢复正常功能。有研究指出血塞通联合针灸治疗中风患者，总有效率达93.3%，且能有效改善患者血液流变学，提高神经功能。血塞通注射液为中风恢复期的常用药，且其安全性及有效性均有相关研究。但临床使用血塞通注射液常有皮疹、咽干、头痛、心慌等不良反应，在临床使用中应注意。

（2）疏血通：疏血通注射液由动物类中药地龙、水蛭等合理组方，两者配伍有活血化瘀通络之功效。从现代医学角度分析水蛭含有的水蛭素，地龙含有的蚓激酶，能够抗凝、抑制血栓形成和溶微血栓作用。中医认为，血蛭为破血逐瘀之良药，而地龙走血分，能够消滞通血脉，两者协同作用具有良好活血化瘀与通经活络的效果，从而有助于中风恢复期患者临床症状改善。研究表明，患者在针灸基础上予以疏血通治疗，发现两者联合可改善患者颅内血流速度及神经功能，具有临床推广价值。有研究对中风患者予以疏血通治疗，总有效率达70%。中药地龙味咸、性寒，具有清热解毒、镇痉息风、活血止痛作用；水蛭味咸、性平，有破瘀通经作用，两者配伍能够活血化瘀通络，清肝息风。同时现代医学研究地龙中含有的蚓激酶具有类似组织纤维蛋白溶酶激活物成分，有抗凝、抗纤溶、改善血液流变性的作用，还有缓慢持久的降压作用。水蛭能够抑制缺血鼠脑的白细胞的浸润、减少自由基的生成，其含有的水蛭素为凝血酶特效抑制剂，能阻止凝血酶作用于纤维蛋白原，抑制血液凝固，降低血液黏度，溶解已形成的微血栓。

（3）丹参多酚酸：丹参多酚酸主要含有丹酚酸B、D、E、迷迭香酸、紫草酸等。丹参是在中医临床应用最广泛的活血化瘀中药，其有效化学成分为水溶性和脂溶性两类，丹参水溶成分具有改善微循环、抗血小板聚集、抗炎、抗氧化、改善缺血再灌注损伤、清除自由基、保护缺血脑组织神经元等多种药理作用。有研究对治疗组患者在常规治疗基础上加用丹参多酚酸，患者NIHSS评分降低,神经功能得到改善。通过对照试验发现相比于常规治疗,联合丹参多酚酸治疗能明显改善脑梗死患者炎症反应,降低其血黏度,改善缺损神经。陈红东等研究提示丹参多酚酸能有效改善患者炎症反应,降低血黏度,进而达到保护或恢复神经功能、改善临床症状的目的。而其 NIHSS 评分明显比对照组低,Barthel 指数明显比对照组高,提示注射用丹参多酚酸能明显改善缺损神经功能,提高患者日常生活活动能力,最终提高自身生活质量。动物实验证明,注射用丹参多酚酸能有效提高大鼠模型存活率,缩小其脑梗死面积;且现代药理学发现该药物能有效抑制血栓形成,适用于脑梗死等病症。

(4)川芎嗪:川芎嗪为活血化瘀代表中药川芎的主要有效成分之一,现代药理研究认为该药具有扩张血管、增加大脑血流量、改善微循环、抑制血小板聚集等作用。有研究对气虚血瘀型中风患者在使用黄芪注射液基础上予以川芎嗪注射液,发现其抑制内皮素活性,舒张血管,降低血细胞比容及血浆中凝血因子Ⅰ、全血黏度和全血还原黏度、降低血液黏稠度,改善血液的高凝状态的功能与对照组相比有显著差异。有人在葛根素氯化钠治疗基础上联合川芎嗪注射液治疗缺血性卒中患者,有效率达 82.2%,神经功能缺损评分较入院时下降,可改善患者神经功能。川芎嗪可抑制小血管平滑肌痉挛,减少氧自由基和血栓 A_2 形成,从而减轻细胞缺氧,促进脑功能改善。有研究表明,使用川芎嗪治疗中风患者,有效率达 95.71%,可降低血液黏滞度、改善微循环、营养并修复神经。

(5)灯盏细辛注射液:灯盏细辛注射液是活血化瘀药灯盏细辛中提取酚酸类成分制成的灭菌水溶液,现代药理学研究证实灯盏细辛具有舒张脑血管、改善微循环,提高心脑供血等作用;改善神经元血流状况,通过增加血流及神经传导使皮质功能重建,改善脑代谢,使损伤的神经细胞逆转,恢复其功能;动物实验表明其对大鼠实验性局灶性脑缺血/再灌注损伤具有保护作用。因此其在急性中风、中风偏瘫等疾病中应用广泛,且安全有效。脑梗死病理生理改变与神经和脑组织损伤关系密切,需要有效治疗来针对性阻止神经元损伤。有研究对 86 例急性脑梗死患者进行对照研究,观察组在常规治疗基础上加用灯盏细辛注射液,发现对照组治疗有效率 81.40% 低于观察组治疗有效率 95.35%,观察组治疗后血液黏度指标及血细胞比容显著低于对照组,说明灯盏细辛注射液具有明显舒张血管、降低血黏度及改善神经功能等综合作用,从而改善血液循环,增加动脉血供,降低外周血管阻力,改善梗死区的血液供应,减轻神经细胞的损伤。有研究指出,与对照组相比,在各相应时间点,灯盏细辛注射液治疗组血清血管内皮生长因子(VEGF)水平的表达均较对照组高,说明灯盏细辛注射液的促血管新生作用是通过 VEGF 的高表达来实现的,进而发挥脑保护作用。

（6）丹红注射液：丹红注射液来源于丹红方，为活血化瘀中药丹参、红花提取制成的针剂，具有活血化瘀、通脉舒络的功效。有研究对观察组在常规治疗基础上联合丹红注射液静脉滴注共 14 日，患者神经功能缺损程度改善均得到显著提高，说明其可显著改善脑梗死急性期患者的临床症状及神经缺损；第 7 日、第 14 日时血小板活化产物较对照组下降，说明丹红注射液可能有抑制血小板功能亢进作用。丹红注射液可能通过诸多环节而同时减少坏死和凋亡，保护脑缺血组织。其功能可能为：①抑制血小板聚集：丹红注射液具有扩张脑动脉，降低血管阻力，降低血液黏度，增强红细胞变形能力，改善微循环，抑制血栓形成的作用；②抗炎作用：丹红注射液可提高超氧化物歧化酶，减少丙二醛，从而减轻氧自由基对脑组织的毒害，降低患者血清超敏 C 反应蛋白（C-reaction protein，CRP）及 TNF-α 水平并具有较强的抗炎作用；③神经保护：丹红注射液还可抑制 caspase-3（胱天蛋白酶 3）表达，减轻迟发性神经元的凋亡，也可激活细胞活性，防治神经细胞凋亡。

3. 针灸疗法 中医认为经络不通、气血失和而导致肢体偏枯失用为偏瘫的基本病理改变，故偏瘫的针灸治疗则是在补虚泻实的基础上以疏通经络、调和气血为主要治法。

（1）体针

1）健患侧交替针刺法：《针灸大成·治症总要》曰："中风，左瘫右痪，先针无病手足，后针有病手足。"根据患者发病病程分为 3 期，早期阻在脑，针健侧泻实补虚，调养元神；中期气郁经，针双侧疏导经气，均衡阴阳，先针健侧，后针患侧，取穴肩井、曲池、合谷、环跳、足三里、阳陵泉、绝骨；后期寒拘脉，针患侧温运阳气，通利关节。

2）子午流注纳甲法：应用于中风早期，可明显增强疗效。子午流注针法是中医学"天人合一"理论在治疗学上的具体运用，它是运用天干配脏腑按时取十二经穴的一种开穴治疗方法，其理论认为人体气血流注呈周期性变化，气血注入穴位时，是穴位功能旺盛之时，其把握人身气血流注旺盛的"开穴"这一治疗"时机"增强针刺的疏经通络之功，提高临床疗效。因此，它不但具有科学性，而且具有实用价值。临床实践证明，较之常法，此法尤长于调整气血之盛衰，协调机体之阴阳，从而加速疾病的痊愈。有人在治疗组阳明经辅以太阳、少阳之法，并按照子午流注纳甲法施以针刺，总有效率达 98.57%，选辰、巳时以纳甲法取穴治疗，是因辰、巳时分别属脾胃所主，脾胃为后天之本，气血生化之源，为多气多血之腑，此时人体气血最旺盛，较其他时间治疗作用会更好。

3）靳三针：治疗中风偏瘫是根据偏瘫的状态和程度，有选择性地使用颞三针（头侧部少阳经循行部位）、手三针（曲池、外关和合谷）、足三针（伏兔、足三里、太冲)以及上下肢挛三针[极泉、尺泽、内关、鼠蹊(位于腹股沟区)、阴陵泉、三阴交]。弛缓性瘫痪主要表现为阳经拘急、阴脉弛缓,故针刺以阳明经及少阳经为主,选取颞三针、手三针及足三针;痉挛性瘫痪针刺以太阴经、厥阴经为主,选取颞三针、上下肢挛三针。

4)升阳通督法:任、督二脉与三阳经穴在中风治疗上有其特殊作用。督脉行腰背而总督诸阳经,主一身之阳气;任脉行胸腹而统领诸阴经,主一身之阴气,故二脉经穴对于调整机体的阴阳失调、气血逆乱至关重要。与此同时,三阳经脉疏通,则阳气舒展,血行旺盛,肢体功能可望康复。有人运用升阳通督法治疗中风患者,主穴选取人中、神庭、百会、风池、大椎、命门、通天、络却、天柱。配穴选取膈俞、肝俞、脾俞、肾俞、关元俞、天宗、秉风、曲垣、秩边。治疗18天后,有效率达89.5%。

5)醒脑开窍法:采用石学敏醒脑开窍法,治疗组总有效率达77%。石学敏醒脑开窍法从理论上对“脑”与“神”赋予既符合中医理论又接近西医学的全新观点,发展了中风病机学说,提出了“窍闭神匿”是其总病机,中风为肝肾阴虚、肝阳上亢,遇劳累、生气等诱因,肝风内动,内风夹痰,火、血、虚(气虚、血虚)上扰清窍(脑)致脑络阻遏,窍闭神昏,神不导气。

6)其他针法:有人治疗半身不遂患者选取两组穴位交替针刺患侧,分别是百会、肩髃、曲池、外关、合谷、肝俞、秩边、委中、绝骨、昆仑、阳陵泉、四神聪、手三里、偏历、脾俞、肾俞、环跳、风市、足三里、丰隆、丘墟、太冲,10次为1个疗程,每个疗程间隔5日,基本痊愈达46.6%,总有效率达96.5%。研究发现,针刺以隐白、大敦、丝竹空为主穴,隔日1次,12次为1个疗程,疗效明显,认为隐白为脾经井穴,脾脏之气出于隐白,取此穴可以达到养气血、健四肢的功效。有人用电排针取患肢少阳经和阳明经穴位治疗半身不遂,有效率高于对照组毫针针刺,其优势在于加强肌肉、血管的收缩和舒张,改善肌肉营养,促进血液循环,加快新陈代谢。有人采用透刺加温针选取肩髃透极泉,太冲透涌泉,曲池透少海,解溪透中封,合谷透少府,丰隆透筑宾,伏兔透阴包治疗本病,总有效率达到97.2%,透刺可以沟通数经经气,温针取艾火之力温通气血。

(2)头针:头和脑都是脏腑经络之气血汇聚的部位。“脑为髓之海”,头部是调整全身气血的重要部位,针刺头皮可广泛用于治疗脑源性疾病。头针治疗则直接刺激诸阳之会,醒脑开窍,活血化瘀,疏通经络,调动五脏六腑之精气,促进肢体恢复。从现代医学角度看,头针治疗中风偏瘫是以神经解剖生理为依据。头针穴位所在的点和线恰好与大脑皮质的各功能投影区相对应,进一步奠定了头皮针治疗中风的理论基础。在病变大脑皮质的相应体表部位针刺,不仅能激活受损的脑细胞,而且能引起神经生理功能的改变,使患者的脑电活动改善，建立侧支循环，促进脑血流量的增加，改善皮层病损区的供血供氧，从而加速脑组织及患肢功能恢复。头针配合体针能通过改善血液循环、调节生化代谢、缓解免疫损害等途径，间接调整中风偏瘫患者的功能状态。头针取运动区、感觉区、语言区，捻针的手法要求熟练，速度要达到260r/min以上。有研究者治疗组予以头针配合体针治疗，发现较对照组患者神经功能及Barthel指数得到一定程度改善；且与单用体针相比，治疗组总有效率为92.4%，可明显改善患者患肢症状。

（3）眼针：眼针疗法是著名针灸专家彭静山教授于20世纪70年代倡导的，指出十二经脉直接、间接都和眼有密切的联系。"五脏六腑之精，皆上注于目"，所以，眼针能调整脏腑经络气血的阴阳平衡。眼针通过刺激眶周穴区达到疏通经络，行气活血、调整脏腑阴阳的作用。治疗以取上、下焦区以疏通上下肢经络，流畅气血，从而促进肢体功能恢复，配合循经取穴、取肝肾区平调阴阳以治本，标本兼顾，故能取得良效。

眼针取穴以《中华眼针》为标准，取双侧上焦区、下焦区、肝区、肾区，以0.5寸不锈钢针，在距眼眶内缘2mm处眼睑相应穴位上横刺，进针深度不宜过深，不宜超过各区界限。不施手法，留针30～40min，留针期间配合运动疗法。有研究发现，在偏瘫患者服中药基础上，每日行眼针疗法1次，治疗4周后，患者神经功能缺损及日常生活活动能力得到改善。研究认为，急性期且初次发病者眼针疗效较好，但若偏瘫患者病程长、正气虚、骨骼和肌肉均有萎缩、变形，应用眼针疗法治疗效果甚微或无效。有研究指出对偏瘫患者予以眼针效果较普通针刺临床疗效较好。眼针针感多酸、重、痛，个别病例出现冷热感，凡出现酸和冷感的病例疗效较好。"目系属脑"，针刺眼区穴可改善脑血流减轻脑水肿，减轻神经元缺血性损害，缓解脑血管痉挛，有促进脑血管侧支及早建立的作用。

4. **推拿疗法** 有人拿督脉经为重点，从大椎擦法至长强等穴，治疗本例患者，痊愈33.3%，显效40%，好转26.7%，认为本病与督脉关系密切，督脉通则十二阳经畅达。有人用擦、点、拿、按、摇等手法治疗半身不遂37例，有效率100%，认为急性期后1～2周采取深透、有力地推拿效果最佳。研究发现，先用药酒擦拭半身不遂患侧肢体，拍打10min，后按穴位进行推拿，痊愈占25%，显效占50%，有效占18.75%，总有效率达93.75%。现代医学表明，通过手法进行早期推拿，可引发中枢神经环路的联系，促使患肢出现运动或肌肉收缩。早期推拿能利用残余的相对肌力较强的肌肉随意收缩兴奋所有的运动神经细胞，使中枢神经与周围神经经常保持正常的兴奋和抑制活动过程，可以避免瘫痪肢体无活动和不重视被动活动，以致形成关节挛缩而造成失用性退变。对患肢加以推拿，可以使局部肌肉处于活动和紧张状态，加强局部血液循环，结合推拿时肢体的被动活动，可以改善肺活量及全身血液循环，对促进瘫肢功能、防止肌肉萎缩很有帮助。

三、偏身麻木

中风日久不愈或中风初起常见肢体麻木，肌肤不仁，痛痒不知，多为气虚风痰入络，营卫不和，气血涩滞所致。《素问·逆调论》谓："荣气虚则不仁，卫气虚则不用。"《景岳全书》又谓："非风麻木不仁等证，因其血气不至，所以不知痛痒，盖气虚则麻，血虚则木，麻木不已，则偏枯痿废，渐至日增"。

（一）中药内治法

指迷茯苓丸

来源：《全生指迷方》。

组成：茯苓、枳壳、半夏、生姜、芒硝。

功效：理气燥湿、化痰通络。

主治：中风偏身麻木。

有研究指出在针灸基础上予以指迷茯苓丸治疗两个疗程，上肢麻木加桑枝、桂枝；下肢麻木加桑寄生、牛膝；左侧麻木加鹿胶或鹿筋，右侧麻木加猪胫骨或狗胫骨，有效率达 87.5%。加用上、下、左、右引经药更利于药效直达病所：桑枝、桂枝引药上行于双手；桑寄生、牛膝引药下行于双足。古语云"左青龙而右白虎"，鹿又名斑龙，故取鹿胶、鹿筋引药左行，虎骨已禁用则以猪骨、狗骨代之而引药右行。亦可用活络丹、天麻丸等搜风活络。

（二）针刺

现代医学研究表明，针灸具有通经活络、活血化瘀的作用，能通过对机体整体的调节，加快血液流动速度，改善微循环，影响血流变。由于改善了神经系统供血供氧，提高了病变周围血氧浓度，因而促进了病变神经功能的恢复，消除或缓解了肢体麻木的症状。阳明经为多气多血之经，主选阳明穴位（肩髃、曲池、手三里、合谷、足三里、解溪），配合太阳穴位（后溪）和少阳穴位（环跳、阳陵泉、悬钟）。有人使用针刺配合刺络放血治疗中风偏身麻木患者，针刺肩髃、肩髎、曲池、外关、合谷、髀枢、阳陵泉、足三里、解溪、三阴交、太冲及太溪，并取第 1 胸椎至第 3 腰椎夹脊穴刺络放血及十二井穴刺络放血，一个疗程后患者偏身麻木症状较入院好转，提高了患者日常生活活动能力，且针刺配合放血疗法延长了凝血酶原时间和活化部分凝血酶原时间，以及降低了血小板聚集率、纤维蛋白原含量，从而对改善患者凝血功能具有显著意义。有研究发现，使用针灸配合中药足浴治疗卒中偏身麻木患者，有效率达 80%。患者或因于外感，或由情志不畅肝风内动，或因脾胃亏虚痰湿内生，肝风引动痰湿阻于经络，经脉不通则肢体活动不利，络脉不通，气血不能濡养肌肤，则发为麻木。有研究表明，使用壮医莲花针拔罐疗法联合黄芪桂枝五物汤，治疗组总有效率达96%。壮医莲花针拔罐疗法与中医刺络放血疗法相似，一方面可以疏通经络，使得气血运行顺畅；另一方面还可以清除血液中造成机体损伤的病理产物。正如张从正所说"岂知出血乃所以养血也"，"年衰火胜之人，最宜出血"，"先论攻其邪气，邪去而元气自复也"。

四、口舌㖞斜

风邪中于太阳、阳明经脉，阳明之脉夹口环唇，足太阳之脉起于目内眦。若阳明内蓄痰浊，太阳外中于风，风痰阻于头面经脉，则经隧不利，筋肉失养，而为口眼歪斜、口角流涎、目时流泪等症。

（一）中药内治法

牵正散加味

来源：《杨氏家藏方》。

组成：白附子、僵蚕、全蝎、白芷、防风、白蒺藜、川芎、天麻、橘红、路路通等。

功效：祛风化痰，缓急通络。

主治：中风口眼歪斜。

若目睏动加钩藤、石决明、白芍等以平肝息风。有研究用益脑通络牵正汤配耳压法治疗面瘫44例，其中中枢性面瘫16例。自拟益脑通络牵正汤用黄芪、鸡血藤、当归、赤芍、石菖蒲、南星、天麻（或钩藤）、地龙、川芎、半夏、白附子、桃仁、红花、僵蚕、全蝎加减。中枢性面瘫耳穴取心、脑、神门、缘中为主，配口、眼、面颊、肝、肾等。得总有效率为95.45%，其中治愈显效率为86.36%。认为该组方药有益气健脑、豁痰祛风、醒脑开窍、化瘀通络之功。

（二）针灸疗法

1. **常规针刺疗法** 有研究对120例中枢性面瘫患者观察组予以面部局部取穴：四白、颧髎、下关、翳风；活血化瘀穴位取百会、足三里、合谷、太冲。研究结果表明，同时针刺合谷、太冲穴能诱导额叶、颞叶脑组织的血流量和血流容积，可以改善大脑皮质的血流容积，改善大脑皮质的血液供应，从而调整大脑皮质的功能。有研究对12例中枢性面瘫患者针刺下关、颧髎、夹承浆、翳风、地仓、颊车、合谷、百会、风府。总有效率达91.67%。针刺对中枢神经系统有整体调节作用。可以促进神经细胞结构及功能的恢复，延缓神经细胞坏死，对其损伤具有明显的保护作用。

2. **合谷刺法** 有研究将12例中枢性面瘫患者分为对照组与合谷组，合谷组在中西医基础治疗上加针刺面瘫对侧合谷穴，直刺进针，施以捻转手法，120次/min，行针30s。研究结果表明，合谷组和对照组均可一定程度改善缺血性卒中后中枢性面瘫的面肌运动功能，采用 House-Brackmann（H-B）量表及面神经麻痹程度分级量表进行评估治疗效果时，合谷组优于对照组。后进行不同刺激量针刺合谷穴的量效研究，表明针刺合谷穴时采用逆经脉方向刺、行针 5s 的参数针刺合谷穴治疗缺血性脑卒中后中枢性面瘫疗效最佳。且患者面部运动及感觉功能改善，这可能与刺激合谷穴激活同侧大脑中央前回、后回有关，两者分别为第一躯体感觉区和运动区，或改善大脑皮质的血液供应，调整大脑皮质功能；加之配合体针的运用促进身体微环境的改善，有效提高大脑和颜面部的血运从而加速面瘫的恢复。有学者对中枢性面瘫患者施以 5 种合谷穴针刺方案，发现针刺手法操作持续 5s，针尖逆经脉方向组总有效率达 93.3%。

3. 针刺加艾灸疗法 有研究将 80 例患者随机分为研究组和对照组，研究组在对照组基础上予以针刺主穴百会、合谷、足三里、地仓、颊车、颧髎、下关，随症配穴：人中沟喎斜配合承浆；素体羸弱者配合曲池；目闭合不全者加四白、攒竹，并予以艾灸，将点燃后的艾条对准穴位，治疗 4 周后，研究组显效 30 例，有效 8 例，总有效率达 95%。头为诸阳之会，取穴颊车、地仓、下关可疏通局部经络气血又可激发诸阳之气，艾灸可通过激发经气的活动来调整人体紊乱的生理生化功能，达到防治疾病的目的。同时现代药理学证实，艾灸具有促进血液循环，降低血压黏稠度的功效。有学者对中枢性面瘫患者在对照组治疗基础上采用针刺加艾灸疗法，取穴颊车、地仓、迎香、颧髎、下关（均取患侧）、合谷（对侧）、足三里（双侧）、百会、承浆，并予以艾灸，总有效率达 95.8%，痊愈 20 例，好转 3 例。《针灸大成》曰："面口合谷收"，兼手阳明大肠经在口唇部循行规律，所以取对侧合谷穴治疗中枢性面瘫。百会穴，百脉之会，贯达全身，为各经脉气汇聚之处，对于协调机体的阴阳平衡起着重要作用。研究表明针刺足三里穴，可使视丘下部、双侧颞叶脑区的血流量增加。

五、言语謇涩

风痰阻于舌窍，舌乃心之苗，心脾肝肾四经所系，邪中其经则痰涎闭其脉道，故舌不能运转言语也。《杂病源流犀烛》谓："肾脉之气不能上循喉咙，挟舌本，故不能言；脾土不足，痰涎涌盛而謇涩，故亦不能言也"。

（一）中药治疗

1. 涤痰汤

来源：《奇效良方》。

组成：半夏、制胆南星、橘红、石菖蒲、茯苓、竹茹、枳实、栀子、甘草等。

功效：祛风涤痰、宣通窍络。

主治：痰热闭窍型失语。

方中制胆南星化痰，枳实破痰利膈，石菖蒲、远志开窍通心逐痰，栀子清热泻火，本方适用于痰热闭窍型失语。《张氏医通·中风门》言"肥人舌根强硬，作湿痰治，瘦人舌根强硬，作心火治"，"如脾土不足，痰涎壅盛而謇涩者，是痰火壅塞上窍，气虚不能上营则舌机不转"。有人对中风后言语謇涩患者在针刺基础上予以涤痰汤治疗，总有效率达94%，其中治愈13人（26%），显效21人（42%），有效13人（26%）。中医学认为，语言与心主神明、主血脉的关系最为密切，中风失语主要病因病机不外乎风动、痰阻、气滞、血瘀。正气不足，肝肾阴亏，肝阳上扰，肝风内动，为致病之本；痰阻、气滞、血瘀为致病之标。气滞、痰阻、血瘀、风痰或瘀血闭阻心脉、清窍为导致失语的关键。所以临床以祛（豁）痰、通络开窍、息风、活血为主要治法。

　　2. 神仙解语丹

　　来源：《医学心悟》。

　　组成：羌活、白附子、石菖蒲、郁金、木香、远志、胆南星、天麻、全蝎、甘草等。

　　功效：温经通络，息风开窍。

　　主治：适用于风痰失语。

　　方中石菖蒲化湿祛痰开窍，天麻祛风通络、息风止痉、平抑肝阳共为君药；远志辅助石菖蒲增强祛痰开窍，全蝎加强天麻祛风通络，胆南星清热化痰、息风定惊，白附子祛风化痰共为臣药；木香行三焦之气，既能行气以助通络，又能行气以助祛湿而绝痰源。《医学心悟》谓羌活"能治贼风失音不语"，羌活既祛外风又兼去寒湿共为佐药；甘草调和诸药为使药。该方祛风痰，行气血，通经络，开舌窍，改善脑部血液循环。本病病机为痰湿阻滞经络，经络不通，气血阻滞，经筋失养而致舌强失语。有人用神仙解语丹联合奥扎格雷钠治疗失语症，治疗组显效30人，有效24人，总有效率达87.09%。采用神仙解语丹加减联合舌三针治疗中风后失语症患者，患者中国康复研究中心失语症检查表（China rehabilitation research center aphasia examination，CRRCAE）各因子评分均明显高于对照组，失语症临床总有效率为96.08%，高于对照组的82.35%，均提示了神仙解语丹加减与舌三针联合使用明显改善了患者的语言功能，提高了临床疗效。同时治疗后观察组中国卒中量表（Chinese stroke scale，CSS）评分低于对照组，说明了神仙解语丹加减与舌三针联合使用还能改善患者的神经缺损功能，促进中风的康复。

　　3. 地黄饮子加味

　　来源：《圣济总录》。

　　组成：熟地黄、生地黄、麦冬、五味子、山萸肉、肉桂、附子、石菖蒲、远志、巴戟天、茯苓、石斛、川芎、丹参、红花。

功效：益气养阴，滋补肝肾。

主治：本方适用于肝肾两虚型。

地黄饮子在中医临床为"舌废不能言，足废不能用"之喑痱阴虚证的重要方剂。方中熟地黄、山茱萸滋补肾阴；巴戟天温壮肾阳；制附子、肉桂之辛热，以助温养下元，摄纳浮阳，引火归原；石斛、麦冬、五味子滋养肺肾，金水相生，壮水以济火；石菖蒲与远志、茯苓合用，开窍化痰，交通心肾；《神农本草经》记载"石菖蒲可开心孔，补五脏，通九窍，明耳目，出声音。"本方有益气补肾，开窍通络，摄纳浮阳，滋阴敛液，以调理阴阳平衡之功。有研究将120例确诊患者随机分为2组，两组给予控制血压、血糖等一般治疗的基础上，治疗组62例给予地黄饮子口服，对照组58例予以针刺疗法，结果提示地黄饮子可明显改善中风后失语患者的症状，临床总体疗效优于针刺治疗组。有人在舒尔氏（Schuell）刺激法基础上予以地黄饮子加减治疗，能明显提高患者的听、复述、口头表达、出声读、阅读理解、描写抄写、听写和计算能力。此外，采用失语商（quotient aphasia，AQ），功能性语言沟通能力量表（Chinese functional communication profile，CFCP）和波士顿诊断性失语症检查法（Boston diagnostic aphasia examination，BDAE）等进行评定，地黄饮子加减治疗对上述指标的改善均优于单纯的言语训练治疗，其显效率明显高于对照组，以上结果表明，地黄饮子加减治疗可有效改善中风失语症患者的语言功能，提高患者日常生活语言交流能力，降低失语严重程度。

4. 苏丹解语汤

来源：《简易方》引《资寿方》。

组成：苏合香、麝香、丹参、水蛭粉、冰片、丁香、蜈蚣、沉香、地龙、白檀香、石菖蒲、制半夏、制南星、茯苓、荜茇、白术、诃子。

功效：温阳化痰，芳香开窍，祛瘀通络。

主治：痰湿蒙神型中风失语。

方中苏合香辛散温通，芳香辟恶，通窍开郁；麝香辛温芳香，辟恶开窍，行气解郁，二药共为君药。冰片芳香走窜，助君药开窍醒神；白檀香、丁香、沉香、行气解郁，芳香辟秽，散寒止痛；石菖蒲、制半夏、制南星燥湿豁痰开窍；丹参、水蛭、蜈蚣、地龙活血祛瘀，息风通络共为臣药。荜茇辛热，温中散寒；茯苓、白术补气健脾，祛湿化浊；诃子收涩敛气，防诸香药辛散走窜，耗散正气，共为佐药。有人以苏丹解语汤治疗中风后失语患者，痊愈10人，显效11人，有效14人，总有效率达87.5%。现代药理学研究表明，冰片芳香开窍，镇静安神，具有消诸窍之火的功效，可载药上行透过血-脑屏障，促进药物吸收，同时可对抗脑缺血损伤，对中枢神经系统具有双向调节和保护作用；石菖蒲的挥发油成分可直接入脑，还具有改善大脑缺血缺氧引起的脑功能减退、减轻脑神经细胞损伤等作用。

5. 资寿解语汤

来源:《诸症提纲》。

组成:羚羊角、桂枝、羌活、甘草、防风、附子、酸枣仁、天麻、竹沥、姜汁。

功效:息风化痰,通络开窍。

主治:痰阻窍络所致舌强不语。

防风散外风;羚羊角、天麻息内风;酸枣仁宁心;甘草和中益脾,扶正祛邪,化痰息风。而附子、肉桂不仅引火归原温脾土,同时可以温补肾水,振奋心阳,促使心、脾、肾之脉上络舌本,恢复功能。石菖蒲、竹沥、姜汁健脾化痰开窍,甘草调和诸药。诸药合用,使风消、痰祛、络通,药证相合。中风后失语是临床上的常见病。在辨证时应分清虚实,实证多因风痰痹阻,经络失和,治宜祛风豁痰,通窍活络,方用资寿解语汤;虚证多因肾虚精气不能上承,治宜壮水之主,方选地黄饮子。有人用资寿解语汤治疗中风后失语患者,有效率达89.1%,且治疗后患者口语表达、听力理解、复述、命名较治疗前好转。

(二)针刺治疗

1. 体针 体针疗法主要以整体治疗为主,辨清虚实寒热,进行补泻,或清热、或温益、或泻、或补,活血通络,补气益血。在此基础上再采用局部配穴,多以廉泉、金津、玉液等配合治疗。有人采用醒脑开窍针刺法治疗中风后失语临床疗效观察。醒脑开窍针刺组取穴:人中、内关、三阴交、风池等。传统针刺组取穴:外金津、外玉液、廉泉、内关、通里。治2个疗程后评定疗效。结果为两组中风失语症患者失语程度均有明显改善,两组比较,疗效差异显著,提示醒脑开窍组疗效明显优于传统组。有研究显示,针刺治疗中风后失语症39例,针刺天鼎、关冲、哑门、间使穴,对照组予以康复训练,结果治疗组总有效率达81.2%,提示采用治疗组针刺疗法治疗中风后失语症优于对照组,具有明显的疗效。

2. 头针配合体针 有人在康复训练及心理干预基础上予以针刺中风后失语患者,选取头针,参照焦顺发头针治疗分区选取运动区和言语2区、言语3区。体针选择哑门、关冲、天鼎、间使,连续治疗2个疗程,总有效率达97.62%,且患者自发谈话、理解能力、复述能力、命名能力得到改善。《百症赋》曰:"哑门、关冲,舌缓不语而要紧;天鼎、间使失音嗫嚅而休迟。"选取此穴位为临近取穴和循经取穴相结合的方法。哑门,既是督脉穴位,又是局部穴位。《针灸甲乙经》:"瘖门入系舌本"(瘖门即哑门),"舌缓瘖不能言,刺哑门。"关冲为三焦经井穴。间使为心包经经穴,心包为心之外卫,代心受邪。心开窍于舌,与发音有密切关系。高雁鸿等人以头针配合体针针刺中风后失语患者,治疗后患者在自发言语、理解、复述方面较对照组有显著性差异,失语程度也得到一定程度改善，总有效率达90%。头针疗法能够引起相应区域的兴奋，调节改善脑循环，有利于脑部病灶的修复和中枢神经系统功能的重建。

3. **舌针** 舌针疗法是用针刺激舌体上的各个穴位来治疗疾病的一种办法。《灵枢·经别》："足太阴之正，上至髀，合于阳明，与别俱行，上结于咽，贯舌中"。《灵枢·经脉》："脾足太阴之脉……连舌本，散舌下……肾足少阴之脉……循喉咙，挟舌本……手少阴之别，名曰通里，去腕一寸……系舌本，属目系。"舌针通过针刺与舌有关的穴位和经络，达到调整全身阴阳、运行气血、醒脑起音的目的，从而促使语言功能恢复。研究显示，予以舌针治疗中风后吞咽障碍患者，总有效率达96.7%，舌针疗法可以帮助提高患者病灶部位的脑组织的血流灌注情况，使病灶部位在不同程度上缩小，刺激患者脑神经细胞的正常活动，进一步改善了患者的大脑功能。应用靳三针疗法结合言语训练对中风后失语症的临床研究，在常规治疗的基础上，靳三针组、常规组均配合言语训练，康复组仅给予言语康复训练，三组治疗时间均为42日，结果认为靳三针疗法结合言语训练能明显改善中风后失语症患者语言功能，两者具有良好的协同作用。舌针通过针刺舌体上的穴位，经舌根部的舌下、舌咽、三叉神经末梢等，向上传导至延髓核团，反射至高级神经中枢，可能通过皮质 - 丘脑 - 皮质的调节，使各传导系统相互协调，增加神经兴奋性及数量，使坏死的病灶尽快恢复，从而对言语功能的恢复有一定的帮助作用。

六、吞咽困难

中风后吞咽障碍在中医学上属"喉痹""类噎膈"等范畴，是中风常见的并发症之一。中风后引起机体阴阳乖戾，真阴不足，髓海空虚，痰浊瘀血互结，使气机闭塞不通而致清窍失宣，咽喉开闭失司而发为本病。

针刺治疗

中医学认为，该病病因在脑，其病机为脑神经损伤致机体气血逆乱，舌为心之苗，心开窍于舌；脾主肌肉，开窍于口，其华在唇，在液为涎；肝主筋；肾主藏精，在液为唾；另外从经脉循行来看，心、肝、脾、肾四条经脉均循喉舌，可见心、肝、脾、肾功能正常与否直接影响着口、舌、咽喉功能发挥。针刺疗法常被作为治疗的首选，一般都认为临床疗效很好，甚至认为总有效率可达90%以上。若风、痰、瘀、毒阻滞经脉，闭阻舌、咽、喉窍则可致吞咽困难；针刺以活血通络、醒神开窍为治法。病变涉及肝、脾、肾、脑、任督二脉，乃本虚标实之证。肝肾不足，气血衰少为本；风火相煽、痰浊阻络、瘀血内停为标。针刺取穴时定位要准确，手法要得当，使患者产生得气感为关键。

1. **通关利窍针刺法** 有人运用通关利窍法主穴取内关（双侧）、水沟、三阴交（患侧）、风池（双侧）、完骨（双侧）、翳风（双侧）、廉泉，咽后壁点刺及金津、玉液刺络放血。唇闭合不全和咀嚼运动受限者加太阳、下关、地仓、颊车；舌体运动障碍者加内大迎及舌面散在点刺；肢体运动障碍者加极泉、尺泽、委中治疗卒中后吞咽困难患者，治疗组总有效率达 93.5%，且治疗组患者吞咽功能、生活质量及抑郁状态得到改善。组方中内关、水沟醒脑开窍，宁神健脑；足之三阴经脉循行均经咽、喉、舌本、颅颞，故与本病密切相关。三阴交为足三阴经交会穴，可滋补肝肾、健脾利湿，为治本之法；风池、完骨、翳风合用可养脑髓，通脑窍，利机关。金津、玉液点刺放血，咽后壁点刺，可活血化瘀，通气利窍。诸穴合用，起到标本兼治，醒脑开窍，通关利窍之功。有人采用通关利窍法针刺治疗卒中后吞咽障碍患者，治疗 28 天后，治愈 7 例，显效 5 例，有效 9 例，总有效率达 95.4%，"通关利窍"针刺法，具有通关利窍、平衡阴阳、调神之作用。在取穴、配方、针刺手法及其量学方面做了严格规范，临床疗效显著。

2. 醒脑开窍法 有人使用醒脑开窍法针刺卒中后吞咽困难患者，取穴完骨、翳风、双侧风池、天柱、内关和三阴交等穴，治疗 1 个疗程后，治愈 38 例，有效 11 例，总有效率达 98%。醒脑开窍针刺疗法时刻立足于中医的整体观念，明确了神同人体五脏的病理、生理的紧密关联，侧重于"调神"和"醒神"。因此，将心包经络内关穴充当主穴，借此有利于健脑修性、调神启闭、顺畅气血。中风后吞咽困难的发病通常与脾、肝、肾紧密联系，而足三阴的经脉循行均通过舌本、咽部，进而弥补三阴，达到利湿健脾、肝肾同补的功效，成为中医临床上的治本疗法。醒脑开窍针刺疗法无论从病患康复练习的效果还是治疗的规范性与可操作性，均较纯粹用药的治疗方法略胜一筹。在采用该方法治疗时，经针刺风池穴周边的神经组织，同 1～4 颈段副面神经核、脊髓前角处的神经元等创建关系，凸显治疗作用。副面神经核可抬高、紧缩舌骨，进而对咽部启动构成直接影响。廉泉穴能对舌部、下颌等部位的肌肉产生正面而又强烈的刺激，可尽快激活咽缩肌。翳风穴可帮助刺激小脑顶核，一旦刺激完成后，小脑顶核对整个脑功能的防护作用是十分可靠的，它会遏制坏死细胞的凋亡，对损伤区的血液实现正常供应，保护性蛋白成功合成的速率也大大加快，刺激咽下肌肉组织，促咽下条件反射，恢复和提高咽下功能。

3. 补肾针刺法 有学者认为肾主骨生髓，脑为髓之海，故本病病脏在肾，肾气亏虚，水不涵木，肝阳上亢化风为本虚标实之证。肾者胃之关，肾气虚关门不利，胃气不降反升，胃气上逆而见吞咽困难、呛咳，且肾经挟舌体，故其治当以补肾为本，方选肾关、太溪行补法。肾关为董氏奇穴的穴位，位于胫骨内侧，阴陵泉穴下一寸半，为补肾要穴，穴名肾关，有肾俞及关元的作用，为补肾最常用的穴位，位于脾经上天皇穴下，具土水二性，能脾肾双补。太溪为肾经原穴，为补肾要穴，一方面与肾关合用加强补肾作用，且太溪为输穴，为水中之土穴,亦具有脾肾双补的作用。配合太冲平降上逆之肝气。诸穴联用强补脾肾,平肝降逆。有人选用肾关、太溪、太冲穴位,治疗后有效率达96.8%,且吞咽评估量表评分及洼田饮水试验评分得到改善。

4. 舌三针 舌三针由舌Ⅰ针、舌Ⅱ针、舌Ⅲ针组成,舌Ⅰ针即上廉泉穴,上廉泉穴左右各旁开0.8寸为舌Ⅱ针和舌Ⅲ针。舌三针中的上廉泉又名舌本,为任脉经气所发,是任脉与阴维脉交会之处,与舌体的运动有密切关系。研究证实舌三针治疗组在临床症状积分及洼田饮水试验中的疗效均优于康复训练组,有效率达90%以上。针刺患处可直接刺激咽部肌群,以加强局部的血液循环,刺激感受器,形成对中枢神经的刺激作用,促进吞咽反射弧重建与恢复;针刺廉泉穴可恢复大脑皮质对皮质脑干束的调节作用,使其重建吞咽功能。《难经》称:"任脉者上关元,至咽喉,有通舌窍利咽喉的用。"针刺舌三针,可以起到疏通经络、激发舌部经气的作用,使咽喉得气血滋养,阳气得用,从而恢复咽喉部的正常功能。

5. 任督通调法 督脉入络于脑,而"脑为元神之府""头为诸阳之会",中风乃为脑病,中风后吞咽困难乃脑髓受损所致,任督通调法可达通督醒脑、通经调气之功,故可改善吞咽功能。有学者使用任督通调法治疗卒中后吞咽困难,治疗组取穴:天突透膻中、上廉泉穴;百会透脑户、风府穴,一个疗程后有效率达87.5%,洼田饮水试验评分也得到一定程度的改善。采用任督通调针刺法,针刺任督二脉,可调和阴阳,疏通经络,激发舌部经气以通经活络,利咽通窍,从而恢复咽部的功能,以治疗吞咽障碍。取任脉的天突、膻中及位于任脉的上廉泉可通经活络、利咽通窍。现代研究表明,针刺天突和膻中可使上下段食管蠕动增加、内径增宽,有利于吞咽;百会、脑户、风府为督脉穴,督脉联系的脏腑器官有心、脑、喉、目等。风府又是足太阳、督脉和阳维脉之交会穴,可疏解脑府之内风,《类经图翼》记载其主治中风舌缓;廉泉系阴维脉、任脉之交会穴,《铜人腧穴针灸图经》记载治"舌根急缩,下食难",两穴异名"舌本",围绕"舌本病"前后取穴,共奏益脑开窍、宣通舌络之功效。

七、共济失调

卒中引起的共济失调主要表现为眩晕、站立不稳、肢体运动不准。中医并无共济失调之病名,多归为"痿证""颤证""骨繇"等范畴。有研究认为中风后共济失调属于中医学"骨摇"范畴。本病多表现为肢体震颤、无力、行走困难等症状。"骨摇"一词,又名"骨繇",《灵枢·根结》:"骨繇者取之少阳,视有余不足……节缓而不收也。所谓骨繇者,摇也。当穷其本也。"可见"骨繇"乃形容四肢躯干摇摆不稳之状态,最早对共济失调症状中的四肢平衡能力障碍进行了概述。

（一）中药内治法

温胆汤合半夏白术天麻汤

症见：走路不稳，眩晕，头重如裹，胸闷，恶心、呕吐，形体肥胖，舌质胖苔厚腻或白腻，脉滑或弦滑或濡缓。

来源：《医学心悟》《难病奇方系列丛书》。

组成：天麻、制半夏、陈皮、白术、枳实、茯苓、竹茹、石菖蒲、生姜、大枣、甘草。

功效：燥湿健脾，化痰开窍。

主治：痰浊蒙窍型。

有人将 20 例卒中后共济失调患者随机分为两组，治疗组在对照组基础上予以中药辨证治疗，治疗后治疗组证候积分较对照组降低具有显著性差异，且总有效率达 91.67%，治疗组明显优于对照组（$P < 0.05$）。患者嗜酒肥甘，饥饱劳倦，伤于脾胃，健运失司，以致水谷不化精微，聚湿生痰，痰浊上蒙清窍，治宜燥湿健脾，化痰开窍。

（二）针灸疗法

1. 头项针 有研究观察头项针治疗中风共济失调的临床疗效，治疗组选取头皮针中调衡、调运及调颤三针，项针取穴风池（双）、风府、颈 3～6 夹脊穴，并比较治疗前后血清血管内皮生长因子（vascular endothelial growth factor, VEGF），治疗组治疗后总有效率达 100%，且促进 VEGF 的表达。调衡三针、调运三针、调颤三针横跨督脉、足太阳、手足少阳与足阳明等多条经脉，具有多重综合调理功能。透刺法能够加强表里经及邻近经脉的沟通，促进经络气血运行，从而达到治疗疾病的目的。手足少阳、阳维之会风池可治一切风邪为患，为治风之要穴。督脉从风府入属于脑，帅气血上荣脑髓，所以风府为治疗中风之关键穴。颈部之髓是髓汇聚成脑的终端部位，髓经过项部最终汇聚成脑，"经脉所过，主治所及"，选择颈部的夹脊穴来调理入脑之髓，可调理髓海、协调运动。血清 VEGF 可直接发挥神经保护作用而不依赖于血管的形成或再通，有助于改善神经细胞的存活，延长细胞的存活时间，直到新血管形成，有利于脑梗死患者的康复。

2. 头体针 有人观察头体针治疗卒中后共济失调的疗效，治疗组头针选取枕下旁线，配合颞后线，体针选取风池，治疗 30 日后，Berg 平衡量表评定治疗组总有效率为 92.5%，对照组治疗的总有效率为 57.5%（$P < 0.05$）。根据 Tinetti 量表及"站起 - 走"计时测试评定治疗组疗效明显优于对照组。枕下旁线为小脑在头皮的投影部位，颞后线是前庭神经在头皮的投影部位。通过相应的针刺手法，能够对刺激区造成强大的压力，容易激发刺激区效应，集中和增强能量的效应及转化，改变小脑局部的病理状态，促进小脑与大脑皮质之

间的信息传递，使之进行自我修复，从而发挥治疗作用。风池属足少阳胆经，为足太阳、阳维之会，因受外部之热，水湿之气胀散并化为阳热风气输散于头颈各部，故能壮阳益气，化生气血精微充养于脑，促进小脑性共济失调的恢复。

3. 透刺针法 有研究观察透穴刺法治疗中风后共济失调的临床疗效，治疗组选取脑空透风池、玉枕透天柱、脑户透风府、风池透风池穴位透刺，总有效率达 92%，透穴刺法能够加强表里经及邻近经脉的沟通，促进经络气血运行，达到治愈疾病的目的。头为诸阳之会，人体的经气通过经脉、经别等联系集中于头面部。人体的四肢百骸受控于脑，因此取头部穴脑空透风池、玉枕透天柱、脑户透风府、风池透风池，分别采用透穴刺法，起到一经带多经、一穴带多穴的整合作用。

4. 其他针刺疗法 有研究使用针刺夹脊穴疗法治疗卒中后共济失调患者，发现治疗组治疗后患者平衡功能、下肢运动功能、日常生活活动能力均较对照组有显著性差异（$P<0.05$）。有人针刺迎香、上迎香、听宫、听会等开鼻窍及耳窍的穴位，发现患者平衡功能有明显改善。有人采用穴位注射法治疗中风后共济失调患者，有效率达 93%，说明穴位注射疗法可改善患者临床共济失调症状。而中风后小脑性共济失调患者主要表现为协调运动功能障碍。动属阳，中医辨之为"阳病"，夹脊穴能治疗此类疾病。现代临床研究也证实，针刺夹脊穴不但可影响脊神经后支，还可涉及其前支，而前支与交感神经相联系，故能降低交感神经的兴奋性，扩大椎动脉内径和血流速度。中医认为，人体头面五官有七窍，即眼二、耳二、鼻孔二及口，并认为七窍气血相通，脉气相接，往往可以采用利他窍以达通病窍的方法。有人用电项针结合头针治疗中风后共济失调患者，治疗组取风池、供血、脑空、曲差、玉枕、五处、百会穴，除百会外均取双侧。头针取平衡区、运动区、晕听区、舞蹈震颤控制区，4 个疗程后，治疗组有效率及 Berg 平衡量表评分均较对照组有显著性差异（$P<0.05$）。头针疗法主要通过刺激大脑皮质各功能区在头部体表的相应投影区域，反射性地增加相应部位大脑皮质的血流量，有利于侧支循环的广泛建立，促进大脑皮质功能的恢复。

（三）其他疗法

1. 针刺联合康复训练 有人整理近年针刺结合康复训练的研究发现，两者结合治疗中风后共济失调有良好的效果。有研究表明，治疗组采用头针结合康复训练，结果发现治疗组总有效率达 96%，与对照组比较，差异有统计学意义（$P<0.05$）。采用透穴疗法结合康复训练，发现治疗组的 Berg 评分及 MBI 评分与单纯康复治疗组相比差异有统计学意义（$P<0.05$）。有人将卒中后共济失调患者随机分为两组，治疗组加用针刺及下肢关节运动疗法，治疗后患者平衡功能评分较治疗前提高（$P<0.01$）。运用醒脑开窍法配合 Frenkel

平衡康复训练治疗卒中后共济失调患者，对照组采用醒脑开窍针刺治疗，治疗组在此基础上配合康复训练，治疗后治疗组小脑型、脑干型、基底核型，显效率分别为 72.2%、83.3%、61.1%，总有效率分别为 100%、94.4%、94.4%，Berg 平衡量表评分标准（Berg balance scale，BBS）显示，治疗后组间比较，小脑型、脑干型有统计学差异（$P < 0.01$）。现代康复理论认为，中风后中枢神经系统仍然具有可塑性，但仅靠药物治疗是不够的，通过针刺配合康复方法治疗可强化神经系统的可塑性，提高功能重组的机会，从而部分甚或全部恢复受损神经系统的功能及肢体活动功能。

2. **经颅直流电刺激** 是皮质电刺激的方法之一，可诱导皮质功能可塑性。有人将 30 例卒中后共济失调患者随机分为两组，治疗组在常规基础上配合经颅直流电刺激，定位于枕骨粗隆下 1cm 向左 / 右旁开 3cm，以此作为阳极刺激部位（刺激电极的中心覆盖该刺激点）。治疗后患者世界神经病联合会国际合作共济失调量表评分、Berg 平衡量表及日常生活能力评定量表 Barthel 指数评分明显优于对照组（$P < 0.05$）。经颅直流电刺激治疗可以更为明显地改善卒中患者的共济失调、平衡能力，并提高患者的日常生活能力，并且也提示小脑阳极经颅直流电刺激可能激发共济失调患者更快的学习能力，减少其重新学习平衡、行走的时间，缩短疗程。当阳极靠近神经元胞体或树突时，神经元放电增加，而电场方向颠倒时，神经元放电减少，即阳极刺激可以引起兴奋性的增加，阴极刺激引起兴奋性的降低。

3. **功能性电刺激联合作业治疗** 有学者研究功能性电刺激联合作业治疗对卒中后共济失调的疗效，治疗组在常规药物治疗的基础上加用功能性电刺激联合作业治疗，治疗后治疗组有效率为 96.7%，较对照组 53.3% 有统计学意义（$P < 0.05$）。功能性电刺激利用频电流对患者神经元进行刺激，从而产生神经源性保护，减轻脑损伤，并扩张血管，改善脑的血流量、氧代谢，即刻保护脑。同时，功能性电刺激还可将脑血管阻力降低，进而增加脑血流量，促进脑功能恢复。在小脑共济失调治疗中，医师根据患者具体情况，制定符合患者状况、需求的作业疗程，指导患者进行肢体运动训练、言语训练、自我管理训练等。因此，功能性电刺激联合作业疗法治疗小脑共济失调患者，通过功能性电刺激恢复脑功能，通过作业疗法恢复运动功能，提高治疗效果。

4. **针药结合** 有人将卒中后共济失调患者随机分为两组，治疗组在对照组基础上加用芍药甘草汤及头针针刺滞针疗法，留滞 6h，4 个疗程后，治疗组证候积分显著降低，而临床有效率为 92.7%，与对照组相比，差异有统计学意义（$P < 0.05$）。芍药甘草汤是张仲景《伤寒论》中治疗"足痉急，不得伸"的名方，功专滋阴补肝，养血柔筋，缓急止痉。诸药相伍，滋阴补肾柔肝治其本，搜风祛瘀通络治其标，推陈致新，使髓得养而脑络通。中枕下旁线位于小脑脑

干外侧大脑皮质部,具有主治小脑疾病引起的共济失调、平衡失调、头晕等功能。研究表明,头皮上的刺激可以反射性地增加相应皮质部位的血流量,有利于侧支循环的广泛建立,使病变部位得到充分营养以使脑细胞的功能得以恢复和代偿。滞针法能获得更为持久、更为强烈的刺激,使肌纤维和结缔组织紧密缠绕针身,形成对穴位的一种持续刺激。

第二节 并 发 症

中风患者由于长期卧床,缺少必要的运动,可引起一系列并发症。其中肩背疼痛、手足水肿、肢体痉挛、便秘、尿失禁、发热、卒中后抑郁、卒中后睡眠障碍、继发性癫痫、压疮等较为常见,严重影响患者的身心健康,也给临床治疗及护理带来了挑战。然而中医中药对这些并发症的治疗作用显著,给患者的康复带来新的希望。本文从中药内服及外用、针灸、推拿、其他疗法等方面介绍了中风并发症的治疗,给临床工作者提供一个较为全面的治疗方案。

一、肩背疼痛

由于腠理疏松,风寒湿乘虚而入,致营卫气血痹阻经络,久而成瘀,项背拘急,肩背腰疼痛,肢体关节痛楚脉浮弦等痹痛之状。

(一)中药治疗

1. 身痛逐瘀汤

来源:《医林改错》。

组成:秦艽、桃仁、羌活、红花、川芎、当归、香附、地龙、五灵脂、没药、甘草。

功效:活血行气、祛风除湿、通痹止痛。

主治:瘀血闭阻经络证。

如瘀血重者,宜重用红花、川芎,加丹参以加强祛瘀作用。研究发现,身痛逐瘀汤可以有效改善中风后半身疼痛,降低基础疼痛视觉模糊评分(visual analogue scale,VAS),有效率高达80%。观察表明,身痛逐瘀汤提高中风偏瘫患者的下肢功能,加快恢复站立平衡、步行能力,提高患者生活质量。

2. 中药熏蒸 予以通经活络、舒筋止痛熏洗方治疗。组成:冰片、檀香、威灵仙、伸筋草、当归、白芍、木瓜、乌梅、鸡血藤。中药局部熏蒸方的功效为活血养血行气,祛风除湿,温经止痛。其中冰片、檀香温经止痛,为止痛要药;白芷活血行气止痛;威灵仙祛风除湿止痛;鸡血藤养血活血通络止痛;痉挛期加伸筋草、鸡血藤以增强舒筋止痛之力。中药熏洗是中医传统的一种外治方法,是通过热、药双重作用而起效,热能松弛肌肉筋膜,药能温经散寒、祛风除湿通络、活血散瘀。通过外用使药效直接作用于局部，达到祛湿消肿、通络止痛，改善局部循环，从而缓解疼痛。

中风后上肢瘫痪，肩关节周围肌肉的张力低下、肌力下降及肌肉反射消失，对肩关节的牵拉机制丧失，由于患侧上肢自重使肩关节周围的软组织被伸展，使肱骨头从肩关节盂中半脱位而出。肩关节半脱位时，下降的肱骨头牵拉臂丛神经和关节囊及周围软组织，导致臂丛神经和关节囊及周围软组织的神经末梢水肿而引发疼痛。

也有学者认为，偏瘫肩痛病机在于经络瘀阻，"不通则痛"，治疗时应以活血疏通经络为主。因此予以川芎、赤芍、桂枝、艾叶、红花、透骨草、路路通、乳香、没药，通过中药方剂的熬制后，对患者肢体进行湿热敷，患者以"阴寒内聚，筋脉凝滞收引，气血闭阻不通"为主要病机的偏瘫性肩痛较为适宜，疗效较单独康复训练较好，可以显著降低 VAS 疼痛数字评分。中药湿热敷是中医传统的一种外治方法，其主要是通过热、药双重作用而起效，热不仅可松弛肌肉筋膜，还可促进患肢局部的血液循环，加快新陈代谢的运行，使受损组织周围得到充足的气血供给；而药又可温经散寒、祛风除湿通络、活血散瘀，两者结合共同达到祛湿消肿、通络止痛、改善局部循环、从而缓解疼痛的目的。有研究采用中药外敷疏通经络，调整气血，活血化瘀结合康复训练，可明显减轻患者肩痛症状。偏瘫软瘫时局部肢体肿胀发凉，宜以温经散寒为主；硬瘫时局部筋脉拘急，宜以活血通络止痛为主。软瘫期引起的肩痛应以温通，活血通络，振奋元气；而以肌张力增高为主的硬瘫，则以通络息风，养筋柔筋之剂内服，活血通络止痛外敷。

（二）针刺疗法

1. **靳三针**　有人使用靳三针：偏瘫侧肩三针：肩Ⅰ针（正对肩峰下凹陷处）、肩Ⅱ针（肩Ⅰ针前 2 寸凹陷处）、肩Ⅲ针（肩Ⅰ针后 2 寸凹陷处）及上肢挛三针（极泉、尺泽、内关）治疗偏瘫患者肩关节疼痛，可显著减轻患者疼痛、改善肩关节外展和上举的活动范围，并能明显提高上肢简易 Fugl-Meyer 运动功能评分。

2. **温针**　有人对治疗组肩痛患者针刺巨骨、肩髃、天宗、肩髎、消泺、上廉、温溜，并在巨骨、肩髃、天宗、肩髎、消泺穴位上施灸，配合中药熏洗，治疗组有效率达到 97.39%，且疼痛症状减轻明显。温针不仅发挥针刺通经止痛的作用，而且温针灸所选用的腧穴还发挥艾条温通经络、行气活血、祛湿逐寒、宣痹舒筋的作用。研究发现，在治疗组选取肩髃、肩前、肩贞、阿是穴、阳陵泉、中平穴，并予以温针，配合中药外涂，可减轻患者肩部疼痛，改善患者 Fugl-Meyer 上肢运动功能。

3. **腕踝针**　《素问·皮部论》曰："凡十二经脉者，皮之部也。""是故百病之始生也，必先客于皮毛，邪中之则腠理开，开则入客于络脉，留而不去，传入于经，留而不去，传入于腑，廪于肠胃。"故疾病的发生主要是由表及里，由皮部到络到经再到腑的，腕踝针针刺部位可以看作是在十二皮部，通过刺激皮部，振奋皮部经气，调整相应的经络脏腑功能，达到治愈疾病的目的。有研究运用腕踝针配合康复训练治疗偏瘫患者肩痛，取偏瘫侧上肢 4、5、6 区（腕踝针分区），将针尖朝躯干方向与皮肤成 30° 快速刺入皮肤下。针尖通过皮肤下后将针放平，紧贴皮肤下向前推进，进针 1.4 寸左右时停针，使针体位于皮肤浅表层针下有松软感，要求患者不出现酸麻胀痛的感觉。把针体留在皮下组织的浅层，留针 30min，疼痛较重时可适当延长时间。两个疗程后发现治疗组有效率达 93.3%，也可降低患者疼痛阈值，有利于患者在无痛或轻微疼痛情况下带针进行功能锻炼。

二、手足水肿

中风后，脾阳不振，运化失司，水湿留聚四肢，酿湿成痰，痰湿留滞四肢肌腠经络之间，致经络不通，瘀血阻滞。症见麻木、疼痛，手足部常见水肿征象。以手背足跗、足趾等处水肿为多见。

中药浴是依据中医学经络腧穴原理，利用中草药结合现代医学中足部反射区学说及中医"内病外治，上病下取"的治疗原则，通过按摩、温灸，刺激足底反射区，加强手足血液循环，协调脏腑功能，调节阴阳平衡，进行脑卒中后手足水肿等并发症的治疗。通过热、药的双重作用而取效，热能疏松腠理、开发毛孔、活血通络、松弛痉挛肌筋；药能对症治疗，改善肢体的血液供应，扩张微血管，改善血管和神经的功能。有研究予以透骨草、乳香、伸筋草、炙黄芪、川芎、赤芍、红花、地龙、当归、丹参、桑枝、鸡血藤、路路通、桂枝等中药煎好后放入足浴器，治疗 28 日后评估患者临床症状及掌指关节活动度，患者手指肿胀及疼痛情况较治疗前改善明显，而掌指关节活动度也明显增加。透骨草有活血通络之功，地龙、丹参均有破血祛瘀之力，桂枝辛温，温经通阳，诸药合用能使药力直达病所，收到活血通络，利水消肿之功。现代药理研究表明，路路通等能降低机体耗氧，降脂，改善微循环，降低血液黏滞性，对抗自由基，使血流加快，这种外源给药，顺利地渗入神经细胞，促进细胞内核酸、蛋白和脂质的形成，修复受损的神经组织，有助于脑中枢神经血管功能的恢复。

三、肢体痉挛

在中风恢复期或后遗症期，壅脑之邪大势已去，标证虽平，但痰浊瘀血未清，脑神未复，而正虚已现，肝肾阴虚之本质未变，主要表现阴液不足，筋脉失养，痰瘀阻络，肢体筋脉肌肉失养而导致痉挛性瘫痪。

（一）中药治疗

1. 芍药甘草汤

来源：《伤寒论》。

组成：芍药、甘草。

功效：调和肝脾，缓急止痛。

主治：脘腹疼痛、腿脚挛急等证。

有研究发现，加味芍药甘草汤组较对照组治疗中风后痉挛性偏瘫，痉挛等级有明显改善，临床疗效较高。临床观察发现，芍药甘草汤组 20 例中，痉愈 10 例，显效 5 例，有效 4 例，总有效率 95%，疗效优于对照西药组。现代药理研究表明芍药甘草汤对平滑肌和骨骼肌具用解除痉挛作用。

2. 血府逐瘀汤

来源：《医林改错》。

组成：桃仁、红花、当归、生地黄、川芎、桔梗、赤芍、枳壳、柴胡、白芍、葛根、伸筋草、木瓜、牛膝、甘草。

功效：活血化瘀，行气止痛。

主治：血瘀之痉挛。

有学者认为中风后痉挛性偏瘫的主要病机为肝肾阴虚，瘀阻脉络，筋脉失养。根据这一特点以滋养肝肾、化痰通络为治疗原则。现代药理研究表明，血府逐瘀汤能明显改善患肢的肌张力，促进肢体功能的恢复，提高患者生活自理能力。

（二）中成药治疗

解痉颗粒

组成：熟地黄、白芍、当归、木瓜、鸡血藤、全蝎、牛膝、伸筋草、甘草等。

功效：舒筋通络，缓急止痉。

主治：肝肾阴虚、瘀阻脉络，筋脉失养之痉挛。

中医治疗卒中后肢体痉挛方法有多种，或从阴阳论治强调"泻阴补阳"，或从虚实偏胜而着眼于"补虚泻实"。有人从病机"肝肾阴虚、瘀阻脉络，筋脉失养"这一特点，对中风后痉挛患者予以解痉颗粒联合中药熏蒸，6 日为一个疗程，四个疗程后，观察组四肢 Fugl-Meyer 评分及日常生活能力量表（activties of daily living, ADL）评分都较对照组有显著差异。方中白芍、熟地黄、当归、牛膝滋养肝肾以息内风，使筋脉充养，血濡全身；鸡血藤、全蝎、当归活血化瘀；木瓜、伸筋草、鸡血藤舒筋通络，重用白芍配炙甘草酸甘化阴，以柔克刚，缓急解痉。

（三）中药熏洗治疗

中药熏洗疗法是中医治疗各种疾病常用方法之一，是通过热力促进中药的吸收和扩散、舒筋活络、缓解肢体肌肉、关节紧张痉挛，改善肌肉代谢功能、活血化瘀、温经通络。有人对中风后肢体痉挛患者予以透骨草、鸡血藤、伸筋草、制川乌、制草乌、皂角刺、威灵仙、花椒、桂根、乳香、桑枝、毛姜、红花、细辛等中药熏洗，1个疗程后发现观察组肌张力降低较对照组明显，且治疗前后患者生活质量评分也有一定程度的增加。痉挛伴发的疼痛常加剧痉挛，导致痉挛与疼痛的不断循环，熏蒸疗法可通过将药物在一定温度的条件下刺激皮肤细胞，加速皮肤细胞对致痛物质的代谢，降低疼痛。

（四）针刺治疗

中风后痉挛状态以肌张力亢进为主，肌力下降不明显，即主要表现为筋脉拘急，肢体关节屈伸不利，病位在筋，当属十二经筋的病候。在诸多穴位中，阳陵泉应用较为广泛，因传统针灸理论认为阳陵泉为足少阳胆经合穴，八会穴之筋会。有研究观察中风后针刺患侧阳陵泉后患者脑部各区的激活情况，发现脑梗死后痉挛期脑功能重塑的机制在于通过功能区的转移和次级功能区的功能代偿，而针刺阳陵泉穴主要作用于锥体外系，通过调节中枢神经递质的释放，缓解痉挛状态。有研究通过117例脑卒中患者随机对照研究发现，早期针刺夹脊穴可以有效预防和减轻卒中后痉挛状态的发生，明显优于浅刺对照组。夹脊穴区分布有督脉之别与足太阳膀胱经，可以通调督脉和足太阳膀胱经之气，贯通十四经脉，汇通阴阳经气血，发挥针刺对机体的良性、双向性和整体性的调节作用，达到"阴平阳秘"的状态。观察构建的中风后痉挛大鼠模型可知，大鼠造模后肢体肌张力的变化过程与人类十分类似，也存在着卒中之后由脊髓休克的软瘫到张力恢复、神经元兴奋性亢进、进而出现肌张力增高的特征性变化。

四、便秘

中风患者由于长期卧床，胃肠蠕动减弱，饮食多精细，且很多患者使用脱水剂，故容易导致便秘，这是常见的中风后并发症之一。文献研究显示，约有半数中风患者可有便秘发生。由于患者排便费力，可导致再次发生脑血管意外及心肌梗死等病情加重情况。

（一）中药内治法

1. 小承气汤

来源：《伤寒论》。

组成：大黄、厚朴、枳实。

功效：轻下热结，除满消痞。

主治：阳明腑实证。

有人将80例患者随机分为治疗组与对照组，每组40例，治疗组口服小承气汤辨证加减配合穴位贴敷，对照组口服西沙比利。治疗组便秘症状明显改善，与对照组比较，有统计学差异（$P<0.05$）；治疗组总有效率达 90.00%，高于对照组 72.50%（$P<0.05$）。排便困难程度、粪便性状、下坠感、排便频度、腹胀程度等便秘指标评分治疗后 2 组均有改善（$P<0.05$），且治疗组改善较对照组显著（$P<0.05$）。方中大黄泻热通便，厚朴行气散满，枳实破气消痞，诸药合用，可以轻下热结，泻热通便，行气散结，畅通腑气，除满消痞。临床可用于治疗便秘。

2. 加味增液承气汤

来源：《温病条辨》。

组成：玄参、生地黄、麦冬、大黄（后下）、芒硝（冲服）、桃仁、黄芪、党参、当归。

功效：益气养阴，增液润燥，泄热通便

主治：热结阴亏证。

有人采用加味增液承气汤治疗脑梗死便秘 72 例，对照组给予复方芦荟胶囊，结果显示两组治疗后临床疗效比较有显著差异（$P<0.05$）。方中玄参咸寒润下为君，伍以麦冬之甘寒滋润，生地黄之滋阴壮水，三者均属质润多汁之品，合用共奏滋阴清热，润肠通便之功。配合芒硝、大黄软坚润燥，泄热通下，合成攻补兼施之功，是"增水行舟"之法。再加黄芪、党参大补元气，增强推动之力；当归、桃仁活血化瘀，润肠通便，诸药合用，既能增强益气通便之效，又可兼施祛瘀通络之功，对脑梗死便秘患者更为对症。

3. 加味血府逐瘀汤

来源：《温病条辨》。

组成：大黄（后下）、当归、生地黄、红花、赤芍、枳壳、柴胡、川芎、桔梗、怀牛膝、炙甘草、桃仁、生白术、人参、厚朴、决明子。

功效：益气养阴，增液润燥，泄热通便。

主治：中风后便秘。

有人将 58 例患者随机分为 2 组，治疗组 30 例用血府逐瘀汤加味治疗，对照组 28 例用酚酞片治疗，疗程 4 周。结果：治愈率、有效率治疗组分别为 63.33%、90.00%，对照组分别为 14.33%、57.14%，2 组比较，差异均有非常显著性意义（$P<0.01$）。血府逐瘀汤中当归、生地黄补血滋阴、濡润肠道；赤芍、桃仁、红花、川芎、怀牛膝活血化瘀，其中桃仁更兼有很好的润肠作用；枳壳、柴胡调气疏肝；桔梗宣肺以利大肠通畅；甘草调和诸药。加用人参、生白术益气培中固本，大黄通腑并兼有活血化瘀功效，厚朴行气除满，决明子润肠通便。全方共奏益气养血行血、调气润肠通便之功。临床应用时随症加减，不但能治疗中风后便秘，对中风患者恢复期全身情况的改善亦有良效。

4. 新加黄龙汤

来源：《温病条辨》。

组成：生地黄、甘草、人参、生大黄、芒硝、玄参、麦冬、当归、生姜。

功效：益气养阴，泻热通便。

主治：热结里实、气阴不足证。

有人采用新加黄龙汤治疗脑中风便秘 30 例，对照组采用果导片，结果治疗组总有效率明显优于对照组（$\chi^2 = 4.043$，$P < 0.05$）。方中玄参为君药，入肺、胃、肾经，味甘、苦、咸，性寒，清热凉血、解毒，养阴壮水制火，并能解热结；臣以大黄泄热通便、芒硝软坚润燥，大黄性猛善走，素有"将军"之称，可泄热通便，涤荡肠胃积滞，还能泄血分实热，有清热泻火、凉血解毒及活血祛瘀之功；生地黄入肾经，随配伍而入胃、肠，养阴生津，清热凉血；麦冬入肺、胃经，生津益胃，玄参、麦冬、生地黄以治津液不足，无水停舟者；人参大补气血，气足则便通，清升则浊降；当归既补气血，又润肠通便，扶正以利于祛邪，使下不伤正。生姜、甘草扶胃气并调和诸药。诸药合用，共成滋阴增液、通便泄热、补气健脾、兼调肝肾、润肠通便之功。临床上针对不同兼证，酌情加减用药，更能切合病机，收效显著。

5. 济川煎

来源：《景岳全书》。

组成：肉苁蓉、怀牛膝、当归、泽泻、升麻、枳壳。

功效：温肾益精，润肠通便。

主治：肾阳虚弱，精津不足证。

有人将 60 例缺血性中风恢复期便秘患者随机分为治疗组和对照组，治疗组 30 例，对照组 30 例，治疗组给予济川煎中药汤剂治疗，对照组给予酚酞片治疗。经治疗 3 周后，两组相比较治疗组的治愈率及总有效率都较对照组高，差异有统计学意义（$P < 0.05$）。方中肉苁蓉味甘、咸，性温，味重，能平补肾阳，善通大便，为君药。当归补血润燥，润肠通便；牛膝补益肝肾，壮腰膝，性善下行，共为臣药。枳壳下气宽肠而助通便；泽泻渗利小便而泄肾浊；升麻以升清阳，清阳升则浊阴自降，升降有序，以助通便之效，共为佐药。诸药合用，共奏温肾益精，润肠通便之功。

6. 桃红四物汤

来源：《医宗金鉴·妇科心法要诀》。

组成：桃仁、红花、生地黄、当归、白芍、川芎。

功效：养血活血祛瘀。

主治：中风后便秘。

有人将中风后便秘患者 26 例随机分为对照组和治疗组各 13 例。对照组给予酚酞片口服,治疗组给予桃红四物汤加减治疗。结果:对照组有效率为46.1%,治疗组有效率为76.9%,两组有效率比较有统计学意义($P<0.05$)。中风后便秘多为气阴两虚,瘀血阻络,肠道失润,外加素体肝肾亏虚。故方用桃红四物汤加减行滞通腑,补益肝肾,治疗中风后便秘疗效显著。

7. 桃核承气汤

来源:《伤寒论》。

组成:桃核、桂枝、大黄、甘草、芒硝。

功效:泄热下瘀。

主治:瘀热互结下焦。

有人选择80例急性脑出血(ACH)伴便秘的患者,随机分为2组。对照组行常规西医治疗;观察组在对照组治疗基础上加用中药桃核承气汤治疗。观察组在西医常规治疗的基础上,加用桃核承气汤后,临床疗效、便秘疗效均明显优于对照组($P<0.05$),并将临床治疗总显效率从65.0%提高到了87.5%,便秘治疗总显效率从42.5%提高到了90.0%,且无明显药物不良反应,提示桃核承气汤对于ACH、便秘均有较好疗效。

(二)中成药治疗

1. 中风急性期便秘 中风急性期便秘主要是指中风发生后的1个月内的便秘。该期便秘的成因以标实为主,多为痰热宿便内结于肠道,治疗不及时,可生成大量内源性毒素,影响疾病恢复。治疗以清热化痰通腑为主,多使用清热通便类中成药。其中发病前身体强壮,发病后舌苔黄厚,口中气味臭秽,大便干燥的患者,多属于痰热内结型,应重点使用大黄类制剂。常用中成药如:新清宁片、大黄泻火散、久芝清心丸、大黄通便冲剂、泻热合剂等。此外,芦荟类制剂和番泻叶类制剂也可选择使用,如:复方芦荟胶囊、龙荟丸、番泻叶冲剂、通便灵胶囊等。如患者发病前有糖尿病病史,身体较为消瘦,发病后舌苔并不厚腻,舌体瘦红,则提示便秘与阴虚有关。其治疗应在使用大黄类制剂的基础上加用增液颗粒等养阴类中成药,也可以短暂使用大黄类制剂,待大便通畅后改为麻仁类润肠通便药治疗,如:使用大黄通便合剂3～7日,大便通畅后改为麻仁润肠丸维持。

2. 中风恢复期便秘 中风恢复期便秘是指发生于中风后1～6个月期间的便秘,其特点为虚实夹杂,需根据患者具体情况选择通便药物。进入此期后,患者急性期胃肠功能紊乱正逐步恢复,但仍未恢复正常。此期应该通补兼施,注意通下药物与补益药物的配合使用。舌红苔黄、口气臭秽、大便秘结者在此期减少,此类患者仍然可以使用大黄类通下药,新清宁片、大黄泻火散、久芝清心丸、大黄通便冲剂、泻热合剂等都比较常用。舌质红,黄厚苔逐渐消退,大便不畅但无干结者较为多见。此类患者不可持续大量使用清热通下药,因为久用大黄、芦荟、番泻叶等通便药会造成阴津亏虚,甚至脾胃虚弱,不但会出现药物依赖性便秘,也会出现食欲不佳等表现,此类患者应该适当配合养阴增液类中药如增液汤、四物汤,也可多食蜂蜜、香蕉等润肠通便类食物。因为患病而长久卧床者,多有胃肠道运动功能失常,虽然便质不干,但多腹胀不适、排出不畅。此类患者应注意在使用清热通便中成药基础上配合使用理气补气类药物,如使用大黄通便冲剂配合调气丸,也可单独使用四磨汤口服液。如患者已经形体瘦弱,舌红少津,大便干涩量少,应注意使用养阴润肠类通便药,如龟苓膏、增液颗粒、宫方润肠栓、益气润肠膏等。

3. 后遗症期便秘　中风后遗症期便秘是指发生于中风后 6 个月后的便秘,其特点为以虚为主,兼有实证,其病理机制多为脾肾虚损,气虚不能推动糟粕下行,或津液不足以润肠通便,治疗以益气养阴,润肠通便为主要疗法。大便不通,且兼具腹胀或痛,口气臭秽,舌红苔黄,仍然可以配合使用清热通便或理气通便类药物。常用药物如便秘通、苁蓉通便口服液、芪蓉通便口服液、宫方润肠丸,可视病情临时使用大黄通便冲剂、泻热合剂等制剂。

(三)针灸治疗

1. 体针治疗　刘向东等运用通腑开窍法针刺治疗伴便秘的出血性中风患者,治疗组在对照组的基础上加用大肠俞、上巨虚、支沟、照海。结果显示治疗前后症状积分有显著性差异,提示该针刺方法具有改善通便的疗效。有人采用俞募原配穴治中风后便秘,针刺组选取大肠俞、天枢等穴治疗,结果显示针刺组临床症状如大便干结等较药物组有明显的改善。有人选取中风后便秘 51 例,治疗组针刺太渊、中脘等穴,结果示治疗组总有效率为 98.47%,对照组为 73.77%,表明针刺诸穴,使肺气得降,脾气得升,大肠得通。

2. 头针治疗　有研究者认为人的排便动作受大脑皮质和腰骶部脊髓内低级中枢的调节。中风后,大脑皮质旁中央小叶随着大脑供血供氧不足而发生缺血,局部功能受损,便秘随之发生。针刺头顶部的顶中线及足运感区,可调整该部位的血液循环,从而调节排便中枢。有研究表明针刺足运感区可刺激排便中枢,能改善脑部血液循环,从而直接调节排便;针刺五脏俞,可调五脏气机,沟通内外表里,协同周身气血,调整脏腑阴阳。

3. 电针治疗　电针能使针和电两种刺激结合起来,有加强针感和电刺激的双重作用,具有促进气血循环,进而在加强针刺疗效的同时,兴奋胃肠平滑肌,加快胃肠蠕动,加强通腑的力度,促进大便的排出。尤刚认为中风后便秘多因患者素体气虚不能推动,大便在大肠日久则干燥难解。治疗时取中脘、关元、气海、天枢等穴。针刺得气后,在中脘、关元或双侧腹结交替接上电极,治疗组 30 例有效率为 93.33%,较对照组疗效显著。有人针刺大横、天枢等穴得气后接电针,选择疏密波,强度以患者腹部肌肉收紧并伴见针柄来回摆动、能耐受为度。治疗组 40 例总有效率为 92.5%，明显优于对照组。

4. 埋线治疗　埋线疗法通过羊肠线的物理性和生物性刺激而起到治疗作用，是依靠刺激穴位引发经络的调节作用从而改变人体内分泌及体内的神经体液平衡。有研究者在气街理论基础上运用俞募配穴法取大肠俞、脾俞、天枢、大横进行埋线治疗中风后便秘，经治疗 3 个疗程后，总有效率为 92.4%。

5. 耳穴治疗　现代实验研究证明耳穴相应部位通过神经与胃肠电活动密切相关。耳穴压豆通过持续的、强弱不等的刺激耳部穴位，以调整经络气血的盛衰和脏腑功能而达到治疗疾病的目的。研究择气虚血瘀型中风后便秘 120 例，观察组在大肠、小肠、直肠等穴耳穴贴压王不留行籽，干预 60 日后观察组与对照组有效率分别为 98.3% 和 75%。

6. 温针灸治疗　温针灸是针刺与艾灸结合应用的一种方法，可通过其温通作用，调畅气血，使局部血液循环加强，增强胃肠平滑肌的收缩力，改善机体内环境。中风多以气虚为主，中风后便秘多因中风后体力活动减少及长期卧床而致气更虚，以致大便无力所引起，属于功能性便秘的范畴。有研究者采用针刺中脘、天枢（双）、支沟（双）等，并随症加减，配合灸神阙穴治疗中风后便秘 42 例，有效率为 92.86%。有人用温针灸法治疗 32 例中风后便秘患者，取天枢、下脘、中脘，治疗后远期疗效治疗组优于对照组。

7. 拔罐治疗　拔罐疗法通过造成负压，使罐对穴位产生吸拔作用，刺激腹部穴位，加快血液循环，促进胃肠蠕动，改善消化功能，加快各脏器的代谢功能。有研究者采用腹部拔罐，主穴：中脘、天枢、神阙、关门等，认为运用腹部火罐治疗脑卒中引起的便秘，能对肠道起到良好的润肠作用。

（四）贴敷疗法

中药穴位敷贴疗法可使药物直接经穴位被吸收，药物到达病灶的浓度较高，避免口服经消化酶的破坏以及药物对消化道的刺激。该疗法具有副反应小、作用时间久、操作简便、易于推广的特点。有研究者在神阙穴贴敷药物治疗中风后便秘的患者，组方为：大黄 30g、芒硝 30g、生地黄 30g、当归 30g、枳实 30g、厚朴 15g、陈皮 15g、甘草 9g，共研细末，取适量，用麻油调和敷于脐部，每日 1 次，次日换药，持续 7 日，对照组予以中风常规治疗，经过 1 个疗程治疗后，治疗组总有效率为 94%，对照组总有效率为 66.7%。有人用生大黄粉贴敷神阙穴治疗中风便秘，对照组采用口服麻仁丸治疗便秘，结果显示治疗组有效率明显优于对照组。

（五）穴位按摩

中医学认为穴位按摩可以疏通经络、通畅气血、平衡阴阳、使气机顺畅、增强脏腑功能，达到调节胃肠道功能目的。穴位按摩安全、简便，易于被患者接受。王少敏按摩天枢、承道、归来、长强穴，每天按摩 1 次，每次 20min，

10 日为一疗程。对照组口服比沙可啶片（便塞停），1 次 /d，5mg/ 次，连服 10 日。治疗组总有效率为 93.33%，对照组总有效率为 66.66%，两组差异具有统计学意义。

（六）西医治疗

1. **药物**　临床上主要采用泻药或胃肠动力药解决卒中后便秘。泻药有以乳果糖为代表的高渗性泻药及以酚酞为代表药物的容积性泻药。有研究者用聚乙二醇 4000 散剂防治脑卒中患者便秘，对照组指导增加摄取膳食纤维，适当饮水，按摩腹部，养成定时排便习惯，结果观察组有效率显著高于对照组。有人采用乳果糖口服溶液改善脑卒中便秘后每周排便次数、排便状况和粪便性状等疗效指标均明显优于治疗前。

2. **灌肠**　灌肠作为便秘最后的手段现也渐渐改良。有研究者使用改良通便法应用于脑卒中便秘患者，具体操作如下：在开塞露前端连接吸痰管，润滑吸痰管前端后排气，轻轻插入肠腔约 20cm 固定吸痰管挤入开塞露，退出后嘱患者保留 5～10min 后再排便，通便有效率达 92%。有人对脑血管意外便秘患者的灌肠插管深度进行了研究，发现灌肠插管深度以 25～30cm 为宜，灌肠效果优于常规的 7～10cm 灌肠效果。

3. **综合康复护理方法**　因卒中后便秘的病因多重复杂，现有的循证医学大多从多角度多手段着手处理卒中后便秘。有人用运动、按摩及行为疗法干预老年脑卒中长期卧床的便秘患者，运动疗法包括缓慢腹式呼吸运动和床上主动、被动运动，按摩疗法采用手、足穴位与反射区的按摩、腹部按摩、肛门按摩相结合，及饮食干预、排便行为干预、不良心理干预等方法干预 2～3 周，有效率达 98%。有研究者采用膳食纤维干预、生物反馈训练腹肌和收缩肛门排便训练、腹部按摩治疗后便秘症状总分明显低于常规对症处理的对照组。

五、尿失禁

尿失禁是脑卒中后常见的并发症，有报告表明住院期间完全尿失禁为 36%，不完全尿失禁为 34%，在多个方面干扰脑卒中患者康复的效果，包括皮肤护理、尿路感染、抑郁及影响社会活动等。

（一）中药内治法

1. **益肾活血方**

来源：研究者自拟方。

组成：芡实、益智仁、山茱萸、桑螵蛸、丹参、当归、红花、熟地黄、何首乌、菟丝子、黄芪。

功效：益肾活血。

主治：中风后尿失禁。

益肾活血方中芡实、益智仁、桑螵蛸、熟地黄、何首乌、菟丝子均归肾经，而肾司开阖而主水，君药芡实、益智仁、桑螵蛸具有固精、摄精之效。现代药理研究发现芡实具有改善肾脏微循环、恢复病变肾组织新陈代谢的功效。有研究发现益智仁能抑制肌肉收缩，通过拮抗乙酰胆碱引起的膀胱逼尿肌兴奋，降低肌条收缩的平均张力。桑螵蛸有"止遗之王""收涩之王"之称，广泛应用于遗尿、滑精、白带过多、血症及疮疡久不愈合等的治疗。另根据"久病则瘀"理论，加入丹参、当归、红花起到活血化瘀、活血补血的作用。言语不利者加远志、石菖蒲、郁金、胆南星；兼有大便失禁者加吴茱萸、肉豆蔻、五味子；神疲乏力、面色萎黄、半身不遂者加大黄芪用量，另加桃仁、赤芍、地龙。有人将60例中风后尿失禁患者随机分为治疗组和对照组各30例，两组患者均实施康复治疗，对照组在康复治疗的基础上给予缩泉丸口服，治疗组在康复治疗的基础治疗上给予益肾活血方内服，结果：治疗组患者总有效率为86.67%，优于对照组的66.67%，差异具有统计学意义（$P < 0.05$）。

2. 升阳益肾汤

来源：研究者自拟方。

组成：熟地黄、炙黄芪、人参、龟甲、桑螵蛸、益智仁、五味子、金樱子、升麻、肉桂。

功效：升阳益肾。

主治：中风后尿失禁。

升阳益肾汤以熟地黄、黄芪、人参、龟甲、桑螵蛸、益智仁、五味子、金樱子、升麻、肉桂组成。其中熟地黄味甘性微温，入肝肾经，滋肾水、补真阴，是治疗肝肾阴亏、虚损百病之主药；黄芪、人参补元气、固中气，使气化得利、开阖能司；龟甲血肉有情，填精髓，疗虚损，固阳坚阴；益智仁温脾暖肾，桑螵蛸固精涩遗，具有显著地抗利尿作用，为专治遗尿小便频数之剂；五味子、金樱子酸收敛阴，补肝涩精、缩尿固脱；升麻升阳举陷，肉桂引火归原，以促进三焦气机通利。诸药共奏温肾阳固肾阴，补元气提中气，涩尿固脱之功，以使肾能化气，膀胱开阖自利，则小便自控。有研究者选取收治的中风后尿失禁患者64例作为研究对象，采用随机数表法将其分为对照组（32例）和治疗组（32例），使用补阳还五汤为对照组患者进行治疗，使用升阳益肾汤为治疗组患者进行治疗，观察对比两组患者的临床疗效，临床疗效判定等级为治愈的患者有5例，显效的患者有17例，有效的患者有6例，无效的患者有4例，治疗的总有效率为87.50%；在对照组32例患者中，临床疗效判定等级为治愈的患者有3例，显效的患者有9例，有效的患者有10例，无效的患者有10例，治疗的总有效率为68.75%。治疗组患者的临床疗效明显优于对照组患者，差异显著（$P < 0.05$），具有统计学意义。

（二）针刺治疗

1. **体针** 体针取穴以四神聪、百会、中极、会阴、气海、关元、三阴交为主，针感向耻骨联合以下或会阴放射为佳。有人观察 36 例，治愈 26 例，好转 6 例，无效 2 例，总有效率为 94%。有人观察 30 例，治愈 1 例，显效 20 例，有效 7 例，无效 2 例，总有效率为 93.13%。

2. **头针** 有研究者采用头穴滞提法治疗脑中风后尿失禁 40 例，取百会、双足运感区，针斜刺入帽状腱膜下，向前单向捻针，边捻边注意手下针感，待有沉滞感后提拉针柄，使患者自觉局部或头部发胀感。结果痊愈 5 例，有效 33 例，无效 2 例，总有效率为 95%。有人观察 30 例，取上星透刺临泣、囟会透目窗、前顶透正营、百会透承灵。针刺后，行快速小幅度捻转 200r/min，行针 5min。结果痊愈 18 例，显效 7 例，有效 4 例，无效 1 例，与对照组比较有非常显著性差异（$P<0.01$）。

3. **电针** 取曲骨、中极、水道（双）、气海、百会、额中线、四神聪与中髎俞、次髎、肾俞，加用电针，结果发现优于口服石杉碱甲的药物组，疗效差异统计学意义显著。

（三）灸法治疗

灸法在中风后尿失禁的治疗中，不仅单独使用时取得了良好的效果，作为辅助疗法也发挥着重要的作用。在灸法治疗中风后尿失禁的穴位选择方面，多数医家从肾阳不足、气化失常来施治，选取任脉的中极、关元、气海穴；也有医家从培元补肾出发，选用腰骶部的命门、次髎穴；还有医家从调畅三焦气化功能出发，选择肺俞、肾俞、膀胱俞穴。在施灸方法的选择上，可谓多种多样，有艾炷直接灸、隔物灸（隔姜灸、隔盐灸）、艾条温和灸、温灸盒灸、温针灸、多功能艾灸仪灸等。有人将 75 例中风后排尿功能障碍的患者分为治疗组（39 例）和对照组（36 例）。2 组都进行针对卒中的常规针刺治疗，对于排尿障碍不予特殊针刺治疗。治疗组隔姜隔盐灸神阙穴，连续灸 2 壮，1 次/d，每周治疗 5 次，连续治疗 3 周。结果显示治疗组在对排尿障碍症状的改善、对尿失禁等级的改善作用上都明显优于对照组（$P<0.01$，$P<0.05$）。有研究者采用随机、盲法将 39 例中风后排尿功能障碍的患者分为艾灸组（20 例）和对照组（19 例）。2 组均进行中药、针刺治疗，但选取的药物和穴位没有针对排尿障碍的治疗作用。艾灸组使用直接灸，穴位选择中极、关元、气海，5 次/d。10 日后观察尿路症状和日常生活情况，结果显示，艾灸组的疗效明显优于对照组（$P<0.05$）。

（四）穴位注射

有研究采用硫酸阿托品三阴交穴位注射治疗中风后尿失禁 40 例，结果总有效率为 92.15%，治愈率为 70%。有研究者采用针刺足运感区加穴位注射治疗中风尿失禁 30 例，取穴头针足运感区，用毫针沿皮刺入帽状腱膜下肌层，行快速捻转手法，150～200r/min，持续行针 1min，另用 5ml 注射器抽取维生素 B_1 100mg，中极穴局部常规消毒，进针后略行提插捻转，使针感放射至会阴，抽无回血后将药液注入。结果痊愈 11 例，显效 12 例，有效 5 例，无效 2 例，与对照组比较有显著差异（$P<0.05$）。有人使用温和灸灸气海、关元穴的方法治疗中风后尿失禁 26 例，每穴 10～20min，2 次/d，总有效率为 92.3%。

（五）穴位贴敷

中药热敷穴位的作用，一是通过中药热敷作用于经穴，激活神经内分泌免疫系统产生大量的内源性物质；二是中药方增强了补肾健脾、益气固摄等功效。通过多方面的综合调节作用，起到了疏通经气运行，温肾壮阳，增强脏腑功能的作用，提高了局部肌肉、神经的协调性，从而提高了疗效。有人用中药方：熟地黄、山药、附子、补骨脂、菟丝子、金樱子、桑螵蛸、益智仁、黄芪、党参、焦白术、乌药、枳壳（少腹下坠加升麻、柴胡；少腹冷痛加肉桂；腰痛加杜仲），以上中药打成粉末状，用布袋装好用微波炉蒸热，先敷神阙、关元、气海，后敷命门、腰阳关、膀胱俞各 1 次，每次敷 30min。两个疗程后显示 30 例中风后尿失禁患者的有效率为 86.67%。

（六）耳穴疗法

耳与人体四肢百骸、五官九窍通过经络相互沟通，与人体的生理病理密切相连。耳并不是孤立的听觉器官，而是相当于人体缩影的一个小整体，全身五脏六腑、皮肤九窍、四肢百骸等部位，通过经络与耳廓密切联系，故有"耳者，宗脉之所聚也""十二经脉、三百六十五络，其血气皆上于面而走空窍"之说。《证治准绳》："肾为耳窍之主，心为耳窍之客"。所以肾与耳的关系最密切，而肾与膀胱相表里，在膀胱的相应部位取穴，以王不留行籽压之，可使膀胱气化得力；以王不留行籽压肾穴以补肾培元，通利水道。皮质下有调节大脑皮质兴奋功能。脑垂体、额是由于微生物化学物质与大脑皮质的生化反应有关，由于微生物化学物质与记忆有关，记忆与加压素有关，记忆的化学反应发生在大脑皮质，特别是额和颞，而脑垂体可以控制尿量，垂体后叶调整、控制抗利尿激素的分泌。配合皮质下可以刺激耳穴皮肤与内脏组织间的联系，增加对膀胱和尿道的反射控制能力，调节排尿功能。心、脑有强心活血，醒脑开窍，缓解脑血管痉挛，调整脑血管功能。肝主筋可调冲任二脉，肝经绕阴器，抵少腹，刺激肝穴有利于控制尿道括约肌。最后取腰骶椎增强局部效应。有学者研究表明，凡是对膀胱功能有影响的穴位，其针体附近的神经均进入 L_1～S_4 神经节段，恰与支配膀胱的盆神经、腹下神经和阴部神经进入相同的或相近的脊髓节段有关。有人将 100 例中风后尿失禁患者随机分为两组，治疗组 50 例，对照组 50 例，治疗组采用耳穴综合疗法，对照组采用康复训练。在治疗前和治疗 2 个疗程后，发现治疗组总有效率为 82.0%，对照组总有效率为 62.0%。两组总有效率比较差异有统计学意义（$P < 0.05$）。

（七）西药治疗

近年研究表明，目前尚无针对脑卒中后尿失禁的特效药物，最常用的有吲哚美辛、普罗贝林、托特罗定、硝苯地平、奥昔布宁、去氨加压素等。其中抗胆碱能药物因口干、嗜睡、头痛、恶心、颜面潮红等副反应而口服依从性差。托特罗定是竞争性 M 受体阻断剂，能抑制膀胱逼尿肌收缩，增加膀胱容量，对防止膀胱挛缩变小有重要作用，且在体内对膀胱的选择性较其对唾液腺强，减少了副反应口干的发生，但可引起残余尿，应引起重视。也可以口服其他药物如丙米嗪，女性患者补充雌激素等。但是对心脏病和高血压的患者进行药物治疗时应综合考虑。阻断膀胱传入神经的药物近年来得到广泛的研究，包括局麻药、辣椒辣素和树脂毒素等，有良好的应用前景。

六、发热

急性脑梗死后部分患者常有发热现象，在一定程度上影响脑梗死的预后。体温升高时脑代谢增加、血 - 脑屏障通透性改变、细胞酸中毒以及兴奋性氨基酸释放增多等，加重脑血管病的严重程度，加速半暗带区组织和细胞的坏死，影响神经功能恢复。中风中脏腑闭证患者久病卧床，饮食差，致体质虚弱，应补充能量、加强营养、加强护理，及时控制患者体温，可降低患者的基础代谢率，并减少脑组织的耗氧量，随之减轻了对脑细胞的损伤程度，降低病死率、致残率，改善预后，为患者促醒及后期肢体活动改善方面争取更多的时间。

（一）中药内治法

退热汤

来源：《兰室秘藏》。

组成：黄芪、柴胡、生甘草、黄连（酒制）、黄芩、芍药、地骨皮、生地黄、苍术、当归身、升麻。

功效：补中益气，潜阳清热。

主治：中风后发热。

本方以黄芪为君药，其补气升阳退热，历代本草中有"黄芪能除客热，以泄阴火，解肌热"等记载。黄玉璐的《长沙药解》中提到"五行之气，凉则收寒则藏，气之清凉而收敛者，金气也。黄芪入肺胃而益胃气，佐以辛温则能发，辅以酸凉则可敛"，配伍臣药柴胡，辛、苦、微寒，和解退热、升举阳气，柴胡又有调节下丘脑体温调节中枢而降温；佐药黄连、黄芩、芍药、苍术清热，地骨皮清热，生地黄去血热；使药当归补血，使正气有力清邪，升麻升举阳气，鼓邪外出。本方在治疗过程中，不仅仅是考虑患者的表证发热，久病患者其气血必亏，从补中益气健脾的基础上配伍清热之品，方能使热邪外出而不伤正，从根本上治疗本病。有人采用随机对照分组法将中风中脏腑闭证夜间发热为甚的患者 60 例，随机分为治疗组和对照组各 30 例，对照组给予持续物理降温和一般常规抗生素处理，治疗组在对照组治疗的基础上给予鼻饲退热汤，比较 2 组的治疗效果，结果治疗组在降低患者夜间体温的和总有效率明显优于对照组（$P < 0.01$）。

（二）中药注射液

醒脑静注射液

来源：安宫牛黄丸。

组成：麝香、冰片、栀子、郁金、牛黄、犀角（用水牛角代）、黄连、珍珠等。

功效：清心泻火、凉血活血、开窍醒脑。

主治：中风后发热。

醒脑静注射液是在安宫牛黄丸配方基础上改制而成的水溶性静脉注射液。其中牛黄清心解毒、豁痰开窍；麝香开窍醒神，共为君药；犀角（用水牛角代）清心凉血，黄连、黄芩、栀子清热泻火，共为臣药，助牛黄清心包之火；冰片、郁金芳香开窍加强麝香开窍醒神之效。安宫牛黄丸长于清心解毒，又善豁痰，清热与开窍并重，擅长治疗热病邪陷心包，痰热蒙蔽清窍而致的高热神昏、中风之热痰内闭者。研究表明，醒脑静注射液能降低脑脊液前列腺素 E_2 和环核苷酸发热介质，能有效地促进高效价干扰素产生。还能抑制 TNF-α 的产生，降低内源性致热源而达到退热效果。醒脑静注射液能透过血 - 脑屏障，直接作用于中枢神经系统，保护大脑，减轻脑水肿和改善微循环，使处于可逆状态的受损细胞恢复功能。有人将急性脑梗死后发热的患者随机分为两组，对照组给予常规治疗，治疗组在对照组基础上加用醒脑静注射液。疗程均为 14 日。结果：治疗组神经功能缺损程度评分下降明显，退热时间早，与对照组比较差异有统计学意义。

七、痴呆

中风后痴呆是临床上较为常见的一种疾病，多因脑血管发生了供血障碍，导致脑组织受损而出现的一种痴呆症状。该病患者的临床表现主要有记忆力衰退、认知功能障碍等，可对其生活质量造成严重的影响。

（一）中药内治法

1. **失苔剌知丸**

来源：《回回药方》。

组成：柴胡、黑诃子、芦荟、失苔剌知、石菖蒲、番盐、沙哈木罕苔里、阿里公、安息香、撒额冰、干姜、胡椒、荜茇、白芥子、芸香、松蕈、芹菜、巴豆、砂糖等。

功效：通利官窍，开窍醒脑，逐瘀消痰。

主治：中风后痴呆。

失荅剌知丸出自《回回药方》，是治疗脑病的经典方之一。原方谓"专治骨节疼痛，左瘫右痪，口眼歪斜，半身不遂，能开缠肠肚风病，最通经络。"方中石菖蒲、安息香、芸香、阿魏等芳香开窍，醒脑避秽；巴豆、芦荟、白芥子劫痰开结、逐水破瘀；诃子通利官窍。综合全方，重以芳香类药物的运用，能够达到通利脑经、开窍醒脑、逐瘀消痰之功效，符合中风后痴呆治疗之所求。有研究者选取符合研究条件的中风后痴呆患者60例，随机分为对照组（30例）和治疗组（30例）。对照组联用甲磺酸双氢麦角毒碱（喜德镇）和尼莫地平进行治疗；治疗组予以回药失荅剌知丸。两组患者治疗45日后，观察发现对照组总有效率为73.3%，治疗组总有效率为93.3%，治疗组临床疗效明显优于对照组，且差异显著，具有统计学意义。

2. 补阳还五汤

来源：《医林改错》。

组成：黄芪、归尾、赤芍、地龙、川芎、桃仁、红花。

功效：补气活血，祛瘀通络。

主治：中风之气虚血瘀证。

补阳还五汤方中的黄芪与川芎配合，可起到补气活血的功效，而重用黄芪可起到益气扶正、助血运行的效果；川芎具有活血祛风的功效，与黄芪同用，活血而不伤正；桃仁、当归、红花具有活血祛瘀的功效；地龙具有通经络的功效，可起到血行气旺、祛瘀通络、脑窍复开的作用；石菖蒲具有宁心、芳香开窍、和胃宽中的功效；何首乌可改善中枢胆碱能神经系统及多种神经递质的功能、降低脑组织中过氧化脂质的水平。有研究者联用甲磺酸双氢麦角毒碱（喜德镇）和尼莫地平为西药组患者进行治疗，在此基础上加用补阳还五汤加减为中西医结合组患者进行治疗，结果显示，经过一段时间的治疗，两组患者的各项血脂指标及血液流变学指标较治疗前均有明显的改善，且中西医结合组患者上述指标的改善程度更为明显，差异显著（$P<0.05$），具有统计学意义。中西医结合组患者的临床疗效明显优于西药组患者，差异显著（$P<0.05$），具有统计学意义。

3. 加味孔圣枕中丹

来源：《备急千金要方》。

组成：龟甲、龙骨、石菖蒲、远志。

功效：安神益智、通心健脑、祛痰开窍。

主治：心肾阴亏、痰火内扰证。

脑为髓海，赖肾精充养。而人之精与志皆藏于肾，若肾精不足，气血亏虚，则志气衰，不能上通于脑，故迷惑善忘。古人认为，龟和龙是自然界的灵物，龟为阴类动物之至灵，龙为阳类动物之至灵，两者有"通神"之妙，且龟、龙之灵性，能助人之灵机，益智增慧，故方中共用为其主药。远志苦辛，能泄热散郁，交通心肾，益智强记。石菖蒲辛香，能舒脾散肝，开心孔，利九窍，祛湿除痰。该方药味简，配伍精，能使痰火散而心神宁，智慧增而记忆强。有人选取中风后痴呆患者 52 例，采用加味孔圣枕中丹治疗 3 个月后，显效 21 例，有效 25 例，总有效率为 88.46%。

4. 地黄饮子

来源：《黄帝素问宣明论方》。

组成：熟地黄、山茱萸、炒山药、石斛、远志、石菖蒲、麦冬、五味子、茯苓、制附子、肉桂（后下）、肉苁蓉、巴戟天。

功效：滋肾阴、补肾阳、开窍化痰。

主治：中风后血管性痴呆。

熟地黄、山茱萸、枸杞子滋补肝肾之阴；巴戟天、制附子、肉桂温壮肾阳；麦冬、石斛、五味子滋阴敛液；黄芪、山药补气健脾；石菖蒲、远志交通心肾，开窍化痰；桃仁、红花活血通络；炒枣仁、郁金安神解郁。诸药合用，使肾虚得补，肝血得养，脾气得健，髓海得充，痰浊得消，瘀血得化，髓窍自通，诸证得解。现代药理研究表明，地黄饮子能明显提高痴呆模型大鼠的学习记忆能力，具有抗氧化、抗衰老、益智作用，对实验性脑栓塞有保护作用。因此，在西药基础上加用本方，收到较好疗效，值得临床推广。有人把 72 例患者随机分为对照组 36 例和治疗组 36 例，对照组采用西医基础治疗，治疗组在对照组的基础上给予地黄饮子治疗，结果治疗组临床疗效总有效率为 88.9%，对照组为 75%，治疗组能明显改善改良长谷川痴呆量表（Hasegawa dementia scale，HDS-R）积分，明显优于对照组（$P < 0.05$）。

（二）针刺治疗

有研究者以益气养阴、醒脑开窍、宁心安神、益肾填精为总治则，选用人中、百会、四神聪、内关、神门、三阴交、太冲、肾俞治疗中风后阿尔茨海默病（老年性痴呆）22 例。结果经 4～6 个疗程的治疗，治愈 6 例，显效 12 例，无效 4 例，总有效率为 81.8%。百会为督脉之穴，位于巅顶，具升清阳、醒脑开窍之功；人中、四神聪透百会可醒神开窍、息风止痉，同为治疗主穴；内关属手厥阴心包经之络穴，可宁心安神，治疗心烦、癫狂、妄语，是治疗神志疾患的首选穴位；神门为心经之原穴，能降心火、安心神；三阴交为足太阴、厥阴、少阴之交会穴，可疏肝理气、益肝填髓、通经活络，为治疗之要穴；太冲为肝经之原穴；肾俞为肾的背俞穴，可补肾滋阴、健脑益智，诸穴相配可奏醒神开窍、补肾填精、息风通络之功。配穴可根据临床辨证分型选用。

八、卒中后抑郁

卒中后抑郁（post stroke depression，PSD）是卒中后神经精神并发症中最常见的一种。中国大陆卒中患者在卒中发生一年内表现出临床抑郁症状的概率＞40%。抑郁症状的并发妨碍了卒中患者的肢体功能恢复，损害了认知功能，降低了社会参与度和生活质量，增加了自杀率。此外，PSD还在很大程度上加重照护者的经济负担和心理压力，同时增加社会医疗资源的使用和经费开支。一般认为，抑郁的发生与心理状态、社会情感等多方面因素相关，但是研究发现PSD还与卒中严重程度、功能认知损伤有关。这种关联性促使研究人员不断探索是否存在潜在的病理生理学因素引发了卒中患者中较高的抑郁发生率。此外，随着抑郁症发病机制研究的深入，其诱发因素已不再局限为单胺类递质范围。

（一）常用中药内治法

1. 肝气郁结 精神抑郁，情绪不宁，胸部满闷，胁肋胀痛，痛无定处，脘闷嗳气，不思饮食，大便不调，苔薄腻，脉弦。

常用方药：柴胡疏肝散加减。

来源：《景岳全书》。

组成：陈皮、柴胡、川芎、香附、枳壳、芍药、甘草。

功效：疏肝解郁，理气畅中。

主治：肝气郁滞证。胁肋疼痛，胸闷善太息，情志抑郁易怒，或嗳气，脘腹胀满，脉弦。

柴胡疏肝散来源于明张景岳所著《景岳全书•古方八阵•散阵》："若外邪未解而兼气逆胁痛者，宜柴胡疏肝散主之……柴胡疏肝散，治胁肋疼痛，寒热往来。"功效为疏肝理气，和血止痛。适用于肝气郁滞证，临床上广泛用于脑卒中、糖尿病、肿瘤等伴发抑郁症的治疗。有人以氟哌噻吨美利曲辛为对照，观察柴胡疏肝散加减治疗脑卒中后抑郁患者40例的临床疗效，治疗8周后采用汉密尔顿抑郁量表（Hamilton depression scale，HAMD）及神经功能缺损评分评定其疗效，结果治疗组总有效率95%，明显高于对照组，且治疗组减分率明显高于对照组。有研究者以帕罗西汀为对照探讨柴胡疏肝散加味治疗抑郁症的疗效及安全性，采用副反应量表（treatment emergent symptom scale，TESS）评定不良反应，结果显示柴胡疏肝散加味治疗抑郁症与帕罗西汀相比不良反应少、安全性高。此外，应用柴胡疏肝散联合抗抑郁西药治疗抑郁症可减少抗抑郁西药的用量，减轻其不良反应，且起效快，疗效更为显著。海马神经元损伤及可塑性障碍是抑郁症关键病机，有人研究发现卒中后抑郁模型大鼠海马组织细胞核固缩严重，细胞排列紊乱，海马组织明显受损。而柴胡疏肝散可通过一定程度地修复受损的海马组织进而改善抑郁症状。抑郁症的发病与海马神经发生关系密切,抗抑郁药物可通过上调海马神经的发生而发挥抗抑郁作用。

2. 气郁化火 性情急躁易怒,胸胁胀满,口苦而干,或头痛,目赤,耳鸣,或嘈杂吞酸,大便秘结,舌质红,苔黄,脉弦数。

常用方药:丹栀逍遥散加减。

来源:《内科摘要》。

组成:白术、柴胡、当归、茯苓、甘草、牡丹皮、栀子、芍药。

功效:养血健脾,疏肝清热。

主治:肝郁血虚,内有郁热证。潮热晡热,烦躁易怒,或自汗盗汗,或头痛目涩,或颊赤口干,或月经不调,少腹胀痛,或小便涩痛,舌红苔薄黄,脉弦虚数。

研究发现,丹栀逍遥散加味治疗 PSD 的总有效率达 88.9%,与百优解治疗组相近。与单用百优解治疗比较,联合组 HAMD 评分下降和巴塞尔指数增高更为明显,有显著性差异,所以认为百优解和丹栀逍遥散加味在治疗 PSD 有一定的协同作用。观察丹栀逍遥散治疗卒中后抑郁,两组的 HAMD 评分均得到改善,但治疗组下降程度显著优于对照组,且 $P < 0.05$;治疗组总有效率为 92.59%,与对照组的 70.37% 相比明显较高,且 $P < 0.05$,提示丹栀逍遥散加味治疗脑卒中后抑郁疗效显著,有助于稳定患者情绪,促进治愈效果,适合临床使用及推广。有研究将 64 例患者随机分为中药组 32 例和西药组 32 例,治疗前后采用汉密尔顿焦虑量表(Hamilton anxiety scale,HAMA)、HAMD 减分率评定疗效及观察 HAMA 因子分的变化。结果:中药组疗效优于西药组($P < 0.05$),副反应轻微,HAMA 因子均分表明中药对精神性焦虑的疗效优于躯体性焦虑($P < 0.05$)。结论:丹栀逍遥散治疗以焦虑为主的混合性焦虑抑郁障碍疗效好,对精神性焦虑有显著疗效。丹栀逍遥散能够通过疏肝健脾、活血解郁的作用来减轻情志因素所导致的肝失健运,栀子、牡丹皮凉血活血,散瘀行气;酸枣仁、远志能安神理气、解郁除烦;川芎、丹参能活血去瘀、镇静安神;黄连、吴茱萸泄肝和胃;甘草调和众药以达到疏肝解郁、健脾安神之效。对 100 例抑郁症患者的临床资料作为研究对象,按照随机分组的原则将之分为观察组和对照组各 50 例,其中对照组采用舍曲林胶囊进行治疗,治疗组则采用丹栀逍遥散加减进行治疗,治疗结束后采用抑郁自评量表(self-rating depression scale,SDS)、HAMD、TESS 以及临床表现等数据进行统计对比,两组患者的临床表现在治疗后较治疗前均有明显改善。SDS、HAMD 以及 TESS 评分较治疗前也明显好转,差异具有统计学意义($P < 0.05$);丹栀逍遥散对于抑郁症患者的治疗效果明确,且不良反应小,安全性较高,值得在临床上

加以推广和应用。

3. **痰气郁结**　精神抑郁，胸部闷塞，胁肋胀满，咽中如有物梗塞，吞之不下，咯之不出，苔白腻，脉弦滑。本证亦即《金匮要略·妇人杂病脉证并治》所说"妇人咽中如有炙脔，半夏厚朴汤主之"之症。《医宗金鉴·诸气治法》将本证称为"梅核气"。

常用方药：半夏厚朴汤加减。

来源：《金匮要略》。

组成：半夏、厚朴、茯苓、生姜、苏叶。

功效：行气散结，降逆化痰。

主治：梅核气。咽中如有物阻，咯吐不出，吞咽不下，胸膈满闷，或咳或呕，舌苔白润或白滑，脉弦缓或弦滑。

目前更多学者认为 PSD 的发生与心身疾病的生物 - 心理 - 社会医学模式相一致，是多因素介导的生物学和社会心理学等多种因素共同参与的疾病，主要以情绪低落、悲观厌世、烦躁、兴趣减退、淡漠、反应迟钝、疲劳及睡眠障碍等症状为主要表现。针对抗抑郁作用研究半夏厚朴汤抗抑郁的机制，结果发现与空白组相比，模型组大鼠糖水消耗量显著下降，强迫游泳不动时间显著延长，交叉次数、直立次数显著减少；海马内去甲肾上腺素、5- 羟色胺含量显著降低。与模型组相比，半夏厚朴汤组糖水消耗量显著升高，强迫游泳不动时间显著缩短。半夏厚朴汤组显著增加大鼠脑内去甲肾上腺素和 5- 羟色胺含量。Western blotting 检测结果显示，与模型组比较，半夏厚朴汤组显著升高 SOD 水平，显著降低丙二醛（Malondialdehyde, MDA）水平。得出结论，半夏厚朴汤能明显改善慢性应激所致的大鼠抑郁行为，其机制可能与上调海马内去甲肾上腺素、5- 羟色胺水平，增强机体抗氧化应激能力有关。另有实验采用慢性束缚应激刺激对大鼠进行抑郁造模，并通过大鼠强迫游泳、悬尾、糖水偏好等行为学实验测试，评价半夏厚朴汤的抗抑郁作用。实验结果显示，半夏厚朴汤 200mg/kg、500mg/kg 能显著缩短大鼠强迫游泳、悬尾不动时间，同时也显著提高大鼠糖水偏好率。因此，半夏厚朴汤具有显著的抗抑郁作用。

4. **气滞血瘀**　情志不遂、忿怒忧郁而烦躁不宁，胸闷难舒，胸胁胀闷，走窜疼痛，急躁易怒，胁下痞块，刺痛拒按，舌色黯，脉弦。

常用方药：血府逐瘀汤加减。

来源：《医林改错》。

组成：桃仁、红花、当归、生地黄、牛膝、川芎、桔梗、赤芍、枳壳、甘草、柴胡。

功效：活血化瘀，行气止痛。

主治：胸中血瘀证。胸痛，头痛，日久不愈，痛如针刺而有定处，或呃逆日久不止，或饮水即呛，干呕，或内热督闷，或心悸怔忡，失眠多梦，急躁易怒，入暮潮热，唇黯或两目黯黑，舌质黯红，或舌有瘀斑、瘀点，脉涩或弦紧。

韩辉等人用加减血府逐瘀汤联合帕罗西汀组治疗脑卒中后抑郁，1个月后较治疗前 HAMD 量表评分明显下降，治疗 2 个月后疗效更为显著，且与单用帕罗西汀及未进行抗抑郁治疗组相比，HAMD 评分也有明显下降，提示加减血府逐瘀汤治疗脑卒中后抑郁症有一定的临床疗效，且随着疗程延长，加减血府逐瘀汤联合帕罗西汀的疗效优于单用帕罗西汀。

5. 心神失养　精神恍惚，心神不宁，多疑善惊，悲忧善哭，喜怒无常，或时时欠伸，或手舞足蹈，骂詈喊叫等，舌质淡，脉弦。此种证候多见于女性，常因精神刺激而诱发。临床表现多种多样，但同一患者每次发作多为同样几种症状的重复。《金匮要略·妇人杂病脉证并治》将此种证候成为"脏躁"。

常用方药：甘麦大枣汤。

来源：《金匮要略》。

组成：甘草、小麦、大枣。

功效：养心安神，和中缓急。

主治：脏躁。症见精神恍惚，常悲伤欲哭，不能自主，心中烦乱，睡眠不安，甚则言行失常，呵欠频作，舌淡红苔少，脉细微数。

有人研究认为脑卒中后抑郁属于因病而郁，其病机除肝气郁结外，更与心神虚损关系密切，其表明卒中后抑郁心血不足证多见。中医学认为，人的精神活动与思维意识属心所主，即心有藏神功能。临床医者采用补气养心、开窍宁神方药，如甘麦大枣汤、温胆汤、天王补心丸等治疗卒中后郁证，均取得较好疗效。据统计，以甘麦大枣汤加减治疗抑郁症占所有抑郁症用方的14.84%，并取得了一定的疗效。有研究者通过对甘麦大枣汤进行拆方分析和对比试验，发现其抗抑郁活性成分为一种具有较强的抗氧化作用黄酮类化合物——甘草苷。甘草苷可以改善抑郁模型快感缺乏的症状和绝望行为，其抗抑郁机制可能与调节脑内单胺类神经递质及其受体，改善下丘脑 - 垂体 - 肾上腺轴（hypothalamic–pituitary–adrenal axis，HPA）功能、抗自由基、抑制脂质过氧化、抗炎、减少丙二醛的生成等有关。单胺类递质如去甲肾上腺素（norepinephrine，NE）、5- 羟色胺（5-hydroxytryptamine，5-HT）缺乏是抑郁症发病的生化病理基础。由甘草、小麦、大枣 3 味药共同组成的甘麦大枣汤至少可以通过以下 3 条途径增加脑内 NE、5-HT 浓度：①增加单胺类物质合成，通过供给单胺类前体物质，提高脑内单胺水平；②减少单胺类递质的降解，方中的甘草可以通过抑制单胺氧化酶（monoamine oxidase，MAO）的活性，而使脑内NE 和 5-HT 降解减少，浓度增高；③高碳水化合物、低蛋白质成分有助于脑内酪氨酸、色氨酸水平的提高以及 NE、5-HT 合成的增加。采用敞箱实验和糖水消耗实验观察大鼠行为学变化并检测脑内 NE 和 5-HT 含量变化,结果发现甘麦大枣汤具有改善慢性不可预见性温和刺激抑郁症模型大鼠行为学的特征,明显提高抑郁症模型大鼠脑内 NE 和 5-HT 的含量,提示甘麦大枣汤可能通过提高抑郁症大鼠脑内 NE 和 5-HT 的含量或活性,从而起到抗抑郁作用。

6. 心脾两虚 多思善疑,头晕神疲,心悸胆怯,失眠健忘,纳差,面色不华,舌质淡,苔薄白,脉细。

常用方药:归脾汤。

来源:《正体类要》。

组成:白术、人参、黄芪、当归、甘草、茯苓、远志、酸枣仁、木香、龙眼肉、生姜、大枣。

功效:益气补血,健脾养心。

主治:①心脾气血两虚证:心悸怔忡,健忘失眠,盗汗,体倦食少,面色萎黄,舌淡,苔薄白,脉细弱。②脾不统血证:便血,皮下紫癜,妇女崩漏,月经超前,量多色淡,或淋漓不止,舌淡,脉细弱。

有研究将老年抑郁障碍患者 275 例随机分为中医治疗组(140 例)和对照组(135 例),分别采用中药归脾汤加减与西药氟西汀治疗,结果发现归脾汤加减中药能显著降低 HAMD-17 评分,改善患者抑郁症状,总有效率达 80.2%,优于对照组($P<0.05$);同时归脾汤还能显著降低患者 HAMA 评分($P<0.001$),改善患者焦虑的症状;两组 SF-36 总分及各因子评分在治疗后均显著高于治疗前($P<0.05,P<0.001$),治疗组对改善生理功能(PF)、躯体疼痛(BP)、生命活力(VT)、精神健康(RE)、健康变化(MH)等因子较对照组更为显著($P<0.05$)。归脾汤加减治疗老年抑郁障碍有良好的临床疗效,同时还能改善老年患者的焦虑和生活质量。在卒中后抑郁(心脾两虚型)治疗中,通过运用归脾汤,可有效改善患者的中医症状、神经功能缺损、抑郁症状和日常生活能力,且效果优于西药治疗,同时具有不良反应率低等特点,值得推广。

7. 心肾阴虚 情绪不宁,心悸,健忘,失眠多梦,五心烦热,盗汗,口咽干燥,舌红少津,脉细数。

常用方药:天王补心丸合六味地黄丸加减。

来源:《世医得效方》《小儿药证直诀》。

组成:人参、茯苓、玄参、丹参、桔梗、远志、当归、五味、麦冬、天冬、柏子仁、酸枣仁、生地黄(天王补心丹);熟地黄、山药、山萸肉、泽泻、牡丹皮、茯苓(六味地黄丸)。

功效:滋阴清热,养血安神,滋阴补肾。

主治:阴虚血少,神志不安证。心悸怔忡,虚烦失眠,神疲健忘,或梦遗,手足心热,口舌生疮,大便干结,舌红少苔,脉细数。或肾阴亏损,头晕耳鸣,腰膝酸软,骨蒸潮热,盗汗遗精,消渴。

卒中后抑郁病位主要在肝,涉及心、脾、肾,主要表现为肝郁气滞,心脾肾虚的证候。针对卒中后抑郁心肾阴虚型,天王补心丸合六味地黄丸加减常可收佳效。天王补心丹在悬尾试验和强迫游泳试验中均表现出改善抑郁绝望状态的效果,并能显著增加小鼠海马 p-GSK3β 的表达,说明天王补心丹有很好的抗抑郁作用,其作用机制可能与影响海马 p-GSK3β 的表达有关。联合应用解郁丸及天王补心丹治疗的观察组在经过治疗后,其临床抑郁评分及失眠评分改善程度明显优于单用解郁丸的对照组,总有效率可达 88.58%,明显优于对照组,证实联合解郁丸及天王补心丹可显著提高围绝经期职业女性失眠及抑郁的治疗效果。与单纯西药抗抑郁治疗干预比较,解郁安神片联合六味地黄丸治疗老年抑郁症可明显降低患者的 HAMD 和 SDS 评分,提高临床疗效。解郁安神片联合六味地黄丸治疗老年抑郁症不良反应少,依从性好,更适合老年抑郁症患者。研究结果显示六味地黄丸合逍遥丸对男性更年期抑郁症能达到较好的治疗作用。

(二)常用中成药

1. 疏肝解郁胶囊

组成:贯叶金丝桃、刺五加。

功效:疏肝解郁,健脾安神。

主治:适用于轻、中度单相抑郁症属肝郁脾虚证者,症见情绪低落、兴趣下降、入睡困难、早醒、多梦、紧张不安、急躁易怒、食少纳呆、胸闷、疲乏无力、多汗、疼痛、舌苔白或腻,脉弦或细。

用法:口服。一次2粒,一日2次,早晚各1次。疗程为6周。

疏肝解郁胶囊的主要组成成分为贯叶金丝桃和刺五加。金丝桃素是贯叶连翘的主要活性成分,20世纪即研究证实其具有抗抑郁作用。有报道指出,含有金丝桃素类成分的贯叶连翘提取物对轻中度抑郁症患者治疗效果明显优于安慰剂,与三环类抗抑郁药物相比,疗效相同而副反应小。有研究认为贯叶连翘提取物的抗抑郁主要机制是因其可能抑制 5-羟色胺、多巴胺、去甲肾上腺素等单胺类神经递质的摄取。老年慢性心力衰竭患者伴发抑郁、焦虑等情绪障碍比率高达 24%~42%。选择慢性心力衰竭合并抑郁障碍的患者 155例随机分两组,治疗组给予常规药物及疏肝解郁胶囊治疗 8 周,对照组给予常规药物治疗。经治疗发现疏肝解郁胶囊能明显改善慢性心力衰竭(chronic heart failure,CHF)患者的抑郁程度及生活质量,并从而更显著改善心功能;治疗期间未见明显不良反应,但需要注意监测肝功能。

2. 解郁安神胶囊

组成:柴胡、郁金、栀子(炒)、半夏(制)、白术(炒)、浮小麦、远志(制)、甘草（炙）、石菖蒲、百合、胆南星、大枣、龙齿、酸枣仁、茯苓、当归。

功效：疏肝解郁，安神定志。

主治：用于情志不舒，肝郁气滞等精神刺激所致的心烦、焦虑、失眠、健忘，更年期综合征，神经官能症等。

用法：口服，一次4粒，一日2次。

临床研究表明，解郁安神胶囊联合抗抑郁药治疗抑郁症有较好的疗效。研究说明，茴拉西坦联合解郁安神胶囊对卒中后抑郁有一定的益处，不仅可以解决抑郁症状，而且同抗抑郁药相比因其不良反应少，具有良好的依从性、持久性，所以临床上对卒中后1个月应尽早进行药物干预。选择脑卒中患者48例，随机分为观察组、对照组各24例。两组均给予脑血管病常规药物治疗。对负性情绪的治疗，对照组给予舍曲林治疗，观察组给予舍曲林联合解郁安神胶囊治疗，结论得出舍曲林联合解郁安神胶囊治疗脑卒中患者负性情绪较单纯舍曲林治疗能够取得更好的临床疗效，值得在临床上推广应用。

3. 逍遥丸

组成：柴胡、当归、白芍、炒白术、茯苓、炙甘草、薄荷、生姜。

功效：疏肝健脾，养血调经。

主治：用于肝郁脾虚所致的郁闷不舒、胸胁胀痛、头晕目眩、食欲减退、月经不调。

用法：口服。一次6～9g，一日1～2次。

逍遥丸最早出自宋代《太平惠民和剂局方》，是在医圣张仲景的名方"四逆散"基础上加减而成。因逍遥丸能散肝气之郁，行血液之滞，服用后使人气血流畅，周身舒适，明显改善患者精神状态，情绪舒畅，心情愉快，故有逍遥之美称。经历代临床验证，逍遥丸作为疏肝解郁的经典方剂，备受历代医家的推崇。逍遥丸对抑郁有良好的治疗效果，方中柴胡疏肝解郁，具有抗抑郁作用；薄荷疏肝郁、理肝气，从而协助柴胡抗抑郁；白术、茯苓健脾化湿，以调畅气机。大量研究显示，抑郁患者存在不同程度的脑血流量降低区，以额叶和颞叶脑血流量灌注降低多见，左侧降低明显。有学者发现，额叶和边缘系统也存在脑血流量降低。有研究发现全脑和左侧脑血流量变化与抑郁有关。逍遥丸中当归、白芍柔肝养血、调和情志，且具有促进血液循环、抗缺氧功效，从而改善大脑缺血、缺氧。当患者出现脑卒中后，自身会出现应激性改变，皮质激素和糖皮质激素的水平升高，同时激活下丘脑 - 垂体 - 肾上腺（HPA）轴，使血浆皮质醇含量及24h尿17-羟皮质类固醇的水平增高，且分泌昼夜间节律也有改变，无晚间且发作性皮质醇分泌抑制。近年来对逍遥丸的药理研究结果表明，逍遥丸具有调节中枢单胺类神经递质，影响5-HT、5-HT2A受体，调节体内激素水平，改善循环，调节功能紊乱的作用。综上所述，中医的病因、病机分析及现代中药药理研究的结果均表明逍遥丸具有抗抑郁的作用。治疗组给予口服氟哌噻吨美利曲辛和逍遥丸治疗，对照组只给予口服氟哌噻吨美利曲辛治疗。对照组总有效率为82.7%（43/52），低于治疗组的95.0%（57/60）（$P<0.05$）。治疗前两组 HAMD 评分比较，差异无统计学意义（$P>0.05$）；治疗后治疗组 HAMD 评分低于对照组（$P<0.05$）。治疗组无明显不良反应发生，对照组2例患者出现失眠。结论氟哌噻吨美利曲辛联合逍遥丸治疗脑卒中后抑郁效果明显，优于单一使用氟哌噻吨美利曲辛，可以在临床上积极推广。

4. 解郁丸

组成：白芍、柴胡、当归、郁金、茯苓、百合、合欢皮、甘草、小麦、大枣。

功效：疏肝解郁，养心安神。

主治：用于肝郁气滞，心神不安所致胸肋胀满，郁闷不舒，心烦心悸，易怒，失眠多梦。

用法：口服，一次4g，一日3次。

近年来的研究表明，中医药抗焦虑具有多靶点和整体调节的效果。解郁丸为采用现代科学技术精制而成的纯中药制剂，系以"逍遥散"和"甘麦大枣汤"等古方为基础研制而来，由柴胡、当归、白芍、茯苓、百合、郁金、合欢皮、甘草、小麦、大枣等十余味药物组成。解郁丸作用机制与单胺类神经质的变化密切相关。研究表明解郁丸可能通过以下可能途径实现其抗焦虑作用：阻断去甲肾上腺素（NE）再摄取；阻断5-羟色胺（5-HT）再摄取；增强去甲肾上腺素传递；抑制单胺氧化酶，从而抑制去甲肾上腺素、5-羟色胺等生成胺失活过程，抑制5-HT能神经系统的活动而发挥抗焦虑作用。临床观察提示解郁丸治疗郁病起效快，与盐酸氟西汀疗效相当，但重要的是解郁丸不良反应较轻，患者依从性高，安全性好，值得在临床推广使用。

（三）针灸

1. 针灸对单胺类神经递质的影响　抑郁症主要是中枢单胺类神经递质如5-羟色胺（5-HT）、去甲肾上腺素（NE）和多巴胺（dopamine，DA）含量下降或功能不足所致。针灸对中枢及外周紊乱的单胺类神经递质具有良性调节作用，包括5-HT、NE、DA 及其代谢产物。有研究者观察到应激抑郁模型大鼠海马5-HT 和乙酰胆碱酯酶（acetylcholine esterase，AChE）活性降低，电针百会、三阴交穴可明显提高模型大鼠海马中5-HT、AChE 的表达。有人观察穴位埋线和针刺治疗对应激抑郁模型大鼠的干预作用，每日应激刺激前1h 分别对针刺组和埋线组大鼠百会、心俞、肝俞穴进行针刺治疗和埋线治疗，结果发现针刺与埋线均可不同程度地使抑郁模型大鼠下丘脑及海马5-HT、DA 和 NE 有所升高，并且在升高下丘脑中5-HT 和 DA 以及海马 DA 方面，埋线组更具优势。这些研究结果提示针刺的抗抑郁作用可能与其对中枢和外周单胺类神经递质系统的良性调节作用密切相关。

2. 针灸对氨基酸类神经递质的影响 氨基酸类神经递质包括兴奋性氨基酸和抑制性氨基酸。在生理状态下，神经细胞间隙内存在适量的兴奋性氨基酸介导神经元之间的兴奋性传递，从而维持大脑正常的兴奋性；同时也存在适量的抑制性氨基酸，以抑制兴奋性神经递质的释放而产生抑制效应。兴奋性/抑制性氨基酸失衡可以导致抑郁障碍的发生。抑郁模型大鼠在自主活动减少的同时也伴有海马谷氨酸（Glu）表达升高，γ-氨基丁酸（GABA）表达不足，提示抑郁症存在兴奋性/抑制性氨基酸失衡，主要体现在兴奋性氨基酸含量过多，而抑制性氨基酸含量不足。针灸对抑郁症氨基酸类神经递质的影响主要体现在对兴奋性/抑制性氨基酸失衡状态的逆转作用，对抑郁模型大鼠给予针刺百会、内关、三阴交治疗后，在大鼠自主活动增加的同时，海马 Glu和 GABA 表达也逐渐恢复至健康大鼠水平。

3. 针灸对神经肽 Y（NPY）的影响 重症抑郁患者脑脊液中 NPY 水平低于正常，NPY 可能通过 Y1 受体发挥抗抑郁作用。针刺疗法可以改善不同抑郁模型鼠抑郁样症状，并增加其下丘脑 NPY 的表达。给大鼠每天注射皮质醇（CORT）40mg/kg，连续注射 19 日，诱导大鼠下丘脑-垂体-肾上腺（HPA）轴功能亢进，使大鼠出现抑郁和焦虑症状，并于 CORT 注射前针刺内关穴，观察到针刺可以显著减少模型大鼠抑郁或焦虑症状，并增加下丘脑 NPY 的表达。

4. 针灸对神经内分泌的影响 神经内分泌与精神活动密切相关。许多精神疾病有神经内分泌异常，并且这些内分泌异常常随着疾病的好转或停止精神药物的治疗而恢复正常。下丘脑是神经内分泌的高级整合中枢，与其他脑区有着广泛联系，对维持人体内环境的稳定十分重要。同时，下丘脑又是调控自主神经和情绪的主要脑区，应激反应时，机体往往出现 HPA 轴功能亢进、下丘脑-垂体-甲状腺（HPT）轴功能不足，导致各种疾病的发生，包括抑郁。针刺对亢进的 HPA 轴具有调节作用。研究观察到电针内关、三阴交、太冲等穴可以使抑郁患者血浆中升高的促肾上腺皮质激素（ACTH）和 CORT 显著降低，并且针刺对抑郁患者 HPA 轴的影响是状态依赖性的，即随着针刺疗效的出现，患者的 HPA 轴功能也逐步恢复正常。

实验研究发现，长期慢性应激导致的抑郁模型大鼠血清 T_3、T_4、rT_3、TSH的水平显著低于正常组，而 ACTH 却明显高于正常组，说明抑郁模型大鼠具有明显的神经内分泌功能紊乱的特点。经电针百会、心俞、肝俞治疗后，TSH、T_3显著提高，ACTH 明显降低，说明针刺治疗对抑郁模型大鼠紊乱的 HPT 轴和HPA 轴有调整作用。

5. 保护损伤大脑及神经作用 针灸具有脑保护和营养神经的作用。有研究者观察到，应激抑郁模型大鼠存在皮质和海马神经元损伤的病理表现，并且皮质和海马神经元 BDNF 阳性细胞明显减少，针灸治疗后能显著提高 BDNF 阳性细胞数量，对抑郁模型大鼠皮质和海马损失的神经元有保护作用。和单纯的艾灸治疗相比，针刺治疗对神经元的保护作用更好。而在穴位选择上，针刺治疗百会、太冲穴比针刺治疗膻中、内关穴对神经元的保护作用更好。

（四）心理疏导

众所周知，抑郁症仅靠药物治疗是不能完全根治的，需要加上适当的心理疗法。随着社会的进步时代的发展，心理疗法也越来越能被大众所接受，因为它确实能够起到一定的效果。接触心理疗法后就会发现，心理其实并没有那么恐怖，只是人云亦云。真正懂得心理的人往往情商都比较高，比较通透，气质比较温和，能够给人带来亲近的感觉，使人在心理治疗师的关怀下，逐渐与外界进行沟通交流，从而慢慢走出抑郁症的阴影。

（五）电休克治疗

治疗应使用已经经过改良后的无抽搐电休克治疗（MECT），这是一种非常有效的治疗方法，治疗成功率比较高，对于不容易治疗或者治疗困难的患者来说是一种比较好的选择。但治疗前应注意了解此项目，某些身体素质比较差的老年患者并不推荐此类治疗，因为可能会对心脏造成负荷，且会引起记忆衰退等。

九、卒中后睡眠障碍

卒中后睡眠障碍是脑卒中后常见并发症，主要表现为失眠、过度睡眠、异态睡眠、不宁腿综合征、睡眠呼吸暂停综合征等。本节主要对卒中引起的失眠进行论述，失眠可引起患者焦虑、抑郁或恐惧心理，并导致精神活动效率下降，妨碍社会功能。失眠与心血管疾病、精神疾病的发病率和病死率日渐增多有关，同时带来一系列的社会问题，如事故、旷工等，日益成为威胁人类健康的杀手。2012 年中华医学会神经病学分会睡眠障碍学组根据现有的循证医学证据，制定了《中国成人失眠诊断与治疗指南》，其中失眠是指患者对睡眠时间和（或）质量不满足并影响日间社会功能的一种主观体验。

（一）常用中药内治法

1. **肝火扰心** 不寐多梦，甚则彻夜不眠，性情急躁易怒，伴头晕头胀，目赤耳鸣，不思饮食，口渴喜饮，口苦，小便黄赤，大便秘结，舌红，苔黄，脉弦而数。

常用方药：龙胆泻肝汤。

来源：《兰室秘藏》。

组成：龙胆、黄芩、栀子、泽泻、木通、车前子、当归、生地黄、柴胡、生甘草。

功效：疏肝泻火，清脑安神。

主治：①肝胆实火上炎证：头痛目赤，胁痛，口苦，耳聋，耳肿，舌红苔黄，脉弦细有力；②肝经湿热下注证：阴肿，阴痒，筋痿，阴汗，小便淋浊，或妇女带下黄臭等，舌红苔黄腻，脉弦数有力。

可加茯神、龙骨、牡蛎镇惊定志，安神入眠；如胸闷胁胀、善太息者，加郁金、香附疏肝解郁。

将 82 例肝火扰心型失眠患者，随机分为两组。治疗组 42 例，采用龙胆泻肝汤治疗，每日 1 剂，早晚服用；对照组 40 例，采用艾司唑仑片治疗，每晚 1 次，每次 2mg。两组 2 周为 1 疗程，治疗 2 个疗程，观察疗效。结果治疗组疗效明显优于对照组；且龙胆泻肝汤无明显毒副反应，无药物依赖性。可以认为龙胆泻肝汤治疗肝火扰心型失眠临床疗效好，副反应小，值得临床上推广应用。

2. 痰热扰心 心烦，不寐头重，痰多胸闷，恶食嗳气，吞酸恶心，心烦口苦，目眩，苔腻而黄，脉滑数。

常用方药：黄连温胆汤。

来源：《六因条辨》。

组成：川连、竹茹、枳实、半夏、橘红、甘草、生姜、茯苓。

功效：清热燥湿，理气化痰，和胃利胆。

主治：伤暑汗出，身不大热，烦闭欲呕，舌红苔黄腻。

采用黄连温胆汤加减与地西泮片进行对比治疗，全部 113 例患者经过两周治疗后，两组的总有效率分别为 98.28% 和 72.73%。观察组总有效率显著高于对照组（$\chi^2 = 5.494, P < 0.05$），具有统计学意义。上述研究结果表明，黄连温胆汤加减治疗失眠症的疗效比地西泮片要好，无不良反应发生，而且停药后无反跳性失眠发生。其治疗机制可能与黄连温胆汤能够缓解大脑供血不足并纠正机体的植物性神经功能紊乱有关。中医学将失眠症归为"不寐"范畴。《古今医统大全·不寐候》曰："痰火扰乱，心神不宁，思虑过伤，火炽痰郁，而致不眠者多矣"，认为不寐主要是由于痰火扰心所引发的。黄连温胆汤中的黄连、竹茹能够清心降火；半夏、枳实能够降逆化痰；生姜、炙甘草、大枣具有安神养心、和胃之功效；陈皮、茯苓能够健脾、理气。诸药合用，共奏降逆化痰、清心和胃、和中安神之功效，神安则寐安。

3. 心脾两虚 不易入睡，或睡中多梦，易醒，醒后再难入睡，或兼心悸、心慌、神疲、乏力、口淡无味，或食后腹胀，不思饮食，面色萎黄，舌质淡，舌苔薄白，脉象缓弱。

常用方药：归脾汤。

来源：《正体类要》。

组成：白术、人参、黄芪、当归、甘草、茯苓、远志、酸枣仁、木香、龙眼肉、生姜、大枣。

功效：益气补血，健脾养心。

主治：①心脾气血两虚证：心悸怔忡，健忘失眠，盗汗，体倦食少，面色萎黄，舌淡，苔薄白，脉细弱；②脾不统血证：便血，皮下紫癜，妇女崩漏，月经超前，量多色淡，或淋漓不止，舌淡，脉细弱。

有研究选取 94 例心脾两虚型失眠患者为研究对象，随机分成治疗组与对照组各 47 例。治疗组患者给予归脾汤，对照组患者给予艾司唑仑，比较两组患者的治疗效果。结果：用药后，治疗组患者每日睡眠时间为 (7.66 ± 1.03) h，显著长于对照组的 (6.74 ± 1.21) h，差异具有统计学意义（$P < 0.05$）；治疗组患者总有效率为 97.87%，高于对照组的 87.23%，差异具有统计学意义（$P < 0.05$）。结论：归脾汤治疗心脾两虚型失眠患者疗效显著，优于西药疗法，值得临床推广应用。

现代对归脾汤制剂的研究认为，其能促进睡眠与以下机制有关：①本方黄芪、人参、白术、当归并用，能兴奋中枢神经系统，增强血液循环，促进新陈代谢，促进血清蛋白的合成，并可使红细胞及血色素增加；生姜、木香合用，可增强消化功能，改善食欲；龙眼肉、大枣、炙甘草配用，能适当补充营养物质；酸枣仁煎剂，其水溶性成分在小剂量时产生镇静作用，且较恒定，当剂量稍大时，则对中枢神经抑制现象加深，遂产生催眠作用。诸药合用，则收调节大脑皮质功能之效，既可改善失眠烦躁症状，又可防止疲乏嗜睡之弊，此乃中医补心安神之谓。本方尤长于促进新陈代谢，增进消化，增强血液循环，改善贫血，此即谓健脾补血。②当归对中枢神经系统有轻度抑制作用，可用于镇静、催眠；有明显镇痛作用；对小鼠学习记忆有明显影响；当归液穴位注射对交感神经系统功能具有一定的调整作用，有抗缺氧、抗疲劳、改善睡眠的作用。③人参对正常睡眠没有影响，并不会有害于脑功能的平衡。因人参皂苷提高了血氧利用率，反而能改善老年人思考能力，使注意力集中，能提高体力、工作力、集中力、负荷力及记忆力。④黄芪能增强脑部功能，加强小鼠学习、记忆能力，有镇痛、镇静作用。⑤药理作用证实，茯苓具有镇静作用，远志具有镇静、催眠及抗惊厥作用。⑥甘草中的甘草酸能改善脑缺血，促进大脑的能量供应及功能恢复。⑦归脾汤煎剂有明显的协同戊巴比妥钠的作用，延长小鼠睡眠时间，高剂量组均能明显抑制小鼠自发活动；中高剂量归脾汤煎液尚有显著提高小鼠耐力的作用，以高剂量组作用更强。另外，归脾汤有显著升高生长抑素（somatostatin，SS）含量的作用，SS 为 14 个氨基酸的肽类物质，广泛分布于大脑皮质、下丘脑及边缘系统结构，以皮层含量最高。SS 常与 γ- 氨基丁酸共存于同一神经元内，可调节神经细胞的兴奋性，而与许多精神性疾病的发病密切相关。

4. 心肾不交 心烦失寐，心悸不安，眩晕，耳鸣，健忘，五心烦热，咽干口燥，腰膝酸软，遗精带下，舌红，脉细数。

常用方药：六味地黄丸合交泰丸。

来源：《小儿药证直诀》《韩氏医通》。

组成：熟地黄、山药、山萸肉、泽泻、牡丹皮、茯苓（六味地黄丸），黄连、肉桂（交泰丸）。

功效：滋阴补肾，交通心肾、清火安神。

主治：肾阴亏损，头晕耳鸣，腰膝酸软，骨蒸潮热，盗汗遗精，消渴。或心火偏亢，心肾不交，怔忡，失眠。

通过研究说明六味地黄丸加减治疗阴虚火旺型失眠症与艾司唑仑片治疗后比较疗效基本一致，但镇静安眠药副反应大，且存在明显的药物依赖性，病情容易反复，又可引起医源性疾病。而中医中药治疗通过调整人体脏腑气血阴阳的功能，常能明显改善睡眠状况，副反应少，疗效稳定，停药后不易反复，且不引起药物依赖及医源性等疾患，因而颇受欢迎。

实验结果表明，交泰丸通过大剂量寒凉药与小剂量辛温药的配伍后，能够有效调节 HPA 轴，进而影响调节睡眠的中枢神经递质 NE 和 5-HT 而发挥催眠作用。本实验通过方证结合的模式，初步探明交泰丸"交通心肾"的作用机制，其实质可能是其对 HPA 轴的调节。黄连苦寒，能够抑制 HPA 轴功能，增加慢波睡眠，而肉桂则辛温，能够兴奋 HPA 轴功能，但由于其用量只有黄连用量的十分之一，从而保持 REM 的正常比例，两者通过调节 HPA 轴反馈和负反馈的过程达到动态平衡，并通过下丘脑中枢神经递质 5-HT 和 NE 发挥其"交通心肾"的功效。

5. 心胆气虚 不寐多梦，易于惊醒，胆怯恐惧，遇事易惊，心悸气短，倦怠，小便清长，或虚烦不寐，形体消瘦，面色㿠白，易疲劳，或不寐心悸，虚烦不安，头目眩晕，口干咽燥。舌质淡，苔薄白，或舌红，脉弦细或弦弱。

常用方药：安神定志丸合酸枣仁汤。

来源：《医学心悟》《金匮要略》。

组成：远志、石菖蒲、茯神、茯苓、朱砂、龙齿、党参（安神定志丸），酸枣仁、甘草、知母、茯苓、川芎（酸枣仁汤）。

功效：宁心保神，益血固精，养血安神，清热除烦。

主治：①失眠、心悸：因惊恐而失眠，夜寐不宁，梦中惊跳怵惕，尤其对心虚胆怯之心悸有良效。②肝血不足，虚热内扰证：虚烦失眠，心悸不安，头目眩晕，咽干口燥，舌红，脉弦细。

安神定志丸出自《医学心悟》，方中龙齿重镇安神，远志、石菖蒲入心开窍，除痰定惊，茯神养心安神，茯苓、党参健脾益气，以助其宁心除痰之效。将符合标准的 120 例患者随机分为治疗组和对照组各 60 例，治疗组予以安神定志丸加减配合针刺疗法,对照组予以地西泮 5mg,7 日一个疗程,连续治疗 4个疗程。结论:安神定志丸加减配合针灸疗法治疗老年气虚痰浊型失眠不良反应小,有很好的临床疗效。

(二)常用中成药

1. 枣仁安神胶囊

组成:酸枣仁(炒)、丹参、五味子(醋炙)。

功效:养血安神。

主治:用于心血不足所致的失眠、健忘、心烦、头晕;神经衰弱症见上述证候者。

用法:口服。一次 5 粒,一日 1 次,临睡前服用。

将 90 例心理生理性失眠随机分为治疗组、对照组和安慰剂组,治疗组用枣仁安神胶囊,对照组用苯二氮草类药物艾司唑仑,安慰剂组用安慰剂治疗。分别于治疗前和治疗后 1 周、3 周用匹兹堡睡眠质量指数(PSQI)量表评定临床疗效。治疗组和对照组与安慰剂组治疗后组间治疗同期比较差异具有显著性($P<0.05$)。得出结论:枣仁安神胶囊治疗心理生理性失眠的临床疗效显著。

观察组和对照组各 60 例。对照组患者给予常规艾司唑仑加以治疗,而观察组患者则给予枣仁安神胶囊加以治疗,两组患者均采用匹兹堡睡眠质量指数(Pittsburgh sleep quality index,PSQI)量表加以评定,以此对比两组患者的临床疗效。结果表明:①观察组患者的 PSQI 显著高于对照组,组间差异明显($P<0.05$),有统计学意义;②观察组患者的治疗总有效率(90%)显著高于对照组(86.7%),组间差异明显($P<0.05$),有统计学意义。综上所述:老年性失眠症患者应用枣仁安神胶囊进行治疗的疗效非常显著,值得在临床中应用及推广。

2. 安神补脑液

组成:鹿茸、制何首乌、淫羊藿、干姜、甘草、大枣、维生素 B_1。辅料为:蔗糖。

功效:生精补髓,益气养血、强脑安神。

主治:用于肾精不足、气血两亏所致的头晕、乏力、健忘、失眠;神经衰弱症见上述证候者。

用法:口服,一次 10ml,一日 2 次。

安神补脑液方中鹿茸填精补髓;制何首乌滋补肝肾,生精益血;淫羊藿温阳益肾,补血生精;干姜、甘草、大枣温胃健脾,以补气血生化之源;维生素 B_1营养神经。诸药相合,共奏生精补髓,益气养血,健脑安神之功。

将 60 例中老年失眠患者随机分成对照组和观察组,各 30 例。对照组使用艾司唑仑片,观察组口服安神补脑液,两组均以 15 日为一疗程,疗程结束后比较两组患者临床总有效率。结果得出对照组总有效率为 70%,观察组总有效率为 93.33%,两组总有效率比较具统计学差异(P < 0.05),观察组明显优于对照组。对照组 5 例患者发生不良反应,不良反应发生率为 16.67%,观察组无明显不良反应病例发生,两组不良反应差异无统计学意义(P > 0.05)。结论得出安神补脑液能够明显改善失眠患者的睡眠质量,且安全性好,值得临床推荐运用。

（三）针灸

1. **毫针刺法** 有研究者认为失眠由"神不安"所致,遂取与"神"相关的腧穴即"五神穴"(本神、神庭、四神聪、神门、神道)来治疗失眠。治疗前后患者的睡眠质量、入睡时间、睡眠效率、PSQI 总积分相较,均 P < 0.05。有人根据跷脉的循行及功能为依据,取跷脉交会穴治疗失眠患者 30 例,主穴为申脉、照海、睛明、风池,泻申脉补照海,结果痊愈 5 例,显效 13 例,有效 7 例,无效 5 例。有研究者认为五脏藏五神,当五脏功能失调时导致心神失养,神不藏而寐不安,取五脏俞加膈俞为主穴治疗慢性失眠患者 70 例,有效率 80%。另有人采用通督调神安眠针法治疗失眠患者 30 例,以神庭、大椎、百会、风府、神道为主穴,随症配穴,有效率达 96.67%。

2. **灸法** 灸法是用艾绒和药物在腧穴或一定部位进行烧灼、温熨,借温热刺激及药物作用,通过经络的传导,温通经络、调和阴阳,达到防治疾病的方法。有研究运用梅花灸[中脘、上脘、建里、阴都(双)为主]配足三里灸法治疗脾胃虚寒型失眠,在临床上疗效显著。有人根据失眠与五脏虚损病机的关系,用艾灸夹脊穴的方法治疗失眠伴抑郁情绪障碍患者 91 例,取 T_5 至 L_2 双侧夹脊穴,由上至下施回旋灸,其总有效率为 97.8%。另有研究者认为失眠日久,阳气渐耗,气血亏虚,故重灸关元、命门穴治疗顽固性失眠,以温补元阳、补益气血,交接阴阳,取得较好疗效。

3. **电针** 电针是将接近人体生物电的微量电流通过毫针作用于腧穴,利用针和电两种刺激相结合以治疗疾病的一种方法。赵立刚等通过电针四神聪穴治疗失眠 30 例,有效率为 80%,其结果显示电针刺四神聪穴不仅能够明显改善睡眠质量而且还能改善脑电地形图。

4. **耳穴** 有人以耳穴压豆结合交变磁场治疗失眠,取神门、心、失眠穴、皮质下、枕耳穴压豆;并在眉间略下方、双耳前上方、双耳后略下方配带交变磁场治疗帽,有效率达 100%。有人采用温针灸配合耳穴压豆治疗阳虚型失眠 65 例,取百会、内关、神门常规针刺,心俞、脾俞、肾俞、腰阳关施温针灸;心、脾、肾、交感、神门穴位贴压,有效率达 87.7%。

（四）非药物治疗

研究显示,卒中损伤中枢神经系统,也对患者睡眠结构有影响,进而导致睡眠障碍的发生。睡眠障碍能加重卒中的危险因素,增加卒中复发率,有效治疗睡眠障碍可提高卒中患者生活质量,减少并发症和改善预后。除了药物治疗,非药物治疗也是有效辅助手段。美国心理学协会认可的失眠的经验性心理治疗有:刺激控制疗法、睡眠限制和渐进性肌肉放松疗法、生物反馈疗法和认知行为疗法。我国学者也提出,失眠的非药物治疗主要包括认知治疗(包括睡眠健康教育)、行为干预治疗(包括睡眠限制疗法、刺激控制疗法和放松训练)和各种物理治疗(包括针灸、按摩等)。这些方法或独立、或组合用于失眠的治疗。

1. 养成良好的睡眠习惯

(1)睡前4h避免使用兴奋性物质(咖啡、浓茶或吸烟等)。

(2)睡前不要饮酒,乙醇可干扰睡眠。

(3)白天适度运动有助于睡眠,但睡前应避免剧烈运动。

(4)不要饿着肚子睡觉,也不宜吃得过饱或饮水过多。

(5)避免睡前过度紧张、兴奋、忧愁、气恼。

(6)卧室环境应安静、舒适,光线及温度适宜。

(7)保持规律的作息时间。

2. 认知行为疗法　认知行为疗法是失眠心理行为治疗的核心(Ⅰ级推荐)。

(1)保持合理的睡眠期望。

(2)不要盲目地夸大失眠的后果及其潜在危害,正确认识和客观评价失眠给自己造成的影响。

(3)保持自然入睡,避免过度主观的入睡意图(强行要求自己入睡)。

(4)不要过分关注睡眠。

(5)不要因为一晚没睡好就产生挫败感。

(6)培养对失眠影响的耐受性。

3. 松弛疗法　放松治疗可以缓解上述因素带来的不良效应,因此是治疗失眠最常用的非药物疗法。其目的是降低卧床时的警觉性及减少夜间觉醒。减少觉醒和促进夜间睡眠的技巧训练包括渐进性肌肉放松、指导性想象和腹式呼吸训练。患者计划进行松弛训练后应坚持每天练习2~3次,环境要求整洁、安静。松弛疗法可作为独立的干预措施用于失眠治疗。

4. 刺激控制疗法

(1)只有当睡意袭来时才上床睡觉。

(2)如果上床后30min不能入睡,应起床离开卧室,可从事一些简单活动,等有睡意时再返回卧室睡觉。

(3)不要在床上做与睡眠无关的活动,如进食、看电视、听收音机及思考复杂问题等。

（4）不管前晚睡眠时间有多长，保持规律的睡觉与晨起的时间，逐步建立正常的、稳定的自然的睡眠节律。

（5）午间小睡时间控制在半 h 左右。

5. 睡眠限制疗法

（1）减少卧床时间使其和实际睡眠时间接近，当睡眠效率超过 80% 时，可增加半 h 的卧床时间。

（2）当卧床时间有大部分为睡眠时间时，再增加卧床时间，这样逐渐达到正常睡眠时间。

（3）每晚限制卧床时间不能少于 5h，否则可能造成白天困倦或出现危险事故，午间小睡是允许的。

十、继发性癫痫

癫痫是中风常见并发症之一，文献报道急性脑血管病的中风后癫痫总发生率为 5%～15%，脑梗死后癫痫发生率为 7.7%～12.5%，脑出血后癫痫发生率为 13.8%，蛛网膜下腔出血后癫痫发生率为 6%～7.95%。60 岁以后老年患者中，45% 的癫痫由中风继发。中风后继发性癫痫是中风后常见的神经系统并发症，不仅加重了脑损伤，还可致全身多系统损害，严重影响患者的生活质量。

（一）中药内治法

1. 活血定痫方

来源：研究者自拟方。

组成：黄芪、当归、川芎、赤芍、桃仁、红花、全蝎、蜈蚣、石菖蒲、郁金、地龙。

功效：益气活血，息风止痉。

主治：血瘀风动证。

急性脑梗死后继发性癫痫患者随机分为治疗组和对照组各 28 例，对照组予丙戊酸钠口服治疗，治疗组在对照组基础上予活血定痫方。结果治疗组总有效率 85.7%，优于对照组 64.3%（$P < 0.05$）。方取生黄芪、当归以益气扶正而固本；川芎、赤芍、桃仁、红花以活血通络；石菖蒲、川芎、郁金、地龙化痰祛瘀；全蝎、蜈蚣则息风止痉，且石菖蒲、地龙等均有改善脑部血液循环作用。诸药合用对改善急性脑梗死后继发性癫痫患者病情，稳定病灶，减少癫痫发作，取得了比较满意的疗效。

2. 化痰息风通络汤

来源：研究者自拟方。

组成：胆南星、天竺黄、天麻、僵蚕、全蝎、蜈蚣、琥珀、石菖蒲、白术、茯神、蝉蜕、川芎、沉香。

功效：化痰息风通络。

主治：针对痰、风、瘀所致中风。

有人选择脑卒中后癫痫患者 72 例，对照组给予基础抗癫痫治疗，治疗组在对照组治疗基础上加服化痰息风通络方，方中胆南星、天竺黄化痰清热；天麻、僵蚕息风；全蝎、蜈蚣、川芎化瘀通络；白术、茯神健脾；蝉蜕息风定惊；石菖蒲豁痰开窍。全方配伍合理，与西药配合，收效甚佳。

3. 四妙勇安汤加味

来源：《验方新编》。

组成：金银花、玄参、当归、生甘草、白茅根、车前子、枸杞子、天麻、菊花。

功效：清热解毒，活血止痛。

主治：中风后癫痫。

有人选取 70 例中风后癫痫患者随机分为对照组和治疗组各 35 例，对照组以西医常规治疗合西药左乙拉西坦口服治疗，治疗组在西医常规治疗的基础上或停用西医常规治疗的情况下予四妙勇安汤加味治疗。四妙勇安汤通过降低炎症反应和脑内含量过多的铁离子，减轻中风后铁离子对神经元的氧化损伤和慢性炎症损伤，从而达到抑制癫痫的作用，进而使脑电图得以改善。

4. 化瘀定痫方加味

来源：研究者自拟方。

组成：当归、川芎、桃仁、红花、赤芍、生地黄、生南星、天竺黄、石菖蒲、全蝎、蜈蚣、丹参、钩藤、制半夏、茯苓、陈皮、僵蚕、青龙齿。

功效：化瘀涤痰开窍、镇惊息风定痫。

主治：中风后癫痫。

有人选取中风后迟发性癫痫 36 例，临床痊愈 21 例（占 58.3%），显效 4 例（占 11.1%），有效 6 例（占 16.7%），无效 5 例（占 13.9%），总有效率 86.1%。中医药治疗癫痫不但疗效优于单纯西药，而且对西药有竞争抑制作用，能增强肝脏代谢，减少药物的毒副反应，促进神经突触连接，在一定程度上增进智能，改善脑的可塑性。

（二）穴位埋线疗法

有人将 90 例中风后癫痫患者随机分为治疗组和对照组，每组 45 例。治疗组采用穴位埋线治疗，对照组采用药物治疗。结果治疗组总有效率为88.9%，对照组为 95.6%，两组比较差异无统计学意义（$P > 0.05$）。两组治疗后症状评分、发作频率、发作时间与同组治疗前比较，差异均具有统计学意义（$P < 0.01$）。治疗组治疗后症状评分、发作频率、发作时间与对照组比较，差异均无统计学意义（$P > 0.05$）。证实穴位埋线是一种治疗中风后癫痫的有效方法。

（三）针刺治疗

有人对 23 例老年中风后继发性癫痫患者使用针灸治疗，主穴：神道透腰阳关、腰奇透腰阳关、神道透大椎。配穴：额三针、昼发加申脉，夜发加照海。体虚给予足三里、关元；失眠加神门、三阴交；痰多加丰隆、膻中。留针 30min，1 次 /d。连续治疗 15 日为一个疗程。疗程间隔 3～5 日，观测临床症状、不良反应。连续治疗 20 疗程，判定疗效。结果显效 18 例，有效 3 例，好转 0 例，无效 2 例，总有效率为 91.30%。针灸治疗老年中风后继发性癫痫疗效良好，值得临床推广应用。

（四）耳针

有研究者运用耳穴贴压的方法治疗外伤性癫痫，结果显示耳穴治疗癫痫小发作效果明显，对于癫痫大发作则可以延迟发作时间，发作时症状也会减轻，耳穴组疗效和常规治疗组相比差异具有统计学意义。有学者观察耳穴贴压配合中药治疗脑卒中后癫痫的临床疗效，结果显示耳针配合中药组有效率为 73.3%，和常规治疗组相比差异具有统计学意义，两组的脑电图相比较，差异也具有统计学意义。显著的疗效让耳针治疗在临床上得到广泛认可。

十一、压疮

压疮，中医学称之为席疮，指患者因久病体虚或久卧伤气导致气血亏虚、气滞血瘀，使肌肤失于温煦濡养、腐烂蕴毒而造成的局部坏死肉腐，属于本虚标实之证。缺血、缺氧、营养不良而致组织溃烂坏死。目前公认引起压疮主要有四种因素，即压力、剪切力、摩擦以及潮湿，长期卧床局部受压过久，导致血液循环障碍时，发生组织营养缺乏而坏死，局部用石膏、夹板及其他矫形器材时，衬垫不当，松紧不当，松紧不适宜，致局部组织血液循环不良，皮肤经常受潮湿摩擦的刺激，皮肤抵抗力下降，全身营养缺乏，均为压疮发生的常见原因。首发表现为受压处红、肿、热、痛、麻木感，局部静脉回流严重障碍，致血栓形成，组织缺血低氧，轻者浅层组织坏死，脓液流出，重者脓性分泌物增多、坏死组织发热、臭味，组织坏死深达肌层至骨膜，细菌侵入循环，引起败血症。

（一）常用中药内治法

1. **气血虚弱**　创面腐肉难脱，或腐肉虽脱，新肌色淡，愈合缓慢，溃后脓液稀薄，淋漓不尽，身体日渐消瘦，面色无华，形体畏寒，伴心悸、畏寒、自汗、舌质淡红、舌苔薄白，脉细或虚大。

常用方药：八珍汤。

来源：《正体类要》。

组成：当归、川芎、白芍、熟地黄、人参、白术、茯苓、炙甘草。

功效：补益气血，通络润肤。

主治：气血虚弱，久病卧床，纳差食少，舌质淡，苔少脉沉细无力。

有人根据压疮属于本虚（气血亏虚）标实（瘀毒）的症状，将当归、熟地黄、川芎、白芍、党参、白术、茯苓、炙甘草按一定剂量配比熬制成八珍汤予20例患者内服，每日1剂，连服15天后观察。结果显示治疗压疮的有效率可达95%。

2. **气滞血瘀** 皮肤发红或紫黯，迅速形成黑色腐肉，出现局限性表浅溃疡，继之发展至全层皮肤及皮下，疼痛难忍，伴心烦易怒，两胁胀满，口苦咽干，舌苔薄白，脉弦滑。

常用方药：托里透脓汤。

来源：《医宗金鉴》。

组成：党参、黄芪、当归、白术、穿山甲、皂角刺、白芷、青皮、鸡血藤、伸筋草、天花粉、地丁、甘草。

功效：益气化瘀，透脓止痛。

主治：受压部位气血瘀滞，血脉不通，经络阻隔，气血亏损，毒邪内侵，肌肉筋骨失养则溃腐成疮，缠绵难愈。

有研究将120例褥疮患者随机分为观察组与对照组各60例，观察组给予托里透脓汤加减口服联合封闭式负压引流技术治疗，对照组给予常规方法治疗，比较两组褥疮严重程度指数、清创次数、体温恢复时间、治愈情况及住院时间。结论得出托里透脓汤联合封闭式负压引流术治疗难治性褥疮能够快速祛腐生新，疗效较明显。

3. **蕴毒腐溃** 局部皮肤呈紫黑色，压疮溃烂腐肉及脓水较多，或有恶臭，重度溃烂可深及筋骨，形神萎靡，不思饮食，舌红，苔少，脉细数。

常用方药：清营汤。

来源：《温病条辨》。

组成：水牛角、生地黄、玄参、竹叶心、麦冬、丹参、黄连、金银花、连翘。

功效：清热解毒，凉血和营。

主治：压疮溃烂腐肉及脓水较多，口苦且干，四周漫肿，伴有发热，口苦且干，形神萎靡，不思饮食。

（二）中药外治法

以中草药和针灸为主要手段的中医外治法治疗压疮具有疗效确切、安全性高、治疗费用低廉等优势，易于被患者接受。尤其是中药外治法因药物来源广泛、操作较为简单，更适宜临床推广应用。中药外用治疗压疮时以行气活血、消肿止痛、散瘀通络、敛疮生肌等为治则，从虚实辨证、标本兼治等着手促进疮面的愈合。

1. **紫珠** 性凉，含黄酮类、萜类、脂肪酸、氨基酸、甾醇等物质，具有收敛止血、止痛、抑菌、抗感染、抗病毒、抗脂质过氧化等作用。一方面能促进细胞蛋白质的合成与释放,提高细胞的代谢功能,加快疮面的愈合;另一方面能抑制成纤维细胞的生长,减少瘢痕的形成。将80例Ⅱ～Ⅳ期压疮患者随机分成试验组和对照组各40例,试验组采用紫珠叶散外敷换药治疗,对照组采用凡士林纱布换药治疗,试验组总有效率为92.5%,对照组总有效率72.5%,两组比较差异有统计学意义。紫珠叶散治疗压疮效果确切,疗程短,无不良反应,值得推广应用。

2. **白芷**　性温,主要的化学成分有欧前胡素、异欧前胡素、佛手柑内酯、珊瑚菜素、氧化前胡素等香豆素和挥发油,因其具有舒张动脉血管、加速疮面血液流动、消炎止痛以及除湿等作用,在治疗压疮时能保持疮面干燥,有效促进疮面肉芽组织的生长。

3. **龙血竭**　性温、平,含有黄酮类、皂苷类、酚类、多糖、挥发油等多种物质,具有活血化瘀、改善疮面微循环、调整机体新陈代谢的作用,可使疮面生肌敛疮,缩短组织的愈合时间。有人使用调和龙血竭胶囊粉治疗Ⅲ期压疮,有效地控制了感染的进一步发生,改善了局部的血供,创面改善速度明显,同时加上全身营养的调节,使压疮很快得到愈合。

4. **如意金黄散**　由大黄、黄柏、天花粉、白芷、天南星、姜黄、陈皮、厚朴、甘草等组成的中药复方,具有清热解毒、消肿定痛、敛疮生肌的功效。有人以蜂蜜调和如意金黄散外敷治疗Ⅱ期压疮,结果治疗组总有效率为95%,而常规护理对照组总有效率为78%,治疗组在有效率和创面愈合时间方面均优于对照组,差异具有统计学意义。

5. **复方三七愈疮散**　由党参、重楼、三七等量混合组成。方中党参补气血而生津,重楼清热解毒、消肿定痛,三七活血止血、化瘀定痛,上述药物联合使用可通脉行瘀、和营止血、去腐生肌,疗效确切。有研究者观察了复方三七愈疮散治疗压疮的临床效果,结果发现治疗组有效率、痊愈率均高于对照组,愈合时间明显缩短。

(三)针灸治疗

1. **针灸**　古代医家对针灸治疗压疮也早有记载。《古今医统大全》中对针灸治疗本病有明确记载:"大抵疮浅宜砭,疮深宜刺,使瘀血出于毒聚之始,则易消也"。田二云等采用局部毫针围刺配合温针灸治疗Ⅱ期以上压疮,对久治不愈的患者采用毫针围刺和温针灸结合治疗有效率可达100%,半年内治愈率达86.4%。有人选取局部阿是穴针灸配合治疗压疮,Ⅰ期压疮采用艾灸治疗,Ⅱ期、Ⅲ期压疮以艾灸配合火针焠刺,治疗总有效率为96.8%。

2. **火针**　《医宗金鉴》中记载了有关火针治疗压疮的方法:"痈疽流注,经久不消,内溃不痛,宜用火针烙之。"阎翠兰等根据"以疮为腧"和"以痛为腧"的理论,运用火针针刺创面及创面周围阿是穴治疗压疮。临床观察表明火针可以鼓舞经气,促进气血运行,温通脏腑阳气,达到增强机体免疫功能、改善血液循环和营养状况的作用,从而促进肉芽组织生长。通过与普通针刺比较显示,火针组疗效满意率达 91.4%,而普通针刺组为 75.9%,且火针组Ⅲ期和Ⅳ期压疮的疗程明显缩短。

3. 艾灸 艾灸通过对人体经络腧穴的温热刺激,不仅能激发经络传感活动,具有温经通络、祛湿逐寒、改善局部血液循环、促进新陈代谢的作用,有利于疮面的愈合;而且还可以加速致痛物质的排出和炎性渗出物的吸收,从而减轻疼痛,是中医防治褥疮的有效方法。有人用灸"三步法"治疗 22 例患者,使用温和灸、回旋灸、雀啄灸三步法对疮面进行辨证施灸,每日 1 次,每次约 30min,与 21 例采用常规护理的患者随机对照。两周后艾灸组(有效率 100%)的治疗效果显著优于对照组(89.47%)。有人运用艾条熏灸治疗褥疮 29 例,先用聚维酮碘棉球对创面进行消毒,再用 3% 过氧化氢和生理盐水冲洗创口。后取艾条直接施灸于褥疮局部,艾灸与创面距离以患者感觉舒适、温热为宜。操作为从创面外周向中间回旋施灸,每次治疗 30min,施灸后覆盖无菌纱布。经治疗 29 例患者痊愈 27 例。

针刺、火针、艾灸都能改善局部血液循环,促进炎性渗出物的吸收,加快组织新生。同时针刺可将刺激传入组织深部,还可以传达电刺激和热刺激,具有改善循环,抗炎修复的作用;火针可以促进病灶坏死、液化,激发自身良性调节机制,增强免疫功能,改善血液循环,释放生长因子,促进肉芽组织生长作用。艾绒在燃烧的过程中释放出的近红外线照射机体时,被皮肤反射的光相对较少,光子可深入人体组织深部的血管、神经末梢等,并被这些组织吸收,从而激发体内的调节系统。

(郑明翠 程园园 韩 辉 陈秋莹)

主要参考文献

1. 吴雪,欧阳丽娜,向大位,等. 冰片及石菖蒲促进羟基红花黄色素 A 透过血脑屏障的实验研究 [J]. 中草药,2011,42(4):734-737.

2. 刘慧琳,刘涛,徐孝娜,等. 人参皂苷 Rb1 对大鼠慢性缺氧性认知功能障碍的治疗作用 [J]. 现代生物医学进展,2013,13(22):4242-4245.

3. 徐元虎. 醒脑静注射液的药理药效学研究与临床应用现状 [J]. 现代中西医结合杂志,2010,19(4):507-510.

4. 李继彬,沙地克,刘宗涛,等. 安宫牛黄丸合常规西药对缺血性中风大鼠急性期血清 IL-18/TNF-α 的影响 [J]. 湖南中医杂志,2011,27(5):116-117.

5. 杨硕,邢衮若愚,张兴荣. 小续命汤治疗中风恢复期 94 例临床观察 [J]. 中药药理与临床,2016,32(4):147-150.

6. 王玉宇，徐宁，董卫华，等. 地黄饮子治疗肝肾两虚证中风失语临床观察 [J]. 中国实验方剂学杂志，2015，21（23）：172-175.

7. 韩辉，杨文明，韩明向，等. 加减血府逐瘀汤治疗脑卒中后抑郁症的随机对照临床研究 [J]. 中国新药与临床药理，2010，21（1）：86-88.

8. 李海聪，李求兵，杨学青，等. 归脾汤加减治疗老年抑郁障碍及改善患者生活质量的临床研究 [J]. 中华中医药杂志，2014，29（6）：1855-1859.

9. 王伟民，蒋二丽，张明明，等. 王松龄治疗小脑性共济失调伴自主神经功能不全经验 [J]. 中华中医药杂志，2016，31（4）：1299-1301.

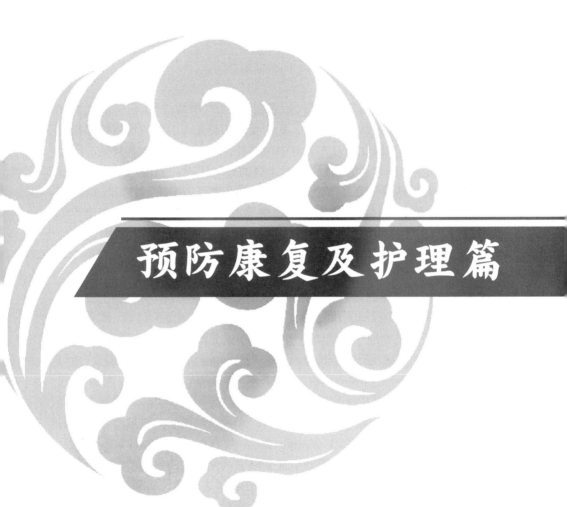

预防康复及护理篇

第七章　预　　防

　　中风因起病急骤，病情变化快，后遗症重，死亡率高，严重危害着人类健康，尤其影响中老年人的身体健康。其实我们的祖先对中风的预防都有相关记载和一定的认识，因此学习先人对中风的经验对预防中风大有益处。历代医家对中风重视，历代皆有阐述，但对本病的最早认识，当首推《黄帝内经》。《黄帝内经》对本病虽未有专篇论述，但却散见于诸篇之中，内容涉及病名、病因病机、病位病证、治则治法、预后及预防等内容，为后世辨治本病奠定了坚实的基础。而至于其中的预防中风，《黄帝内经》中《素问·四气调神大论》言："是故圣人不治已病治未病，不治已乱治未乱"，从而让我们开始认识到预防中风的重要性。

　　随着我国人口老龄化的进展，近几十年来，中风的发病率有逐年增长的趋势。因此，中风的预防工作日益受到重视。针对中风危险因素，或者说针对中风先兆征而进行的中风预防，国内外做了大量的研究工作。通过大样本中风危险因素的临床流行病学调查，以尽早发现和确认中风的危险因素（指可干预性的危险因素）进行预防和治疗，这是第一级预防。古代医家对中风的探讨和论述、现代的一些中风危险因素及中风相关症状学调查，以及古人提倡的"调情志、节饮食、远房帷、慎起居"，从广义来讲都属于一级预防。而目前从临床上对于中风的辨证论治，从中药（经方、验方、单味药）到针灸、按摩等，则属于第二级预防措施，这些无疑丰富了对中风先兆证的现场干预方法。中风的第三级预防又称临床预防，着重于病后康复，力争减轻疾病的不良后果，通过对患者及时有效地采取治疗措施，防止病情恶化，预防并发症、后遗症，防止或减轻伤残。

第一节　中风先兆及中医学相关因素

　　中医学认为中风发生之前一般会有一定的中风先兆或者前兆出现。中风先兆一般认为以肢体麻木、眩晕等为主要表现，积极预防中风先兆有助于预防中风的发生。同时中医学及历代医家认为中风的发生多与体质、情志、生活及饮食习惯、自然环境相关，其中任何一方面出现了问题都可能导致中风的发生及发展，而中风的发生也往往由多方面原因综合导致，因此了解其中原因对于预防中风至关重要。

一、中风先兆

因中风发病前多有中风先兆的出现，因此古代中医学认为了解中风先兆，可以防患于未然，有助于预防中风。中医学早在《黄帝内经》时代就有中风先兆的描述，称其为"微风"，"气血未并，五脏安定，肌肉蠕动，命曰微风"（《素问·调经论》），认为风邪外犯，直接伤及人体卫气，而血气未并，五脏暂安，故仅见肌肉蠕动。据此，宋代方勺首次提出"小中风"一名，其在《泊宅编》指出："风淫末疾谓四肢，凡人中风，悉归手足故也，而病势有轻有重，故病势轻者曰小中。"把风邪外感侵袭四肢病情较轻的称为小中风。清代沈金鳌也进一步指出："小中者何，其风之中人，不至脏腑血脉之甚，止及手足者是也。"

（一）症状表现

至于中风先兆的症状表现，中医学历代典籍均有散在的描述。

1. **眩晕**　《素问·调经论》最先提出"肌肉蠕动，命曰微风。"《丹溪心法》中云"眩晕者，中风之渐也。"

2. **肢体麻木**　刘完素则认为："凡人如觉大拇指及次指麻木不仁，或手足不用，或肌肉蠕动者，三年内必有大风之至。"明代张三锡也强调："中年人但觉大拇指作麻木或不仁，或手足少力，或肌肉微掣，三年内必有暴病。"《证治汇补》曰："平人手指麻木，不时眩晕，乃中风先兆，须预防之。"历代医家主要从肌肉瘘痹、头目眩晕和肢体麻木、无力概括了中风先兆的主症。这与西医学描述的眩晕、视物改变及肢体症状高度一致。可见，明清之际，中风先兆证的症状描述已较完备，其理论体系已近形成。

西医学认为中风先兆是指中风之前出现的先兆，有以下症状：①头晕，特别是突然发生的眩晕；②头痛，与平日不同的头痛即头痛突然加重或由间断性头痛转为持续性头痛。③肢体麻木，突然感到一侧脸部或手脚麻木，有的为舌麻、唇麻或一侧上下肢发麻；④突然一侧肢体无力或活动不灵活，时发时停；⑤暂时的吐字不清或讲话不灵；⑥突然出现原因不明的跌跤或晕倒；⑦精神改变，短暂的意识丧失，个性的突然改变和短暂的判断或智力障碍；⑧出现嗜睡状态，即整天的昏昏欲睡；⑨突然出现一时性视物不清或自觉眼前一片黑蒙，甚至一时性突然失明；⑩恶心呕吐或呃逆，或血压波动并伴有头晕、眼花、耳鸣；⑪一侧或某一肢体不由自主地抽动；⑫鼻出血，特别是频繁性鼻出血。

特别值得说明的是，上面这些先兆征象并无特异性，即还有很多其他疾病也可出现类似症状。因此在出现这些症状时，要及时去医院请医生给予正确地诊断和治疗，千万不能大意。

（二）发病年龄

中风先兆是中风发生的前奏，了解中风先兆症状对于预防中风大有裨益。从先兆症状的出现到中风的发生，是一个慢性的病理形成和演变过程。因中风多发于中老年人，因此中风先兆也多见于中老年人群。李东垣说"凡人年逾四旬，气衰者，多有此疾。"沈金鳌《杂病源流犀烛》亦云"人至五六十岁，气血就衰，乃有中风之病，少壮无是也。"从发病年龄上明确了中老年多发，少壮少见。究其原因为"女子……五七，阳明脉衰……六七，三阳脉衰与上……丈夫……五八，肾气衰……六八，阳气衰竭于上……"说明人随着年龄增长，正气将出现衰退性变化，五脏六腑渐衰，血肉筋脉渐损，所谓"增龄致衰，积年致损"是也，可见了解中风先兆的发病年龄对于预防中风有重要的作用。

（三）先兆处理

如果人人都懂得了中风发作前的各种先兆，出现先兆后立即警觉起来，就能有效的避免发生中风。当出现中风先兆后，应随时监测血压的变化，血压过高时，应该适当使用降压药，血压过低时，则应该停用降压药。节假日家人团聚时，年长者不宜劳累过度，还应避免过量饮酒。情绪激动，头痛剧烈，睡眠不佳者应该及时给予镇静剂以利于休息。及时到神经科咨询，做好早期诊断和处理。

二、中医学相关因素

中医学及历代医家认为中风之发生主要因素包括体质、情志、饮食、生活习惯及自然条件五个方面。体质虚损、七情失调、饮食失节、房事过度、气候变化等诱因导致心火暴盛、湿痰化热生风、肝阳化风、气血瘀滞而发病。

（一）体质

中医学对体质的认识由来已久，早在《黄帝内经》中就有了"太阴之人，少阴之人，太阳之人，少阳之人，阴阳和平之人"及"金、木、水、火、土"五行之人之分，因此认识到不同个体其体质的差异性。《灵枢·寿夭刚柔》记载："人之生也，有刚有柔，有弱有强，有短有长，有阴有阳。"《伤寒论》《温病条辨》中亦有多处论述不同体质对疾病的发生、演变、治疗的影响。中风起病急骤，病情发展迅速，对于临床症状不典型患者，可根据患者体质确定治疗方案。

1. 中风相关体质

（1）痰湿体质：痰湿生热，热极生风，终致风火痰热内盛，窜犯络脉，上阻清窍，发为中风。如《丹溪心法·中风》所言："湿土生痰，痰生热，热生风也。"

（2）本虚体质：素体阴亏血虚，阳盛火旺，风火易炽，或年老体衰，肝肾阴虚，肝阳偏亢，致使阴虚阳亢，气血上逆，上蒙清窍，发为本病。正如《灵枢•刺节真邪》篇所言："虚邪偏客于身半，其入深，内居荣卫，荣卫稍衰，则真气去，邪气独留，发为偏枯"，而发为中风。

（3）瘀血体质：气血不足，脉络空虚，风邪乘虚入中，气血痹阻，而致㖞僻不遂。补阳还五汤治疗偏瘫便是以"气虚血瘀"立论。有研究者对活血法治疗缺血性中风的论述中反映了瘀血体质在中风人中占据一定的数量。

2. **转归** 体质对中风的性质、临床表现、证型和发展转归均有影响。在中风的发展过程中，"病人之阴阳，因人而变"，"邪气之阴阳因人而化"，故体质是证候产生的重要物质基础。《备急千金要方•诸风》对中风的变化规律强调指出"因人动静，乃变其性"。石寿棠《医原》谓："六气伤人，因人而化，阴虚体质最易化燥，燥因为燥，即湿亦化为燥；阳虚体质最易化湿，湿因为湿，即燥亦必挟湿。"中风类化或从化的一般规律是：①素体阴虚阳盛者，功能相对亢奋，病邪作用机体多从热化、从阳化；②素体阳虚阴盛者，机体功能相对减弱，病邪作用机体多从寒化、从阴化。

（二）情志

1. **致病性** 情志对于中风的影响在很多临床实例得到证明，抑郁、大怒、大喜、大悲等不良的情志刺激均可诱发中风的发生。而在中风发病后的治疗过程中，不良的情志刺激对中风的病情进展及愈后转归都起着负面影响作用，常使中风的合并症增多，病情恶化，增加中风的病残率与死亡率。中医学非常重视未病先防，早在《黄帝内经》中就有相关记载。《素问玄机原病式•火类》说："多因喜怒思悲恐之五志有所过极而卒中者，由五志过极皆为热甚故也"。《医经溯洄集•中风辨》云："中风者……或因忧喜忿怒伤其气者，多有此疾。"《素问•生气通天论》云："阳气者，大怒则形气绝，而血菀于上，使人薄厥。"以上皆从病因病机方面阐明了情志异常是中风发生的明显诱因。认为大怒"怒则气上"，气机逆乱，气血上逆，血液郁积于脑而致中风形成；过度忧思悲伤，"悲则气消"导致气机郁结，血脉不畅，瘀血阻络，脉络闭阻而致中风形成。反之，精神愉快，情志畅达，则能大大减低中风的发病率，即"精神内守，病安从来。"

2. **转归** 中医学还认为情志对于中风的转归有着影响。《素问•汤液醪醴论》："嗜欲无穷，而忧患不止，精气弛坏，营泣卫除，故神去之而病不愈也"，认为在疾病治疗过程中，情志因素贯穿其始终，若不能摒弃不良的情志因素而嗜欲无度、忧患不止的话，即使请最好的医生，用最好的药物，也难使病情痊愈。又《素问•阴阳应象大论》："喜怒不节……生乃不固"，认为若大病将愈之时，不注意精神调节，不能畅达情志，脏腑不谐，易致死灰复燃，疾病复作或加剧。反之，在疾病的治疗过程中若能保持良好的心境去除杂念，既"改易心志"，而后"用药扶持"，能使药达病所，趋病早愈。大量资料证实，中风的发生与情志刺激有密切关系。早在《素问·阴阳应象大论》中即指出：怒伤肝，喜伤心，思伤脾，恐伤肾，忧伤肺。《素问·举痛论》曰："怒则气上，喜则气缓，悲则气消，恐则气下……惊则气乱……思则气结。"这说明五志过极，则损伤脏腑，致使脏腑功能失调，气机逆乱，发为中风。尽管七情过极皆可损伤脏腑，与中风的发生有关，但郁怒与中风的发生关系最为密切。故《素问·生气通天论》云："阳气者，大怒则形气绝，而血菀于上，使人薄厥。"因此，保持心情愉快、情绪稳定，使气血调和，可预防本病发生。

（三）饮食

1. **致病性** 饮食也是引发中风的重要因素。早期文献多泛泛提出"饮食不节"可以引发中风，但具体什么样的饮食容易导致中风，从历史文献看来，其中以嗜食肥甘及饮酒影响最大。肥者令人内热，甘者令人中满，过食膏粱厚味，酿痰蕴热，热盛生风，故而引起中风。正所谓"仆击、偏枯……肥贵人则高粱之疾也。"饮酒过度，气血上逆，可以诱发中风。在《太平圣惠方》中就有"饮食不节，酒色过度，忽中此风，言语謇涩，半身不遂"的论述。明代张三锡《医学准绳六要》则明确提出有中风先兆的人，应"急屏除一切膏粱厚味，鹅、肉、面、肉、酒，肥甘生痰动火之物。"近代陆瘦燕在《针灸正宗》一书中结合西医学，较为深入地论述了中风的发病原因，他提出最易发生"脑溢血"的人有7种，其中提到慢性乙醇中毒为一类。由此可见，平素过食肥甘厚味，过量饮酒，不仅可以损伤脾胃，聚湿生痰，内生痰热而导致人体阴阳气血失调，且饱食酗酒，又能生热化火，助阳动风，是引发中风最常见的诱因。近代《药庵医学丛书》有明确的认识，认为"中风之为病，最显著最多数之病原是饮酒、多肉。"

2. **转归** 饮食习惯影响着中风的转归，饮食失节或偏食，可损伤脏腑，是本病的重要发病原因。如过食肥甘可损伤脾胃，脾失健运，聚湿生痰，一则可阻滞脉络；二则痰郁化热可引动内风，从而致中风。五味过极也可损伤五脏，日久发为中风。

（四）生活习惯

1. **致病性** 生活的一些不良习惯也常常可以诱发中风的发生，其中过度劳累、过食烟草、房劳过度是导致中风的重要因素。而且正如《素问·生气通天论》所言，"阳气者，烦劳则张"，在过度劳累的情况下，人身之阳气易动易升，容易发生气血上逆的证候。房劳作为常见的病因是很受传统中医学重视的，在历代文献中都有这方面的论述。明代《普济方》以体虚外风入中立论，认为房劳可以使"阴阳不调……气血错乱，经络空虚，腠理不密，外邪因得以伤之。"《寿世保元》则认为"中年以后之人，过用厚味，酒后多有痰火，且不能远房事，往往致阴虚火动，动则生风"。清代《石室秘录》提出："平日不慎女色，精亏以致气衰，又加起居不慎，故一时卒中。"

2. **转归** 生活习惯对中风的转归有着影响，正常适度的性生活有益于健康，若恣情纵欲，可耗伤肾精，使肝肾阴亏，肝阳上亢，日久发为中风。过于激烈紧张的性生活可使老年人诱发中风，故对有中风倾向的老年人，应节制性生活。同时，长期的过度劳累（包括体力和脑力两方面）可以伤人正气，使气虚而血行不畅，从而引发中风。中医学认为烟乃火品，能灼阴耗气，炼液成痰，从而损伤脏腑，日久酿成中风。

（五）自然条件

1. **致病性** 有关自然条件对中风发病影响的认识，主要是时令气候和地域环境两个方面。唐宋以前的医家多认为中风是"内虚邪中"，风邪外侵是中风的主要发病原因。从金元时期开始，内因学说得到了很多医家的赞同，认识到中风并非外中于风，外界自然条件只是一种诱因。清末张锡纯《医学衷中参西录》根据自己的临床经验，明确提出："多先有中风基础，伏藏于内，后因外感而激发。"到了近代，气候因素作为本病的诱发因素，也引起了医家们的重视。如《针灸正宗》提出："是病，在腊底春头最易罹致，古人所谓虹藏不见，鹊鸲而冬至阳生，春气将临，更易扰动内风，故虽四时俱有此病，而冬至后尤数见不鲜"，分析了冬季多发中风的原因。有关地域环境，金元时期朱丹溪就强调其与发病的关系，认为不同的地域有差异，"地有南北之殊，不可一途而论……西北二方亦有真为风所中者，但极少尔。东南之人，多是湿土生痰，痰生热，热生也"。明代《医林绳墨》则认为不同的地域，因气候、饮食习惯不一，而有不同的发病情况，"西北之所中者，多因风土太厚，所食……，助热生风，动火生痰而然也……东南之所中者，亦因湿土生痰，痰生热，热生风也。"到了现代，医家们已更明确地认识到气压、温度的异常，以及其他灾害性天气，都能促使中老年人引发本病。

2. **转归** 自然条件影响中风的转归，中风虽然一年四季均可发生，但发病率在不同季节是不同的。有调查中发现，一、二月份中风的发病率最高，春秋季发病率最低。此外，气压偏低时中风发生增加。可见寒冷、潮湿的气候是促使中风发病的因素。气候的变化引起人体内在环境的变化，恶劣的气候使人体血管调节功能发生紊乱。骤冷的气温，体内交感神经兴奋，血管收缩，血压升高，易使原来已有病变的血管发生破裂出血。此外，冬季人们饮水少，夏季出汗多，脱水使血液浓缩，血液黏稠，流速减慢，导致脑供血不足或中风发生。

第二节 西医学相关因素

西医学关于中风的危险因素国内外已有大量报道，分为可干预性和不可干预性因素。不可干预性危险因素包括年龄、性别、种族、遗传因素等；可干预危险因素包括吸烟、饮酒、肥胖、高血压、高脂血症或血脂异常、糖尿病、体力活动减少、情绪应激等。

一、血压

高血压是中风的独立危险因素。高血压对动脉的影响主要表现为动脉管壁的形态异常。长期高血压可使脑动脉发生粥样硬化和脑小动脉发生玻璃样变，出现动脉狭窄或闭塞，从而导致该动脉供血区的脑组织发生缺血或梗死。国内研究显示在控制了其他危险因素后，收缩压每升高 10mmHg，中风发病相对危险增加 49%；舒张压每升高 5mmHg，中风发病相对危险增加 46%。有文献报道单纯收缩压升高或单纯舒张压升高都是中风的重要危险因素。另外一项研究也提示高血压尤其是高舒张压是农村地区中风最主要的危险因素，老年人动脉弹性下降，舒张压增高，其中风的发病率是正常者的近 3 倍。

二、血脂

脂代谢变化与中风的发生有密切关系。有文献报道高血脂是中老年人中风的独立危险因素。研究显示随血清总胆固醇水平的升高脑梗死发病危险性增加，高胆固醇血症能致动脉粥样硬化，当胆固醇≥5.72mmol/L 时脑梗死发病危险增加 12%。但也有文献报道总胆固醇的浓度增高不增加中风的危险。还有研究发现高密度脂蛋白胆固醇（HDL-C）对中风有保护作用。HDL-C 主要在肝脏内合成，参与胆固醇转运，将肝脏外组织包括动脉壁中的多余胆固醇转运到肝脏，转化成胆汁酸后排出体外，所以 HDL 是中风的重要保护因素。低密度脂蛋白胆固醇（LDL-C）抑制内皮舒张因子，损害内皮抗凝和纤溶功能，是引起动脉粥样硬化的主要脂蛋白，也是高胆固醇导致中风风险增高的主要原因，LDL-C 与中风发生呈正相关。有文献报道甘油三酯升高是中风的危险因素，高甘油三酯血症能明显地促进动脉粥样硬化形成，其机制主要通过产生低密度脂蛋白、降低高密度脂蛋白、促进凝血以及影响脂蛋白的氧化修饰等途径促进动脉粥样硬化形成，进而发生中风。

三、血糖

糖代谢异常是中风的危险因素。大量研究均证实中风的发生与 2 型糖尿病有关。随着生活水平的提高，糖尿病发病率逐年增高，2 型糖尿病并发中风的发病率亦呈上升趋势。有资料显示其并发中风的相对危险程度是非糖尿病患者的 2～3 倍。血糖升高可引起脂代谢紊乱，同时引发组织蛋白非酶糖化，致血管壁弹性减低，阻力增加，管腔狭窄，加速和加重动脉粥样硬化的形成；还可引起血管内皮细胞损害，致凝血系统改变，易发生脑梗死。血糖在一定程度上反映病情的严重程度,血糖越高,预后越差。

四、肥胖

肥胖与中风的发生有关。一直认为肥胖是通过高血压和糖尿病等其他危险因素增加中风的危险性。大量病因学研究表明,过量摄入脂肪可直接导致肥胖,并成为高血压、糖尿病、高脂血症和心脏病独立或有影响力的危险因素。美国一项研究对 116 759 名女性护士进行追踪观察,排除年龄、吸烟、绝经、口服避孕药和激素替代疗法之后,发现随体质量指数的增加,中风发病危险性也成比例增加。

五、动脉粥样硬化

多数学者认为青年中风的主要原因是动脉粥样硬化。文献报道青年中风患者,如果临床上找不到明显病因,但脑动脉造影示动脉近端有不同类型和程度的斑块,可以认为是由动脉粥样硬化所致。这与越来越多的青年人血脂代谢异常、高血压、糖尿病、肥胖、吸烟,从事紧张的工作以及进食高热量饮食有关。有研究者对 428 例首发青年卒中患者病因研究发现大动脉粥样硬化占 3.8%,常为颈动脉或基底动脉狭窄,因而指出动脉粥样硬化是造成颅内动脉狭窄的最主要原因。

六、血小板异常

血小板异常的疾病,可因为血小板质和量的异常及毛细血管脆性增高而引起出血,也可因为血小板异常聚集和释放活性物质而形成微血栓,进而发展为血栓形成,而一旦血栓形成就造成中风产生的危险。

七、偏头痛

偏头疼造成血管痉挛,血小板功能亢进和血黏度度增高,增加卒中发生的危险,其中以大脑后动脉的梗死最为多见。

八、心血管疾病

研究表明心脏疾病与中风的发生有关,但是不同地区发病率不一样。高收入地区发病率高,这与高收入地区心脏病的发生率高有关。风湿性心脏病、冠心脏病、高血压型心脏病、先天型心脏病及可能损害心肌的各种并发症均可增加缺血性卒中的危险。几乎所有的研究都证实冠心病是缺血性中风的危险因素,冠心病患者发生中风的机会比无冠心病者高 5 倍,冠心病可促使脑梗死的发生和增加脑梗死的危险性,由此可见冠心病和中风关系密切。随着老年人口比例增大,由房颤引起的脑卒中主要是由于栓塞大脑中动脉主干,引起大脑半球大面积梗死,心房颤动使中风危险性增加,是中风最常见的心源性危险因素。

九、同型半胱氨酸

有研究表明同型半胱氨酸能在血管组织中诱导血管紧张素 1 型受体(AT1)受体生成,从而产生基质金属蛋白酶 -9(MMP-9)以及合成胶原蛋白。有研究发现硫化氢能抑制血管内皮细胞的血管紧张素活性。因此,在高同型半胱氨酸血症中,由于硫化氢的生成减少,可能会提高血管紧张素的活性,从而上调血管紧张素Ⅱ的浓度,导致高血压发生,而高血压的发生可诱发中风。

十、其他

(一)吸烟、饮酒

吸烟和长期大量饮酒是中风的危险因素。吸烟会增加中风的危险,特别是当前吸烟者,其发病率随着每天吸烟量的增加而增加,停止吸烟后能迅速减少中风的危险。吸烟可使血中的一氧化碳浓度增高,低密度脂蛋白胆固醇升高,高密度脂蛋白胆固醇下降而促进动脉粥样硬化,增加血管壁的硬度,导致血管的舒缩功能和顺应性下降,加重动脉硬化形成并促使血管闭塞。焦油中的芦丁蛋白可导致凝血系统功能紊乱,使血小板增多,血小板聚集增强,纤维蛋白原升高,血液黏度增加;尼古丁可刺激交感神经使血压升高。大量饮酒也能增加脑梗死的危险性,长期大量饮酒可使血钙水平下降引起高血压、高血脂、血管损害致动脉硬化,促进脑梗死形成。乙醇也可直接作用于脑血管平滑肌而引起血管痉挛,促发中风。并且饮酒所致脑梗死的危险程度与酒的类型有关。

(二)饮食、生活方式

饮食与中风有关,如红肉、有机肉类、鸡蛋、油炸食品,经常使用猪肉炒菜等可增加脑梗死的危险。国外文献报道地中海饮食能降低脑梗死的发病率,地中海饮食是简单、清淡以及富含营养的饮食,强调多吃蔬菜、水果、鱼、海鲜、豆类、坚果类食物等。但也有文献报道说水果和鱼能降低脑梗死的发病率,但是没有发现蔬菜能减低其发病率。中风患者食用动物性食物的比例较健康人明显升高,使血中游离脂肪酸以及血脂合成增多,导致血脂增高,从而加速动脉硬化的形成,继而影响脑血管的正常功能,导致中风发生。盐摄入量过多一直都是心脑血管的危险因素,脑梗死的发生随着钠盐摄入的增加而增加,减少盐的摄入量能大大降低心脑血管事件的发生,在女性中最主要能减少中风的发生。还有文献报道生活不规律、缺乏锻炼、抑郁、精神压力过大均是脑梗死的危险因素。

（三）口服避孕药

口服避孕药中雌激素可影响糖、脂肪代谢而使血脂升高，使血中多种凝血因子升高，血黏度升高，造成血液高凝状态，引起中风。

（四）遗传因素

分子遗传学的发展，特别是与中风有关的遗传性脑血管病方面的研究进展，为诊断和防治中风提供了新的依据。研究表明中风患者中遗传因素的影响更为重要。

（五）妊娠

其机制为血管痉挛和血液高凝状态的存在，导致了缺血性中风的发生，占全部青年人中风的 5%。有报道妊娠和围生期妇女中风危险性较同年龄组高 13 倍。

第三节 一级预防

脑卒中对于人群的危害比较大，且发病率非常高，俗话说"上医治未病"，对于脑卒中应该以预防为主，尤其是一级预防。一级预防是指在没有发生脑卒中的情况下采取的预防措施。脑卒中的高危人群需要进行脑卒中的一级预防。脑卒中的高危人群是指发生脑卒中危险因素比较多的人群，比如高血压、糖尿病、高血脂、房颤或体重超重的人群，或者有血管粥样硬化斑块甚至狭窄的患者等，都属于高危人群。脑卒中的高危人群需要采取措施预防，脑卒中一级预防即针对具有脑卒中危险因素的人群，积极治疗危险因素，同时定期监测其他危险因素的发生并采取针对性措施，减少疾病发生。

一、中医学一级预防

中医学中的一级预防即所谓"治未病"，其被国际上称为最先进、最超前的预防医学思想，治未病是医疗发展的趋势，"治未病"理论也必将在解决中风问题的实践中得到充实和发展。未病先防，即防患于未然，做好预防疾病发生的身心准备。《灵枢·百病始生》所讲："风雨寒热不得虚，邪不能独伤人。卒然逢疾风暴雨而不病者，盖无虚，故邪不能独伤人。此必因虚邪贼风，与其身形，两虚相得，乃客其形，两实相逢，众人肉坚。"

（一）体质

1. 体质辨证 中风起病急骤，病情发展迅速，应及早明确诊断，确立证型，这对于治疗的正确性及疾病的预后是非常重要的。典型患者，根据其临床表现、起病方式、发病年龄以及各种辅助检查，诊断与分型并不困难。但是对于一些不典型患者，往往比较棘手。例如对于无症状性中风或中风先兆的治疗,由于没有相应的临床表现或临床表现的不典型性,常会遇到无证可辨的情况。此时,患者的体质状况就可能成为唯一可以得到的辨证依据。根据患者素体的体质、既往病史以及性格特点所做的治疗,有可能取得比较满意的疗效。体质辨证是中医辨证论治的拓展,是中医整体观的重要体现,理应包含在辨证论治的范围之内。《灵枢·卫气失常》云:"必先别其三形,血之多少,气之清浊,而后调之,治无失常经"。由于同一致病因素作用于不同体质的个体可以引起不同的疾病证候,而不同的致病因素作用于相同体质的个体可以引起相同的证候,这就为"同病异治"与"异病同治"提供了依据。名老中医任应秋说:"异病之所以同治,同病之所以异治,虽云决定于证,但就证的本质而言,仍关系于体质之有所不同。"总之,对于中风的治疗,结合患者的体质综合考虑是十分必要的。随着中医体质学说的不断发展,随着对中风人体质的深入研究,了解到中风人的主要病理体质类型后,就可以对中风及其高危人群进行干预,调整其体质,改善体质状况,从而降低发病率、致残率、死亡率,提高人们的健康水平。通过医学方法或个体生活调理,改善这些可变因素,调理个体偏颇体质,使中风易患者的体质偏颇失衡状态得到改善与调整,机体的阴阳气血平和,各脏腑功能协调平衡,达到"阴平阳秘"的状态,提高机体内在的防病抗病能力,降低中风的风险。

2. **调节体质** 因体质对于中风的发生发展有重大的作用,因此历史上就有了改变体质以预防中风的观点。之前就提到过中医学非常重视未病先防,《黄帝内经》就有"上工治未病"的记载。未病先防实质上就是对患者体质的调整,通过一系列预防措施,使机体处于并保持一个健康的状态,免受各种致病因素的侵袭,达到"正气存内,邪不可干"的目的。由于不同体质对于致病因素具有不同的易感性,随着对中风人体质的深入研究,随着中风主要体质的统一化、定量化,可以在其未发病前,对有潜在病理体质的高危人群进行筛选和确定,通过积极改变、调理其体质,同时阻止致病因子对人体的侵袭,截断并防止其进一步发展。如对于没有任何自觉症状者,则无需药物治疗,但日常生活中应尽量避免容易引起中风的诱发因素。如注意精神调摄,避免情绪波动,节制饮食,勿食肥甘油腻,起居有常,养成良好的生活习惯,避免外邪,慎房事,戒烟酒等。对于中风先兆及高血压、高血脂、高胆固醇的患者,则应及早进行药物预防。血压高者应长期服用降压药物,力争把血压控制在安全范围以内;血脂高者,饮食中加入山楂、决明子、泽泻等有良好的疗效。如果能在中风先兆期及早诊断与预防,绝大部分患者可以完全治愈而不留任何后遗症。

脾胃功能作为人体质的一部分,对于中风有着相关的作用。在中风治疗中,由于人的脾胃与中风有非常大的关联,因此在治疗中要注意从调理脾胃进行。中医学《丹溪心法·中风》说："湿土生痰，痰生热，热生风也。"就是说如果人的脾胃虚弱，就会使人的生理功能升降失常，这时候人的胃不能正常的腐熟食物，由于胃没有腐熟，人的脾也由于没有动力，不能运化精微、津液，时间长了自然会导致不正常，这时候人就会由于湿浊内盛，酿液生痰，痰阻经络，气血瘀滞，蒙闭清窍，上犯于脑，脑髓神机受损而诱发中风。由于脾脏的作用是主肌肉实四肢，如果人的脾虚一旦形成，就会由于人的气血生化之源不充足，无法提供满足于人正常需要的营养，此时需补充人的正常需求，使其达到平衡的需要，否则就会使肌肉不荣，导致人出现肢软无力、麻木不仁，这种现象就是人的健康已经失去了平衡。阳明为宗筋之长，主束骨而利机关，筋脉失荣则致肢体不遂，就不利于中风的治疗。卢尚岭在他的论著中提出："中风的主要脏腑在脾而不在肝，中焦通上连下，是升降的枢纽，治疗应着重调理中焦"。显然，在治疗中风患者的过程中，如果临床利用调理脾胃方法来辅助治疗中风，就一定会收到良好的结果。

（二）情志

情志因素在中风的发生与治疗转归中起着很大的影响作用，为此对中风患者采取情志调治非常关键。首先，在预防方面，因为老年人一旦离开熟悉的工作或生活环境，或孤独寂寞，或亲友死亡，或不适应现代化社会的发展变化，常常表现为抑郁、恐惧、自卑、自我封闭、过激等等不良的心理状态。鉴于这种情况，要嘱咐亲友及家人，对老年人要充分地尊重和理解，关心老年人的生活起居，鼓励其参加丰富多彩有益身心健康的活动，益于调摄情感变化，避免各种情志刺激，培养自己高尚的情操，较深的涵养，具有豁达大度的胸怀和良好的心理素质，以保持气机调畅，脏腑和谐，这样既可防病，一旦染病又可祛病早愈。正如《素问·上古天真论》说"恬恢虚无，真气从之，精神内守，病安从来。"其次，治疗方面，"中风"一旦发生，对意识清楚的患者必定会出现各种心理问题。由于突发病症，一部分人即出现焦虑不安，怨天尤人，万事不如意，容易激惹，无故悲戚，发怒等情绪；另一部分人则产生忧郁沮丧，对疾病失去信心，对生活失去热情，产生悲观厌世的情绪，甚至拒绝治疗，产生自杀念头。

中医学对疾病的诊治强调辨证法、整体观，还特别强调人的精神和社会因素，并且逐步发展了情志疾病学这一分科，而情志与中医的关系则是其中最主要的部分。相信情志与中风的关系将逐步引起重视，用情志治疗中风将不失为一种有效的辅助治疗方法。

（三）饮食

高血压和动脉硬化是中风的主要病因和病理基础，有些饮食和营养成分能起到防治高血压和动脉硬化的作用。如瘦肉、植物油、鱼、豆制品或豆类、瓜果、蔬菜等食品，都有助于预防动脉硬化。对预防中风的饮食原则是：糖分不要过高，脂肪摄入适当，蛋白质必须保证，维生素应该丰富，微量元素不能缺少，盐分应该限制。实践证明：高蛋白饮食可明显降低中风的发病率；而高盐饮食、高脂饮食，可引起高血压、动脉硬化，从而增加中风的发生。饮食清淡、控制体重，防止肥胖，对预防中风十分有益。因此，科学合理地安排饮食，对预防中风十分重要。在生活中可以适量食用一定的预防中风食物，预防中风食谱如下：

1. 黑木耳 6g，用水泡发，加入菜肴或蒸食。可降血脂、抗血栓和抗血小板聚集。

2. 芹菜根 5 个，红枣 10 个，水煎服，食枣饮汤，可起到降低血胆固醇的作用。

3. 吃鲜山楂或用山楂泡开水，加适量蜂蜜，冷却后当茶饮。它能扩张血管，具有降压和促进胆固醇排泄的作用。若中风并发糖尿病，不宜加蜂蜜。

4. 生食大蒜或洋葱 10～15g，可降血脂，并有增强纤维蛋白活性和抗血管硬化的作用。

5. 香蕉花 5g，水煎代茶饮，可预防中风。

6. 芹菜适量。将芹菜洗净去根，捣烂取汁。每日服 3 次，每次 3 汤匙，7 日为一疗程。可清理内热，降压安眠。主治中风、高血压，对血管硬化亦有较好疗效。

（四）生活习惯

1. **戒烟戒酒**　烟百害而无一利，最好不吸。酒性燥烈而升散，极易伤阴，迫血妄行，尤其是酗酒，常常为中风的诱因。对健康人来说，间断饮低度优质酒有提神、暖胃、散寒和活血通络作用。若饮酒无度或经常饮烈性酒，可引起高血压、动脉硬化，最终发为中风。若酒后不进饮食而入睡，致血容量不足、血液黏稠、血流缓慢，可发生缺血性中风。对具有中风危险因素者最好戒酒。茶叶有升清降浊、醒神健胃之功，能防治高血压、动脉硬化、解腻减肥。所以对肉食较多、运动较少的中老年人来说，适量饮茶是有益的。

2. **合理休息**　过度劳累是容易诱发中风的常见原因。因此，预防中风应做到起居有规律，劳逸结合，按时作息，保证充足睡眠，并养成午休习惯。若长期紧张、过度劳累，都可损伤脏腑、耗伤气血，日久因虚风内动而致中风。过度的体力劳动和用脑过度，都可使患有高血压、动脉硬化的中老年人发生中风。适当的体育锻炼，可以增强身体抵抗力，促进脂质代谢，防止肥胖，预防动脉硬化。

（五）自然条件

宜人的气候使人轻松愉快，寒冷、潮湿、气压低对人体都是不良的刺激，尤其是老年人，容易诱发中风。因此老年人加强冬季防寒保暖和夏季防暑降温对预防中风发生有一定的意义。

二、西医学一级预防

随着社会的进步，人们渴望健康的需求日益增长，并逐渐意识到单纯的治疗中风是被动消极的，愈来愈重视到预防中风。西医学认为中风一级预防的措施是源头预防，也就是原发病的预防。

（一）高血压

高血压是中风的头号危险因素。因此，普通人群一定要掌握自己的血压情况，对血压的高低不能等闲视之，要坚持在季节变化时监测血压，最多在六个月内一定要测量一次血压。如果已经患有高血压，患者要随时掌握自己的血压变化情况，要坚持服药，积极控制高血压的出现，因为控制不良的高血压可使脑中风的发病率和死亡率分别提高40%以上。

1．各级医院需建立成年人首诊测量血压制度，各地应积极建立示范社区，及时筛查新发高血压患者并给予治疗和随诊；30岁以上者每年应至少测量血压1次，高血压患者应严格监测血压，规律药物控制治疗，及时调整用药剂量（Ⅰ级推荐，A级证据）。积极推荐家庭自测血压以促进血压控制（Ⅰ级推荐，A级证据）。

2．早期或轻度高血压患者首先采用改变生活方式治疗，3个月效果仍不佳者，应加用抗高血压药物治疗。中度以上高血压患者除应改进饮食习惯和不良生活方式外，应进行持续、合理的药物治疗（Ⅰ级推荐，A级证据）

3．降压目标 普通高血压患者应将血压降至＜140/90mmHg；伴糖尿病或肾病的高血压患者依据其危险分层及耐受性还可进一步降低（Ⅰ级推荐，A级证据）。老年人（＞65岁）收缩压可根据具体情况降至＜150mmHg（Ⅰ级推荐，A级证据）；但如能耐受，应进一步降低（Ⅰ级推荐）。

4．正常血压高值者（收缩压120～139mmHg或舒张压80～89mmHg）应促进健康生活方式并每年筛查高血压（Ⅰ级推荐，A级证据）；如其伴有充血性心力衰竭、心肌梗死、糖尿病或慢性肾病者，应给予抗高血压药物治疗（Ⅰ级推荐，A级证据）。

5．若能有效降压，各类抗高血压药物均应推荐以降低脑卒中风险。具体药物选择应基于患者特点和药物耐受性进行个体化治疗（Ⅰ级推荐，A级证据）。

（二）血脂异常

高胆固醇可导致心脏病，从而间接地增加患卒中的危险性。降低高胆固醇可以减少患缺血性卒中的危险。轻度胆固醇升高可通过减少饮食脂肪和运动来控制，中、高度胆固醇升高则需加用药物治疗。

1. 40 岁以上男性和绝经期后女性应每年进行血脂检查；脑卒中高危人群建议定期（6 个月）检测血脂（Ⅰ级推荐）。

2. 血脂异常患者依据其危险分层决定血脂的目标值。首先应进行治疗性生活方式改变，并定期复查血脂。改变生活方式无效者采用药物治疗，药物选择应根据患者的血脂水平及血脂异常分型决定（Ⅰ级推荐）。

3. 血脂异常伴高血压、糖尿病、心血管病患者为脑卒中高危／极高危状态，此类患者不论基线 LDL-C 水平如何，均提倡采用改变生活方式和他汀类药物治疗，将 LDL-C 降至 1.8mmol/L（70mg/dl）以下或使 LDL-C 水平比基线时下降 30%～40%（Ⅰ级推荐，A 级证据）。

4. 对于他汀类药物无法耐受的患者，可以考虑采用非他汀的降脂疗法，例如贝特类、依折麦布、烟酸等，但这些药物降低脑卒中风险的作用尚未得到证实（Ⅲ级推荐，C 级证据）。

5. 可以考虑将烟酸用于 HDL-C 降低或脂蛋白（a）[Lp（a）]升高者，但其对预防缺血性脑卒中的作用尚未得到证实。因烟酸治疗有增加肌病的风险，应谨慎使用（B 级证据）。

6. 可考虑贝特类药物用于高甘油三酯血症患者，但其对缺血性脑卒中预防的有效性尚未得到证实（Ⅲ级推荐，C 级证据）。

（三）糖尿病

糖尿病可导致中风。糖尿病可导致微血管病变及促发大动脉粥样硬化，是中风发病的危险因素。在人群中筛查糖尿病患者，积极治疗，控制血糖对于中风的一级预防非常重要。

1. 有脑血管病危险因素的人应定期检测血糖（Ⅰ级推荐），必要时测定糖化血红蛋白、糖化血浆白蛋白或糖耐量试验。

2. 糖尿病患者应改进生活方式，首先控制饮食，加强体育锻炼。2～3 个月血糖控制仍不满意者，应使用口服降糖药或胰岛素治疗。

3. 糖尿病合并高血压患者应严格控制血压在 140/90mmHg 以下，可依据其危险分层及耐受性进一步降低（Ⅰ级推荐，A 级证据）。

4. 糖尿病患者在严格控制血糖、血压的基础上，联合他汀类调脂药可有效降低脑卒中的风险（Ⅰ级推荐，A 级证据）。不推荐他汀类药物与贝特类药物联合应用预防脑卒中（B 级证据）。

（四）肥胖

肥胖可以增加中风发生的危险，所以应积极预防肥胖。预防肥胖需要在饮食及生活习惯上多加注意，避免大量摄入高脂肪、高糖分的食物，合理饮食，增加运动，促进脂质代谢，防止肥胖。

1. 在超重和肥胖者中，推荐减轻体重，降低血压，以减少脑卒中风险（Ⅰ级推荐，A 级证据）。

2．超重和肥胖者可通过健康的生活方式、良好的饮食习惯、增加身体活动等措施减轻体重（Ⅰ级推荐）。

（五）无症状颈动脉狭窄

1．建议无症状颈动脉狭窄患者每日服用阿司匹林和他汀类药物，筛查其他可治疗的脑卒中风险因素，进行合理的治疗并改变生活方式（Ⅰ级推荐，C 级证据）。

2．脑卒中高危患者（狭窄＞70%），在有条件的医院（围手术期脑卒中和死亡发生率＜3% 的医院）可以考虑行 CEA（Ⅱ级推荐，A 级证据）。行 CEA 的患者，如无禁忌证，围手术期与手术后均建议服用阿司匹林（Ⅰ级推荐，C 级证据）。

3．对慎重选择的无症状颈动脉狭窄患者（狭窄＞70%），在有条件的医院可以考虑行预防性 CAS（Ⅲ级推荐，B 级证据），但 CAS 与单纯药物治疗相比的有效性尚未得到充分证实。

4．对无症状颈动脉狭窄＞50% 的患者，建议在有条件的医院定期进行超声随访，评估疾病的进展（Ⅱ级推荐，C 级证据）。

（六）心血管疾病

冠心病可以导致中风的发生，因此需治疗原发病，预防中风的发生。冠心病的治疗包括：

1．**生活习惯改变** 戒烟限酒，低脂低盐饮食，适当体育锻炼，控制体重等。

2．**药物治疗** 抗血栓（抗血小板、抗凝），减轻心肌氧耗（β 受体阻滞剂），缓解心绞痛（硝酸酯类），调脂稳定斑块（他汀类调脂药）。

3．**血运重建治疗** 包括介入治疗（血管内球囊扩张成形术和支架植入术）和外科冠状动脉旁路移植术。药物治疗是所有治疗的基础。介入和外科手术治疗后也要坚持长期的标准药物治疗。对同一患者来说，处于疾病的某一个阶段时可用药物理想地控制，而在另一阶段时单用药物治疗效果往往不佳，需要将药物与介入治疗或外科手术合用。房颤的最大危害是缺血性卒中，非风湿性房颤是心源性脑卒中的重要病因，多见于老年人。推荐在卒中风险足够高（10 年脑血管时间风险为 6%～10%）的个体使用小剂量阿司匹林（每日50～150mg）进行心脑血管病的一级预防。不推荐阿司匹林用于低位人群的卒中一级预防。瓣膜病房颤患者的抗栓治疗应选用华法林，华法林是房颤脑卒中预防及治疗的有效药物，具有抗凝适应证的非瓣膜病房颤患者，华法林或新型口服抗凝剂（如达比加群、利伐沙班）均可选用，优先推荐新型口服抗凝剂类。

（七）高同型半胱氨酸血症

高同型半胱氨酸血症可以诱发中风的发生。血清叶酸和维生素 B_{12} 水平与血浆高同型半胱氨酸水平呈负相关关系。叶酸和维生素 B_{12} 的水平越低，血浆高同型半胱氨酸水平越高。因此采用补充叶酸、维生素 B_{12} 可以有效地降低血浆高同型半胱氨酸水平，而且费用低廉。

1. 普通人群（非妊娠、非哺乳期）应通过食用蔬菜、水果、豆类、肉类、鱼类和加工过的强化谷类满足每日推荐摄入叶酸（400μg/d）、维生素 B_6（1.7mg/d）和维生素 B_{12}（2.4μg/d），可能有助于降低脑卒中的发生风险（Ⅱ级推荐，B 级证据）。

2. 高血压病伴有高同型半胱氨酸血症的患者，在治疗高血压的同时加用叶酸可能会减少首次脑卒中发生的风险（Ⅱ级推荐，B 级证据）。

（八）偏头痛

偏头痛可以诱发中风，因此应积极预防偏头痛。

1. **注意气候的影响**　风、燥、湿热、暴风雨、明亮耀眼的阳光、寒冷、雷声等气候变化均可诱发偏头痛发作，注意避风寒、保暖，不要暴晒淋雨，防止诱发偏头痛。

2. **注意运动或过劳的影响**　注意规律的睡眠、运动，加强工作计划性、条理性，注意劳逸结合。

3. **注意室内通风，戒烟酒。**

4. **注意药物的影响**　可诱发偏头痛药物如避孕药、硝酸甘油、组胺、利血平、肼苯达嗪、雌激素、过量维生素 A 等。

5. **避免过量食用引起偏头痛的食物**　①含高酪胺的食物，如咖啡、巧克力、奶制品；②动物脂肪，严格控制此类食物可防止偏头痛发作；③酒精类饮品，特别是红色葡萄酒、白酒；④人造甜味剂会影响大脑中多巴胺和血清素的水平，如果汁、冰淇淋等；⑤含亚硝酸盐的物质，如牛肉干、香肠、肉类腌制品等。

第四节　二 级 预 防

中风二级预防是针对发生过中风的患者，通过查找中风发生的病因，纠正所有可干预的因素，达到预防或降低再次发生卒中即"复中"的危险。二级预防的方法基本是相同的，只是后者更严格。而中医学的"治未病"理论既包括了中风一级预防，也包括了二级预防，即预防"复中"的内容。

一、中医学认识

中医学认为所谓"复中"即指卒中病愈后再发生中风，通常是无规律的多次复发，一次比一次加重。据资料统计，"复中"的发病率为 4%～14%，有

1/4~1/3 的患者在 2~5 年内复发,而且复发后病死率极高,临床应倍加注意。"复中"的问题,明代秦景明在《病因脉治》中提到:"中风之症……一年半载,又复举发,三四发作,其病渐重。"清代沈金鳌在《沈氏尊生书》中记载:"若风病既愈,而根株未能悬拔,隔一两年或数年必再发,发则必加重,或至丧命。"由此说明"复中"容易发作,且屡发屡重,甚则危殆。中风的复发是在原有中风的基础上,又有外感六淫,内伤七情,饮食劳倦等病因而致。因为复中风多是年老体衰者,有肝肾阴虚、气虚血少的基本病理基础,并有痰瘀为患的特点。在此基础上,若不加干预,一旦患者情志不遂、饮食劳倦或适逢外感六淫等诱因,可再次酿生风、火、痰、瘀等病理产物而引起复发,甚至多次复中。

(一)重要性

自古以来,对于疾病人们就强调预防为主,直到现在卫生工作方针仍是把预防医学作为第一医学。尤其中风,具有较高的发病率、致残率和复发率,应引起每一个人的重视。"治未病"的思想在中风发生前后应该发挥其应有的作用。对于中风未发之时,注意精神调摄、节制饮食、戒烟限酒、适量运动、调畅情志、远离外邪至关重要。然而一旦中风已发生,也即到了"已病"阶段,意味着机体已经出现损伤,必须进行修复。"治未病"就意味着病情轻者防加重;病情重者防恶化;急性期防并发症、后遗症;病愈后防"复中";病情单纯者防复杂;病情复杂者防演变等。正如张仲景在《金匮要略·脏腑经络先后病》中提到:"见肝之病,知肝传脾,当先实脾。"叶天士在《温热论》中提出"先安未受邪之地"均是警示已病防变的预防思想。

(二)用药与养护

到了中风的恢复期、后遗症期则以虚为主,治疗上补虚就显得很重要了。这个阶段"复中"也容易发生,因此预防"复中"至关重要。平时宜预防之,第一防房劳暴怒郁结,调气血,养精神,又常服药以维持之,遮乎可安。"强调了预防"复中"的重要性及关键所在,由此为其预防勾画出"药"与"养"的主要轮廓。也就是说预防复中就应从"药"与"养"两方面着手。

1. 药物预防 中风的恢复期、后遗症期以虚为主,主要是肝肾精亏,气血虚少,故用药应以补虚为主,包括滋补肝肾和补养气血两方面。同时适当辅以活血祛瘀、化痰通络。

(1)补肝肾:因为中风是一种衰老性疾病,肾虚是其基本病理基础,故滋肾可使肾水得充,肝木得涵,则风火息而不再生;阴津充,涩滞黏稠之血得行,则瘀血得散;肾精充,脑髓得养,神机得复,则言语、智力等障碍可减轻;肝肾精血充足,筋骨得以濡养,可使瘫肢运动功能改善。如《冯氏锦囊秘录》所述:"中风一证,多由肝阴不足,肾水有亏,虚火上乘,无故卒倒,筋骨无养,偏枯不遂,故滋肾养肝,治本之至要。"另外,对兼肾阳虚者,温肾可温通经脉,气化水行,经脉通则瘀血可去,水液行则停饮痰湿可消。同时,补肾还可防止"复中"。中风急性期应以治标为主,至后遗症期,其风、火、痰、瘀等标实之证(尤其是风火)大势已去,然其肾虚之病机根本仍存,甚至更甚,此时若不治本补虚,可再次酿生风、火、痰、瘀等病理产物而引起复发,甚至多次复中。而补肾之法能改变患者肾虚的状况,去除中风发病的病理基础,使风、火、痰、瘀无以产生,则可减少或消除后遗症期患者复发的危险。

(2)养气血:王清任《医林改错》指出"元气既虚,必不能达于血管,血管无气,必停留而瘀""半身不遂……元气亏损,是其本源"。"气为血帅",气虚血运无力,则血脉瘀阻,经络不通;"血为气母",血能生气,血充则气旺,血少则气虚,脉道不充。因此补气养血,可以使气血充则不至留瘀,血脉运行通畅则瘀血可去;补气养血则中气旺盛,"正气存内,邪不可干",则外感六淫无以内侵;补气养血,精血充足,筋骨得以濡养,可使瘫肢运动功能改善;气充血行,脉道通畅,水液行则停饮痰湿可除。故补养气血对"复中"的预防亦至关重要。

因此用补阳还五汤、补中益气汤、益气活血汤等化裁,益气养血活血治疗中风恢复期和后遗症多效佳。滋补肝肾、补养气血之法能改变患者本虚的状况,去除中风发病的病理基础,使风火痰瘀无以产生,则可减少或消除患者"复中"的危险。

2. 养护方面 日常生活中应尽量避免容易引起"复中"诱发因素。在养护方面,和预防中风的发生有相似的地方,如注意精神调摄,避免情绪波动,节制饮食,勿食肥甘厚腻,起居有常,适当运动,养成良好的生活习惯,避免外邪,慎房事,戒烟酒等。对于伴有高血压、高血糖、高血脂等的患者,则应进行药物治疗。血压高者应长期服用降压药物,力争把血压控制在安全范围以内;有糖尿病者要控制血糖在正常范围;血脂高者,应进行调脂治疗。此外,尚应结合患者的体质及具体的病情进行正确的调护,适当康复训练,这对于防止疾病加重和再发是非常重要的。

(三)中医临床实践

中医具有先进的疾病预防观。国家"八五"科技攻关项目"中医中风高危因素观察"研究显示,中风中医危险因素主要有暴怒、用力过猛、睡眠状态、头痛、肥猪肉、咸味等。现代研究表明,情志过极、劳力过度和气候骤变因素是中风发病的重要诱因。结合中风二级预防工作的特点,中医药干预模式包括药物干预和非药物干预两个方面。两者均以辨证论治为原则,其中非药物干预主要包括畅情志、调饮食、适劳逸、节起居四个要素。

1. 非药物干预

(1)畅情志:中风的发生与复发,多因情志不遂,脏腑功能失调,气机逆乱，导致气血失和、阴阳失调而致。《素问》曰："怒则气上，喜则气缓，悲则气消，恐则气下……惊则气乱……思则气结""喜伤心，怒伤肝，思伤脾，忧伤肺，恐伤肾"。可见，情志与脏腑功能的变化具有紧密的联系。临床常见平素喜极易怒致肝阳上亢、肝风内动而中风者，亦常见思虑过度致脾虚湿盛、痰瘀阻络而发中风或复中者。在二级预防工作中，要充分评估患者的情志因素，给予患者相应的心理疏导或药物干预。

（2）调饮食：《素问·阴阳应象大论》云："水谷之寒热，感则害于六腑。"脾胃为后天之本，李东垣在《脾胃论》中强调："脾胃之气既伤，而元气亦不能充，而诸病之所由生也。"费伯雄《医方论》曰："人非脾胃无以养生，饮食不节病即随之，多食辛辣则火生，多食生冷则寒生，多食浓厚则痰湿俱生。"现代研究表明，高脂、高盐、高糖饮食可导致高脂血症、肥胖、高血压、糖尿病，增加发生中风的风险。但在开展中风二级预防中医药干预时，不可一概给予低盐低脂饮食，应辨证论治，在注重营养均衡的基础上，运用饮食的五味偏嗜、寒热温凉的特点给予患者个性化的干预方案。《兰室秘藏·劳倦所伤》云："当病之时，宜安心静坐，以养其气，以甘寒泻其热火，以酸味收其散气，以甘温补其中气，经言劳者温之，损者温之者是也。例如，对气虚明显、血压偏低的患者，根据《素问》"精气夺则虚""形不足者，温之以气；精不足者，补之以味"的原则，可适当放宽肉类及糖类食物的摄入量，以厚味温补，以水谷精微养气血，使五脏之气充盈调达。

（3）适劳逸：西医学认为肥胖、久坐的生活方式都是中风的危险因素。因此在中风的健康教育中建议控制体重、加强体育锻炼。中医认为，正常的劳动有助于气血流通，增强体质，必要的休息可以消除疲劳，恢复体力和脑力。但过劳或过逸则能成为致病因素使人发病。《素问·举痛论》曰："劳则气耗。"例如，劳力过度损伤机体之气，劳神过度暗耗心血损伤脾气，气虚无力推动血行，血行涩滞，瘀阻经络可发为中风。同样，过度安逸导致人体气血运行减慢，气滞血凝、经脉不畅亦可发为中风。因此，在开展二级预防工作时，应倡导劳逸结合的生活方式，鼓励患者采用适当的方法，适量运动。

（4）节起居：对中风患者来说，起居习惯对病情预后转归及复发具有重要的意义。主要体现在天、人、病三个方面：天，指天气气候条件；人，指患者本身的条件，包括年龄、体质、性格等多方面因素；病，即疾病的轻重程度、病程长短等。在进行中医干预时，应对随访患者进行健康起居知识的宣讲，同时，应在辨证分析的基础上对患者进行证候干预。

2. 药物及针灸干预 在非药物干预效果不显著时，应及时根据患者的病情给予药物干预。在中医药干预方面，应按照辨证论治的原则遣方用药。中医药的干预应以补气活血为基础，补益机体正气，祛除体内血瘀，常用方剂为补阳还五汤加减。脾胃为后天之本，水谷精微化生之源，可补益人体正气，抵御外邪。若脾胃功能差则易生痰湿致病，应在补气活血的基础上注意脾胃的调理。同时还可配合针灸、康复训练、中频等理疗手段，促进中风症状的好转，防止其再次复发。同时研究证实，针刺风池、风府穴对脑血管有扩张作用，结合推拿疗法如上肢按肩井、曲池、手三里、合谷等穴，捻揉十指并拔伸指间关节，最后摇肩、肘、腕关节，并轻柔地做上肢屈伸动作数次都十分有利于康复，防止复发。

凡 40 岁以上的人，因阳气渐衰，应注意预防中风，一般可用决明子、桑叶、苦丁茶、生山楂、菊花各 3g，煎水代茶饮，一日一剂。若肥胖、项短粗体质的人，一般可用半夏、制南星各 5g，番泻叶 2～3g，茯苓 6g，决明子 3g，水煎服，一日一剂，有化痰、祛湿、降脂减肥、预防中风的作用。出现中风先兆者，更要积极预防中风。常见的有如下几种：

（1）有时突然感到半身麻木、无力、口角流涎，片刻又恢复正常，此乃经络气血流行失畅，肢体、九窍失养，血脉涩滞所致。可用红花、桃仁各 6～9g，丹参 15～20g，川芎 3g，桑枝 30g，半夏、天南星、防风各 9g，当归、炙穿山甲各 6g，水煎服。

配合针刺曲池、合谷、风池、足三里、风市、三阴交、昆仑等穴。

（2）近来与人交谈或做讲演时，常发生短时间内讲不出话来，或听不懂别人讲话的情况，往往是痰浊阻滞，舌本失灵，痰浊蒙心，清窍不利；或肾虚不能上泽，虚风内动所致。可用橘红 12g，茯苓 15g，胆南星、怀牛膝、半夏、炒枳实、石菖蒲、远志、红花各 10g，全蝎、羌活各 6g，水煎服。如有肾虚者可兼服杞菊地黄丸。

针刺可选百会、间使、曲池、合谷、天突、风池、足三里、阳陵泉、丰隆、复溜等穴。

（3）容易出现一过性视物不清或失明现象，乃肝肾不足，精血不能上荣于目，虚风夹痰浊上扰，下虚上实所致。可用钩藤 20～30g，生荆芥穗、羌活各 6g，红花、沙苑子、蒺藜、青葙子、决明子各 10g，水煎送服杞菊地黄丸，一日 2 次，每次 1 丸，妇女可去红花，加香附 10g，送服归芍地黄丸。

针刺可选风池、大椎、丝竹空、光明、神庭等穴，也可配用肾俞、昆仑、三阴交等穴，或灸第 1 椎至第 5 椎。

（4）时常突然感到头晕，视物旋转，站立不稳，多为肾虚肝旺，肝风上扰，兼之髓海不足所致。可用生地黄、熟地黄、山茱萸、茯苓、防风、牡丹皮各 10g，山药 15g，泽泻 15～25g，天麻 6～10g，生石决明（先煎）、钩藤各 20～30g，羚羊角粉 2g（分 2 次冲服），水煎服，一日一剂。头晕甚者，可加全蝎 6～9g，蜈蚣 3 条，泽泻、钩藤、天麻都适当增量。可配合针刺治疗。

（5）平日作息正常的人，突然变得嗜睡，多因中焦脾虚，不能运化水湿，湿聚生痰，痰浊上犯，蒙蔽清窍所致。可用茯苓、猪苓各15g，泽泻30g，防风、陈皮、苍术、半夏、红花、罗勒、石菖蒲、远志各10g，生荆芥穗、羌活各6g，水煎服。甚者可兼服苏合香丸，每次1丸，1日2次。

（6）在性格、行为、智能等方面，突然反常，变得孤僻、寡言、萎靡、抑郁、焦虑或轻浮、欣快，易发狂怒，智力减退，缺乏正常的判断力和理解力，多是肾不养肝、肝阳亢盛、肝火扰心；或心肾不交，神不守舍所致。可用生地黄15～18g，生石决明（先煎）30g，桑寄生、珍珠母（先煎）、生赭石（先煎）各20～30g，远志12g，石菖蒲、郁金、防风各10g，丹参15～20g，茯苓、续断各15g，生明矾3g，水煎服。

（7）突然出现难以忍受的头痛，或原有头痛病变得剧烈，间断性头痛变为持续性头痛，或伴有恶心、呕吐。如头痛以头顶和后头痛为主，多是肝肾不足，督脉失养，虚阳上越所致；如为偏头痛或两侧头痛，多是肝阳上亢，风火上冲所致；如兼眩晕、头重，多为风痰上扰。常用自拟镇肝防风汤。可用生石决明、生赭石、生龙骨、生牡蛎（均先煎）、钩藤、桑寄生、泽泻各30g，玳瑁（先煎）、蔓荆子各10g，牛膝20g，防风、焦槟榔各10～15g，夏枯草、鸡血藤各15g，丹参20～30g，生白芍12～15g，生地黄15～18g，水煎服。肝阳亢盛、头晕眼花者可加羚角粉2～3g，分2次随汤药服。

二、西医学认识

中风的二级预防就是指对已出现脑缺血症状如短暂性脑缺血发作（TIA）或已有卒中发作史的患者开展预防，即为防止再次发生卒中所采取的防治措施。在治疗方面，西医治疗卒中临床进展不大，主要通过干扰危险因素、抗血小板、抗凝及手术治疗。

（一）调控危险因素

1. 血压控制

（1）准备溶栓者，血压应控制在收缩压<180mmHg、舒张压<100mmHg。

（2）缺血性脑卒中后24h内血压升高的患者应谨慎处理。应先处理紧张焦虑、疼痛、恶心呕吐及颅内压增高等情况。血压持续升高，收缩压≥200mmHg或舒张压≥110mmHg，或伴有严重心功能不全、主动脉夹层、高血压脑病的患者，可予降压治疗，并严密观察血压变化。可选用拉贝洛尔、尼卡地平等静脉药物，避免使用引起血压急剧下降的药物。

（3）卒中后若病情稳定，血压持续≥140/90mmHg，无禁忌证，可于起病数天后恢复使用发病前服用的降压药物或开始启动降压治疗。

（4）卒中后低血压的患者应积极寻找和处理原因，必要时可采用扩容升压措施。可静脉输注 0.9% 氯化钠溶液纠正低血容量，处理可能引起心输出量减少的心脏问题。

以上基本与一级预防相同。但对不伴冠心病的非心源性卒中患者，推荐更积极地强化他汀类药物治疗，降低 LDL-C 至少 50% 或目标 LDL-C<1.8mmol/L 以获得最大益处。

2. 血糖控制

（1）血糖超过 10mmol/L 时可给予胰岛素治疗。应加强血糖监测，血糖值可控制在 7.7～10mmol/L。

（2）血糖低于 3.3mmol/L 时，可给予 10%～20% 葡萄糖口服或注射治疗。目标是达到正常血糖。

（二）血管内介入治疗

（1）静脉溶栓是血管再通的首选方法（Ⅰ级推荐，A 级证据）。静脉溶栓或血管内治疗都应尽可能减少时间延误（Ⅰ级推荐，B 级证据）。

（2）发病 6h 内由大脑中动脉闭塞导致的严重卒中且不适合静脉溶栓的患者，经过严格选择后可在有条件的医院进行动脉溶栓（Ⅰ级推荐，B 级证据）。

（3）由后循环大动脉闭塞导致的严重卒中且不适合静脉溶栓的患者，经过严格选择后可在有条件的单位进行动脉溶栓，虽目前有在发病 24h 内使用的经验，但也应尽早进行避免时间延误（Ⅲ级推荐，C 级证据）。

（4）机械取栓在严格选择患者的情况下单用或与药物溶栓合用可能对血管再通有效（Ⅱ级推荐，B 级证据），但临床效果还需更多随机对照试验验证。对静脉溶栓禁忌的部分患者使用机械取栓可能是合理的（Ⅱ级推荐，C 级证据）。

（5）对于静脉溶栓无效的大动脉闭塞患者，进行补救性动脉溶栓或机械取栓（发病 8h 内）可能是合理的（Ⅱ级推荐，B 级证据）。

（6）紧急动脉支架和血管成型术的获益尚未证实，应限于临床试验的环境下使用（Ⅲ级推荐，C 级证据）。

（三）抗血小板治疗

在抗血小板治疗上，以阿司匹林、噻氯匹定、氯吡格雷和双嘧达莫为主要用药。有研究显示单用双嘧达莫或与阿司匹林联合应用均可减少卒中复发，并且联合应用的耐受性良好。有研究表明，噻氯匹定预防缺血性卒中复发的疗效明显优于阿司匹林，但副反应较多而且价格较高。氯吡格雷与阿司匹林相比，氯吡格雷在预防血管性事件发生方面优于阿司匹林，但多用于高危患者，而且副反应大。至于新型抗血小板药物三氟柳与西洛他唑应用到二级预防，尚需大量临床试验验证。由于阿司匹林在二级预防中有有效性、廉价性、安全性的特点，故成为最广泛的二级预防一线抗血小板药物。

（1）不符合溶栓适应证且无禁忌证的缺血性脑卒中患者应在发病后尽早

给予口服阿司匹林 150～300mg/d（Ⅰ级推荐，A 级证据）。急性期后可改为预防剂量（50～325mg/d），详见《中国缺血性脑卒中和短暂性脑缺血发作二级预防指南 2014》。

（2）溶栓治疗者，阿司匹林等抗血小板药物应在溶栓 24h 后开始使用（Ⅰ级推荐，B 级证据）。

（3）对不能耐受阿司匹林者，可考虑选用氯吡格雷等抗血小板治疗（Ⅲ级推荐，C 级证据）。

（四）抗凝治疗

主要为口服抗凝剂拮抗维生素 K，使依赖维生素 K 的诸多凝血因子不能活化，而起到抗凝的作用。目前的研究仅支持抗凝药用于有心源性栓塞危险的患者。对于非心源性缺血性中风和 TIA 患者，不推荐首选口服抗凝药物预防中风和 TIA 复发。

（1）对大多数急性缺血性脑卒中患者，不推荐无选择地早期进行抗凝治疗（Ⅰ级推荐，A 级证据）。

（2）关于少数特殊患者的抗凝治疗，可在谨慎评估风险／效益比后慎重选择（Ⅳ级推荐，D 级证据）。

（3）特殊情况下溶栓后还需抗凝治疗的患者，应在 24h 后使用抗凝剂（Ⅰ级推荐，B 级证据）。

（4）对缺血性卒中同侧颈内动脉有严重狭窄者，使用急性抗凝的疗效尚待进一步研究证实（Ⅲ级推荐，B 级证据）。

（5）凝血酶抑制剂治疗急性缺血性卒中的有效性尚待更多研究进一步证实。目前这些药物只在临床研究环境中或根据具体情况个体化使用（Ⅲ级推荐，B 级证据）。

（五）降纤治疗

很多研究显示脑梗死急性期血浆纤维蛋白原和血液黏滞度增高，蛇毒酶制剂可显著降低血浆纤维蛋白原，并有轻度溶栓和抑制血栓形成作用。

对不适合溶栓并经过严格筛选的脑梗死患者，特别是高纤维蛋白血症者可选用降纤治疗（Ⅱ级推荐，B 级证据）。

第五节　并发症的预防

中风在其发生、发展过程中，会出现许多并发症，如肺部感染、尿路感染、褥疮、深静脉血栓、便秘、抑郁、痴呆、应激性溃疡、癫痫、肩手综合征等，使原本复杂的病情进一步加重。故应当积极预防并发症的发生发展，其治疗当明辨病因，审其病机变化，标本兼顾，方可收到事半功倍之效。

一、肺部感染

中风并发肺部感染属中医学"发热""咳嗽"范畴，中风卒中期患者由于长期卧床，久病耗气；或调护不当，失治误治，使正气亏损，卫外不固，极易感受外邪。若外邪侵犯肺卫，则肺气闭塞，呼吸不利，出现咳嗽、憋喘、发热、恶寒等一系列症状。中风以老年患者居多，老年人卫阳虚弱，腠理疏松，六淫凑之，卫阳先伤。故其咳喘、发热多为虚实夹杂，以虚为本，以实为标。若仅治以发散解表，往往致汗出不止，耗阴伤津，加重病情，甚至出现闭、脱之危候。故治疗当解表散邪与扶正相结合，既祛邪于外，又固正于内，以去引邪入里之弊。扶正的意义有二：一是扶助正气，以防气随汗脱，加重病情；二是资助解表祛邪之力。临床常用扶正解表的方剂有益气解表的玉屏风散、助阳解表的再造散、滋阴解表的加减葳蕤汤等，可根据证情随症加减，灵活运用。

西医学认为肺部感染是中风患者常见的并发症，约 5.6% 卒中患者合并肺炎。误吸是主要原因，意识障碍、吞咽困难是导致误吸的主要危险因素。15%～25% 卒中患者死亡是细菌性肺炎所致。随着人口老龄化，其发生率有增高的趋势，对患者生存质量造成极大的影响，也是加重患者病情或导致患者死亡的重要原因之一。预防肺部感染措施应做到：

（一）减少或消除口咽部和胃肠道病原菌的定植与吸入，防止内源性感染的发生

1. 加强气管内插管或气管切开护理，正确掌握吸痰操作。国外采用特殊气管内套管装置阻止口咽部细菌吸入使呼吸机相关性肺炎减少 50%。

2. 对患者采取半卧位，特别对使用呼吸机者及长期卧床患者，以控制胃肠反流。有报道呼吸机相关性肺炎的发生率仰卧位为 23%，半卧位为 5%。

3. 重视患者的口、鼻、皮肤和饮食的清洁卫生，对重症患者做好口腔护理。

4. 使用呼吸机患者，尽早拔管或改进导管的生物材料，可减少或消除导管表面生物膜的形成。

5. 合理使用抗菌药物，在药敏指导下针对性用药。

6. 提倡应用硫糖铝防治消化道应激性溃疡。

7. 采用胃肠营养时，操作中尽量减少误吸。如果将导管直接插入空肠，可避免对胃液的碱化作用。

8. 对高危易感患者采用选择性消化道去污（SDD），通过应用胃肠道不吸收的抗菌药物杀灭胃肠道条件致病菌，避免其移行或易位。常用抗菌药物为妥布霉素、多黏菌素 E、两性霉素 B。由于 SDD 是预防性用药，易产生耐药性，故目前不作为呼吸系统医院感染的常规预防用药。

（二）切断外源性感染传播途径

1．严格执行手卫生措施，接触患者黏膜或呼吸道分泌物时戴手套，手套一用一换。

2．加强对共用医疗仪器的消毒灭菌，如呼吸机、纤维支气管镜、雾化器等。呼吸机管道每周1～2次更换消毒。

3．至少每日2次开窗通风30min，通风条件不好、人员密度高的地方可安装强力排风设施、循环风紫外线或静电吸附装置，遇特殊感染患者可采用紫外线或臭氧进行空气终末消毒。

4．对呼吸系统感染患者采取必要的隔离措施。

（三）改善宿主条件、提高免疫力

1．术前采用各种方法去除患者呼吸道分泌物，术后指导和协助患者正确翻身、拍背，并尽早下床活动。

2．拔除插管或解除气囊前，将插管气囊以上的气管分泌物清除干净。

3．营养支持疗法，对重症患者可使用免疫蛋白、集落刺激因子、干扰素、抗内毒素抗体、促炎细胞因子拮抗剂等提高机体免疫功能。

4．对免疫力低下患者采取保护性隔离措施。

二、尿路感染

中风合并尿路感染可属中医"淋证"范畴。医家认为中风患者多辨证为本虚标实，本虚则为气血阴阳之亏虚，标实则为邪气滞于下焦，邪气积聚成毒，本虚累及脾肾，而致脾肾两虚，最终形成脾肾亏虚，水湿浊毒内停之证，从而形成"淋证"。西医学认为中风患者合并尿路感染有下面几个原因：①高龄患者机体免疫力衰退，多合并基础疾病，活动相对少，长期卧床及长期使用抗菌药物增加了感染的发生率。②合并基础疾病的患者免疫力低下，且需长时间留置尿管，从而增加了尿路感染的发生。③泌尿系统正常情况下为无菌环境，置入尿管可对尿道黏膜造成损伤，使尿道上皮细胞受到破坏，从而破坏了局部的防御功能，尿道黏膜对病原菌的抵抗力减弱。且尿管的置入可带入细菌，使细菌进入膀胱，造成尿路感染。④医护人员导尿技术操作不熟练、动作不轻柔可对患者尿道黏膜和膀胱造成损伤，导尿操作违反无菌原则、导尿过程中使用的物品受到污染均可造成感染。⑤抗菌药物的不合理应用可增加感染的发生率，过早使用、停药过晚、过多使用及联合用药均可导致菌群失调，并增加耐药菌株，且细菌变异可发生二重感染。⑥导尿管的留置时间≥10日的患者尿路感染发生率为9.55%，尿道内长期留置尿管使中性粒细胞的抗菌功能减弱，膀胱对细菌的防御能力受到破坏，尿液冲刷细菌的作用受到影响，容易滋生细菌从而引发感染。

因此积极预防中风合并尿路感染非常重要。中医治疗本病有一定优势，不以杀菌为治疗手段，而是采用整体治疗的方法，以清热利湿为其治疗目的。中药单方验方治疗本病过程中，加减用药取得一定疗效，对反复发作者有较好的治疗效果，在治疗过程中广为应用。西医学认为预防对策可为：①根据患者的实际情况决定是否需要留置导尿管，尽量减少尿管的留置机会，对于易尿路感染的高龄及免疫功能受损的患者尤其要慎重使用导尿管。②医护人员应严格执行无菌操作，导尿操作技术要熟练掌握、动作应轻柔，严格控制及执行环境、人员、医疗器械、敷料等方面的规程。③尽量缩短尿管的留置时间，指导清醒患者训练自主排尿功能，做提肛运动使膀胱收缩功能尽早恢复，从而缩短尿管的放置时间。④对留置尿管的患者加强护理，注意保持导尿管引流的通畅，避免其受压、扭曲、堵塞及滑脱，集尿袋及引流管不得超过膀胱的高度，尿液及时清空，防止尿液逆流导致感染。保持每日 1 500～2 000ml 的饮水量冲洗膀胱，减少感染的机会。每日定时清水冲洗会阴部，消毒外阴及尿道口、包皮及龟头，并消毒导尿管与外阴及尿道连接处。尿袋及尿管应定期更换，以减少细菌感染的机会。⑤抗菌药物的合理应用。减少抗菌药物的预防性应用，并严格控制其使用。根据药敏试验结果选用合理、有效的选用抗菌药物，以减少耐药菌株的产生。

三、褥疮

中风并发褥疮属中医"席疮"，乃久病气血大亏，长期卧床，局部受压以致气血运行异常，经络阻塞，无以荣肤所致。西医学认为由于中风可导致一侧肢体瘫痪，瘫痪肢体活动受限，骨头隆起部位容易受压，局部皮肤血液循环与营养障碍，故容易发生褥疮，好发部位在腰背部、骶尾部、股骨大转子、外踝、足跟处。褥疮（又称压疮、压力性溃疡）是由于局部组织长期受压，发生持续缺血、缺氧、营养不良而致组织溃烂坏死。偏瘫患者，尤其是卧床、不能独立行走的患者，最怕得褥疮，患者痛苦、家属劳累，给人带来了无尽的困扰。因此预防褥疮就显得非常重要。

中医防治褥疮从中药内治外治及针灸推拿入手。其中内治法从中医整体出发，辨证论治，方选用补阳还五汤加减；外治法为外用药物对接触皮肤进行外用，如：活血擦剂合乳没六一散、复方当归活血液、活络油、红花虎杖液等。针推疗法首推艾灸熏、穴位按摩、火针疗法。西医学防治褥疮当从患者平时护理康复方面入手，因此需注意：

1. 使用石膏、夹板或其他矫形器械者，衬垫应松紧适度（松则易移动，起不到固定作用；紧则影响血液循环），尤其要注意骨骼突起部位，应仔细观察局部和肢端皮肤的变化情况，重视患者的主诉，给予及时调整。

2．保持床铺清洁、平整、无皱折，干燥、无碎屑。

3．有大小便失禁、呕吐、出汗者，应及时擦洗干净；衣服、被单随湿随换；伤口若有分泌物，要及时更换敷料，不可让患者直接卧于橡皮单上。

4．使用便器时，应选择无破损便器，抬起患者腰骶部，不要强塞硬拉。必要时在便器边缘垫上纸或布垫，以防擦伤皮肤。

5．自备相关涂抹软膏，经常涂抹于患处，能够去腐生肌，促进肌肤再生，促进伤口愈合，从而达到快速治愈褥疮的目的。

6．经常进行温水擦浴，局部按摩，定时用 50% 乙醇或红花油按摩全背或受压处，达到通经活络，促进血液循环，改善局部营养状况，增强皮肤抵抗力的作用。

7．长期卧床或病重者，应注意全身营养，根据病情给予高蛋白、高维生素膳食。不能进食者给予鼻饲，必要时需加支持疗法，如补液、输血、静脉滴注高营养物质等，以增强抵抗力及组织修复能力。摄入足够的维生素，限制食盐的摄入量。

8．保持室内空气流通，温湿度适宜。温度在 22～24℃为宜，湿度在 50%～70% 为宜。

9．患者长时间采取一个姿势卧床易产生褥疮，因此要经常鼓励和帮助患者翻身，动作要轻而稳，一般每 2h 翻身一次，翻身时要避免拖、推、拉等动作，以防擦伤皮肤。

10．长期卧床的老年人、消瘦的慢性患者，因骨骼突出，缺乏脂肪和肌肉的保护，受压过久，更易发生褥疮，故对于易于受压的骨性突起部位，如肩胛部、尾骶部、髋部、膝关节、足跟等部位的皮肤要垫上气圈、棉圈、海绵垫、毛巾等，使受压部位得以缓解。

四、深静脉血栓

深静脉血栓属中医学"水肿"范围。中风病程长，病机复杂，常涉及脾肾二脏，致肾虚水泛或脾虚不能制水，在恢复期及后遗症期出现肢体水肿，并伴有肢体酸软无力，颜面虚浮，小便清长，大便略稀等症。其证以虚为本，故治疗当以理虚为主。但由于本虚已久，气血运行缓慢，水液代谢失调，从而使体内产生某些瘀滞，如瘀血、痰浊等。这些产物在病理变化过程中，往往会加重水液代谢障碍，形成恶性循环，使水肿进一步加重。故在补益的同时需祛除体内瘀滞，方可达到理虚扶正、利水消肿之目的。临床常用温阳利水之真武汤，健脾利水之参苓白术散、胃苓汤、五皮饮等化裁，并当酌加川牛膝、泽兰、益母草、三七等活血化瘀之品。水不自行，赖气以动。三焦主气，中焦为三焦枢纽，中焦动则三焦通，水液升降无阻。故酌加健脾行气之木香、砂仁等，可奏气行水行之效。

静脉血栓形成的三大致病因素为血流缓慢,静脉损伤和高凝状态。下肢静脉血栓形成大都发生于制动状态。一般认为瘫痪后患肢活动减少,未能及时对患肢进行按摩和被动活动而不能使肌肉松弛,血管不能有效舒缩,静脉血流瘀滞。活动度减小血流缓慢是脑梗死形成的高危因素。血液高凝状态也是下肢静脉血栓形成的高危因素。中风后为降低颅内压,大量使用脱水剂,使血液浓缩,也是形成静脉血栓原因之一。静脉输液时一般从偏瘫对侧输入,否则容易损伤血管,加之一些药物对血管刺激,从而加重血管损伤更易形成血栓。同时由于患侧输入液体后,患肢的被动活动减少,也是造成下肢静脉血栓形成的高危因素之一。对蛛网膜下腔出血的患者要求绝对卧床休息和止血药物应用,这是形成下肢静脉血栓的主要原因。

中风患者应预防下肢静脉血栓形成,尤其瘫痪患者,注意早期患者的被动活动,特别是患肢肌肉的按摩。护理中,医护人员要及时向患者及家属进行宣教,如抬高患肢增加静脉回流,控制高凝状态。对于深静脉形成的高危因素尽早干预:对高血压、糖尿病早期给予适当控制,注意脱水剂量与时间,避免从患肢建立静脉通道,特别是长期大量输入有血管刺激性的药物;对蛛网膜下腔出血者注意止血药物的最佳应用时间;对脑梗死患者可常规预防性应用肠溶阿司匹林、患肢试用弹力袜,渐次充气加压装置等物理办法,尽可能预防深部静脉血栓形成。

五、便秘

有报道在发病 3 日后出现大便秘结或不畅的病例约分别为 75.6% 和 71.3%,病发 1 周后两组几乎均为 100%。现代研究表明:当发生中风时,皮质功能受损,自主神经功能也发生紊乱,不能有效的引起排便反射;高渗性脱水剂的运用,使大量体液由肾脏通过尿液排出,而发生便秘;多数中风患者因年老、体胖,长期卧床,腹肌松弛,不能进食或进食减少等原因导致肠壁肌肉、膈肌、腹肌收缩无力,肠平滑肌缺乏张力而引起便秘;中风恢复期,患者的意识逐渐恢复,因而给患者带来焦虑、抑郁、悲观等心理,这样多活动不利,生活不能自理的心理使交感神经兴奋占优势,胃肠道消化液分泌减少,蠕动减少,从而易致便秘。

中医防治便秘强调从整体出发,辨证论治。针灸治疗便秘,方便、经济、痛苦小、无副反应、没有药物的依赖性,患者易于接受,可以从根本上改善患者的胃肠功能,达到标本兼治的目的。其他治疗方法,如穴位按摩、穴位埋线、中药直肠导入都有各自的优势,短期疗效尚可,但是远期疗效不佳,不能从根本上解决问题。而中药汤剂对于中风昏迷的患者只能通过鼻饲或胃管给药，并且不适的口感亦让患者难以接受并坚持长期服用。中风患者出现便秘的时期不一样，有出现在急性期的，也有出现在恢复期和后遗症期的；便秘的证型也不一样，临床用中药汤剂时应从多方面综合考虑，辨证施治，因人制宜，达到最理想的治疗效果。在西医学防治老年便秘时，当中风患者出现大便难解时，通常如果患者能够饮用足够水的话，可以首选口服容积性泻剂，其包括富含纤维的食物和含多糖或纤维素衍生物的药物。若症状持续，可以考虑改用乳果糖，其为不吸收性糖，可在肠腔内形成高渗状态，刺激肠道发挥导泻作用。若症状仍不能缓解，还可考虑使用润滑性泻剂，如甘油、蜂蜜、液体石蜡等，但长期应用润滑性泻剂可导致脂溶性维生素吸收不良。对于严重患者，也可以考虑短期适量应用刺激性泻剂以缓解症状，可分为蒽醌类、多酚类、蓖麻油、脱氧胆酸等，如常用的中药泻剂大黄、番泻叶、芦荟等。治疗老年慢性便秘还包括胃肠动力及微生态制剂药物。胃肠动力药包括西沙必利、莫沙必利等，可以与其他药物合用效果更佳。对于微生态制剂，如丽珠肠乐、米雅、金双歧等含双歧杆菌，国外的一项研究表明对于老年慢性便秘患者，该类药物可以作为辅助用药，因此，也被用作功能性益生菌来改善人类健康有助于防止便秘。当然，在选择具体药物时，必须考虑每一个患者的具体情况，若该老人合并肾衰竭，就应避免使用容积性泻剂、盐类渗透性泻剂和刺激性泻剂；若合并心功能不全，则应避免服用盐类渗透性泻剂；若合并严重糖尿病，应慎用乳果糖；若在就诊之前，已自行长期服用刺激性泻剂并产生依赖时，则应考虑逐步减少刺激性泻剂的用量，同时以其他更安全的药物替代。

六、抑郁

中风并发抑郁症（卒中后抑郁）常常被人们忽视，卒中后抑郁在中医学中属"情志疾病"中的"郁证""中风"之合病，因此防治上中医多予以中药及针灸防治。卒中后抑郁发病机制目前尚不完全清晰，大多数西医学者认为卒中后抑郁发病与多种机制相关。主要存在两种学说：一是"原发性内源性学说"，认为卒中后抑郁的发生与大脑损害后的神经生物学改变有关，多用于解释急性期卒中后抑郁的发病机制；二是"反应性机制学说"，认为中风后遗留的语言、肢体功能障碍及社会、家庭角色的变化使患者产生了绝望感，由此触发或加重了抑郁症状，这一机制能够更好地解释中风恢复期抑郁发生的原因。

（一）中药防治

中药方剂治疗在临床应用中，结合与其相关的脏腑病机，分别运用不同类型的中药方剂：若以胸胁胀痛、脘闷嗳气等肝气郁结症状为临床主症者采用疏肝解郁法；若以舌质黯紫、脉细涩等血瘀证候为主症者则采用活血化瘀法；若以咽干舌燥、五心烦热、舌红少苔等为主症者则采用养阴润燥法。

（二）针灸防治

针灸治疗成本低廉、不需高端设备，易于开展，无毒副反应，疗效确切，改善抑郁症状的同时可促进神经功能的康复，是较为理想的治疗方法。针灸取穴多采用百会、神庭、头维、本神、风池、内关、合谷、太冲、神门、三阴交、心俞、肺俞、脾俞、肝俞、肾俞及膈俞等穴，不同穴位采用不同补泻针法，共收醒脑开窍、养心和血、疏肝解郁作用，从而使五脏气机调和，脏腑功能逐渐趋于正常。

（三）西药防治

目前，西医针对卒中后抑郁的预防，临床上使用最多的是在早期使用抗抑郁药物。临床常用的抗抑郁药主要有单胺氧化酶抑制（monoamine oxidase inhibitor，MAOIs）、三环类抗抑郁（tricyclic antidepressants，TCAs）、四环类抗抑郁剂、选择性 5- 羟色胺再摄取抑制（selective serotonin reuptake inhibition，SSRIs），选择性 5- 羟色胺和去甲肾上腺素再摄取双重抑制剂（selective serotonin and norepinephrine reuptake inhibitors，SNaRIs），去甲肾上腺素和特异性 5-HT 抑制剂。其中，SSRIs 是一类新型抗抑郁药，它通过选择性抑制中枢神经突触前膜对 5-HT 的再摄取，增加突触间隙 5-HT 的有效浓度而发挥抗抑郁作用。因其对 5- 羟色胺选择性高，对其他递质影响小，半衰期普遍较长，患者依从性较好，逐渐受到医患青睐，成为目前治疗抑郁症的一线药物，在临床使用最为广泛，也常被用于卒中后抑郁的早期预防。被称作"五朵金花"的氟西汀、帕罗西汀、舍曲林、西酞普兰和氟伏沙明各具特点，有较好的预防效果。

（四）心理疏导及心理疗法

1. 危急阶段　发病后，由于对病情不了解，担心预后，会出现慌乱、严重焦虑及对死亡的恐惧，甚至有惊恐等剧烈情绪变化。因此在患者入院后，首先应全面收集资料，评估患者情况，制定系统有效的护理措施，做到有的放矢。在了解了心理需求和动向之后，应多与患者接触，注意与他们的感情沟通。根据职业注意恰当的称呼，语言是人与人之间交流感情、沟通思想的工具。所以我们要以坦诚的态度与他们交谈，对他们的遭遇表示同情和理解，详尽耐心地解释患者的疑问，声音要大而不急，语调要柔和，鼓励他们勇敢面对现实，积极配合治疗，争取早日康复。

2. 治疗阶段　由于最初恢复速度快，轻型患者早期有所恢复，许多患者容易盲目乐观，产生过高期望。我们应予适当的解释，避免患者产生"药到病除，一蹴而就"的不现实思想，否则一旦未达到目的，就对治疗悲观失望。

（1）为患者创造优美、舒适、和谐的休养环境，病室力求安静，阳光充足，颜色调和，以利于提高患者情绪。

（2）护理人员应主动督促和协助患者做好个人卫生，定时洗漱，按时作息，使患者生活有规律。有助于其精神振作，心情愉快。

（3）掌握患者情绪变化的规律，仔细观察其思维动态。

3. 残疾阶段 中风致残率相当高，且功能恢复需要较长时间，此阶段心理护理尤为重要。对于患者情绪影响最大的瘫痪问题，我们应予较大的关注。因为瘫痪恢复的好或坏，快或慢，是患者的晴雨表。患者会因各种功能和失用性衰退更感失望，加重抑郁症的病情，故应及时重建患者的生活能力。生活能力的早期重建，使患者从中看到了治愈的希望，恢复自信心，抑郁症状也随之消除。

4. 适应阶段 经过治疗和心理调整，大部分患者能够认同并适应现状。此阶段值得我们注意的是由于患者认同和接受，他们往往会放弃或停止治疗及锻炼，成为社会的负担，导致抑郁的复发。这时我们应告诉患者，应坚持不懈地努力，并与家庭取得联系，为患者安排较合适的生活、工作环境，解除其后顾之忧，使他们重返社会，回归家庭。

七、痴呆

中风并发痴呆当属于中医文献中"愚痴病""呆病""善忘病""文痴病"等病症的范畴，古代中医学认为痴呆的发生与肾精亏虚有密切联系；认为肾生髓而通于脑，脑为髓海，肾精充足则脑髓充盈，反之肾精亏虚，髓海失养，则其神机失用，功能失调，从而发生记忆力减退及学习能力下降等智能障碍。同时也有医家认为该病也与心、脾、肝、肺相关，因此中医防治当从整体出发，辨证论治。

痴呆是中风严重的并发症，一旦患者痴呆预后很差，因此需重视及预防痴呆。痴呆是中风较严重的后果，除了脑动脉硬化外，其他缺血、缺氧损害均可引起痴呆，表现有关日常生活的智能障碍。随着年龄增大，脑血管疾病的患病率增高，痴呆的患者也随之增多。有资料表明，在 60 岁以上缺血性脑血管疾病的患者中，大约有 26.3% 的患者发生痴呆。因此预防痴呆应需做到：

（一）控制各种危险因素

积极进行病因预防，控制脑血管疾病的各种危险因素，包括高血压、糖尿病、心脏病和高血脂等。

（二）改变生活方式

根据我国 20 世纪 80 年代调查结果，我国前三位死亡原因依次为心血管病、脑血管病和恶性肿瘤。死亡原因的主要因素有三个，即生活方式和行为因素、生物因素、环境因素。有结果表明，生活方式和行为因素已超过生物因素成为第一位与死亡有关的因素。WHO 负责人也强调指出：如能改变生活和行为方式，就可减少疾病的死亡。我们一定要嘱咐患者多进食水果蔬菜，取低盐、低脂饮食，戒烟，控制喝酒，适度运动，松弛情绪，自我调节，适度锻炼。

（三）心理行为疗法

患者认知功能的衰退主要表现为记忆障碍和两个以上的认知障碍（包括定向、注意、语言、视空间功能、执行功能、运动控制等）。为了使心理行为治疗卓有成效，就要对患者动之以情，炼之以意。采取心理疏导，关心、疏泄、暗示治疗，松弛和音乐疗法有机结合的治疗。

（四）药物防治

使用促进脑细胞代谢，改善智力的药物。

1. **抗胆碱酯酶药**　如多奈哌齐。
2. **吡咯烷酮类药物**　如奥拉西坦、吡拉西坦等。
3. **中枢兴奋剂**　如苯异丙胺、士的宁、咖啡因、甲氯芬酯等。
4. **脑循环改善剂**　尼莫地平、天麻素、脑血康等。

八、应激性溃疡

中风并发的应激性溃疡属中医的"呕血""便血"范畴，其主要病机因热灼胃络，络伤血溢，故在急性期可给予清热凉血、祛瘀止血治疗。应激性上消化道出血是脑病科常见的并发症之一，尤其是在中风患者中经常发生。主要表现为呕血、黑便，严重者出现血压下降、昏迷，危及生命。因此需做到规律饮食，不要暴饮暴食，按时吃饭，饮食宜清淡，少食辛辣、煎炒、油炸、烈酒等不消化和刺激性食物，多食水果、蔬菜和纤维性食物，多饮水。保持情绪的良好，不要悲观，胃是最受情绪影响的器官之一。加强体育锻炼是治疗的关键，如慢跑、打太极拳等。

应激性溃疡的出现对患者的预后存在极大的影响，所以积极防治应激性胃肠黏膜损害在中风的治疗中有着极其重要的意义。还需注意：

1. 减少诱发因素，包括戒烟、不饮烈性酒，加强自我保健，注意生活饮食规律。同时，尽可能少服用对胃黏膜有损伤的药物，如必须服用，应加服 H_2 受体拮抗剂或碱性抗酸剂、胃黏膜保护剂、质子泵抑制剂等。

2. 凡溃疡病复发次数多、溃疡愈合慢、曾出现并发症（如上消化道出血、溃疡穿孔、幽门梗阻）的患者应坚持维持治疗。

3. 对年龄大、全身有较严重的伴随疾病或需经常服用非甾体抗炎药（如阿司匹林、吲哚美辛等）的患者，应给予维持治疗。

4. 对有溃疡病复发症状者，原则上应进行胃镜检查，以确定是否复发、是否仍为良性溃疡。要警惕极少数良性胃溃疡在反复破坏和再生的慢性刺激下发生恶变。

5. 在认真进行维持治疗的同时或停药后不久即出现溃疡病复发者,应及时去医院复诊,了解是否又有幽门螺杆菌感染或伴有其他疾病,以免耽误诊断和正确治疗。

九、脑心综合征

急性中风可导致全身内脏器官功能改变,以心脏功能改变最为常见。脑心综合征首先是由 Burch 在 1954 年报告,发生的机制是多方面的,近年认为与下列因素有关:

1. **脑血管病的病变部位** 心脏活动受到交感、副交感神经的双重支配,而支配心脏活动的高级植物中枢位于下丘脑、脑干及边缘系统,急性中风由于大量脑出血及脑梗死,脑组织受到不同程度的损害,产生脑水肿,导致颅内压升高,直接或间接影响丘脑下部植物中枢,引起各种心律失常及心脏细胞病变。近年来的研究还证实脑对心脏的支配存在明确的神经传导途径,如大脑额叶、颞叶、岛叶、下丘脑对心脏的支配均有定位性及区域性,脑干副交感核、下丘脑室旁核及含有儿茶酚胺的神经元存在环行通路,此通路在调节心脏活动中起重要作用,这些部位的卒中会导致对心脏的控制与调节发生紊乱,容易出现继发性的心脏损伤。

2. **神经 - 体液调节紊乱** 急性脑血管病时,由于脑血液循环障碍、缺氧、脑水肿或病变的直接作用,常影响下丘脑的功能,使交感与副交感神经功能失调,神经 - 体液调节紊乱,影响到心脏传导系统和心肌的复极,引起心电图异常。实验证明,刺激下丘脑外侧部时,可引起高血压及各种心电图变化;刺激下丘脑前部时,可引起心动过缓;刺激两侧下丘脑可导致心肌肌原纤维变性。急性脑血管病变时,神经末梢可释出大量儿茶酚胺,并转变为去甲肾上腺素、肾上腺素及多巴胺。当足量的去甲肾上腺素作用在心脏 α 受体时,即可在急性脑血管病变后的 6 小时～2 周导致冠状小动脉收缩或痉挛,显示其强烈的心脏效应,造成心肌缺血。

3. 脑、心血管病变存在共同的基础疾病和病理基础,高血压、动脉硬化是两者共同的常见病因。据统计,心脏病变较脑部病变早 8～10 年,发生脑血管病的患者可能已经存在冠状动脉的异常及心脏供血不足,脑部病变的患者给原已存在病变的心脏又增加新的负担,诱发心脏病变或加重原有的病变。

急性中风患者大多为老年人,常易继发心脏损害,脑心综合征发生率较高,逐渐引起人们的重视,应做到早发现、早诊断,故在脑血管病的急性期应密切观察心脏状况,以便及早发现心脏异常并及时采取防治措施,以缓解或消除脑心综合征的发展,减少病死率。

十、癫痫

中风并发癫痫是国内老年癫痫患者中最常见的类型，属于中医的"痫病"范畴。病因病机为风、火、痰、瘀，与心、肝、脾、肾关系密切，病理性质为本虚标实。纵观上述文献，中风并发癫痫的中医预防可以归纳为清热平肝、豁痰开窍、镇惊息风、通经活络、活血化瘀、补脾益肾等，针刺治疗多采用头皮针加督脉穴以及一些补益穴。

西医学认为卒中后癫痫的发病机制较为复杂，很多临床研究以早期癫痫发作和迟发性癫痫发作的病理生理基础不同对其加以区分。据研究，中风后早发癫痫主要是神经元缺血、缺氧及代谢紊乱，而迟发癫痫主要是胶质细胞形成瘢痕引起痫性发作。中风并发癫痫的防治以积极治疗原发病为主，及时合理地控制脑水肿，纠正电解质紊乱及酸碱失衡，保持呼吸道通畅是预防早发癫痫的重要环节。通过积极的综合治疗，减轻脑损害，卒中后早期癫痫发作可随着原发病的好转而控制，有的亦可自动缓解，一般无需长期抗癫痫治疗，少数需短时加用抗癫痫药物如卡马西平和苯妥英钠。中西医结合治疗癫痫的疗效一般优于单纯西药，中药、西药及针灸结合治疗能取长补短，提高临床疗效。

同时应多注意饮食及生活习惯：①要增加维生素 E 的摄入，维生素 E 有抑制脑组织的氧化作用，即抗氧化作用。而且可以清除人体内有毒性的自由基，同时它还是一种膜稳定剂。可以防止脑细胞的渗透性增高，起到预防抽搐发作的作用。因此中风患者吃些富含维生素 E 的食物，如胡萝卜、芝麻油、花生油、鸡蛋、豆芽、海藻、贝类等，但也要注意患者不能吃什么。②要增加维生素 B、C 的摄入，维生素 C 缺乏，易使脑细胞的结构松弛或紧张。B 族维生素能帮助蛋白质代谢，促进脑细胞兴奋。③要供给丰富的蛋白质，多吃些鸡蛋、瘦肉、牛奶豆制品等含优质蛋白的食物促进记忆力与思维能力的增长与发挥。对癫痫的预防将起到很好的辅助作用。④要补充含钙质的食物，癫痫多次发生常可引起低血钙的发生。因此平常饮食中应适当增加含钙的食物。钙可以抑制脑神经的异常兴奋，使之保持正常状态，有利于疾病预防。含钙丰富的食物主要有芝麻酱、骨头汤、虾皮、排骨、酥鱼豆及豆制品等。⑤饱餐或饥饿以及一次性大量饮水均可诱发癫痫。因此，癫痫患者必须合理营养，饮食有节，避免过饱、过饥或一次性大量饮水。另外，喝浓茶、食用含大量咖啡因的食品，如巧克力可使癫痫发作，故应禁忌，再者应戒除烟酒。⑥精神紧张、悲观失望等，可促使癫痫发作。多数患者因长期反复癫痫发作，以及社会上某些人的歧视而悲观失望。对此，中风患者要树立战胜疾病的信心，保持乐观情绪，正确对待疾病。

十一、肩手综合征

中医将中风后肩手综合征归属于"风瘫""痹证"的范畴，是中风后常见并发症，中风患者机体受损严重、加之风痰阻络以及气血运行不畅，很容易出现手部肿胀、关节疼痛以及活动受限等情况。中医讲究辨证施治，中药和针灸是中医防治中风后肩手综合征的常用方法，临床可根据患者的具体情况，采取有针对性的中医治疗措施。①中药防治，在中风后肩手综合征防治中，中药内服与外用均具有较好疗效，有研究学者认为，气滞血瘀、湿瘀互结以及肝肾亏虚是引发中风早期肩手综合征的重要病机，其治疗应以祛邪通脉为主，可采用通络活血汤、益气活血汤以及补阳还五汤等方法治疗，以改善患者症状，促进肢体功能恢复。除了内服中药外，还可通过中药熏洗或熏蒸等方式，使药物能够直接作用于皮肤，改善细胞内环境，促进体内炎症吸收，改善局部微循环，提高解痉止痛和消肿的效果，且该治疗方法给患者造成的损害小，不良反应少，安全性高，患者更容易接受和认可。②针灸防治，是临床治疗中风后肩手综合征的重要手段，诸多研究证实，针灸治疗具有操作简便、疗效显著且不良反应少等优势，在中风后肩手综合征防治中具有广阔的应用前景。与其他治疗方法相比，针灸治疗能够通经活络，改善患肢微循环，促进患肢运动功能恢复。针灸治疗时选择养老、劳宫、天宗等穴位作为主穴，动静结合，选择合适的针灸手法，具有较好的疗效。

西医学认为中风后肩手综合征成为影响人们生活质量的重要疾病。对于中风后肩手综合征的发病机制目前尚无一致结论，不同的研究学者对此具有不同看法，大部分研究学者认为中风后肩手综合征是多种因素共同作用的结果，如神经源性损伤、交感神经系统功能障碍以及周围性损伤均有可能引发中风后肩手综合征，其发生率在20%左右，最早在发病后3日，迟至6个月后发生，74.1%在病后3个月内发生。因此应积极预防肩手综合征，西医学认为可从药物及合理康复预防肩手综合征。①药物防治：对于预防及治疗早期中风后肩手综合征，临床常用口服药物治疗，以达到镇痛和消炎的效果。非甾体抗炎药以及类固醇激素是临床应用较为多的镇痛药物，在中风后肩手综合征治疗中具有较好疗效。有研究报道，加巴喷丁和卡马西平应用于中风后肩手综合征治疗的临床效果均较好，但是在安全性方面，加巴喷丁的安全性相对较高，更有助于改善患者生活质量。②康复预防：作为治疗中风后肩手综合征的重要方式，康复治疗的主要目的在于及早发现和治疗疾病，从而有效缓解症状，改善患者关节活动度，促进患者功能恢复。有研究指出，对中风患者实施良肢体位摆放，能够有效减轻患者疼痛，加速血液循环，减少肩手综合征发生。规范的良肢体位摆放，能够减少指关节和腕关节屈曲对神经血管的压迫，有助于改善局部血液循环，从而改善患者上肢运动功能。另外，运动疗法和物理疗法在中风患者肩手综合征治疗中较为常用，运动疗法包括主动和被动运动，运动过程能够打破疼痛 - 制动 - 活动障碍的恶性循环，从而改善患者症状。

（韩　辉　奚亚明　杨　悦　徐　磊）

主要参考文献

1. 胡朝晖，赵德军，孙艳新. 用"治未病"的观点对待中风 [J]. 中国疗养医学，2012，21（10）：942-943.

2. 帕丽哈，巴依道列提，兴红. 脑梗死患者危险因素的临床分析 [J]. 中国实用医药，2010，5（8）：127-128.

3. 郑朋. 脑梗死患者的饮食现状生活态度及行为方式调查分析 [J]. 山西医药杂志，2010，39（4）：311-312.

4. 吕艳，全晖. 医院尿路感染相关因素调查分析 [J]. 中华医院感染学杂志，2012，22（11）：2299-2301.

5. 徐玉红. 双下肢运动疗法在对瘫痪患者护理中预防下肢深静脉血栓形成的效果观察 [J]. 中国实用医药，2015，10（7）：242-243.

6. 马越，李澎. 中风后肩手综合征临床研究进展 [J]. 中华针灸电子杂志，2015，19（4）：201-204.

第八章 康　复

　　康复一词原意是"复原""恢复原来的良好状态""重新获得能力"。在古代，传统中医文献中"康复"一词，主要是针对伤病的痊愈和健康的恢复而言。如《尔雅·释诂》释之曰："康，安也"，《尔雅·释言》曰："复，返也"。明代龚廷贤《万病回春》记载通过治疗使病人"康复如初"。

　　中风的康复治疗是指综合地、协调地应用医学的、教育的、社会的、职业的各种方法，使中风患者已经丧失的功能尽快地、能尽最大可能地得到恢复和重建，使他们在躯体上、精神上、社会上和经济上的能力得到尽可能的恢复，使他们重新走向生活，重新走向工作，重新走向社会。中风的康复不仅针对疾病而且着眼于整个人、从生理上、心理上、社会上及经济能力进行全面康复，它包括本章主要介绍的传统康复疗法和现代康复治疗技术两大模块。传统康复疗法主要利用传统中医针灸、推拿、导引、功法等促进康复；现代康复治疗技术则涉及物理疗法（physical therapy，PT）、作业疗法（occupational therapy，OT）、语言治疗、康复工程、心理治疗、康复护理等，两者最终目标均为提高中风患者生活质量，恢复独立生活、学习和工作的能力，使之能在家庭和社会过上有意义的生活。

第一节　传统康复治疗

　　中风的传统康复治疗，指在中医理论指导下，于中风早期介入，以保存、改善和恢复患者的身心功能，提高其生活质量为主要目的的一系列传统治疗方法和措施。传统康复方法作为康复医学的一种治疗手段，它所指的"康复"已不是"痊愈"和"恢复"的简单同义词。痊愈和恢复是指伤病者经过治疗后病理逆转、症状消除、健康回复到伤病之前的正常状态。而"康复"则是指患者的残存功能和潜在能力在治疗和训练后获得了最大限度的发挥。传统康复的具体方法虽然来自中医临床各科，但是在应用中医临床各科的某一治疗手段时，必须以"功能"为导向，在积极治疗病因、逆转病理、消除症状的同时致力于保存、改善和恢复受伤、病影响的身心功能，最大限度地发挥其潜在的能力。只有这样，才能体现传统中医康复的思想。

本节主要介绍中医针灸、推拿、中药内外治法、传统功法、传统音乐疗法等康复方法。

一、针灸康复治疗

（一）概述

急性脑血管病俗称中风、卒中，临床表现以突然昏倒（或不昏倒）、口眼歪斜、半身不遂、言语困难为主要特征。中风与心血管疾病、恶性肿瘤组成现今死亡率最高的三大疾病。特别是脑血管疾病的诊断困难较多，治疗药物较少，而针灸疗法在卒中急性期有着较好的疗效。

目前针灸疗法除包括古老的体针疗法外，还包括后世发展起来的头针、皮针、拔罐、手针、耳针、水针、电针、埋针、挑治、穴位敷贴、激光针、微波针、超声针及刮痧等疗法。主要是通过补泻手法，以疏通气血，调和阴阳而达到中风康复治疗目的。中风患者的康复尤为重要应注意防止褥疮，保证呼吸道通畅，并嘱患者适时加强功能锻炼。

针灸康复疗法学术的发展经历了一个漫长的过程，几乎历代都有相当的代表作，它们对针灸理论、临床应用的发展起了重要的作用。近年来通过多学科的大力协作，对针灸治病原理、经络实质、针刺手法等进行深入的研究，证实针灸对机体各系统功能具有调整作用，能增强机体的抗病能力。

针灸治疗中风已被广泛应用于临床，其机制已深入到神经细胞、电生理学和神经递质如脑腓肽等分子水平。经络实质也有了一定的客观指标和测定方法，针刺手法也取得了初步的成绩。同时，还从不同角度对腧穴与脏腑相关、腧穴与针刺感应等理论问题进行研究，使针灸处理中风的内容更加丰富和完善。

（二）针灸康复治疗

1. 中经络

治法：醒脑开窍，疏通经络。取督脉、手厥阴、少阴经穴为主。

主穴：水沟、内关、极泉、尺泽、委中、三阴交。

（1）风痰瘀阻证

治法：祛风化痰，活血通络。

配穴：百会、风池、中脘、足三里、丰隆、血海。

方义：百会、风池相配，疏肝息风，通经活络；中脘为胃经的募穴，同时又是八会穴中的腑之会穴，位置在腹部，常与足阳明胃经合穴足三里相配，增健脾胃、调气和血；丰隆化湿降逆、祛痰。以上诸穴配合，对于风痰瘀血、痹阻脉络,能起到祛风化痰、活血通络的作用。

(2)风痰上扰证

治法:平肝潜阳,泻火安神。

配穴:百会、风池、合谷、太冲、三阴交、四神聪。

方义:百会穴系手足三阳经与督脉之会,足厥阴肝经的循行上出额与督脉会于巅顶,具有清热开窍、平肝息风之功。合谷为人身四总穴之一,是大肠经原穴,在此与百会、风池、太冲配穴,疏风通经活络,醒神安神。太冲穴为足厥阴肝经之穴位,具有疏肝理气、活血降逆、潜镇之功效。以上诸穴配伍,对于肝阳上亢、风火上扰证之中风,有平肝潜阳、泻火安神之功效。

(3)气虚血瘀证

治法:益气活血,通经活络。

配穴:中脘、气海、关元、足三里、脾俞、膈俞。

方义:中脘、气海、关元皆属任脉,气海为人身气之海,肓之原,补肾健脾。关元穴是手太阳小肠经之募穴,又是足三阴经与任脉之会穴,有培肾固本、补益元气的功效。中脘、气海、关元三穴与足三里配合,为培元固本、补中益气之要穴。脾俞气血生化之源,能益气合营,膈俞为血之会处,共奏益气活血通络之功效。

2. 中脏腑

(1)痰热腑实证

治法:化痰通腑,清热通窍。

配穴:曲池、合谷、中脘、大横、支沟。

方义:曲池、合谷泻阳明之热,清热保津。中脘与脾经、阴维之会穴大横相配,可调大肠腑气而通便。支沟穴调理脏腑气机、行气通便。以上诸穴配伍,以除其痰热,使腑气得通,气血调和,通经活络。

(2)痰湿蒙神证

治法:温阳化湿,豁痰开窍醒神。

配穴:水沟、承浆、劳宫、涌泉、中脘、气海、足三里、丰隆。

方义:中脘、气海、足三里,以调中补虚,振奋元阳,合丰隆,共奏降逆利湿、化痰醒神的功效。此时配合灸气海、中脘,加强助阳温化寒湿之力。方中水沟穴与承浆穴合用,加强了水沟穴的回阳、开窍之功,具有较强的镇静作用。

3. 后遗症期

(1)口角歪斜

治法:疏调阳明,通经活络。

配穴:地仓、颊车、合谷、内庭、太冲。

方义:手足阳明和足厥阴经脉均上达头面,取地仓、颊车穴疏调局部经气，远取合谷、内庭、太冲乃循经取穴，以调本经经气。

随症配穴按病位酌配牵正、水沟、下关等穴。

操作毫针刺，平补平泻，每日1次，每次留针20～30min，10次为一疗程。

（2）半身不遂

治法：滋养肝肾，通经活络。一般刺病侧穴，病程较久者"补健侧，泻患侧"，先刺健侧，后刺患侧，补虚泻实。

配穴：上肢取肩髃、曲池、手三里、外关、合谷。下肢取环跳、阳陵泉、足三里、解溪、昆仑。

方义：随症配穴：半身不遂取患侧井穴点刺出血以接续经气；上肢取肩髎、阳池、后溪，病程日久取大椎、肩外俞；下肢取风市、悬钟，病程日久取腰阳关、白环俞；经筋屈曲拘挛取肘部取曲泽，腕部取大陵，膝部取曲泉，踝部取太溪，阳病取阴，语言謇涩取哑门、廉泉、通里，肌肤不仁取皮肤针叩刺患部。

操作：毫针刺，每日1次，每次留针20～30min，10次为一疗程。

（3）语言不利、失语

治法：镇肝息风、开音利窍。

主穴：百会、商丘、哑门、风府、廉泉以督脉穴为主。

配穴：舌僵硬加肩中点刺金津、玉液。头针：失语者用语音区，前会、后会用倒马针。

方义：舌强语謇，音喑失语为三阳之筋，并络于颔颊，夹于口。为风、寒、湿所客则筋急，故口紧不开，气血偏虚，为风所乘，取正会、哑门、风府意在疏风通络，通关开窍。

4. 特种针疗法

（1）头针：选对侧运动区为主，并可配足运动感觉区，失语者加语言区。毫针平刺入头皮下，快速捻转2～3次，每次留针30min，期间反复捻转2～3次，行针后鼓励患者活动肢体。适用于中风后半身不遂的患者；按头皮针国际标准化方案选取语言加强区（该区位于运动区下2/5段两侧0.5～1cm处），采用快速进针法，迅速将0.5寸，28号毫针推进至帽状腱膜下层，进行快速捻转，频率为200～300次/min。每天1次，用于中风后言语障碍。

（2）耳针：选取耳穴肾、肝、皮质下、脑干、枕、额。以毫针刺入，产生酸胀感，留针40min，留针期间每隔10min捻针1次，此法常用于中风后遗症期；耳穴枕、皮质下、心、肝、神门，毫针刺或压丸法，常用于中风后抑郁。

（3）电针：根据瘫痪部位，可在头上肢、下肢部各选两个腧穴，用毫针针刺，得气后加电针，用疏密波以患者肌肉微颤为度，每次20min，常用于中风运动功能障碍。选取哑穴（位于风池上0.4寸）、上廉泉、天容。针刺哑穴时深度不超过1.0寸，斜刺，以45°斜刺进针；天容（双）直刺向舌根部，用G-6805电针治疗仪, 频率 3 次 /s, 留针 20min。1 次 /d, 10 次为 1 个疗程, 疗程间隔 2~3 日, 用于治疗中风后吞咽障碍。

（4）拔罐法: 沿肢体上、下肢经络进行闪罐后, 在肩髃、臂臑、曲池、阳池、秩边、环跳、风市、伏兔、阳陵泉等穴留罐。此法常用于偏身感觉麻木。

（5）皮肤针: 用梅花针沿上肢、下肢经络进行叩刺, 以皮肤潮红为度, 隔日 1 次。此法常用于偏身麻木。

（6）项针: 选择风池、翳明、上廉泉、外金津玉液、吞咽、舌中、发音穴。用 28~32 号, 1.5~2.5 寸长毫针, 采取夹持进针法, 行捻转进针, 得气后即留针 30min, 中间行针 2 次, 每次 2min, 每日 1 次, 7 次为 1 个疗程, 针刺 2~5 个疗程, 此法适用于中风后吞咽功能障碍。

（三）针灸康复研究进展

1. 急性期（中经络、中脏腑）

（1）眼针: 有人采用眼针联合功能锻炼治疗急性脑梗死并与体针联合功能锻炼相比较, 结果发现眼针组总有效率 93.75%, 体针组总有效率 68.75%, 说明眼针组的临床疗效明显优于体针组。观察比较"八区八穴"取穴眼针疗法与"八区十三穴"取穴眼针疗法对中风患者的疗效差异, 治疗后两组患者的神经功能缺损评分均显著降低; 两组患者的血清内皮素及可溶性细胞间黏附分子浓度均显著降低; 两组血清降钙素基因相关肽及一氧化氮浓度均显著升高, 研究证明针刺眼针穴区可调节中风急性期患者血清中内皮素（endothelin, ET-1）、降钙素基因相关肽（calcitonin gene-related peptide, CGRP）平衡, 改善病灶局部血流量, 有很好的临床疗效。

（2）头针: 有人将 160 例急性缺血性中风患者分为观察组 80 例和对照组 80 例, 两组均采用西医常规治疗, 观察组加用针灸治疗, 以头穴为主。治疗后观察组有效率 92.5%, 显著高于对照组有效率 75.0%; 在神经功能缺损程度的积分方面, 两组均有显著下降, 但观察组下降的幅度更大, 说明观察组的治疗效果更为显著。综上所述, 头针治疗急性缺血性中风有显著的临床疗效, 更有助于患者恢复, 提高生活质量。

（3）艾灸: 有学者用热敏灸治疗脑卒中。热敏灸组在神经内科常规治疗时选择百会、手三里（双）、足三里（双）（图 8-1）、涌泉穴（双）。先行回旋灸 30s 温热局部气血, 继以雀啄灸 30s 加强敏化, 循经往返灸 30s 激发经气, 后再施以温和灸发动感传、开通经络。当腧穴出现透热、扩热、传热、局部不热（或微热）远部热、表面不热（或微热）深部热或其他非热感等（如酸、胀、压、重等）, 对照组给予神经内科常规治疗, 连续治疗 4 个疗程。结果热敏灸组临床总有效率为 93.33%, 对照组为 83.33%, 热敏灸组总有效率明显高于对照组。热敏灸组 Fugl-Meyer 运动功能评分法（FMA）、巴塞尔指数（BI）评分较对照组明显升高。由此可知热敏灸能明显改善脑卒中患者的肢体运动功能和日常生活活动能力。因此,研究发现艾灸作用于经络穴位能促进机体交感神经的兴奋性,加快血流速度,增加脑微循环灌注量。在脑卒中患者的康复过程中配合热敏灸可增加患者头面部的血液供应,改善患者的缺血缺氧性改变,促进中枢神经血管再生,促进患者后期康复。有研究发现艾灸百会穴能改善缺血性中风患者脑血液循环,减轻神经功能缺损程度,提高治愈、好转率,降低致残率。

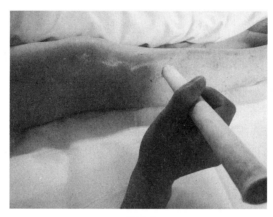

图 8-1　热敏灸足三里

2. 对抗痉挛

（1）痉挛肌与拮抗肌群取穴针刺法：有研究者采用拮抗肌取穴治疗脑卒中后偏瘫肢体痉挛 40 例,上肢取肩髃、曲池、合谷、外关,下肢取委中、阴陵泉、三阴交、承山,足下垂时加丘墟、解溪。采用日常生活能力评定、运动功能评价量表、临床神经功能缺损评分、修订的 Ashworth 痉挛评定量表 4 个量表进行疗效评定,治疗 60 日,总有效率为 77.5%。有研究发现,拮抗肌透刺法能有效缓解脑卒中患者肢体痉挛程度,疗效优于阳明经针刺法。有人采用拮抗肌取穴针刺法,上肢屈肌痉挛,针刺肩髃、曲池、支沟、外关、合谷、八邪穴;下肢伸肌痉挛,针刺环跳、承扶、足三里、悬钟、足临泣、解溪穴。八邪穴针刺向腕关节,余穴直刺,不超过 0.5 寸。针刺得气后,行提插捻转补法,配合常规康复训练进行治疗。其疗效优于单纯常规康复训练。

（2）电针：有人将给予电针和运动疗法（治疗组）和仅给予运动疗法（对照组）的两组在治疗 1 个月后相比较,结果治疗组疗效优于对照组,说明电针结合运动疗法能够更好地促进急性脑卒中患者肢体运动功能的恢复。有人比较了不同针刺频率治疗脑卒中后肢体痉挛性瘫痪的临床疗效。将 180 例脑卒中后肢体痉挛患者分为 20Hz、40Hz 和 60Hz 3 种不同电针频率治疗组。结果3 种针刺频率均能降低患侧肌肉肌张力,缓解肌痉挛,促进患侧肢体康复,但

20Hz治疗组总体有效率优于40Hz和60Hz治疗组。

（3）眼针：有研究说明眼针可以调节人体脏腑气机活血通络，能够有效地改善脑梗死患者肢体的运动和神经功能的恢复，应用眼针与体针结合治疗脑梗死偏瘫疗效更为突出。

（4）头针：有人采取病灶侧顶中线和顶颞前斜线，顶中线由前顶刺向百会，顶颞前斜线由前顶刺向悬厘的上2/3节段。采用"头针提插法"，当针入腱膜下层1寸、指下有不紧不松的感觉和吸针感时，用爆发力向外速提3次，每次至多提出1分许，又缓插至原处，如此反复运针10次。间歇动留针2h，每隔30min运针5次，行针和留针期间，可结合患肢运动。有人选取瘫痪肢体对侧头部运动区（左侧瘫痪选右侧运动区，右侧瘫痪选左侧运动区）治疗中风偏瘫，采用头针滞针法，进针后行单向捻转造成人为滞针，期间每10min运针1次，30min后出针，1次/d，10次为1个疗程。1个疗程后休息3日再进行下1个疗程，3个疗程后治愈率84.0%，总有效率94.0%。

（5）温针灸：有研究者用艾条分别在患者患侧手三里、曲池、肩髃、照海、三阴交、阴陵泉、血海穴位上采用雀啄灸方法对中风痉挛患者进行治疗，每个穴位行5～7min，皮肤出现轻微红晕后停止，疗效满意。有人采用温针法治疗中风后痉挛性偏瘫30例，以普通针刺作为对照组，结果温针法在缓解肌肉痉挛，促进痉挛肢体分离运动产生方面疗效优于普通针刺组。温针法既有针刺的疏通经络气血功能，又兼具艾灸的温通温补功效。

（6）穴位埋线法：有人将60例脑卒中上肢痉挛的患者随机分为3组，即穴位埋线组（穴位埋线＋康复治疗＋常规用药）、巴氯芬组（巴氯芬＋康复治疗＋常规用药）、康复治疗组（康复治疗＋常规用药），比较各组的临床疗效，结果各组均能缓解脑卒中患者肢体的痉挛状态和提高日常生活能力，但穴位埋线疗效更佳。

3. 肩手综合征

（1）毫针：有人治疗肩手综合征患者130例，治疗组：取穴如下，不留针穴（极泉、尺泽、曲泽、少海、小海），留针穴（头针运动区、肩髃、肩髎、肩贞、肘髎、阳池、阳溪、阳谷、合谷、八邪）。对照组：取穴同治疗组体针。结果：头针配合体针治疗对肩手综合征早期患者的疗效最好。有人采用赤凤迎源针法治疗肩手综合征80例，治疗组取肩髃、肩髎、肩贞、曲池、手三里、合谷、后溪等穴，针刺时采赤凤迎源针法给予强刺激，结果：治疗组效果优于对照组。有研究者以补虚泻实针刺法治疗肩手综合征患者80例，取肩髃、肩髎、肩贞、曲池、手三里、合谷、八邪等穴位，补健侧泻患侧，先针健侧，再针患侧。结果：治疗组较对照组差异有显著性意义。

（2）温针灸：有研究者治疗中风后肩手综合征60例，治疗组：取百会透曲鬓、人中、内关、足三里、阳陵泉、太溪等穴,针刺得气为度,在肩髃、肩前、肩贞、后溪透合谷,施温针灸,每穴 3 壮。对照组:肩髃、肩前、肩贞、后溪透合谷,其他取穴同治疗组。结果:温针灸和针刺组可有效缓解肩手综合征所致的疼痛,温针灸组优于针刺组。

(3) 浮针:有人治疗肩手综合征患者 120 例,治疗组:取穴在其患肢上由远端开始寻找病痛点,运针时患者没有酸、胀、麻、痛等感觉,完毕后作扫散动作。对照组:毫针直刺肩髃、臂臑、肩贞、曲池、手三里、合谷。结果:浮针疗法和常规针刺法均可有效缓解肩手综合征所致疼痛,改善运动功能,减轻水肿,但浮针疗法优于常规针刺法。

(4) 火针:有人用火针疗法治疗脑卒中后肩手综合征。治疗组:取患侧肩前、肩髃、肩贞、曲池、外关、八邪、水分、中脘等穴。每次 3～4 穴,隔日治疗 1次。对照组:取患侧肩髃、臂臑、肩髎、曲池、手三里、外关、合谷。配穴:肩部疼痛明显者加肩贞、肩前、臑俞,手指肿胀甚者加后溪、中渚、八邪。每日治疗1 次。结果:火针疗法在减轻疼痛及水肿方面优于常规针刺疗法。

4. 言语不利

(1) 舌针:多采用针刺舌体穴、舌周围穴、舌底穴位,进针后通过提插捻转等手法使针感到达舌根部或咽喉部,得气后出针。舌与经络脏腑关系密切,手少阴心经、足太阴脾经、足少阴肾经、足厥阴肝经的循行都与舌相连,针刺舌体可刺激上述经络,起到调理气血、疏通经络等全身调理的功能,同时可加速舌体自身血液运行,以濡养舌体;此外舌根处分布有舌下神经及舌咽神经的分支,刺激舌体局部建立神经反射,不仅能调节语言中枢,而且加快大脑皮质周围未受损变性的组织进行代偿,以促进语言功能的恢复,并改善大脑功能。

(2) 舌三针:有人取"靳三针"之舌三针治疗中风运动性失语症患者 40 例,上肢瘫痪配极泉、尺泽、内关,下肢瘫痪配委中、足三里、三阴交。"舌三针"采用单手快速斜刺入 25～35mm,得气后行提插捻转手法 20s,令患者舌根产生酸麻胀痛感,能发出声音者更佳。留针 30min,间隔 10min 行平补平泻捻转手法1 次(每次 20s),出针后让患者尝试尽量大声说话。肢体穴位针刺时,采用直刺25～35mm,施以提插捻转,得气后留针 30min,间隔 10min 行平补平泻捻转手法1 次。每周治疗 5 次,2 周为 1 个疗程。结果总有效率为 92.5%(37/40)。

(3) 体针:有人用随机对照治疗,治疗组 32 例主穴取金津、玉液,上肢偏瘫配肩髃、曲池、合谷,下肢偏瘫配髀关、足三里、三阴交,取 5 号注射长针头,点刺金津、玉液,以出血为度,每周 3 次,15 次为 1 个疗程;对照组 32 例主穴取哑门、廉泉、通里,配穴同治疗组,留针 30min,15 次为 1 个疗程;治疗 1 疗程后症状评分显示舌底刺络放血治疗失语疗效明显优于传统体针。

(4) 头针:选穴多根据大脑皮质的功能定位区来选取,也有专家以神经生理学及大脑功能与血流的关系为依据选穴。其作用原理主要有：①加快病变脑组织周围血管侧支循环的建立，以保障病灶区供血；②建立皮质-丘脑-皮质的神经反射系统，重建语言功能的通路；③促进语言中枢中神经细胞和纤维数量的增加，以加强脑功能的代偿作用。临床多选用哑门、风府、百会、四神聪、言语一区、言语二区、言语三区等部位取穴。有人随机对照，治疗组100例取穴头部语言二区、三区、晕听区，针刺方法常规消毒后，取0.45mm毫针，沿皮分三段刺入帽状腱膜下，使用小幅度高频率捻转手法，再配以电针增加刺激量；对照组60例取穴廉泉、通里、金津、玉液，针刺方法廉泉施提插泻法，令针感达到舌根，通里施提插捻转补法，金津、玉液点刺放血。两组均1次/d，10次为1疗程，3个疗程后疗效观察显示：头皮针刺治疗中风失语，治愈率为67.00%优于传统对照组，但传统针法对运动型失语有其治疗优势。

（5）针灸联合治疗：联合选穴是舌针、头针、体针等方法的联合应用，对重度顽固性语言障碍的患者疗效显著。夏晨等运用针刺督脉及舌体的联合选穴法治疗中风失语症患者34例，主穴：百会、水沟、哑门、金津、玉液。辨证配穴：阳亢加风池、太冲，痰盛加丰隆，血瘀加膈俞，阴虚加涌泉。肢体偏瘫加曲池、合谷、足三里、三阴交；肢体痉挛加内关、委中；口角歪斜加地仓、颊车，1次/d，6次后休息1日，共计30次，并给予简单的听说读写等言语康复训练。根据针刺前后言语功能评定量表评分和脑认知电位听觉事件相关电位的变化，结论为针刺可以改善中风失语症的言语障碍，并可促进大脑功能的恢复。

（6）电针：现代影像学研究中，有人用电刺激通里、商丘两穴位，显示激活功能区与语言区有相关性。有人用电针刺激外关、光明两穴位功能磁共振成像（functional magnetic resonance imaging，fMRI）显示，特定功能组穴与相应皮层兴奋区之间存在一定的相关性，观察电针刺激通里、悬钟两腧穴脑皮质功能区，证明电针有对语言的改善作用，并借助电针和脑部局灶性病变对皮层语言区活动进行深入研究。

5. 吞咽障碍

（1）舌针：有研究表明舌针治疗配合综合康复吞咽功能训练可以有效地改善患者的吞咽功能，逐渐恢复自主吞咽，减少感染等并发症，提高患者的生活质量。有相关研究探讨舌针配合语言疗法治疗中风运动性失语的临床疗效，将以Schuell刺激疗法进行语言康复训练的对照组30例与语言康复训练后进行舌针治疗的治疗组30例患者相比较，结果发现治疗组有效率90.0%，明显优于对照组76.7%。有人把62例急性脑卒中后吞咽障碍患者随机分为对照组30例和治疗组32例，对照组给予常规药物治疗，治疗组加用舌针治疗。结果治疗组有效率86.7%大于对照组有效率75.0%，说明舌针治疗可以改善急性脑卒中患者的神经功能，缓解吞咽障碍。

（2）电针：有人采用电针联合吞咽障碍治疗仪（综合组）治疗脑卒中后吞咽障碍，并与电针组、治疗仪组的疗效相比较，治疗后洼田饮水试验评分和吞咽功能量表评分有显著性差异；综合组总有效率为94%，电针组与治疗仪组总有效率各为74%，且在肺炎发生率方面综合组低于其他两组。这些都证明了电针联合吞咽障碍治疗仪是治疗脑卒中后吞咽障碍的最佳的方案，并能显著的减少肺炎的发生率。有人观察发现头穴透刺电针配合运动再学习治疗缺血性中风能有效地改善患者运动、步行功能，是缺血性中风偏瘫后步行功能重建的有效方法。

（3）耳穴磁贴：有人将耳穴磁贴与常规针刺治疗中风后吞咽困难进行随机对照试验，耳穴组取：皮质下、脑干、口、面颊、舌、咽喉。针刺组常规取穴，结果提示两组均有改善中风后吞咽困难的作用，而耳穴磁贴减少卒中后吞咽障碍患者的渗透与误吸疗效、食物滞留疗效及安全性优于针刺治疗。

6. 二便障碍

（1）脐灸：有学者运用脐灸配合康复锻炼的方法治疗30例中风后便秘的患者，对照组给予康复锻炼治疗，经过2周治疗后发现观察组的临床症状总积分明显优于对照组，说明脐灸能够改善患者的便秘症状。脐灸主要是通过药物在脐部的刺激作用，将药物和艾灸的刺激信息从经络传导、渗透传入体内，以激发经气，疏通经络，促进气血运行，调节人体阴阳与脏腑功能，从而达到治疗疾病的目的。其结合了中药、穴位、艾灸3种疗法。中医学认为大黄泻下通便、荡涤肠胃、逐瘀通经；芒硝泻下通便，并能软坚润燥；厚朴、枳实行气散结，消痞除满，可助硝、黄推荡积滞以加速燥结之排泄。大承气汤可调节胃肠激素的分泌，促进胃肠运动，提高十二指肠的收缩张力，从而促进排便。

（2）温和灸：有学者观察灸神阙、关元、水道穴配合温肾固泉膏（由益智仁、五味子、肉桂、砂仁、丁香按一定比例调配成药饼状）穴位贴敷神阙、关元、水道、肺俞、脾俞、肾俞治疗中风后排尿障碍55例的临床疗效。15日后，结果显示该疗法可明显改善患者排尿障碍症状，减少膀胱残存尿量，治疗总有效率为92.7%，且此法是安全、有效、简便、易于推广的疗法。

7. 压疮

艾条回旋灸：有人选取40例Ⅲ期褥疮患者，观察组25例，对照组15例，所有受试对象均接受全身疾病及对症治疗施，对照组每日给予常规的外科换药治疗，消毒创面，处理分泌物，清除坏死组织，包扎固定，观察组在此基础上给予艾灸疗法干预，进行回旋灸操作，待患处产生温热感时配合经灭菌的自制龙血竭粉包扎固定，1周后艾灸结合龙血竭粉治疗压疮的总有效率达80%，高于常规外科换药组。艾灸疗法具有温经通络、活血逐瘀、消瘀散结的作用，以此加强机体气血运行，疏通脏腑，平衡阴阳，甚合预防压疮的作用机制。

二、推拿康复治疗

(一) 概述

推拿疗法是中医学的重要组成部分,它是医者运用各种手法作用于人体体表或做某些特定的肢体活动来防治疾病和恢复功能的治疗方法。具有疏通经络、调和气血、扶正祛邪、滑利关节、促进康复的作用。被动的肌肉按摩和关节牵张活动都可以通过牵张反射不断地向高级中枢输入信号,实现功能重组或再塑,从而抑制低级中枢控制的异常活动,实现高级中枢控制的独立活动。

(二) 常用推拿康复手法和腧穴

1. **常用推拿手法**　按法、摩法、推法、拿法、揉法、擦法、搓法、摇法、拍打法。主要用于中经络和中风后遗症期,中脏腑的患者应综合治疗抢救。

2. **常用穴位**

(1) 头面部

穴位:印堂、神庭、睛明、阳白、鱼腰、太阳、四白、迎香、下关、颊车、地仓、水沟、百会、风池。

手法:推法、一指禅推法、揉法、扫散法、拿法、擦法。

操作方法:先推印堂至神庭,继之用一指禅推法自印堂依次至睛明、阳白、鱼腰、太阳、四白、迎香、下关、颊车、地仓、水沟等穴,往返推之1～2遍。然后推百会穴1min,并从百会穴横行推到耳廓上方发际,往返数次,强度要大,以微有胀痛感为宜;揉风池穴1min,同时用掌根轻揉痉挛一侧的面颊部;最后以扫散法施于头部两侧(重点在少阳经),拿五经,擦面部。

(2) 上肢

穴位:肩髃、肩髎、肩井、臂臑、曲池、尺泽、少海、大陵、阳谷、阳溪、手三里、合谷等。

手法:拿揉法、擦法、按揉法、摇法、手捏法、搓法、抖法、掐法、捻法。

操作方法:先拿揉肩关节前后侧(图8-2),继之擦肩关节周围(图8-3),再移至上肢,依次擦上肢的后侧、外侧和前侧(从肩到腕上),往返擦动2～3遍,然后按揉肩髃、臂臑、曲池、手三里等上肢穴位,每穴约1min;轻摇肩关节、肘关节和腕关节,拿捏全上肢5遍;最后搓、抖上肢,掐十宣穴,捻5指。

(3) 下肢前外侧

穴位:风市、髀关、阳陵泉、足三里、血海、梁丘、三阴交、悬钟、解溪、太溪、昆仑等。

手法:擦法、按揉法、摇法、拿捏法、搓法、捻法等。

操作方法:先擦患者外侧(髀关至足三里、解溪)、前侧(腹股沟至髌上)和内侧(腹股沟至血海),往返擦动2～3遍;然后按揉髀关、风市、伏兔、血海、梁

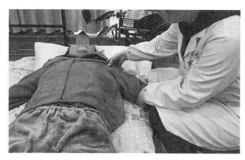

图 8-2　拿揉法推拿肩关节

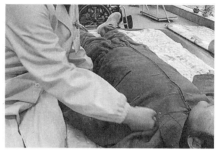

图 8-3　擦法推拿肩关节

丘、膝眼、足三里、三阴交、解溪等穴位，每穴约 1min；轻摇髋、膝、踝等关节，拿捏大腿、小腿肌肉 5 遍；最后搓下肢，捻五趾。

（4）腰背部和下肢后外侧：穴位：膀胱经夹脊穴、八髎、环跳、承扶、殷门、委中、委阳、承山、风池、肩井等。

手法：推法、擦法、拍打法、擦法、拿法。

操作方法：先推督脉与膀胱经（用八字推法）至骶尾部，继之施以擦法于膀胱经夹脊穴和八髎、环跳、承扶、殷门、委中、承山等穴位；轻快拍打腰骶部及背部；擦背部、腰骶部和下肢后侧、拿风池、按肩井。

其他穴位：风池、风府、缺盆、膈俞、肝俞、肾俞等。

（5）随症加减：言语謇涩加用按揉法按揉廉泉、通里、风府。口眼喎斜加用抹法在瘫痪侧面部轻轻推抹 3～5min，然后重按颧髎、下关、瞳子髎。口角流涎加用按揉法按揉面部一侧和口角部，再推摩承浆穴。失语或言语不利加揉按通里、太溪，一指禅推上廉泉。眩晕加点按百会、印堂，分推双侧太阳部。中风后失眠可揉安眠、百会，拿捏神门部，平推心俞、脾俞。

（三）推拿康复研究进展

1. 脑组织灌注量增加，改善脑代谢　在脑卒中康复过程中，针灸可以改善微循环，使脑组织灌注量增加，改善脑代谢，提高和促进患肢功能恢复。针灸推拿可使局部经气通畅和气血运行趋于正常，濡养肢体筋脉，达到通则不痛、气血调和、平衡阴阳的目的。临床研究中，我们在常规推拿基础上联合针灸治疗，结果显示观察组患者运动功能和神经功能缺损程度明显改善、独立生活能力明显提高，优于单纯的推拿治疗。

2. 增加运动中枢的反馈　在治疗脑卒中过程中，使用推拿手法产生的作用力在刺激肌梭感受器后，通过感觉和运动中枢的反馈，对作用部位肌肉和周围血管进行调节。临床研究表明，结合推拿和康复训练的治疗方法或者单独推拿，都可以改善卒中偏瘫的运动功能。研究显示，联合促通技术和传统的康复手法和单独用传统的康复手法比较更有利于脑卒中偏瘫下肢的功能改善，运动功能得到更大的改善。在本研究中显示对照组与治疗前比较，Fugl-Meyer运动功能评定、临床神经功能缺损评定和功能独立性评定有显著的改善。

3. 对抗痉挛

（1）平衡阴阳推拿：一些研究中对痉挛强势与弱势侧的肌肉施以不同的手法，有文献对"平衡阴阳"进行了较详细的分析。还有文献对抑制上肢屈肌痉挛和下肢伸肌痉挛进行了强调，并在手法轻重、作用时间上也有所要求。脑卒中后上肢痉挛患者偏瘫上肢屈肌处于痉挛状态，而伸肌肌群处于弛缓性瘫痪状态，导致阴阳不平衡，故推拿立法为补虚泻实。

（2）补泻兼施推拿：推拿手三阴经，采用泻法，可以泻其因邪实壅滞而处于拘急状态的经筋，调节脏腑经络功能，加强对身体各部分的调节和控制功能，使兴奋与抑制过程处于平衡。同时，推拿手三阳经，采用补法，一方面可以广泛刺激上肢神经，改善神经营养，促进神经组织代谢，提高其兴奋性，从而有利于病损神经的恢复；另一方面，也可以促进血液循环，使低张力的伸肌肌肉产生收缩，提高其张力。由此可见，循经推拿法可通过刺激患肢优势肌群抑制神经兴奋性以降低痉挛程度；通过刺激患肢非优势肌群增强神经肌肉兴奋性，提高肌张力。从而引起肌肉本体感受器的兴奋以维持和协调正常的肌张力及运动功能，对促进分离运动有重要意义。

（3）表里互用推拿：表里两经推拿法以中医的脏腑、经络学说为理论基础，十二经脉在体内与脏腑相连属，其中阴经属脏主里，阳经属腑主表，一脏配一腑，一阴配一阳，形成了脏腑阴阳表里属络关系。互为表里的经脉在生理上密切联系，病变时相互影响，治疗时相互为用，故采取表里两经推拿法舒筋缓急、平衡阴阳、祛邪扶正。本研究结果表明，表里两经推拿法能明显缓解上肢痉挛程度，改善上肢主动肌与拮抗肌之间的平衡，及时纠正异常的运动模式。其机制可能通过推拿对大脑皮质有双向的调节作用有关，改善皮质功能，调整皮质的兴奋-抑制状态平衡达到治疗目的，其作用机制有待进一步研究。西医学研究认为，擦法、按揉法能牵伸肌肉-肌腱接头处的腱器官，抑制α运动神经元，缓解痉挛；另一方面，肌梭附着的骨骼肌纤维两端距离缩短，降低传入冲动对α运动神经元的兴奋性，且通过手法的渗透力，使得酸胀感兴奋大脑皮质感觉区，从而抑制脑干网状结构异化，降低肌张力。穴位点按法可加强患者感觉，还使上肢对伤害性刺激产生逃避性反射，从而打破上肢屈肌共同运动模式、促进上肢分离运动出现。擦法能刺激肌肉表面的皮肤，激化肌肉牵张感受器γ传出神经，使这些感受器对生理性肌肉牵拉更易发生反应。有人将40例患者随机分成试验组和对照组，两组均采用传统的康复治疗手段，试验组增加推拿疗法，由近端到远端用拿法和点法依次刺激冈上肌、冈下肌、三角肌、肱三头肌、大圆肌等肌肉和周围的穴位，用掌揉法和指揉法刺激肩胛带周围的肌肉和穴位，然后用两个手掌相对挤压住肩部做环转的活动。试验结果显示试验组治疗效果显著好于对照组。

4. 卒中后认知障碍 有人在基础治疗上取百会、风池（双）、翳风（双）、四白（双）、印堂进行按揉干预脑卒中后认知功能障碍患者 30 例，结果干预后患者的简易智力状态检查量表（mini-mental state examination，MMSE）、蒙特利尔认知评估量表（Montreal cognitive assessment scale，MOCA）评分较对照组提高。有人在常规药物治疗和康复认知功能训练的基础上采用按摩头穴（顶颞前斜线、顶颞后斜线）治疗脑卒中后认知障碍患者 35 例，取得了肯定的疗效。但由于两篇报道样本量较小，因此仍然需要进一步的大样本验证。

5. 卒中后疼痛 研究发现，中医推拿手法同时还具有较好的镇痛作用，可以使体内的致痛物质 5- 羟色胺的破坏加速，使损伤处及周边的血液循环加快 4～5 倍，淋巴循环加快 7 倍，血液和淋巴的加速循环可以更好地促进恢复。

6. 卒中后便秘 有人运用腹部按摩（依肠走行方向）和穴位按摩（对腹结穴、天枢穴等穴位处给予按摩）对脑卒中后便秘有疗效。"揉腹"可增加腹部压力，调理肠胃蠕动和腹肌收缩力，加大肠胃蠕动，达到促进排便的目的。按摩脾胃，还可通经活络、补中益气，促进肌肉松弛和肠胃蠕动，调节脏腑功能，改善消化系血液循环，促进排便。刺激腹结穴、天枢穴可改善消化道平滑肌的生理电活动，加强胃肠蠕动。

三、传统运动康复疗法

（一）传统运动康复疗法准备工作

传统运动疗法练习时的注意事项主要包括练功前、后的一些准备，整理性的身心活动，它们能起到衔接日常生活状态与传统功法练功状态的过渡作用。

1. 练功前

（1）功前半小时，即停止一切剧烈的体育和文娱活动。要做好练功的思想准备，抛开一切烦恼之事，使情绪安宁下来。衣服应宽松合体，色泽柔和，布料柔软。摘除帽子、眼镜、手表等附着物。

（2）功前可做一些松解关节的活动，以利气血运行。如觉疲劳不适等可稍事休息，或先行自我拍打按摩。如有较明显的局部疼痛不适等症状影响练功，可先采取一些对症治疗措施，使症状缓解再开始练功。

（3）过饥过饱不练功，以免胃肠不适。练功前排大、小便，练功过程中也不可久忍二便，否则可引起腹胀不适等症状。功前可饮适量温开水，有助于气血运行。

（4）保持情绪稳定，练功前必须保持愉快的心情和稳定的情绪，不应有任何思想负担，在大怒、大喜、烦恼或过于兴奋时，不宜立即练功，否则可因一系列心理和生理的不良反应，严重影响到"三调"（调身、调息、调心），轻则康复治疗无效，重则导致精神及形体的损害。

（5）应选择整洁、幽静的环境练功。不论室内、室外，均宜光线柔和，空气流通，但应避免在风口练功。注意保暖，防感风寒。一般而言，依山傍水的树林边练功最佳。选择练功设施应注意床、椅、铺、垫的高低，硬软要适宜。

2. 练功后

（1）练功完毕，应认真做好收功。不同的功法有不同的收功方式，但收功有个基本原则，即无论意守何处，都要把意守活动转移到丹田，意想身体各部气息缓缓集中于丹田，逐渐恢复自然呼吸，再做一些自我保健按摩，并慢慢睁开眼睛。若练静功，收功后可稍做活动或自我按摩；若练动功，收功后再做几次深呼吸，静息片刻，再进行其他活动。

（2）练功后不可冷水洗浴、洗手，如有汗出，宜用毛巾擦干，或洗热水浴。这是因为人在练功时大量的血液流向肌肉、皮肤，受到冷的刺激后，皮肤肌肉中的血管骤然收缩，回心血流量突然增加，易加重心脏负担。练功后，也不能立即喝冷水、吃冷饮，以免引起胃肠血管的突然收缩，导致肠胃功能紊乱，引起腹痛、腹泻。

另外，练功治病的患者，应节制或停止房事。暴风雨和雷鸣闪电天气，禁止练功。患传染病或有道德品行不良者，不应参加集体练功。

（二）常见运动功法

1. 放松功 即意守小腹，自然深呼吸。同时可把思想集中于瘫痪部位，由上到下反复想象肌肉放松，并闭眼默念"松"。经过一段时间练习后，思想能随意放松和集中时，再使思想高度集中，心中默念"动"字，从远端踇趾动起，逐渐向上扩大范围，同时也可配合被动活动。后期可练内养功、强壮功、站桩功等。

2. 八段锦

（1）理论基础："八段锦"是一套动作简单、易学易练的传统运动功法。"八段"，是指其动作共有八节；"锦"俗称"织锦"，有典雅华美之意，谓其珍贵。八段锦这一名称，最早见于宋代洪迈所编的《夷坚志》中。其在我国民间流传十分广泛，并在实践中不断加以修改、创新，又演变出许多种类，如岳飞八段锦、十二段锦、自摩八段锦、床功八段锦、坐式八段锦等，各有特长。本节主要介绍由国家体育总局健身气功管理中心收集、整编的"健身气功八段锦"。

"八段锦"功能柔筋健骨、养气壮力，可以行气活血、调和五脏六腑功能，男女老幼皆可锻炼。现代研究也已证实，这套功法能改善神经体液调节功能和加强血液循环，对腹腔脏器有柔和的按摩作用，对神经系统、心血管系统、消化系统、呼吸系统及运动器官都有良好的调节作用，是一种较好的体育运动。八段锦的动作最大特点就是手臂的旋转，通过两手臂的旋转来拉大对手臂的扭矩，从而加大对手臂的压力，改善脑卒中患者偏瘫肢体的运动功能。

（2）现代研究：八段锦的八个动作主要是通过患者的主动运动获得，即通过主动呼吸导引良性刺激所属脏器，进而协调各脏腑之间的平衡；通过主动的结合对各个肢体的穴位进行刺激、经络的牵拉达到疏通气血的目的。可提高患者上下肢力量，平衡能力，关节及神经系统灵活性。

3. 太极拳

（1）理论基础：太极拳以"太极"为名，吸取我国古代《易经》哲理为指导思想。《易·系辞》云："易有太极，是生两仪。"太者，大也，初也；极者，端也，始也。其是宇宙间派生万物之本原，其包含有动、静和阴、阳两个方面。动而生阳，静而生阴，既对立，又统一，相互消长、转化，不断运动，变化无穷。太极拳正是以这种理论为依据，讲求动静、阴阳。形体外动，意志内静。《素问·生气通天论》记载："阴平阳秘，精神乃治，阴阳离决，精气乃绝"，太极拳就是从这样的理念当中发挥其自身的价值。

（2）现代研究：西医学认为，太极拳作为一种全身肌肉收缩与放松交替的动力性运动，以"一动无不动"的全身性活动改善患者的肢体血供，并向中枢神经系统输入大量的信息增加大脑皮质的活动，改善脑部血供，促进脑侧支循环的建立，促进神经系统功能再造，从而形成新的大脑通路。也可改善患者本体感觉，增强下肢肌力，改善患者平衡功能，提高患者运动能力。每次40min（准备活动，放松活动各占5min，太极拳练习时间30min）。太极拳干预内容选自简化太极拳，包括起落式、开合式、云手、野马分鬃、倒卷肱、揽雀尾六式动作。

4. 易筋经

（1）理论基础：易筋经是我国古代流传下来，深受广大群众喜爱的一种变易筋骨的健身方法。易筋经为何人所创，历来众说纷纭。从现有文献看，大多认为易筋经为达摩所传。易筋经结合了人体的呼吸吐纳、形体锻炼和情志调节，特别是在增强锻炼者肌肉力量方面、提高其平衡功能方面，易筋经的锻炼可发挥明显的作用。传统易筋经，融科学性与普及性于一体，其格调古朴，蕴涵新意。各动作是连贯的有机整体，动作注重伸筋拔骨，舒展连绵，刚柔相济；呼吸要求自然，动息相融；并以形导气，意随形走；易学易练，健身、康复效果明显。

（2）现代研究：近年来，研究发现，易筋经在改善患者运动系统、提高核心肌群力量方面有着积极的作用。从基本训练状态来看，易筋经强调以稳定为主，核心稳定性训练以非稳定状态为主；形体运动方式上，易筋经强调脊柱的屈伸旋转运动，核心训练强调脊柱深部肌肉力量的训练。易筋经的功法动作对于强化肌群间的微观协调能力、促进老年人平衡功能、减少意外跌倒有积极作用。易筋经还能够增强除核心肌群之外的上肢肌群的力量来提供臂力和持久力。有研究对易筋经锻炼后老年人平衡功能进行评价，提示易筋经有改善平衡功能的作用。有研究表明：定势站桩 30s 易筋经锻炼改善老年人膝关节屈肌肌力是有一定效果的。

（三）传统运动康复研究进展

1. 八段锦

（1）对卒中后便秘的影响：刘瑞华等研究八段锦操配合腹部和穴位按摩治疗卒中后便秘的疗效，发现八段锦运动操配合腹部、穴位按摩前后排便积分、大便性状分型及便秘发生率的差异有统计学意义。

（2）调理身心：经常练习八段锦可以疏通经络、消结化瘀、保津益气、降脂降压、畅通气血、舒筋柔体、强体增智，是脑卒中患者可以选择的有效康复项目。八段锦以行、神、意相结合为指导，通过调理脏腑功能改善情志。一方面，通过练习八段锦可调理脏腑功能，改善由于肝气不疏、脾气不发、心气受抑而致的郁证，达到"五脏安定，血脉和利，精神乃居"。研究发现，八段锦调理脏腑功能，调畅气血，可使患者心神宁静，放松情绪，减轻抑郁。另一方面，通过练习八段锦可以增强患者的关节活动度和肌力，改善肢体功能，从而提高患者自信心和参与性，改善心理情志障碍，达到养形目的。

2. 太极拳

（1）对中枢神经系统的影响：西医学认为，脑卒中后在中枢神经系统结构及功能上存在代偿和功能性重组。前文所提太极拳在康复治疗中发挥重要作用，报道显示"云手"这样的"想象运动"可以对脑卒中患者受损大脑的运动网络起到部分活化作用。

（2）增加本体感觉：研究证明了与健步走相比，太极拳在改善中老年人本体感觉能力方面作用明显。

（3）对平衡功能及步态的影响：周祖刚研究表明，针刺和常规康复训练及加强太极步态训练均可加强偏瘫患者的平衡步行能力。有人通过太极拳训练对脑卒中患者偏瘫步态参数研究分析得出：太极拳对整个脑卒中患者支撑相的训练接近于正常人，以及灵活多变的踝关节运动有效改善了患者足下垂和足背屈无力的情况。

3. 易筋经

（1）提高核心肌群肌力：根据脑卒中偏瘫患者的恢复规律来看，在偏瘫早期大脑会呈现出一种类似于脊髓休克的状态。经过一段时间以后，偏瘫患者的肌力、肌张力逐渐脱离这种类休克，进入到肌张力增高的状态。由于患者中枢神经系统不同程度地受到损伤，尤其是患者肌力、肌张力的改变，进而导致患者核心肌群的控制力和稳定性也会有不同程度的下降。结合既往研究来看，易筋经在改善人体运动核心稳定性上都有积极的作用。

（2）改善患者平衡功能障碍：无论是对有功能障碍的患者而言还是普通的正常人来说，易筋经作为我国古代流传至今的传统健身康复方式，在预防、治疗疾病上面都有其独特的治疗价值，都能起到中医所倡导的"治未病"作用。

四、中药康复治疗

（一）概述

中药疗法是以辨证康复观为指导，运用中药方剂以减轻和消除患者身体及精神情志的功能障碍，促进其身心康复的方法。本法根据中药的功能特性、性味归经以及方剂的配伍组成进行调治，从而可达到化痰祛瘀，补益虚损，协调脏腑经络功能，促进患者康复的目的。

中药疗法的治疗途径包括内治和外治两方面，无论内治、外治，均要遵循中医辨证论治的指导原则，做到辨证施药。康复对象的病理特点是多以虚证为主，常兼有痰瘀郁阻，因此药物内治应在补益法的前提下，适当配合疏通祛邪法。治疗时应结合患者精神神志的特点，注意形神兼顾。若患者病程较长，为了方便长期服用，可将煎剂制成丸、膏、散剂。

中药内治和外治两种方法，各有优点和适应证，可根据疾病的部位、性质、药物作用趋向等方面的不同情况，分别采用内服、外用以及两者相结合的给药形式。

《黄帝内经》非常重视生命质量，有大量养生康复的记载，尤以针灸、按摩、导引等外治法为多。汉代之后，则突出药物内服疗法，极大丰富了中医药康复学的内容。实践证明，病伤残患者，大多诸虚不足、气机郁滞，应用药物内服可固本复元、补养气血、调畅气机、平调阴阳，配合外治有良好的康复作用。

（二）中药内治法

辨证论治是中医学的两大特点之一，它是通过理、法、方、药来实现的，而方剂与治法均是其中的重要环节，两者关系极为密切，是辨证统一、相辅相成的。

所谓治法，是指治疗方法而言，即在治病过程中，根据患者的临床表现，通过辨证求因，审因论治而拟定的。治法是运用成方或创制新方的依据。方剂则是在辨证立法的基础上，按照组方原则，将药物合理地有机地组合在一起，用于防治疾病的制剂，是体现和验证治法的主要手段之一。

内治法的沿革历史悠久，内容极为丰富。《黄帝内经》就记载了有关的治法理论，并为其进一步发展奠定了基础。由于治病的宗旨在于纠正阴阳的盛衰，所以《黄帝内经》明确提出"阳病治阴，阴病治阳"的根本治则，同时针对病位、病性、病情论述了各种治法。如病变在表者，采用发汗的方法；病变在下者，采用疏引的方法；寒证者用温热的方法；热证者用寒凉的方法；身体虚弱者，用补益的方法；病邪外侵者，用祛邪的方法治疗等。唐代陈藏器发展为"十剂"（宣、通、补、泄、轻、重、涩、滑、燥、湿）。总之，继《黄帝内经》之后，历代医家在长期的医疗实践中制定了众多治法，逐渐形成体系，内容丰富多彩，有效地为临床各科服务。不过其中具有代表性、概括性、系统性的当推程国彭的"八法"，他在《医学心悟》中把内治法概括为"汗、吐、下、和、温、清、消、补"八法，尽管临床治疗方法实际已超出这一范畴，但八法仍不失为提纲挈领地掌握中药治疗原则的方法。

1. 中经络中药内治法

（1）风痰瘀阻证

症状：头晕，头痛，手足麻木，突发口舌㖞斜、半身不遂、言语謇涩、口角流涎，腹胀便干便秘，舌苔薄白或紫黯，或有瘀斑，脉弦滑或弦涩。

证机概要：风痰上扰，肝阳化风，痹阻经脉。

治法：息风化痰，活血通络。

代表方：半夏白术天麻汤合桃仁红花煎加减。前方功能化痰息风，补脾燥湿，温凉并济，补泻兼施，用于风痰上扰，眩晕头痛。后方活血化瘀，行气散结。

常用药：半夏、茯苓、陈皮、甘草补脾益气；白术燥湿化痰；桃仁、红花逐瘀行血；香附、青皮、穿山甲、延胡索理气行血；天麻平息内风；生姜、大枣调和营卫。

加减：言语謇涩者加菖蒲、远志祛痰宣窍；痰多质黏者加浙贝母、天竺黄、黄芩等。

（2）风痰上扰证

症状：平素眩晕头痛，耳鸣目眩，腰膝酸软，突发口舌㖞斜，语言謇涩，半身不遂，舌质红苔黄，脉弦细。

证机概要：肝肾阴虚，痰热内蕴，阳亢化风，经脉痹阻。

治法：镇肝息风，活血通络。

代表方：天麻钩藤饮加减。本方平肝息风镇潜，用于阳亢风动，而至头晕目眩，面赤，肢体活动不利，口舌㖞斜等证。

常用药：天麻、钩藤平肝息风；珍珠母、石决明镇肝潜阳；桑叶、菊花清肝泻热；黄芩、栀子清肝泻火；牛膝活血化瘀，引气血下行。

加减：心烦易怒者加牡丹皮、赤芍；夹有痰浊、胸闷，恶心，苔腻，加陈胆南星、郁金。

（3）气虚血瘀证

症状：肢体偏枯不用，肢软无力，面色萎黄，舌质淡紫或有瘀斑，苔薄白，脉细涩或细弱。

证机概要：气虚络瘀，脉阻络痹。

治法：益气养血，化瘀通络。

代表方：补阳还五汤加减。本方益气养血，化瘀通络，适用于中风恢复期阶段，气虚血滞，而无风阳痰热表现之半身不遂，口眼歪斜，或言语謇涩之证。

常用药：黄芪补气以养血；桃仁、红花、赤芍、归尾、川芎养血活血，化瘀通络；地龙、牛膝引血下行，通络。

加减：血虚甚者，加枸杞子、首乌藤以补血；肢冷，阳失温煦，加桂枝温通经脉；腰膝酸软，加续断、桑寄生、杜仲以壮筋骨，强腰膝。

2. 中脏腑中药内治法

（1）痰热腑实证

症状：素有头痛眩晕，心烦易怒，突然发病，半身不遂，口舌㖞斜，舌强语謇或不语，神志欠清或模糊，痰多而黏，伴腹胀、便秘。舌质黯红，苔黄腻，脉弦滑。

证机概要：痰热阻滞，风痰上扰，腑气不通。

治法：通腑泄热，息风化痰。

代表方：桃仁承气汤加减。本方通腑泄热，顺降气血，治疗腑热内结，腹胀便秘等症，可用于中风急性期痰热腑实证。

常用药：桃仁、大黄、芒硝、枳实通腑泄热，凉血化瘀；胆南星、黄芩、全瓜蒌清热化痰；桃仁、赤芍、牡丹皮凉血化瘀；牛膝引气血下行。

加减：头痛眩晕严重者，加钩藤、菊花、珍珠母平肝降逆；年老体弱津亏者，加生地黄、麦冬、玄参。

（2）痰湿蒙神证

症状：突然昏仆，不省人事，牙关紧闭，口噤不开，两手握固，肢体强痉，大小便闭，面白唇黯，四肢不温，舌质紫黯，苔白腻，脉沉滑缓。

证机概要：痰浊偏盛，上壅清窍，内蒙心神，神机闭塞。

治法：温阳化痰，醒神开窍。

代表方：涤痰汤加减。本方化痰开窍，用于痰蒙心窍，神志呆滞不清者。

常用药：制半夏、茯苓、竹茹化痰；胆南星、石菖蒲豁痰开窍。

加减：兼有动风者，加天麻、钩藤以平息肝风；有化热之象者，加黄芩、黄连。

3. 中风常用内服方剂的使用　中风常由于正气不足，机体抗病能力低下，往往导致虚实夹杂、寒热互结、内外合邪，而产生气郁、血瘀、食滞、痰阻，引起脏腑功能失调，经络气血不通，治宜调和脏腑功能，疏通经络气血，祛除致病邪气，此即调理法。

（1）疏肝理气、和胃止痛：肝气不舒，横逆犯胃，出现胸脘胀满不适，情志抑郁，嗳气吞酸。可见于脑卒中后抑郁症。常用方剂：舒肝丸、木香顺气丸。

（2）疏肝解郁、行气止痛：胁肋疼痛，胸闷喜太息，情志抑郁易怒，或嗳气，脘腹胀满，脉弦。见于脑卒中后抑郁症。常用方剂：柴胡疏肝散。

（3）补气活血通络：半身不遂，口眼歪斜，语言謇涩，口角流涎，小便频数或尿遗不禁，舌黯淡，苔白，脉缓。常见于脑卒中及其恢复期运动功能障碍、吞咽功能障碍、语言功能障碍等。常用方剂：补阳还五汤。

（4）舒筋活血、祛风通络：半身不遂、口眼歪斜、手足拘挛麻木、口齿不清、行走困难，常见于脑卒中后遗症因风痰阻络，气血不通所致。常用方剂：再造散、大活络丹。

（5）镇肝息风、滋阴潜阳：肝肾阴虚，阳亢化风，而成脑卒中，见头晕目眩、面赤耳鸣、心胸烦热、肢体不遂、口眼歪斜，甚或突然昏倒，不省人事，脉弦而有力。常见于脑卒中急性发作。常用方剂：镇肝熄风汤。

（6）平肝潜阳、清热安神：肝肾阴虚，肝阳上亢，导致眩晕头痛、眼花耳鸣、心烦易怒、夜寐不安、肢体震颤，甚则半身不遂、舌红、脉弦数。常见于治疗高血压、脑卒中。常用方剂：天麻钩藤饮。

（7）涤痰开窍：中风，痰迷心窍，舌强不能言。常见于脑卒中急性期意识障碍、语言功能障碍。常用方剂：涤痰汤。

（8）祛风除湿通痹、养肝益肾补虚：风寒湿邪侵袭，留滞日久，耗伤气血，损及肝肾，而见腰寒膝冷，关节疼痛，活动不利，肢体酸软无力或麻木不仁，畏寒喜暖。多见于脑卒中关节活动障碍。常用方剂：独活寄生汤。

（9）通经活络、祛风除湿：风寒湿邪侵袭，经络受阻，气血不通，症见关节肌肉疼痛剧烈，手足拘挛，肢体麻木，步履艰难等。常见于各种关节肌肉痛症、脑卒中运动功能障碍。常用方剂：小活络丹。

（10）益气温经、和血通痹：肌肤麻木不仁，脉微紧。见于神经根型颈椎病、腰椎间盘突出症等压迫神经症状、卒中后神经痛。常用方剂：黄芪桂枝五物汤。

（11）温经散寒、养血通脉：手足厥冷，或局部青紫，口不渴，或腰股腿足疼痛，或麻木，舌淡苔白，脉沉细或细而欲绝。常见于腰椎间盘突出症、卒中后患肢痛。常用方剂：当归四逆汤。

（12）祛风散寒、益气温阳：不省人事，口眼歪斜，半身不遂，语言謇涩；亦治风湿痹痛。常见于脑卒中急性期语言、运动功能障碍。常用方剂：小续命汤。

（13）温补肾阳：年老、残疾、久病伤及肾阳，命门火衰，而见神疲体弱、畏寒肢冷、腰膝酸软、步履艰难、夜尿增多、或尿后余沥不尽，生理功能衰减、小便异常和性功能衰退为主的病症。见于脑卒中后运动功能障碍及各种并发症，常用方剂：右归丸、金匮肾气丸。

（三）中药外治法

中药外治疗法是将中药的各种外治方法用到疾病康复治疗中，以促进患者更快恢复各种功能的疗法，具有简便廉验、作用迅速、易用易学、容易推广、毒副反应少、使用安全的特点，对各科疾病的康复有着显著疗效。特别是对老幼虚弱之体，不肯服药之人，或攻补难施之时，更有其他疗法所不能及的优点。

1. 中药外治的原则　运用中药外治法，必须根据疾病特点，进行辨证立法、选方用药。临证时，通过中医四诊"望、闻、问、切"，结合八纲辨证，对病情进行分析、归纳，探明病因、病机，按轻重、缓急立法选方，并选择适当的剂型和制法以适应病情需要。

归纳起来，中药外治应遵循以下几点原则：

（1）辨证论治：运用中药外治方法必须进行辨证论治，才能取得比较满意的疗效。如果对于疾病是虚证还是实证、是寒证还是热证、是病在表还是在脏腑等都分不清就使用中药外治法，不但收不到较好的效果，而且还会延误病情，甚至导致疾病的恶化。

（2）三因制宜：中药外治和内服药物一样，必须根据患者的年龄、体质、生活习惯、地域环境和四时气候变化等情况的不同而采取适宜的治疗方法，决不能片面、机械地使用，否则会影响疗效。因此，"因人制宜""因地制宜""因时制宜"的三因制宜是非常重要的治疗原则。

（3）标本缓急：疾病分标本，病情分缓急，应用中药外治法必须分清标本，辨明缓急。《素问·标本病传论》亦说："急则治其标，缓则治其本。"所以，选用中药外治必须深知标本、明辨缓急而后治疗。

（4）合理选穴：中药外治在局部用药时，大多选取相关穴位。如果是治疗上半身的疾病，可选择上脘、肺俞、劳宫、内关等穴；如果要治疗腹部脾胃的疾病，可选择神阙、涌泉、中脘等穴；如果要治疗下半身的疾病，可选择丹田、关元等穴；如果要补益五脏气血或清泄五脏的毒邪，宜选背俞穴；如果要救急，宜选关元、气海等穴；如果病在经络，可按照其经络循行而选穴。外治法必须选穴精当，方有良效。

2. 中药外治的优点

（1）直达病所，定位用药：中药外治法用药局部的药物浓度显著高于血药浓度，局部疗效明显优于内治，且取效迅速。如用气雾剂平喘，用锡类散灌肠治疗溃疡性结肠炎，关节疼痛用外敷止痛，效果均较内服药为优。

（2）治法多样，给药方便：外治法治疗方法多样，施治部位广泛，具有多种可供选择的治疗途径。白海涛将脑梗死患者60例分为2组，治疗组在常规康复锻炼之外，加用自制散阴舒筋穴位贴敷上肢曲池、肩髃、外关穴，下肢环跳、阳陵泉、承山穴。治疗6周时治疗组上、下肢痉挛评分均优于对照组，同时较治疗前有明显改善，表明外敷散阴舒筋膏能明显缓解卒中患者肢体的痉挛程度，是对中医特色康复疗法的有益补充。用方便，又可避免内服药物对肝肾等器官的毒副反应，安全可靠，备受不便服药者或不愿服药者欢迎。

（3）适应证广，禁忌证少：中药外治法能广泛施用于临床各科的多种病症，加速治疗过程，尤其对病情轻或单纯性疾病、疾病初起阶段有更明显的优势。

3. **熏洗疗法**　中药煎汤熏洗，直接作用于患侧肢体，有舒筋活络、缓解疼痛、减轻肿胀等多种作用，对缓解痉挛同样有很好的效果。

（1）适应证及方药熏洗疗法：主要用于中风偏瘫的恢复期和后遗症期，根据患肢肌张力的不同选用不同的药物。对于肌张力增高手足拘挛者，选用伸筋草、透骨草、白芍、生甘草、木瓜、萆薢、汉防己、桑枝、桂枝、豨莶草、红花、川乌、花椒等；而肌张力低下手足迟缓者，选用生黄芪、小茴香、鸡血藤、紫石英、苍术、红花、透骨草等。

（2）熏洗方法：对于中风偏瘫的患者主要以熏洗患侧局部为主，分上肢熏洗及下肢熏洗。在药液温度较高时，先以蒸气熏患肢，或以药液浸湿毛巾敷于患肢，主要是肩、肘、腕、手及髋、膝、踝关节等处。当药液温度下降到能浸浴时（一般为 37～44℃），再将患侧主要是手足浸浴。浸浴时间为 20～30min。一剂药液可反复加热使用 5～6 次。

4. **热敷疗法**　热敷疗法是采用药物和适当的辅料经过加热处理后，敷于患部或腧穴的一种方法。它借助温热之力，将药性由表达里，通过皮肤毛孔，循经运行，内达脏腑，温中散寒，畅通气机，镇痛消肿，调整脏腑阴阳，从而达到治病目的。本法广泛运用于临床各科，具有操作简单、取材方便、费用低廉、疗效迅捷、安全无痛苦的特点。

热敷疗法在我国有着悠久的历史。上古时代先民们已经知道用火烤过的石块来熨治关节疼痛类病症。《史记·扁鹊仓公列传》有扁鹊"病情尚浅时，可用热敷疗法治之"的论述，并记载了用热敷疗法治疗虢太子昏迷的病案。

热敷疗法分为普通热敷和药物热敷两种。

（1）普通热敷

1）热水袋敷：将热水倾入热水袋内，水量不要超过热水袋的 2/3，排出袋内多余空气，将盖拧紧，直接贴敷于患病部位。

2）水湿热敷：将水烧热，在皮肤上涂一层凡士林油，把敷布放到热水中浸透后捞出，拧去多余的水分，直接热敷于患处，上面加盖油纸或塑料薄膜，再用棉被包好，保温。每 3～5min 更换 1 次敷布，一般治疗时间 20～30min，每日 1 次。

3）沙热敷：取适量沙粒，放入铁锅内炒热至人体能耐受程度，直接热敷于患处或用布包裹，热敷于患处。

4）铁末热敷：取适量干净铁末，倒入铁锅内炒红，取出降温，装入布袋，并在铁末中洒适量陈醋，双手揉搓，使铁末与醋充分搅拌均匀，待铁末有热感，再继续揉搓 10min，放置患处贴敷。

5）泥热敷：取经净化处理的天然泥或人工泥调和成适当稠度，做成温度适宜的泥饼，用泥饼包裹患处或周身。

6）蜡热敷：利用加热熔化的医用蜡涂抹贴敷于人体体表，亦称"蜡疗"。具有温中散寒、消肿定痛、改善运动功能、促进愈合之功效。

7）盐热敷（图 8-4）：选用颗粒大小均匀、没有杂物的盐适量，倒入铁锅中，用小火慢慢加热，边加热边搅拌，待温度达 55～60℃，倒入布袋内，将口扎好，放置患部。治疗时间一般为 20～30min，每日或隔日 1 次，15 次为 1 个疗程。

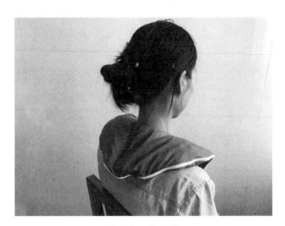

图 8-4　盐热敷

8）姜热敷：按病患部位大小，用鲜姜若干，压汁存渣。分别将姜渣锅内炒热和姜汁煮热。姜渣热敷患处，纱布固定。姜渣凉后用热姜汁淋之，反复数次即可。

9）醋热敷：取适量盐放入铁锅内爆炒，取适量陈醋洒入盐内，边洒边搅拌均匀，醋洒完后再略炒，迅速倒在布上包好，趁热贴敷患处。

（2）药物热敷

1）药包热敷：将选好的药物在砂锅内煮热，用布包裹、贴敷患处或穴位。每次热敷时间不宜超过 30min，每日 2 次。

2）药饼热敷：将药物研极细末，加入适量面粉做成饼状，或蒸或烙；或用面粉蒸饼，将药物细末置放热饼之上，贴敷患处或穴位，凉后即换。

3）药末热敷：将选定的药物共研细末或捣烂，直接置放在一定的部位或穴位进行贴敷。

4）药液热敷：将药物煮熬，用纱布吸取药液，直接贴敷于患病部位。

5）药渣热敷：将选好的药物煮熬，去汁存渣，用其药渣热敷于患处，并施盖纱布等物，以防散热太快。

5. 敷贴疗法 敷贴疗法是将中药制成丸、散、膏、糊、饼等剂型，敷贴于患处皮肤、孔窍或腧穴等部位的治病方法。通过药物作用于局部皮肤，疏通经络，调理脏腑功能，达到防治疾病、强身保健的作用。外敷能使药力直接作用于患处治疗局部病症，还能使药力由表及里或通过穴位作用于全身，治疗全身性疾病。敷贴疗法适用于跌打损伤、风湿痹痛、鼻炎、哮喘、脑卒中肩手综合征、肌张力增高等病证。

《五十二病方》载有用烤热的肥猪肉贴敷患处治疗跌打损伤。晋唐时期，出现了穴位敷贴疗法，晋朝葛洪《肘后备急方》首次记载用生地黄或瓜蒌根捣烂外敷治伤，用醋调和附子粉外敷背部治疗疟疾，用软膏剂贴敷疗外伤。唐代孙思邈《千金翼方》中首次提到"薄贴"一词，并专列"薄贴"一节。明代李时珍《本草纲目》用吴茱萸贴足心涌泉穴，治疗口舌生疮。清代吴安业《理瀹骈文》载有外敷方药200首，涉及内、外、妇、儿、五官等科病症，是一部外敷疗法的专著。

6. 脐疗（图8-5） 是将中药制成适当剂型（如糊、散、丸、膏等）敷于脐部以治疗疾病的一种方法。通过药物对脐部（即神阙穴）的刺激作用，以激发经气，疏通经脉，促进气血运行，调整人体脏腑功能，从而达到防治疾病的目的。

脐疗是中医学的瑰宝，源于古代，在历代的中医文献中有大量的散见记载，至今已有数千年的历史。晋代《肘后方》率先使用，唐代《备急千金要方》、宋代《太平圣惠方》、明代《本草纲目》、清代《串雅内外编》，以及晚清时期的《理瀹骈文》等古典医著中均有大量的记载，为后世贴脐疗法的临床应用提供了丰富的内容。

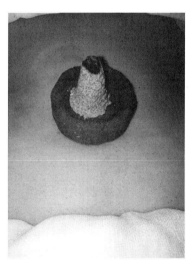

图8-5 艾灸神阙穴

（四）中药康复治疗研究进展

1. 肩手综合征 有人采用中药封包治疗。封包采用田三七、川芎、红花、桂枝、细辛等药物打碎加100ml黄酒搅拌均匀，分装于两个大小适中的布袋中备用。将备好的中药封包放入锅中煮热，取出后放在患者肩部外敷，并以封包推揉，同时将另一封包放入锅中煮，如此交替使用，外敷45min，早晚各1次，每剂药物使用1次。

2. 肩关节半脱位 有人采用中药熏蒸方法。自拟定中药方剂威灵仙、牛膝、透骨草、防风及桂枝等，浓缩后放置于雾化器内并加水适量，预热至38℃。患者穿上专用衣裤，坐进汽疗舱内，头部暴露在舱外，设定舱内温度为42～45℃，治疗时间为25～30min，治疗30次。以上治疗对肩关节半脱位有一定的疗效。

3. 脑卒中后睡眠障碍 有人运用化痰解郁安神汤能有效改善脑卒中后睡眠障碍，认为该病以虚实夹杂证为多，情绪状态的不良影响为其主要病因，化痰解郁安神汤取温胆汤、甘麦大枣汤合酸枣仁汤三方之意，共奏清热化痰、养阴益气、安神定志之功。有人从肝论治脑卒中后睡眠障碍，以疏肝安神为基本治法，根据病机演化趋势进行综合调治。有人自拟养心方整体调节心、脑、肾，从根本上调整人体阴阳平衡。对于肝阳上亢型脑卒中后睡眠障碍。

4. 中药熏洗护理压疮 中药熏洗治疗在脑卒中的临床护理治疗中不断得到推广。中药外洗时部分药液经过皮肤吸收，部分直接发挥作用，促使患者血液循环及神经修复，同时对于病患部位起到温热治疗。推拿手法治疗以及生物反馈等现代康复手段亦为广大医患所接受，并且其安全性毋庸置疑，而互相配合以达到更好的临床疗效的医疗模式，正在不断地研究推广之中。

5. 卒中后认知障碍 有人采用加味温胆汤治疗非痴呆型血管性认知功能障碍患者29例，取得了较好的疗效。根据脑卒中后认知障碍"痰"的致病特点，选用温胆汤为基础方加用石菖蒲、远志开窍宁神，丹参、川芎血化瘀，全方共奏化痰开窍、活血祛瘀之功。正所谓脑窍以气血流通为贵，痰不化则窍不开，瘀不除则神明不能自主，强调了化痰祛瘀的重要性，以期邪尽正复，神明复主。虽然样本量较小，但也为我们治疗脑卒中后认知障碍开辟了新途径，值得我们进一步验证。有人采用二根龙蛭汤治疗短暂性脑缺血发作认知功能障碍患者34例，治疗后患者的认知功能明显改善。全方共奏化瘀通络利水之功，以达清利头目，改善认知之效，为我们中药治疗又提供了一新思路。

五、传统文娱康复治疗

（一）概述

娱乐康复法可选用音乐疗法，结合个人的气质、性格、文化、趣味、习俗、经历和民族、职业、年龄等各个方面特点，辨证施乐，改善情志，平和心情，促进气血循环。现代舒缓音乐、古典音乐、轻音乐、戏曲、民歌等6种类进行选择，有研究表明音乐疗法联合放松疗法能够明显降低脑梗死康复期患者负性情绪的发生率，使脑梗死康复期患者焦虑抑郁自评量表得分减少。也可选用琴棋书画疗法，修性怡神以及改善患者手指精细动作的活动，来改善血液循环，提高机体新陈代谢，从而促进康复。根据患者状态，也可选用影视戏剧疗法，调节情志，改善整体功能状态。

（二）文娱康复研究进展

音乐疗法

（1）传统"五音"音乐疗法：脑卒中后抑郁症（post-stroke depression，PSD）属中医"郁证"范畴，因中风在先，发病在后，故属于因病致郁，在脏腑功能失调，气血升降失常发生中风的基础上，复因情志所伤引起的郁证。抑郁之后，又可加重中风病情，影响中风患者的康复。情志所伤是郁证的致病原因，脑卒中后出现肢体活动不灵等种种残疾，使患者难以接受，终日思虑不安，情绪低落，忧郁不欢，而致气机郁滞。肝为刚脏，喜条达而恶抑郁，气机郁滞则肝失条达，肝气郁结。肝气郁结在郁证病机中基本点与核心点，PSD 也不例外。治疗 PSD 应以疏肝理气为主。角为春音，属木主生，入肝，具有疏肝解郁、养阳保肝、补心利脾、泻肾火的作用。角调式音乐以角音为主音，能促进体内气机的上升、宣发和展放，从而达到疏肝理气解郁的作用。中医传统音乐疗法是在中医理论指导下，以中国传统民族音乐活动为治疗媒介，增进个体身心健康的一种治疗方法。《黄帝内经》两千多年前就提出了"五音疗疾"的理论。古人根据"同声相应，同气相求"的规律，把自然界中的声音分为宫、商、角、徵、羽五音，并将五音与五行、五脏、五志有机地结合起来。"宫、商、角、徵、羽"这五种调式，与五脏有不同的联系，"宫动脾、商动肺、角动肝、徵动心、羽动肾"，即五音的特性与人体脾、肺、肝、心、肾五脏相对应，直接或间接影响人的情绪和脏腑功能。临床可根据这五种调式音乐的特性与五脏、五行的关系及患者的不同心理状态来选定曲目治疗疾病，从而形成了中医传统音乐疗法。中医传统音乐疗法根基于中医理论，辨证选乐进行治疗，它自始至终不离中医的精髓——辨证论治，因人而异，天人合一。

（2）现代音乐运动疗法：目前认为，音乐运动疗法提高脑卒中患者运动功能和步行能力的机制，是因为音乐节奏属于节律性听觉刺激，它通过兴奋运动神经元调节肌肉的运动，运动系统对这种听觉刺激的反应非常灵敏。许多学者认为体内存在节拍器，它能控制人体进行节律性的运动，如行走、跑步、跳舞、奏乐等。当外部节拍如节律性听觉刺激出现时，内外部节拍能迅速趋向协调一致，并使动作的节律性大大增强，从而使肌肉能以一种更加理想、更加自然的方式运动，从而提高动作完成的质量，增强了运动治疗的效果。音乐运动疗法除了提高患者的运动功能和步行能力，还可显著降低运动后的主观疲劳感觉。多数学者将音乐运动疗法减轻运动疲劳的作用机制归结为注意受限理论和选择性感觉过滤理论，认为感觉转化为意识的处理过程受中枢神经系统传递感觉能力的限制，愉悦的听觉刺激传入相对于中枢及外周疲劳刺激的传入更占优势。脑卒中患者往往会出现焦虑不安、抑郁、谵妄、幻觉等现象，而音乐是一种特殊的语言，它对人的心理产生的作用是复杂多样的,它可缓解交感神经的过度紧张,促使其情绪平静,并减轻各种压力反应,减少不良情绪的发生。此外,音乐还具有生理、治疗、感情、记忆等效应,可调节呼吸、循环、内分泌等系统的生理功能,使人找到一种身心健康、满意、没有疼痛、没有焦虑的轻松自在感,从而达到治疗焦虑和抑郁的作用。

(3)中医五行音乐疗法:五行音乐疗法是根据五行的特征,把五脏、五音和情志结合起来治疗疾病的一种方法。中医五行音乐处方的制定,应遵循五脏、五行与五种音乐调式特性相互关系,因人因症辨证选乐。五种音调的特性,宫音属土入脾胃,可益气健脾养胃、调节脾胃气机升降。商音属金入肺与大肠,可补益肺气、宽胸固表、调节肺宣发肃降。角调属木入肝胆,可疏肝解郁、平肝潜阳、调畅气机。徵调属火入心与小肠,可补益心阳、行气血、养心安神定志。羽调属水入肾与膀胱,可温补肾阳、固精益气。治疗地点选择安静舒适的环境。有学者认为根据五音和五脏的对应关系,可选用以某一特定调式为主的音乐模式来调理脏腑的失衡状态。通过五行音乐疗法可调畅情志,使患者精神放松,心平气和,陶冶情操,达到恬惔虚无、精神内守的养神目的。所谓"志意和则精神专直,魂魄不散,悔怒不起,五脏不受邪矣"。五行音乐疗法配合八段锦充分体现了五行与情志的辨证关系,从调理脏腑失衡和情志逆乱两方面来治疗卒中后抑郁。

第二节 现代康复治疗

现代康复疗法是区别于传统疗法所提出的概念,是指运用现代康复技术及器械对患者进行康复,包括运动疗法、作业疗法、言语及认知疗法、心理治疗、物理因子疗法以及辅助器具的使用,综合针对性治疗使患者在最大程度上减轻功能障碍。中风患者的现代康复强调早期康复,从中风发病急性期,即可开始康复方法的介入,但具体方法的选择与使用由康复小组制订康复治疗计划,并逐步完善、修订。康复评定贯穿于治疗的过程,且整个康复过程需要患者、家属及辅助者的积极参与,通过以运动疗法为主的综合措施,达到全面治疗患者的功能障碍,防止并发症,减少后遗症,调整心理状态及促进功能恢复,最终使患者充分发挥残存功能、减轻残障程度,以达到生活自理,回归家庭和社会。

一、运动疗法

运动疗法指利用器械、徒手或患者自身力量通过主动或被动运动等,使患者功能障碍逐渐恢复的训练方法。在神经系统疾病尤其是中风患者的康复中,多由多种疗法如关节功能训练、平衡训练、步行训练等结合神经发育疗法对患者进行全面的功能锻炼。

运动疗法的目的:①控制肌肉的异常张力,缓解或增强其紧张度;②牵张短缩的肌肉和肌腱,扩大关节活动范围、增强肌肉的肌力和活动的耐力、改善异常的姿势、运动模式,促进正常姿势、运动模式的发育;③提高平衡能力和运动的协调性;④进行运动功能的再教育训练,改善神经肌肉功能;⑤通过训练刺激改善心脏、肺、肝脏等脏器的功能;⑥通过运动训练,增强体力,改善全身功能障碍。

1. **急性期** 在神经内科常规治疗基础上,病情稳定48h后即可进行康复功能锻炼,早期宜采用低强度训练,应考虑患者的体力、耐力和心肺功能,制定个体化的康复治疗方案。此期应积极处理原发病、控制病情发展,康复的主要目的是预防并发症和继发性损害,调控心理状态,促进各项功能障碍恢复。

(1)良肢位摆放:为防止或对抗痉挛模式的出现,保护肩关节以及早期诱发分离运动而设计的一种治疗性体位。早期注意偏瘫患者在床上保持正确体位,有助于预防和减轻痉挛模式的出现和发展。

仰卧位时,头枕在枕头上,不要有过伸、过屈和侧屈。患肩垫起,防止肩后缩,患侧上肢伸肘、伸腕、伸指,肩关节稍外展,掌心向下。患髋垫起防止后缩,患腿股外侧垫枕头防止患腿外旋。护理方便。取健侧卧位时,头用枕头支撑,不让向后扭转。躯干大致垂直,上肢置于前面的枕头上,患侧肩胛带充分前伸,肩屈曲90°～130°,肘和腕伸展。患侧髋、膝屈曲置于前面似踏出一步远的枕头上,足不要悬空。取患侧侧卧位,有助于增加感觉刺激输入,头部用枕头舒适地支撑,躯干稍后仰,后方垫枕头,避免患肩被直接压于体下,患侧肩胛带充分前伸,肩屈曲90°～130°,患肘伸展,前臂旋后,手自然地呈背屈位。患髋伸展,膝轻度屈曲。健侧上肢置于体上或稍后方,健腿屈曲置于前面的枕头上。注意足底不放任何支撑物,手不握任何物品。

(2)体位转换:早期体位是脑卒中康复的重要内容之一,应该早做使患者从被动运动过渡到主动运动的康复训练。防止关节的挛缩和维持某一种体位时间过长而导致的压疮,应及时变换体位。定时翻身(每2h 1次)是预防压疮的重要措施,并可促进全身反应和肢体活动,对患者十分重要。开始应以被动运动为主,待患者掌握翻身动作要领后,由其主动完成,由被动定时翻身,逐渐变成主动翻身。

向健侧翻身时,患手拇指置于健手拇指之上(Bobath握手),伸展肘关节,肩关节90°屈曲位,头转向健侧。由双上肢、肩部带动躯干翻向健侧,随后旋转骨盆,带动下肢翻向健侧。治疗师对患侧下肢可给予最小限度的辅助。向患侧翻身时,取Bobath握手,伸展肘关节,肩关节90°屈曲位,头转向患侧;健侧下肢屈曲，脚支撑床面并配合健侧上肢，借助惯性，翻向患侧。治疗师在患侧膝部给予辅助，并注意保护患侧肩关节。

（3）被动关节活动度训练：预防关节的挛缩。一般情况是由治疗师到病房床边进行训练，有条件的单位可由病房护士进行。偏瘫肢体被动活动，为了保持关节活动度，预防关节肿胀和僵硬，促进患侧肢体主动活动的早日出现，以被动活动患肢为主。活动顺序为从近端关节到远端关节，一般每日2～3次，每次5min以上，直至患肢活动恢复。同时，嘱患者头转向患侧，通过视觉反馈和治疗师言语刺激，有助于患者的主动参与。被动活动宜在无痛或少痛的范围内进行，以免造成软组织损伤。

肩关节：屈曲、外展、内收等方向的训练应使肱骨呈外旋位，在正常关节活动范围，注意保护关节，避免不必要的损伤（图8-6）。前臂：易出现旋前挛缩（即旋后受限）。训练时，治疗师一手固定患者上臂下部，另一手握住腕部，缓慢地使前臂旋后。腕、手指关节：训练时应充分对腕关节、掌指关节、指间关节进行伸展和屈曲，并注重拇指外展方向的运动。髋关节：保持髋关节的伸展能力非常重要。在仰卧位下，充分屈曲健侧下肢的髋关节和膝关节，同时用另一手向下方（床面方向）按压患侧膝关节，达到伸展患侧髋关节的作用。髋外展内收，利用沙袋固定健侧膝部，使健侧下肢保持在轻度外展位，治疗者用双手托起患侧下肢，作外展内收运动。髋内旋，仰卧位下，患侧髋关节屈曲，治疗者一手托起小腿做髋关节的内旋活动。踝关节：治疗者用一手托起膝部呈屈膝位，另一手握住足跟，同时用右前臂将足底向背伸方向运动，牵张跟腱。活动肩胛骨：活动肩胛骨可在仰卧位、健侧卧位、坐位进行。治疗者一手托起患侧上肢，保持肩关节外旋位，另一手沿肩胛骨内侧缘使其向前上方运动，避免向后运动，预防肩关节回缩强化。

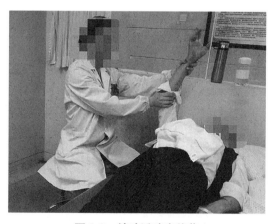

图8-6　被动活动肩关节

训练时为了防止出现误用综合征。要注意：①在绝对无痛状态下训练；②动作宜弛缓；③特别注意保护肩关节；④鼓励患者自我训练；⑤防止运动过量；⑥急性期以后的活动度维持训练。

陈炜等人对急性期脑梗死患者予以早期康复训练，包括良肢位摆放，休位变换练习，定时翻身；坐位、站立平衡及坐起站训练；肩、肘、膝、踝等四肢关节活动，持续治疗八周，使用 FMA 评定患者治疗前后上下肢运动功能，结果表明早期康复可改善患者肢体的运动功能，较单纯用药效果明显。采用 MAS 评定患者治疗前后痉挛情况，结果表明早期康复治疗能够降低患者肌肉痉挛的程度，较单纯用药效果明显。采用 Lovett 6 级分级法评价治疗前后上下肢运动肌力，结果表明早期康复治疗可提升患者肢体的运动肌力。有人的研究结果表明，与对照组相比，急性脑卒中的早期康复可以显著提高患肢的运动功能、神经功能缺损和日常生活能力，康复组的临床疗效明显高于对照组。

研究发现，90% 的神经功能缺损的康复出现在脑卒中 3 个月以内。早期康复可以大大减少肌肉萎缩、肩关节半脱位、关节挛缩畸形和足下垂、内翻等脑卒中的常见继发障碍，为恢复期康复创造良好的条件。早期的康复训练以保持肢体处于良肢位为主，通过反复进行翻身、坐位、立位和步行训练，纠正异常的运动模式，输入正常的运动模式，经传入、传出冲动的反复刺激在病灶周围形成新的神经通路，充分发挥中枢神经的代偿作用，从而建立由高级中枢控制的运动模式。综上所述，脑卒中患者偏瘫的早期康复训练对患者运动功能的提高，日常生活活动（activities of daily life，ADL）的改善和继发障碍的预防纠正起着越来越重要的作用，提高了脑血管病的整体疗效。

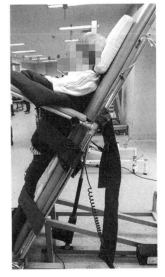

脑卒中后康复治疗的机制目前认为与中枢神经有可塑性有关，因为脑卒中后中枢神经系统在结构和功能上存在代偿和功能重组能力。在神经功能恢复过程中，潜在突触的启用，新的突触连接的侧索芽生及原来潜在神经功能通路的显露是非常重要的因素。为提高过去相对无效的或新形成的通路和突触的效率，大量重复的功能训练必不可少。

（4）直立性低血压的适应性训练：对一般情况良好、症状较轻的患者，可以在治疗师指导下尽早地进行体位变化的适应性训练。开始时可利用起立床（图 8-7）取半坐位，时间 5min。以后每日增加起立倾斜角度约 10°，并延长坐位时间

图 8-7　起立床

5～10min。训练过程中,交互增加坐位角度和坐起时间。一般情况下,10日左右患者坐位可达80°,维持30min的水平。以后可进一步增加每日的训练次数,以达到每日三餐维持1h的目标。在此基础上增加坐位训练的次数,尽早离开病床到训练室训练。

2. **恢复期** 急性期过后,患者生命体征平稳,即可进行功能训练,此期目的在于进一步恢复神经功能,争取达到步行和生活自理。

(1)上肢自助被动运动:双手叉握,Bobath握手,利用健侧上肢进行患侧上肢的被动运动,注意肘关节要充分伸展,肩关节前屈。也可在健侧上肢的帮助下,做双上肢伸肘、肩关节前屈、上举运动。双手叉握上举运动多用于维持肩关节的活动度及抑制痉挛。

(2)桥式运动(仰卧位屈髋屈膝挺腹运动):仰卧位,上肢放于体侧,双下肢屈髋屈膝,足平踏于床面,伸髋使臀部抬离床面,维持此姿势并酌情持续5～10s。双侧桥式运动:治疗师帮助患者将两腿屈曲,双脚在臀下平踏床面,让患者伸髋将臀部抬离床面,下肢保持稳定,持续5～10s。必要时,治疗师可以帮助将患膝稳定住。单侧桥式运动(图8-8):当患者完成双桥运动后,可让患者伸展健腿,患侧下肢支撑将臀部抬离床面。动态桥式运动:在做双桥运动时,双髋做内收内旋和外展外旋运动。

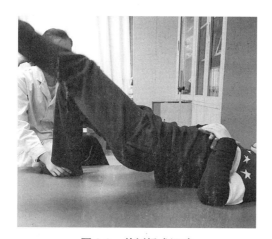

图8-8 单侧桥式运动

(3)侧方移动:仰卧位,先做桥式运动,然后再向左或右侧移动臀部,待臀部放至床面后,分别移动肩部、头部,最后调整全身姿势。

(4)坐位到立位训练:患者取坐位,双足全脚撑着地,双手指交叉,双臂向前伸,头部向前伸出超过双足,当臀部抬起时,治疗者一手扶持膝关节使其超过足尖,另一手扶持健侧大转子,协助患者克服重力完成站立动作。完成较好后，去掉双手交叉，直到独立完成。

（5）平衡反应诱发训练：偏瘫患者平衡反应的诱发非常重要，平衡反应受到破坏，即使四肢功能正常也不能独立步行。平衡反应的诱发训练应循序渐进，防止患者精神紧张和加重痉挛。应遵循坐位、膝手卧位、跪位、立位的先后顺序。

1）坐位平衡反应诱发：诱发坐位平衡，提高日常生活能力。

2）患者去端坐位，在治疗者的保护下完成躯干的屈曲、伸展、左右倾斜及旋转运动。

3）立位平衡反应诱发：为独立步行打基础。

4）训练患者在平衡杠内保持站立姿势和双下肢重心转移。进一步：治疗师和患者站在平衡板上，治疗者摇动平衡板，诱发患者头部和躯干的调整能力。脑梗死患者的姿势摇摆增多；姿势肌的准备过程延长，运动的速度减慢以及肌电图显示其调整姿势的潜伏期延长，自主反应能力下降。目前已经证实在偏瘫早期阶段躯体平衡控制功能对长期功能恢复有重要的预后价值。躯干作为身体的中心，是肢体活动的基础。当机体受到外力作用或自身重心发生改变需要调整重新达到平衡时，可以通过躯干侧屈肌、腹肌、腰肌的快速反应性收缩得以实现。有人在电针背俞穴基础上，予以中风平衡障碍患者床上仰卧活动、坐位平衡训练、站立位平衡训练、从坐位到站立位平衡训练及步行训练等5项训练，治疗4周后，患者Berg平衡功能及日常生活活动能力改善。

二、作业疗法

作业疗法是应用有目的的、经过选择的作业活动，对身体、精神、发育有功能障碍者或残疾以致不同程度丧失生活自理能力和职业劳动能力的患者进行训练，使其生活、学习、工作能力得以提高、并使其能重返社会的方法。作业疗法在中风患者的康复中应用也较为广泛。

作业疗法的目的：①维持现有功能，最大限度地发挥残存的功能；②提高日常生活活动和自理能力；③促进上肢和手的功能，提高精细运动功能；④改善认知功能，促进情绪和社会性的发育，为回归社会做准备；⑤为患者设计及制作与日常生活活动相关的各种辅助用具；⑥提供患儿入学前的工作功能训练和患者职业前技能训练；⑦强化患者的自信心，辅助心理治疗。

1. **日常生活活动（ADL）训练**　ADL包括穿衣、进食、轮椅使用、上厕所、洗澡、行走、上下楼梯、个人卫生等。逐项指导和训练，从简到繁，从易到难，不能独立完成时可用辅助器具。训练每周5日，每1次，训练强度要求为：每日训练1.5h，治疗师与患者一对一训练强度为每日60min，其他附加训练时间视患者耐受程度适当增加。

穿衣训练：选肥大、宽松、前面开襟，拉锁纽扣可改为魔术贴，裤鞋带可用松紧带。先穿患侧，再穿健侧；先脱健侧再脱患侧。进食训练：将碗等固定于桌上，防移动打翻，可用粗把汤匙或改良筷子，可鼓励健手进食。个人卫生训练：洗脸、梳头、剪指甲、剃须、化妆等。如洗脸时，借助水龙头拧干毛巾；洗澡时，坐在洗澡椅子上；上厕所时，可用坐便器。

2. 其他有针对性的作业治疗活动内容 如书写练习、画图、下棋、打毛线、粗线打结；系鞋带、穿脱衣裤和鞋袜、家务活动、社区行走，使用交通通讯工具等。

肩、肘、腕的训练：应用肩、腕关节训练器械训练肩腕活动，用锤钉、和泥等训练肘关节屈伸。前臂旋前或旋后训练：拧龙头、拧螺帽等。手指精细活动：拣豆、编织、刺绣、拼图、打字等。改善协调平衡训练：脚踏缝纫机、拉锯、磨沙板等。

作业治疗是中风患者康复的重要手段。有学者进行的系统回顾表明，接受作业治疗的患者病情恶化可能性降低，日常生活中独立活动能力提高。郑金利等人采用活动分析法对卒中后偏瘫患者进行日常生活活动能力训练，根据完成一个活动的动作成分，把这些基本的动作成分编排成有先后顺序的若干个动作步骤，按照步骤分析（评估）这个活动完成的情况，1 个月后治疗组 41 例总有效率达 98%，对照组总有效率 76%，且治疗组日常生活活动能力也得到一定程度改善。路中旗对偏瘫患者使用作业疗法，为了增强患者的关节活动程度，并慢慢恢复肌力，可给予患者锤铁钉、推砂磨板、拧瓶盖、拧螺母等作业训练；为了增强患者手指精细活动能力，可给予患者手工编织、制作泥塑、包饺子、拧小螺丝帽等作业训练；手眼协调训练，可进行穿针、剪纸贴纸、模型镶嵌、搭积木等作业；ADL 作业训练是为了改善患者整体的协调功能。研究发现治疗 1 个月后行 ADL 及 Brunnstrom 评分，与对照组比较差异有统计学意义。

作业治疗是指通过设计治疗活动，并利用这些活动来提升患者生活自理、工作自理、闲暇活动独立的能力。它的设计来源于生活，从日常找出有针对性、目的性、选择性的作业，给予患者练习，进而达到改善肢体功能、缓解临床症状的目的。有人对具有上肢分离运动的卒中患者进行手功能训练，如揉纸画、丝网花，一周 6 次训练，共治疗 4 周，后采用 Fugl-Meyer 量表上肢部分评定上肢功能、改良 Barthel 指数评定患者的日常生活能力及上肢简易运动功能评分评定患者上肢及手部精细活动功能，发现治疗组较对照组评分升高，且差异有统计学意义。手工训练应用于脑卒中偏瘫患者的基础是大脑皮质的可塑性及脑功能重组，通过触摸不同的手工材料及各种手工活动训练，可相应地激活大脑感觉及运动中枢，且复杂、精细、双手协调运作的手工训练所激活的大脑运动功能相关区域更为广泛，特异性更强。

三、言语疗法

言语治疗是康复医学的重要组成部分，是对各种语言障碍和交流障碍进行评价，治疗和研究的学科。主要是通过训练使患者动用和提高残存的言语功能，补充多种其他交流途径，改善实际交流能力。言语治疗的目的主要是通过不同的治疗方法（训练、指导及手法介入等）进行治疗、预防，代偿和恢复患者的语言功能，促进交流能力的获得或再获得。

1. **失语症的康复** 影响失语症预后的因素：①背景：年龄、病前智力和文化程度、职业、性格、病后环境（如家庭、对事业的态度及医患关系等）。②病情：原发病的性质、有无并发症、全脑功能；失语症的类型及严重程度、开始康复时间、对错误的自知和自我纠正能力等；心理状态包括对康复训练的欲望及态度。在诸多影响失语症预后的因素中，失语症的严重程度及患者对康复训练的欲望是关键性的。

失语症的康复方法很多，比较常用的失语症治疗方法是经典疗法或刺激疗法。有研究者曾清楚地描述，失语症的康复是促进和刺激言语。

本方法强调有足够的听刺激，分为直接和间接训练两种。直接训练针对损害的言语，根据失语症评定的主要障碍（如表达、流利性、复述、理解、执行指令、命名、阅读、书写等）针对性进行治疗，在发音练习中针对舌尖音、舌中音、舌后音的缺陷进行练习等。间接训练针对训练内容进行相应的调整。

对于上述方法无效时，可选择实用交流能力训练，即通过非语言交流方式（如书写、手势、身体语言等）提高患者的实际交流能力。

有研究者对卒中失语症患者采用语言功能康复治疗，治疗组予以刺激促进法对患者的语言功能进行康复训练，其中运动性失语患者可以把文字阅读及语言表达作为主要的康复治疗方式，命名性失语主要把口头及文字称呼作为主要的康复治疗方式，混合性失语采用综合治疗措施。每日 1 次，每次 30min，治疗 1 个疗程约 2～6 周后，观察组显效 18 例，有效 4 例，无效 3 例，总有效率达 88%。对于中风后患者失语，临床应用研究发现，语言康复训练能够通过加快神经细胞形成新突触的速度。长期反复的训练，能够使新形成突触建立突触链，并恢复正常的生理功能，能够提高神经系统的兴奋性，保护神经元，加快残留神经系统功能的恢复，促进轴突、树突的再生及重建，且应用时间越早效果越好。

有人对中风患者予以语言康复训练，包括听理解训练、称呼训练、复述训练、阅读理解、书写障碍训练，每周 3～5 次，每次 30min，4 周为 1 个疗程，连续训练 3 个月后对比临床效果。采用中国康复研究中心汉语失语症评分判断患者语言恢复疗效，采用功能性语言沟通能力检查法评估患者语言沟通能力，与对照组比较,患者语言恢复及沟通能力得到明显改善。需注意的是,失语症康复治疗影响因素较多,语言康复训练效果亦是如此,应及早开展康复训练,特别是在失语症急性期,病后3个月内,是康复训练的黄金时期。对患者实施言语训练之前,首先应针对患者的失语类型及程度进行正确的判断,依据患者的具体状况制订个体化的治疗方案,在训练过程中应持之以恒,不能中途中断,每日训练时间不少于30min,并多次进行。在训练时,应鼓励家属积极参与,家属的积极参与对于提高患者的主动性有重要意义,语言康复训练是一个较为漫长的过程,在医院有护理人员及医师进行监督,出院后亦要继续进行不间断训练,家人应积极监督配合,以巩固前期治疗效果,改善患者语言功能。同时,适当地让患者与周边人群进行交流,矫正患者心理问题的同时,亦能够促进语言功能的恢复。

2. 构音障碍的康复 脑干病变、大脑广泛病变或两侧性病变时出现,可与失语症、言语失用症并存,言语理解能力存在。其功能训练的要点为:①呼吸功能训练,即延长呼气功能训练;②口面部发音器官运动训练;③发音训练;④鼻音控制训练等。严重患者可使用交流板沟通和电子交流盘治疗。卒中时软腭麻痹而出现鼻音过重,可通过软腭修复术等手术治疗。

有人对运动性构音障碍患者的构音器官进行强制性综合训练,包括沟通欲望的培养、松弛训练、呼吸训练、正常发音训练、发音器官运动训练、动作训练、强化训练手段、音乐疗法、辅助疗法等,分别于训练后第3周、第6周用波士顿诊断性失语症检查量表进行评定,24例患者6周训练后,口面部肌肉麻痹及口角下垂等症状基本恢复正常的有14例,舌运动范围、闭唇力量及下颌功能基本恢复正常,构音检查中24例除1例外均能完成音节单词复述。构音器官的肌力减弱、瘫痪、肌张力的改变,肌肉运动协调不良,强迫运动等是造成运动性构音障碍的主要病理基础。有人对卒中后痉挛型构音障碍患者予以松弛训练,呼吸训练,下颌、唇、舌的训练,软腭运动训练,克服鼻音化及费力音训练,发音及韵律训练,持续训练8周,应用改良Frenchay构音障碍评价法对患者进行评定,通过上述训练加强了患者口、舌、喉诸肌及面部肌肉随意运动的能力及呼吸、语音、语调的控制,获得明显的效果,总有效率达93%。

3. 言语失用的康复 言语失用症是指因脑损伤造成的不能将形成的和填充好的语音框架转换成以前学习过的、用来执行有目的的运动参数,即言语肌肉运动的位置、范围、协调性和运动序列的编程能力受损产生的运动性言语障碍。没有与发音器官有关的肌肉麻痹、肌张力降低、失调,不随意运动。有意识有目的的说话不正确,无意识的说话反而正确。可用暗示、提醒、放松等心理治疗,可用旋律性语言先让患者开口,逐渐过渡到诗词和普通语言。有人在电针治疗下结合康复训练,采用一对一的训练方法,言语治疗师予以

Rosenbek 八步训练法结合发声训练、构音器官训练、言语方式的变化训练进行康复治疗。每日 2 次，每次 30min，每周治疗 5 日，治疗 4 周后与治疗前相比数数、唱音阶、拼音字母复述、单音节词复述、双音节词复述评分均能改善。

四、认知疗法

认知功能障碍可有许多临床表现，其中卒中后痴呆不容忽视。在我国北方以血管性痴呆为主。在卒中前即可存在，卒中后认知功能可进一步损失。痴呆患者可给予各种认知功能训练。主要是智力治疗或智力刺激启发。可选用 6 个方面治疗，即逻辑思维、分析综合、交流表达、数据计算、记忆训练和社会活动，这些可基本满足生活需要。通过这些治疗，可使患者的痴呆程度减轻。这里特别应该提出的是，做这些康复治疗，要关注患者，要同患者多接触，多交流，循序渐进，千万不能急躁。不能按照自己的思维去要求患者，更不要因患者听不懂、冷漠、不配合，对患者置之不理，或把患者当傻子，这会形成恶性循环。此外，认知功能康复是长期的过程，这不仅是医护人员的事，也是患者家庭及其社会需要关注的。

有人对治疗组卒中后患者予以认知功能康复训练，包括定向力、注意力、计算力、记忆力、语言及解决问题能力训练，在进行到第 10 及 20 日时进行评定，在早期认知功能训练后第 10 日和第 20 日，治疗组患者 MMSE 和 BI 评分均明显高于对照组，明显高于训练前，并且第 20 日的评分高于第 10 日。患者的精神状态明显好转，认知能力及 ADL 能力提高。有人对合并有认知障碍的卒中患者予以认知功能训练，训练 2 个月后，治疗组简易智能状态检查量表评分、Fugl-Meyer 分级及改良 Barthel 指数评分明显高于对照组，差异有统计学意义。动物实验表明，运动康复训练可使脑卒中大鼠健侧大脑突触界面结构参数发生改变，导致长时相突触增强峰潜伏期缩短，从而上调大鼠梗死灶对侧海马 CA3 区神经元 NM-DA 受体功能，促进脑卒中大鼠学习记忆的恢复。

五、吞咽障碍疗法

脑卒中引起的吞咽障碍多发生在进食过程中的口腔期和咽喉期，但在咽喉期引起误咽对生命的威胁是最直接的。康复治疗原则分别为功能训练、功能代偿、选食与进食训练。

功能恢复训练：①改善口面部肌群运动功能训练；②增加舌运动训练；③增加吞咽反射训练；④声带内收训练；⑤增加喉上抬能力；⑥咽收缩训练是改善咽闭合功能；⑦吸吮及喉抬高训练的目的产生吞咽动作；⑧空吞咽训练的目的是从上述基础功能训练过渡到复杂的吞咽模式。

有人对卒中后吞咽患者予以康复训练，包括吞咽障碍治疗仪，间接吞咽训练，即咽部冷刺激、空吞咽训练、增加口舌及面部肌群训练、呼吸咳嗽训练等，直接吞咽训练，即摄食及体位训练，治疗组 30 人，痊愈 17 人，有效 9 人，总有效率达 86.67%，洼田饮水试验评分与对照组比较差异有统计学意义。吞咽功能障碍是脑卒中常见并发症之一，脑卒中患者吞咽障碍经过积极的早期康复训练，85.0% 以上的患者吞咽功能可以得到恢复或症状减轻，但如果丧失恢复的最佳时间，将有可能导致终身需鼻饲进食。

六、物理因子疗法

物理因子疗法指应用天然或人工物理因子的物理能如声、光、电、磁、水流等，通过神经、体液、内分泌等生理调节机制作用于人体，以达到预防和治疗疾病的方法。常用的有局部的机械刺激（如用手在肌肉表面拍打等）、功能性电刺激、肌电生物反馈和局部空气压力治疗，这些可使瘫痪肢体肌肉通过被动引发的收缩与放松逐步改善其张力。有人在功能训练基础上予以中频电及蜡疗治疗卒中患者，联合中频电行肢体康复训练，电极分别置于偏瘫侧上肢前臂背侧和上臂伸肌群，大腿前肌群和小腿前肌群及外侧肌群，强度达耐受量，使其产生伸指、腕、踝背屈等活动，时间为 20min，每日 1 次，将准备好的医用蜡饼敷于患肢的痉挛肌群，用棉垫将蜡饼盖严，加强保温，每次 30min，每日 1 次，蜡疗后配合抗痉挛手法按摩。治疗 3 个月后，采用改良 Ashworth 量表评价肌肉肌张力，用 Fugl-Meyer 评分评价运动功能，采用 Barthel 指数评分评价日常生活能力，与对照组相比，评分差异均有统计学意义。偏瘫患者肢体功能处于 Brunnstrom 第 1 阶段时，肌张力低下，无随意运动，利用中频电刺激可以帮助患者被动锻炼偏瘫肢体肌肉收缩，改善局部血液循环，多次治疗能防止肌肉萎缩，提高肌张力，增强肌力。中频电刺激还可通过表面电刺激感觉神经和运动神经激发再生，促进中枢系统功能重组（图 8-9）。

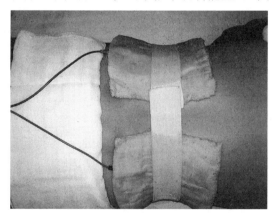

图 8-9　中药离子导入

七、心理疗法

残疾人的心理变化过程经历 6 个时期,无知期:是指一个人患病或身体功能出现障碍以后,对自己的真实病情不了解、没有认识到病情的严重性,心理上没有长期应对病情和残障的准备。震惊期:指患者听到或意识到自己病情的严重程度后,心理上出现的情感上的麻木或休克状态,时间持续从几秒到数天不等。否认期:指患者在经过震惊期打击之后,为避免出现更大的精神痛苦,心理上对已经发生的事实采取否认态度,此期患者对病情是敏感的、矛盾的,容易出现焦虑和紧张情绪,易激惹,并可出现骂人、摔物、不合作等攻击行为。此阶段一般要持续数周或数月的时间。抑郁期:完全意识到自己病情的严重性和可能出现的结果后,心理防线彻底瓦解,对自己的疾病和今后的生活评价多是负面的,情绪持续处于抑郁状态。反对独立期:指患者经过抑郁期之后,情绪已趋于稳定,但行为上出现倒退,缺乏积极独立的谋生心态和行为。患者能被动地接受自己的疾病和残障,但在生活上过多地依赖他人。适应期:指患者经过上述几个阶段之后,心理上对自己的病情和预后不再过分担心、恐惧,并主动面对自身的疾病和今后的生活。

针对患者的心理特征进行相应心理治疗:①脑梗死患者患病后最关心自己的病能否治好,是否会遗留后遗症。这时医生要对患者和家属做好脑血管疾病基础知识宣教,用支持、安慰、乐观的语言引导患者,消除患者焦虑及紧张的情绪,鼓励并增强其战胜疾病的信心。②与患者建立起良好的医患关系。对患者似亲人,要关心体贴,同情理解,疏导患者的心理状态,给予心理支持,帮助患者战胜心理障碍。在心理治疗过程中,要充分取得患者的信任,鼓励患者表达抑郁焦虑情绪,了解患者的内心活动和需求。对患者取得的点滴进步,如偏瘫患者能跨出第一步时,应反复给予鼓励和表扬,使其战胜疾病的信念不断得到加强,从而更加主动地配合康复治疗,有利于肢体功能及语言功能尽快康复。③向患者解释疾病与精神状态的关系,调动患者主动消除不良的心理反应。根据患者社会地位、文化程度、工作职务、个性倾向性等不同,说明心理状态与疾病发生、发展、治疗、预后的关系,使患者自觉保持良好的情绪,以最佳的心态配合治疗。

有人对卒中偏瘫患者在康复训练基础上予以心理疗法,包括认知护理、行为护理及人本主义护理干预,出院后对患者进行随访,采用简式 Fugl-Meyer 运动量表、平衡功能及步行能力评定,同时使用汉密尔顿焦虑、抑郁量表对患者进行评定,观察组治疗后评分明显提高,尤其治疗 3 个月后观察组运动功能评分明显优于对照组。且焦虑、抑郁评分较治疗前差异有统计学意义。早期的康复治疗和及时的心理干预可有效改善脑卒中合并焦虑抑郁患者的心理状态，从而使患者对康复的信心增强，并对心理因素在康复治疗中的重要性具有更深入的认识，患者对治疗的配合度增高，能有效进行针对性康复训练，有利于自身的神经和肢体运动功能的恢复。有人对卒中患者在常规治疗基础上运用心理治疗，治疗后患者抑郁、焦虑及恐惧心理改善情况优于对照组，且心理治疗对于促进肢体运动功能及生活自理能力的康复具有重要作用。从临床看来，不少患者患病后，情绪较为低落，甚至自暴自弃，严重影响了康复治疗的效果。因此，康复治疗应以心理康复为主轴，以功能训练为关键。

八、康复工程疗法

康复工程疗法是指在全面康复和有关工程理论指导下，制造出以适应患者功能障碍，最大限度地开发患者潜能，恢复其独立生活、学习、工作、回归及参与社会的能力。目的是发挥健侧功能，学习使用"代偿技术"，尽可能克服瘫痪影响，争取最大程度的生活自理，重返家庭和社会。临床应用中包括：①助行器和轮椅的使用；②矫形器的使用：热塑板足托（踝足矫形器）穿在鞋内；宽的弹力带缚在鞋背大足趾处、近端固定在膝关节外侧腓骨小头处；③其他：辅助器具，器械助动康复训练结合 ADL 训练，对防止并发症有一定的意义。

脑卒中患者由于下肢肌张力异常增高，足内翻、足下垂在脑卒中患者中较为多见，处理不当、时日稍久则会引起腓肠肌和跟腱的挛缩，以及踝关节的纤维性粘连，导致患者行走不稳、步态异常，严重影响 ADL 能力及生存质量。有人对治疗组患者在常规康复治疗的基础上予以佩戴可动踝足矫形器（ankle foot orthosis，AFO）治疗，根据患者体型量体制作 AFO，使其踝关节处于 90°功能位，保持踝关节固定角度不变，进行功能训练，初期佩戴 AFO 每日不少于 8h，睡眠休息时不佩戴，睡眠休息时每 2h 被动活动踝关节，预防足下垂和内翻。如患者下肢出现分离运动，踝关节能背曲，则逐渐减少 AFO 的佩戴时间，直到不需佩戴 AFO，训练 2 个月后进行踝关节挛缩畸形发生率评定，下肢 Brunnstrom 分期及 Barthel 指数评定，与对照组相比，改善明显。说明可动 AFO 不仅在脑卒中晚期对下肢功能有辅助作用，而且在脑卒中早期亦有明显的治疗作用，可以有效预防足内翻、足下垂并提高患者的步行能力。脑卒中偏瘫患者早期佩戴可动 AFO 后有助于保持正常姿势，获得正常的运动模式，其最大安全步行速度会明显提高。

临床康复治疗中，早期辅助器具分指板的运用对于屈肌张力增高患者手功能的恢复有着显著意义。有研究发现，自制分指板的使用有利于改善手功能，提高患者 ADL 能力。研究认为相比单纯康复治疗，分指板更能够降低患者的手指痉挛程度，提高患者的 ADL 能力，更有利于加快患者的康复进程。在脑卒中后的软瘫期，辅具可以发挥支持和固定的作用；痉挛期，辅具可以发挥保持患肢功能位，降低肌张力的作用；功能恢复期，辅具可以发挥锻炼肌力，恢复关节活动度的作用；出院后期，对于功能无法恢复的患者，辅具可以发挥代偿功能的作用。总之，康复临床工作者应把辅助器具作为一种治疗手段，贯穿于康复治疗的始终，从而更好地帮助患者恢复功能，回归家庭和社会。

九、神经发育疗法

神经发育疗法（neurodevelopment treatment，NDT）是根据实际的临床经验再经理论证明，逐渐形成的以应用神经生理学、神经发育学的基本原理和法则来改善脑损伤后肢体功能障碍的一类康复疗法，又称为应用神经生理学法则的促进技术或易化技术。主要包括 Bobath 技术、Brunnstrom 技术、Rood 技术等。在临床中风患者的常见应用中主要以 Brunnstrom 技术运用较系统，佐以 Bobath 及 Rood 技术。

1. **Brunnstrom 技术**　Brunnstrom 技术是临床常用的促通技术之一，是瑞典物理治疗研究学者 Signe Brunnstrom 在 19 世纪 70 年代创建的完整的针对中枢神经系统损伤后的运动障碍恢复疗法。根据对偏瘫患者运动功能恢复的详细观察，提出了偏瘫"恢复六阶段"理论，同时也是评定偏瘫患者运动功能的基本依据，分别为：Ⅰ期：迟缓阶段，患侧肌肉呈迟缓状态，肌张力消失；Ⅱ期：痉挛阶段，肌张力逐渐上升，患者开始出现运动，并伴有联合反应；Ⅲ期：共同运动阶段，患者痉挛程度加重，患者可以出现随意运动，但始终伴随共同运动；Ⅳ期：部分分离运动，痉挛程度减轻，运动模式开始脱离共同运动模式；Ⅴ期：分离运动阶段，可控制部分肢体活动，运动模式进一步脱离共同运动模式；Ⅵ期：协调运动阶段，痉挛消失，各关节可完成随意运动，活动接近正常水平。

（1）临床应用：Brunnstrom 疗法强调在早期利用姿势反射、联合反应、共同运动等不同运动模式来诱导患者的运动反应，之后再从异常运动模式中分离出正常运动成分，最终脱离异常运动模式向功能性运动模式过渡。

1）第Ⅰ阶段治疗：主要治疗目的是通过对健侧肢体施加阻力诱发患侧肢体的联合反应或共同运动。常用方法包括：①利用健侧肢体的联合运动诱发患者肢体运动；②患者在床上取仰卧位，辅助患者做拉伸及收缩主动被动运动，其中包括上肢部分握张手、肘收伸、肩扩收；下肢部分双膝并拢后屈起再伸展，扶床沿做臀部提升运动；展腕及前臂、屈膝及踝运动。

2）第Ⅱ～Ⅲ阶段治疗：主要目的是利用联合反应、共同运动和部分原始反射，使运动成为功能性运动。常用方法包括：①利用非对称性紧张性颈反射，当患侧屈肌痉挛时，使头转向患者；②利用 Rood 手法促进患者肌肉收缩；③上肢训练，在降低第Ⅲ阶段抑制性手法的屈肌肌张力，同时，进行抗阻划船样双侧动作训练,伸肌、屈肌共同运动引出训练。④手训练,在降低第Ⅲ阶段抑制性手法的屈肌肌张力同时,利用健侧肢体活动对患侧施加阻力,诱导患侧出现共同运动及联合反应,利用伸肌共同运动模式促使患侧肢体进行伸腕(图 8-10)、手指抓握运动。⑤下肢训练,在降低第Ⅲ阶段抑制性手法屈肌肌张力同时,诱导患侧下肢外展、内收,诱导伸肌、屈肌进行共同运动。

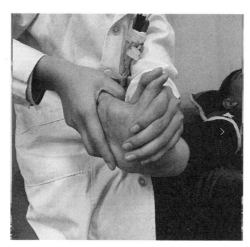

图 8-10　牵伸腕关节

3)第Ⅳ～Ⅴ阶段治疗:主要的治疗目的是抑制共同运动模式的影响,加强随意运动。常用的方法是:①上肢训练,进行伸肘前臂旋前、旋后运动。②手训练,促进手部进行进一步促进分离的运动。通过各种方式增加手的抓握、屈、伸及放松能力,与日常生活作紧密结合,提高手的释放、抓握能力,增强对指能力及手指随意性。③下肢训练,促进下肢进一步脱离共同运动模式,加强步行训练。患者扶床做起落脚运动,并做腿部负重支撑及患腿和正常腿交替重心位移训练。

(2)临床治疗及机制:有研究对中风患者予以 Brunnstrom 疗法行康复治疗,进行Ⅰ～Ⅴ阶段患肢康复训练,治疗结束后,治疗组患者 NIHSS 积分降低,Fugl-Meyer 运动功能评定及 Barthel 评分升高,与对照组相比有显著差异,且治疗组总有效率达 92%,对照组为 78.66%,两组比较差异显著。有人根据 Brunnstrom 分期对中风患者制定针对性康复方案,对不同分期患者进行不同的康复训练,每日 3 次,每次 30min,治疗 8 周后,治疗组不仅在日常活动、运动能力及神经功能恢复上优于对照组,且治疗组脑卒中专用生存质量量表(stroke specific quality of life scale, SS-QOL)评分较高,且与对照组相比有显著差异。脑卒中患者根据 Brunnstrom 分期采用针对性康复方案治疗的临床疗效显著性优越于常规康复治疗,能够减轻神经功能障碍,促进患者日常生活能力与运动功能的恢复,提高患者的生活质量。

Brunnstrom 分期强调脑病变或脑损伤患者在大脑恢复各阶段,应通过主动或被动运动来刺激人体运动的天然反应机制,同时利用心理诱导使得患者看到自己患肢运动时获得成就感,从主观上树立其战胜偏瘫的信心,增强他们进行康复训练的欲望,鼓励其积极训练恢复肢体运动。依照 Brunnstrom 分期制订康复计划,能够针对不同分期患者逐步建立脑侧支循环路径,系统性地修补受损脑组织。同时,根据分期制订康复计划,可将不同患者加以区分,提高训练针对性和选择性,提高对大脑低级神经中枢的调控,减少瘫痪肢体痉挛次数,纠正运动神经异变的激活模式,重新平衡患肢不同肌群间的协调状态,促进患者逐渐恢复精细性、控制性、难度性高的肢体活动。

通过运用 Brunnstrom 疗法,利用中枢平衡反映及反射调节机体肌肉张力,诱发机体产生紧张性反射,促使肢体运动,利用其本体刺激、共同运动及联合反映促使运动模式恢复正常。Brunnstrom 疗法的基本点是在脑梗死偏瘫恢复过程中的任何时期,均利用正确运动模式诱发反应运动,使患者观察到瘫痪肢体可以运动,刺激患者康复的欲望,使患者积极主动的参与临床治疗。

Brunnstrom 疗法强调缓慢恢复,在整个过程中逐渐向正常的运动模式发展,从而重新组合中枢神经系统。脑梗死偏瘫患者恢复正常自主运动之前须经过异常运动模式和肢体共同运动过程,利用异常运动模式帮助脑梗死偏瘫患者控制肢体,促使肢体产生共同运动,最终达到患者独立运动的目的。Brunnstrom 疗法是有目的的运动强化大脑皮质,增加其控制运动能力,利用中枢性皮肤感觉、本体感觉、神经发育等促通技术刺激痉挛的肌肉,加强瘫痪肌肉的收缩,促进机体恢复正常功能以控制病态肌肉痉挛,重新组建成为正常的运动模式。

2. **神经肌肉本体感觉促进技术**(proprioceptive neuromuscular facilitation,PNF)　由美国内科医生和神经生理学家 Herman Kabat 创立,物理治疗师 Margaret Knott 和 Dorothy Voss 发展和完善了这一技术。PNF 是通过刺激本体感受器来促使某些特定共同运动模式中肌群的收缩,主要是对肢体和躯干做螺旋状与对角线形式活动时加大阻力以取得肌群的控制。基本的治疗原则是:按照由头向足或近端向远端的顺序发展运动;通过姿势反射来维持或增强成熟的运动;按照整体的动作模式和姿势顺序发展动作;动作能力的改善是一个学习的过程,以反复刺激和重复动作来促进和巩固动作的学习,发展力量和耐力;治疗中注意动作的两个方向;使用有目的的活动来促进技术,加快生活自理活动的学习。PNF 技术中最常用是对角线模式(diagnal,D),这是一种在多数功能活动中都能见到的粗大运动.身体每一主要部位都有两种对角线运动模式(D1、D2),每个运动模式有三种成份:屈伸、外展内收和内外旋由这三者产生一条斜向的动作线；头颈和躯干的对角线模式为屈曲伸展伴左右旋。

（1）临床应用

1）单侧模式

①D2上肢伸展。用手扣裤带对侧的衣服扣子；用手摸对侧的膝盖。②D1上肢屈曲。吃饭时伸出手到嘴唇边；在打网球时用反手扣球；俯卧位翻身成仰卧位；梳头时候用对侧手梳。③D1下肢屈曲。穿鞋时把腿交叉起来；踢足球时用足的内侧踢；仰卧位翻身成俯卧位。④D1上肢伸展。打网球时用正手抽球；下汽车时候用手打开车门；仰卧位翻身成俯卧位。⑤D2上肢屈曲。在仰泳时用力摆动上肢；用手梳同侧头或摸脸同侧。⑥D1下肢伸展。从俯卧位翻成仰卧位；腿在穿裤子时伸入裤腿中。⑦D2下肢屈曲。从后面上、下自行车；在蛙泳中蹬腿。⑧D2下肢伸展。坐的时候伸直下肢交叉；足跟离地行走。

2）双侧模式：增强四肢动作主要通过双侧对角线模式：①交叉模式。同时使用双侧肢体完成反方向的动作。平衡动作的要求比较高时，使用交叉模式；交叉模式对头、颈、躯干具有稳定的作用，肢体反方向运动，让头、颈保持中线。比如走路；用上肢在仰泳时打水。②对称性模式。同时使用双侧肢体完成相同动作。比如使用双手脱下毛衣；从较高的地方用双手拿东西；使用双手扶着椅子站起来。③不对称性模式。在身体的一侧使用双侧肢体完成相同的动作。比如使用双手反手击打网球；用双手戴一侧耳环。

3）上、下肢结合模式：①同向模式：在同一方向一侧上肢和对侧下肢运动；②异向模式：在同一个方同一侧上、下肢运动；③交叉对角线模式：同时用一侧上肢及对侧下肢做异向运动。

有人对中风患者在针刺治疗基础上配合PNF康复训练，包括上肢、下肢，主要的肌肉组：肱二头肌与肱三头肌、髂腰肌与臀大肌、股四头肌与腘绳肌群、肩三角肌。具体PNF技巧：重点在保持-放松、收缩-放松、节律性稳定、缓慢逆转等技术。在对角螺旋运动模式的基础上配合运用徒手接触、牵拉、关节挤压、口令交流、视觉提示等基本技巧。每次45min，每周4次，6周后进行评定，患者Fugl-Meyer评分及Barthel指数评分升高优于对照组，且平衡功能得到一定程度改善。PNF技术并充分利用患者、视觉刺激、本体感觉刺激不但增强了躯干内在的功能联系，而且加强了躯干与周围肢体在感觉功能的协调性，进一步增加了整个身体协调能力。因而可以更大程度地激发患者的潜能，促进患者日常生活能力、运动功能尽快恢复。

（2）治疗机制：有人对卒中患者早期应用PNF技术，按一对一方式进行，根据治疗的需要为基础，从运动中控制活动度、稳定性、受控的活动及技巧等4方面考虑，采取节律性发动、节律性稳定、反复收缩、保持-放松、收缩-放松、保持 - 放松 - 主动活动,每次 50min,每周 4～6 次,共治疗 8 周。本次研究表明,在传统康复治疗基础上,对偏瘫患者早期行 PNF 技术锻炼瘫痪肢体,治疗组神经功能缺损评分、Fugl-Meyer 运动积分及日常生活活动量 Barthel 指数改善情况明显优于对照组,差异具有统计学意义。PNF 肢体训练在训练当时使神经系统功能活动发生短暂的变化,且还在加强大脑皮质活动能力的作用,增加神经系统的兴奋性和反应性,促使大脑皮质厚度增加,增加蛋白质含量及新的血管生成,增强脑内肾上腺素、乙酰胆碱等神经介质的分泌,使损伤功能区迅速恢复。

有人对偏瘫患者治疗组予以 PNF 技术的步态训练,仍取得了很好的疗效,通过运动功能、ADL 评分及 FAC 对治疗后的评价充分肯定了 PNF 技术的步态训练是行之有效的。PNF 的步态训练以中枢神经系统代偿功能、中枢神经系统可塑性和系统间的功能重组为基础,以神经生理学、运动再学习和运动行为方面作为技术的基本原理,此外还遵循 PNF 原则:PNF 是一种综合的方法,每一种治疗是直接针对于整体,而不是针对某一个特殊问题或躯体的某一部分。有学者运用 PNF 技术对偏瘫患者上肢进行治疗,选择上肢 D2 屈曲模式,即肢体放置在 D1 伸展位进行 D2 屈曲模式运动,治疗中通过徒手接触;简短明确口令;视觉提示;本体感觉输入,灵活应用收缩、放松 - 主动活动、节律稳定、放松 - 伸长方法。治疗 20 日～3 个月后,36 人偏瘫上肢功能达到 7 级以上,出现分离运动,占 72%,肌张力分级治疗前后有明显差异,选择 D2 屈曲模式,目的是为刺激促进伸肌群的活动。治疗师徒手接触伸肌侧,帮助患者了解其运动方向以及哪些肌肉需要收缩。治疗师提供助力与阻力、牵伸,利用关节感受器的刺激训练,通过中枢神经系统对姿势运动的调整,反射性地引起相关部位肌肉兴奋,逐渐提高肌肉的收缩能力。治疗师抵抗 D2 屈曲至全范围,维持等长收缩,引起弱肌群的活动,起到肌肉兴奋的泛化作用,允许患者作缓慢、稳定、协调的运动而不产生异常运动,一旦获得了期望反应,应当逐渐减少各种感觉输入,直到患者能独立完成任务,治疗师使这些运动过渡到功能活动。

十、强制性使用运动疗法(constrained-induced movement therapy,CIMT)

由美国 Alabama 大学神经科学研究人员,通过动物实验而发展起来的治疗上运动神经元损伤的一种训练方法。20 世纪 80 年代开始兴起的一种新的康复治疗方法。其理论基础来源于神经科学和行为心理学的研究成果——习得性废用的形成和矫正。是指患者中枢神经系统受到损伤后,在日常生活中限制患者使用健侧上肢,强制性反复使用患侧上肢,是强制性使用运动疗法增加患肢使用的频率,避免习惯性弃用,产生大脑结构的使用-依赖性功能重组。自应用于治疗慢性脑卒中患者上肢运动功能障碍以来,强制性运动疗法得到较大发展,其原则在神经康复多个领域得到应用并获得了成功,受到越来越广泛的关注。

1. **临床应用**　中后上肢功能的恢复一般较下肢差,传统观点认为,上肢功能恢复的最佳时间应该是发病 11 周内,超过 11 周,上肢功能几乎不能再恢复。制性运动疗法的出现挑战了这种观点。大量临床研究证明,在卒中后运动功能恢复的平台期(一般 6~12 个月)后实施强制性治疗,能显著提高卒中患者上肢的运动功能。治疗方案:强制性治疗的治疗方案主要包括三个方面:

(1)限制健肢的使用。

(2)集中、重复、强化训练患肢。

(3)把训练内容转移到日常生活中去。

其中集中、强化训练患肢是主要的治疗因素。使用休息位手夹板或塞有填充料的手套限制健手的使用,时使用吊带限制健侧上肢的活动。强制用手夹板或手套应在患者 90% 的清醒时间使用,仅在洗浴、上厕所、睡觉及可能影响平衡和安全的活动时才解除强制。强制用手夹板或手套一般用易开启的尼龙搭扣固定,便让患者本人在紧急情况下(如摔倒后)能自行解除,对患者的安全问题给予特别的关注。

2. **临床治疗及机制**　每天强化训练患肢 6h,每周 5 日,连续 2 周。Taub 和 Wolf 在前期的研究中形成了大约 60 个塑形任务。每一任务都有具体的动作描述、反馈变量、动作训练目的和潜在的难度增加方法。根据每个患者功能缺损情况,来选择不同的塑形任务,制定个体化的训练方案。训练内容的设计要紧密结合日常活动,在日常活动时间,鼓励患者进行实际的功能任务练习。有研究表明,持续的家庭练习对维持和进一步提高临床训练效果很重要。

有人对亚急性脑卒中患者在针刺基础上联合强制性使用运动疗法对卒中患者上肢进行功能锻炼,包括限制技术、行为技术及塑性技术,每次 30min,每日 2 次,每周 5 次,连续治疗 4 周,后评定 Wolf 运动功能、上肢动作研究量表及 Barthel 指数评分,与对照组相比,差异有统计学意义,表明 CIMT 可以明显提高偏瘫患者的生活自理能力及上肢动作和功能,且优于常规训练患者。有人运用 CIMT 治疗卒中患者上肢运动功能障碍,首先限制健侧肢体功能,后进行塑性训练,每次 1h,每日 1 次,每周 5 次,连续治疗 2 周,后进行上肢功能测验(upper extremity function. test,UEFT)和简易上肢功能检查(simple test for evaluating hand function,STEF)评测上肢功能,与对照组相比,评分有统计学意义,表明 CIMT 对慢性期脑卒中患者上肢动作的质量和速度的恢复有显著的促进作用,尤其对上肢动作质量的改善显现出明显的优势。

首先，CIMT 通过限制健侧上肢的使用，改变了患侧上肢在慢性期的废用性强化过程；其次，重复使用和强化训练引起控制患肢的对侧皮质代表区扩大和同侧皮质的募集，导致功能依赖皮质重组，这是肢体功能持续改善的神经病理学基础。有人对卒中后偏瘫患者下肢予以 CIMT，包括起坐训练，运动平板训练，室外步行训练，上下楼梯训练，平衡训练，单腿负重训练，每次治疗 2h，每日 2 次，每周 5 次，连续治疗 6 周，疗效判定标准包括 10 米最大步行速度（maximum walking speed，MWS）、静态平衡功能、移动平衡能力评定，治疗后疗效与对照组比较差异均有统计学意义，分析本研究结果，两组治疗后下肢功能均明显改善，但治疗组改善情况明显优于对照组，证实下肢大强度 CIMT 对脑卒中偏瘫患者的康复效果确切。现代运动再学习理论认为，中枢神经系统损伤后功能的恢复是一种再学习、再训练的过程，治疗重点是特殊任务训练或任务指向性训练，即运动控制是由指向性行为为目标而组织的，训练需要指向性，应以功能性动作为目的，通过重复的、密集的练习、多样化的运动形式获得最大程度的功能改善。CIMT 治疗中采用限制、大量练习和任务指向性的塑形训练都是获得效果的重要内容，也符合目前神经康复中"使用 - 依赖性"和"技巧 - 依赖性"导致大脑功能重组的康复理论。

十一、康复机器人辅助训练法（robot assisted the therapy，RAT）

近年来发展起来的康复机器人辅助训练技术，但能够显著提高脑损伤患者的运动功能，而且有一定的降低痉挛作用。康复机器人分为康复训练机器人和辅助型康复机器人，前者是帮助患者完成各种运动功能的恢复训练，如行走训练、手臂运动训练等；辅助型康复机器人主要用来帮助肢体运动障碍患者完成各种动作，如机器人轮椅、导盲手杖、机器人假肢等。康复机器人训练法，就是利用康复训练机器人对脑卒中患者进行运动功能恢复的训练。

康复机器人训练的主要功能有：① 4 种运动模式：主动运动、被动运动、部分辅助运动和阻抗运动训练模式；②结合运动学和动力学指标，对运动数据实时显示和分析；③可对运动数据做进一步分析和评估；④进行多种模式的训练，以及方案的制订和调整。此法是一种非常有前景的、新的康复训练手段，随着科技的进步和临床研究的深入，机器人辅助训练在脑卒中康复的领域必将发挥重要的作用。

智能运动康复机，是近年来主要的研究方向。智能运动康复功能感知患肢的状态并采取相应的控制策略，因为诸如肌痉挛、肌张力变化等会使系统载荷和系统物理参数发生不确定性的大幅度变化，可能严重影响系统的稳定性，同时有可能造成患者肌肉组织等撕裂或损伤；控制系统应该能提供康复过程中所需要的多种复合运动训练模式，指出控制设计的重点是如何提取和利用患者的主动运动意愿，因为实验表明，主动运动意志的存在对康复效果有重要的积极影响。实现各种训练模式的核心问题是如何提取和利用患者的主动运动意愿，实现人机柔性交互。

（韩　辉　郑明翠　昝兴淳　杨　悦）

主要参考文献

1. 赵阳阳，王鹏琴. 眼针联合功能锻炼治疗急性脑梗死随机平行对照研究 [J]. 实用中医内科杂志，2014（12）：122-124.

2. 刘静，王雪强，吕志，等. 太极拳运动对中老年人膝关节本体感觉的影响 [J]. 中国康复医学杂志，2012（10）：962-964.

3. 缪霆，代新年，闫玮娟，等. 太极拳训练对脑卒中偏瘫患者步态参数的影响 [J]. 中国疗养医学，2014，23（11）：987-988.

4. 殷萱，姚斐，孙萍萍，等. 易筋经与核心稳定性训练的比较分析 [J]. 上海中医药大学学报，2015（4）：12-15.

5. 邸鸿雁，韩淑凯. 表里两经推拿法对脑卒中后上肢痉挛状态的影响 [J]. 中西医结合心脑血管病杂志，2016，14（7）：690-692.

6. 李芙英. 头穴按揉干预对治疗脑卒中认知障碍患者的临床效果观察 [J]. 中国社区医药，2012，14（23）：173.

7. 裴静，马莉，韩锋，等. 中医脑病外治法的研究概况 [J]. 药物评价研究，2011，34（4）：301-304.

8. 安子薇，侯淑敏，陈长香，等. 腹部和穴位按摩对脑卒中后便秘的疗效观察 [J]. 河北联合大学学报（医学版），2013，15（1）：91-92.

9. 赵秋云，林强，程凯，等. 音乐运动疗法对脑卒中患者的运动功能、步行能力及心理的影响 [J]. 中国康复医学杂志，2017，32（3）：293-296.

10. 王延文，胡心影，仇涓蓉，等. 五行音乐疗法治疗情志疾病理论探讨 [J]. 山东中医药大学学报，2014，38（3）：205-207.

11. 刘晓丽. 早期语言康复训练改善急性脑卒中后失语症患者的效果观察 [J]. 中国实用神经疾病杂志，2017，20（6）：141-142.

12. 冯华，李瑶. 根据 Brunnstrom 分期制定针对性康复方案对脑卒中患者康复效果的影响 [J]. 国际神经病学神经外科学杂志，2015，42（4）：316-319.

第九章　临证护理

中风，又名脑卒中，是脑部血液循环障碍引起的急性疾病。《黄帝内经》提出了中风的病名并确立了外风所致的病因病机基础，《伤寒杂病论》首开"中风"病证分类及辨证论治先河，为辨证施护奠定了基础，其六经中风及五脏中风为伤寒之证而不在研究范围。隋唐时期医家多延续前人对中风的认识，在分类和方药上有所发展，而病因病机仍多以内虚外风立论，对于中风症状的描述更加确切，为后世奠定了基础。金元时期强调中风"内伤"说，将病因拓展为火、虚、痰等，改变了一直以来外风导致中风的理论。明清时期在辨证论治基础上提出辨中脏、中腑等分类，并且提出一系列对中风养生及预防的原则，对临床具有重要的指导意义。

中风根据临床症状的轻重程度，分为中脏腑和中经络。中脏腑症状较重，分为闭证和脱证，主要临床表现为昏倒，不省人事等神志症状。中风恢复期病机症状较轻，可出现半身不遂，手足麻木，口眼㖞斜，语言不利等症状。中风大多在中老年中发生的概率较大，由于该病是对患者大脑造成影响，导致患者出现嘴歪眼斜、半身不遂、神志不清等症状，因此一旦患病，对于患者的生活造成很大的影响，降低患者的生活质量。随着人们生活方式的转变，中风的发病率逐渐升高，因此熟练掌握中风护理，对临床提高中风的防治效果具有重要的意义。

第一节　生活起居调护

中风是属于本虚标实之证，在本为肝肾不足，气血衰竭，在标为痰湿壅盛，气血瘀阻。病位有深浅，病情有轻重，一般说来中经络者病位较浅，病情轻无神志变化，仅表现为口眼㖞斜、语言不利、半身不遂等。采用相应的施护及治疗效果较为满意，致残者可减少，有的可痊愈。而中脏腑者病位深，发病急病情重，神志不清变化快，死亡率高，致残率高，在护理上要特别耐心细致观察病情的发展与转归，遇到具体问题根据辨证分型具体分析采用相应的施护措施,做到观察患者每个细小的变化,积极配合医生完成治疗计划,提高治愈率,减少死亡率、致残率,只有观察掌握病情变化才能救危于瞬息之间。

一、顺应四时养阴阳

春夏养阳,秋冬养阴,春不忙减衣,秋不忙增衣;夏宜夜卧早起,冬宜早卧晚起;患肢注意保暖,防外感风寒。气虚、卫阳不固、体虚多汗,居室要求温暖避风;阴虚火旺,五心烦热,病室宜通风凉爽,但应避免冷风直接吹入。注意患肢血液循环,经常鼓励患者适当参加功能锻炼如太极拳、气功、推拿等,以恢复机体功能。

二、预防压疮

由于中风患者长期卧床不起,其肩胛部、臀部、足跟等肢体隆突部位受到压迫较重,气血运行不畅,易发生压疮,因此,护理人员应帮助患者经常翻身、更换体位,同时要注意保持患者皮肤清洁、干燥,床铺要平整松软,及时更换衣被。

三、防跌伤、防烫伤

中风患者多伴有半身不遂、感觉障碍等症状,宜加强看护,专人照顾,保障环境安全,远离热源,防意外发生。

四、日常调护

在发病早期行经络操治疗2个月不仅可提高患者的躯体功能和日常生活能力,对患者的工作能力、情感以及与人交往的社会能力也有良好的促进作用,表明脑中风患者在早期行经络操治疗,无论对躯体或精神生活方面均有改善作用。在治疗6个月后再次评定患者时,情况发生了更明显的变化,与治疗2个月时比较,在各方面的得分继续提高,病情继续恢复,说明在长期疗效上,由经络操带来的躯体功能、精神状态和生活满意度也产生积极的影响。通过大量的临床实践,观察患者身心症状改善与经络操运动的相关关系,发现经络操调动患者康复的积极性,有利于患者肢体恢复和生活自理能力、自信心的提高,使其关注的焦点不再只局限于疾病和药物上,而是集中在积极寻求健康行为上,从而进入躯体与心理康复的良性循环中。

具体方法:①揉压百会穴:具有升阳固脱,开窍醒神作用;②合谷穴相碰:合谷属手阳明大肠经,主头痛,具有通调气血、醒脑开窍作用;③捶击手三里穴:具有祛风通经和利肠胃作用;④揉按内关穴:内关属手厥阴心包经,具有通经止痛，宁心安神，和胃止呕作用；⑤按压曲池穴：曲池属手阳明大肠经，具有祛风通络解痉作用；⑥捶击命门穴：具有固精壮阳，培元补肾作用；⑦揉按气海穴：属任脉，具有补气升阳，益肾调经作用；⑧捶击足三里穴：足三里属足阳明胃经，具有健脾和胃，调补气血，疏通经络，扶正培元作用；⑨足击太冲穴：太冲属足厥阴肝经，具有疏肝调肾，平肝息风，调血通经作用。

五、辨证施护

（一）中脏腑

保持居室安静，光线柔和，避免噪音、强光等不良刺激，绝对卧床休息，头略高偏向一侧，避免搬动。密切观察意识、瞳孔、生命体征、面色、舌苔、脉象变化，定时测量记录。保持呼吸道通畅，如有痰阻塞者随时吸痰。闭证患者，避免舌咬伤，舌下坠，可用舌压板、开口器、舌钳将口撬开，并给予针刺，以开窍、泻火、降气，常用穴位有人中、十宣、涌泉、风池、合谷等。昏迷有躁动者应加用床挡，以免坠床，两眼不能闭合者，应用生理盐水纱布盖眼，以免角膜干燥受损，注意口腔护理，预防褥疮，保持二便通畅。急性出血时禁食，可输液维持体内水分和营养、病情稳定者可给清淡高热量流食。

痰火瘀闭证，遵医嘱宜清热化痰之品，如安宫牛黄丸口服，宜食冬瓜汤、绿豆汤等清热之品。元气败脱证，遵医嘱予参附汤口服，周身湿冷者，注意保暖避风寒，做好二便护理，可灸神阙、气海、关元等穴以益气固脱，回阳救逆。

（二）中经络

需要为患者创造一个良好的治疗和休息环境，注意心理护理，使之保持精神愉快，保持阳光充足，听听轻音乐，避免不良的精神刺激。密切观察精神意识、呼吸、血压、大小便、脉象、舌苔的变化，特别是入睡时呼吸，如夜间出现鼻鼾深重，呼吸深慢与平时不同，要特别注意病情变化。观察汗出、乏力、气短变化。注意休息、勿劳累、避风寒、防外感，汗出多及时擦干。有口眼歪斜者，因严防风寒刺激，局部保暖，眼睑不能闭合者，可戴眼镜或敷盖上清洁纱布，以防风吹或灰尘刺激，引起结膜炎。饮食宜益气补血之品，多食粗米、糯米、黄豆、牛肉、鲢鱼等。

阴虚风动者注意观察手足心热、烦热、失眠、舌苔、脉象的动态变化。宜清淡富营养，滋阴之品，可多食百合、银耳、甲鱼等。肝阳暴亢者注意观察便秘及舌苔、脉象变化。予清淡易消化、富纤维素饮食，忌辛辣刺激、肥腻之品，宜食绿豆、蜂蜜、白萝卜、冬瓜、西瓜。便秘者可口服麻仁丸或予天枢、神阙穴磁疗，协助通便。风痰阻络型注意观察痰的性质及舌苔、脉象变化，了解病情的进展。头晕目眩者可用耳穴压豆对症处理，加强安全防护，防跌伤。

第二节 辨证施膳

中风患者大多是中老年人，他们往往脏腑功能衰退，气血亏虚，加之风、火、痰等诸多致病因素的影响，致使身体各器官功能更加衰退。中医素来有"食治胜于药治，药补不如食补"之说，因此，饮食护理显得尤为重要。

一、饮食原则

中风患者饮食鼓励能吞咽的患者进食，进食高蛋白、高维生素的食物，选软饭、半流或糊状食物。少量多餐，进食后应保持坐立位 30～60min。患者吞咽困难、不能进食时遵医嘱胃管鼻饲，鼻饲速度不宜过快，以免呛入气管。

中医认为饮食不节，脾失健运，痰湿内生，郁而化热，阻滞经络，蒙蔽清窍也会引起或加重中风。首先，应根据患者病情辨证用餐。痰多者以清热化痰润燥为主，可食萝卜、丝瓜、冬瓜等，忌食鱼腥、辛辣。肝阳上亢、肝火旺者饮食以清淡甘寒为主，可食橘子、绿豆、芹菜等，忌食肥甘厚味和辛辣刺激之品。气虚血瘀者饮食宜益气健脾通络，如薏苡仁粥、黄芪粥、莲子粥。阴虚火旺者饮食以养阴清热为主，如百合莲子粥、甲鱼汤、银耳汤。其次，饮食宜清淡，不宜偏嗜，宜少食多餐，不宜过饱，过饱饮食会造成食滞，影响脾胃的消化功能。以低盐、低脂肪、低胆固醇食物为宜，患者应多食蔬菜、水果等豆制品，忌食辛辣刺激之品，保持大便通畅，以防腑气不畅，影响气机升降，不利于康复。

二、辨证施膳

（一）肝阳暴亢

以息风清火，豁痰开窍为法。饮食宜清淡甘寒为主，如绿豆、黄瓜、芹菜、冬瓜、菠菜、丝瓜、橘、梨等；避免助火之食品，忌大蒜、葱等辛香走窜之品。忌羊、牛肉，狗肉、韭菜、辣椒等。

（二）痰热腑实

以通腑泄热，息风化痰为法。饮食宜清热，如萝卜、绿豆、芹菜、冬瓜、菠菜、丝瓜、梨、香蕉、芹菜等。禁食羊肉、牛肉、鸡肉、虾、韭菜、辣椒、大蒜等。

（三）气虚血瘀

以益气养血，化痰通络为法。饮食宜清淡，如山药苡仁粥、黄芪粥、莲子粥、白菜、冬瓜、丝瓜、赤小豆等。进食温度以温热为宜。

（四）阴虚风动

以滋阴潜阳，息风通络为法。饮食以清热为主，如百合莲子苡仁粥、银耳汤、甲鱼汤、淡菜汤、面汤、黄瓜、芹菜、鲜藕汁等。

（五）风火蔽窍

以搜风化痰，行瘀通络为法。饮食以清淡易消化的食物，可加白菜汤、绿豆汤、丝瓜汤、萝卜汤、西瓜汁等。

（六）痰湿蒙窍

以化痰息风，宣郁开窍为法。饮食宜偏温性食物，如石花菜、萝卜汤、小油菜、菠菜、南瓜、糯米粥等；少食生冷辛辣、肥甘厚味，以防助湿生痰。

（七）痰火闭窍

以息风清火，豁痰开窍为法。如萝卜、绿豆、丝瓜、冬瓜、菠菜、芹菜、梨、香蕉等。

（八）元气衰败

以回阳救阴，益气固脱为法。神昏者可采用鼻饲法给流食，如混合奶、米汤、果汁、豆浆、菜汤、藕粉等

（九）风痰入络

饮食宜食营养丰富，益气、健脾、通络之品，如山药苡仁粥、黄芪粥、冬瓜、木耳、赤小豆等，忌食辛辣厚味。

（十）风阳上扰

饮食宜清淡甘寒之品，如绿豆、芹菜、菠菜、梨等，忌食羊肉、鸡肉、狗肉、大蒜、葱等辛香走窜之品。忌甜食。

（十一）阴虚风动

饮食应清淡富于营养之品，宜食大豆、藕、香菇、桃、梨等。忌食鸡肉、狗肉等动风之品。

（十二）中腑脏闭证

初发病2～3日，可暂禁食，由静脉输液维持营养的供给，2～3日后仍不能进食者，给予鼻饲，定时给予足够的水分和营养丰富的全流食，待吞咽功能恢复后及时经口进食，饮食以清热、化痰、润燥为主，如萝卜、绿豆、丝瓜、冬瓜、梨、香蕉、芹菜等。忌羊肉、鸡肉、牛肉、辣椒、大蒜等辛辣刺激、生冷之品。

（十三）中腑脏脱证

定时给予鼻饲足够的水分和营养物质，温度适宜。饮食宜升阳固脱之品，宜进食参附粥，有回阳固脱之效。

（十四）痰热腑实

饮食以清热化痰，润燥通便为主，如萝卜、丝瓜、冬瓜、豆腐、菠菜及菠菜汤（猪血200g切细末，取新鲜菠菜洗净切断同煮，盐适量）。

三、饮食宜忌

中风发病与饮食关系也十分密切，由于饮食不节、脾失健运、聚湿生痰、

痰郁化热、阻滞经络、蒙蔽清窍也会引起中风。因此不但对有中风先兆的患者要注意饮食护理，而且对中经络或中风后遗症的患者也应予以注意。中风患者应少食辛辣，戒除烟酒，因辛辣之口和烟酒之类皆能助热生火，导致肝火或心火亢盛，引起变证；而多食甘味又能伤脾生痰，痰浊壅盛会引起痰浊蒙蔽清窍或痰火扰心之证；食咸过多则伤肾，肾阴不足，则肝阴自亏，肝阴亏则肝阳偏亢，肝火扰动，肝风又起，会加重病情。而中风又属气血逆乱，肢体肌肉瘫痪之症，因此在饮食上宜忌过辣、过甜、过咸之食，而以清淡的饮食为主。

四、食疗用药

1. 天麻炖猪脑

（1）原料：天麻 10g，猪脑 1 个。

（2）做法：天麻、猪脑洗净，将天麻加入炖锅，加适量水，小火久炖，炖烂后加入猪脑炖熟即可饮食。

（3）主治：中风后症见半身不遂，头晕。

2. 黄芪当归粥

（1）原料：黄芪 60g，当归 15g，粳米 100g。

（2）做法：黄芪、当归、粳米淘净。先将黄芪、当归加适量水，煎煮 30min。去渣取汁，用药汁把粳米煮成稀烂粥，调味即可饮服。

（3）主治：中风后遗症，症见手足麻木不利，头晕，体倦乏力，甚至肢体痹痛。

3. 黑豆红花饮

（1）原料：黑豆 50g，红花 6g，红糖 15g。

（2）做法：将黑豆加适量水，大火煮沸后加入红花，改用小火煎煮，煮至豆烂，去渣取汁，加入红糖拌匀后即可服食。

（3）主治：中风后遗症，症见半身不遂，血脉不利，肢体麻木不利。

第三节 药物护理

一、内服中药

（一）胶囊

如活血化瘀的通心络胶囊、脑安胶囊、丹灯通脑胶囊等，脑出血急性期忌服。

（二）丸剂

如华佗再造丸，服药期间有燥热感，可用白菊花蜜糖水送服，或减半服用，必要时暂停服用 1～2 日。服安宫牛黄丸期间饮食宜清淡，忌食辛辣油腻之品，以免助火生痰。

（三）颗粒剂

如服养血清脑颗粒忌烟、酒及辛辣、油腻食物，低血压者慎服。

（四）中药汤剂

根据证型给予温服或凉服，每日一剂，分两次服用。

二、注射给药

醒脑静注射液含芳香走窜药物，开启后应立即使用，防止挥发；生脉注射液，用药宜慢，滴速＜30 滴 /min，并适量稀释；脑水肿患者静脉滴注中药制剂时不宜过快，一般不超过 30～40 滴 /min 为宜。

三、外用中药

紫草油外涂（清热凉血、收敛止痛），适用于二便失禁或便溏所致的肛周潮红、湿疹。涂药次数视病情而定，涂药后观察局部皮肤情况，如有皮疹、奇痒或局部肿胀等过敏现象时，应立即停止用药，并将药物拭净或清洗，遵医嘱内服或外用抗过敏药物。

四、辨证施药

风痰入络者中药汤剂宜饭后温服。风阳上扰者中药汤剂宜温凉服。阴虚风动者中药汤剂宜饭后温凉服用。中腑脏闭证者中药汤剂宜浓煎，阳闭者宜凉服，阴闭者宜热服。中腑脏脱证者中药汤剂宜浓煎，温度适宜。痰热腑实证者，若出现嗜睡朦胧，可遵医嘱予灌服或鼻饲安宫牛黄丸或至宝丹以辛凉开窍，给予患者服用通腑泄热汤药时，应注意药后反应，若药后 3～5h 泻下2～3 次稀便，说明腑气已通，不需再服，若服药后仍未解大便，可报告医生，继续服药，以泻为度。痰火瘀闭者可鼻饲竹沥水以豁痰镇惊，灌服药丸先用温开水化开，然后徐徐喂服。

第四节　情志调护

中风多由情志郁结、饮食不节、劳累过度或气候变化引起阴阳失调，肝阳暴亢，气血逆乱，以猝然昏仆，不省人事，口眼歪斜，言语不利，甚至半身不遂为主要特征的疾病。中风的发生与七情所伤关系密切。中医把喜、怒、忧、思、悲、恐、惊七种心情和情绪称为"七情"。在正常情况下，七情是人体精神活动的外在表现。若外界各种精神刺激程度过重或持续时间过长，造成情志的过度兴奋或抑制,则气血不和,经络阻塞,脏腑功能紊乱而发病。

中风患者一般都需要较长时间的治疗与康复,情绪波动较大,精神较前脆弱,往往容易产生失望和失落,心里不能平衡,并为此会产生忧虑、恐惧、愤怒、过分担心,甚至放弃治疗与康复。针对患者不同的心理状态采取相应的心理护理,正确的引导、安慰、鼓励,促使其向正常心理状态转变,临床上取得了较好的效果。

一、心理类型

(一)悲伤心理

中风患者由于自理能力的丧失及个体形象的改变,患者普遍产生丧失尊严的悲伤心理,往往情绪低落,郁郁寡欢。

(二)猜疑心理

由于病情的特殊性,患者常敏感多疑,总觉自己被冷落,被别人视为拖累。家属、医护人员、病友的言行常引起其无端猜疑,更因信奉"久病床前无孝子"而不配合康复治疗。

(三)忧虑心理

中风康复是一个漫长的过程,治疗费用高,易产生忧虑心理。

(四)易怒心理

长期卧床、缓慢的康复进程让患者产生焦躁易怒心理。

(五)依赖心理

康复训练是一项艰苦的工作,患者往往因害怕疼痛且见效甚慢而懈怠,对医护人员产生强大依赖心理,以致出现患者角色强化。

二、情志调护方法

(一)以情胜情法

《素问·阴阳应象大论》指出:悲胜怒、恐胜喜、怒胜思、喜胜忧、思胜恐。此即以七情中的一种情志战胜另一情志的方法。如思胜恐,患者仔细想想现代科技先进,医生的诊疗水平高,护理人员积极热情,认真负责和较好的护理技术等一定能使自己恢复到最佳状态,此时怕留后遗症的恐惧心情就烟消雾散了。

(二)言语开导法

即"告之以其败……之以其所苦"。护理人员用恰当的语言,有力的证据、确切的案例等方法,讲清疾病的治疗护理措施和疾病的预后及调养的方法,使患者明白,心情好、信心足与不良情绪、无信念等对疾病的利害关系,则趋利避害,听从劝告,解除顾虑,遵医嘱、守禁忌,专心治疗。

（三）自我调整法

引导患者回忆自己过去的辉煌成就，如学习成绩名列前茅，工作业绩显著等，使患者有成就感，如此自我调整心态，对治疗有利。

（四）宁心励志法

护理人员通过引导、说教、谈心、拉家常等方法，使患者情绪稳定，开心愉悦。其他如音乐疗法，参观各类纪念馆及百草园、百花园等也是情志护理的内容。

以上所述情志疗法属中医整体护理的一部分，中风患者恢复期应分清病证的寒热、虚实以及阴阳属性后施以正确的中医整体护理，包括中医常规护理、饮食护理、二便护理、情志护理，以及促进肢体功能恢复的康复护理等才能取得较好的护理效果。做到有的放矢，以助五脏之气得以畅和调适，早日恢复健康。

第五节　临证护理

一、意识障碍

中风（中脏腑）是以猝然晕倒，不省人事，伴语言障碍，意识障碍，口角歪斜，半身不遂为主要临床表现的常见疾病。随着人口老龄化进程的加快，患病率逐年增多，脑出血后意识障碍的发病率相当高。脑出血量超过 10ml，即可导致患者的意识障碍，出血量越多，意识障碍的程度越重，死亡率也随之增加。一些特殊的部位如脑干、小脑即使少量的出血，也会导致明显的意识障碍，使致残率和病死率升高。

意识障碍属中医中风（中脏腑）范畴。《素问·脉要精微论》有"头者，精明之府"的记述，李时珍认为，脑为"元神之府"，精明、元神均指人的精神、意识和思维活动。脑的正常生理功能以血流充盈为基础。而脑部出血为离经之血，即是瘀血，瘀血停留于脑部不去，新血不生，气机不畅，六腑清阳之气和五脏精华之血不能上充于脑，而致神明失用。其病位在脑，病机为血瘀脑络，痰浊阻窍，神明失用。治疗应以化瘀止血、化痰泄浊、开窍醒神为基本方法。

（一）基础护理

（1）体位护理：对意识障碍的患者采用安全体位，绝对卧床，减少不必要的搬动，床头抬高 15°～20°，头偏向一侧，保持呼吸道通畅，定期吸痰，给氧。对出现烦躁不安、躁动的症状患者采取约束带、床挡等保护措施。进行各项护理操作时有意识的呼唤患者的名字，给患者信息，鼓励家属与患者交谈，唤其早醒。同时在为其翻身拍背的各项操作中动作轻柔，适当触摸患者的皮肤，触觉刺激有利于病情的转机。

（2）饮食调护，保证营养：意识障碍的患者常因吞咽障碍引起呛咳、咽下困难而不能保证进食，因此要给予足够重视。脑出血发作期，患者以痰浊瘀血为主，所以不宜随意进补，饮食宜清淡，宜食易消化、维生素含量高的饮食，多食白菜、萝卜等粗纤维食物，保持大便通畅。食物要定食谱、定入量、定时间供给，必要时经鼻饲管给予易消化的流质饮食，如浓米汤、豆浆、牛奶、新鲜蔬菜汁、果汁等。戒烟酒。

（3）严密观察：生命体征，意识、瞳孔等变化，维持呼吸、血压、脉搏等生命体征，维持水电解质平衡。

（4）保护关节功能位：做好四肢各关节的活动，运用拍、打、揉、捏保持肌肉张力，防止肌肉萎缩。

（二）中医适宜技术

1. 益气醒神方结合针刺治疗　益气醒神方源于李东垣的补中益气汤，补中益气汤以食少体倦、少气懒言，面色萎白、舌淡苔白、脉虚软无力为运用要点，主治脾胃气虚证、气虚发热证、中气下陷证。益气醒神方中黄芪用量 60g，补气升阳、利水化浊，量大药专效洪为君；赤芍、三七、当归、丹参活血化瘀，行气通脉；党参、白术、茯苓健脾益气；石菖蒲、胆南星化痰开窍；葛根、柴胡、升麻、大黄以升清降浊。共奏益气升清，开窍醒脑之功，寓攻于补，虚实同治，更符合本病的"内伤积损"虚实同在的病理特点。中药现代药理研究表明补气药同样具有钙离子通道阻滞剂、自由基清除剂、兴奋性氨基酸拮抗剂和改善脑细胞代谢的作用。

中药药理研究证明黄芪具有抗缺氧、抗血栓、抗自由基、降低兴奋性氨基酸损害及降血脂作用，几乎涵盖了缺血性脑卒中的各个病理环节；葛根有抗缺血、缺氧、抗血栓、调控血糖等综合作用；三七能降低外周阻力，抗凝、降低胆固醇等。诸药合用，共具扩张脑血管、改善微循环，抗缺血、缺氧、抗血栓、降低血黏度、降低血脂、抗自由基、钙离子超载等诸方面的作用，对脑梗死的各病理环节进行干预；针刺重用水沟穴，以醒神开窍，针刺得气后，以捻转提插泻法，并使针感向上传导，致双眼泪水充满为度。由于水沟为督脉经穴，通督达脑，在醒神开窍方面，具有巨大的优越性。

具体方法：①益气醒神方：由黄芪 60g，党参 10g，白术 10g，茯苓 10g，赤芍 10g，三七 10g，当归 10g，丹参 10g，石菖蒲 10g，胆南星 10g，柴胡 10g，升麻 10g，葛根 10g，大黄 10g 等组成，每日 1 剂煎煮，分 2 次温服，服 14 日为 1 个疗程；②针刺治疗：取穴水沟、廉泉、四神聪、内关、合谷、足三里、太冲，得气后用右拇指、食指、中指捏针，轻插重提，并拇指向前、食指后捻转，行泻法，每穴行针 2min，间隔 5min 行针 1 次，3 次为度。水沟穴针刺要求向鼻根方向刺，捻转提插泻法，并使针感向双眼传导，产生眼泪为度，1日1次，14日为1个疗程。

2. **耳穴贴压** 《医林改错》亦有"两耳通脑，所听之声归于脑"的描述。因此患病后的护理对意识障碍的恢复也至关重要。给患者予耳穴贴压可调节神经平衡、镇静止痛、疏通经络、调和气血、补肾健脾，刺激效应稳定，灵活可靠，效果良好。不用针刺，以丸代针，避免了针刺产生的疼痛和感染，且可将刺激物长久固定于耳穴上，每天定时或不定时进行按压刺激，效应持续而稳定，同时还能根据病情需要随时按压。没有药物的毒性作用或不良反应，不伤害人体组织，不会造成感染，基本无痛，也无刺伤内脏之虞。贴压脑干、神门等耳穴具有开窍醒神、止惊镇静作用。通过耳穴贴压起到疏通经络，调整脏腑气血功能，促进机体阴阳平衡，来唤起患者思维、记忆，兴奋大脑皮质，增加脑内多数区域血流量，改善临床症状，加快意识的恢复，缩短苏醒时间。

具体方法：取穴：肝、脾、肾、枕、脑干、心、神门，揉按耳廓用探针找取敏感点，消毒后将预先备好的耳穴贴贴在耳穴上，用拇指、食指轻轻按压贴压的耳穴数次，手法由轻到重以灼热酸痛为度，每次1min，每日按压各穴3～5次，两耳交替贴压。

3. **音乐疗法** 听觉是人体最后丧失的功能。只要听力存在就可以接受信息。音乐的频率、节奏和有规律的声波振动，是一种物理能量，而适度的物理能量会引起人体组织细胞发生和谐共振现象，能使颅腔、胸腔或某一个组织产生共振，这种声波引起的共振现象，会直接影响人的脑电波、心率、呼吸节奏等。音量适中、动听的音乐，易使人有意无意进入智力活动的最佳状态。患者在聆听中让曲调、情志、脏气共鸣互动，达到动荡血脉、通畅精神和心脉，开窍、醒神的作用。

具体方法：根据患者平时的喜好播放轻松舒缓的音乐。选用优质VCD播放机远距离播放，音量70dB以下，30min/次，5次/d，连续4周。

4. **中药醒脑开窍方保留灌肠** 中药保留灌肠法是中医治疗疾病的一种传统方法。将中药汤剂自肛门灌入，保留在直肠或结肠内，及时地将体内浊物排出，保持良好的内环境，脏腑功能正常，达到治疗疾病的目的。醒脑开窍汤方中大黄清热泻火通便、凉血解毒、逐瘀通经；麝香芳香开窍醒神、活血散结；陈皮、半夏健脾燥湿、化痰开窍；茯苓补脾益胃、利水渗湿、宁心安神；竹茹、胆南星清化热痰；菖蒲、郁金开窍通心；礞石与大黄合用可使实热下泄，痰积通利，醒脑开窍。诸药合用，能够祛除脑中瘀血和痰浊，使患者精神、思维恢复，达到醒脑开窍的作用。

中药方剂组成：大黄3g、人工麝香(后下)0.1g、茯苓10g、陈皮10g、胆南星10g、半夏15g、竹茹10g、礞石10g、菖蒲10g、郁金10g、甘草6g。

用法：煎药取汁 100ml，温度 37℃，左侧卧位，抬高臀部，用注射器吸取药液，润滑肛管前端，肛管插入直肠约 10～15cm 后，缓慢注入药液，注毕再注入温水 5～10ml，保留 20min。每日 1 次，连续 2 周。

5. **穴位按摩**　20 世纪 80 年代初美国 Robert 鼓励护士通过 5 种感觉（视觉、听觉、触觉、味觉、和嗅觉）刺激昏迷患者。因此在药物治疗的同时，采取穴位按摩（人中、内关、合谷、涌泉）。人中属督脉，是督脉与手足阳明经之会穴，有醒脑调神、息风止痉、回阳救逆之功效；内关为心包之络穴、八脉交会穴，具有醒脑开窍解痉、疏通气血之效，主一身之血脉，达宁心调血安神的目的，为脑提供充足的血流灌注，延长脑缺血耐受时间；涌泉穴为肾经经气所出，刺激该穴具有益肾开窍、滋阴平肝息风的功效；合谷为急救的常用穴，为治气分病之要穴，有开关启闭、通经活络之功效。

具体方法：选取人中、内关（双）、合谷（双）、涌泉（双），用拇指指腹点颤法垂直按摩穴位，中等力度，每个穴位按压 3～5min，3 次 /d。

二、偏瘫

中风患者后多留有不同程度的后遗症，其中较为多见的就是半身不遂，导致患者生活质量严重下降。

（一）患肢康复护理

1. **保持患肢功能位**　患者入院后即应保持偏瘫肢体关节于功能位，预防关节挛缩与畸形。手呈半握拳状，肩关节呈"敬礼"位，肘关节 90°，膝下放枕头，髋关节伸直防止下肢外旋，踝关节 90°。

2. **患肢被动运动**　定时变换体位，体位宜健侧在下患侧在上的侧卧位或半侧卧位。帮助患者做患侧上、下肢各关节的被动屈伸、内收、外展、内外旋转等运动，被动运动时嘱患者配合意念性运动。由肢体近端逐渐活动到远端，每个关节每日运动 3～4 次，每次 10 遍左右。

3. **床上训练及肢体活动**　让患者学会自己翻身、使用便器等。患者双手十指交叉以 Bobath 式握手，行肩关节被动活动，并在练习翻身时做伸髋动作。同时锻炼抬高臀部，学会自己或他人协助下使用便器。配合康复师进行坐位训练、站立训练、步态训练、日常生活活动能力训练。

（二）循经推拿联合康复训练

1. **康复训练**　根据患者的病情，由卧位到坐位再到立位最后步行的顺序，由简单到复杂，被动到主动循序渐进的开展。每日 1 次，每次 40min，每周 5 次，4 周为 1 个疗程，共治疗 2 个疗程。

2. **循经推拿**　以患者偏瘫侧为主。在经络学说的指导下，分别由四肢到躯干开始实施手法，疏通十二经脉、调节周身气血，使得患者经脉气机条达，全身气血阴阳平衡，提高患者运动的协调性。仰卧位：用掌推、擦法、点按法、揉法和擦法等，作用于患者上肢和躯干经络，以阳明经为主。俯卧位：用掌推、擦法、点按法、揉法和擦法等，躯干和下肢以督脉、膀胱经和阳明胃经为主循经推拿，重点点按肾俞、人椎、膈俞、足三里、委中等穴位。每日 1 次，每次 40min，每周 5 次，4 周为 1 个疗程，共治疗 2 个疗程。

循经推拿源于中医学《难经》，推拿是一种物理疗法，通过不同的手法刺激人体体表，治疗多种疾病，临床上应用广泛。十二经脉之气分布于筋肉和关节，不同病因引起的肢体运动功能障碍多与经脉、经筋受阻不畅有关，《灵枢·阴阳二十五人》提出："切循其经络之凝涩，结而不通者，此于身皆为痛痹"，因此通过循经推拿解涩通凝，舒畅经络，促使"凝涩者，致气以温之，血和乃止"。

脑中风后的肢体运动功能障碍，属于中医"痿病""筋病"的范畴，以"治痿独取阳明"立论，因此，循经推拿中重点舒畅阳明经。脑为"元神之府"，督脉上入络脑，其经气与脑密切相关，同时督脉统司全身阳经脉，推拿督脉在促进全身气血运行方面起到重要作用。有助于脑中风患者运动功能的恢复。以"筋为阴阳气之所资""病在筋，调之筋"，循经推拿的过程中遵循经络的循行，尤其注重掌推手足三阳经和督脉，同时通过揉法和擦法等疏通患侧肢体经脉结聚的地方，顺达经络。

脑中风后肢体运动功能障碍主要是大脑激活肌肉的协调模式失调，造成肌肉力量减弱、无力，丧失肢体运动的灵活性、稳定性和精确性。正常人要完成一个动作，需要正确的神经传导激活大脑相关区域，进而激活神经肌肉控制能力的协调性，协调肢体运动肌肉的稳定性、灵活性和精确性。神经和肌肉可塑性是脑中风患者运动功能恢复的一个重要机制之一，通过康复训练后，神经系统通过调节自身机构和组织能力，增强神经可塑性是运动功能恢复的关键因素。神经可塑性的提高除了通过药物使机体内细胞水平发生改变，还可以通过特殊的感觉输入、重复运动等加强突触链的功能连接。而循经推拿属于特殊感觉输入，通过各种手法刺激偏瘫侧，激活神经肌肉功能，提高对肌肉力量和协调性的控制能力。有研究显示，通过推拿刺激脑中风患者患侧肢体膝关节，功能磁共振图像显示被激活的初级体感区从健侧脑半球迁移至病灶侧，可能是推拿治疗后运动功能恢复的重要机制之一。

3. **中药熏蒸** 有人用黄芪桂枝五物汤给患者熏蒸治疗脑卒中后肢体麻木，患者症状得到减轻。有人在内科常规治疗的基础上采用中药熏蒸机熏蒸治疗肌肤肿胀麻木，患者肿胀、麻木症状得到缓解，肢体的部分功能得到恢复，临床疗效得到提高。有学者在常规治疗基础上加用生艾叶、五指风、榕树吊须、大风艾、九龙藤等中药熏洗，结果能够明显提高临床疗效，其效果优于常规治疗。张朝阳等利用中药外洗治疗麻木也取得很好的效果。

4. 腹针结合火罐 有人使用腹针和火罐治疗脑卒中后肢体麻木，经过治疗后患者症状得到改善，其疗效明显高于单纯体针治疗，临床疗效高。

5. 针刺结合足浴 有人采用针刺配合足浴治疗脑卒中肢体麻木，患者麻木症状得到改善，功能得到恢复，临床疗效较好。

6. 穴位按摩 中风后许多患者会出现肢体功能活动障碍，需要经常协助活动患肢，按摩是中风康复中不可或缺的治疗手段，有利于改善恢复期患者肢体功能。作为传统的治疗手法，按摩容易掌握、操作，尤其对中风恢复期患者是比较适宜应用的一项简便治疗方法。其作用是疏通经脉，缓解肢体痉挛，改善局部血液循环，预防褥疮、肌肉萎缩、静脉血栓，促进肢体功能恢复。现代康复医学认为，中风患者肢体偏瘫后恢复期过程需要经历弛缓期、痉挛期、功能期等阶段，不同时期按摩的方法也不同。

（1）弛缓期：又称软瘫期，患侧上下肢肌肉均呈弛缓状态，完全无收缩能力，不能进行任何的随意运动，完全不能活动或被动活动无阻力。常见于发病数日至两周，患者病情尚不稳定，表现为患肢肌肉呈弛缓状态，此时按摩以患侧肢体的被动活动为主，手法要轻柔平稳，由轻而重，以不引起肌肉痉挛为宜，时间宜长。患者取卧位，先用摩、揉及拿法，上肢按摩从手到头、下肢从足到胸腹部进行按摩，可持续 10min 左右；然后给予穴位按摩刺激患肢，手法宜选用指揉、指按法，上肢取肩髃穴、曲池穴、外关穴、合谷穴、天泉穴、少海穴、内关穴，下肢取环跳穴、风市穴、阳陵泉穴、足三里穴、悬钟穴、三阴交穴、昆仑穴等进行点按。

（2）痉挛期：发病两周以后，患者病情渐趋稳定，患肢逐渐变硬，腱反射逐渐恢复，痉挛出现。此期要加强运用按摩方法，主要是穴位按摩，手法要平稳，由轻到重，以不引起肌肉痉挛收缩为好，可运用按、揉、擦法等，手法力度可加大。

1）上肢操作以伸肌侧为主，可从肢体近端向远端运用拿、捏、揉、摩等轻手法，时间宜长。然后行关节部位穴位的点按法，选取肩髃穴、曲池穴、少海穴、外关穴、合谷穴等，使用重手法。手部可以采用指推法循经进行，沿手指指端揉按至手心、手背。

2）下肢按摩一般取俯卧位，用拿法循脊柱两侧从上到下按摩背部，然后点按环跳穴、承扶穴、委中穴、承山穴等，手法要重。然后患者可取仰卧位，运用掌根循经推，先顺足内侧推至大腿根部，然后由大腿外侧循经推至足背外侧为一循环，要求动作连贯，一气呵成，徐缓有力，可以运用数十次。

（3）功能期：又称恢复期，多见于偏瘫后期，这一时期患者肢体已能部分自主活动，一般采用自我按摩法和保健按摩。凡人自摩自捏，伸缩手足称之为导引按摩，属于自我按摩的范围，如古书记载的中风偏瘫自我按摩法：两腿分开与肩同宽，身体保持正直，靠近墙壁站立（因中风患者多站立不稳），两目垂帘，吸气至气满后闭息，意想气从头顶百会穴降至脚底涌泉穴，再呼气；也可取仰卧位，两腿自然并拢伸直，两臂置身体两侧，放松闭目。吸气，同时两腿用力伸，两脚脚趾用力上翘，闭气并保持此姿势不动，片刻后至呼吸有憋闷感时，呼气放松，同时腿脚放松，回归原位。重复操作 5 次。此外，在进行自我按摩之前同时也可揉捏肌肉和捶拍整个肢体，以提高组织的兴奋性。也可做揉、掌推等手法，由远端到近端，以使肌肉放松，促进静脉血回流。除了穴位按摩，还可以进行自主关节活动。

7. 中药外擦 中风后遗症多因气血失调，血脉不畅而后遗经络形成。肝肾阴虚，气血亏损未复，风、火、痰、瘀之邪留滞经络，气血运行不畅所致。治疗宜舒筋通络，活血化瘀，佐以扶正。中药涂擦剂方中苏木、蒲黄、赤芍能活血散瘀、消肿止痛；半夏、胆南星燥湿化痰、散结消肿；生大黄活血逐瘀通经；栀子清热利湿、凉血解毒；羌活、独活和川乌功擅祛风湿，温经止痛；木瓜、路路通舒筋活络，益筋和血；丁香、肉桂散寒止痛、温经痛脉、引火归原。诸药合用，可有效改善血液循环，行气通经。中药外擦将药液直接作用于患肢，通过揉动，将药液经毛窍而入，从皮到肉，更好发挥活血化瘀，通经活络的作用，促进患肢康复。临床观察表明，此法可有效促进患肢功能恢复，改善患者生存质量，值得临床推广。

中药方组成：木瓜、路路通各 100g，生蒲黄、苏木各 75g，赤芍、胆南星、草乌、川乌、羌活、独活、生半夏、生栀子、生大黄、丁香、肉桂各 50g。以上药物加入 95% 乙醇 2 500ml，浸泡 2 周成剂。

使用方法：取该制剂 20～30ml，涂擦患侧皮肤表面，进行轻柔和缓揉搓，使患侧肢体皮肤微红，皮温微升高为宜，以促进药液吸收。每日两次，每次 10～15min。

三、言语謇涩

中风后言语謇涩是脑血管病变引起的一种后天获得性言语障碍，多是伤及了与言语有关的皮质及皮质间传导通路所致，严重影响患者的生活质量，给社会和家庭带来沉重负担。中风失语是中风的一个主要症状，中风后遗症期由于病久正虚，加之风、火、痰、瘀等标实之证已大去，其病理特点以正虚为主，兼夹痰瘀。正虚多指肝肾阴虚与气虚，痰、瘀多为气血逆乱的产物，以经络病变为主，而语言謇涩不利病机多为风痰阻络，风痰上阻，经络失和则舌强言謇；肾虚精亏，肾虚精气不能上乘则音喑失语；肝阳上亢，痰邪阻窍。故治疗当扶正与调理气血，标本同治，以育阴潜阳、平肝息风、行气通络、化痰开窍为治法。

首先对失语患者进行语言功能评估：分类打分，由语言康复医师根据失语类型、语言能力，制定出训练方案（标准定在患者言语能力开始感到困难的水平）。后由专门医师或指导护士、家属对患者定时训练。训练原则为循序渐进，针对性强化练习。内容包括，发音器官运动训练，口语发音训练、音调、物品命名，对话训练、读报、听音乐、看录像等。每天练习 2 次，每次 30min。中风失语多与痰瘀阻于心、肝、脾、肾经脉有关。心经脉通里系于舌体，故开窍于舌。肝经脉沿着喉咙后方与督脉会合于巅顶，肝血不足，筋脉失养，则舌短失灵。脾经脉连舌根散舌下，故知为脾之外候也。肾经脉沿着喉咙挟于舌根部，肾阴不足，不能滋养舌根，则舌质僵硬。针刺舌下七穴，能开枢机，疏通经络气血，调节脏腑功能，促使醒脑开窍，既可促进咽喉肌的功能恢复，又可改善元神之府大脑的生理功能，均利于语言功能的恢复。

具体操作方法：①建立护患交流板，与患者达到良好沟通，从患者手势及表情中理解其需要，可与患者共同协调设定一种表达需求的方法。无法用手势及语言表达的患者可利用物品或自制卡片，对于无书写障碍的失语患者可借助文字书写的方式来表达患者及亲属双方的要求。②训练有关发音肌肉，先做简单的张口、伸舌、露齿、鼓腮动作，再进行软腭提高训练，再做舌部训练，还有唇部训练，指导患者反复进行抿嘴、噘嘴、叩齿等动作。鼓励患者开口说话，随时给予肯定，在此过程中，不要责难患者，以增强患者信心。采用吞咽言语治疗仪电刺激发音肌群同时配合发音训练。③利用口形及声音训练采用"示教 - 模仿方法"，即训练者先做好口形与发音示范，然后指导患者通过镜子观察自己发音的口形，来纠正发音错误。④进行字、词、句训练，单音训练 1 周后逐步训练患者"单词 - 词组 - 短句"发音。从简单的单词开始，然后再说短句；阅读训练及书写训练，经过 1～2 周时间训练，掌握一般词组、短句后即能接受跟读或阅读短文的训练。⑤对家属进行健康宣教，共同参与语言康复训练。

四、吞咽障碍

吞咽障碍属"喉痹""舌强言謇"等范畴，症在咽喉，根在颅脑，属本虚标实。此病临床表现为舌、咽、喉的功能失调，病因病机为本虚标实，痰瘀阻络，脑窍闭塞，舌咽失濡。

吞咽功能障碍严重影响患者生活质量，如得不到及时有效的早期康复训练，可能引发吸入性肺炎、营养不良、脱水，严重者可因窒息而危及生命。早期恢复吞咽功能，对疾病康复和减少后遗症有重要意义。研究表明对中风吞咽功能障碍患者进行早期护理干预及康复治疗，可改善中风患者吞咽功能，提高吞咽能力，减少误吸误咽及吸入性肺炎等不良反应发生，能提高总体临床疗效。

（一）基础护理

保证患者在误吸情况下能迅速将吸入的异物及时被吸出，预防吸入性肺炎发生。口腔护理可防止细菌随胃液误吸导致肺部感染。心理护理帮助患者建立积极乐观的心态，有利于提高战胜疾病的信心。空吞咽训练、面部肌肉、舌肌训练及吞咽反射训练，有利于加强吞咽器官功能，提高吞咽能力。摄食方式直接进行吞咽功能训练，可进一步改善吞咽能力，但在训练中应注意选择合理进食体位，并根据吞咽功能障碍程度选取适当的食物，以利于达到预期训练效果，促使吞咽功能尽快改善。

（二）中医护理技术应用

1. **艾灸**　艾灸通过温热刺激，达到防病治病的目的，其机制与局部温热刺激有关。温热刺激使局部皮肤充血，毛细血管扩张，增强局部血液循环，达到温经散寒，活血通络，止痛目的。

具体方法：患者平躺或半卧位，颈部充分暴露，点燃艾条对天突、廉泉进行温和灸或回旋灸，15～20min/穴，以皮肤红晕为度，艾灸同时进行双侧颈部按摩，10～15min/次，每日2次。天突，廉泉为任脉经穴，任脉经穴主治腹、胸、颈及头面的局部病症和相应内脏疾病。天突主治咳嗽，哮喘，咽喉肿痛，暴喑；廉泉主治舌强别语，舌下肿痛，暴喑，吞咽困难，咽喉肿痛。艾灸天突、廉泉能够促进局部血液循环，温通经络，促进吞咽困难的恢复。

2. **穴位按摩**　中医认为本症属于"中风""暗痱""喉痹"的范畴，多因肾气亏损，瘀血和痰浊互结，壅阻经脉，郁闭清窍而发病，疾病本虚标实，以肝肾亏虚、心脾两虚、气血不足为本，以气血逆乱、瘀血内停、痰浊阻滞为标。穴位按摩通过对患者面肌、甲状舌骨肌、胸锁乳突肌等部位的按摩刺激，可增加感觉信息的输入，改善血液循环，进而提高吞咽相关皮质的兴奋性，提高吞咽患者有关神经肌肉的控制力，如增强口唇、舌闭合伸缩能力，提高面颊肌张力，减少喉上提，从而有利于患者神经反射通路的重建和修复而恢复正常的吞咽机制。穴位按摩以中医经络理论为基础，经络是人体运行气血、联络脏腑、沟通内外、贯穿上下的通路，是人体功能的调控系统。故而本研究的选穴依据为：足阳明胃经有治疗胃肠、头面、目、鼻、口齿疾病及经脉循行所经过部位的其他病症的作用，人迎、地仓、颊车和下关属足阳明胃经，通过刺激这4个穴位，可以促进局部血液循环，有助于面肌功能的恢复，适用于口腔期吞咽困难的患者。承浆和廉泉属任脉腧穴，而任脉循行沿腹内前正中线向上到达咽喉部，再上行环绕口唇，刺激这两个穴位有利于缓解患者吞咽困难的程度。

具体操作方法：患者取坐位，操作者将点法、按法、揉法施于廉泉、承浆、人迎、地仓、颊车穴。①点法：操作者拇指伸直并靠近食指中节，将力贯注于指端，大拇指端着力于所选穴位；②按法：操作者拇指螺纹面着力于施术部位，其余四指张开，置于相应位置来支撑助力，腕关节屈曲，拇指主动用力，垂直向下施术；③揉法：操作者大拇指螺纹面着力于施术部位，其余四指置于相应的位置支撑助力，腕关节微悬，使拇指螺纹面在施术部位上做轻柔的环旋揉动。整个过程中要求手法轻柔，逐渐用力，反复按摩以患者感到局部"酸痛"、不引起患侧肌肉痉挛、健侧肌肉过度收缩为度。每个穴位 3min，每次 20min，每日 1 次，连续治疗 4 周。

3. **循经推拿**　中枢神经损伤致参与吞咽活动的相关肌肉功能障碍、吞咽反射障碍，最终不能顺利完成吞咽过程是导致吞咽障碍的根本原因。吞咽治疗的关键是改善参与吞咽活动肌肉的功能，强化吞咽反射。推拿手法种类多（点压推揉抹等）、作用穴位广且治疗过程中可以配合主被动运动，能有效针对吞咽肌治疗、促进吞咽反射，在吞咽治疗中有特定的优势。口面部施以一指禅、拇指直推法于线状穴上，适时配合吸吮动作，主要针对面部肌群，有行气活血通络、调和面肌运动的功能。颌下颈前部主要有舌骨上肌群、二腹肌、舌骨下肌群等肌肉分布，这些肌肉均与舌骨相连，其协同运动通过上提、下降舌骨及甲状软骨在吞咽时起重要作用。在颌下颈前部取推揉抹点压等手法作用于不同的点、线、面状穴位上并辅以患者低头、吞咽等动作，能改善该处关键肌群的运动协调功能，有直接滑利咽喉、强化吞咽运动之功效。在颈项部行一指禅推线状、点状穴配合颈部主被动运动可以间接滑利咽喉、助益吞咽运动。额顶部推揉拿等作用于线、面状穴可疏通经脉、醒脑开窍、改善中枢功能。循经取穴取手足阳明、足厥阴经治卒中之要穴点按可化痰息风开窍、改善中枢功能。

具体操作方法：

（1）口面部手法：患者仰卧位，用时约 10min。①一指禅偏峰推上关、下关、颊车、大迎、颧髎、巨髎、禾髎沿线，两侧均推，患侧用时大于健侧；②一指禅环推口周；③拇指直推颊车迎香沿线、大迎地仓沿线，在结束该部分操作时，让患者作 5 次吸吮动作。

（2）颌下颈前部手法：患者仰卧位或靠坐位，用时约 10min。①拇指推揉喉结两旁，重点取人迎、水突沿线，在结束该部分操作时用拇指抵住下颌，让患者作抗阻力低头运动；②大鱼际上下来回抹甲状软骨至下颌下方区域；③中指点压廉泉穴；④食、中、环、指指端左右排开，在舌骨上方区域按揉，随后适当用力向后上方点压，点压时让患者配合做吞咽动作。

（3）颈项部手法：患者靠坐位，用时约 10min。一指禅推颈项两侧及颈部督脉，重点推风池、哑门、翳风，配合患者被动或主动的头前伸、颈前屈、后伸等运动。

（4）额顶部手法：患者仰卧位或靠坐位，用时约 5min。①大鱼际揉额部；

②拇指推曲鬓、率谷、悬厘前顶沿线；③拿五经。

（5）循经取穴手法：患者仰卧位，用时约 5min。点按合谷、足内庭、太冲、丰隆等穴位，配合患者的咳嗽、吞咽动作。

现代康复医学将吞咽过程分为制备期、口腔期、咽期和食管期。以上推拿手法整体设计，层次分明。每部操作既各有侧重，又紧密相连，与吞咽障碍理疗仪配合治疗互为补充，疗效满意。由于推拿治疗吞咽障碍时需要患者辅以一定的主动配合，对某些因认知、心理障碍等原因配合程度差的患者，疗效会有下降。对此，在治疗过程中，必须处理相关的问题以改善配合程度，提高治疗疗效。

五、血管性痴呆

血管性痴呆（vascular dementia，VD）是指在脑动脉粥样硬化的基础上，由缺血性卒中、出血性卒中造成记忆、认知和行为等脑区低灌注的脑血管疾病所致脑组织弥漫性萎缩和退行性改变而引发的严重认知功能障碍综合征。西医学认为，缺血性卒中、出血性卒中和脑缺血缺氧等原因均可直接或间接导致脑血管性痴呆，临床表现为偏身感觉减退、智能障碍、情感不稳定及易激惹等，使患者的生活质量受到严重影响，也给社会和家庭带来沉重的负担。根据最新流行病学统计，欧美等国家 VD 患者占痴呆总患者的 10%～39%；在我国，VD 的患病率约占痴呆总数的 50%，同时 VD 是迄今为止唯一可防治的痴呆，因此，VD 的防治具有重要意义。

中医学认为，痴呆属呆病、痴呆、呆傻等范畴，在《灵枢·海论》中就有"脑为髓之海……髓海不足，则脑转耳鸣，胫酸眩冒，目无所见，懈怠安卧"的记载；《医林改错》则更为具体地说道"高年无记性者，脑髓渐空。"《素问·调经论》有"血并于下，气并于上，乱而喜忘"的记述；《杂病源流犀烛·中风》提出了"中风后善忘"的观点，明确指出了中风与痴呆的关系。中风多由于气血运行不畅，致使痰浊瘀血内阻，蒙蔽脑窍，脑髓不足而出现神志不清，记忆力下降，并有逐渐加重的趋势。治疗上应活血化瘀，醒脑开窍，补肾益精。

（一）辨证分型

1. **肝阳上亢**　证见烦躁易怒，头晕健忘，舌质红，脉弦细等。

2. **思虑伤脾**　证见精神疲惫，食少心悸，形体消瘦，健忘失眠，舌质淡，脉细无力等。

3. **肾精亏虚**　证见反应迟钝，记忆力减退，神疲乏力，腰膝酸软，舌质淡，脉沉细，症状逐渐加重。

4. **痰湿蒙闭**　证见精神淡漠，表情呆滞，反应迟钝，记忆力减退，默默不语，形体肥胖，舌质淡滑，脉濡细。

（二）辨证施护

1. 肝阳上亢

（1）施护原则：平肝潜阳、息风通络

（2）护理措施：用熟地黄、枸杞子、菊花等泡水代茶饮，多食薏苡仁、蜂蜜、银耳、大豆、山楂、萝卜等食物。对于固执倔强者给予宽容，避免使用伤害感情或损害自尊心的语言。

（3）食疗方：牡蛎鲫鱼汤、枸杞猪肝瘦肉汤。

2. 思虑伤脾

（1）施护原则：补养心脾。

（2）护理措施：指导患者多食银耳、山药、大豆、大枣、鹌鹑蛋羹、柿饼、龙眼肉等，并戒烟、戒酒，避免过食膏粱厚味、辛辣燥热之品。

（3）食疗方：桂圆枸杞鸡汤、冰糖桂圆百合莲子。

3. 肾精亏虚

（1）施护原则：滋阴补肾。

（2）护理措施：指导患者多食如人参、枸杞子、核桃仁、芝麻、山药、芡实等，少食精制糖及其制品，减少膳食中盐的含量。保持良好情绪，指导患者有意识记一些东西，如喜欢的歌词、自己的经历等。

（3）食疗方：山楂何首乌熟地黄炖猪脑、核桃仁枸杞子山楂汤。

4. 痰湿蒙闭

（1）施护原则：燥湿化痰。

（2）护理措施：指导患者以二陈汤加竹沥、姜汁等。多食白萝卜、海蜇、荸荠、白果、枇杷、大枣、薏苡仁、红小豆等。少吃过油、过甜、过咸等重口味食物、少喝饮料、酒类，且每餐不宜过饱。指导患者多用脑，经常看新闻、电视、电影，听音乐，下象棋、围棋，坚持散步、慢跑、各种舞蹈、球类等活动。

（3）食疗方：田七党参黄芪炖鸡汤、天麻山楂荷叶排骨汤。

（三）护理常规

1. 起居护理

（1）基础护理：保持病房整洁安静、保持病床干燥、平整，患者常用物品放在显眼靠近患者的地方，以利于患者随时使用。注意保暖，预防感冒，防止各种感染，尤其肺部感染及尿路感染；保持口腔清洁卫生，加强皮肤护理，预防发生褥疮感染。痴呆老人的大小便往往不能自理，有的可能伴大小便失禁，要做好二便护理。

（2）生活起居应有规律：保证充足的睡眠，特别是精神兴奋型患者，可以给予小剂量的安眠药，或给予中药汤剂口服以安神助眠。平时衣着宜适中，室温宜偏凉。抑郁性大多喜卧多寐，应调整睡眠，白天多给一些刺激，鼓励患者做一些有益、有趣的手工活动及适当的体育锻炼。

2. **饮食护理**　饮食多样化，不宜过饱。给予高蛋白、高维生素、高纤维、低胆固醇，低脂肪、低糖、低盐清淡易消化饮食。宜多食富含卵磷脂的食物如蘑菇、大豆类制品，是神经细胞代谢修复的重要物质；多食各类坚果，花生、核桃、松子、榛子、葵花籽等，也含丰富的亚油酸，有很好的保护神经细胞的作用；多食含纤维丰富的谷类、麦类、燕麦、芹菜、黄花菜、苹果等富有维生素的蔬菜、水果。忌烟酒，咖啡、浓茶。老年人咽反射迟钝，很容易发生噎食或呛食，甚至造成窒息。因此，老人进食时必须有家属在旁照看，或慢慢地一口一口地喂食。不能经口进食者及早鼻饲。

3. **安全护理**　年龄越高的老年人其痴呆症状往往越严重，由于反应迟钝，有的老人会伴有共济失调，走起路来很不稳，容易跌倒和摔伤，甚至发生股骨颈骨折或髋关节脱位。所以老年人活动时，应有家属扶持或关照，居住在高层楼房的痴呆老人，更应防止坠楼等意外。要让他们远离危险品，如热水瓶、尖锐器械、电源、煤气、化学物品等。床旁要加床栏以防坠床；在患者口袋里放家人的联系方式，预防走失。

4. **情志护理**　此病易受忧郁、悲伤、愤怒等不良情绪的影响，因此合理的情志调理，可使肝气和顺，心神宁静，脏腑气血调和，利于疾病的康复。护理人员应该掌握患者的心态，用良好的语言表情、态度和行为去影响和安慰患者，建立相互信任的护患关系，帮助患者调整不良心态，促进疾病康复，提高生活质量。

5. **用药指导**　对药物要严加保管，服药前去除外包装。老年人用药易发生副反应，而痴呆患者反应迟钝，缺乏主诉，病情变化时不易被发现，应注意观察患者用药后出现的细小变化和症状，发现药物的毒副反应，立即停药并向专业医生求助。

6. **功能锻炼**　由于血管性痴呆患者呈进行性丧失生活能力，护士要根据痴呆患者身体的自理程度，让他们尽可能独自完成洗脸、刷牙、进食、更衣、整理床铺等日常活动，为其制定适宜的锻炼计划，如上下楼梯、散步，以通过日常活动增强新陈代谢，加速血液循环，改善脑部的血液供应状态，延缓病情进展。平时护理人员要协助强化患者的语言和记忆功能，经常和患者一起回忆和重复有趣的故事和往事，一起做游戏，由简单到复杂反复训练，可延缓病情发展，越早训练越好。

（四）中医技术应用

1. **穴位贴敷**　清代徐大椿曾说："汤药不足尽病……用膏药贴之，闭塞其气，使药性从毛孔而入其腠理，通经活络，或提而出之，或攻而散之，较服药尤为有力。"贴敷药物直接作用于体表穴位或表面病灶，使局部血管扩张，血液循环加速,起到活血化瘀、清热拔毒、消肿止痛、止血生肌、消炎排脓,改善周围组织营养的作用。还可使药物透过皮毛腠理由表入里,通过经络的贯通运行,联络脏腑,沟通表里,发挥较强的药效作用。正如《理瀹骈文》所言:"切于皮肤,彻于肉里,摄入吸气,融入渗液。"并随其用药,能祛邪、拔毒气以外出,抑邪气以内清;能扶正,通营卫,调升降,理阴阳,安五脏;能挫折五郁之气,而资化源。黄芪补气升阳,健脾利水;石菖蒲化痰湿,开窍,和中辟秽;川芎有活血行气、祛风止痛、行气开郁的功效。三者多具辛味,在温热环境中特别易于吸收,由此增强了药物的作用,药物外敷于穴位上则刺激了穴位本身,激发了经气,调动了经脉的功能,使之更好地发挥了行气血、营阴阳的整体作用。

具体方法:选取黄芪、石菖蒲、川芎,混合研磨成细末,三种药按 1∶1∶1 加黄酒,做成药丸状,贴敷大椎、神门、足三里、三阴交。

2. 耳穴压豆　痴呆是由肾虚髓亏,神机失用所导致的一种神志失常的疾病。发病以肾虚髓海不足为本,涉及心、肝、脾、肺四脏,其病位在脑,属本虚标实,虚实夹杂。肾精是构成脑髓的基本物质,肾中精气充盈,则髓海得养,脑的发育就健全,而充分发挥其精明之府的生理功能;反之,肾中精气不足,则髓海失养,而形成髓海不足的病理改变。围绕"补肾填精、健脑益智"的治疗原则,开展耳穴压豆对治疗血管性痴呆的发生、发展具有重要作用。"耳者,宗脉之所聚也"。根据患者的临床表现进行辨证论治,选择相应的穴位,进行耳穴压豆治疗。一般取心、肾、额、皮质下、神门等耳穴,并随症加减。刺激其相应的反应点及穴位,通过经脉的循性,可起到"补肾填精,益气健脑增智"的目的。

具体方法:以王不留行籽耳贴,贴在皮质下、心、肾、额、神门等穴位,并随症加减。刺激其相应的反应点及穴位,每日按压 3 次,至有胀感为度,双耳交替,每 2 日交替 1 次,连续 12 周。

3. 艾灸　中医学素有"老人多瘀,久病多瘀,虚久致瘀"的说法,其因在于老年人随着五脏和气血的运动功能减弱,必然出现血液停滞,形成瘀血。若脏腑阴阳失调,气机逆乱,血液则随气奔走于上至脑络,形成瘀血,阻滞气血正常运行,脑髓失养,神明失常,发为呆病。唐宗海在《血证论》中提出:"又凡心有瘀血,亦令健忘……血在上则浊蔽而不明矣。"《医林改错》中指出:"癫狂一症,乃气血凝滞,脑气与脏腑气不相接,如同作梦一样。"灸法《灵枢·官能》记载:"针所不为,灸之所宜。"艾灸施于穴位,可以激发经气,起到调动经脉的功能。

具体方法:以艾盒法艾灸双肾俞,艾灸距离皮肤 2cm,每穴灸 10min,每日 1 次,每周 6 次,连续 12 周。

4. 穴位按摩　穴位按摩是以中医理论为基础的保健按摩;以经络穴位按

摩为主，其手法渗透力强，可以放松肌肉、解除疲劳、调节人体功能，具有提高人体免疫能力、平衡阴阳、疏经活络，通畅气血，达到醒脑安神、通利关窍、增进智力的目的。

具体方法：循经取穴，常取关元、百会、足三里、涌泉、内关、外关、劳宫、风池等穴，采用一指禅推法、拇指按法、点法、揉法等手法按摩以上穴位，每次15~20min，每日2次，以穴位出现酸、沉、麻、胀感为度。采用由轻至重、由慢至快、循序渐进的方法进行，各手法交替使用。

5. **刮痧疗法**（图9-1）《素问·皮部论》说："凡十二经络脉者，皮之部也"。皮部之经络的关系对诊断、治疗疾病有重要意义。《素问·皮部论》："皮者脉之部也，邪客于皮则腠理开，开则邪入客于络脉，络脉满则注于经脉，经脉满则入舍于腑脏也。"指出病邪由外入内，经皮、肌肉通过运用刮痧板为工具配用多种手法作用下得以舒展，从而解除其紧张痉挛，以消除疼痛。刮痧也可调节肌肉的收缩和舒张，使组织间压力得到调节，以促进刮拭组织周围的血液循环。增加组织流量，从而起到"活血化瘀""祛瘀生新"的作用。

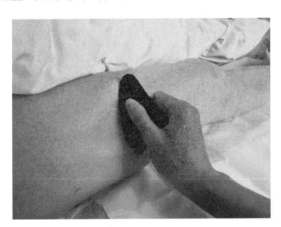

图9-1 刮痧疗法

具体方法：痴呆患者早期采用刮痧可以疏通任督二脉及肝、肾、心、脾四经气血。刮痧的重点在头、背部，顺序为沿督脉由神庭至哑门，由大椎至长强，沿足太阳膀胱经由眉冲至天柱，由大杼穴至秩边，沿胆经由颔厌至风池。操作时刮板下压要有沉重感，力度、速度均要匀实。头部刮痧每日1次，每次30min；背部刮痧每7日1次，15日为1个疗程。

6. **八段锦** 血管性痴呆患者多体质较弱运用八段锦的呼吸法、意念法和姿势法既可增加气的生成，又可减少气的消耗，有利于静养正气，扶正祛邪。

具体方法：双手托天理三焦，左右开弓似射雕，调理脾胃须单举，五劳七伤往后瞧，摇头摆尾去心火，两手攀足固肾腰，攒拳怒目增气力，背后七颠百病消。动作要求全身放松，缓慢柔和，意守丹田，排除杂念，进行呼吸，并配合默念有利于健康的字句，如"静则病除"等，达到吸气绵绵、出气微微的要求。针对练习者心理失衡状态，可选意念为主的练习。如平衡能力下降，可选下肢动作为主的练习。每日1次，每次20～30min。

六、卒中后抑郁

中风后抑郁是中风后严重并发症之一，患者表现言语减少、情绪抑郁、睡眠障碍、兴趣缺失、食欲减退、行为能力的主动性降低、不配合康复治疗等一系列消极行为。中风是因气血逆乱、脑脉痹阻或血溢于脑所致，因其发病急，疾病进展快，致残率及病死率极高，预后差，故多数患者会发生心理变化，甚至伴随抑郁症状。卒中后抑郁作为卒中后常见并发症，其发病率高达10.43%～34%，对患者社会交往、生活质量及认知功能造成极大影响，不利于患者神经功能恢复，久而久之形成恶性循环。

中风后抑郁是"因病而郁"，是为"中风"后之变证。其见于"中风""郁证""郁病"等范畴，属中医学"郁证"与"中风"之合病。因其患者不能接受现实，情绪低落，忧思悲哀，肝气郁结不得宣泄，乃至气血郁遏。又遇肝肾亏虚，精血黯耗，髓海失养，肝气郁滞，元神受扰，致郁发生。《黄帝内经》提出五脏主五志，对应喜怒思悲恐五类情志。《古今医统大全郁证门》曰："郁为七情不舒，遂成郁结，即郁之久，变病多端"。由此而知，凡由气机郁滞，脏腑功能失调而致的心情抑郁，情绪不宁，胸部满闷，胸胁胀痛，易怒易哭，咽中异物感等症为郁病。《灵枢•百病始生》曰："喜怒不节则伤脏"。怒伤肝，喜伤心，思伤脾，忧伤肺，恐伤肾。人体长期处在情志失调状态必将导致脏腑功能紊乱，脏腑功能失常导致气机运行障碍、痰火瘀等。

（一）辨证分型

1. **肝阳暴亢**　性情急躁易怒，胸胁胀满，口苦而干，或头痛目赤，耳鸣，或嘈杂吞酸，大便秘结，舌质红，苔黄，脉弦数。

2. **气虚血瘀**　情绪不宁，心悸健忘，头晕耳鸣，腰酸，失眠多梦，五心烦热，盗汗，口咽干燥，舌红少津，脉细数或沉细。

3. **风痰瘀血**　精神抑郁，胸部闷塞，胸胁胀满，咯吐痰涎，头胀闷痛，舌质淡黯或紫黯，苔白腻，脉弦滑。

（二）辨证施护

1. **肝阳暴亢**

（1）施护原则：平肝潜阳、活血通络。

（2）护理措施：初病时卧床休息，注意保持肢体功能位；饮食调护中，嘱患者多食芹菜、苦瓜、菠菜、玉米及蔬菜水果，保持大便通畅，防止用力排便诱发本病。大便秘结者可用开塞露纳入肛门，必要时用番泻叶 8g 泡茶服用。保持环境安静，多关心体贴患者，鼓励其树立信心，积极配合治疗，避免不良刺激，以免引起中风。

（3）食疗方：牡蛎鲫鱼汤、枸杞猪肝瘦肉汤。

2. 气虚血瘀

（1）施护原则：益气养血、化瘀通络。

（2）施护措施：去枕平卧，头偏向一侧，以利气血上荣，清气上升，同时保持肢体功能位；饮食调护中，多食红枣、黑米、猪肝、阿胶、花生、黑芝麻等益气养血食物。

（3）食疗方：党参玉竹猪腱汤、红枣枸杞鸡煲。

3. 风痰瘀血

（1）施护原则：祛风化痰、活血通络。

（2）施护措施：初病时卧床休息，注意保持肢体功能位；顺应四时气候变化，注意保暖，防外感风邪而复染。饮食调护中，食清淡而富有营养的食物，如萝卜、葱白、木瓜、莲藕、赤小豆、莲子、百合等。

（3）食疗方：丝瓜豆腐鱼头汤、萝卜蜂蜜饮。

（三）护理常规

1. 起居护理 指导患者合理休息，保持病室安静、整洁、舒适。当患者出现明显睡眠障碍时，可按医嘱于睡前行按摩涌泉穴、中药足浴等助眠治疗，必要时按医嘱予催眠药物口服以改善患者失眠症状；对绝对卧床患者，尽量给予气垫床，并定时翻身、拍背，检查受压部位皮肤有无褥疮，并予适当按摩，同时给予防坠床、跌倒等安全知识宣教。

2. 饮食护理 尽量避免高胆固醇和富含饱和脂肪酸类食物的摄入，多吃优质蛋白，如奶制品、蛋清、鱼类等；多吃富含 B 族、C 族维生素的食品，多吃新鲜应季的水果和蔬菜。控制盐的摄入，以控制血压、血糖、血脂。气虚血瘀患者饮食宜为补气益气之品；肝阳暴亢患者饮食宜甘凉；风痰瘀血患者饮食宜清热化痰之品。

3. 用药护理 按医嘱指导患者按时服药，中西药同服时，两者间隔 0.5～1h；根据中药配方与功效，汤剂一般都宜饭后温服。

4. 控制中风的症状 取相应治疗穴位进行穴位按摩。半身不遂症状，取穴（均为患侧）：上肢取尺泽、极泉、合谷等，下肢取足三里、阳陵泉、委中等；手足拘急症状，取穴（均为患侧）：上肢取尺泽、极泉、合谷等，下肢取足三里、阳陵泉、委中等；眩晕头痛症状，取风池、百会、太阳、曲池、内关等；言语謇涩症状，取大椎、哑门、承浆等。

5. 情志护理 ①耐心向患者讲解疾病的基本知识，消除患者的恐惧心理或不重视心理,指导其按时服药,保持病情稳定;②护理人员主动介绍患者入院有关情况,帮助其适应陌生环境引起的生活不习惯,克服疾病和治疗引起的紧张或忧虑,帮助解决其疑虑和困难,积极配合治疗;③中风患者大多瘫痪在床,精神上压力大,考虑生活和预后,要主动热情讲清中风的治疗、病程和预后转归等,全面了解病情,也可请治疗效果好的患者进行现身说法,指导患者改变不良生活习惯,鼓励其积极配合医生治疗康复,早日回归家庭和社会;④对脾气暴躁易怒的患者,更要真诚接受患者诉说,态度和蔼可亲,语气轻重适宜,待其情绪安定后再慢慢进行劝导和安慰;⑤中医把"喜怒忧思悲恐惊"称为七情,故以中医"七情"理论为基础,通过音乐疗法、言语开导、移情法等缓解患者恐惧、焦虑、悲观情绪。

（四）中医技术应用

1. **穴位按摩**　在中医基础理论的指导下,选取肝俞、内关、百会以及胆俞等穴位,开展穴位按摩,可以达到安神定志、宽胸理气、改善患者抑郁状态的效果。

具体方法:根据患者主诉及舌象、脉象辨证取穴:主穴选取百会穴和神门穴,肝郁脾虚者配脾俞、足三里、三阴交穴,肝郁气滞者配肝俞、胆俞、三阴交穴,心脾两虚者配心俞、脾俞、足三里、内关穴,肝肾阴虚者配肾俞、劳宫穴。每穴按摩2～3min,共按摩15min左右,每天上午、下午各1次。按摩手法以点按、点揉交替进行,采取虚则补之即轻柔手法,实则泄之即重压手法,虚实夹杂则轻重交替原则进行,力度以患者感到酸、麻、胀和重为准。按摩时患者体位得当,以按摩部位舒适放松为标准,患者大怒、大喜、大恐、大悲等情绪激动的情况下切勿立即按摩。

2. **精油芳香疗法**　中医自古有"芳香开窍"的说法,芳香精油具有温热和寒凉之分,寒凉属性的精油,可以促进机体血管的收缩,使机体的精神处于兴奋状态,能够提神醒脑,缓解疼痛;温热属性的精油能够使机体的血管舒张,对身体有接通、放松的作用,使人开朗愉悦、精神放松。薰衣草精油属性温和,具有缓解紧张、助睡眠、抗焦虑抑郁的功效。芳香气味联合穴位按摩,利用传统中医经络学说与触摸疗法的有效结合,从而能够通达气血、调和脏腑、平衡阴阳,发挥宁心安神、醒脑开窍之功效,从而缓解抑郁症状,提高患者生活质量。

具体方法:①调制穴位按摩用油,由操作者每日上午、下午操作前用带刻度连有滴管的10ml玻璃调配瓶,每10ml阿芙葡萄籽油加入5滴蒸馏法提取的阿芙薰衣草单方精油,摇匀备用;②双手拇指沾1滴调配好的稀释后精油按摩每一穴位,按摩及干预方法同穴位按摩法;每晚睡前(21时左右),患者额头、手掌、耳后分别给予1滴阿芙薰衣草单方精油,涂抹均匀,并滴2滴精油于干棉球上，放于患者枕套里，次日晨取出。

3. 耳穴压豆 通过刺激与脏腑相对应的耳部穴位有调节脏器之功能。研究认为中经络患者神志清醒，心志易受自身病情发展左右，如遇情志不舒，气机不畅，易发为郁证。耳穴压豆通过局部神经穴位刺激，强化患者主观意识，调节体内气机顺畅，情志安逸，改善抑郁状态。中风后抑郁应属中医学"郁证"范畴，主要病因是五脏气血失调、肝肾阴虚，而神门、脑、内分泌、耳背肾、肝5个耳穴，均有行气活血、补益肝肾的作用，

具体方法：选取神门、脑、内分泌、耳背肾、肝5个耳穴，用酒精棉球在所选耳穴处擦拭消毒后，左手手指托持耳廓，右手用镊子夹取割好的方块胶布，中心粘上准备好的王不留行籽，对准穴位紧紧贴压其上。嘱患者或其家属每日揉按5次，每次5min。两耳交替贴用。

4. 中药外敷 药物组成：柴胡20g，川芎20g，香附30g，乌药30g，艾叶30g，佩兰30g，石菖蒲30g，灯心草30g，玫瑰花50g，首乌藤50g，合欢花80g。将上述药物装进药包中，贴敷在项部膀胱经与督脉，实际经络定位以骨度分寸尺为准，以保证定位的准确性。每日1次。

《理瀹骈文》载"外治之理即内治之理，外治之药即内治之药，所异者法耳"。应用中药外敷治疗即为外治之理，效如内服。药包中的柴胡为主药，具有疏肝解郁之效；川芎与乌药相配，一为活血，二为行气，气血通畅，则情志可调；香附具有理气解郁的作用；艾叶具备温阳通络的作用；石菖蒲具备开窍豁痰、醒神益智的作用；佩兰可解热开窍；灯心草能清心火；玫瑰花可缓解疲劳、止痛；另外首乌藤与合欢花具有养心、安神、宁神之效。诸药合用，共奏健脑安神、清心解郁的效果。以上药物味多芳香，嗅之亦可醒神开窍，头为诸阳之会，脑为元神之府。采取经穴外敷的用药方式，效果更为理想，这主要是因为在大椎穴、风池穴等重要穴位予以药包外敷，可起到调和气血、疏通经络，激发机体潜能的作用，同时还能强化机体的免疫力。

5. 中药药氧疗法 中医学认为中风后抑郁属于"郁证"范畴，其既有情志不畅的特点，又有中风的特点，中风后郁证与中风相关，是在中风脏腑失调，风、火、痰、瘀交结的基础上，又因肢体偏瘫等因素思虑悲忧，气机郁滞，肝失条达所致。故在治疗上以疏肝解郁、理气活血为治疗原则。药氧疗法是把药物、氧气、雾化技术有效结合起来的新型疗法，氧气与药物雾化微粒同时吸收，可以透过许多单纯药物不能通过的血-脑屏障，进入脑组织。氧气吸入可以激活脑组织细胞，增加供血供氧量。芳香走窜类中药具有吸收快、分布快而广、消除迅速等药代动力学特征，具有兴奋、开窍醒神作用。药氧药液由川芎、薄荷、玫瑰花、石菖蒲、檀香组成，其中川芎为活血化瘀要药，具有显著抗血小板凝聚的作用；薄荷具有清利头目、疏肝解郁、芳香辟秽之效，其中薄荷

油具有强烈的穿透性，能够反射性地引起深部组织血管变化，调整血管舒张；石菖蒲、玫瑰花、檀香芳香走窜，通络醒脑；药液随低流量氧吸入，在发挥氧气对脑细胞作用的同时，可有活血化瘀、理气开郁之效。

具体方法：将川芎、薄荷、玫瑰花、石菖蒲、檀香各 10g，浓煎成 40ml 药液，倒入吸氧用的湿化瓶中，将医用氧接入雾化器风门处，患者经鼻吸入氧气同时，吸入流经湿化瓶中的药液。氧气流量为 2L/min，每日吸入 2h，每日 1 次，共治疗 6 周。

七、便秘

便秘是指大肠传导失司，导致大便在肠内滞留过久，排便周期延长，或粪便干结，排出困难，或经常便而不畅的病症，是临床上常见的消化系统症状之一，与脾胃肝肾等脏腑功能失调有关。中医认为，阳明胃热过盛，热灼津液，津伤液耗，肠道失润，脾气不足，则气虚而传送无力，肝气郁结，气机壅滞，则气内滞而物不行，气郁化火，火邪伤津，肠道失调。肾开窍于二阴而恶燥，又主五液，肾阴不足，则肠失濡润，肾阳不足，则阴寒凝滞，津液不通。故四者功能失调，皆为便秘之因。便秘日久会使患者失眠多梦、抑郁、易怒、心理障碍等。

老年中风患者由于卧床、饮食改变、胃肠功能减退及情绪焦虑、抑郁等诸多因素导致便秘。有文献显示，约有半数中风患者可有便秘发生。由于患者排便费力，可导致再次发生脑血管意外及心肌梗死等病情加重情况。目前临床上治疗便秘方法很多，常以导泻药物缓解便秘，但长期服用会导致"泻药依赖"，而且副反应多，治标不治本。中医强调"急者治标，缓者治本"，中医护理治疗对中风后便秘有比较大的优势。

（一）辨证分型

便秘在临床上分为实、虚两大类型。

1. **实证** 病因多为阳盛体壮，平素过食辛辣、烧、烤、炸等厚味，致胃肠积热；或外感热病传里结于大肠，造成大便干燥坚硬或忧愁思虑，情志不舒，致气机郁滞，津液不布，肠腑传导失常而便秘。

（1）肠胃积热：症状为大便干结，腹胀腹痛，面红身热，口干口臭，心烦不安，小便短赤，舌红，苔黄燥，脉滑数。

（2）气机郁滞：症状为大便干结，或不甚干结，欲便不得出，或便而不爽，肠鸣矢气，腹中胀痛，胸胁满闷，嗳气频作，食少纳呆，舌苔薄腻，脉弦。

（3）阴寒积滞：症状为大便艰涩，腹痛拘急，胀满拒按，胁下偏痛，手足不温，呃逆呕吐，舌苔白腻，脉弦紧。

2. **虚证** 病因多因年老体衰，或病后、术后、气血两亏，致脾虚运化无权，肠道传送无力，血亏津少，不能濡润肠道或下焦阳气不足，阴寒凝结，肠道腑气受阻导致便秘。

（1）气虚：症状为粪质并不干硬，虽有便意，但临厕努挣乏力，便难排出，汗出气短，便后乏力，面白神疲，肢倦懒言，舌淡苔白，脉弱。

（2）血虚肠燥：症状为大便干结，面色无华，心悸气短，失眠多梦，健忘，面色、口唇、指甲淡白无华，舌淡苔白，脉细。

（3）阳虚：症状为大便干或不干，排出困难，小便清长，面色白，四肢不温，腹中冷痛，得热则减，腰膝冷痛，舌淡苔白，脉沉迟。

（二）辨证施护

1. 肠胃积热

（1）施护原则：泻热导滞、润肠通便。

（2）护理措施：饮食以清淡为主，宜多食粗纤维及凉性水果蔬菜，如芹菜、冬瓜、梨、葡萄等，忌羊肉、狗肉、驴肉等热性食物及烟酒，禁食辛辣厚味。每天清晨饮一杯凉白开水，润滑肠道，刺激肠蠕动。平时多饮水，有泄热润便的作用。观察舌苔情况，如舌苔红燥，可用番泻叶适当泡水饮用以清热通便。老年人排便动力不足时用甘油等润滑性泻药剂，尽量不用液体石蜡，因液体石蜡可由肠壁吸收而在身体各组织沉积。因热结于内，患者易怒，故病室应保持凉爽通风，安静，光线柔和，避免强光和噪声刺激，配合针刺天枢、中脘、足三里等穴。

2. 气机郁滞

（1）施护原则：顺气导滞。

（2）护理措施：情志不畅，肝气不舒是致病原因，故应调理气机，宣肺降气，水道通调。多关心体贴患者，了解其心理活动，给予劝导，做好家属工作，避免不良刺激，保持心情舒畅。鼓励患者在病情允许的情况下多运动，促进气机通畅。饮食上适当吃些调气食物，如佛手、柑橘切片冲水喝。避免辛辣油炸食品，禁酒水。养成晨起排便的习惯，便前按摩迎香穴或足三里。腹胀不下行者，可口服木香顺气丸或热敷肚脐，也可热敷腹部或艾灸天枢、关元、气海等穴，针刺可取穴大肠俞、天枢、中脘，用泻法。

3. 阴寒积滞

（1）施护原则：温里散寒、通便止痛。

（2）护理措施：保持环境温暖，避免寒邪侵袭，尤应注意腹部及足底保暖。饮食以热性食物为主，多食羊肉、驴肉、狗肉及热汤，忌食生冷瓜果。每天用热水泡脚 20min，热水袋热敷肚脐周围，不但能够缓解腹痛并有温暖下焦有利肠道传导的作用。排便前双手搓热敷在肚脐上，能减少排便时间。汤药加热服用，有温中散寒的作用。针刺可取穴肾俞、大肠俞、上巨虚，用补法，并灸神阙、气海以温通下焦。

4. 血虚肠燥

（1）施护原则：养血益气、润肠通便。

（2）护理措施：病室宜温暖，安静，避免刺激。饮食宜补气、养血之品。

（三）饮食原则

1. **高纤维饮食**　多食新鲜蔬菜，每天加食糠皮、麦麸等，可增加饮食中纤维的摄入量，以扩充粪便体积，促进肠蠕动，减少便秘的发生。

2. **大量饮水**　尤其在食用高纤维食品时，每日至少要喝 8 杯水。特别是晨起喝一杯淡盐水，对保持肠道清洁通肠、软化粪便大有益处。

3. **适量食用产气蔬菜及有软化作用的果胶食品**　产气蔬菜如马铃薯、萝卜、洋葱、黄豆、生黄瓜等，气体在肠内鼓胀能增加肠蠕动，可下气利便。果胶含量多的食品，如苹果、香蕉、胡萝卜、甜菜、卷心菜、柑橘等可软化大便，减轻症状。

4. **常使用蜂蜜、淀粉**　经常食用蜂蜜和淀粉会减少便秘的发生，蜂蜜对肠道有润滑作用，淀粉可吸收水分使粪便软化。

5. **增加 B 族维生素食品**　增加 B 族维生素食品的供给，尽量选用天然、未经加工的食品，如粗粮、豆类、酵母等，以增强肠道的紧张力。

6. **不宜选择的食物**　避免食用刺激黏液腺分泌的食物，如乳制品、含脂肪高的食物和加香料的食物。

（四）食疗方

1. 桂花糖 10g，荸荠 500g，枣泥馅 150g，加面粉、淀粉、白糖各适量，制成饼状，蒸制食用。

2. 白萝卜 500g，洗净，切碎，加水煎汤，服用时兑入适量蜂蜜。

3. 将新鲜的马铃薯捣烂，加适量冷开水挤汁，每日早晚各服 1 杯，连服 2～3 周。

4. 猪里脊肉 60g，洗净切丝，加香油略炒后，加入粳米 100g，加水适量煮粥，待熟后加入调味品食用。

（五）中医技术应用

1. **腹部穴位按摩**　腹部穴位按摩可疏通经络，调节阴阳，发挥扶正祛邪之功，通过经络传导反射，可促进胃肠道蠕动功能的改善，减轻便秘症状

（1）具体方法：患者排空膀胱之后仰卧，暴露腹部，用右手掌以脐部中心顺时针和逆时针方向对腹部揉按各 80 次，并用双手拇指对两侧天枢穴和气海穴进行点压 3min，再用右手大鱼际从乙状结肠近端到远端推揉 60 次，从轻到重，每天 1 次。

（2）穴位按摩及时辰护理：按照脏腑经脉及子午流注中十二地支的配合，选择穴位进行按摩治疗，一个时辰流注一经，气血流入旺盛时，增加对穴位刺

激，促进血液运行。

2. **排便训练** 为消除抑便意识，需要指导卧床患者练习床上排便；按压肛门刺激肛门括约肌，指导患者每天定时做缩肛运动，模拟排便过程。

3. **耳穴压豆** 病变在大肠相应的穴位，观察组取穴便秘点、大肠、脾。便秘点可促进肠胃蠕动，消除便秘；大肠有清热洁腑，调理肠胃，治疗大肠气机不畅等功能；脾主运化，有化五谷，滋养五脏，调整肠道传导气机之效；三焦有疏通水道，泻热通便的作用。在以上穴位进行埋豆按压，能调节大脑皮质功能和胃肠神经功能兴奋性，促进肠蠕动功能，改善便秘症状。耳穴压豆是中医学独具特色的外治法之一，因其操作方法简单易行、价格实惠、疗效安全可靠而广泛运用于临床。

耳穴压豆具体操作如下：①取穴：便秘点：耳轮内侧上方；大肠：在耳轮脚上缘的内 1/3 处；脾：耳甲腔后上方，在耳轮脚消失的部分上后方的下缘处，即耳甲 13 区；三焦：耳甲腔底部，内分泌内侧，耳孔外。②操作：耳廓用 75% 乙醇棉球消毒，用耳穴探针寻找反应点，然后将王不留行粘贴在各穴位上，用食指和拇指循环耳前后按压，手法由轻到重，至患者出现酸、麻、胀、痛为"得气"。指导患者每日按压 3 次，每次 3min，王不留行籽每 3 日更换一次，如有潮湿和脱落随时更换，更换同时进行宣教，双耳交替。

4. **穴位贴敷** 中风后便秘者多因痰热腑实证的毒热内胜、肺热移于大肠，耗伤津液，导致肠道燥热，大便干结。久病后，素体气虚不能推动大便而出，大便在大肠日久则干燥难解。日久伤及脾胃则气更虚，气虚则水湿停滞郁而生热，湿热内生，则清阳不升，浊阴不降，上下不通，便秘更重。有研究认为中风后便秘总的病机为虚实夹杂，气虚为本，腑实为标。治疗应以急下通腑泄热，后补气健脾，助运化。

具体方法：①前 3 天以急下通腑泄热为主：取穴神阙、中脘，取等量大黄、芒硝、厚朴研成细末，取适量醋调为糊状抹于穴位贴敷贴敷于上两穴位，每日 1 次，次日换药。②第 4 天起，予以补气健脾：加穴位足三里、关元，黄芪研细末，与上同法取适量醋调，敷于此两穴，每日 1 次，次日换药。大便通后神阙穴不再贴。大黄、芒硝泻下通便，治燥实，厚朴行气散结，治痞满；神阙穴是奇经八脉之一任脉上的一个重要穴位，刺激该穴能通过脐部的经络循行速达病所，起到疏通经络，条达脏腑，泄热通便的作用。三药结合作用于神阙，泻下行气并重，泻热通腑；黄芪补气健脾，足三里可调理脾胃、扶助正气，关元穴又是小肠的募穴，促进肠蠕动及精血化生。中药的药性透皮吸收作用于胃肠道，起到通便的作用。

贴敷方①：大黄、芒硝、厚朴等量研成细末，适用于实秘。贴敷方②：吴茱萸、白术、火麻仁、枳实、艾绒、花椒、龙眼肉等，适用于虚秘。

5. **艾灸**（图 9-2）　中医认为中风发病于脑，发病根本为本内伤积于内，又逢外邪侵体，未劳逸结合，或暴饮暴食或酗酒，情志皆伤，遂脏腑阴阳、气血失衡，肝阳暴增，肝火暴涨，内风旋动而夹痰夹火，穿行经脉，清窍为火、痰浊蒙蔽。中医认为中风后多卧床，外邪内侵并阻于中焦，化热、燥为腑实之证，中焦降浊升清功能丧失；大肠主津，承胃之气，胃乃气血生化之源头，主降，若胃其不降且于中焦停滞，则腹胀气满，日久终成便秘。气虚便秘则是大肠气虚而无力传送大便，肠道血虚干涩，糟粕久滞，燥屎内结于肠，气逆乱阻滞，可致痰瘀阻窍，加重梗死。艾灸能行气活血、通经络、升阳补气。

（1）具体方法：取天枢、关元、气海、上巨虚、支沟、大横、双侧足三里，6次1个疗程，间隔1日进行下个疗程，共治疗2个疗程。

（2）方解：取穴气海作为主穴，为生气之海，主生阳气；取天枢具有降浊升清之意，能调中和胃，疏通大肠，增加肠蠕动；大横穴为脾经穴，能除湿散结，调通胃肠，善于治疗便秘、腹痛。与支沟穴、上巨虚诸穴合用，能温经通络，补气血，调节阴阳，扶正祛邪，改善便秘中医症状。

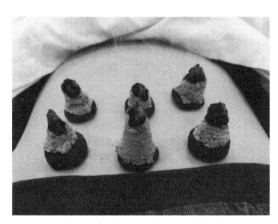

图 9-2　艾灸

八、肩手综合征

肩手综合征现又称作反射性交感神经营养不良综合征（reflex sympathetic dystrophy，RSD），多出现于脑卒中后 1～3 个月，发生率 12.5%～74.1%，多与早期不正确的运动，损伤肩腕关节，患手静脉输液不当及末梢血流增加有关。一般认为其发生机制是脑卒中后大脑皮质和皮质下或传导束受限，引起血管运动神经麻痹，导致局部水肿，而肌肉泵的作用减弱，不能消除水肿、疼痛、关节活动受限及交感神经系统的作用随后形成恶性循环亦可促进肩手综合征的发生。本综合征以脑中风后瘫痪上肢局部肌肉、关节疼痛、肿胀，屈伸不利为特征,其症状类似于中医"痹证"。

其病因病机有所不同,《临证指南医案》云:"精血衰耗,水不涵木……肝阳偏亢,内风时起。"《丹溪心法》云:"中风大率血虚有痰……湿土生痰,痰生热,热生风也。"《医林改错》称中风后"因虚致瘀",指出中风病机以肝肾阴虚,气血不足为本,风、痰(痰热、痰湿)、热、瘀为标,风夹痰、热、瘀走窜,阻滞经络致肢体偏废,气血凝滞,血脉受阻,枢机不利,不通则痛。气不利则为水,水性趋于下,泛溢肌肤而致水肿。而气血不足,血行不畅,滞而为瘀,筋脉失荣失养而致肩、手痿废不用。

1. **艾灸** 肩手综合征多是由于患者偏瘫后,患肢运动功能降低,活动障碍,肩手久处不动,以至阴寒内聚,经脉凝滞收引,气血闭阻不通所致。入夜阴气旺,故多入夜痛甚,而白昼阳气偏旺,患肢活动后,阳气得以布散,从而疼痛相对减轻。灸法是中医学的外治法之一,具有温散寒邪,温通经络,活血逐痹,回阳固脱,消瘀散结等功效。《灵枢·官能》曰:"针所不为,灸之所宜。"《医学入门》云:"凡病药之不及,针之不到,必须灸之。"《针灸易学》有:"气盛泻之,气虚补之,针所不能为者,则以艾灸之。"《名医别录》云:"艾味苦,微温,无毒,主灸百病。"《医学入门》言:"寒热虚实,皆可灸之。"《针灸问对》不但记载灸法的适应证,而且记载灸法的作用机制,"虚者灸之,以火气助元阳也;实者灸之,使实邪随火气自散也;寒者灸之,使真气复温也;热者灸之,引郁热之气外发,火就燥之义也。"《神灸经纶》云:"灸者温暖经络宣通气血。使逆者得顺,滞者得行……"所以取多气多血手阳明经穴为主,辅以手太阳、少阳经穴,施以艾灸以达温阳益气、宣通经脉、行水消瘀。施灸之材料艾叶于《本草从新》中记载:"艾叶,苦辛,生温,熟热,纯阳之性,能回垂绝之阳,通十二经,走三阳,理气血,逐寒湿以之灸火,能透诸经而除百病。"这说明艾的药性可通过体表穴位,渗透到体内,起到治疗作用,故而艾灸的温热作用,能使凝滞闭阻的经脉得以温通舒畅。

《素问·调经论》曰:"血气者,喜温而恶寒,寒则泣不能流,温则消而去之。"所以,艾灸治疗偏瘫引起之肩手综合征不失为一种有效的方法。同时,现代研究认为,艾灸可以提高局部气血流量,升高局部温度,缓解局部痉挛症状;艾叶中含有多种药物成分及强烈的挥发物质,燃烧时药力可透入人体或吸入体内;艾灸可提高白细胞及淋巴细胞的活动率,增强人体细胞及体液免疫能力;艾灸还可以刺激人体液发生改变,有增强肾上腺皮质激素分泌及胸腺细胞活力的作用。故而艾灸在肩手综合征康复治疗中具有使用方便,副反应小,作用快捷,疗效稳定的特点,对患者的康复起到了明显的促进作用。

具体方法:取穴:肩髃,肩髎,肩贞、臂臑、曲池、合谷、阳陵泉。取艾灸一端点燃,对准施灸部位约距 0.5~1 寸左右进行熏烤,使局部有湿热感而无灼痛，一般每处灸 3～5min，至皮肤稍起红晕为度。在治疗中患者的取穴、体位采取轮换取用法。对于局部知觉减退的患者，医者可将食、中指两指置于施灸部位两侧。这样可以通过调节施灸距离，掌握施灸时间，防止烫伤。灸疗完成后 10min 进行康复运动训练。每日 1 次，2 周为 1 疗程，休息 1 周再灸治第二疗程。

2. **中药外敷** 采用四黄水蜜散进行中药外敷。四黄水蜜散是由黄连、黄柏、黄芩、大黄四种中草药材组成，将其捣碎并研成细末，与蜂蜜、水，按照 1:1:1 的配比方式调成糊状，于每晚睡前敷于患处，并于次日清晨将其取掉，可按每两周为一个疗程。

3. **推拿** 患者可采取躺卧位或者坐位，护理人员用拇指对患者手三里、肩贞、曲池、阳池、合谷等重要穴位进行点揉，然后对患者上肢进行按捏，可以从患者上肢远端揉至近端，重复 10 次，轻揉患者肩部、腕部、肘部以及手部，辅助患者进行上肢的拉伸运动以及腕关节背部伸展运动。

4. **体外冲击波联合综合康复疗法** 体外冲击波为一种机械性脉冲波，主要刺激患者肩袖肌肉肌腱止点、肱二头肌腱间沟、大圆肌、小圆肌等部位产生一种可以抑制疼痛的化学物质，减轻肌肉疼痛，消除水肿，增加血管扩张，增加血液循环，促进受损部位的组织再生长，通过冲击疗法患者的疼痛能快速缓解和消除，水肿面积较小，故改善患者肩手综合征效果显著。此外，在体外冲击波治疗后，有研究指出配合综合康复治疗运动疗法如摆正体位姿势、主被动训练等训练，可帮助患者加强肌肉收缩，舒张频率，从而进一步改善水肿、关节疼痛、活动受限等功能障碍，发挥更佳治疗效果。

常规康复训练：包括主动运动和被动运动。握手上举、主动耸肩、上肢抓握动作训练，每次 10～20min，每日 4～6 次；指压、按压患者三角肌、肱二头肌、肱三头肌等肩胛周围肌肉；帮助患者活动肩、手腕指关节等。

5. **中药泡脚** 利用中药进行泡脚主要是利用温热的水使患者皮肤毛孔张开，同时加快足部的血液循环，疏通小腿以下的经络，使得中药制剂能够通过血液循环渗入到患者体内。对于中风后肩手综合征的泡脚药物主要有：当归、川芎、杜仲、桂枝、生姜、肉桂、防风等组成，可以先将其按照一定比例煎制成外用汤剂，将其倒入木桶，让患者进行泡脚，泡脚时间应保持在 30～40min。

采用中药护理模式能够有效改善患者体内气血运行情况，对于散寒通络、活血化瘀都有很好的护理效果，能够有效减少患者肢体出现萎缩、痉挛的情况。根据以上临床表现采用中医特色护理形式对于该病的护理具有较好的干预效果，值得进一步推广应用。

6. **中药泡洗法** 有人采用冷热中药交替浸浴结合康复训练治疗脑卒中后肩手综合征 120 例，中药浸浴组同时给予温度分别为 40℃与 10℃的舒经活络洗剂交替浸泡患手，药物为桂枝、细辛、透骨消、乳香、没药、川牛膝、红花、桃仁、木瓜等磨成的粗粉。使用时每包药用清水3～4L浸泡20min。然后煮沸5min备用。采用的热水温度为40℃（将配制好的舒筋活络洗剂液倒入特制的带有容纳手山入孔洞盖了的盆中，冷却至40℃后浸泡偏瘫侧手，治疗中适量增加热水以保持水温），冷水温度为10℃（将配制好的舒筋活络洗剂液加冰冷却至10℃）。治疗时先用热水浸泡15min，再以冷水浸泡15min，每次30min。每日治疗2次，每次30min，共3周。治疗前、后用视觉模拟评分法评定患者疼痛情况，记录偏瘫侧手中指的近节指间关节被动屈曲活动范围。结果显示冷热中药交替浸泡疗法结合康复训练治疗脑卒中后肩手综合征，疗效明显优于单独康复训练，能够有效地缓解疼痛，改善患者偏瘫侧手指的关节活动范围，从而有利于促进上肢功能康复。

7. **中药湿热敷法**　有人采用中药湿热敷结合针刺治疗脑卒中后肩手综合征，中药湿热敷方组成：路路通、透骨草、伸筋草各30g，桑枝、虎杖、川乌、草乌各20g，桂枝、艾叶、红花各15g。以上中药装入布袋中，与毛巾一同放入煎药锅内大火煮沸后，文火续煎20min，火降至适当温度时，将毛巾捞起拧半干（温度以患者能承受为度），敷在患肢肩部、肘部及手部，外以油布包裹，保留30min。中间换毛巾1次。每日1次，10日为1个疗程，2个疗程后进行疗效评定。结果显示：中药湿热敷结合针刺治疗脑卒中后肩手综合征疗效优于单纯针刺。

8. **中药药熨法**　有研究者应用中药药熨结合康复训练治疗脑卒中后肩手综合征90例，方法：将吴茱萸籽、王不留行籽、冬葵籽等中药籽装入药袋混合均匀，微波加热≥70℃，熨疗患肢肩髎、肩贞、曲池、内关、外关、合谷及阿是穴等相应的穴位上适时来回或旋转药熨15～30min，每日1～2次。结果显示：中药药熨结合康复训练干预脑卒中后肩手综合征治疗效果优于单一的康复组。

九、尿失禁

尿失禁是指膀胱不受意识控制发生排空，尿液由尿道自行流出，是脑卒中急性期常见的并发症。研究表明，脑卒中发病后40%～60%患者出现尿失禁症状，至出院时降为25%，1年后仍有15%存在尿失禁症状。尿失禁可引起感染、压疮等并发症，会给患者带来焦虑、尴尬和沮丧等不良情绪，严重限制了患者的日常活动，干扰患者的生活质量和康复进程，是脑卒中患者预后不良和死亡的独立预测因子。

中医理论中尿失禁属"遗溺""小便不禁"的范畴，《素问•灵兰秘典论》曰："肝者，将军之官，谋虑出焉。"肝为刚脏，主疏泄，若肝经郁热，疏泄失常，肝脉环于阴器，湿热迫注膀胱，而导致尿失禁。《素问·经脉别论》云："脾气散精，上归于肺，通调水道，下输膀胱。"肺脾气虚，治节不行，气虚下陷，不能固摄，决渎失司，膀胱无权约束水道，则小便自出。《素问·逆调论》云："肾者水脏，主津液"，肾主闭藏，开窍于前后二阴，职司通调水道，与膀胱互为表里，若肾阳气受损，膀胱虚冷，失其温养，不能制约，小便自遗。《素问·宣明五气》曰："膀胱……不约为遗溺。"中风后体内多有瘀血，瘀血阻于下焦，膀胱受扰而失司。中风后尿失禁患者初期多君相之火旺盛，中后期多瘀血阻滞和肺、脾、肾三脏气虚。

临床上常见尿失禁3个类型：①高张力性膀胱尿失禁：为旁中央小叶和扣带回等排尿中枢病变所致。脑卒中破坏了神经排尿通路，排尿反射弧失去皮层排尿中枢的抑制，导致膀胱逼尿肌张力增高，容量减少，有尿液即行排除，故尿频、尿急而失禁，又称急迫性尿失禁。②低张力性膀胱尿失禁：见于昏迷患者，排尿反射弧收到抑制，膀胱逼尿肌张力降低，收缩无力致膀胱容量增大，尿液外溢，亦称充盈性尿失禁。③正常张力性膀胱尿失禁：膀胱功能正常，因脑卒中导致的认知与语言障碍，患者不能很好地表达排尿需要及正确地使用排便器具而致尿失禁。

（一）辨证分型

1. **君火旺动，心神受扰**　本证多见于中风发病初期，症见小便黄赤，难以控制，尿黄赤或尿血，心烦失眠，烦躁易怒，甚至癫狂，神志不清，语无伦次，哭笑无常，多做噩梦，面红耳赤，口渴喜冷饮，舌苔黄，脉数。

2. **肝经郁热，蕴伏下焦**　本证多见于中风发病初期，症见小便失禁，尿黄量少，尿味臊臭，面赤唇红，性情急躁易怒，夜间梦语，舌质红、苔黄或黄腻，脉弦滑。

3. **瘀血阻滞，膀胱失约**　本证多见于中风发病中期，症见小便失禁，尿量少可呈淡红可伴有血块，下腹部刺痛，痛处不移，夜间尤甚，舌质紫黯或见瘀点，脉沉细或涩。

4. **乘土刑金，肺脾气虚**　本证多见于中风中后期，症见小便自遗，尿频而量少，少气懒言，神倦乏力，面色少华，自汗盗汗，食欲不振，大便溏薄，舌质淡或胖嫩，舌苔薄白，脉细软无力。

5. **久病及肾，肾气不固**　本证多见于中风后期，症见遗尿频繁，夜间为甚，尿清而长，神疲乏力，面白肢冷，腰腿酸软，记忆力减退或智力较差，舌质淡、苔薄白，脉沉细无力。

（二）护理常规

1. **心理护理**　通过向患者讲解尿失禁的相关知识，提高患者对疾病的正确认识，以积极乐观的态度面对疾病，提高患者的治疗依从性和积极性。

2. 健康宣教 指导患者养成良好的卫生习惯,及时更换尿布,经常用温水擦洗会阴部,做好臀部的皮肤护理,勤换内裤。鼓励患者适当进行运动,增强体质,改善尿失禁症状。留置尿管的患者要及时更换尿袋,同时避免尿液反流,引起泌尿系感染。

3. 饮食指导 避免饮用咖啡、饮料等,鼓励患者多饮水,应保证饮水量在2 000～2 500ml/d,多进食粗纤维食物,戒烟禁酒,忌食刺激性强的食物。

4. 环境优化 保持病室环境干净整洁,光线柔和,保持温度在18～22℃,湿度维持在18%～50%。开窗通风 2 次 /d,30min/ 次,保持病室内空气流通。

5. 康复训练

(1)腹肌和盆底肌训练:教会患者进行腹式呼吸,并配合有规律的盆底肌收缩和放松训练,注意隔离盆底肌(避免大腿、臀部收缩),使盆底肌缓慢收缩,保持 6～8s,连续进行 8～12 次收缩,2 次 /d。盆底肌训练指有意识地通过主动、反复、规律地收缩和舒张肛门周围的肌肉,改善盆底血液循环,增强盆底肌张力,增强尿道阻力,使松弛的盆底肌恢复,达到治疗目的。

(2)提肛运动:属中医气功范畴,又称"撮谷道",孙思邈在《枕中方》中提出"谷道宜常撮",意指常提肛有利于体内气机升降。在一提一松之间,盆底肌肉组织变得更加强壮,通过反复的收缩与舒张重新恢复正常的肌张力,同时提肛运动可补益患者肾气,促进膀胱对尿液的气化固摄,调整膀胱的储尿、排尿功能,抑制逼尿肌过度收缩和活动从而使排尿得以控制。

(3)饮水排尿训练:定时饮水,观察排尿规律,逐渐训练患者饮水后定时如厕排尿,强化排尿反射建立。

(三)辨证施护

1. 君火妄动,心神受扰

(1)施护原则:清心火,安心神。

(2)护理措施:方选清营汤加减。

(3)方中水牛角、生地黄清心凉血;连翘、黄连、竹叶清心降火;热壅血瘀,故少配丹参活血消瘀以散心火;火热伤阴,故用麦冬、玄参养阴生津;琥珀粉镇静安神,清心利尿。

2. 肝经郁热,蕴伏下焦

(1)施护原则:泻肝清热利湿。

(2)护理措施:方选龙胆泻肝汤加减。

(3)方中龙胆、黄芩、栀子清泻肝火,泽泻、木通、车前子清利膀胱湿热;当归、生地黄养血滋阴,配柴胡疏调肝气以柔肝;甘草调和诸药。

3. 瘀血阻滞,膀胱失约

(1)施护原则:活血祛瘀,通因通用。

(2) 护理措施: 方选血府逐瘀汤加减。

(3) 方中当归、川芎、赤芍活血散瘀; 小茴香、干姜、官桂散寒通阳, 温暖冲任; 蒲黄、五灵脂、延胡索、没药活血祛瘀, 散结定痛。诸药相配, 共成化瘀散结、温阳散寒之功。

4. 乘土刑金, 肺脾气虚

(1) 施护原则: 益气健脾, 培元固涩。

(2) 护理措施: 方选补中益气汤合缩泉丸加减。

(3) 方中黄芪、党参、白术、炙甘草益气健脾、培土生金, 升麻、柴胡升举清阳之气, 当归配黄芪调补气血, 陈皮理气调中, 益智仁、山药、乌药温肾健脾固涩。

5. 久病及肾, 肾气不固

(1) 施护原则: 温补肾阳, 固涩小便。

(2) 护理措施: 方选菟丝子散加减。

(3) 方中菟丝子、肉苁蓉、附子温补肾阳, 五味子、牡蛎益肾固涩缩小便, 鸡内金消食助运以利发挥温肾固涩止遗之效; 可合缩泉丸协同发挥其效。

(四) 中医护理技术应用

1. 艾灸　中医学对尿失禁早有认识, 《素问·宣明五气》曰: "膀胱不利为癃, 不约为遗溺。"隋唐时代的《诸病源候论》提出"小便不禁者, 肾气虚。"中医学认为, 本病因久病体虚, 肾气衰弱, 肾虚不能固摄, 膀胱失约所致。病位在膀胱, 与脑、肾关系密切。气海、关元为任脉要穴, 艾灸可补益元气, 培肾固本, 调节下焦。中极为膀胱募穴, 三阴经脉与任脉在此交汇, 募穴为脏腑之气聚集于胸腹部的特定穴, 可助膀胱气化, 调节膀胱功能, 治膀胱约束无权之尿失禁。西医学解剖发现, 中极穴下分布着支配膀胱与直肠的骶腹下神经的分支, 故艾灸中即可直接调节膀胱功能。当脏腑发生病变时, 相关的腧穴即可出现压痛或敏感现象。艾灸气海俞、关元俞、膀胱俞能达到培元强腰, 调理膀胱的功效。

具体方法 1: 取艾条 1～2 根, 点燃后放入艾灸盒中, 将艾灸盒放于选准的穴位上, 灸至皮肤出现红晕、局部有温热感、不引起灼痛为度, 患者有热感透入少腹为佳。每穴灸 10～20min, 每日 2 次。取两组穴位交替使用, 先灸背俞穴: 关元俞、气海俞、膀胱俞; 再灸腹募穴: 关元、气海、中极穴, 治疗 2～3 个疗程。

具体方法 2: 患者平卧位灸, 针灸后取用长 2～3cm 的艾灸段插入气海、关元、中极、曲骨等穴针柄上, 使艾灸的热度透过针体刺激腧穴, 达到温经通络、活血补虚的功效, 灸 25min 左右, 以皮肤潮红、有热感透入少腹为度。

具体方法 3: 将艾条的一端点燃, 对准气海、关元、中极等穴部位, 艾条距离穴位 2～3cm，以患者自觉皮肤灼热为度，每处灸 5～7min，共 20min，隔日 1次，10 次为一疗程。

2. **隔姜灸** 中风后尿失禁主要与肾气不足及膀胱失约有密切联系，与脑血管异常直接相关。基于此，临床多采用补虚作为本病的治疗原则，艾灸能够起到通经活络之效，将其施于相应穴位，其近红外辐射具有较高的穿透能力，能更好地将能量送至病灶内，发挥疗效。《本草纲目》中称生姜性辛热，借灸之力、生姜之功，敷于穴位，可引火归原，强肾固本；选择气海、关元、中极、神阙穴能壮阳益气止遗，补充肾气。

具体方法：协助患者取平卧位，解开胸腹部衣物，暴露皮肤，取气海、关元、中极、神阙、水道等穴位。准备鲜姜一块，切成厚度为 0.5cm 的圆片数片，使用针灸针在姜片上刺数个小孔，用艾绒制成艾炷，将切好的姜片放于艾炷与穴位之间，点燃施灸，每次每穴灸 3～5 壮。在施灸过程中，注意其温度，对局部知觉减退患者，应随时观察其受热程度，适当时刻停止，以防烫伤。

3. **隔药饼灸** 将党参、炒白术、制附子、干姜、五味子、益智仁等补益肾气、收敛固涩中药制成药饼，放于气海、关元、中极、足三里、三阴交等腧穴施灸，通过药物、艾灸和穴位三者协同作用达到治疗效果，腹部诸穴下有腹下神经、阴部神经和盆神经的分支，隔药饼灸可兴奋其传入支，并依次通过脊髓、丘脑、效应器等的整合作用，抑制膀胱传入神经冲动，使尿道括约肌收缩而抑制排尿。由此缓解了尿频、尿急、尿失禁等症状。同时，隔药饼灸腹部腧穴可直接刺激膀胱壁，调整膀胱壁的紧张度，促进膀胱功能恢复。

具体方法：仰卧位取穴：气海、关元、中极、足三里（双）、三阴交（双），中药取党参、炒白术、制附子、干姜、五味子、益智仁、覆盆子、白芥子共八味中药按等比例粉碎过 100 目筛，用时以适量黄酒调拌成厚糊状，制成直径 3cm、厚 1cm 大小药饼。将药饼放置在上述穴位，再将纯艾绒制成直径 2.5cm、高 2.0cm、重约 3.0g 圆锥形艾炷放于药饼上，每个穴位连续灸 2 壮，灸后以胶布固定 2h 后自行去除。

4. **中药敷脐法** 中药敷脐疗法属中医外治范畴，理论基础为脏腑学说和中医经络学说。脐为胚胎发育过程中腹壁最后闭合处，表皮角质层薄弱，药物易渗透角质层，并通过刺激脐部局部穴位（神阙穴），经络传导，激发经脉之气，促进脏腑气血运行，同时选用的药物均为研粉外用，敷脐方剂选择为黄芪、乌药、益智仁、白及、乳香以及没药。黄芪具有益气助阳、养肾健脾的功效，而乌药则可以止痛行气、散寒温肾，益智仁能够补阳温肾、缩尿固精，白及具有消肿生肌以及止血收敛的作用，配合没药与乳香的生肌止痛、行气化瘀功效，针对患者肾气不足、膀胱不固的特点，补足肾气而使膀胱固摄有权、开合有度。

具体方法：敷脐药物组成：乌药 10g，黄芪 15g，白及 10g，益智仁 10g，炒乳香 5g，炒没药 5g。上药均捣碎研成粉状，混匀。敷脐时取 3g 药粉用陈醋调成糊状（宁稠勿稀），直接敷于患者脐窝内，覆以纱布，后脱敏胶布固定，随即用暖水袋（40℃左右）熨于纱布上，热熨每日 2 次，每次 30min，每日换药 1 次。

5. **穴位按摩**　穴位按摩可疏通经络、调气血、补虚弱、舒筋通络、活血祛瘀，使小腹肌力增强，盆腔及下肢的循环得到改善，提高患者盆底肌肉张力及自控尿能力，降低或避免尿失禁的发生，同时还可增加阴道紧缩程度，具体方法：用提拿法按摩耻骨肌长收肌、大收肌、短收肌、股薄肌，并配合肾俞、三阴交、足三里等穴位。

十、尿潴留

尿潴留是脑卒中常见并发症，表现为自主排尿障碍，膀胱胀满。脑卒中患者常常由于脊髓排尿反射弧损害，导致逼尿肌无反射而引起尿潴留。国内文献报道住院期间 29% 重度脑卒中患者会发生尿潴留，针对尿潴留患者，临床常采用导尿的方法，但往往会引起患者尿路感染、尿路结石，且会引起尿液反流，导致肾积水等，严重者可导致慢性肾衰甚至尿毒症，影响患者生活质量、心理状态和生命安全。

尿潴留在中医以排尿困难或小便闭塞不通为主证，属于癃闭范畴。癃闭是由于肾与膀胱气化失司而导致尿量减少、排尿困难甚至小便闭塞不通。《素问·灵兰秘典论》指出"三焦者，决渎之官，水道出焉。膀胱者，州都之官，津液藏焉，气化则能出矣。"《素问·逆调论》指出"肾者水脏，主津液。"小便的通畅，有赖于肾和膀胱的气化作用；但从脏腑的整体关系而言，水液的吸收、运行、排泄，还有赖于三焦的气化和脾肺肾的通调、转输、蒸化。所以本病病位在膀胱为主，又与三焦、肺脾肾密切相关，治疗以"通"为用。

（一）辨证分型

根据患者的舌、脉及临床表现以及素体体质，分虚证、实证。

1. **实证**　患者少腹急而痛，烦躁口渴，舌质黯紫，苔黄腻，脉数。

2. **虚证**　患者小腹膨隆，面色㿠白，语气乏力，舌质淡，苔微腻，脉细无力或细缓。

（二）护理常规

1. **起居护理**　提供隐蔽环境，屏风遮挡，适当调整治疗和护理时间，使患者安心排尿。调整体位和姿势，训练其床上排尿。利用条件反射诱导排尿，如听流水声或用温水冲洗会阴；按摩、热敷下腹部，以放松肌肉，促进排尿。

2. **心理护理**　尿潴留的患者一般心理压力都比较大，担心以后会成为家人负担。医护人员首先应详细了解患者病情，多列举成功恢复的病例，减轻患者的思想压力,鼓励患者保持乐观的心态,耐心开导,树立患者战胜疾病的信心。

3. **饮食护理**　在饮食上指导患者少食甜、酸、辛辣、高盐的食物,饮食要注意清淡。多吃蔬菜,大豆类制品和粗粮。可适量食用鸡蛋、牛肉等动物蛋白类食物,还可以食用种子类食物,如核桃、瓜子、杏仁等。还可以多吃一些碱性食物,如碱面食、海带等,少吃糖果。要指导患者规律饮水,早中晚要按时饮水,同时还应监督戒烟限酒。

4. **导尿的护理**　严格遵守无菌操作,尿管的选择要尽量与患者口径相适应,应选择封闭式引流的方式,避免病菌经尿管感染尿道,每天应定时给尿道口和尿管用生理盐水或聚维酮碘消毒3次。要定期更换尿管,同时要注意尿袋要低于膀胱位置,防止尿液的倒流。定时夹闭导尿管,以保持患者膀胱有规律的充盈和排空。

5. **康复锻炼**

(1)功能锻炼:鼓励患者做力所能及的自主功能锻炼,保持瘫痪肢体处于功能位置,防过伸和屈曲。指导患者做四肢关节运动,每天反复几十次,同时还要做肌肉的收缩伸展运动,指导患者在床上坚持做收腹提臀运动。护士还应训练患者的排尿功能,指导患者排尿要屏住呼吸,增加腹压以锻炼自发排尿的功能。帮助患者按摩大腿内侧、刺激阴部敏感区,促进患者自发性排尿反射。

(2)膀胱训练:在导尿管排尿的早期,排尿前由护士轻轻按摩膀胱部位,同时让患者的双手按压腹部,感觉膀胱的位置。两周以后,可以拔出导尿管,让患者试压膀胱排尿。用左手虎口的位置将膀胱底部夹紧,右手放在膀胱的上部用适度的力进行挤压,观察尿液的排出情况,每天训练2~3次自主排尿,同时配合导管排尿,直到排尿功能的恢复。同时严格观察患者的排尿量、残尿量等指标。

(三)辨证施护

1. **实证**

(1)施护原则:清热除湿,行气活血。

(2)护理措施:针刺三阴交、血海,同时按摩中极穴均用泻法。

2. **虚证**

(1)施护原则:益气养血,养肾阳以壮水之主加强气化而利小便。

(2)护理措施:针刺阴谷、委阳,先热敷小腹后悬灸关元。

(四)中医技术应用

1. **中药敷脐**　神阙穴居于任脉,与百脉相通,内联五脏六腑,外达四肢百骸,五官九窍,皮肉筋膜,是全身经络的枢纽,真气会集之地,是人体生命能源的所在地。治脐即能调理脏腑，扶正祛邪，调节阴阳平衡、止痛及康复作用，实现治病保健的目的。药物经脐部透入经脉，随经脉气血流注运行而输布全身，直达病之所处，而起到治病保健的作用。从现代解剖学来看，脐部表皮角质层最薄，无皮下脂肪组织，皮肤和腹部筋膜直接相连，除局部微循环外，脐下腹膜还分布着丰富的静脉网。将药物置于脐上，有利于有效成分的吸收，能够很快地进入机体血液循环组织，发挥治疗作用。葱白有发汗解表，散寒通阳的功效，可用于腹胀、腹痛、小便不利。葱白热熨脐腹，可司治膀胱气化失司引起的小便不利，故将其温敷神阙穴应用到急性脑卒中后尿潴留患者可以帮助排尿。

具体方法 1：以葱白 50g 捣烂成泥状直接敷于神阙穴，其上以纱布覆盖，并将 50℃水温的热水袋温敷之上 1～2h，同时配合手法沿神阙、阴交、气海、石门、关元、中极、曲骨穴来回轻推 10～15min，力量应均匀。

具体方法 2：桃仁 20g、葱白 2 根、冰片 1.5g 捣成泥，热蒸后贴于脐部。桃仁味苦、甘，性平，归心、肝、大肠经，具有活血祛瘀、润肠通便的功效；葱白味辛、性温，归肺、胃经，可散寒通阳；冰片性辛苦、凉，归入心、肝经，可清香宣散。选取脐部及脐穴为气血运行之要道，有回阳固脱、健运脾胃之气的作用。

2. 穴位贴敷　尿潴留属于中医癃闭范畴，是肾与膀胱气化失司，水道不利。肾主水，与膀胱相表里，共司小便，体内水液的分布与排泄，主要依赖于肾的气化。穴位贴敷疗法最早见于《五十二病方》，是以中医经络学说为理论依据，经穴给药，药物成分通过经络感传作用，达到药至病所。《厘正按摩要术》："脐通五脏，真气往来之门也，故曰神阙。"当膀胱尿液充盈状态时，神阙穴位置接近膀胱体表投影，中极穴为膀胱募穴，任脉、足三阴经交会穴，为膀胱经气结聚之处，穴位贴敷于二穴，通过药物作用调节膀胱功能，行气通闭，使小便排出。

具体方法 1：①取穴：神阙穴、中极穴。贴敷药物：甘遂、生姜，葱白适量，面粉适量，用温开水调成糊膏状，直径约 2cm；②贴敷方法：先用酒精棉球消毒患者穴位后平卧，再取配制好药膏，均匀地涂在纱布上，用胶布固定于穴位上。穴位贴敷 6h 后取下，1 次 /d。

具体方法 2：①取穴：气海、关元、双侧三阴交或阴陵泉；②贴敷方法：选取白术、党参、升麻、陈皮、当归、牛膝、生草、黄芪等中药材按照一定比例研磨成粉，用鸡蛋清和成糊状药膏，涂抹于穴位贴上，1 次 /d，持续 3 日。

3. 奄包热熨　尿潴留属中医学"癃闭"的范畴。中风后尿潴留，使膀胱气机失调，"水停膀胱而不得出，故生癃闭"。而传统中药吴茱萸为芸香科植物，吴茱萸近成熟的果实，有温中去寒、理气燥湿之功效，《本草纲目》记载吴茱萸"开郁化滞，治吞酸，厥阴痰涎头痛，阴毒腹痛，疝气，血痢，喉舌口疮"。现代分子生物学研究也证明吴茱萸中有效化学成分吴茱萸次碱具有利尿、发汗、抗缺氧、抗血小板聚集、舒张血管、松弛肛门括约肌等作用。粗盐热熨腹部可活血化瘀,加速血液循环,加强局部抵抗力,使局部皮肤温度升高、肌肉放松、皮肤毛细血管扩张,进而改善局部以至全身血液循环,是热敷治疗尿潴留的理想用药。中医经络理论认为神阙穴内连十二经脉、五脏六腑,有转枢上下的作用。采用吴茱萸加粗盐奄包热熨神阙可以温中止痛、行津下气,具有利尿作用。

具体方法:①奄包制作:予吴茱萸250g加粗盐250g,充分混合。装入小布袋,捆紧小布袋口。放于微波炉高温加热3min。②取出待温度适宜后用治疗巾包好置于患者神阙穴(脐部及周围)。患者取仰卧位,每次热敷20min,2次/d。

4. 耳穴压豆 将药豆贴敷于耳穴处,以通畅气血津液,促膀胱气化,可达疏通经络、行津利尿之效。人体某一脏腑和部位发生病变时可通过经络反应到耳廓相应的点上,可出现压痛,电阻降低,耳穴是耳廓与机体脏腑、经络、组织器官、四肢百骸相互沟通的部位。根据中医经络学说的原理,取耳穴膀胱、肾、三焦等,具有调节五脏六腑和通利水道扶正的作用。耳穴压豆能疏通经络、运行气血,调理脏腑而达到治疗疾病的目的,通过神经反射扩张尿道平滑肌,抑制细纤维痛觉传导,有解痉镇痛之功;通过神经体液因素,调节免疫功能,改善循环,促进毛细血管对渗出物质吸收和组织的修复;调节大脑皮质和皮质下中枢自主神经功能紊乱,治疗神经性尿潴留此外,耳穴压豆可有效提高尿潴留患者膀胱内压力,使膀胱收缩,进而排尿。

具体方法:①选穴:用王不留行籽贴压耳穴,取主穴神门、肾、肛门、直肠、大肠、膀胱;配穴:皮质下、三焦、内分泌。②操作:耳廓常规消毒,用耳穴探测仪寻找敏感点,然后将粘有王不留行籽的胶布贴在选定的耳穴上,操作者一拇指和食指置于耳廓的正面和背面进行对压,手法由轻到重,至患者出现酸麻胀疼或循经络放射传导为"得气",每次每穴按压时间约30s,5~6次/d。

5. 艾灸 中医学中经络与神经关系密切,神经在循经感传中起感觉作用。艾叶具有温通经络及抑菌抗感染作用,艾叶中含有胆碱,是神经递质乙酰胆碱的合成原料,可促进神经功能的恢复。利用艾灸温热刺激,能增加局部血液循环,促进损伤神经的修复和反射弧的重建作用,兴奋膀胱括约肌,促进膀胱收缩使排尿顺畅,同时能提高机体的抗病能力,预防泌尿系统感染。总而言之实证用泻法,虚证用补法。

神阙,经穴名,出自《外台秘要》,别称脐中、气舍、气合,属任脉,在脐中部,脐中央,穴下为皮肤、结缔组织、壁腹膜,浅层主要有第十胸神经前支的前皮支和腹壁脐周静脉网。变化莫测为神阙指要处,穴当脐孔,是处胎生之时,连系脐带以供胎儿之营养,故又命蒂。名之神阙,是因胎儿赖此宫阙,输送营养,灌注全身,遂使胎体逐渐发育,变化莫测。培元固本、回阳救脱、和胃理肠。现代常用于治疗胃炎、肠炎、痢疾、尿潴留。

具体方法:让患者取平卧位,艾条一分为二,将点燃的艾条置于灸盒内左右各一,盖上盖子,稍有缝隙以利空气进入,然后将灸盒置于铺有一层纱布的中下腹部(神阙、关元、气海穴),时间 30min。

6. 隔姜灸 根据六腑以通为用的原则,采用隔姜灸可以温通经络、行气活血、通腑导滞、行水利尿。从穴位配伍来看,中极是膀胱募穴,与足三阴经相交,可以培补元气;关元为足三阴经与任脉交会穴,具有温补肾阳,助膀胱气化以利尿;神阙可以温补中下焦、活血化瘀、行气止痛;气海具有行气利尿之功效。以上穴位合用可以助膀胱气化而利尿,化气行水以导滞、温阳止痛以活络。同时艾叶辛温,能通经络,畅气机,加之艾火通阳促进膀胱气化,而通利小便。现代研究也证明,艾灸使逼尿肌肌电发放和血液循环增加,从而加强括约肌收缩功能而排尿。

具体方法:选取神阙、关元、气海和中极穴位。充分暴露腹部,先用酒精棉球在所选穴区清洁消毒,然后涂上少许的凡士林,避免烫伤皮肤,将新鲜姜切成若干个硬币大小的薄片,针穿刺数孔,将艾绒捻成的圆锥形小壮艾炷,置于姜片上施灸,燃尽后除灰,更换一壮再灸,灸至皮肤潮红温热为度,一般大约需要 15min。

7. 热敏灸 现代研究表明,艾灸中极、关元、膀胱俞、三阴交、阴陵泉等穴,可缓解甚至松弛痉挛的尿道和膀胱颈括约肌,使排尿功能恢复正常。采用热敏灸的透热、扩热、传热、局部不热远部热、表面不热深部热、非热感觉等新型艾灸方法,取关元、中极、膀胱俞、肾俞、八髎为热敏穴,激发人体经气运行,激活人体内源性调节功能等功效,起到温通经络,加强传导功能,使膀胱气化正常,小便畅通。

具体方法:取关元、中极、膀胱俞、肾俞、八髎。用三根药艾条同时点燃,距离以上穴位 3~4cm,让温热传入皮下,激发经气感传,如灸背部穴位时可感觉到腹部温热,灸腹部穴位时可传至腰骶部,温度以患者耐受为度。

8. 穴位按摩 在中医"脏腑经络理论"的指导下,以循经取穴、远近结合及取特定穴的取穴原则,依据"虚则补之,实则泻之"的中医护理原则,采用按、摩、推、拿、揉等按摩的护理方法。实证取三阴交以通足三阴之气血,清利脾经之湿热;取血海以活血行血,畅利督脉之气机;中极为膀胱经之募穴,取之以疏通膀胱的气化而通小便。虚证取阴谷(肾经之合穴)配委阳(三焦经之下合穴)以补法而调三焦之气机,振奋脾肾之气,悬灸关元,以补元气,使膀胱气化而启闭通尿之功效。

穴位按摩法是以手法刺激穴位,活络经血之气,从而达行气活血,气行则水运通畅疗效。气海为先天元气聚会之处，通利下焦、补元气、行气散滞。关元为肝、脾、肾三经之会，属任脉，约束水道，调和气血。诸穴会用，可使三经交相贯通，调和脉气，达到三脉调和，舒畅气机，三焦气化调和，通利膀胱，解除癃闭。石门募集三焦经气血，为任脉水湿之关卡。

具体方法：取三阴交、气海、石门、关元、中极等穴位；护士应站于患者右侧，嘱咐患者放松心情，采用叩诊法评估患者膀胱充盈程度，取患者仰卧位，脱去患者病服短裤，置接尿器于外阴处，嘱咐患者双下肢呈微屈曲外展位，护士应用四指按摩上述穴位，手法由轻渐重，每个穴位以顺时针方向按摩 3min，或至患者有尿意时。嘱患者放松腹部，护士采用双手相互叠压，推压膀胱促进尿液排出体外，如一次排尿量低于 200ml 时，可嘱咐患者休息 15min，重复上述穴位按摩。在施护过程中应注意同患者交流沟通，以消除患者的紧张心理，并观察患者表情变化，手法应宜轻柔避免给患者造成痛苦，同时如未见尿液排出体外，切不可强力按压膀胱，以免造成膀胱损伤。

9. 足底反射区刮痧法 中医认为五脏六腑的病变可通过经络反映到人体体表穴位或足部相应反射区上。在足底肾脏、输尿管、膀胱反射区施行刮痧疗法可有效地调节三焦气机以及肾与膀胱气化作用，使膀胱开合有度，则小便畅达。脑卒中是由于气血逆乱，产生风、火、痰、瘀，导致脑脉痹阻或血溢脉外而发病，其病变部位主要在脑。《灵枢·始终》有云"病在上者下取之""病在头者取之足"。根据该理论，足底刮痧可以治疗脑部疾病。《灵枢·动输》载："夫四末阴阳之会者，此气之大络也。"《素问·厥论》亦云："阳气起于足五指之表，阴脉者集于足下而聚于足心。"而足底肾反射区的位置正是足少阴肾经循行分布在足底的第一个穴位——涌泉，脑卒中乃脑髓受损，而肾主骨生髓，故刺激该反射区可治疗脑卒中相关症状。

具体方法：常规消毒后，手握刮痧按摩板，以刮痧按摩板厚边棱角面侧为着力点在患者双侧足底肾、输尿管、膀胱反射区进行从上向下，从内向外反复刮拭。刮痧力度适中，慢慢按压、缓缓抬起，流畅而有节奏，忌忽快忽慢、忽轻忽重。每组时间为 20min，以局部产生酸、麻、胀、痛的感觉为宜，每日 2 次，连续治疗 7 日为 1 疗程。

十一、失眠

失眠即睡眠失常，表现为入睡困难，或间断入睡，醒来过早，或醒后不能再继续入睡，有睡眠不足、全身乏力、倦怠感觉。失眠是由于情志、饮食内伤或病后及年迈、禀赋不足、心虚胆怯等，引起心神失养或心神不安，从而导致不能获得正常睡眠给患者带来极大的痛苦和心理负担的一类病症。脑卒中后出现各种运动、感觉、言语、情感等功能障碍，同时出现失眠、焦虑等并发症，其中失眠尤为多见。主要表现为睡眠起始和维持困难、早醒、睡眠质量低并引起白天不适，如无力、疲劳、精神不集中、情绪不稳定、易怒。研究显示脑出血后失眠发生率为 60.8%，脑梗死后失眠发生率为 57%。失眠不仅严重影响患者生活质量，并且因卒中后存在神经功能缺损、认知功能损害，不同程度地降低功能恢复和日常生活能力。

失眠中医称之为"不寐""不瞑""不得卧"等，是由心神失养或心肾不交所致，主要表现为睡眠的始发和睡眠维持发生障碍，致使睡眠质量不能满足个体生理需要，是明显影响患者白天活动的一种失眠综合征。中医理论认为，七情仅是精神活动的外在表现，一般情况下并不致病，但如果长期过度的精神刺激，则引起人体的阴阳失调、气血紊乱、经络脏腑功能失常等。临床上常见的失眠多因思虑过度，损伤心脾，心脾两虚；或抑郁暴怒，肝胆火旺；或饮食不节，胃中不和所致。

（一）辨证分型

1. **肝阳上亢**　以肝气郁结为主，致急躁易怒、头晕目眩、失眠多梦等证候。

2. **痰浊中阻**　以脾胃不和、情志忧郁为主，致头晕恶心、食少不寐、呕吐痰涎、苔白脉滑等证候。

3. **气血亏虚**　以心血不足、脾气虚弱为主，致心悸少寐、气短懒言、不思饮食、眩晕头疼等证候。

4. **肾精不足**　以肾虚或劳倦为主，致少寐多梦、腰膝酸软，健忘耳鸣等证候。

（二）辨证施护

1. **肝阳上亢**

（1）施护原则：平肝清火、滋肝养肾。

（2）护理措施：减少探视、消除不良刺激；以清淡、滋阴潜阳、清肝热食物饮食为主，如银耳、西洋参、海参、麦冬、石斛等。

（3）食疗方：黑芝麻红枣粥、冬虫夏草怀山药鸭汤。

2. **痰浊中阻**

（1）施护原则：健脾和胃、祛湿化痰。

（2）护理措施：包括居室阳光充足、通风良好；适当体育锻炼；以清淡易消化饮食为主，禁食动物内脏、鱼子、蛋黄、油炸食物等，宜食山药、小米、薏苡仁、板栗、胡萝卜等。

（3）食疗方：莲子猪肚汤、荸荠南瓜小米粥。

3. **气血亏虚**

（1）施护原则：益气健脾、养血补心。

（2）护理措施：包括居室朝阳、劳逸相当；注意保暖防感冒；饮食以宜富营养、含血肉之品为主，如猪肝、山药、小米、红枣、黑米、花生等。

（3）食疗方：黑豆羊肉炖当归、怀山药红枣粥。

4. 肾精不足

（1）施护原则：补肾益精、滋养肝肾。

（2）护理措施：包括劳逸结合、节制房事；饮食以补肾填精为主，宜清淡易消化，少食多餐，可多食山药、枸杞子、黑米、黑豆、鲈鱼等。

（3）食疗方：芝麻养血茶、黑芝麻薏米粥。

（三）护理常规

1. 因病施护 了解患者发病的原因和诱发因素，向患者介绍疾病的相关知识，消除因患者对疾病模糊认识带来的不必要惊慌。在《灵枢·师传》指出："人之情，莫不恶死而乐生，告之以其败，语之以其善，导之以其所便，开之以其所苦，虽有无道之人，恶有不听者乎？"其含义是：向患者指出疾病的性质、原因、危害、病情的轻重，使患者对疾病有正确的认识，既不轻视，也不畏惧恐慌，只要与医护人员密切配合，及时规范地接受治疗，是有利于疾病康复的。同时要告诉患者调护和治疗的具体措施，帮助患者解除消极的心理状态，放下思想包袱，克服苦闷、焦虑、恐惧等不良情绪。

2. 情志护理 中医基础理论中非常重视情志调节，其中有"七情致病"及"七情养生"的方法，而且还认为疾病要"三分治、七分护"。我们在中医基础理论的指导下重视脑卒中后患者情志护理。情志护理方法在调畅情志、借情移情、安神静志、调畅气机上有一定的优势。我们通过心理疏导、暗示或引导其听风趣幽默的故事，让患者心中喜悦，笑逐颜开以克服其抑郁、忧伤、焦虑、紧张等情绪，从而改善脑卒中患者的睡眠促进早日康复，提高患者生活质量。

（1）以情胜情：采用中医"喜胜忧"的思想用以情胜情的方法，通过喜而抑制患者的抑郁、焦虑、紧张情绪。引导患者听风趣幽默的故事让其心中喜悦，以克服抑郁、忧伤、焦虑、紧张等情绪。住院期间护理人员鼓励患者多与他人交流，让其回忆日常生活中愉快的事情并讲述出来。嘱家属尊重患者，避免表现出急躁、厌烦的心理，多与患者沟通使其保持快乐的心境。

（2）借情：根据患者爱好、文化程度、性格特点帮助患者选择"同质"音乐，借助音乐来舒缓抑郁、焦虑、紧张情绪。患者入院后第二天开始倾听舒缓、优美的乐曲，以调畅情志，从而使患者情绪借情抒发，以达到情志舒畅促进睡眠。患者住院期间每天下午播放已录制好的音乐，每次30min。

（3）移情：通过移情方式转移患者注意力，如聆听舒缓的轻音乐；指导患者做放松功，每晚睡前调节呼吸，做到呼吸深、长、匀，每次15min左右，同时做些暗示睡眠的意念等来消除患者的紧张情绪，促使其尽快入眠。

3. 起居护理 保持病室环境安静整洁、光线柔和，作息时间规律，午睡时间不得超过 1.5h。睡前用温水泡脚，直至背部微有汗出，以疏通经络，促进血液循环。关好门窗以免受风，睡前避免在床上看书、看报，以免产生兴奋情绪难以入睡。将室温调至舒适温度，一般为 22～24℃，关闭照明灯改为夜灯营造良好的睡眠环境。

4. 饮食护理　饮食宜清淡易消化，低盐、低脂、少油腻，忌生冷辛辣刺激食物。多食富含纤维素较多的新鲜蔬菜和水果。睡前 1h 可以喝一杯热牛奶有助于睡眠，忌浓茶、咖啡等兴奋刺激之品。

5. 音乐疗法的护理　指导患者每晚睡觉前 30min 进行音乐疗法的训练，采取戴耳机的方法避免影响同病室患者。指导患者平卧位闭合双目并做深呼吸，播放音乐时音量＜40dB。根据自己的喜好及辨证分型选择合适的音乐以放松身心。肝阳上亢型的患者急躁易怒，可辅以悲凉色彩的音乐，如《二泉映月》。痰浊中阻型的患者情绪压抑、逆来顺受，应辅以喜庆音乐，如《百鸟朝凤》。气血亏虚型、肾精不足型的患者精神不振注意力不集中应辅以舒缓的音乐，如《平湖秋月》。焦虑恐惧的患者应辅以思念的音乐，如《苏武牧羊》。连续 30min 播放同一类别的音乐，指导患者放松全身肌肉，从双足至头部依次放松，连续治疗 1 个月。

（四）中医技术应用

1. 穴位贴敷　穴位贴敷疗法是在中医学理论尤其是经络学说指导下，通过药物对穴位进行慢刺激，不断地通过经络作用于全身，以疏通经络、调和气血、扶正祛邪、平衡阴阳，从而达到治疗的目的。现代研究认为，经穴对药物具有外敏感性和放大效应，经络系统是低电阻的运行通道，因此，药物贴敷于特殊经穴，能迅速在相应组织器官产生较强的药理效应，起到单相或双相调节作用。失眠是由各种原因导致机体阴阳失衡，阳盛阴虚，阳不交阴。因心主神志，为五脏六腑之大主，故失眠病位主要在心，涉及肾、肝、脾、胃。涌泉为足少阴肾经井木穴，肾属水，穴属木，兼通肝肾二经，具有益阴潜阳作用；三阴交是足太阴脾经的穴位，此穴乃足三阴经（肝、脾、肾）的交会穴，故能通调肝脾肾之经气，达到健脾、益肾、养肝。所用贴穴的药物酸枣仁以及肉桂具有较好的补肾和安神的功效，首乌藤养心安神，远志宁心安神、交通心肾人体通过对这些药物的吸收，激发经气的作用来达到治疗目的。

具体方法：①中药成分：取中药首乌藤、酸枣仁、肉桂、远志研末，加陈醋少许调匀成膏状。②穴位：双侧的三阴交和涌泉以及心俞与肾俞。③贴敷方法：清洁皮肤。确认贴敷部位的皮肤无感染、破损。将适量中药膏敷贴中，把敷贴贴在穴位上再按摩 3～5min，以穴位处有热、胀感为止，以促进药物的吸收。每日敷药 1 次，每次 4～6h。10 天为 1 个疗程，共治疗 2 个疗程。

2. 穴位按摩　失眠者因得不到充分的休息，可导致头痛、头晕、健忘等症状。中医穴位按摩是在中医基础理论指导下，运用手法作用于人体的穴位上，并以说理开导、移情、解惑等心理疏导方法使患者消除思想顾虑，放松身心，减轻痛苦，改善睡眠状态的一种中医护理方法。穴位按摩取穴分别为手少阴心经（神门）、足太阳膀胱经（睛明、攒竹）、足少阳胆经（风池）、足阳明胃经（足三里）、任脉（中脘、气海、关元）、督脉（百会）、手阳明大肠经之穴（迎香），以及经外奇穴（印堂、鱼腰、太阳）等。

具体方法：患者取仰卧位，操作者坐于患者头部前方，用按法或揉法在睛明穴治疗5遍或6遍；再以一指禅法自印堂穴向两侧眉弓至太阳穴往返治疗5遍或6遍，重点按揉印堂、攒竹、鱼腰、太阳穴；然后推印堂沿鼻两侧向下经迎香沿颧骨至两耳前往返2遍或3遍；接着用指推法自印堂穴沿眉弓分别推至两侧太阳穴；再换用其余四指搓推脑后部，沿风池至颈部两侧，重复2遍；最后点按百会、双侧神门、足三里穴。操作时间约10min。患者取仰卧位，顺时针方向按摩腹，同时按中脘、气海、关元穴，时间约6min。主要用于由食滞，胃气不和所致的失眠。

3. 耳穴压豆 失眠属中医"不寐"范畴，病因主要有七情内伤、饮食不节、劳倦过度，其中以情绪因素为多，病机主要为阳不入阴，阴阳失调，使心神不安所致。中医学认为"耳为宗脉之聚"，人体各脏腑器官在耳廓上皆有对应区，并有规律地分布在诸耳穴上。耳穴压豆是通过按摩耳部经络，刺激相应的穴位，调整相应组织器官的功能，改善其病理状态，从而起到防病治病强身健体的作用。

具体方法：①主穴可取：皮质下、交感、内分泌、神门、心。配穴：如属心脾两虚可加选脾，心肾不交加选肾，心虚胆怯加选胆，肝胆火旺加选肝、胆、三焦，胃失和降选胃、脾、三焦等。每次选2～3个穴位即可。②用探棒选穴，由上而下选穴，选好穴做好标记，用小镊子夹取一个粘有王不留行籽胶布贴在选好的穴位上，进行按压，有酸麻胀感觉即可。③告知患者每日按压2～3次，每次1～2min，保留3日，3日后选另一侧耳朵进行按压。

4. 刺络拔罐（图9-3） 叶天士在《临证指南医案》中也反复强调"经主气，络主血"，还提到"初则气结在经，久则血伤入络"。《医林改错》中也提出"久病入络为瘀"的观点，《黄帝内经》曰："菀陈则除之者，出恶

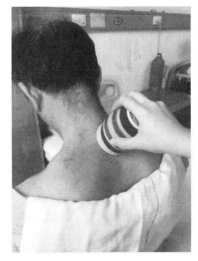

图9-3 刺络拔罐

血也。"通过刺络拔罐法来排除阻于络脉的瘀血,从而达到治病的目的。刺络拔罐疗法可调整全身气机,促使气血运行通畅,宁心安神,以改善恢复正常睡眠。刺络拔罐有微小痛苦,患者极易产生恐惧心理,要耐心与患者沟通,消除患者紧张感,主动配合治疗。

具体方法:让患者取俯卧位,用75%乙醇棉球消毒针刺部位皮肤,以一次性采血针对选定的特定穴位(大椎、心俞、肝俞)进行点刺后行拔罐,留罐5~10min。在局部吸拔出较多瘀血后起罐,以无菌棉球按压针孔并清洁消毒局部皮肤。嘱患者刺络拔罐当天不能沐浴,起罐后局部潮红瘙痒不可乱抓挠,以免皮肤感染。每周2次,6次为1疗程,总共治疗2个疗程。

5. 艾灸　艾灸疗法操作简便,排除临床禁忌证后均可执行,是一种相对针刺疼痛患者较易接受的绿色疗法,较易保证患者依从性。艾灸疗法具有温经通络、行气活血的作用在改善大脑血液循环、缓解紧张情绪、改善睡眠质量等方面疗效显著。研究发现艾灸局部腧穴,可引起血管扩张改善血液循环。同时艾草芳香开窍,取得一定镇静安眠功效。

具体方法:温和灸选穴百会、印堂、安眠、神门、三阴交,将艾条燃着端与施灸部位的皮肤,保持2~3cm距离,以局部发热、潮红而患者只觉有温热而无灼痛为度,每穴施灸约5min。

6. 中药足浴　中医治疗失眠以"整体观念,辨证论治"作为指导思想,正常的睡眠需要人体阴阳气血的协调,脏腑功能的正常运转。《景岳全书·不寐》中说:"寐本乎阴,神其主也,神安则寐,神不安则不寐。"《清代名医医案精华·陈良夫医案》则指出"心火欲其下降,肾水欲其上升,斯寤寐如常矣。"树枯根先竭,人老脚先衰,诸病从寒起,寒从足下生,中药泡脚,胜吃补药。中医认为五脏六腑在足上都有相应的穴位,失眠时用中药泡脚是利用了热水促进药物渗透进人体穴位的作用,既可保证药物能通过脚部到达周身经络,运行至五脏六腑,达到疏通经脉,调节脏腑气血的功能,又不会出现口服药物过量导致不良反应的情况。同时,足部血管丰富,中药足浴也可改善血液循环,促进新陈代谢,减轻身体压力,调节睡眠中枢神经系统,提高睡眠舒适度。

具体方法:中药配方:丹参20g、远志15g、磁石60g、首乌藤30g或酸枣仁20g、远志20g、合欢皮10g、朱砂5g。水煎去渣,加3 000ml热水,每晚睡前将煎制好的中药倒入浴盆,保持水温以42~45℃为宜;将患者双足浸入药液中,水深要超过踝关节,时间为20~30min;泡脚时用手在脚心脚背等处多次揉搓,特别是足少阴肾经涌泉穴揉搓20min,以调和气血,每晚1次。

十二、压疮

压疮又可以称为褥疮,是指局部组织长时间受压,血液循环障碍,局部组织持续缺血、缺氧、营养不良而致的皮肤及深部组织溃烂和坏死。易发生在骨质凸出的部位，骶尾部、髋部、肩胛、踝部及足跟等骨隆凸处。久病着席，气血亏虚，加之不能转侧，受压处气血失于流通，导致经脉不通、温煦濡养失职是压疮发生的主要原因。中医学称压疮为"席疮"，因多卧久病着席生疮而得名。据《外科启玄·明溃疡虚实论》记载："席疮乃久病着床之人挨磨擦破而成。上而背脊，下而尾闾，当用马屁勃软衬，庶不致损而又损，昼夜呻吟也，病患但见席疮，死之征也，不治。"压疮常见于瘫痪和长期卧床患者。

中风患者虽经过积极治疗仍留有不同程度的肢体功能障碍、意识障碍、失语、吞咽困难等后遗症，因年龄大，长期卧床，病程较长，局部组织受压极易并发压疮。我国一般住院患者压疮发生率约 2%～5%，而瘫痪、昏迷等长期卧床、行动不便者，压疮发生率高达 24%～35%。压疮长久不愈，给患者造成很大痛苦，甚则感染导致败血症死亡。临床研究发现，中风患者压疮的致病因素主要包含以下三个方面：第一，局部受压。伴随着患者年龄的不断增加，其皮肤组织也将变得更薄，血管的分化能力也降低，加上肢体偏瘫，局部压力会引起机体血液循环能力降低，从而导致局部皮肤缺血、缺氧、坏死。第二，摩擦力和剪切力。第三，全身因素。结合患者的一般情况，全身因素主要包含长时间卧床引起的营养不良、血液循环能力下降、败血症、大小便失禁等等。

（一）分期：按照 2007 年更新的压疮分期标准

Ⅰ期压疮（红斑期）："红肿、僵硬、痛或麻木，持续 30min 不褪"，在骨隆突处的皮肤完整伴有压之不变白的局限性红斑。深色皮肤可无明显的苍白改变，但其颜色却与周围组织不同。

Ⅱ期压疮（水疱期）："紫红、硬结、疼痛、水疱"，真皮部分缺失，表现为一个表浅开放性溃疡，另有干燥或粉红色的伤口床（创面），无腐肉，也可能表现为一个完整的或破裂的血清性水疱。

Ⅲ期压疮（浅溃疡期）：表皮破损、溃疡形成。全层皮肤组织缺失，可见皮下脂肪暴露，但骨头、肌腱、肌未外露，有腐肉存在，溃疡基底部呈苍白色，肉芽水肿，流水不止，但组织缺失的深度不明确，可能包含潜行和隧道。

Ⅳ期压疮（深溃疡期）：典型特征为全层组织缺失，组织内部出现缺血状况，侵入真皮下层、肌肉层、骨面，感染扩展，伴有骨、肌腱或肌肉外露，伤口床的某些部位有腐肉或焦痂，常有潜行或隧道。

（二）辨证分型

1. **气滞血瘀** 局部皮肤出现褐色红斑，或紫黯红肿，或有破损，感觉减退或麻木，轻触痛，舌质红，苔薄白，脉弦，多为浅度溃疡患者。

2. **蕴毒腐溃** 以褥疮溃烂，腐肉及脓水较多，或有恶臭，重者溃烂可深及筋骨，四周漫肿，伴有发热或低热，口苦且干，形神萎靡，不思饮食，舌质红，苔黄腻,脉细数,多为深度溃疡患者。

3. **气虚肉腐**　久病体弱,致使气血亏损,疮面呈淡紫色,腐肉难脱,渗液清稀或脓液稀白,气腥臭,愈合缓慢,舌质红,苔少,脉沉细无力,均为深度溃疡患者。

（三）辨证施护

1. 气滞血瘀

（1）施护原则:舒筋活血,通络行气。

（2）护理措施:可服党参三七汤、当归山楂汤;或口服四君子汤合血府逐瘀汤。已破皮者予甘草油(甘草 50g,香油 500g 浸泡一昼夜,文火将药炸至焦黄,去渣候冷备用)外涂并用敷料固定。

2. 蕴毒腐溃

（1）施护原则:解毒祛腐,生肌敛疮。

（2）护理措施:可予绿豆、薏苡仁做汤等;或口服桃红四物汤合托里透脓汤。先在溃疡处常规消毒,剪去大部分腐肉,再用甘草油清洁疮面,根据脓腐的多少,选用九一丹或八二丹各适量,香油调敷疮面以祛腐,外加敷料固定。

3. 气虚肉腐

（1）施护原则:补气养血生肌。

（2）护理措施:可常服当归羊肉羹;黄精、党参、米蒸鸡、黄芪、龙眼、童子鸡做汤等。并要重视脾胃为后天之本,健脾以促气血生化,可随证加入白术、山药、薏苡仁、山楂、麦芽、麦冬等养阴益胃之品,以达到健脾益胃,扶正固本,养精生肌的目的;或口服内补黄芪汤并用甘草油清洗疮面,再与生肌玉红膏合象皮生肌膏各适量调敷疮面以生肌。

（四）护理常规

1. 首先保持床铺干燥,平整,无渣屑,做好二便失禁护理,防止大小便污染疮面,以防褥疮感染。

2. 每隔 1～2h 变换 1 次体位,建立翻身卡,使用气垫床、翻身垫、手脚圈等特制垫枕,适当按摩压疮部位,护理人员每班做好交接工作。定时翻身可以减轻身体局部压力,恢复受压部位血流供应。

3. **营养支持**　给予高蛋白,富含植物纤维及富含维生素 B_1、维生素 A、维生素 C 及矿物质的食物,如豆类、瘦肉、新鲜蔬菜水果。并根据患者的口味,变换食物的花样和颜色,少量多餐,增加患者的食欲。必要时采用中心静脉导管补偿高营养,如输注人血白蛋白、复方氨基酸、脂肪乳注射液等,可以维持与改善器官功能,促进伤口愈合。

4. **心理护理与健康宣教**　患者及家属对本病知识缺乏,对治疗效果缺乏信心,焦虑不安的情绪明显。与患者家属进行沟通,讲解相关疾病知识,介绍压疮护理成功案例，重点讲解换药的目的，翻身的注意事项，加强营养的意义，消除患者的紧张情绪，使其积极主动配合治疗。

5. 疮面的护理

Ⅰ期压疮：采用外贴溃疡贴进行周围皮肤的保护，每2～3天更换一次。溃疡贴的作用是给伤口提供一个湿性愈合的环境，能促进组织再生和愈合，持久抑制细菌。

Ⅱ期压疮：生理盐水进行清洗，并用银离子敷料及泡沫敷料外贴在疮面处。如果患者出现渗出液，要及时更换敷料。如发生水泡，为避免其溃破，可在局部消毒后用注射器将水泡中渗液抽出，或用红花酒、5%～10%红汞、90%乙醇局部涂抹，可配合红外线照射治疗。

Ⅲ期、Ⅳ期压疮：先用生理盐水进行创面的清洁，并应用清创膏进行创面处理。清理后用泡沫敷料外贴，促进肉芽组织的进一步的生长，并进行抗感染处理。如已破溃至皮下或肌肉时，应先用生理盐水冲洗创面，而后用注射器抽吸庆大霉素喷洒在创面上，或选用生肌散敷上，促进疮面愈合。

6. 换药

（1）方法：液体敷料与红外线烤灯。

作用机制：液体敷料喷涂在压疮创面数秒钟后，液体敷料会自然形成一层保护膜，具有防水、防摩擦、防菌作用，对粪便、汗液等污物有防御作用。红外线治疗慢性感染性伤口和慢性溃疡时，改善组织营养，消除肉芽水肿，促进肉芽生长，加快伤口愈合。红外线照射有减少烧伤创面渗出的作用，促进组织肿胀和血肿消散以及减轻术后粘连，促进瘢痕软化，减轻瘢痕挛缩。

（2）方法：康复新液联合安普贴薄膜外敷，先用聚维酮碘溶液由内向外消毒创面周围，清除局部坏死和脓性分泌物，用浸有康复新液的纱布紧贴在创面上，使敷料贴内不留有空气，以防止破损处与外界相通，减少感染机会。

作用机制：康复新液为美洲大蠊干燥虫体提取物，味甜，性温，具有通利血脉、养阴生肌的作用，将敷料粘贴在溃烂且渗出液较多的潮湿的创面，能吸收过多的分泌物、毒素、坏死组织，提供创面愈合所需要的湿性环境，并保持肉芽组织湿润，促进上皮组织再生和血管增生，增进了创面愈合过程。

（3）象皮生肌膏外敷：摊于脱脂棉上并覆盖于创面，以无菌纱布包扎固定。

作用机制：象皮生肌膏具有清热祛腐、活血化瘀、生肌长肉之功效。象皮为君药，具有收敛止血、生肌长皮之功效；血余、炉甘石、石膏为臣药，具有消肿止痛、敛疮生肌、活血化瘀、收湿止痒之功效；地黄、龟甲、当归为佐使药，具有活血止痛、驱痹填髓、养阴潜阳之功效。

（五）中医技术应用

1. 艾灸 艾灸作为我国中医传统外治方法，具有温经散寒、行气通络、调节免疫之功效，沿足太阳膀胱经、足少阳胆经走向在髋部、骶尾部取穴艾灸，能够有效发挥扶正祛邪、温通气血，增强局部微循环和皮肤代谢能力的功效，从而减少压疮发生。燃烧着的艾条能释放多种辐射能谱，其中红外线对生物分子氢键具有刺激作用，能通过谐振吸收效应为机体细胞代谢提供能量，改善病态细胞功能，从而提高机体免疫力，提高抗感染性，降低压疮发生风险。

具体方法：患者侧卧位，于骶尾部和髋部沿足太阳膀胱经、足少阳胆经走向取秩边、上髎等穴位6～10个，交替取穴。常规清洁消毒穴位处皮肤，点燃艾条，以回旋灸、雀啄灸，循经往返灸、温和灸等手法探查热敏化穴位。

2. **雷火灸**　雷火灸主要是由植物柱与艾叶以及柏树茎共同组合而成，在燃烧植物的过程中，其会产生热能和红外线，对选取的穴位进行刺激，能够作用在创面位置，促使局部温度升高，实现调节微循环的作用，促进血液对局部组织的供应，从而减轻局部炎症水肿和组织缺氧情况，促进创面的愈合。

具体方法：先运用0.5%的聚维酮碘对压疮周围的皮肤进行消毒，然后再使用无菌生理盐水清洗创面，针对感染严重，深度压疮以及渗出液较多的创面应该先将坏死组织剪除；若患者有水泡，需要先将水泡抽吸干净，去除创面浮皮，再将创面清洁消毒，在创面敷上无菌纱布，实施雷火灸，灸到患者局部组织出现红晕，患者感觉深部组织发热可采取点啄或者来回灸。在治疗期间，应该动态记录患者创面的变化情况，主要观察创面的分泌物、颜色、大小以及深浅等等。

3. **真空负压罐**　Ⅲ期压疮的疮面周围组织的水肿及脓性分泌物一方面增加了组织细胞间的距离，阻碍了细胞组织间的有效物质交换，导致疮面有害物质堆积增多；另一方面压迫创伤局部的微血管，阻碍了组织的灌注。疮面缺血缺氧极易引起微血栓形成，其加重了疮面微血管后负荷的形成，使疮面得不到愈合应有的营养成分，因而抑制了疮面的愈合，疮周组织水肿的消退与形成，必然与其血管通透性密切相关。封闭式负压引流有助于去除淤滞的液体及脓性分泌物，减轻局部组织水肿，使细胞组织间的有效物质进行顺利交换，改善了局部血液循环，可使血运较差的疮面血流增加，增强了局部组织的抵抗力，降低了感染的机会。

具体方法：根据创面大小和外形选择合适的真空罐，与创面充分接触，不留空隙，调节负压以维持一个高效的真空罐在负压的作用下紧紧贴敷创面，调节负压表的负压范围为−0.017～−0.06MPa，使创口分泌物能有效地引出，见有新鲜血液渗出即可，负压吸引作用5min后及时清除渗出物。

十三、肺部感染

肺部感染通常以发热、咳嗽、咳痰及胸痛为特征，在中风患者发生的感染性疾病中，以肺部感染占首位，而且是引起老年人死亡的主要元凶之一。肺部感染常归属于中医"咳嗽"的范畴。多由六淫外邪袭肺，或脏腑功能失调、肺失宣降引起。

中风患者因为长时间卧床，咳痰乏力，容易引起肺部感染。老年患者由于免疫功能下降，整体细胞免疫功能降低，呼吸道黏膜表面的分泌型免疫球蛋白（IgA）减少，支气管黏膜纤毛对吸入病原体的清除作用及肺巨噬细胞的吞噬作用减弱，肺的特殊防御功能减低，再加上吞咽功能减退，细菌易随吞咽物进入气道，痰液瘀积，有利于细菌生长繁殖。中风后遗症患者常因反复误吸引起吸入性肺炎，造成患者焦虑、烦躁、沮丧、忧郁、恐惧等心理特点。

（一）辨证分型

1. **风寒袭肺** 风寒侵袭，肺卫失宣，咳嗽、咯稀白痰、恶风寒等。

临床表现：咳嗽，咯少量稀白痰，气喘，微有恶寒发热，鼻塞，流清涕，喉痒，或见身痛无汗，舌苔薄白，脉浮紧。

2. **风热犯肺** 风热犯表，热郁肌腠，卫表失和，故见发热畏寒；风热上扰则头痛；风热之邪熏蒸清道，故咽痛；风热犯肺，肺失清肃，则咳嗽痰黄黏。

临床表现：发热畏寒，头痛咽痛，咳嗽痰黄黏，胸痛不适。舌边尖红，苔黄，脉浮数。

3. **风燥伤肺** 外感燥邪，肺失宣降，以干咳痰少、鼻咽口舌干燥等。

临床常见：干咳无痰，或痰少而黏、不易咯出，甚则胸痛，痰中带血，或见鼻衄，口、唇、鼻、咽、皮肤干燥，尿少，大便干结，舌苔薄而干燥少津。或微有发热恶风寒，无汗或少汗，脉浮数或浮紧。

4. **痰湿蕴肺** 寒饮或痰浊停聚于肺，肺失宣降，以咳喘、痰白量多易咯等。

临床表现：咳嗽，痰多、色白、质稠或清稀、易咯，胸闷，气喘，或喉间有哮鸣声，恶寒，肢冷，舌质淡，苔白腻或白滑，脉弦或滑。

5. **痰热郁肺** 表邪不解而入里，邪热郁肺，肺卫郁闭，而见高热不退，汗出不解；邪热壅阻肺气，肺失清肃，故咳嗽气急，鼻煽气粗，痰黄或铁锈色。

临床表现：咳嗽，咯痰黄稠而量多，胸闷，气喘息粗，甚则鼻翼煽动，喉中痰鸣，或咳吐脓血腥臭痰，胸痛，发热口渴，烦躁不安。小便短黄，大便秘结，舌红苔黄腻，脉滑数。

6. **肺阴亏虚** 干咳、咳声短促，痰少黏白或痰中夹血，舌红少苔，脉细数。

临床表现：干咳无痰、痰少而黏，痰中带血、咽痒声哑，手足心热、或午后潮热、口干颧红，舌红少津，脉细数。

（二）辨证施护

1. **风寒袭肺**

（1）施护原则：疏风散寒，宣肺止咳。

（2）护理措施：避免进食寒凉瓜果、冰镇食物，宜进食辛温、清淡、宣肺止咳之品，如葱白、生姜、蒜等。饮食中可多添加生姜、紫苏、葱白等，可饮生姜红糖水等。

（3）食疗方：姜汁冲白蜜。

2. 风热犯肺

（1）施护原则：疏风清热，宣肺化痰。

（2）护理措施：避免进食辛辣刺激，以免助热加重病情，可进食梨、萝卜、海蜇、荸荠等，可用菊花、薄荷、金银花泡水代茶饮。

（3）食疗方：冰糖炖川贝母。

3. 风燥伤肺

（1）施护原则：疏风清肺，润肺止咳。

（2）护理措施：此类患者多伴有口干、口渴不适，可多食沙参、梨、甘蔗汁、银耳、百合、麦冬、蜂蜜水等养阴润燥清凉润肺之品。

（3）食疗方：冰糖梨粥。

4. 痰湿郁肺

（1）施护原则：健脾燥湿、化痰止咳。

（2）护理措施：脾虚痰湿不化为根本，痰湿蕴肺为标，故饮食应适量，避免暴饮暴食加重脾胃负担、影响脾胃对痰湿的蕴化，避免进食肥甘厚味之品以加重痰湿，可多食白萝卜、紫薯、陈皮、干姜、山药、赤小豆等。

（3）食疗方：苡米粥。

5. 痰热郁肺

（1）施护原则：健脾燥湿、化痰止咳。

（2）护理措施：饮食亦宜适量、清淡，避免服用海鲜、羊肉等发物，以免助痰热，加重病情；饮食上宜进食川贝母、罗汉果、梨、柚子、苦瓜、鱼腥草煮水代茶饮、竹沥液等。

（3）食疗方：枇杷粥。

6. 肺阴亏虚

（1）施护原则：滋阴清热，润肺止咳。

（2）护理措施：避免进食辛辣刺激、烧烤炸炙之品，避免助热伤阴，宜多进食梨、百合、马蹄、麦冬、燕窝、黑芝麻、甲鱼、银耳等养阴生津之品。

（3）食疗方：沙参山药粥。

（三）护理常规

1. 起居护理

（1）适当保持环境通风，但需避免穿堂风等，避免外感风邪，加重病情；保持病房适宜的温度、湿度，定期对病房进行紫外线消毒，避免交叉感染。

（2）平卧位，抬高床头 15°～30°，头偏向一侧，以利于呕吐物及分泌物的排出，避免误吸，导致吸入性肺炎；对于长期卧床的患者，每 2h 翻身拍背 1 次，每次 5～10min，并注意拍背的手法，促进痰液的排出。有研究证实取俯卧位可使肺内液体再分布，有助于肺膨胀，减轻肺后部负担和改善通气，促进分泌物的引流和排出，可有效地防止误吸和舌后坠，使下呼吸道分泌物易于向上呼吸道排出。鼓励患者主动咳嗽，指导有效咳嗽的方法，必要时予以吸痰和雾化吸入。

（3）使用振动排痰仪体外振动排痰，帮助患者将代谢物和分泌物松弛、液化，并排出体外，有效清除气道分泌物，能有效预防肺部感染的发生。

（4）对于卧床不能自理的患者，每日为其口腔护理 2 次，避免口腔感染，并指导能自理的患者做到早睡早起，避免剧烈运动，戒烟酒等。

2. **气管切开患者的护理** 每日对患者的管套进行 4 次消毒，并更换其周围的纱布，使患者创口的辅料保持干燥与洁净。为预防患者发生感染，可给予患者雾化通气或气管滴药。

3. **饮食指导** 如果急性脑梗死、误咽、昏迷等吞咽困难的患者，应尽早鼻饲流质饮食，防止呛咳；恢复期给予患者高热量、蛋白质丰富的饮食，禁食辣、生的刺激性饮食，鼓励患者少食多餐，保证每日充足的饮水量，在 1.5～2L 之内最为合适，有助于痰液的稀释；频繁呕吐患者行胃肠减压，对营养不良、体力虚弱的患者给静脉支持。根据辨证论治的原则，对于不同证型的肺部感染患者，采取不同的饮食指导。若痰黏稠不易咯出时，可遵医嘱给予竹沥水化痰，或中药鱼腥草雾化吸入，咯出无力者应及时吸痰；脓痰排出、体温降低后，患者食欲增进，脾胃功能刚刚恢复，饮食仍需给予软食、易消化富含营养的食品，可每日食豆浆、薏苡仁粥等；恢复期可逐渐增加清补养肺食品，如百合银耳莲子粥、雪梨炖百合、山药粥等，平时可吃些梨、枇杷、荸荠、柚子、藕、萝卜、蜂蜜等清凉润肺化痰食品，忌食油腻、辛辣、煎炸食物。

4. **给药护理** 中药汤剂一般宜温服。风寒、气虚者汤药宜热服；风热、燥邪、痰热者宜凉服；服用止咳药物后勿立即饮水；使用抗生素注意观察药物的作用及副反应。

5. **情志护理** 中医认为，情志可影响人的身体健康，情志不畅，气机郁滞、气机上逆等均可以加重患者病期。多数老年患者中风后，产生恐慌、焦虑不安等负面情绪，影响疗效及康复。因此，我们在护理患者时注意观察患者情志变化，多关心和尊重患者，给予心理安慰和疏导，使其增加战胜疾病的信心，积极配合治疗。

6. **康复锻炼指导**

（1）身体锻炼：患者病情稳定后，根据患者年龄、心肺功能及合并疾病等情况，指导患者每天进行适当的运动，运动锻炼的方式可选择散步、健身体操、太极拳、八段锦等，以增强患者的抵抗力，减少或延缓疾病的发作、进展。选择锻炼的项目和强度要循序渐进，不能操之过急。

（2）呼吸锻炼：呼吸锻炼可增加呼吸肌的强度、消除肌肉特别是辅助呼吸肌的无效作用，从而减低呼吸时的氧消耗量，可增加气道的消除及防御作用，减少胸腔运动，减轻患者气喘的难受程度，并可使患者树立日常活动的信心。呼吸锻炼的方法有：发展胸式或腹式呼吸体操、延长呼气或吸气时间的呼吸体操、中医保健呼吸体操等。具体步骤如下：患者仰卧，双手平放在小腹，吸气从鼻孔进，呼气从口出，呼气速度要慢，吸气与呼气的时间比为 1:2，在呼气同时双手配合轻轻压迫小腹协助体内二氧化碳呼出，6~8 次后患者作短暂休息，每日 2~3 次。

（3）吞咽功能训练：对患者的神经功能和吞咽功能进行科学、合理的评估，有饮水呛咳、吞咽困难的尽早进行吞咽功能训练，可以避免呛咳及误吸的发生，从而避免了肺感染的发生，因此帮助患者尽快恢复吞咽功能尤为重要。护士嘱患者先进行吸吮动作练习，之后再练习咽喉吞咽动作。

7. 防止并发症 详细记录患者的体温、呼吸、心率、血压等生命体征的变化。对于高热肺部感染患者要按照高热护理常规，细致观察感染患者的呼吸深浅、频率、节律等。同时还应注意观察痰液色、质、量的变化。

（四）中医技术应用

1. 穴位按摩 中医认为通过对穴位按摩刺激可以直接或者间接刺激肌肉、血管、神经而使人体发生局部或者全身性反应，帮助人体功能恢复正常，以达到治病强身目的。肺俞、膈俞为足太阳膀胱经循行穴位，按摩后不仅能调整肺、膈状态，同时还能够温阳益气、解表宣肺，止咳平喘。定喘、大椎及天突按摩后能够理气清热，固表止咳。

具体方法 1：对患者肺俞、膈俞、定喘、大椎及天突穴进行穴位按摩。先对上述穴位进行点按操作，力道由轻到重，每穴点按 2min。点按后再对患者天柱及膈俞区域进行推摩治疗，手掌根部贴近患者体表，用腕关节带动前臂做节律的环旋运动，保持 120 次 /min 的频率，以患者皮肤透热为度，每天两次，连续 10 日为一疗程。

具体方法 2：咳嗽剧烈者可按揉肺俞、风府、合谷等止咳；咳痰甚者按揉丰隆、足三里健脾化痰；伴鼻塞、流涕者，按揉迎香穴通鼻窍；伴咳喘甚者，按揉天突、膻中、肺俞、定喘穴等止喘。

2. 刮痧疗法 《保赤推拿法》载："刮者，医指挨儿皮肤，略加力而下也。"元、明时期，有较多的刮痧疗法记载，并称为"夏法"。及至清代，有关刮痧的描述更为详细。郭志邃《痧胀玉衡》曰："刮痧法，背脊颈骨上下，又胸前胁肋两背肩臂痧，用铜钱蘸香油刮之。"吴尚先《理瀹骈文》载有如"阳痧腹痛，莫妙以瓷调羹蘸香油刮背，盖五脏之系，咸在于背，刮之则邪气随降，病自松解。"《串雅外编》《七十二种痧证救治法》等医籍中也有记载。由于本疗法有宣通气血，发汗解表，舒筋活络，调理脾胃等功能，而五脏之俞穴皆分布于背部，刮治后可使脏腑秽浊之气通达于外，促使周身气血流畅，逐邪外出。根据西医学分析，本疗法首先是作用于神经系统，借助神经末梢的传导以加强人体的防御功能。其次可作用于循环系统，使血液回流加快，循环增强，淋巴液的循环加快；新陈代谢旺盛，起到醒神救厥、解毒祛邪、清热解表、行气止痛、健脾和胃的效用。

具体方法：①刮督脉：由大椎穴沿脊柱正中向下，经身柱刮至阳穴处；②刮足少阳胆经：由风池穴沿颈部刮至肩部肩井穴处；③刮足太阳膀胱经：由大杼处沿脊柱两侧向下，经风门、肺俞、肝俞、脾俞等穴，刮至胃俞处；④刮手阳明大肠经：由曲池穴处沿前臂后外侧向下，经手三里刮至合谷穴处；⑤刮手厥阴心包经：由曲泽穴处沿前臂前侧正中向下，经郄门、内关、大陵等穴，刮至劳宫穴处。

3. **耳穴压豆** 耳廓分布着丰富的血管和神经，在治疗咳嗽患者中，根据此病中医的不同证型，通过刺激耳部神门、肺、气管、肾上腺等穴位，而达到宣肺平喘以止咳嗽。采用耳穴压豆的方法辅助治疗咳嗽，不仅有效缓解临床症状，而且操作简便、费用低廉、无明显毒副反应，易于被患者广泛接受，大大提高了患者满意度和护理人员的劳动价值。

具体方法：①主穴：神门、肺、气管、肾上腺；配穴：肝火犯肺加肝；燥邪伤肺加咽喉；②方法：取主穴和 2～3 个配穴，将王不留行籽贴于 0.5cm × 0.5cm 胶布上，贴于上述穴位，用食、拇指捻压至酸沉麻木或疼痛为度，每日按压 1～2 次，3 天换 1 次，10 日为一个疗程。

十四、下肢深静脉血栓

下肢深静脉血栓是指下肢筋膜内的静脉出现了栓塞，主要包含小腿深静脉髂静脉、股浅静脉、股静脉、股总静脉和腘静脉等。下肢深静脉血栓的形成是脑卒中偏瘫患者常见的并发症，发生率可达 3%～30%，甚至高达 53%。据报道久病卧床患者发生下肢静脉血栓比上肢血栓多 3 倍。轻者下肢肿胀、疼痛，严重者可引起下肢坏死，给患者带来不必要的痛苦，影响疾病的转归，增加患者负担。临床上将下肢深静脉血栓形成分为中央型、周围型、混合型，且以混合型多见。最重要的并发症是因血栓脱落阻塞肺动脉引起的肺栓塞，发生率较高，据统计其病死率高达 20%～30%。

中医认为下肢深静脉血栓主要是由于创伤或产后长期卧床以致气血运行

不畅，气滞血瘀，瘀血阻于脉络，脉络滞塞不通，营血回流受阻，水津外溢，聚而为湿发为本病。清代唐宗海在《血证论》中指出："瘀血流注，亦发肿胀，乃血变成水之证。"清代吴谦《医宗金鉴》曰："产后闪挫，瘀血作肿者，瘀血久滞于经络，忽发则木硬不红微热。"明确地指出了本病的病因和发病特点。说明它的直接发病原因为跌仆损伤、手术伤害人体，使局部气滞血瘀，瘀血流注于下肢而发。或产后、久病长期卧床，肢体气机不利，气滞血瘀于经脉之中，营血回流不畅；或年老、肥胖、瘤岩等致患者气虚，气为血帅，气虚无力推动营血运行，下肢又为血脉之末，故易发生阻塞。下肢为阴，湿浊易于积聚，如体内有郁热，则发为湿热。

脑卒中后的 2 周内出现下肢深静脉血栓，其高发的原因为：血流淤滞，因肢体的肌肉呈无力瘫痪的状态，使深静脉内的血液无法正常回流而造成瘀血；血液呈高凝状态，因给脑卒中患者使用了脱水剂，增大了血液的黏滞度。在下肢深静脉栓塞产生以后，其临床的症状由血栓范围的大小、静脉的数量和堵塞情况、对血栓的耐受度及炎性反应程度等决定。下肢深静脉血栓最主要的症状为浅静脉曲张、下肢疼痛和肿胀。在下肢深静脉血栓产生后，一旦血栓发生脱落，就会沿着无静脉瓣膜的下肢静脉流向右心，从而最终导致肺动脉出现栓塞和肺梗死等情况。肺梗死的主要症状是咳嗽、胸痛、咯血、呼吸困难等，严重者甚至威胁生命。

（一）辨证分型

1. **湿热下注**

（1）多属下肢深静脉血栓形成急性期，血管炎性反应明显，或后遗阶段患肢并发瘀滞性皮炎、皮肤溃疡者。主要机制为湿热流注于下肢血脉经络，经脉瘀阻。

（2）临床表现：患肢广泛性肿胀、胀痛或剧痛，浅静脉怒张，皮肤微血管扩张，伴有发热。或患肢皮炎、溃疡并发感染，或并发血栓性浅静脉炎，红肿热痛。舌质红绛，舌苔白腻或黄腻，脉滑数或洪数。

2. **血瘀湿重**

（1）多属于急性下肢深静脉血栓形成炎症消退后，血栓形成，静脉阻塞。主要机制为肢体瘀血，血脉阻塞，瘀湿蕴结。

（2）临床表现：患肢广泛性肿胀、轻度胀痛、沉重，浅静脉和皮肤微小血管扩张，不发热。舌质红绛或有瘀斑，舌苔白腻，脉沉涩。

3. **脾肾阳虚**

（1）多属于下肢深静脉血栓形成综合征。主要机制为肢体瘀血日久，脏腑虚寒，脾肾两虚。

（2）临床表现：身体虚弱，倦怠乏力，肢体肿胀、沉重、胀痛，晨轻晚重，腰酸畏寒。或小腿皮肤溃疡，创面肉芽淡白，脓液清稀，胃纳减退，不思饮食，口不渴。舌质淡，苔薄白，脉沉细。

（二）辨证施护

1. **湿热下注**　宜清热利湿、活血化瘀。方用四妙勇安汤加味。

2. **血瘀湿重**　宜活血化瘀、利湿通络。方选丹参活血汤或活血通脉饮。

3. **脾肾阳虚**　宜温肾健脾、利湿通络。方用温阳健脾汤或补肾活血汤。

（三）辨证施膳

早在《黄帝内经》时期中医学就对血液的循环进行了初步探讨，并有"脉活以通，血气乃行"的论述，认为"脉痹"治宜"疏其血气，令其条达"。晚清唐宗海在《血证论》提出了"宜化去瘀血，消利肿胀"的治则，此观点至今对我们的临床护理工作有着重要的指导作用。根据患者的证型，湿热下注型、血瘀湿重型、脾肾阳虚型，在饮食上以清热利湿、补益脾胃为原则，指导患者清淡饮食，多吃性甘寒、甘平的食物，如绿豆、空心菜、苋菜、芹菜、黄瓜、苦瓜、莲藕、香蕉、柿子等，多食薏苡仁、白扁豆、赤小豆、生姜等健脾祛湿的食物。"酸甘化阴"，不宜吃山楂等酸性食物，含糖高的饮料要少喝，西瓜等寒凉的水果要少吃，避免损伤脾胃。辛辣肥甘的食物要禁食，以防助热、生湿、化痰，加重病情。在服用清热利湿、活血化瘀中药时，易出现腹泻等症，可进食大枣、苹果、白扁豆、山药、薏苡仁、南瓜等性平偏温补的食品。

（四）护理常规

1. **基础护理**

（1）处于急性期的患者需绝对卧床9～15天。将患肢抬起，使其比心脏高20～30cm，加强患肢保暖，持续给予硫酸镁溶液湿敷以促进静脉回流，减轻肿胀，切忌按摩和热敷患肢，以免血栓脱落导致肺栓塞。静脉滴注时，溶栓药物在患肢注入完毕后，停止继续输入，改从健侧另建静脉输液通路，以避免发生静脉炎。

（2）疼痛护理：疼痛大多是因静脉内出现瘀血引起的。密切注意疼痛的部位、性质、程度、时间和原因。护理时可选用松弛法治疗，即分散其注意力和催眠法，遵医嘱给予催眠和镇静类药物，并通过让患者听音乐和看书等途径将其注意力分散，最终使患者疼痛度和药物依赖减轻。

（3）观察肢体的情况：包括患者肢体的温度、疼痛肿胀度和皮肤的颜色。急性期还需每天观察患肢与健肢肢体周径的比较情况，注意疼痛肿胀度的变化，详细记录患肢的温度和皮肤的颜色，以便于疗效的评定。如患肢出现严重的肿胀或疼痛、皮肤黯紫或苍白、足背动脉的搏动消失和体温下降等情况，则需医生立刻做紧急的处理。

2. **用药观察**　溶栓时必须严格遵医嘱，各项操作要在无菌条件下进行。

用药剂量要准确无误，且应现用现配，防止降低其效价。采取输液泵准确且恒定的将药液输入患者体内，延长有效血药浓度的作用时间。

3. 密切注意病情的变化，随时进行化验并记录结果。

4. **并发症护理**

（1）出血情况：溶栓时最常见的并发症就是出血，因此在护理期间，要时刻注意患者的体征有无改变、局部的出血。

（2）肺栓塞护理：因下肢血栓性静脉炎造成的肺栓塞约85%，其最为严重的并发症就是肺栓塞，发病急、病死率高，因此是护理的重中之重。患者突然出现呼吸困难、胸痛、咳嗽、恐惧感等症状时，需警惕肺栓塞的可能，应立即报告医生，并予支持性护理，如生命体征监护、高流量氧气吸入（5L/min）、建立静脉通路等，同时安慰患者，让患者绝对卧床休息，减少搬动和翻身，避免剧烈咳嗽。

5. **饮食的护理**　饮食以低脂肪、低盐、高维生素、高纤维素、高蛋白和易消化等为主，因血栓患者大多有高脂血症，每天要饮用大量的水，补充血液水分而使其黏稠度降低；低盐能使血管壁的通透作用改善而缓解组织的水肿；此外清淡的食物不易刺激到血管，高纤维素饮食和新鲜蔬菜、水果有利于血液稀释，改变血液黏稠度，促进血液循环，还能防止便秘，且在排便时减少因用力而造成下肢静脉出现回流受阻、出血和栓子脱落等。

6. **心理护理**　在住院后患者通常会出现以下几种不良心理即紧张不安、情绪躁动、抑郁、恐慌、心理起伏大等。对于患者心理出现的问题，需在患者自身的性格、文化及社会背景等因素的基础上，去真诚地体贴、同情和关心患者，动作要以轻稳为宜，与患者多沟通以取得其信任，及时掌握其心理，使护患的关系保持和谐，给患者及其家属针对性讲解该病的特点、治疗方法及预后恢复等情况。消除患者的不良心理和精神困扰。训练患者的自我调节能力，最终让患者以积极的心态去面对治疗和护理。

7. **健康教育**

（1）向患者讲解下肢深静脉血栓形成的原因，并告知患者早期功能锻炼的意义。教会家属如何正确进行被动肢体活动及相关注意事项。待患者急性期结束后，可在家属、护士的配合下采用被动活动的方式帮助患者在床上运动并鼓励患者下床活动。以发挥腓肠肌泵的作用，促进下肢静脉回流，减少血栓的复发。

（2）嘱患者戒烟：香烟含有的尼古丁能强烈地刺激血管导致其收缩，降低血液的流速，使静脉瘀滞，从而诱发或加重疾病，吸烟不仅会造成血管痉挛，还会使血液更加黏稠。

（3）对患者出院指导：患者出院后，嘱患者严格按医嘱剂量按时服药，定期复查凝血酶原时间，注意服药后所产生的不良反应。此外，还要继续穿半年的弹力袜，并保养好弹力袜，防止出现溃疡。若足部出现湿疹或脚癣应及时治疗，定期到门诊进行复查和随诊，一旦发生不适要立即就诊。告知患者尽量少吃肥肉、动物内脏、蛋黄等高油脂、高胆固醇的食物，宜进食低脂易消化的食物，以降低血液黏稠度。一定要做好患者出院后药物服用指导及注意事项的宣教。

8. 间隙充气压缩泵的应用 卧床期间采用间隙充气压缩泵实施下肢加压，它通过间歇性贯序加压气囊压迫足底→小腿→大腿，以周期循环方式施以下肢均匀的圆周可调压力，通过压缩气囊有节律地膨胀和压缩，排空深部腓肠肌静脉并且增加股静脉的血流，减少血液淤滞、达到加快下肢静脉血液回流和激活自体纤溶系统。同时还能够治疗肢体水肿，改善血液循环，具有提高皮肤表面温度，扩展活化血管、加强下肢氧合度的效果。有助于帮助瘫痪患者的肢体功能康复，同时预防患者因长期卧床造成的肌肉萎缩，相对于传统的人工按摩，节省了大量的人力，可以对人工不能达到的深部血管产生作用。

具体方法：使用前先测量患者下肢周径，根据测量结果选择合适的腿套；抬起患者下肢，将腿套铺于患者腿部，包裹小腿和大腿，拉好拉链；将腿套上接头与充气泵相连，确保连接紧密。打开电源，旋转压力调节按钮，调节至所需压力，设定好时间开关，它会按照足→小腿→膝盖→大腿顺序以 3.5~4.0s 间隙反复施加压力和释放压力。每天使用 2 次，每次 20min。

（五）中医技术应用

1. 耳穴压豆 下肢深静脉血栓是下肢血流淤滞或局部静脉腔不通，多由炎性病变或者深部静脉血栓形成引起疾病。中医认为下肢深静脉血栓的原因是营血瘀滞、痹阻不通、先天不足、水津外溢、气滞血瘀、阳气不至所致，侵犯下肢，主要表现为皮色发白，下肢疼痛，肢体增粗的脉管疾病。患者多出现患肢肿胀疼痛，多伴有发热症状。持续疼痛又可导致血管痉挛，从而加重血管的阻塞，引起更为显著的疼痛。及时诊治，积极治疗，有利于挽救患者生命、改善生活质量。给予耳穴压豆，明显改善了患者疼痛症状。

具体方法：焦虑、失眠，选穴神门、心、肾、肝、交感、内分泌、枕等；止痛选穴神门、交感、腰、臀、下肢等。操作方法：先在耳穴的"穴区"寻找敏感点，用探棒压片刻，待出现压痕，用乙醇棉球消毒耳廓皮肤，皮肤干爽后，将王不留行籽耳贴对准压痕贴敷好。贴敷时要将耳贴压实贴紧，用指腹轻轻按压，并轻轻旋转，注意掌握合适力度，宜患者能忍受为宜，患者自感胀、麻、疼、热、酸。指导患者及家属按压 4~6 次 /d，按压时切记不要用力过猛，避免损伤皮肤，按压 3~5min/ 次。初期贴压一侧耳穴，3 日后改为另侧耳穴，两耳交替进行，5 次为 1 个疗程，共计 14 日。

2. 中药外敷　急性期,要保持冰硝散外敷的连续性,慢性恢复期患者在进行运动锻炼的同时使用红花消肿散,以利于侧支循环的建立。中药外敷治疗急性期利用中药的高渗吸水作用,减轻肢体肿胀,促进静脉回流。张锡纯《医学衷中参西录》谓芒硝"其性善消,化一切瘀滞,咸入血分,故又善消瘀血。"其成分主要为无水硫酸钠,极易吸收周围水分而潮解。冰硝散就是利用芒硝的这一理化特性,使患肢组织间隙内所潴留蓄积的水肿液,透过皮肤吸附到药物内而减轻肢体水肿。冰片具有清热止痛、散郁热、芳香开腠,促进皮肤对药物的吸收及水分外渗的作用。

    使用冰硝散时,芒硝要研碎,用量适宜,厚度均匀,防止冰硝盐袋呈球形,以保证有效接触面积。冰硝散在重复使用时,应把药物均匀碾碎后再放入袋中使用,以免硌伤皮肤。使用红花消肿散时,也应把药物搅拌均匀放入袋中,以便最好地发挥药物的作用。慢性期则利用中药芳香开窍、活血化瘀的作用促进静脉回流及肢体侧支循环的建立。中药外敷治疗对解除患肢肿胀疼痛、缩短病程有显著疗效,可促进康复,减少住院日,且无任何毒副反应,简便易行,患者易于接受。

    具体方法:指导患者备 2～4 个中药外敷袋,反复不间断使用,以最大限度发挥药物的作用,指导患者用药物将粗肿的肢体完全包裹,尤其是急性期的患者,药物应充分接触皮肤,以利于药物发挥作用。外敷 5～10 日待药袋湿化渐不明显,患肢肿胀疼痛明显改善后停止外敷。因芒硝吸水后会形成含水硫酸钠,呈饱和状态,吸湿力明显下降,所以在敷于肢体的药袋外面需要再包一层塑料薄膜,以尽量减少大气中水分的吸入。药袋潮化后应及时将药袋内药物取出晾干后才可重复使用。

    下肢静脉血栓由创伤、手术、妊娠、中风偏瘫等原因引起,久坐久卧伤气,气伤则血行不畅,以致瘀血阻于脉中,不通则痛,属于中医学脉痹、瘀血、股肿等范畴。蜜制金黄膏是中医传统外用消散药,具有清热除湿、散瘀化痰、消肿止痛的功效,其在加快血栓溶解、机化、再通及侧支循环建立方面,有着可靠疗效。利多卡因是一种黏膜表面麻醉剂,10min 左右可通过黏膜吸收麻醉而起镇痛作用,在表皮层却无法吸收。冰片为透皮吸收促进剂,外敷皮肤表面可改变皮肤角质层扁平细胞的有序叠集结构(使有序排列变为无序排列),增大角质层细胞间隙的空隙,从而增加利多卡因及蜜制金黄膏的单位面积累计渗透量,渗透速率增加,增强其功效,达到事半功倍的疗效作用。

    具体方法:冰片研末,与利多卡因注射液混合,将 10cm×10cm 纱块浸入混合液中,取出拧至不滴水为度,外敷于血栓位置(一般在压痛点附近),蜜制金黄膏覆其上。15 日为 1 个疗程。

（徐鹏斐　李　影　王丽娟　宋成玮）

主要参考文献

1. 王静. 早期康复护理对脑血管疾病偏瘫患者的影响 [J]. 中国实用神经疾病杂志, 2012, 15 (23): 93.

2. 朱春莲. 护理干预对改善老年脑卒中患者吞咽功能障碍的效果探讨 [J]. 中国卫生标准管理, 2015, 6 (21): 251-253.

3. 王秀琴, 鲍春龄. 穴位按摩配合吞咽训练治疗脑卒中吞咽功能障碍患者的临床观察 [J]. 上海中医药大学学报, 2014 (5): 46-48.

4. 段亚芬, 安娜. 中医治疗护理对中风后便秘的干预作用 [J]. 湖北中医杂志, 2015, 37 (9): 51-52.

5. 冯欢. 神阙穴贴敷治疗老年性便秘的临床疗效观察及护理 [J]. 中国中医药现代远程教育, 2016, 14 (13): 114-115.

6. 李军, 张晓路. 针刺、推拿联合康复训练对脑卒中后肩手综合征患者肢体运动功能及生活质量的影响 [J]. 现代中西医结合杂志, 2016, 25 (26): 2913-2915.

7. 包艳, 金婕, 何梅平. 预防性护理对脑卒中偏瘫患者肩手综合征的影响 [J]. 护士进修杂志, 2014, 29 (10): 906-907.

8. 罗永菊. 综合康复护理干预在脑卒中后肩手综合征患者中的应用研究 [J]. 国际护理学杂志, 2013, 32 (9): 1914-1916.

9. 赵海燕. 中医辨证施护及心理护理干预对高血压伴顽固性失眠患者的临床效果探讨 [J]. 内蒙古中医药, 2014, 33 (34): 143-144.

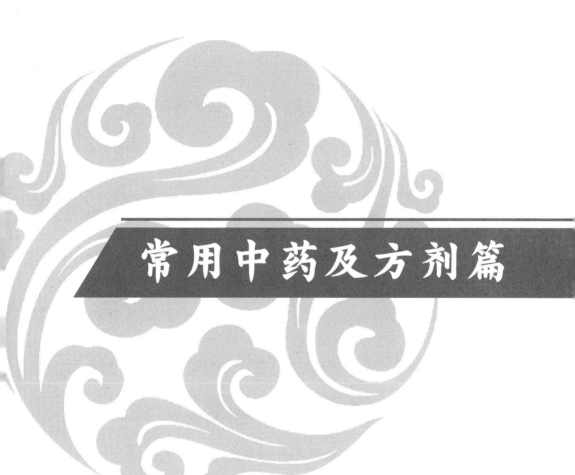

常用中药及方剂篇

第十章　常用中药

　　中风的常用中药涉及范围非常广，有活血化瘀药、息风药、补气药、滋阴药、化湿药、理气药、平肝息风药、温里药、祛风湿药、开窍药、化痰药等多类中药，其中以活血化瘀、息风及补益类药为主，使用频率最高。在使用方法上除了常见的中药内服，还有中药制剂注射、中药熏洗、中药外敷等方式。

　　近些年来，单味中药的临床使用取得了长足发展，与此同时相关中药实验研究机制以及相关药理成分得到了进一步阐明，筛选出了诸如单味中药、中药提取物或单一中药有效成分如银杏制剂银杏片（主要成分为银杏叶提取制得的浸膏糖衣片）、七叶神安分散片（主要成分为三七叶总皂苷）、银杏提取物制剂舒血宁注射液、地奥心血康、葛根素注射液等广泛应用于临床中风治疗。

　　本章将从单味中药的药用植物学特点、药性、功效、相关中药鉴别、配伍应用、常用注意事项等方面介绍，重点阐述药物的临床应用。以期为临床工作者使用单味中药的治疗中风提供相关的临床评价和实验进展方面的参考。

第一节　化　湿　药

苍术《神农本草经》

　　为菊科植物茅苍术或北苍术的干燥根茎。前者主产于江苏、湖北、河南等地，以产于江苏茅山一带者质量最好，故名茅苍术。后者主产于内蒙古、山西、辽宁等地。春、秋二季采挖，晒干。切片，生用、麸炒或米泔水炒用。

　　【性味归经】　辛，苦，温。归脾、胃、肝经。

　　【功效】　燥湿健脾，祛风散寒。

　　【功效特点】　本品芳香燥烈，能散能化，外可解风湿之邪，能化湿浊之邪，为祛风胜湿、健脾燥湿之要药，又可治眼病之内障外障、青盲夜盲，都具良效。

【研究与应用】

1. **中风**

（1）抗缺氧作用：苍术丙酮提取物 750mg/kg。对模型小鼠有明显的延长存活时间的效果，降低相对死亡率。说明苍术有抗缺氧作用，进一步的研究表明苍术的抗缺氧主要活性成分为 β- 桉叶醇，该成分在 300mg/kg 灌胃有明显作用，而相同剂量的苍术酮则未见抗缺氧作用。

（2）对神经系统的作用：毛苍术挥发油对中枢神经系统有镇静作用。有研究指出，β- 桉叶醇和苍术醇是苍术的镇痛作用有效成分，并且 β- 桉叶醇还有降低骨骼肌乙酰胆碱受体敏感性的作用。

2. **其他**　苍术还具有抑制胃酸分泌、促进肠胃运动及胃排空、降血糖、抗菌抗炎、保护心血管作用等。

【鉴别应用】　白术与苍术，一类两种，古时通用，两者均能燥湿健脾，但白术又能补气、止汗、安胎，而苍术燥湿作用较白术强，且可发汗散邪，故脾弱之虚证多用白术，湿盛之实证多用苍术；止汗安胎用白术，发汗散邪用苍术。

【临床常用配伍】

1. **配玄参**　苍术燥湿健脾、升阳散邪；玄参滋阴降火、清热解毒。湿邪未尽，而阴液已伤之消渴证，其治疗若单养阴滋阴恐有助湿之弊，而祛湿又存劫阴之弊，两药配用，以玄参之润制苍术之燥，以苍术之燥制玄参之腻，则健脾滋肾、养阴逐邪，两擅其长。

2. **配厚朴**　苍术苦温辛烈，运脾燥湿；厚朴苦辛温，除湿宽肠，性味从辛、从燥、从苦组成，两药相伍，消食且散痰湿。对有湿、有滞、有积者尤宜。湿除脾运、中阳得振，专解湿邪困肿，运化失司诸证。

3. **配防风**　本品辛散苦燥，外能解风湿之邪，内能燥湿健脾，炒苍术辛散性弱，偏于燥湿健脾，可配防风祛风燥湿，因"风能胜湿"之故，专治湿盛水泻；生苍术其辛散性强，配防风以祛风发汗，同治风湿痹痛，一能燥湿，一能祛风，合用则既燥又散，风湿两邪俱除。

4. **配石膏**　苍术燥湿，外散风寒，内化湿浊；生石膏性寒，清泻暑热，两品相配，一温一寒，刚柔相济，燥湿清热不伤脏腑正气，善治湿邪化热，取太阳阳明两经同治之意，用于暑温、湿温、壮热烦渴、身重溺短等证最宜。

5. **配黄柏**　黄柏苦寒，气味俱厚，性沉而降，以清下焦湿热为长；苍术味辛主散，性温而燥，化湿运脾，通治内外湿邪。二药均具雄壮之气，苍术得黄柏，二苦相合，燥湿之力倍增；黄柏得苍术，以温制寒，清热而不致损阳，二药相使相制，清热燥湿功效显著，常用于下焦湿热之足膝红肿热痛、足痿无力，或湿热带下、湿疮淋漓并见小便短赤，舌苔黄腻等病证。

6. **配香附**　苍术芳香辛温，醒脾燥湿，脾阳健运，则可湿去痰消；香附乃血中之气药，调气疏肝，善解气郁，血行气畅，则胸胁痞闷诸证可解。两药合用，肝脾并治，疏肝理脾，主治肝脾郁结诸证。

7. 配黑芝麻 苍术辛烈温燥，燥湿健脾；黑芝麻甘平，能补肝肾且润五脏。两药合用，一燥一润，相辅相成，健脾润燥，善治噎膈脘痞兼脾虚苔薄腻者。

8. 配神曲 本品燥湿力强，湿去则脾胃得以健运，神曲消食和胃，两药合用，消食健脾功力增强，可治食积内停、湿阻脾胃，症见胸脘满闷，食欲不振，恶心呕吐，水泻，苔白腻等证。

9. 配花椒 花椒善散阴寒，温中止痛，暖脾止泻；苍术则长于外祛风湿、内燥脾湿，功偏燥湿运脾。两药相配，温中燥湿使寒湿去、脾胃健运则泻可止，温中止泻力增，能治寒湿较盛之久泻、苔白厚浊等证。

【应用注意事项】 气虚汗出者及阴虚内热者忌用。

【用法用量】 内服6～12g，入煎剂，或入丸散。

厚朴《神农本草经》

为木兰科植物厚朴或凹叶厚朴的干燥干皮、根皮及枝皮。主产于四川、湖北等地。4～6月剥取，根皮及枝皮直接阴干，干皮置沸水中微煮后堆置阴湿处，"发汗"至内表面变紫褐色或棕褐色时，蒸软取出，卷成筒状，干燥。切丝，姜制用。

【性味归经】 苦、辛，温。归脾、胃、肺、大肠经。

【功效】 燥湿消痰，下气除满。

【功效特点】 本品苦能下气，辛能散结，温能燥湿，善除胃中滞气，而燥脾家湿郁，故既能下有形之实满，又能散无形之湿满。凡食积停留、气滞不通、胸腹胀痛、大便秘结或湿滞伤中而散胸腹满闷痛胀、呕吐泻痢等证，均可用之。又治痰饮阻肺、肺气不降的咳喘，此亦属燥湿化痰、下气降逆之功。然性偏温燥，且行气之力较强，故内热津枯、脾胃气虚者慎用。

【研究与应用】

1. 中风

（1）神经保护作用：研究发现厚朴酚及和厚朴酚可以降低SD大鼠小脑颗粒细胞因葡萄糖剥夺所引起的线粒体功能异常和细胞损害，对抗由兴奋性氨基酸诱导的神经毒性，并提出这种神经保护作用可能与抗氧化作用有关。另有报道称厚朴酚及和厚朴酚可通过激活不同级别的MAPK通路而具有促进神经轴突生长的作用。

（2）抗氧化作用：厚朴酚的酚羟基易被氧化，而含有烯丙基的酚类化合物多具有清除羟自由基的能力这些结构造就了厚朴酚具有出色的抗氧化能力，而这一特性也成为其他许多药理作用的基础，可以清除自由基、对抗脂质过氧化、增强抗氧化酶活性。

2. **其他** 厚朴酚还具有中枢性肌肉松弛、中枢神经抑制、抗炎、抗菌、抗溃疡、抗肿瘤、激素调节等药理作用。

【临床常用配伍】

1. **配苍术** 厚朴苦辛温，除湿宽中消胀；苍术苦温辛烈，运脾燥湿。二药性味从辛、从燥、从苦组成，而能消（食）能散（痰湿），二药配用，共奏燥湿运脾之功，对有湿、有滞、有积者适宜。

2. **配黄芩** 厚朴性燥善散，能燥湿散满以运脾，行气导滞而除胀；黄芩清热燥湿、泻火散毒。二药配伍，一温一寒，辛开苦降，既化湿又清热，湿除火降，则清气得升而浊气得降，气机得调而诸症自止。

3. **配杏仁** 杏仁能润肺而利气，又能引而外达肌腠；厚朴降气除满，温通肌腠。二药虽主降气以定喘，而妙有走表之性，正合通里气而解表邪之法，故二药配用共奏下气定喘之功，痰湿内蕴、兼感外邪、气逆咳喘宜适用。

4. **配贝母** 厚朴下气除满，燥湿消胀，散胸腹一切阴凝滞气；贝母开散心经气郁，清热化痰。二药合用，止咳开郁、消食去胀，专治气郁痰阻之证。

5. **配郁金** 厚朴性燥善散，偏于行气，以散满除胀为主，对实证或虚中夹实者都可应用；郁金入气分，行气解郁，入血分凉血破瘀。二药配伍，顺气开郁，疏泄肝气，并能活血破瘀止痛，对肝郁气逆、腹满胀痛有效。

6. **配枳实** 厚朴性温燥，善散寒湿，偏于行气，以散满除胀为主；枳实性微寒，长于破泄胃肠结气，以消积导滞除痞为主，对实证或虚中夹实者均可配伍应用。二药同用，散满消痞，可治胃腑实邪积滞、腹满胀疼痛、大便不畅等证。

7. **配干姜** 厚朴偏于行气燥湿，干姜能祛脾胃寒邪，二药配用，可治中焦气机壅滞所致的脘腹冷痛胀满、消化不良、时作疼痛、呕逆泄泻。

【应用注意事项】 内热津枯、脾胃虚弱便溏者慎用。孕妇忌用。

【用法用量】 内服：3～9g，入煎剂，或入丸散。

砂仁《药性论》

为姜科植物阳春砂、绿壳砂或海南砂的干燥成熟果实。阳春砂主产于广东、广西、云南、福建等地；绿壳砂主产于广东、云南等地；海南砂主产于海南及雷州半岛等地。于夏、秋间果实成熟时采收，晒干或低温干燥。用时打碎生用。

【性味归经】 辛，温。归脾、胃、肾经。

【功效】 化湿行气，温中止泻，安胎。

【功效特点】 本品辛散温通，芳香理气，具温而不燥、行气而不破气、调中而不伤中的特性,并能醒脾消食、开胃止呕,专用于脾胃气滞、脘腹胀痛、呕吐泻痢、不饥食少、食积不消等证,又能理气安胎。

【研究与应用】

1. 中风

(1)延长凝血时间、抗血小板聚集:给大鼠连续3日灌服阳春砂75%醇提物,其凝血时间分别延长37.9%和41.4%,还可延长凝血活酶、凝血酶原的时间和电刺激大鼠颈动脉的血栓形成时间。有研究发现给兔灌服阳春砂粉末混悬液,结果发现可抑制二磷酸腺苷(ADP)诱导兔血小板的聚集。

(2)抗氧化:砂仁提取物具有较强的抗氧化作用,以乙酸乙酯层提取物的抗氧化效果最好。研究发现砂仁多糖有很强的清除自由基的活性,能显著抑制体外丙二醛的形成和增强抗氧化酶活性在四氯化碳诱导的肝损伤小鼠。

2. 其他 砂仁还具有抗溃疡、止泻、促进胃排空和胃肠推进运动以及利胆等药理作用;也具有镇痛、抗炎、降血糖、血脂等药理作用。

【鉴别应用】 砂仁与白豆蔻,性味相同,功效相似,皆为芳香化湿、行气宽中之品,惟白豆蔻芬芳清香、温燥性较小,兼可宣通肺气,用于胸闷不畅及中焦寒湿伏郁之轻证;砂仁则香气浓郁,温燥性较强,且功专于脾、胃、肾,常用治寒湿凝滞、中焦阻塞较重之证,及妊娠恶阻胎动不安,并有温肾下气之功。

【临床常用配伍】

1. 配白豆蔻 砂仁香窜而气浊,散寒力较大,功专于中下二焦,暖胃燥湿,引气归元(肾),适宜于寒湿积滞、寒泻冷痢,又有安胎作用;白豆蔻芳香而气清,温燥之性较差,功专于上中二焦,和胃止呕,适宜于湿浊阻胃之呕哕、呕逆,并能宣通肺气。两药配用,宣通三焦气机,芳香化浊,醒脾和胃,行气止痛,俱能治湿浊内蕴、胃呆纳少、气滞胸闷、脘腹胀痛、反胃呕吐等证。

2. 配青、陈皮 砂仁辛香性温,有醒脾和胃、行气宽中之效;青皮性猛,偏于疏肝破气、消积化滞;陈皮性缓,偏于健脾行气、燥湿化痰。三药合用,理气止泻,治脾胃气滞、胸腹胀满、消化不良及湿阻脾胃之泄泻、痢疾。

3. 配佩兰 砂仁香浓气浊,燥湿之性较强,有化湿醒脾,行气宽中,安胎之效;佩兰气味芳香,功专清肺开胃,化湿悦脾,理气之功为要。两药配用,芳香悦脾,可用治湿阻气郁、恶心呕吐、食欲不振、胸腹胀满、胎动不安等证。

4. 配冬葵子 冬葵子有催乳之功,另有滑肠作用,配砂仁行气和胃,可增进食欲,加强营养吸收,故两药配用,有行气下乳之效,可治乳少气滞胀满疼痛诸证。

5. 配熟地黄 砂仁行气调中,醒脾开胃,又助消化,并能引气归肾,兼有温肾安胎作用;熟地黄补血生精,滋肾养肝,久服易滋腻,宜用砂仁拌(或佐有少许砂仁)。两药配用,砂仁既免除熟地黄滋腻碍胃之弊,又可引熟地黄归肾,此谓一举两得。

6. **配黄芩** 砂仁与黄芩，两者性味功效迥异，然均有安胎之功。砂仁辛温理气之品，和气机而安胎孕；黄芩苦寒清热之品，降火凉血而安胎孕。二药同用，寒温相合，气血配对，可使枢轴回旋，升降复取，热泄气和，而成安胎之妙用。

7. **配木香** 两药均是芳香辛散温通之品，功效相同，皆有治疗脾胃气滞、食积不化之功，但砂仁偏于醒脾和胃，木香偏于调中宣滞，两药配用，治疗脘腹气滞胀痛、消化不良，以加强行气止痛之功。

【应用注意事项】 阴虚有热者忌服。

【用法用量】 内服：3～6g，入煎剂（不宜久煎），或入丸散。

第二节 活血化瘀药

川芎《神农本草经》

为伞形科植物川芎的根茎。主产于四川、贵州、云南，以四川产者质优。系人工栽培。5 月采挖，除去泥沙，晒后烘干，再去须根。用时切片生用或酒炙。

【性味归经】 辛，温。归肝、胆、心包经。

【功效】 活血行气，祛风止痛。

【功效特点】 本品辛温香窜，走而不守，能上行头巅、下达血海、外彻皮毛、旁通四肢，为血中之气药，故有活血行气、散风止痛等作用，主治中风入脑头痛、半身不遂等症，又为妇科常用药，多用于寒凝气滞、血行不畅所致的月经不调、腹痛、闭经、腹部肿块等。此外，还可用于肝郁气滞、风寒湿痹及气血瘀阻、痈疽肿痛等证。现代药理研究证明，川芎的主要活血成分为川芎嗪，具有扩张血管，改善微循环和抑制血小板的聚集等作用。

【研究与应用】

1. 中风

（1）改善脑缺血作用：川芎嗪生理盐水（川芎嗪 80mg/kg）输注入失血性休克模型兔（2h 后），川芎嗪对失血性休克代谢障碍及脑组织细胞具有显著的保护作。0.4% 川芎嗪（4mg/100g）静脉注射复制预适应三血管全脑缺血再灌注损伤模型大鼠，川芎嗪干预均可减轻大鼠脑缺血再灌注损伤，对脑保护有协同作用。川芎嗪注射液（80mg/kg）分别在 6h、12h、24h、36h 腹腔注射入尾状核胶原酶注射造模大鼠内，在 12h 或以后时间内对急性期脑出血大鼠可减轻脑水肿，使血肿变小。

（2）抗氧化作用：盐酸川芎嗪注射液 25mg/kg 注射给药，对 6- 羟基多巴胺

（6-OHDA）脑内注射造成帕金森病（PD）模型大鼠，可在多个时间点降低模型组大鼠的 2,3- 二羟基苯甲酸和 2,5- 二羟基苯甲酸浓度，可减轻 6-OHDA 引起的 PD 大鼠脑氧化损伤。

（3）保护神经作用：川芎嗪（80mg/kg）腹腔注射给大脑中动脉栓塞模型大鼠后，2 次 /d，连用 7 日。采用双盲法行大鼠神经功能评分，采用 Tr C 染色法测量大鼠脑梗死灶体积，并行运动诱发电位检测。损伤后的运动阈值与脑梗死灶体积呈正相关，川芎嗪可减小缺血再灌注损伤脑组织梗死灶体积，提高皮质兴奋性。

2. 其他　川芎还具有改善学习记忆能力、保护心肌、保护肾脏功能、抗瘤等作用。

【鉴别应用】　生川芎，辛香温散，祛风力强，止痛效速，多用于风邪所致头痛、身痛；炒川芎，缓其辛香温散之性，使血气通达，补而不滞，用于血虚气弱、胸胁刺痛；酒川芎，理血活血效高，辛窜祛瘀生新，用于月经不调、瘀血肿痛为佳。

【临床常用配伍】

1. 配当归　当归甘辛性温，质润而腻，养血之中有活血之力；川芎善于行走，能活血化瘀、行气祛风。当归偏养血和血，川芎偏行血散血。二药润燥相宜，当归之润可制川芎辛燥，川芎辛燥又防当归滋腻，祛瘀而不耗伤气血，养血而不致血壅气滞。相伍可增强活血祛瘀、养血和血之功，凡血虚、血瘀之证皆宜，尤宜血虚兼血瘀者。

2. 配白芍　川芎为血中气药，能化瘀滞、开血郁，上行头目、下达血海；白芍微苦能补阴，略酸能收敛。两药相配，一动一静，一散一收，辛酸相合，既可补肝气、养肝阴，又可开肝郁，用于肝血、肝阴不足，或肝郁血滞等证。

3. 配石膏　川芎祛风止痛有神功，前人有"头痛必用川芎"之说；石膏清热泻火力最强。石膏与川芎相合，以石膏清气热、散郁火为主，并制川芎之温；取川芎辛散止痛作用，且引石膏入血分。两者同用为寒热并用，气血兼施。

4. 配防风　川芎上行，祛风活血止痛；防风疏散风寒止痛。一偏于活血行气，一偏于疏风散寒，两者皆能祛湿，一偏燥一偏散，两药相配，祛风散寒除湿力增，既取"风能胜湿"之意，又择"血行风自灭"之说。

【应用注意事项】　本品辛温香窜，故阴虚气弱、劳热多汗者忌用。气逆呕吐、肝胆头痛以及妇女月经过多等证亦不宜用。

【用法用量】　内服：3～9g，入煎剂，或入丸散。外用：研末，或调敷。

延胡索 《雷公炮炙论》

为罂粟科植物延胡索的块根。主产于浙江、江苏、湖北、湖南等地。野生或栽培，夏初茎叶枯萎时采挖，除去须根，置沸水中煮至恰无白心时取出，晒干。切厚片或捣碎生用；或醋炙用。

【性味归经】 辛，温。归肝、胆、心包经。

【功效】 活血行气，祛风止痛。

【功效特点】 本品既入血分，又入气分，既能行血中之气，又能行气中之血。盖气郁则痛，血滞亦痛，行气活血，通则不痛，故为活血利气止痛之良药，凡一身上下诸痛之属于气滞血瘀者，均可用之，常用治脘腹胁痛、妇女气滞血瘀经闭、痛经、腹中肿块、产后血瘀腹痛以及疝气作痛、跌打损伤肿痛等证。现代药理研究证明延胡索具有调节中枢神经系统的作用。

【研究与应用】

1. 中风

（1）抗血小板聚集：建立冰水 - 肾上腺素大鼠血瘀模型（以 10g/kg、20g/kg、40g/kg 的剂量灌胃给药 7 日），制备抗凝血，将全血在 800r/min 的条件下离心 10min，取上清液，得富血小板血浆（PRP）。将剩余血样继续在 3 000r/min 的条件下离心 10min，取上清液，得贫血小板血浆（PPP）。将 PRP、PPP 置于比色杯中，孵育 5min 后放入相应的通道中，加入 ADP（5μmol/L）或胶原（2mg/L），记录最大聚集率。延胡索能降低 ADP 诱导的血小板聚集率。

（2）保护脑缺血再灌注损伤：dl- 延胡索乙素对大鼠脑缺血再灌注损伤有保护作用，减少脑组织脂质过氧化物生成，防止超氧化物歧化酶（SOD）、乳酸脱氢酶（LDH）活力降低，减轻脑组织病理损害及神经功能障碍。抑制脑组织钙聚集，抑制再灌注早期 NO、内皮素 -1，及乳酸的过量产生，提高脑组织三磷酸腺苷（ATP）含量。

2. 其他 延胡索还具有镇痛、镇静催眠、抗心肌缺血等作用。

【鉴别应用】 元胡、乳香、没药、五灵脂，均为常用的活血止痛药，均可用于血瘀疼痛，但元胡止痛作用最强，且应用部位十分广泛，五灵脂作用次之，乳香、没药又有消肿生肌之功，酒炒行血，醋炒止血，生用破血。

【临床常用配伍】

1. 配川楝子 川楝子入气分，长于疏肝理气，泻肝火；元胡行气活血，长于止痛，二药相配，疏肝行气之力显著，并可活血，气行则血行，清泻肝火，可用于肝郁有热，心腹胁肋诸痛，时发时止，口苦，舌红苔黄，脉弦数。

2. 配乌药 元胡入血分，活血行气，善散血结，可行血中气滞、气中血滞，为血中气药；乌药入气分。行气宽胀，顺逆止痛，温散肝肾冷气，疏降腹部逆气。两者同用，活血顺气，气血同调，可治疗气滞血瘀、脘腹疼痛，尤以偏于寒性之气痛最为有效。

3. 配当归 当归补血活血，行气止痛，为妇科之良药；元胡活血行气，散瘀止痛。两者合用，当归得元胡则能散瘀，元胡得当归且能补血，故可治疗妇女血瘀经闭、痛经等证。

【应用注意事项】 血热气虚者及孕妇忌用。

【用法用量】 内服：6～12g，入煎剂，或入丸散。

丹参《神农本草经》

为唇形科植物丹参的根。多为栽培，全国大部分地区均有。主产于四川、安徽、江苏、河南、山西等地。春、秋两季采挖，除去茎叶，洗净，润透，切成厚片，晒干。生用或酒炙用。

【性味归经】 苦，微寒。归心、心包、肝经。

【功效】 活血祛瘀，除烦安神，消肿止痛。

【功效特点】 本品有活血祛瘀、凉血消肿、清心除烦等作用，主要适用于血热瘀滞的月经不调、经闭痛经、腹部肿块以及产后瘀阻、恶露不尽、少腹作痛，并治因瘀血阻滞引起的脘腹或四肢关节肌肉疼痛，此外还可用于痈肿疮毒和阴虚烦热不安之证。

【研究与应用】

1. 中风

（1）抗血小板聚集、预防血栓形成：丹参是一种较强的抗血小板活化药物，既可抑制纤维蛋白原受体（FIB-R）的表达，降低血小板的聚集性；又可抑制血小板的释放反应而降低其促凝血活性，从而起到防止血栓形成的作用。丹参具有抑制凝血及血小板聚集、激活纤溶、促进纤维蛋白降解、减少血栓形成、调节免疫、改善微循环等作用。丹参下调纤维蛋白原受体的表达和血小板内颗粒内容物的释放、降低血小板的聚集性、防止血小板活化，阻止血栓形成的作用。

（2）改善微循环，增加缺血组织血液灌注：丹参有增加微循环血流的作用。在体外循环中，丹参酮ⅡA磺酸钠可保持红细胞正常形态；临床研究中，复方丹参注射液可以降低多种疾病患者及实验动物模型的血液黏度、抑制血小板激活、降低血小板聚集性和黏附性，抑制血栓形成，大剂量复方丹参注射液可提高血小板环磷酸腺苷（cAMP）及血浆 cAMP，还能调节红细胞膜磷脂代谢及改善微循环。

（3）改善外周循环，营养周围神经：丹参可改善糖尿病心、脑血管及神经系统并发症的症状及体征，对缺血性神经损伤、神经系统出血性疾病、外伤性神经系统损伤及其他类型神经损伤。如偏头痛、面神经炎、糖尿病周围神经病变、带状疱疹后遗神经痛等均有一定疗效，提高了治愈率和有效率，大大改善的生活质量，降低了病死率。现代研究丹参对脑损伤的保护、诱导骨髓间质干细胞的分化、促进周围神经的再生、对阿尔茨海默病的改善、镇痛以及镇静作用等，希望能唤起人们对这一老药的新认识，为开发新的神经系统药物提供参考和借鉴。

（4）清除氧自由基，抑制细胞凋亡：研究者根据大鼠局灶性脑缺血模型发现丹参治疗组与对照组比较 Bcl-2 阳性细胞数上升差异有显著性提示丹参可上调缺血再灌注时 Bcl-2 蛋白的表达，抑制细胞凋亡。

（5）调节血脂，防止动脉粥样硬化　研究发现，复方丹参滴丸可调节血脂代谢，延缓致动脉粥样硬化脂蛋白谱的变化，延缓动脉粥样硬化进展，稳定粥样斑块，改善内皮细胞功能，从而降低心脏疾病的复发率、危险性、病死率。

2. 其他　保护线粒体，改善能量代谢，在对心肌缺血再灌注损伤的研究中，发现外源性氧自由基对心肌线粒体跨膜电位和质子转位有重要的作用，丹参酮在一定浓度条件下对能化后的跨膜电位的变化有一定的恢复作用，故可减轻氧自由基损伤的作用。从保护内膜体的角度证明，丹参素对线粒体呼吸链功能有明显保护作用，认为能量代谢障碍是缺血和再灌注损伤的基础，它与自由基相互作用，互为因果，促进损伤的发展。

【鉴别应用】　丹参与川芎，均为常用活血调经之品，皆可治瘀血诸痛、痈肿疮毒、关节痹痛。然川芎辛温，活血行气，散寒止痛，以寒凝气滞血瘀用之为好；丹参苦寒，凉血活血，通经止痛，以血热瘀滞用之为佳。川芎为血中之气药，能祛风止痛；丹参可养血清心以安神。两者均入心肝经，但有一寒、一温，一苦、一辛之不同。丹参炮制后，其临证选择用法用量各异，炒丹参性温，养血活血，用于血虚经闭等；酒丹参性温且散，活力增强，用于肝脾肿大、瘀血作痛；炭丹参活血止血，用于月经不调、崩漏带下；鳖血制丹参，可入肝行血和防其苦燥之弊，用于肝血阴虚而成血瘀之证；猪心血拌丹参，可引药入心而养血，用治心血不足所致惊悸不眠、心烦神乱之证。

【临床常用配伍】

1. 配旱莲草　和营理血，治阴虚血热、吐血、衄血、咳血、尿血、崩漏等。丹参活血祛瘀而凉血，旱莲草补肾滋阴，凉血止血，两药相配，和营理血，止血而不留瘀，凉血而能滋阴。

2. 配檀香　活血行气，通络止痛。丹参入血分，活血化瘀，散瘀止痛；檀香入气分，行气宽中，散寒止痛。二药合用，气血双调，既可活血，又可行气，其通络止痛之力更强，用于治疗气滞血瘀之胸痹、胃痛等证。

3. 配瓜蒌　清热散结，活血消肿。丹参入血分，可活血祛瘀，凉血消肿；瓜蒌甘寒，消肿散结。两药合用，既可清热凉血，又可祛瘀生新，消肿散结，标本同治，用于治疗热结疮疡、胸痹疼痛等证。

【应用注意事项】　孕妇及无瘀血者慎用。

【用法用量】 内服：6～15g，入煎剂。外用：熬膏，或煎水熏洗。

姜黄《新修本草》

为姜科植物姜黄的根茎。主产于四川、福建等地。野生或栽培。冬季茎叶枯萎时采挖，除去须根。煮或蒸至透心，晒干，切厚片，生用。

【性味归经】 辛、苦，温。归肝、脾经。

【功效】 活血行气，通经止痛。

【功效特点】 本品辛温相合，能外散风寒，内行气血；苦温相合，能外胜寒湿，内破瘀血。故有破血行气、通络止痛、祛风疗痹之效，凡气滞血瘀而致的胸胁脘腹疼痛、肢体窜痛、时痛时止、经闭腹痛以及跌打损伤瘀肿、产后恶露不尽、少腹刺痛等，均可应用，关节不利、肩臂酸痛尤为常用。因活血行气之力较强，虚证应慎用。现代研究显示姜黄中主要含有姜黄素类和挥发油等成分，具有保护海马神经细胞、抗氧化、降血脂、抗炎、抗病毒、保肝、抗肿瘤等作用。

【研究与应用】

1. 中风

（1）保护海马神经细胞：刘洁等采用插线法制作大鼠大脑中动脉闭塞局灶性脑缺血再灌注（MCAO）模型，运用姜黄素治疗后观察发现，姜黄素可降低脑含水量，减轻脑组织形态学改变和神经元凋亡，此作用可能与上调载脂蛋白（APOE）及肝脏 X 受体（LXR）、维 A 酸 X 受体（RXR）的表达有关，表明姜黄素对脑缺血再灌注损伤后的海马神经细胞具有一定保护作用。

（2）抗血小板聚集和血栓形成：研究者发现姜黄素体内给药使大鼠血小板聚集明显被抑制，与阿司匹林组抗血小板作用类似；姜黄素整体给药的大鼠血栓湿重明显降低，值相近。说明姜黄素在体内外均有良好的抑制大鼠血小板聚集和血栓形成作用。研究发现复方姜黄素胶囊对脑缺血再灌注大鼠有保护作用。

（3）抗氧化：姜黄中的姜黄素被认为是一种天然的抗氧化剂，Kunwar 等通过研究指出了姜黄素可直接清除体内的氧自由基，其结构中的邻位的酚羟基能够增加 DPPH 和三滤过氧自由基的反应，而减少其氧自由基的产生，发生抗氧化作用。

2. **其他** 降低血脂血糖、抗菌抗炎及抗病毒、保肝及抗纤维化、抗肿瘤、抑制子宫内膜生长、降尿酸等作用。

【鉴别应用】

1. 郁金与姜黄，均能活血破瘀，行气止痛。然姜黄辛温行散，以寒凝气滞血瘀者用之为优，且又散三焦之火，祛风疗痹，郁金苦寒泄降，以血热瘀滞用之为宜，更能清心除烦，凉血止血，兼治不同。

2. 莪术与姜黄，皆能破瘀消积，然莪术偏入肝经气分，兼破气中之血；姜黄偏入肝经血分，兼行血中之气，病机有异。

【临床常用配伍】

1. **配桂枝** 桂枝善于温通血脉，既可舒筋脉挛急，又能利关节壅阻。内通脏腑，外达肢节。桂枝温通经脉，助姜黄活血止疼，姜黄破血行气，助桂枝通达阳气，温经散寒，活血通脉，治上下关节凝滞、痹着疼痛等证。

2. **配栀子** 栀子清热解毒，泻下焦火热，入肝胆清胆退黄，栀子得姜黄行气祛瘀之助，则疏利肝胆之力加强，共奏清热利胆、解毒止痛之效，用于肝胆热毒壅滞、血瘀气结之发热、口苦、胁下疼痛。

3. **当归** 当归养血和血，通经止痛，当归得姜黄之助，瘀血去而新血生，一养一破，相反相成；姜黄得当归之助，活血通络、行气止痛之功更著，用于胸痹心痛、月经不调、痛经、闭经等证。

4. **配枳实** 枳实苦降下行，力锐气猛，破气消积，化痰除痞。二药合用，一重破气，一重破血，行气逐瘀，用于胸痹心痛、脘腹胀痛、癥瘕积块。

5. **配蝉蜕** 蝉蜕为轻清之品，辛可宣散，凉可去热，能散风除湿，清热解毒，既能宣通火郁，又可透风湿于火外，姜黄既能温散寒湿，助蝉蜕透达火郁，又可降浊泄热，导火下行，一开宣，一降泄，升清降浊，开阳散火，则内外通达，气血调畅，以宣焦火郁之邪。

【应用注意事项】

1. 凡因血虚臂疼、血虚腹痛而非瘀血凝滞、气壅上逆作胀者忌用。

2. 辛燥破血之品，虚证及孕妇忌用。

【用法用量】 内服：3～10g，入煎剂，或入丸散。

乳香《名医别录》

为橄榄科植物乳香树及其同属植物皮部渗出的树脂。主产于非洲索马里、埃塞俄比亚等地。野生或栽培。春夏季采收。将树干的皮部由下向上顺序切伤，使树脂渗出，数天后凝成固体，即可采收。可打碎生用，内服多炒用。

【性味归经】 辛、苦，温。归心、肝、脾经。

【功效】 活血行气止痛，消肿生肌。

【功效特点】 本品苦泄，辛散，温通，故能宣通经络，活血消瘀，瘀消血活则疼痛止、筋挛伸、肿痛消、肌肉长，故又有止痛、伸筋、消肿、生肌之功。凡瘀血阻滞、心腹诸痛、跌打损伤作痛、痈疽疮肿和痹痛筋挛以及疮疡溃烂、肌肉不生、内、妇、外伤诸证，内服外用都有良效。现代作用研究主要集中在提取物和化学成分的抗血小板聚集、抗氧化、改善记忆、抗炎、抗菌、抗肿瘤、抗溃疡、抗哮喘作用等方面。

【研究与应用】

1. 中风

（1）减轻脑水肿：对脑瘤患者进行的临床研究结果表明，乳香提取物可能具有改善患者主观症状以及部分脑水肿患者临床和（或）放射学征象的作用。

（2）抗血小板聚集：乳香水提液及挥发油均具有显著抑制 ADP 诱导的家兔体外血小板聚集作用。

（3）延长凝血酶时间（thrombin time，TT）：实验结果表明，乳香水提液及挥发油具有显著延长凝血时间的作用，且水提物活性强于挥发油的活性。

2. 其他　研究发现具有改善记忆作用，β- 乳香酸可促进海马神经元突触的生长和分支，显著提高神经轴突的生长、分支及微管蛋白聚合动力，除此以外还具有抗炎、抗菌、抗肿瘤、抗溃疡、抗哮喘、抗氧化作用等。

【鉴别应用】　乳香、五灵脂、元胡，均有活血止痛作用，其中以元胡止痛作用最强，五灵脂次之，乳香又次之。

【临床常用配伍】

1. 配没药　乳香辛温香窜，行气活血兼能舒筋，通经舒络而止痛；没药散瘀活血、消肿定痛。一偏于调气，一偏于活血，两药合用，相得益彰，共奏活血祛瘀、消肿止痛、敛疮生肌之效。

2. 配地龙　乳香活血祛瘀止痛，地龙通经活络，两药相配，相须相使，有通经达络、活血止痛之功效，可治跌打损伤筋骨疼痛，或痹证关节筋骨疼痛。

3. 配瓜蒌　瓜蒌有清热化痰、宽胸散结之功；乳香香窜，入心经，活血定痛，故为痈疽疼痛、心腹痛要药。瓜蒌和乳香同用，则一入气分，一入血分，气血同治，有良好的行气活血、消肿散结、疗痈定痛作用，多用于产后乳疾，如乳汁不通、乳痈初起而见壅滞肿痛、乳房胀痛等，疗效颇佳。

【应用注意事项】　孕妇忌用。无瘀滞者、痈疽已溃者忌用。

【用法用量】　内服：3～10g，入煎剂，或入丸散。外用：研末调敷。

没药《开宝本草》

为橄榄科植物没药树或其他同属植物皮部渗出的油胶树脂。主产于索马里、埃塞俄比亚及印度等地。野生或栽培。11 月至次年 2 月，采集由树皮裂缝处渗出于空气中变成红棕色坚块的油胶树脂。拣去杂质，打成碎块生用，内服多制用，清炒或醋炙。

【性味归经】　辛，苦，平。归心、肝、脾经。

【功效】　活血止痛，消肿生肌。

【功效特点】　本品与乳香均为散瘀止痛之品，因两者气香，香能走窜而善行，故能生血散瘀、利气通络，血行气利则疼痛自止，故为止痛专药，又能消肿生肌、行血散瘀，为外科及伤科的常用药。现代研究表明没药具有抗血小板聚集、延长凝血时间、抗肿瘤、止痛等药理作用。

【研究与应用】

1. 中风

（1）抗血小板聚集：乳香水提液及挥发油均具有显著抑制 ADP 诱导的家兔体外血小板聚集作用。

（2）延长凝血时间：实验表明，乳香水提液及挥发油具有显著延长凝血时间的作用，且水提物活性强于挥发油的活性。

（3）神经保护作用：有研究发现四个半萜类化合物 k-N（51～54）中（51）和（54）表现出神经保护作用，特别对人神经母细胞瘤细胞中的基质金属蛋白酶（MMP）有诱导死亡作用，鸟嘌呤被用作乳糖操纵子的正调控。神经母细胞瘤暴露在 MMP + 其生存能力通过 MTT 实验进行检测，进行对照实验，有显著性差异（$P < 0.01$）。

（4）保护氧化应激损伤细胞：没药甾酮对氧化应激损伤 PC12 细胞具有保护作用，其机制可能是通过降低细胞内活性氧含量，进而抑制乳酸脱氢酶和一氧化氮（NO）释放，降低细胞内 Ca^{2+} 含量，升高线粒体膜电位，减少细胞凋亡。

2. **其他**　还具有抗肿瘤、止痛、抗菌、消炎防治冠心病、活血、抑制子宫平滑肌收缩、保肝等作用。

【鉴别应用】　乳香与没药，皆能活血化瘀，行气止痛。但乳香辛温香润，能于血中行气，兼能舒筋活络，长于止痛；而没药苦泄力强，行瘀散血，长于消肿。一偏调气，一偏行瘀，对气血凝滞疼痛之证，两者相伍应用，取效尤捷。

【临床常用配伍】

1. **配乳香**　二药并用，为宣通脏腑、流通经络之要药。没药活血散瘀，乳香行气舒筋，气血兼用，取效尤捷。

2. **配穿山甲**　没药与穿山甲，皆有活血散瘀、消肿止痛之效，因一为植物胶油，溶散迅速，一为动物虫类，行散力强，两药相伍，相得益彰。

3. **配温酒**　没药研细，温酒调服，治妇人内伤痛楚、血晕及脐腹痛者。没药活血散瘀止痛，温酒通脉祛寒止痛，一散瘀，一祛寒，邪除痛自止。

4. **配血竭**　没药与血竭，皆能入肝经，内服活血散瘀止痛，外用止血生肌疗疮，二药配合，内服外用，相须相使。

5. **配滑石**　清热消肿。没药味辛苦性平，散瘀消肿；滑石味甘淡性寒，清热渗湿。二药相伍，湿热祛，肿得消，瘀血除，热自清。

6. **配雄黄**　解毒疗疮。没药消肿生肌，雄黄燥湿解毒，二药外用，疗恶疮流脓者甚效。

7. 配麝香 没药与麝香，皆能行血分滞，均有活血散瘀、消肿止痛之功。然而，一为植物油胶脂，活血散瘀之性较为缓慢，一为动物分泌物，辛香走散之性迅而甚烈。二药配合，麝香速达，没药后固，相互为用。

8. 配冰片 两者同具消肿止痛之效。但没药性味平和，长于生肌疗疮，冰片大香而凉，长于清热解毒，二药互伍，相辅相成，疗疔疮、无名肿毒甚效。

【应用注意事项】

1. 妊娠不可服。

2. 凡骨节痛与胸胁疼痛非瘀血所致者不可用。

3. 产后恶露多、腹中痛者不可用。

【用法用量】 内服：3～9g，入煎剂。外用：适量，研末调敷。

五灵脂《开宝本草》

为鼯鼠科动物复齿鼯鼠的粪便。主产于河北、山西、甘肃。全年均可采收，除去杂质，晒干。许多粪粒凝结成块状的称"灵脂块"，又称"糖灵脂"，质佳；粪粒松散呈米粒状的，称"灵脂米"，质量较次。生用或醋炙、酒炙用。

【性味归经】 苦、咸、甘、温。归肝经。

【功效】 活血止痛，化瘀止血。

【功效特点】 本品入肝经血分，功能活血散瘀止痛，凡一切血瘀气滞作痛之证，都有良效。其止痛之力甚强，与乳、没相仿，因而不能看作是一般的止痛药。炒炭有祛瘀止血之效，可治瘀血所致的妇女崩漏。现临床上用治冠心病心绞痛、胃及十二指肠溃疡等。因有不良气味，胃气虚者慎用。

【研究与应用】

1. 中风

（1）抗脑缺血作用：五灵脂水煎液能够显著延长不完全性脑缺血小鼠的存活时间，降低大鼠的脑含水量、脑指数，并且能够降低脑缺血组织丙二醛含量，提高超氧化物歧化酶（SOD）活性，说明五灵脂具有一定的抗脑缺血作用。

（2）抗血小板聚集：五灵脂水提物体外能明显抑制由 ADP、胶原等诱导的家兔血小板聚集，其抑制作用与剂量相关。大鼠腹腔注射也可明显抑制由 ADP、胶原诱导的血小板聚集。静脉注射对大鼠颈总动脉～静脉旁路实验性血栓形成有明显的抑制作用。

（3）抗动脉粥样硬化：唐绪刚等研究发现五灵脂能降低实验性动脉粥样硬化大鼠细胞间黏附分子 -1（ICAM-1）表达，减轻血管内皮病变程度。

2. 其他

（1）抗炎：五灵脂的乙酸乙酯提取物能明显降低炎症组织前列腺素 E（PGE）含量。

（2）抗溃疡等作用：五灵脂对 Shay 模型大白鼠胃黏膜有保护作用，可能机制是抑制胃液胃酸分泌，以及调节改善胃黏膜血流，增加胃黏膜的防御功能。

【鉴别应用】

1．行血宜用生五灵脂；止血须炒用。

2．五灵脂与红花，均为活血祛瘀常用药，五灵脂甘温长于健脾，红花辛温以通经为其所长。

【临床常用配伍】

1．**配蒲黄**　蒲黄辛香行散，性凉而利，专入血分，功善凉血止血、活血消瘀；五灵脂气味俱厚，专走血分，功专活血行瘀、行气止痛。二药伍用，通利血脉、活血散瘀、消肿止痛力量增强。

2．**配降香**　五灵脂入血分，通利血脉，活血散瘀定痛；降香入于血分而下气，功善破瘀，行气止痛。二药伍用，相互促进，行气活血，宣通络道，散瘀止痛益彰，用治胃脘痛、腹痛等证。

3．**配高良姜**　高良姜功专温胃散寒，行气止痛；五灵脂入血分，功长行血活络、化瘀止痛。二药相伍，气血并用，起到温胃散寒、行气活血之功。中焦脾胃寒侵，先伤于经则气滞，后及于络则血停，气滞不行则血愈瘀，血瘀不除则气愈滞，症见胃脘疼痛、得寒则甚、得热则缓、经久难愈等，用此药对最为合拍。

4．**配雄黄**　雄黄善解毒杀虫，五灵脂善解毒又具散瘀之功，二药合用，增强解毒之力，用治毒蛇及蝎、蜈蚣咬伤。

5．**配半夏**　半夏善于化痰，五灵脂长于活血化瘀，两药相伍，祛瘀并化痰，使化痰之力大增，用治痰血凝结者最宜。

【应用注意事项】

1．人参畏五灵脂。

2．孕妇慎用。

3．血虚腹痛、闭经及产后失血过多者忌用。

4．用其止血时应炒炭用。

【用法用量】　内服：3～10g，入煎剂，或入丸散。外用：适量，研末调敷。

郁金《药性论》

为姜科植物温郁金、姜黄、广西莪术或蓬莪术的块根。温郁金主产于浙江，以温州地区最有名，为道地药材；黄郁金（植物郁金）及绿丝郁金（蓬莪术）主产于四川；广西莪术主产于广西。野生或栽培。冬季茎叶枯萎后采挖，摘取块根，除去细根，蒸或煮至透心，干燥。切片或打碎，生用，或矾水炙用。

【性味归经】　辛、苦，寒。归肝、胆、心经。

【功效】　活血止痛，行气解郁，清心凉血，利胆退黄。

【功效特点】 本品芳香宣达，解郁清热凉血，为血中之气药，入气分能行气解郁，入血分能凉血破瘀，故凡气血凝滞引起的胸胁脘腹胀闷作痛、痛经以及吐血、衄血、尿血、妇女倒经等证，皆可应用。现在临床上用治慢性肝炎、胆囊炎、肝硬化所致的胁肋疼痛，可配用；对神经衰弱、妇女更年期出现的心烦意乱、失眠多梦等也可配用。

【研究与应用】

1. **中风**

（1）抗血小板聚集：经过测定及分析得出郁金可以改善红细胞功能、降低全血黏度表明郁金的作用机制是将血细胞比容明显降低，发挥出解聚红细胞聚集的作用也就是提高红细胞变形能力，削弱红细胞的聚集性抑制血小板的聚集进而对正常的血液黏度予以维持实现通利血脉与活血化瘀的成效。

（2）降低胆固醇：将郁金粉给予动脉粥样硬化实验性大白鼠，有轻度的血清胆固醇升高但是可以有效地减轻大白鼠或者家兔动脉内膜斑块的形成、脂质沉积。

2. **其他**

（1）保肝作用：温郁金注射液可以有效地抑制 CC4 代谢物与蛋白质、肝微粒体脂质的共同结合作用进而保持完整的肝细胞膜功能及结构；

（2）利胆作用：在灌流肌槽中放置家兔肌肉标本再在灌流肌槽中放入浓度不同的郁金水煎液，得出单味郁金水煎液能够有效地抑制家兔括约肌的相位收缩，可以促使十二指肠纵行肌及胆囊产生兴奋，大大地增强其收缩性；

（3）抗癌作用：大量的临床实践研究证实郁金可以抑制小鼠局灶性发育不良及上皮细胞增生，抑制结肠上皮肿物的出现，抑制化学致癌物。

【鉴别应用】

1. 川郁金形扁，切片色老黄近黑，中心则紫，行血之力胜于理气；广郁金形圆，切片色嫩黄近白，中心略深，亦黄而不紫，理气之能胜于行血。

2. 无论川、广郁金，其质皆沉重，其气轻微，嗅之亦无甚香味；若色深香烈而形较大者，则为姜黄。

【临床常用配伍】

1. **配白矾** 郁金清心热而开心窍，活瘀血而化痰浊，入气分而解郁，再配白矾之澄清坠浊以祛痰，二药合用，豁痰开窍，其功益彰，则癫痫、惊狂可治。

2. **配菖蒲** 菖蒲芳香而开通心窍，宣气除痰以醒脑清神；郁金行气解郁，能清心热而开心窍，活瘀血而化痰浊。二药配合，芳香祛浊，开窍解郁，宣痹止痛，用治邪热入心或血热痰浊蒙蔽心窍之神昏谵语、惊狂、癫痫诸证有效。

3. **配香附** 郁金活血凉血止痛，香附行气解郁止痛，二药合用，则有祛痰行气止痛之功，可用于气滞血瘀的胁肋疼痛、经闭腹痛等。

4. **配柴胡** 郁金入肝经血分,活血行气止痛;柴胡入肝经气分,疏郁散结。二药合用,有疏肝解郁、活血止痛的效能,常用于肝郁血滞的胁肋胀痛、月经不调、行经腹痛。

5. **配茵陈** 郁金凉血活血、利胆退黄,茵陈清热利湿退黄,二药相配,有清热凉血、利湿退黄之功,可用治黄疸胀痛及湿温病的胸闷痞满、小便减少、食欲不振。

【应用注意事项】

1. 畏丁香。

2. 阴虚失血及元气滞血瘀者忌用。

【用法用量】 内服:6~9g,入煎剂,磨汁,或入丸散。

红花《新修本草》

为菊科植物红花的筒状花冠。全国各地多有栽培,主产于河南、湖北、四川、云南、浙江等地。夏收开花,花色由黄转为鲜红时采摘。阴干或微火烘干。

【性味归经】 辛,温。归心、肝经。

【功效】 活血通经,祛瘀止痛。

【功效特点】 本品辛温,入心肝经血分,功专理血,有活血通络、祛瘀止痛之功,凡血瘀之闭经、痛经、腹中包块、斑疹色黯以及跌打损伤瘀血肿痛、瘀血胁痛、痈肿及吐血而有瘀滞等证最为常用。实验证实,红花能增加冠状动脉血流量,临床用于冠心病心绞痛,应用时,养血和血量宜小,活血祛瘀量宜大。经多年临床和药理研究发现红花对神经系统、心脑血管、免疫系统均具有一定的作用,同时具有抗炎镇痛、抗肿瘤、抗菌、抗疲劳等多种生理活性。

【研究与应用】

1. 中风

(1)保护神经元:红花煎剂对预防小鼠减压缺氧缺血后神经元的变形具有强有力的保护作用。红花黄色素在对衰老模型小鼠脑细胞凋亡研究中发现,能够降低脑细胞凋亡率,提高细胞凋亡相关基因-2(Bcl-2)的表达;能通过抑制新生大鼠缺氧缺血后脑海马无嘌呤/无嘧啶核酸内切酶/氧化还原因子-1蛋白(APE/Ref-1)下降来减少神经细胞的凋亡。

(2)改善脑水肿:红花注射剂能明显减轻由脑卒中引起的脑水肿。羟基红花黄色素能够显著抑制谷氨酸引起的谷胱甘肽(GSH)含量和SOD活性变化,减少谷氨酸引起的钙离子释放,抑制谷氨酸引起的神经细胞的凋亡、能够显著改善局灶性永久性缺血大鼠的行为学缺陷,改善脑水肿情况。

(3)抗凝作用:实验过程中,离体条件下红花黄色素可以对血小板激活因子与受体结合进行有效抑制,并存在明显的量效关系。给予血栓患者静脉注射羟基红花黄色素，能够对血小板聚集进行有效抑制，使血小板微血栓、脑循环障碍以及脑缺血后低灌注得到缓解，改善患者血液流变性，使微血流速度加快。除此外，红花能够使凝血时间、凝血酶原时间延长，血浆纤溶酶原激活后活性也会因此显著提高，是局部血栓溶解，最终实现对脑血管疾病进行治疗的效果。

（4）对细胞内外钙离子的调节作用：红花提取液能够产生拮抗效果，是脑缺血造成的神经细胞超负荷脑损伤进行有效避免，并且红花黄色素能够对神经元细胞产生显著的保护作用。

2. 其他

（1）改善心肌缺血：红花黄色素具有明显增加冠脉血流量，改善心肌缺血保护心肌细胞膜电位以及影响心肌中高能磷酸化合物含量的作用；还能改善外周微循环障碍作用；

（2）免疫系统影像：红花黄色素能够降低血清溶菌酶含量、腹腔巨噬细胞和全血白细胞吞噬功能；能够降低小鼠血清溶酶素浓度型超敏反应和血清溶酶素产生能够降低腹腔巨噬细胞和全血白细胞吞噬功能抑制 T、B 淋巴细胞增殖，减轻混合淋巴细胞反应，以及白介素 -2（IL-2）和 Ts 细胞的产生以及活性。还具有抗炎镇痛活性、抗肿瘤活性、抗菌、抗疲劳、保肝等生理活性。

【鉴别应用】 苏木与红花，功用相近，均具活血祛瘀、通经止痛之效，且两者都可和血、破血，攻补兼施，然红花性温且能祛瘀，苏木性凉且能祛风，红花专治血分，苏木兼能散表里之风，两者功效相似，其主治有别，为其不同。

【临床常用配伍】

1. **配桃仁** 破血祛瘀，通经止痛。桃仁味甘苦，性平，功长破血行瘀，兼能润肠通便，苦主降泄，主治瘀血偏于局部有形，或在下腹部者；红花味辛，走而不守，迅速四达，活瘀血，生新血。二药合用，破血祛瘀之力更甚，通经散瘀而止痛，治妇女各种瘀血病证、瘀血胸痛、腹痛、经闭、痈肿、瘀血肿痛等。

2. **配川芎** 活血行血，祛瘀通经。川芎，味辛性温，活血行气，为血中之气药，性善疏通，能上行头目，外达皮肤，又具祛风止痛之功。二药相配，其辛散温通之性更强，既能破血，又可行气，善治血瘀经闭、月经不调、气滞血瘀所致的胸痹不舒、疼痛等证。

【应用注意事项】 孕妇忌用。月经过多、有出血倾向者亦不宜用。

【用法用量】 内服：3～9g，大量可用到 12～15g，和血养血可用 1～3g，入煎剂，或入丸散，或浸酒服。外用：研末。

桃仁《神农本草经》

为蔷薇科植物桃或山桃的成熟种子。桃全国各地均产，多为栽培；山桃主产于辽宁、河北、河南、山东、四川、云南等地,野生。6～7月果实成熟时采摘,除去果肉及核壳,取出种子,去皮,晒干,生用或炒用。

【性味归经】 苦、甘,平。有小毒。归心、肝、大肠经。

【功效】 活血祛瘀,润肠通便,止咳平喘。

【功效特点】 本品含脂质润,入肝经血分,为破瘀行血之良药,故凡瘀血积滞之经闭、痛经、腹中包块、产后瘀阻腹痛、蓄血发狂、跌打损伤之疼痛等证,皆可应用,又为肺痈、肠痈常用药,且能润肠通便,单用力薄,多为配方用。

【研究与应用】

1. 中风

(1)抗血小板聚集:在抗凝血作用方面,桃仁水提物、苦杏仁苷、桃仁脂肪油对血小板聚集的抑制强度依次递减。桃仁醇提物亦可抑制血小板聚集,其石油醚部分以及从中分离出的棕榈酸和油酸则可显著延长凝血酶时间。

(2)神经保护:现代药理研究表明,不少活血化瘀药具有一定营养及保护神经、防治脑部退行性病变的功效。桃仁水提物和胆碱酯酶抑制剂他克林(tacrine)均可使大鼠海马区细胞外乙酰胆碱浓度上升,其中桃仁水提物对胆碱酯酶的抑制作用时效长达6h,长于他克林。

(3)改善脑血流:桃仁可以增加脑血流量,降低脑血管阻力,同时还能够明显的增加灌流液的流量,改善血流动力学。山桃仁煎剂,经小鼠灌胃后,可使小鼠凝血时间显著延长,以不同剂量给家兔灌胃,显示出血时间和凝血时间均显著延长,并且还可以抑制血块的收缩。桃仁水提物对ADP诱导的血小板聚集的抑制作用明显强于苦杏仁苷和桃仁脂肪油。

2. 其他 桃仁还具有免疫调节、抗肿瘤、促进黑色素合成、保护呼吸系统、肝、肾保护作用。

【鉴别应用】 桃仁与红花,均为活血祛瘀的要药,故同时用于各种瘀血证。但桃仁味苦,性温,苦可泄血祛瘀,故桃仁祛瘀之力甚强,尚兼润肠通便之用,可用于血燥便秘;红花味辛性温,辛主行散,故红花辛散行气行血之力强,尚能温通经脉,而无润肠通便之用,两者同中有异。

【临床常用配伍】

1. 配杏仁 桃仁富含油质,润肠滑肠,破血行瘀;杏仁质润多脂,行气散结,止咳平喘,润肠通便。桃仁入血分,偏于活血,杏仁走气分,偏于降气,二药伍用,一气一血,其功益彰,行气活血,消肿止痛,润肠通便。

2. 配红花 桃仁少用养血,多用破血,功能破血散瘀,润燥滑肠,治瘀血偏于局部有形,或在下腹部者;红花走而不守,迅速四达,活瘀血,生新血,治瘀血偏于散在全身无定处者。两药合用,有协同作用,可化瘀血,通经闭,祛瘀生新,消肿止痛,治妇女各种瘀血病证,如月经不调属于血瘀实证者。

3. **配大黄** 外科跌打损伤，伤处有瘀，瘀久化热，而致局部红肿疼痛，治则行血活血、祛瘀祛热。大黄性味苦寒，泄热，祛瘀，解毒，破积；桃仁性味苦平，活血祛瘀，二药合用，凉血活血，逐瘀生新，治跌打损伤、青肿疼痛。

【应用注意事项】

1. 孕妇忌用。

2. 血燥虚者慎用。

【用法用量】 内服：6～9g，入煎剂，或入丸散。外用：捣泥外敷。

牛膝《神农本草经》

为苋科植物牛膝（怀牛膝）和川牛膝的根。以栽培品为主，也有野生者。怀牛膝主产河南；川牛膝主产四川、云南、贵州等地。冬季苗枯时采挖。洗净，晒干。生用或酒炙用。

【性味归经】 苦、甘、酸，平。归肝、肾经。

【功效】 活血通经，补肝肾，强筋骨，利水通淋，引火（血）下行。

【功效特点】 本品性善下行，能活血通经，可治妇女血瘀经闭、痛经、月经后期、腹中肿块。难产及胞衣不下等证，兼能舒筋利痹，又治风湿痹痛、腰膝关节疼痛、扭伤闪挫、瘀血作痛，亦可用治血淋、热淋，是取利尿通淋之功，又能补肝肾强筋骨，可用于肝肾不足之腰膝疼痛、筋骨无力等证。

【研究与应用】

1. **中风**

（1）抗凝血：研究发现牛膝多糖能延长小鼠凝血时间（CT）、大鼠血浆凝血酶原时间（PT）、白陶土部分凝血活酶时间（KPTT）。

（2）改善血液流变学：司力等发现牛膝总苷可显著改善急性血瘀模型大鼠的全血黏度、血浆黏度、纤维蛋白原含量、血细胞比容、血栓长度及重量、血小板黏附率。

（3）抗动脉粥样硬化：牛膝能有效降低血清中血清甘油三酯（TG）、总胆固醇（TC）水平，并且能减轻脂质对血管壁内皮细胞的损伤。吴旭、杨研华等发现牛膝中蜕皮甾酮及总皂苷能有效保护实验性内皮细胞的损伤，从而起到抗动脉粥样硬化的作用。

（4）降血压：研究认为牛膝与平肝息风药配伍用于降压时，可能上调了血管脂联素的表达，对动脉血管重构具有明显地逆转作用。王丽君等发现牛膝总皂苷能明显降低卒中型自发性高血压大鼠卒中后血压，证明三萜皂苷可能是其降压活性成分。

（5）对神经生长的作用：牛膝中多肽类物质对神经生长具有保护作用。

2. **其他** 牛膝多糖具有调节免疫、抗肿瘤作用，牛膝总皂苷还具有抗炎、镇痛以及兴奋子宫、抗生育的作用。

【鉴别应用】 本品各处皆有,惟以怀庆及川中所产者良,因地土之各有异宜,故功用亦有差别,怀牛膝根细而长,川牛膝根粗而大,欲补肝肾,治膝痛则怀牛膝胜,欲祛风湿治痹痛则川牛膝胜。至于鲜牛膝、土牛膝专长下行降实火,治咽喉口舌诸疮焮痛,及胃火牙龈肿痛,都可加用。

【临床常用配伍】

1. 配苍术、黄柏 治痿躄。湿热浸淫,壅于经络,筋脉失荣,发为痿躄。苍术苦温燥湿,黄柏苦寒泄热,二药专清下焦湿热;川牛膝苦平,祛风利湿,活血通络,引药下行,专主湿热下注。诸药共投,利湿清热,行血通经,为治湿热浸淫、下肢痿弱、足不能行之妙药。

2. 配五加皮 五加皮祛风除湿,强筋壮骨;川牛膝活血祛瘀,通经止痛。二药相合,风湿除,气血畅,筋骨健,风寒湿痹,虚实咸宜,疗痹止痛,桴鼓之效。

3. 配益母草 益母草主入血分,活血祛瘀,畅利气血;川牛膝性能下行,善引气血下注。二药相伍,行血化滞,调畅冲任,血海通调,经水乃行。

4. 配木通 木通降火利水,使湿热之邪下行从小便而出,以通淋止痛;川牛膝活血行瘀,利尿通淋。二药相须为用,清利膀胱,荡涤湿热,淋证用之效好。

【应用注意事项】 妇女月经过多、妊娠者忌用。

【用法用量】 内服:6～12g,入煎剂,或入丸散。

鸡血藤《本草纲目拾遗》

为豆科植物密花豆的藤茎。主产于广西、云南等地。野生。秋、冬两季采收茎藤,除去枝叶及杂质,润透,切片,晒干。生用或熬膏用。

【性味归经】 苦、微甘,温。归肝、肾经。

【功效】 行血补血,调经,舒筋活络。

【功效特点】 本品活血而能补血,且活血之力较强,因此用来治血虚之月经不调、闭经,每与四物汤合用,更能舒筋活络,对风湿痹痛、腰膝酸软、筋骨麻木等证,尤为常用。

【研究与应用】

1. 中风

(1)清除自由基:鸡血藤总黄酮提取液对产生的自由基有很好的清除作用。

(2)降血脂、脂质过氧化作用:研究发现,口服鸡血藤可使高脂模型大鼠血清胆固醇(CH)和 TG 的含量下降,血浆的脂质过氧化产物(LPO)含量下降,血浆超氧化物歧化酶(SOD)活性升高,并且可使高脂模型大鼠高密度脂蛋白(HDL)升高,低密度脂蛋白(LDL)含量降低,表明鸡血藤对高脂模型大鼠具有降血脂、抗脂质过氧化的双重作用。

2. **其他** 鸡血藤对造血功能具有一定影响、同时还可以抗肿瘤、抗病毒。

【鉴别应用】 鸡血藤与红藤,均为植物藤类,功能活血散瘀。鸡血藤甘温,长于补血,温经活络,伤家常用;红藤苦平,长于清热解毒、消痈止痛,疮家要药。补泻有别,兼长各异。

【临床常用配伍】

1. **配益母草** 益母草活血调经,鸡血藤去瘀血、生新血、流利经脉。二药相伍,行瘀血而新血不伤,养新血而瘀血不滞,补血活血,化瘀止痛,为妇人经产要品。

2. **配苍术** 苍术燥湿祛痰,善去中焦湿浊;鸡血藤温通行散,活血理气,功专气血畅达。二药相伍,理气化湿,辟秽去浊,中州顺畅,升降复常,暑湿痧症可疗。

3. **配续断** 续断补益肝肾,接续筋骨;鸡血藤行血补血,舒筋活络。二药合用,治疗跌打骨折,祛瘀生新,行血壮骨,新血生,骨伤复,堪为治疗跌打骨折佳对。

4. **配杜仲** 杜仲补肝肾,强筋骨;鸡血藤舒筋络,去瘀滞。二药合用,补肾壮骨,通经止痛,标本兼治,功效大增。

5. **配当归** 补血活血,治月经量少。妇人血虚,冲任枯竭,月水量少,甚则闭经,伴见面色萎黄,头晕眼花,指甲苍白,舌淡脉细。二药共投,补血活血,其效尤著,新血得生,血海充盈,冲任调顺,月事复常。

6. **配陈酒** 陈酒甘温,行血散瘀,助强药力;鸡血藤苦温,补血活血,舒筋活络。二药合用,药得酒性,直达病所,活血化瘀,通络止痛。

【应用注意事项】 阴虚火亢者慎用。

【用法用量】 内服:3～15g,大量可用至60g,入煎剂,亦可浸酒服,也可熬成膏用。

水蛭《神农本草经》

为水蛭科动物蚂蟥、水蛭及柳叶蚂蟥的干燥体。全国大部分地区均有出产,多属野生。夏秋季捕捉。捕捉后洗净,用沸水烫死,切段晒干或低温干燥,生用,或用滑石粉烫后用。

【性味归经】 咸、苦,平。有小毒。归肝经。

【功效】 破血通经,逐瘀消癥。

【功效特点】 本品咸能走血,入肝经血分,为破血逐瘀之品,适用于血滞经闭、腹中肿块、跌打损伤瘀血作痛等证。本品作用原理与抗凝血和扩张血管有关,近期有人用本品与地龙等份研末冲服,治疗高血脂动脉硬化,也有人用本品6g与海藻30g研水冲服,治疗肝癌、食道癌。

【研究与应用】

1. 中风

（1）抗凝、抗血栓作用：学者通过实验研究表明，水蛭的提取物可以延长小鼠凝血、出血时间来说明水蛭的提取物具有抗凝作用。动脉粥样硬化主要是血小板聚集引起的，而凝血酶是激活血小板的重要物质，水蛭素与凝血酶的结合刚好可以抑制血小板聚集，起到治疗的目的。

（2）对脑缺血的影响：水蛭功效为破血逐瘀消癥，是中医治疗脑缺血病要药，临床疗效确切。研究表明，微粉水蛭能够降低脑缺血再灌注损伤大鼠的神经功能评分，降低丙二醛（MDA）、NO 水平，降低 ICAM 水平，提高 SOD 活力，水蛭微粉高、中组的神经功能评分明显低于粗粉组。水蛭微粉高组大鼠脑组织中的 MDA、血清中的 ICAM 水平明显低于粗粉组，说明水蛭能够明显改善脑缺血再灌注损伤。

（3）脑保护作用：有研究证实水蛭能明显减轻脑出血及凝血酶所致的脑水肿，可溶解血块，改善微循环，故可用水蛭治疗脑出血，以后可能成为治疗脑出血的一种有效的方法。陈贵海的研究发现水蛭对大鼠脑出血急性期有明显治疗作用，且呈量效关系，其作用机制是促进毛细血管和胶质细胞增生并增强其功能，学者用颈总动脉栓线法造成大鼠脑缺血再灌注模型，用水蛭注射液进行治疗时发现水蛭注射液对缺血再灌注大鼠脑有保护作用，其机制可能与抑制白细胞的浸润、减少自由基的生成有关。

2. **其他** 水蛭还具有抗肿瘤作用、抗细胞凋亡作用、抗炎、抗纤维化作用；水蛭对慢性病毒性肝炎有很好的治疗作用。水蛭素可以有效降低纤维细胞的增殖率。

【鉴别应用】 水蛭与虻虫，均为动物药，同为作用强烈的破血逐瘀消癥瘕药，但虻虫苦寒降泄，通行经络、通利血脉、破血消癥功能最猛，故尚可治疗癌肿；而水蛭作用较为缓和且持久，迟缓则破血不伤正，善入则坚积易破，为破血逐瘀之佳品，且又可活用。两者有一猛、一缓之别。

【临床常用配伍】

1. **配虻虫** 水蛭潜水而居，咸苦平，虻虫居陆地能飞行，均入肝经血分，同为破血逐瘀要药。二药相配，其性更猛，一飞一潜，在上之热，飞者抵之，在下之热，潜者挡之，治血结上下俱病者，功效尤甚，常用于治疗癥瘕积聚、蓄血疼痛。

2. **配莪术** 莪术辛散温通，可行气破血，消积止痛，其行气之力为优；水蛭以破血祛瘀之功为强。因气为血帅，血为气母，气行则血行，水蛭得莪术则能破血而行中之气，莪术得水蛭。则破血祛瘀力更甚。二药相合，气血并治，使气血行、瘀血去. 通则不痛。用于治疗癥瘕积聚、血滞经闭、产后瘀阻等症。

【应用注意事项】 血虚无瘀及孕妇忌用。

【用法用量】 内服：3～6g，入煎剂，或入丸散。也可用活水蛭外用吸血，以治疗痈肿、丹毒等症。

莪术《药性论》

为姜科植物蓬莪术或温郁金、广西莪术的根茎。野生。蓬莪术主产于四川、广东、广西；温郁金又称温莪术，主产于浙江温州；广西莪术又称桂莪术，主产于广西。秋、冬两季茎叶枯萎后采挖。除去地上部分、须根、鳞叶，洗净蒸或煮至透心，晒干，切片生用或醋制用。

【性味归经】 辛、苦，温。归肝、脾经。

【功效】 破血行气，消积止痛。

【功效特点】 本品入肝脾气分，性峻善削，能破气中之血，兼有消积止痛之功，故可用治气滞血瘀之心腹胁下胀痛、妇女闭经、腹中包块以及跌打损伤胀痛和饮食积滞、胸腹胀满作痛、呕吐酸水等证。

【研究与应用】

1. 中风

（1）抗血小板聚集作用：现代药理研究表明，莪术具有抑制血小板聚集和抗血栓形成的药理作用。李林等通过体外血小板聚集、大鼠血瘀模型血液流变性及凝血试验，对莪术不同提取物的活血化瘀作用进行了观察，结果显示莪术不同提取物均具一定的抗血小板聚集、抗凝血及调节血液流变性作用，其中以乙酸乙酯、氯仿提取物活性最强。

（2）降脂和抗氧化作用：莪术油可改善高血脂诱导的血小板活性、血管功能失调和抑制血清内皮型一氧化氮合酶（eNOS）mRNA 表达。

2. 其他 抗癫痫作用。王砚等采用回苏灵和氨基脲所致癫痫、最大电休克发作等惊厥指标以及小鼠自主活动对莪术油的抗癫痫作用进行研究，结果莪术油 500mg/kg、300mg/kg 能对抗小鼠电休克和回苏灵、氨基脲的化学致惊作用，说明莪术油能对抗多种实验性动物惊厥。

【鉴别应用】 三棱与莪术，均为破血行气、消积止痛之品，故凡气血阻滞有形坚积之证，两药常相配使用。但三棱苦平不香，入肝脾血分，能破血中之气，长于破血通经，而莪术苦辛温香，入肝脾气分，能破气中之血，偏于破气消积。两药在功能上虽有所区别，但因气血是相互联系的，治血必先行气，气行则血行，所以血瘀闭经、腹中包块、肝脾肿大及食积腹痛等，两药同用则疗效更佳。

【临床常用配伍】 配三棱：三棱为血中之气药，长于破血中之气，以破血通经；莪术为气中之血药，善破气中之血，以破气消积。二药伍用，气血双施，活血化瘀,行气止痛,化积消癥力彰。三棱伍莪术出自《经验良方》三棱丸,用于治疗血滞经闭腹痛。

【应用注意事项】

1. 气血两虚、脾胃薄弱无积滞者慎用。

2. 孕妇忌用。

3. 性刚气峻,非有坚顽之积不宜用。

【用法用量】　内服:3～10g,入煎剂,或入丸散。外用:鲜品捣碎酒炒热外敷。

三棱《本草拾遗》

为黑三棱科植物黑三棱的块茎。主产于江苏、河南、山东、江西等地。野生或栽培。冬季至次春,挖取块茎,去掉茎叶须根,洗净,削去外皮,晒干。切片生用或醋炙后用。

【性味归经】　辛、苦,平。归肝、脾经。

【功效】　破血行气,消积止痛。

【功效特点】　本品为破血祛瘀之品,且能行气消积而止痛,对血瘀之经闭、腹中包块、产后瘀滞腹痛以及血瘀气结、胸腹胀痛、食积不消等证,均可应用。

【研究与应用】

1. **中风**

(1)降低全血黏度:实验结果可知,三棱可显著降低全血黏度,血黏度降低提示血瘀证改善。

(2)抗血小板聚集和抗血栓作用:毛淑杰等报道了三棱不同炮制品抗血小板聚集及对凝血时间的影响。抗血小板聚集为体外给药法,选择大耳白兔,由心脏采取枸橼酸抗凝血;用光密度法测定ADP诱导的血小板百分率;对小鼠凝血时间的影响采用剪尾法。结果表明,醋炒三棱对兔血小板聚集抑制率最高,对小鼠出血时间的影响同生品作用基本一致,与对照组相比有显著差异,其他炮制品作用不明显。

2. **其他**　对心血管的作用。三棱对血管紧张素受体的抑制率在20%～50%之间,对HMG辅酶抑制率在20%～50%之间,对钙通道阻滞剂受体抑制率HMG在50%～75%之间。对血管紧张素Ⅱ受体的抑制作用说明该药是通过神经系统发挥作用,对HMG辅酶A还原酶有中等强度抑制作用。从而揭示了三棱在治疗心血管疾病方面的作用途径。

【鉴别应用】　三棱与莪术,都具有行气破血之功,但三棱苦平,破血中之气,破血的力量优于破气;莪术辛温,破气中之血,破气的力量大于破血。故三棱软坚散结功效优于莪术,而莪术行气破血、散瘀消积的功力优于三棱。

【临床常用配伍】

1. **配莪术** 两者均有破血祛瘀、行气止痛之功。但三棱破血之力大于莪术,莪术破气之力大于三棱,两药合用,则功力倍增,散一切血瘀气结。

2. **配党参** 三棱破血祛瘀,党参补中益气,两药合用,破中有补,治血瘀、癥瘕属体虚者。

3. **配牛膝** 三棱破血祛瘀,行气止痛;牛膝破血祛瘀,强筋舒筋。两药配伍,相须为用,用于血瘀肿痛、肝脾肿大等证。

4. **配麦芽** 本品消积和胃,麦芽健脾和胃,行气消食,两药合用,治伤食引起的诸证。

5. **配半夏** 三棱破血祛瘀,消积和胃,半夏燥湿化痰,降逆止呕,两药合用,治疗食积痰阻、癥瘕积聚、胸胁胀满、恶心不思饮食等证。

【应用注意事项】 体虚无瘀滞及月经过多和孕妇忌用。

【用法用量】 内服:3～9g,入煎剂,或入丸散。醋炒能增强止痛消瘀之效。

第三节 开窍药

麝香《神农本草经》

为鹿科动物林麝、马麝或原麝成熟雄体香囊中的干燥分泌物。主产四川、西藏、云南、陕西、甘肃、内蒙古等地。野生麝多在冬季至次春猎取,猎取后,割取香囊,阴干,习称"毛壳麝香",用时剖开香囊,除去囊壳,称"麝香仁",其中呈颗粒状者称"当门子"。人工驯养麝多直接从香囊中取出麝香仁,阴干。本品应密闭,避光贮存。

【性味归经】 辛,温。归心、脾经。

【功效】 开窍醒神,活血通经,消肿止痛。

【功效特点】 本品香窜辛散,芳香走窍,是醒脑开窍、活血消肿、通经达络的要药,同时具有开毛窍、通经络、透肌骨的作用,内服外用皆可。

【研究与应用】

1. **中风**

(1)增强脑耐缺氧:王岚等认为麝香或天然麝香酮或合成麝香酮灌胃或腹腔注射或静脉注射给药对小鼠、家兔等动物具有双向调节睡眠、增强耐缺氧、保护脑损伤等中枢神经系统的作用。

(2)减轻脑水肿、保护缺血性脑损伤:药理研究表明,麝香的主要成分为麝香酮及含氮化合物、胆固醇、脂肪酸和无机盐等,小剂量麝香及麝香酮对大脑皮质有兴奋作用,可显著地减轻脑水肿,增强中枢神经系统对缺氧的耐受性,改善循环。

2. 其他 麝香还具有强心、保护心肌细胞、增强免疫系统、兴奋呼吸系统;麝香及其不同溶剂提取物或其化学成分还具有抗炎、抗菌、抗溃疡、抗肿瘤等药理作用。

【鉴别应用】 麝香与冰片,均为芳香开窍要药,均可通利十二经络而利诸窍,然麝香辛温,内透骨髓、外彻皮毛,宣散壅滞之力迅猛,其通经活络之功大于冰片;冰片辛凉,能散郁火,清热解毒之功大于麝香。

【临床常用配伍】

1. 配冰片 开窍醒神。冰片辛凉,麝香辛温,二药皆为芳香开窍要品,俱入心脾等经,合用则相须相使,使芳香开窍醒神之力大增,为治中风高热神昏等闭证的常用对药。

2. 配乳香 活血消肿止痛。乳香乃活血消瘀止痛要药,麝香为通络行气消肿佳品,两者均辛温而入心肝脾经,皆芳香走窜。相须为用,活血散瘀、消肿止痛效力增强,善治跌打扑损、筋骨损伤,为外科最佳对药之一。

3. 配肉桂 催产下胎。肉桂能温经通脉,活血行瘀;麝香走十二经,能通关透窍,缩宫下胎。二药配伍,相使为用,肉桂得麝香,通脉行瘀之力加强;麝香得肉桂,开窍下胎之力大增。

【应用注意事项】 孕妇忌用。

【用法用量】 内服:0.1~0.2g,多入丸散服。外用 0.3~0.6g,或适量吹喉吹鼻,或入膏药外贴。

冰片 《新修本草》

为龙脑香科植物龙脑香树脂加工品,或龙脑香树的树干、树枝切碎,经蒸馏冷却而得的结晶,称"龙脑冰片",亦称"梅片"。由菊科植物艾纳香(大艾)叶的升华物经加工劈削而成,称"艾片"。现多用松节油、樟脑等,经化学方法合成,称"机制冰片"。龙脑香主产于东南亚地区,我国台湾有引种;艾纳香主产于广东、广西、云南、贵州等地。冰片成品须贮于阴凉处,密闭。研粉用。

【性味归经】 辛、苦,微寒。归心、脾,肺经。

【功效】 开窍醒神,清热止痛。

【功效特点】 本品芳香走窜,能通诸窍、散郁火,治神昏、暑热卒厥,有类似麝香的开窍醒神之功。外用能宣毒消肿、防瘤消肿、明目退翳,常用于咽喉肿痛、口舌溃疡、目疾脓耳、疮痈疔毒等证。

【研究与应用】

1. 中风 保护脑组织:学者用颈内动脉线栓法建立大鼠局灶性脑缺血再

灌注模型,分别给大鼠灌胃麝香冰片、冰片、麝香、尼莫地平,设假手术组与模型组对照,结果显示用药组脑梗死体积较对照组缩小,大鼠神经功能行为积分下降,脑含水量及依文思蓝含量降低,其中以麝香冰片组更明显。

2. 其他 冰片有双向调节中枢神经系统作用,既有镇静抗惊厥又有醒脑的作用。研究表明其可以缩短戊巴比妥钠持续睡眠时间,且能延长苯巴比妥钠入睡时间,能对抗苦味毒兴奋中枢神经的作用,延长惊厥潜伏期,起镇静抗惊厥作用。

【鉴别应用】 冰片与麝香,两者均辛香走窜、开窍醒神,对于热病神昏、暑热卒厥、中风闭证等,相须为用,但麝香性温,其芳香走窜之力强,两者有一峻一缓之不同,麝香还兼有活血通络的作用。

【临床常用配伍】

1. 配麝香 开窍醒神,消肿止痛。麝香芳香走窜,具开窍醒神、消肿止痛之功;冰片开窍醒神、清热止痛。二药合用,增强其通窍醒神、消肿止痛之功,常相须为用,内服治疗中风、痰厥、高热神昏等证,外用治疗痈疽肿毒、跌打损伤等证。

2. 配硼砂 清热解毒。硼砂清热软坚,外用有清热解毒之效,冰片外用清热止痛,两者合用,可清热解毒、消肿止痛,可用于口舌糜烂、咽喉肿痛、痰火久嗽、声嘶喉痛等证。

【应用注意事项】 气血虚者及孕妇慎用。

【用法用量】 内服:0.15~0.3g 入丸散。外用研末,或调敷。

苏合香《名医别录》

为金缕梅科植物苏合香树的树干渗出的香树脂。主产于非洲、印度及土耳其等地,我国广西、云南有栽培。初夏时将树皮击伤或割破,深达木部,使香树脂渗入树皮内。至秋季剥下树皮,榨取香树脂,即为普通苏合香。如将普通苏合香溶解于乙醇中,过滤,蒸去乙醇,则为精制苏合香。成品应置阴凉处,密闭保存。

【性味归经】 辛,温。归心、脾经。

【功效】 开窍醒神,辟秽,止痛。

【功效特点】 本品香烈,性温无毒,善开窍逐秽,与麝香功能相似,以寒邪或痰湿秽浊引起的闭塞气机、蒙蔽心窍而神昏者用之为宜,若闭证由热郁或正气虚脱者绝对禁用。

【研究与应用】

1. 中风

(1)抗脑缺血损伤作用:采用改进线栓法建立大鼠大脑中动脉闭塞(MCAO)

拟缺血再灌注损伤模型、预防给药的方式，发现苏合香生药（1.332g/kg）能明显降低脑缺血再灌注大鼠脑含水率，显著降低血清 NO、MDA 及肿瘤坏死因子 α（TNF-α）含量，同时有提高血清 SOD 的趋势，明显提高缺血侧脑组织中 Na$^+$-K$^+$-ATP 酶活力，并对大鼠缺血侧半球额顶区皮质区域毛细血管内皮细胞、星型胶质细胞及神经元出现的不同程度的损伤表现出一定的改善作用。

（2）对血 - 脑屏障的影响：研究认为苏合香对小鼠生理状态下血 - 脑屏障具有一定的开放作用，并能对抗病理状态下血 - 脑屏障通透性的异常增高，这种双重影响可能是其"开窍醒神"功效的药理基础之一。

（3）抗血小板聚集：苏合香脂有明显抗血小板聚集作用，桂皮酸是其中主要成分。体内外实验显示桂皮酸都能明显对抗由 ADP 和胶原诱导的血小板聚集，其剂量与反应之间呈量效关系。苏合香可使兔血栓形成长度缩短和重量减轻；能提高血小板内 cAMP 含量。体内外实验表明苏合香还能明显延长血浆复钙时间、凝血酶原时间、白陶土部分凝血活酶时间，降低纤维蛋白原含量和促进纤维酶活性。

2. **其他** 苏合香还具有镇痛作用；苏合香能明显拮抗乙醇造成的记忆再现障碍，提示苏合香可能通过作用于体内生化反应而影响记忆功能。

【鉴别应用】 苏合香与麝香，二药均辛温芳香、开窍醒神，对于中风、中痰以及山岚瘴气侵袭经络而昏厥属寒闭者，常相须配用，增强开窍醒神作用。然而，苏合香有较好的辟秽和祛痰作用，故对于秽浊之气侵袭人体昏厥或中风昏迷痰盛者，用之最好；麝香开窍醒神力较苏合香强，且走窜通经达络，故气血壅滞而肿痛者常用。

【临床常用配伍】

1. **配皂荚** 苏合香能开窍、化痰、宣壅；皂荚辛散走窜，外用有通关开窍之能，内服有豁然祛痰作用。二药配用，开窍通关，对卒然昏迷、口噤不开属于实闭之证者，可用两药研末，吹鼻取嚏，以促苏醒。

2. **配郁金** 苏合香芳香而开通心窍，宣气除痰以醒脑清神；郁金辛散，行气解郁，能清心热而开心窍，活瘀血而化痰浊。二药合用，芳香祛浊，开窍解郁，宣痹止痛，用治邪热入心或邪热痰浊蒙蔽心窍之神昏谵语、惊狂、癫痫诸证有效。

3. **配白矾** 苏合香清心，可开心窍、逐瘀血、化痰浊，入气分可解郁，再配白矾之澄清辟浊以祛痰，二药合用，豁痰开窍，其功益彰，则癫痫、惊狂可治。

4. **配远志** 苏合香开窍醒神，远志散郁化痰，合用能开心窍、散心郁，有强脑醒神作用，用治湿浊蒙蔽清窍、精神恍惚、健忘等证。

5. **配厚朴** 二药都能化湿，苏合香又能辟秽，厚朴兼能宽中，合用可治脾胃呆滞、湿浊不化、腹胀、食欲不振。

【应用注意事项】 阴虚多火、或热郁、或正气虚脱者忌用。多用复方，很少单用。

【用法用量】 内服：0.3～1g，入丸剂。外用溶于乙醇涂敷。

石菖蒲《神农本草经》

石菖蒲属天南星科、菖蒲属禾草状多年生草本植物，其根茎具气味。叶全缘，排成二列，肉穗花序（佛焰花序），花梗绿色，佛焰苞叶状。根茎常作药用，多生在山涧水石空隙中或山沟流水砾石间（有时为挺水生长），花果期2～6月。分布于亚洲，包括印度东北部、泰国北部、中国等国。

【性味归经】 辛、苦，温。归心、胃经。

【功效】 开窍醒神，化湿和胃，宁神益志。

【功效特点】 本品主开心窍、祛痰浊、醒神健脑，用治神昏癫痫，有养心健脑聪耳之效；用治湿浊阻胃、脘痞不饥、噤口下痢，可以化湿开胃。因其性燥散，凡阴亏血虚及精滑多汗者，均不宜用。

【研究与应用】

1. 中风

（1）保护神经元作用：缺血、缺氧及神经递质的异常释放会造成神经元损伤，引起脑细胞凋亡，导致诸多脑病。实验表明，石菖蒲挥发油可以减少神经毒害作用；而其主成分β-细辛醚亦能显著改善大鼠缺血再灌注所致的脑水肿，提高小鼠血脑通透性和耐缺氧能力，并同时能抑制大鼠脑皮质和海马神经细胞 *BAX* 基因表达，并增强 *BCL-XL* 基因的表达，从而抑制神经元凋亡，显示其在防治缺血性脑血管病方面的重要意义。

（2）抗血小板聚集：B-细辛醚、石菖蒲加冰片能降低血小板活化的表达率，从而改善血小板的黏附聚集性，表明该药有抗血小板黏附和聚集的作用。石菖蒲能抑制血小板聚集，增强红细胞变形能力，作用与丹参相似。

（3）保护血管：研究发现，在阿尔茨海默病中，β-淀粉样蛋白沉积在血管内皮细胞给其造成的损伤过程中，上调 CD106、CD62P、CD62E 这3种黏性分子和钙离子浓度，造成细胞凋亡。β-细辛醚能下调这3种黏性分子的表达和钙离子浓度，减少细胞凋亡。β-细辛醚通过调节某些外周血小板黏附分子和血管间黏附分子和钙离子浓度，减轻β-淀粉样蛋白对血管内皮细胞的痴呆损伤。一定剂量β-细辛醚具有保护脑神经细胞、血管内皮细胞和血管平滑肌细胞免受缺氧损伤，提高细胞存活率的作用。

2. **其他** 石菖蒲挥发油对中枢神经系统的兴奋作用体现在开窍醒神、抗痴呆方面，抑制作用则体现在抗癫痫、抗惊厥方面。

【鉴别应用】 菖蒲一药,品种较多,同中有异,用之当别:九节菖蒲以除痰开窍为长;鲜菖蒲热病神昏适用;石菖蒲以祛湿开胃为佳。

【临床常用配伍】

1. **配远志** 开窍散郁,强脑醒神。远志能交通心肾、安神益智,且又散郁化痰;菖蒲宣气,能除痰开窍,宁心安神,且又聪耳明目。二药配伍,相须为用,共奏开窍散郁、强脑醒神之功。

2. **配磁石** 益肾平肝,宁心安神。磁石能益肾平肝,重镇安神;菖蒲能开窍宁心,安神定志。二药伍用,一开一补,相得益彰,善治肾水不足、虚火上炎之耳鸣耳聋及阴虚阳亢之头晕、心烦等证。

3. **配生姜** 豁痰开窍。生姜辛温发散,能祛痰除湿;菖蒲芳香化浊,能开窍宁心。二药配合,相须为用,功专豁痰化浊、宁心开窍。

4. **配黄连** 化浊开胃,清热燥湿。黄连燥湿清热,为治湿火郁结要药;菖蒲化湿浊,和胃气,为疗湿浊阻胃良品。二药相配,长于治疗湿热毒邪蕴结肠胃之"噤口热痢"。

【应用注意事项】 凡阴亏血虚、阴虚阳亢、烦躁汗多、咳嗽吐血、滑精不固者,均当慎用。

【用法用量】 内服:3～6g,鲜者加倍,入煎剂,或入丸散。外用:适量,研末涂敷,或煎汤淋洗。

第四节 理 气 药

陈皮《神农本草经》

为芸香科植物橘及其栽培变种的成熟干燥果皮。主产于广东、福建、四川、浙江、江西等地。秋末冬初果实成熟时采收果皮,晒干或低温干燥。以陈久者为佳,故称陈皮。产广东新会者称新会皮,广陈皮。切丝,生用。

【性味归经】 辛、苦,温。归脾、肺经。

【功效】 理气健脾,燥湿化痰。

【功效特点】 本品功能健脾和胃,理气燥湿。脾恶湿,为生痰之源,湿去脾健则痰自化,气机通畅,则咳嗽呕恶自止,故凡脾肺气滞、胸闷不畅、脘腹胀痛、呕哕吐泻、食少不适、痰多咳嗽等证,均可应用。通常多作辅助之品,如配党参、白术方中,能助其健脾之功,并使补而不滞;与半夏、茯苓同用,益增其化痰之功;若与苍术、厚朴配伍,则燥湿之力更为加强。但性偏温燥,故津亏实热之证不宜使用。

【研究与应用】

1. 中风

（1）抑制血小板聚集：有研究者利用肾上腺素合并冰水刺激造血瘀模型大鼠，对陈皮在血液流变学和血小板聚集两方面的调节作用进行研究，结果发现，陈皮、可以降低血瘀模型大鼠的全血（高、中、低）黏度、血浆黏度，改善血液的高黏性异常；降低血细胞比容，抑制血瘀所致的浓稠状态；增加红细胞变形性、缩短电泳时间、减小血沉方程 K 值、抑制纤维蛋白原含量的增加。结果提示陈皮的确有较明显的改善血液流变学的作用。同时，实验发现陈皮可以抑制 ADP 诱导的血小板聚集，降低血小板最大聚集率。

（2）脑保护作用：陈皮中的川陈皮素、橘皮素等具有大脑神经保护、大脑缺血再灌注损伤保护和改善运动认知等作用。川陈皮素还可降低脑缺血再灌注模型大鼠脑梗死面积，抑制脑水肿和中性粒细胞侵入缺血区域，并降低脑缺血半球凋亡脑细胞的死亡，激活环磷腺苷效应元件结合蛋白，并改善脑缺血大鼠的运动功能障碍，从而保护大脑缺血再灌注损伤。

（3）抗氧化作用：陈皮富含黄酮类化合物，具有很强的抗氧化活性。陈皮酶水解残留物具有抗氧化作用，并与总酚、黄酮（包括柚皮苷、柚皮素、橙皮苷、新橙皮苷）等呈正相关。

（4）抗动脉粥样硬化：陈皮抗动脉粥样硬化作用主要表现在通过抑制羟甲戊二酰辅酶 A 还原酶（HMGCR）和酰基辅酶 A 胆固醇酰基转移酶（ACAT）活性来调节血脂、低密度脂蛋白（LDL-C）、载脂蛋白 B（Apo-B）水平和非高密度脂蛋白（non-HDL-C）的量，通过抑制血管细胞黏附分子 -1（VCAM-1）、单核细胞趋化蛋白 -1（MCP-1）和细胞间黏附分子 -1（ICAM-1）表达，抑制巨噬细胞渗入、平滑肌细胞增殖、免疫细胞黏附、内皮功能紊乱，从而减少高脂动物血管斑块的发展。

2. **其他**　陈皮还具有对肠平滑肌的作用是双向调节作用，祛痰平喘和扩张支气管的作用，消炎杀菌作用，具有强心、升高血压等心血管系统作用，具有抗癌、免疫调节和抗过敏等作用。

【鉴别应用】

1. 橘核入肝肾，治疝气睾丸作痛；橘络通经络而止痛；橘叶入肝肾，导胸胁逆气，为治乳痛要药；橘饼理气宽中，胜于橘皮，去白者名橘红，理肺气开脾胃，用白者名橘白，和脾胃不伤气。

2. 青皮形小，性较猛，入肝经，偏于疏肝气而定痛；陈皮形大，性较缓，入脾肺，偏于行脾气化痰。

【临床常用配伍】

1. **配白术**　白术善补脾益气，治脾气不和，冷气客于中，壅遏不通，是为胀满，用陈皮配白术。

2. **配枳实** 枳实苦降下行，治胸痹、胸中气塞短气，是破气消积、化痰除痞之要药，作用颇为强烈，朱丹溪论其有"冲墙倒壁之功"。与陈皮配用，功力更强。

3. **配黄连** 治疗中焦湿热、胃热消渴、小儿疳瘦，久服消食和气，长肌肉。

4. **配甘草** 治湿痰，因火泛上，停滞胸膈，咳唾稠黏，可陈皮配甘草。

5. **配生姜** 陈皮温而苦，能利水谷，为脾肺之散药泄药；生姜辛而微温，为肺胃之散药升药。二物有相须之益，故常并用。

【应用注意事项】 气虚及阴虚燥咳者不宜用。吐血证慎用。

【用法用量】 内服：6～12g，入煎剂，或入丸散。

枳实《神农本草经》

为芸香科植物酸橙及其栽培变种或甜橙的干燥幼果，主产于四川、江西、福建、江苏等地。5～6月间采集自落的果实，自中部横切为两半，晒干或低温干燥，较小者直接晒干或低温干燥。用时洗净、闷透，切薄片，干燥。生用或麸炒用。

【性味归经】 苦、辛、酸，温。归脾、胃、大肠经。

【功效】 破气除痞，化痰消积。

【功效特点】 本品专主降气，长于破滞气、行痰湿、消积滞、除痞塞，为脾胃气分药，故凡积滞内停、气机受阻而见痞满胀痛、便秘及泻痢后重之证，不论气血痰食皆可配用。若属脾虚湿滞者，可配党参、白术等益气之品。枳实与枳壳系一物二种，功能相似，如《药性赋》说"宽胸下气，枳实速而枳壳缓"。所以，消积除痞、导滞通便多用枳实，理气宽中、消除胀满多用枳壳。

【研究与应用】

1. 中风

（1）抗血小板聚集：实验研究发现，枳实对健康大鼠具有明显的抗血小板聚集及抑制红细胞聚集的作用，其作用优于阿司匹林；对血瘀模型大鼠亦具有相同作用，其作用随枳实剂量的增大而增大。

（2）抗氧化作用：研究发现通过冷水、热水和 1.0mol/L 的 NaOH 提取得到 3 种枳实中的多糖类化合物，并对它们在体内和体外抗氧化活性也进行了评价。其中热水提取的钙结合蛋白（CALB）显示出最高的活性，进一步通过各种离子交换和凝胶过滤得到 4 纯化的多糖，其中 CALB-3 具有最高的抗氧化活性。

2. **其他** 枳实还具有调节肠胃运动、调节子宫功能、升压、强心作用、抗菌作用、镇痛作用、护肝和降血糖作用及抗休克作用等。

【鉴别应用】

1. 生用气锐,炒用力缓。

2. 枳实与厚朴,均能治食积便秘,去有形实满,又能治湿滞伤中,散无形湿满。然枳实苦降下行,气锐力猛,尤善逐宿食、通便闭,以治实满为优;厚朴苦温燥湿,散满力强,又长于燥湿化痰,以治湿满为优。

【临床常用配伍】

1. **配白术** 白术补脾益气,燥湿利水,为健脾之要药,二药合用,一健脾,一行气,一补一消,寓消于补,用于腹胀痞满、癥瘕积聚及水肿诸证。

2. **配黄芪** 黄芪补脾肺之气,为补气首选之品。二药配伍,一补气,一行气,相反相成,用于脾胃虚弱、中气下陷、脱肛阴挺,有升阳举陷之功。

3. **配黄连** 黄连燥湿清热,为湿热郁结之主药。二药合用,一燥湿清热,一行气导滞,治疗湿热积滞、泄泻痢疾、里急后重。

4. **配大黄** 大黄苦寒清热,峻下实热,荡涤肠胃,走而不守,号称将军。二药相配,苦寒泻下峻烈,破气冲墙倒壁,用于阳明腑实、热结便秘、壮热神昏及湿热泄痢、里急后重、积滞腹胀、大便不爽,能攻积导滞、泻热通便。

5. **配三棱** 三棱苦平泄降,既走血分,破血中之结,又入气分,行气消积,善消血瘀气结。二药相合,枳实行气力胜,三棱破血性佳,相辅相成,治疗癥瘕积聚、经痛经闭、产后瘀阻、食滞痞满、胃脘胀疼。

6. **配桂枝** 桂枝辛甘性温,温一身阳气,通周身之血脉,为温阳解表要药。二药合用,一温通胸阳,一行气逐痰,用于胸阳不振、阴寒内盛、痰气痞塞、胸痹心痛。

【应用注意事项】 因能破气,大损真气,故非气聚邪实之证不宜用。体虚之人及孕妇慎用。

【用法用量】 内服:6～9g,入煎剂,或入丸散。外用:适量,研末调敷,或炒热熨。

木香《神农本草经》

为菊科植物木香、川木香的根。木香产于印度、巴基斯坦、缅甸者,称为广木香,现我国已栽培成功。主产于云南、广西者,称为云木香;主产于四川、西藏等地者称川木香。秋、冬二季采挖,除去泥沙及须根,切段,大的再纵剖成瓣,干燥后撞去粗皮。生用或煨用。

【性味归经】 辛、苦,温。归脾、胃、大肠、胆、三焦经。

【功效】 行气止痛,健脾消食。

【功效特点】 本品辛散苦降而温通,芳香性燥,可升可降,通行胃肠三焦气滞,为行气止痛要药,兼能健脾消食,凡胸腹气滞胀痛、消化不良、食欲不振、呕吐泛哕、泻痢后重等皆可用，在滋补药中加之少许，以其芳香宣通之性，防止滋补药之腻滞。

【研究与应用】

1. 中风

（1）抗血小板聚集：有结果表明木香挥发油及去氢木香内酯、木香烃内酯成分具有显著的抑制 ADP 诱导的血小板聚集作用，其效应物质源于挥发油中萜内酯类及萜烯类成分。

（2）扩张血管：通过离体兔耳与大鼠后肢灌流实验表明，木香中含有的去内酯挥发油、总内酯可使血流量分别增加 14% 和 35%，有明显的血管扩张作用。

（3）降血脂、血压：经动物实验筛选，木香提取物中含有降低血液中胆固醇和甘油三酯水平的成分以及扩张血管和降压的成分（去内酯油、总内酯、生物碱、木香内酯、二氢木香内酯、去氢木香内酯和 12- 甲氧基二氢木香烃内酯）。

2. 其他　木香还具有抗溃疡、抗菌作用，能扩张支气管平滑肌及降血糖作用。

【鉴别应用】

1. 木香味辛气香，散滞力强，用于肠胃气滞、腹满胀痛。煨木香减挥发油、缓辛散力，醒脾止泻作用增强，用于阴虚气弱之脘腹胀痛、大便溏薄、泄泻腹痛。

2. 木香与香附，味皆苦辛，均有行气止痛之功，但木香专行胃肠结气，兼能消食，主治脘腹胀满、泻痢；香附则能疏散肝胃气滞，尤长于疏肝解郁，调经止痛，主治情志抑郁、脘胁胀痛、月经不调诸证。

【临床常用配伍】

1. 配白术　健脾消食，益气补胃。白术既能燥湿健脾，又能益胃消谷；木香散滞力强，温中和胃，消胀除满。二药伍用，则补消并施，正合中州运化之本功。白术补脾以健运，木香行气消滞，健胃消食，用于脾胃气虚、食欲不振等证。

2. 配莱菔子　木香辛香能散，苦温燥湿，气烈而味厚，以行气通滞为长，善行肠胃滞气；莱菔子辛甘性平，能理气除胀、消食化积。二药相伍，有较强的消食导滞、消胀除满作用，用于消化不良、食积气滞之胃脘痞满胀痛、嗳气吞腐、腹胀肠鸣、矢气频频之证最宜。

3. 配人参　人参为峻补之品，纯虚无实者，用之最宜。因虚致实，用之则有实之弊，或虚不受补，用之则补而不受，难以成效，少佐木香行气，使补中有行，动中有静，可以免除滋腻、呆滞的弊病而增强疗效。

4. 配槟榔　木香与槟榔均为理气药。木香偏于温中助运，兼能燥湿；槟榔偏于消积导滞，且可杀虫。二药相伍，相辅而行，共奏行气止痛、导滞消胀、燥湿杀虫之功。

5. **配黄连**　行气泄热,主治湿热痢疾,症见脓血相杂、里急后重者。木香辛苦温,行肠胃滞气而除里急后重,兼能芳香化湿;黄连燥湿清热、凉血解毒而止大便脓血,苦辛通降,寒温并施,对肠胃湿热积滞所致的痢疾用之有效。初痢宜通,久痢宜涩,本对药适宜于痢疾中期较好。

6. **配佩兰**　芳香行气,适用于湿阻气郁,症见胃脘胀闷,腹胀肠鸣,吐泻痢疾。佩兰气味清香,芳香化湿,重在醒脾气;木香气味芳香,行气止痛,尤善宣散上下一切寒凝气滞,能升能降,重在调胃气。二药配伍,相须为用,芳香行气,通滞止痛作用增强。

7. **配香附**　木香、香附,均为行气之药,能通三焦、解六郁。虽香附功偏疏肝,木香功偏温中,但两者行气止痛作用相同,二药合用,相须配对,协同相助,行气止痛作用增强,适用于胃肠气滞、胃脘疼痛、气滞胁痛等。

8. **配乌药**　乌药辛温香窜,辛开温通,可通理上下诸气,治下腹胀痛更佳;木香为行气止痛常用之品,善理脾胃气滞,缓冲脉逆气里急。二药相伍,相须为用,行气止痛功效更佳。

【应用注意事项】

1. 肺虚有热、血枯致燥者忌用。阴虚津液不足者慎用。

2. 木香,有云木香、广木香、青木香之不同,临床一般都用广木香。广木香、青木香不是一种药品,名称相似,用法用量作用不同,不可混淆。

【用法用量】　内服:3～6g,入煎剂。理气多生用,止泻多煨用。入汤剂不宜久煎。外用:研末调敷,或磨汁涂。

香附《名医别录》

为莎草科植物莎草的干燥根茎。全国大部分地区均产,主产于广东、河南、四川、浙江、山东等地。秋季采挖,燎去毛须,置沸水中略煮或蒸透后晒干,或燎后直接晒干。生用,或醋炙用。用时碾碎。

【性味归经】　辛、微苦、微甘、平。归肝、脾、三焦经。

【功效】　疏肝解郁,调经止痛,理气调中。

【功效特点】　本品通行三焦,尤长于疏肝解郁,理气止痛,故凡肝气郁滞所致的胸胁脘腹胀痛、妇女月经不调以及胎产诸病,皆可应用。前人称它为"气病之总司,妇科之主帅"。

【研究与应用】

1. 中风

(1)抑制血小板聚集作用:国外学者对香附乙醇提取物在小鼠体内外抗血小板作用进行了研究,发现香附乙醇提取物对胶原、凝血酶或花生四烯酸引起的血小板聚集有明显的抑制作用。

（2）抗氧化作用：肖刚等研究证实，从香附中提取的黄酮具有较强的抗氧化活性，而且自由基的清除率与浓度呈明显的量效关系，当黄酮浓度为 0.40mg/L 时，其对 1,1-二苯基 -2-三硝基苯肼（DPPH）的清除率为 67.0%，OH 的清除率为 28.5%，O_2 的清除率为 25.5%。

（3）对神经系统的保护作用：在中枢神经系统的动态平衡中，神经元细胞和星形胶质细胞的相互作用发挥着十分重要的作用。国外学者等通过大鼠缺血再灌注模型研究香附根茎黄酮低聚物（TOFs）对小鼠神经功能障碍、兴奋性中毒、氧化应激及神经行为等进行研究，发现 TOFs 通过减少谷氨酸盐、谷酰胺合成酶及增强 Na^+-K^+-ATP 酶活性显著减弱小鼠神经功能障碍。

2. **其他** 香附还具有抗炎、促进离体脂肪组织分解作用、降血糖、抗过敏反应等作用。

【鉴别应用】 本品生用则上行胸膈、外达肌肤；熟用则下走肝胃、外彻腰足。炒炭则止血，童便炒则入血分而补虚，盐水炒则入血分而润燥，青盐炒则补肾气，酒炒则行经络，醋炒则消积聚，姜汁炒则化痰饮。得人参、白术则补气，得当归、白芍则补血，得木香则疏滞和中，得檀香则理气醒脾，得沉香则升降诸气，得川芎、苍术则总解诸郁，得栀子、黄连则能降火热，得茯神则交济心肾，得茴香、补骨脂则引气归元，得厚朴、半夏则决壅消胀，得紫苏、葱头则解散邪气，得三棱、莪术则消磨积块，得艾叶则活血气、暖子宫。

【临床常用配伍】

1. **配紫苏梗** 香附疏肝解郁，理气活血，调经止痛；紫苏梗行气宽中，温中止痛，理气安胎。香附入血分，行血中之气；苏梗走气分，以行气宽中。二药伍用，一血一气，气血双调，理气解郁，行气止痛，治脘腹胀满不舒等证。

2. **配苍术** 香附为血中之气药，调气疏肝，善解气郁，气郁开，则胸胁痞闷诸症可解；苍术醒脾燥湿，使脾阳健运，则湿去痰消。二药合用，疏肝理脾，总解诸郁，常用治肝脾郁结诸证。

3. **配乌药** 香附疏肝解郁，行气定痛，其性宣畅，能通行十二经，但偏于入肝胆，长于治胁痛、痛经；乌药调气降逆，散寒止痛，能上入肺脾，舒畅胸腹气滞。二药配合，能顺气止痛，适用于寒郁气滞引起的胸闷腹胀或胃腹疼痛等证，也可治肝郁气滞之月经不调等证。

4. **配黄连** 香附为气药之总司，长于疏肝理气并有止痛作用，因其性平，故寒热均宜；黄连泻心火，解热毒。二药合用，行气泻火，一疏一清，使心火去，郁滞解则疼痛除。常治疗火郁胸满疼痛。

5. **配高良姜** 香附为理气之良药，能通行三焦，疏肝解郁，善行血中之气而理气活血，调经止痛，健胃消食；高良姜温热行散，功专温胃散寒，行气止痛。二药配用，相得益彰，温中散寒、理气止痛甚效，常治肝郁气滞、胃寒脘痛、胸闷不舒。

6. **配艾叶** 艾叶性温而辛香，能暖气血而温经脉，逐寒湿而止冷痛；香附为理气解郁、调经止痛之妙物。两者合用，共奏暖血温经、理气止痛之效。

7. **配檀香** 香附与檀香，辛香气浓，均有一定的理气作用。香附疏肝而理气，解肝之郁；檀香和胃而理气，醒脾畅中，开胃进食。香附得檀香，则理气醒脾，两者常用于肝气郁滞、脾胃失和而见的胸胁闷胀、嗳气叹息、不思饮食、胃脘疼痛等证。

【应用注意事项】 凡气虚无滞、阴虚血热者忌用。

【用法用量】 内服：6～12g，入煎剂，或入丸散。外用：研末撒，调敷，或作饼热熨。

佛手《滇南本草》

为芸香科植物佛手的干燥果实。主产于广东、福建、云南、四川等地。秋季果实尚未变黄或刚变黄时采收，纵切成薄片，晒干或低温干燥。生用。

【性味归经】 辛、苦，温，归肝、脾、胃、肺经。

【功效】 疏肝解郁，理气和中，燥湿化痰。

【功效特点】 本品清香之气尤胜，故能醒脾开胃、疏肝理气，为治呕良药，凡肝胃气滞之脘腹胀痛、消化不良、嗳气呕吐等证，均可应用。本品健胃止痛作用比陈皮强，祛痰作用不及陈皮。

【研究与应用】

1. 中风

（1）抗氧化：研究表明川佛手精油含有丰富的多酚和黄酮类物质，具有一定的抗氧化活性，对 DPPH 和 ABTS 自由基清除能力较强，EC50 分别为3.92mg/ml、1.88mg/ml。

（2）降血压：常雯等实验证明佛手对乙酰胆碱（ACE）具有抑制作用，ACE有可能就是佛手降血压的作用靶点，同时实验也证明，40% 甲醇佛手提取物对 ACE 的抑制作用明显，活性部位的极性较强。

2. **其他** 佛手还具有止咳平喘祛痰、抗肿瘤、免疫调节作用、抑菌、抗炎、抗抑郁等作用。

【鉴别应用】 佛手、陈皮、青皮，均为芸香科植物的果实之皮，都有理气开胃、燥湿化痰作用，但佛手偏于宣通气机、和胃化痰，陈皮偏于行脾气而化痰，青皮偏于疏肝气而定痛。

【临床常用配伍】

1. **配生姜** 佛手健脾理气、化湿止呕，生姜温中降逆止呕，相配则健脾和胃、降逆止呕的功效较强,治胃气不和、气逆呕吐、噫气等。

2. **配青皮** 佛手偏于宣通气机,和胃化痰;青皮偏于开降疏结。相配能疏肝和胃,理气散结止痛,常用于肝郁气滞、胃气不和的两胁胀痛、胸腹满闷等证。

3. **配木香** 佛手理气开胃,木香行气止痛,相配能行气宽中,开胃止痛,可用于脾胃气机呆滞之脘腹胀满、纳呆、吐泻等证。

【应用注意事项】 阴虚火旺、无气滞症状者慎用。

【用法用量】 内服:3～9g,入煎剂,或泡茶饮。

第五节 平肝息风药

石决明《名医别录》

为鲍科动物杂色鲍(光底石决明)、皱纹盘鲍(毛底石决明)、羊鲍、澳洲鲍、耳鲍或白鲍的贝壳。主产于广东、海南、山东、福建、辽宁等沿海地区。夏、秋二季捕捉,去肉,洗净,干燥。生用或煅用。用时打碎。

【性味归经】 咸,寒。归肝经。

【功效】 平肝潜阳,清肝明目。

【功效特点】 本品能清肝热,补肝阴,可用于肝阳独亢或阴亏阳亢所致的眩晕、抽搐、目赤翳障、青盲雀目等证,且能清虚热,用治肺结核之低热。

【研究与应用】

1. **中风** 降压作用:刘爽等采取石决明给药对正常麻醉大鼠血压的影响及对清醒自发性高血压大鼠血压的影响分析其降压效果,结果表明两种实验给药后血压均迅速下降,具有明显的降压效果。停药后血压恢复正常。

2. **其他** 对离子通道的影响。由于石决明的主要成分是碳酸钙,故能影响血清钙离子浓度及钙通道。陈孝银等用天麻钩藤饮去石决明及石决明水煎液给高血压大鼠模型灌胃,分别测定给药前与给药后血清钙浓度。结果发现给天麻钩藤饮4周后石决明组血清游离钙浓度有所降低。说明石决明中的钙离子对离子通道有一定的影响。

【鉴别应用】 生石决明平肝潜阳、清热明目功力较强,善治肝火上炎所致的目赤肿痛、头目眩晕;煅石决明减咸寒之性,加强收涩之功,多能平肝敛肝,用于骨蒸劳热、青盲内障、外伤出血;盐石决明增咸寒滋阴之力,长于补肝益肾、滋阴清热。

【临床常用配伍】

1. **配决明子** 决明子为种子,偏在清肝,且能补肝;石决明为介壳,长于平肝,兼能潜阳。二药配伍,相须为用,平肝潜阳、清热明目之力大增,无论肝火上炎或血虚肝热、肝阳上亢所致的目赤肿痛、头胀眩晕、羞明多泪、目睛干涩等均有"决明"之功,常为最佳对药选用。

2. **配嫩桑枝** 平肝泄风。嫩桑枝以枝达肢,祛风通络,专疗四肢麻木;石决明介类质重,平肝潜阳,凉肝泄热,善治肝经风热。二药相合,平肝泄风,治肝风如络之四肢麻木、抽动及头晕头胀等甚宜。

3. **配菊花** 凉肝潜阳,泄热明目。菊花能清泄肝热,兼养益肝阴;石决明既平肝潜阳,又清热明目。二药合用,尤能清肝明目,每多用于肝火目疾,症见眼痛,红肿羞明,迎风流泪,视物昏花等。

【应用注意事项】 脾胃虚寒者禁用。

【用法用量】 内服:3~15g,捣碎先煎。外用:水飞极细末点眼用。

珍珠母《本草图经》

为蚌科动物三角帆蚌、褶纹冠蚌或珍珠贝科动物马氏珍珠贝的贝壳。前两种在全国的江河湖沼中均产;后一种主产于海南岛、广东、广西沿海。全年可采,去肉,洗净,干燥。生用或煅用。用时打碎。

【性味归经】 咸,寒。归肝、心经。

【功效】 平肝潜阳,安神,定惊明目。

【功效特点】 本品为珍珠的贝壳,其平肝潜阳之功优于珍珠,既无益阴之功,又乏解毒之力,惟善解肝经郁热,为治肝阳上亢之眩晕头痛、惊厥、失眠的常用药。

【研究与应用】

1. **中风** 抗氧化作用:研究者对马氏珍珠母提取液进行了体内外抗氧自由基研究,发现马氏珍珠母贝提取液具有清除 O_2 和 H_2O_2 的能力,体外可抑制鼠肝匀浆丙二醛的生成,人体内能显著提高 SOD 和谷胱甘肽过氧化物酶(GSH-Px)的活性。即马氏珍珠母贝提取液具有清除活性氧的能力和提高体内抗活性氧酶活性的作用。

2. **其他** 镇静催眠:珍珠母富含钙、铁、钠、钾等微量元素,这些微量元素可抑制神经和骨骼肌兴奋,作用于睡眠期,主要影响快动眼睡眠期,也可以通过调节机体其他方面的生理功能及代谢平衡等途径间接影响。

【鉴别应用】

1. 珍珠与珍珠母,同源于蚌贝,皆有镇心定惊之效,然珍珠又有明目退翳、解毒敛疮之效,珍珠母更兼平肝潜阳、止血燥湿之能,兼治不同。

2. 珍珠母与石决明,皆可平肝潜阳、明目退翳,用于肝阳眩晕、目赤翳障、青盲雀目。然石决明又可清肺,治骨蒸劳伤。珍珠母更兼止血,治吐衄崩漏。

【临床常用配伍】

1. **配生地黄** 生地黄为滋阴降火、凉血止血要药,二药合用。一滋补肾肝之阴,一平潜上亢肝阳,用于肾阴不足、肝阳上亢之头疼、眩晕、耳鸣,且可活血止血,治疗血热妄行、吐衄崩中。

2. **配白芍** 白芍有补血敛阴之功。肝藏血,血虚阴亏,不制肝阳,肝阳上亢,本品养血敛阴,故有柔肝平阳之用。二药配伍,平肝潜阳,用于肝血不足、肝阴亏损、肝阳上亢,症见头晕目眩,胁肋疼痛,四肢拘挛等。

3. **配菊花** 菊花养阴泄热,清芳疏泄,善祛风热,平肝明目,二药合用,皆能平肝明目,且可清热,用于肝阳上亢、风热上攻,症见头目眩晕,头疼目赤,羞明畏光等。

【应用注意事项】 气虚下陷及孕妇慎用。

【用法用量】 内服:15～30g,打碎先煎。外用:适量,研粉撒布。

牡蛎《神农本草经》

为牡蛎科动物长牡蛎、大连湾牡蛎或近江牡蛎的贝壳。我国沿海一带均有分布。全年均可采收,采得后,去肉,取壳,洗净,晒干。生用或煅用。用时打碎。

【性味归经】 咸,微寒。归肝、胆、肾经。

【功效】 重镇安神,潜阳补阴,软坚散结。

【功效特点】 本品功效与龙骨相似,两者常配用,但龙骨长于镇心安神,不能软坚散结,益阴作用也略逊,而牡蛎能清热益阴,潜阳镇惊,软坚散结,收敛固涩作用较显著。

【研究与应用】

1. **中风**

(1)抗氧化作用:张泽等采用邻苯三酚自氧化法测太平洋牡蛎,发现其原血浆、粗蛋白、血浆纯化蛋白均具有不同程度的抗氧化效果,以血浆纯化蛋白的效果最优,原血浆和粗蛋白次之。林海生等制备了牡蛎蛋白酶解物,通过体外实验测定抗氧化活性,发现其还原性较强,对羟基自由基和超氧阴离子均有较好的清除能力。

(2)神经系统:研究表明生牡蛎有较好的镇静、催眠、安神作用,低温煅制的牡蛎亦有镇静作用。用牡蛎水提液灌胃观察,发现牡蛎水提液能够延缓去卵巢大鼠脑衰老。

2. **其他** 降糖作用:研究者探讨了牡蛎提取物对四氧嘧啶诱发的小鼠高血糖的作用。结果显示,牡蛎提取物对四氧嘧啶所致小鼠血糖升高有显著的降低作用。

【鉴别应用】

1. 牡蛎与龙骨，两者功能相似，常相须为用，以治阳亢眩晕、惊悸狂躁、心烦不眠，以及各种虚弱滑脱症。龙骨入心以镇心安神见长，但不能软坚散结，而牡蛎具有良好的软坚散结作用，为治瘰疬痰核、胁下痞硬所常用。

2. 牡蛎与石决明，两者均为贝壳类，都有平肝潜阳的功能，对于阴虚阳亢所致的头目眩晕等症，均可配伍应用，然而牡蛎益阴制阳之功较强，且有良好的软坚散结和收敛固涩作用，石决明以益阴明目见长。

【临床常用配伍】

1. **配山茱萸**　山茱萸补益肝肾，敛汗固脱，固精缩尿；牡蛎重镇安神，平肝潜阳，收敛固涩，软坚散结，制酸止痛；山茱萸酸涩收敛，微温而不热，以涩精气、止脱汗为主；牡蛎味咸而能软坚，气寒而能除热，质重能潜阳，性涩能收敛。二药配伍，相互促进，敛阴止汗、涩精固脱的力量增强。

2. **配黄芪**　黄芪补气升阳、固表止汗、利水消肿；牡蛎重镇安神、平肝潜阳、收敛固涩、制酸止痛。黄芪甘温补中、升阳补气、实腠理、止汗出；牡蛎质体重坠，味咸而涩，长于益阴潜阳、收敛止汗。二药配伍，益气敛阴、固表止汗的力量增强。

3. **配葛根**　牡蛎咸寒、重镇安神、平肝潜阳、收敛固涩、软坚散结、制酸止痛；葛根甘润，解肌退热、生津止渴、透发麻疹、升阳止泻。葛根升散解肌，扩张心、脑血管，改善其血液循环，以活血散瘀降压；牡蛎质重潜降，可引气血下行，以降低血压。二药伍用，活血散瘀、镇静降压的力量增强。

4. **配龙骨**　龙骨质重体坠，为化石之属，功专平肝潜阳，镇静安神，敛汗固精，止血涩肠，生肌敛疮；牡蛎质体沉重，为贝壳之类，功擅敛阴潜阳、涩精、止汗、止带、化痰、软坚。二药伍用，相互促进，益阴潜阳、镇静安神、软坚散结，涩精止血止带之力增强。龙骨益阴之中能潜上越之浮阳，牡蛎益阴之中能摄纳下陷之沉阳，故张仲景取二药配伍应用。

5. **配玄参**　玄参苦寒，泻火解毒、清热凉血、甘寒养阴、生津润燥；牡蛎咸寒，软坚散结、制酸止痛、重镇安神、平肝潜阳、收敛固涩。玄参以解毒为主，牡蛎以散结为主。二药参合，相互为用，滋阴凉血，泻火解毒、软坚散结，治瘰疬消肿之力益彰。

【应用注意事项】

1. 体虚而多寒者忌用。

2. 用于镇静安神、益阴潜阳、软坚散结者生用；用于固涩收敛者煅用。

【用法用量】　内服：9～30g，入煎剂，或入丸散。外用：研末干撒，或作扑粉。

赭石《神农本草经》

为三方晶系氧化物类矿物赤铁矿的矿石。主产于山西、河北、河南、山东等地。开采后,除去杂石泥土,打碎生用或醋淬研粉用。

【性味归经】 苦,寒。归肝、心经。

【功效】 平肝潜阳,重镇降逆,凉血止血。

【功效特点】 临床应用本品重镇苦寒,治疗一切实证气逆所引起的眩晕耳鸣、头痛、呃逆反胃、吐血衄血等证。虚寒之证不宜服。

【研究与应用】

1. **中风** 重镇下行,治中风。张锡纯用赭石治中风,认为其"下达之力速,上逆之气血即可随之而下",且能"降胃平肝,镇安冲气",为"救颠扶危之大药"。大凡中风患者,多有大便燥结不通之证,而赭石正具通燥结之功,病情危重者,常重用之而奏奇功。

2. **其他**

(1)镇静中枢神经、催眠、镇痛:赭石可以镇静中枢神经,具有催眠、镇痛的作用。可能与其含有多种微量元素有密切关系,微量元素镍就具有镇静中枢神经的作用。

(2)降逆,止呕、治呃逆:赭石重坠之力可开结胸、治隔食、降逆气、通燥结、息风止痉,配伍得当,均获良效。

(3)降肺气、宣肺、肃肺,治喘息、气急:赭石质重坠降肺胃虚逆之气,并可引补药下行,挽回欲脱之元气,落转丹田,使之肾有所纳摄而喘自平。

【鉴别应用】

1. 赭石与旋覆花,两药均能平降肺、胃二经之逆气以止呕噫、定喘息。赭石功专沉降逆气而清降肝火,对肝阳上亢之证及肝火动血之证常用之;旋覆花功专下气而消蓄结之痰水,对于痰壅气促、痰结胸痞、饮停肿满等多用之。

2. 赭石与磁石,两药均有平肝降逆之功,皆可治肝阳上亢及气逆喘息之证。然而磁石偏于护真阴镇浮阳,真阴亏损于下,阳浮于上之证,用之最好;赭石偏重于平降逆气,清降肝火,不但用于肝阳亢盛之眩晕耳鸣及惊痫之病,且用于逆气上犯肺胃所致呕噫及喘息气急等,并清火凉血止血以治吐衄崩漏下血之证。

【临床常用配伍】

1. **配旋覆花** 旋覆花消痰平喘,降气止呕,宣肺利水,赭石平肝泻热,镇逆降气;旋覆花以宣为主,赭石以降为要。二药伍用,宣降合法,共奏镇逆降压、镇静止痛、下气平喘、化痰消痞之功。

2. **配石膏** 赭石有镇逆气、止呕吐之力,石膏清胃热,两者相使为用,共奏清胃降火镇逆之功。胃热亢盛之证，非石膏之大寒则其热不除；火气冲逆之热，非赭石之重坠则其逆莫制，故用于胃火上冲、循经上炎，症见呕吐呃逆，牙龈肿痛，口气臭秽，口渴心烦者。

3. **配白芍** 敛阴养血柔肝，平肝止血降逆，用于肝阳上亢眩晕耳鸣、血热妄行吐血衄血等证。

4. **配牛膝** 赭石重镇潜降，牛膝功善下行，相配有平肝降逆的功效，治肝阳上亢、气血上逆的眩晕、脑转耳鸣、目胀头痛等证。

【应用注意事项】 下焦虚寒及阳虚者忌用。孕妇慎用。

【用法用量】 内服：6～30g，入煎剂，或入丸散。

羚羊角《神农本草经》

为牛科动物赛加羚羊的角。主产于新疆、青海、甘肃等地。全年均可捕捉，以秋季猎取最佳。猎取后锯取其角，晒干。镑片或粉碎成细粉。

【性味归经】 咸，寒。归肝、心经。

【功效】 平肝息风，清肝明目，散血解毒。

【功效特点】 本品主泻肝火、清心肺。古人有"在肝之病，必用羚羊""犀角解心热，羚羊清肺肝"之说，为治热传心肝二经之良剂。

【研究与应用】

1. 中风

（1）改变血管通透性：以羚羊清热液连续灌胃给药小鼠 5 日，末次给药后尾静脉注射伊文思蓝，且腹腔注射醋酸后处死，取腹腔液离心取上清测定光密度值，发现羚羊清热液组小鼠腹腔洗液伊文思蓝浓度明显降低，提示其可明显抑制醋酸引起的小鼠腹腔毛细血管通透性异常升高。

（2）对血液流变学作用：以复方羚羊角胶囊连续灌胃大鼠 7 日后，皮下注射肾上腺素 2 次，两次注射之间将大鼠浸入冰水 5min，造成大鼠急性血瘀模型，处死取动脉血，以全自动血流变快测仪测血液流变学各项指标，发现复方羚羊角胶囊有改善急性血瘀模型大鼠血液流变学的作用。羚蝎胶囊能降低实验性脑出血大鼠的脑含水量，促进血肿吸收，减轻神经细胞损伤等。

（3）抗高血压：羚羊角 50% 煎剂 2ml/kg 静注，使麻醉猫血压下降；切断两侧迷走神经后，降压作用有所下降，说明降压作用可能与中枢神经有关。将 SD 大鼠麻醉后分离颈动脉并插入聚乙烯导管，测定并记录 I 导联心电图，稳定后静脉注射羚羊角提取液，发现大鼠血压明显下降。

2. **其他** 羚羊角还可以镇静催眠、抗惊厥、解热、镇痛、镇惊以及抗癫痫。

【鉴别应用】 羚羊角与石决明，均能平肝潜阳、镇肝息风、明目。石决明泻肝火不如羚羊角，但能补肝阴、清肺热，可治骨蒸劳热；羚羊角主泻肝火，兼清心肺、散血解毒,可治热毒血瘀发斑、痈肿疮毒。

【临床常用配伍】

1. **配钩藤** 二药均能凉肝息风、清热定惊,相须配用,其效较强,可治疗温热病壮热、神昏、手足抽搐及小儿痫证。

2. **配石决明** 二药皆能平肝息风,羚羊角清肝息风之功效,常用于治肝火上亢及肝阳浮越头痛、头晕。

3. **配夏枯草** 二药均能清肝火,羚羊角咸寒入血分,能平肝息风;夏枯草苦寒入气分,兼散肝气郁结。两药配用,可治肝阳上亢、肝火内盛的头痛、头晕、目赤等证。

4. **配生石膏** 羚羊角能清热凉血解毒,生石膏清泻阳明之邪热,两药相配,清气血实热而解毒,常用于治温热病壮热发斑、神昏谵语等证。

5. **配龙胆** 龙胆泻肝经实火,羚羊角善泄肝火,两药配用,可治肝火炽盛,症见头痛,眩晕,目赤翳障者。

【应用注意事项】 本品为泻火散邪之品,无火热者忌用。

【用法用量】 内服:0.6～1.5g,磨汁或研末冲服。

牛黄《神农本草经》

为牛科动物牛干燥的胆结石。主产于北京、天津、内蒙古、陕西、新疆、青海、河北、黑龙江等地。牛黄分为胆黄和管黄二种,以胆黄质量为佳。宰牛时,如发现胆囊、胆管或肝管中有牛黄,即滤去胆汁,将牛黄取出,除去外部薄膜,阴干,研极细粉末。

【性味归经】 苦,凉。归心、肝经。

【功效】 化痰开窍,凉肝息风,清热解毒。

【功效特点】 本品又能清心豁痰,开窍醒神,用于温热病热入心包,神昏谵语,或中风、惊风、癫痫等痰热阻闭包所致神昏口噤、不省人事等症,单用本品为末,淡竹沥化服,即《外台秘要》治婴儿口噤方;若与香、朱砂、犀角(用水牛角代)、黄连等配伍,其效尤著,如安宫牛黄丸。

【研究与应用】

1. **中风**

(1)抗脑损伤保护脑血管作用:牛黄具有治疗中风,保护脑血管作用。牛黄能显著改善缺血再灌注24h、72h两个时间段大鼠神经功能缺损症状。在缺血再灌注24h,牛黄可以明显促进神经生长因子(NGF)的表达。体外培育牛黄可明显延长缺氧小鼠存活时间,减轻脑组织的病理损伤,此作用可能与体外培育牛黄提高降低脑组织MDA含量,提高SOD活性,增强机体清除自由基能力以及减轻脂质过氧化对脑组织的损伤密切相关。含牛黄的中药制剂,如安宫牛黄丸,可明显改善脑缺血症状,减轻脑组织损伤。由安宫牛黄丸开发的中药,如醒脑静注射液、清开灵注射液,亦具有较好减轻脑损伤,清除自由基,促清醒作用。

(2)血小板凝聚和血栓形成:牛黄对血小板凝聚和血栓形成具有抑制作用,还可以降低血脂。

(3)降压作用:牛黄静脉注射可以明显降低麻醉猫和大鼠的血压,亦能显著降低家兔血压。单次灌服不同浓度的牛黄,均可使自发性高血压大鼠(SHR)的收缩压下降,其中以 0.04g/kg 起效最快,降压持续时间最长,同时发现牛黄具有降压平稳,长效的特点。

(4)抗氧化作用:牛磺酸亦是抗氧化防御机制的一部分。适宜剂量的牛磺酸能增强神经细胞中 SOD、GSH-Px 活性,增强清除自由基的功能,维持神经细胞膜流动性。大鼠力竭运动后脑组织 MDA 含量升高,SOD 活性下降,补充牛磺酸能使 MDA 显著下降。

2. 其他 解热镇痛抗炎作用、抗心律失常作用、呼吸兴奋和祛痰作用、抑制肠道平滑肌活动的解痉作用、保护肝细胞作用以及抗肿瘤、抗衰老等作用。

【鉴别应用】

1. 牛黄与蒲公英,皆为清热解毒要药,但牛黄又具息风止痉、化痰开窍之长;蒲公英有利湿之长。

2. 牛黄、石菖蒲、苏合香,均为开窍要药,但牛黄性凉,石菖蒲及苏合香皆辛温。

【临床常用配伍】

1. **配珍珠** 牛黄清热解毒力甚,有清心定惊、豁痰开窍之功;珍珠除镇心定惊外,有清热、坠痰、解毒作用。二药相须配对,可加强清热解毒、定惊息风、豁痰开窍之药力,内服可用治热毒风痰蒙蔽清窍之高热神昏、惊悸抽搐等证;外用治疗热毒疮痈、喉痹、牙疳蚀烂等。

2. **配朱砂** 牛黄善解心经之邪热,又息肝木之风,与重镇安神之朱砂同用,则清心镇惊之效尤著。朱砂入心,能清镇少阴君火,令火不妄炎,最能安定神明。

3. **配麝香** 牛黄与麝香均有清心化痰、开窍醒神之功,一凉一温,相合为用,其效尤著。如安宫牛黄丸,可用治温热病热入心包,或中风、惊风、癫痫等痰热阻闭心窍所致的神昏、口噤等证。

4. **配犀角(用水牛角代)** 牛黄有清热息风、化痰开窍之功,犀角(用水牛角代)为清热凉血要药,又有安神定惊之功。二药相配,清热定惊、凉血醒神尤宜,用治神昏谵语、高热不退最效。

5. **配乳香、没药** 牛黄有清热解毒之功,乳香、没药又具活血止痛、消肿生肌之长,诸药合用,可增强清热解毒、活血散结之效,如犀黄丸,用治痈毒、乳岩、瘰疬等证。

【应用注意事项】 脾胃虚寒及孕妇忌用。

【用法用量】 内服:0.2～0.5g,研末冲服,或入丸散。外用:适量,研末撒,或调敷。

<h2 style="text-align:center">钩藤《名医别录》</h2>

为茜草科植物钩藤、大叶钩藤、毛钩藤、华钩藤或无柄果钩藤的干燥带钩茎枝。产于长江以南至福建、广东、广西等省区。秋、冬二季采收带钩的嫩枝,去叶,切段,晒干。

【性味归经】 甘,凉。归肝、心包经。

【功效】 清热平肝,息风定惊。

【功效特点】 本品善清心包之火,泄肝经之热而息风定惊止搐,但药力较薄,不宜单独应用。

【研究与应用】

1. **中风**

(1)神经保护作用:在体外培养大鼠小脑颗粒细胞试验中,钩藤水提液能对抗谷氨酸诱发的神经细胞死亡,此保护作用具量效关系;同时,此钩藤水提液也能剂量依赖性地阻碍谷氨酸引起的 Ca^{2+} 内流,提示它是通过阻碍 Ca^{2+} 内流而谷氨酸诱发的神经细胞死亡起保护作用的。

(2)抗血小板聚集和抗血栓作用:大鼠静脉注射钩藤碱可抑制花生四烯酸(AA)、胶原及腺苷二磷酸钠盐(ADP)诱导的血小板聚集,并能抑制实验性静脉血栓及脑血栓形成,有明显抗血小板聚集和抗血栓形成作用,其机制与抑制血小板膜释放花生四烯酸进而减少血栓素 A_2(TXA$_2$)合成有关。

(3)调节神经元系统:钩藤碱能调节脑缺血大鼠纹状体内和海马单胺类神经递质及代谢物的含量。钩藤碱能升高脑缺血后细胞外液 5-羟吲哚乙酸(5-HIAA)、3,4-二羟苯酰乙酸(DOPAC)和高香草酸(HVA)的含量,降低去甲肾上腺素(NE)的含量,并推测钩藤碱的镇静作用可能与其增加纹状体和海马 5-羟色胺(5-HT)的含量、降低皮质及海马 NE 的含量有关。

2. **其他**

(1)钩藤对心血管系统的作用:宋纯青等研究得出钩藤中降压成分主要为钩藤碱和异钩藤碱,其中以异钩藤碱的降压作用最强,其次是钩藤碱、钩藤总碱,非生物碱部分作用较弱。目前认为钩藤生物碱降压机制包括直接降压和间接降压两个方面。钩藤碱能提高心肌兴奋性、延长功能性不应期,减慢小鼠氧消耗速度。

（2）抗癌作用：钩藤总碱可逆转KBv200细胞（口腔上皮癌细胞KB的多药耐药细胞）对长春新碱的耐药性，测得钩藤总碱5mg/L对长春新碱在KBv200细胞的逆转倍数为16.8倍，说明其具有较强的逆转肿瘤细胞多药耐药的作用。

【鉴别应用】 钩藤与菊花，两药均能平肝和疏泄风热之邪，对于肝经风火上炎之头痛目眩及风热外感头痛目赤证，常相伍为用，但钩藤偏于息风止痉，菊花偏于疏风泄热。

【临床常用配伍】

1. **配天麻** 钩藤清热息风，天麻息风祛痰、平肝止痉，稍兼温燥，二药合用，钩藤之清能减天麻之燥，平肝息风而无弊害，共治肝风内动、风痰上扰，症见头晕目眩，头重脚轻，走路不稳，手足麻木者。

2. **配薄荷** 钩藤清热平肝、息风止痉；薄荷清热疏风、透疹、清利咽喉、头目。钩藤偏于清，薄荷偏于散，二药配伍，祛风热，利咽喉，平肝风，对小儿初起风热有预防抽搐之效，也可治疗风阳上扰，症见头胀头痛，头晕目眩者。

3. **配牛膝** 钩藤清热平肝、息风止痉，并能降压；牛膝补肝肾、强筋骨、活血祛瘀、舒筋通络、引血下行以降压。两药配用，一清一补，清上补下，平肝息风，可治头晕目眩、头胀头痛、半身麻木、膝软乏力。

4. **配全蝎** 钩藤清肝泄热而平肝阳、息风镇痉，治肌肉跳动、手足抽搐；全蝎息风止抽，通络止痛，解毒散结，能引各种风药直达病所，对于频频抽动、手足震颤，止痉作用均强。二药合用，清热息风、通络止痛，可治肝风内动，症见头晕，口眼歪斜，四肢抽搐，烦躁不安者。

5. **配菊花** 钩藤清泄肝热而平肝阳、息风镇痉；菊花长于平降肝阳、疏散风热。二药合用，一疏一清，平降肝阳、清热祛风，对外感风热或内伤肝阳上亢引起之头晕目眩，均可应用。

6. **配紫草** 钩藤质轻味薄，有透发清热之力；紫草凉血活血、解毒透疹。两药合用，透疹之力较强，用于疹出不畅。

【应用注意事项】 无热者勿服。虚者慎用。

【用法用量】 内服：6～15g，入煎剂，宜后下，不可久煎。或入丸散。

天麻《神农本草经》

为兰科植物天麻的干燥块茎。主产于四川、云南、贵州等地。立冬后至次年清明前采挖，冬季茎枯时采挖者名"冬麻"，质量优良；春季发芽时采挖者名"春麻"，质量较差。采挖后，立即洗净，蒸透，敞开低温干燥。用时润透或蒸软，切片。

【性味归经】 甘，平。归肝经。

【功效】 息风止痉，平抑肝阳，祛风通络。

【功效特点】 本品体肥柔润，味虽辛而不能发散，虽甘而不能滋补，故单用效力不大，但同补药则治虚风，同散药则治外风，不仅阴虚之风可用，阳虚之风亦可用之，所谓宜虚宜实，须随证佐使。

【研究与应用】

1. 中风

（1）对缺血脑损伤的保护作用：经过天麻素孵育后的神经细胞模拟缺血再灌注后，LDH 的漏出及脂质过氧化物（LPO）的含量明显降低，膜流动性明显好于损伤对照组。对缺血再灌注损伤星形胶质细胞的研究显示：天麻素可使胶原纤维酸性蛋白（GFAP）表达减轻，乳酸脱氢酶（LDH）漏出下降，一氧化氮合成酶（NOS）活性减弱。

（2）抑制神经元凋亡作用：红藻氨酸（海人酸）诱导大鼠大脑皮层神经元凋亡过程中 Eph A4 表达显著增高，天麻素干预组较海人酸模型组神经元凋亡率显著下降，Eph A4 表达上调显著受抑。

（3）抗氧化作用：观察天麻素对大鼠离体脂肪组织释放游离脂肪酸（FFA）及抗氧化作用的影响，天麻素能够促进离体脂肪组织释放 FFA，并存在剂量效应关系，天麻素可促进离体脂肪组织释放 FFA，其作用可能部分经 β_3- 肾上腺素能受体、维拉帕米（异搏定）敏感的 L 型 Ca^{2+} 通道及腺苷酸环化酶介导。盐酸肾上腺素和天麻素明显增强离体脂肪组织抗氧化能力，使脂肪组织脂质过氧化程度减轻，对脂肪组织有一定的保护作用。

（4）拮抗兴奋性氨基酸的神经毒性：对新生大鼠大脑皮质进行体外神经细胞培养，用谷氨酸建立离体神经元损害模型，观察天麻素对兴奋性氨基酸神经毒性的影响。结果表明：200μmol/L 的谷氨酸作用 10min 能造成培养神经元的大量死亡，培养液中 LDH 含量明显增高，在培养液中加入天麻素可明显降低神经细胞死亡率，减少乳酸脱氢酶的漏出。此结果提示：天麻素可拮抗兴奋性氨基酸对神经细胞的毒性作用。

（5）改善血液黏度：从天麻中分离纯化得到糖蛋白组分 GGE2b 对急性血瘀大鼠异常的血液流变有良好的治疗效果。

（6）抗血栓形成的作用：天麻液对微循环障碍有预防作用，阻止血栓形成，天麻有防御花生四烯酸诱发的血小板聚集所致的小鼠急性肺血栓致死的效果。

2. 其他 镇静催眠作用、抗惊厥作用、镇痛作用、对心肌细胞的保护作用、增强免疫作用、提高学习记忆能力等作用。

【鉴别应用】

1. 天麻生用祛风胜湿、息风、止痛、定眩。

2. 天麻与钩藤，二药皆平肝风内动，两者常相须为用，但天麻甘平滋润，养液缓急,利腰膝,通血脉,故治风证范围更广,内风、外风均可应用;钩藤苦寒,偏清肝息风,主要用于肝热所致之动风及眩晕、头痛、目赤等证。

【临床常用配伍】

1. **配钩藤** 二药相伍具平肝息风之功,主治肝阳化风、头晕抽搐、肢体麻木。天麻息风祛痰,平肝止疼,稍嫌温燥;钩藤清热息风,定惊止抽。二药合用,钩藤之清能减天麻之燥,平肝息风而无弊害。

2. **配川芎** 川芎行气开郁,祛风燥湿,活血止痛;天麻息风定惊,为治眩晕眼黑、头风头痛、肢体麻木、半身不遂之良药。因二药均入肝经,一为息肝风之神药,一为行气开郁、补益肝血之佳品,二药合用,治眩晕、头痛有良效。

3. **配防风** 治肢体麻木、风湿痹痛。防风发表,祛风、胜湿、止痛;天麻息风;定惊,治肢体麻木、头痛风痹、半身不遂。二药合用,一辛散发表,鼓动风邪自卫表发出,一偏息风定惊,使风邪自内而消,共奏祛风除湿、通络止痹之效。

4. **配半夏** 治痰饮上逆之眩晕头痛。半夏燥湿化痰、降逆止呕;天麻平肝息风,为治肝风内动所致头痛、眩晕之要药。二药相合,共奏降逆化痰、息风止痛之效。

5. **配全蝎、僵蚕** 善治惊风、抽搐。全蝎祛风、通络、止痛,僵蚕祛风解痉,与天麻相伍,可平肝息风、解痉止痛。二药功效相近,相须为用,具较强抗惊厥、祛风通络、止痉止痛作用。

【应用注意事项】 气血两虚之人慎用。

【用法用量】 内服:3~10g,入煎剂,或入丸散。

地龙《神农本草经》

为钜蚓科动物参环毛蚓、通俗环毛蚓、威廉环毛蚓或栉盲环毛蚓的干燥体。前一种习称"广地龙",主产于广东、广西、福建等地;后三种习称"沪地龙",主产于上海一带。广地龙春季至秋季捕捉,沪地龙夏秋捕捉,及时剖开腹部,除去内脏及泥沙,洗净,晒干或低温干燥,生用或鲜用。

【性味归经】 咸,寒。归肝、脾、膀胱经。

【功效】 清热定惊,通络,平喘,利尿。

【功效特点】 本品咸寒体滑,下行降泄,功能清热止痉、通络平喘、利尿通淋,以治高热昏厥、惊搐烦躁、肢体不仁、半身不遂、关节痹痛、喘嗽顿咳、热结尿闭、石淋等,又能解毒消肿,治痄腮肿痛、下肢溃疡。

【研究与应用】

1. 中风

(1)纤溶和抗凝血作用:地龙的水提液可以使机体内的血小板血栓和纤

维蛋白血栓的形成时间显著延长,并使血栓的长度和干重显著减少。从正蚓科蚯蚓中提取的纤溶酶具有直接溶解纤维蛋白原的作用。

(2)改善血液流变学和抗血栓:给家兔静脉注射 1mg/kg、2mg/kg 地龙冻干粉针,5min 后采血检测发现可显著降低血浆黏度、全血高切低切黏度,2mg/kg 剂量还能降低血细胞比容、减小血沉方程指数和红细胞刚性指数。体外实验证明,地龙提取液具有很好的抗凝作用,能使凝血时间、凝血酶时间、凝血酶原时间均显著延长,且呈明显量效关系。该药的抗凝机制是对凝血酶 - 纤维蛋白原反应的直接作用;此外该药还具有促纤溶作用。目前认为地龙液中含有一种效抗凝和促纤溶物质—蚯蚓纤维蛋白溶解酶,该物质不能被抗凝血酶Ⅲ抗体和鱼精蛋白中和,表明其活性不依赖于抗凝血酶Ⅲ,与肝素及其类似物、水蛭素等抗凝物质不同,它不是糖类和蛋白质,而可能是一种耐热、耐碱的小肽或含双键的化合物。

(3)对神经细胞的作用:Chen 等通过在体动物实验和离体细胞实验发现参环毛蚓的水溶性提取物通过提高 PC12 中的 GAP-43 和突触蛋白Ⅰ的表达,能明显促进 NGF 诱导的神经突增生。另外,他们也发现地龙提取物能明显地促进神经修复和再生。

(4)保护脑细胞神经细胞:给大鼠灌服相当于生药 1g/kg、4g/kg 的地龙水提取液,14 日后能显著减轻大脑局灶性脑缺血再灌注损伤所致大脑皮质水肿、充血,改善神经元的形态结构;降低大脑皮质损伤后的 caspase-3 蛋白表达,降低神经元凋亡。

(5)降压作用:有研究报道,干品地龙的耐热蛋白提取物能明显抑制血管紧张素转化酶(ACE),具有 ACEI 的活性,在给药 28 日后,低剂量与高剂量地龙提取物给药组小鼠血浆 AngⅡ含量同比模型组血压明显下降。因此,地龙可用于治疗高血压。

2. **其他** 镇静抗惊厥、解热、平喘等作用。

【鉴别应用】 地龙与胆南星,二药均能清热定惊,对于高热烦躁抽搐及火热灼肺之咳喘病证,均可应用。然而地龙清热平肝力强,胆南星祛风化痰定惊较好,地龙主要用于支气管哮喘、喘息性支气管炎及热盛狂乱之证,而胆南星多用于热痰闭肺之咳喘抽搐,如小儿肺炎、急性气管炎等。二药均可应用于中风肢体不利、半身不遂之证,但地龙偏于通络,胆南星偏于祛风化痰,前者中风偏瘫时多用之,后者中风痰热昏迷多用之。

【临床常用配伍】

1. **配附子** 治疗证关节疼痛。地龙虫类灵动之品,走经络、通血脉,善舒筋活络;附子辛大热,散阴寒、通关节、搜风除湿。二药相合,温通经脉,散寒除湿,通痹止痛,用于治疗寒湿痹痛不能转侧,骨节烦疼掣痛,关节不得屈伸等证，是为佳对。

2. 配川乌、没药 祛风除湿、化痰通络、活血止痛。治风寒湿邪留滞经络，以致气血不得宣通，营卫失其流畅，而见肢体掣痛、关节伸屈不利等证。乌头祛风湿，地龙舒筋络；没药行血气，合而用之，风湿得去，经络得通，经血畅行，诸证可愈。

3. 配蜈蚣 二药同为平肝息风、定痉止搐要药。蜈蚣息风力强，对于抽搐频作、手足颤抖、舌强言謇、头摇不止等疗效较好；地龙搜风力胜，对于四肢痉挛、颈项强直、角弓反张等疗效好，二药相伍，同入肝经，可增强息风止痉之效，是为常见的息风药对。

4. 配夏枯草 治肝火上炎，因致头痛眩晕者。地龙降肝火、息肝风；夏枯草泻肝火、平肝阳。二药配伍，同入肝经，清肝泻火，功专力宏。据现代药理研究报道，地龙及夏枯草均有降血压的作用，试用于高血压的治疗，效果良好。

【应用注意事项】 煎服，生用有效成分不易煎出来，以醋制为好。体虚非热证不宜用。脾虚腹胀、阴虚劳热忌用。

【用法用量】 内服：6～15g，入煎剂，鲜品加倍，或入丸散。外用：捣烂，或化水，或研末调敷。

全蝎 《蜀本草》

为钳蝎料动物东亚钳蝎的干燥体。主产于河南、山东、湖北、安徽等地。清明至谷雨前后捕捉者，称为"春蝎"，此时未食泥土，品质较佳；夏季产量较多，称为"伏蝎"。饲养蝎一般在秋季，隔年收捕一次。野生蝎在春末至秋初捕捉，捕得后，先浸入清水中，待其吐出泥土，置沸水或沸盐水中，煮至全身僵硬，捞出，置通风处，阴干。

【性味归经】 辛，平。有毒。归肝经。

【功效】 息风镇痉，攻毒散结，通络止痛。

【功效特点】 本品为血肉有情之品，其性善走窜，能穿透筋骨，故有通经络、行气血、攻毒散结作用，多用于惊痫抽搐、中风、口眼歪斜、关节痹痛、瘰疬疮毒、疟腮等，蝎尾其力尤强，惟辛散有毒，虚证慎用。

【研究与应用】

1. 中风 抗凝、抗血栓、促纤溶作用：有专家报道从体外血栓形成、血小板黏附率、凝血功能方面探讨了复方全蝎口服液对正常健康家兔的活血化瘀作用。实验结果表明，复方全蝎口服液具有抗血栓形成、降低血小板黏附率、延缓血凝等药理作用。

2. 其他 抗癫痫作用：研究者在马桑内酯致痫的大鼠模型上，通过侧脑室注射蝎毒素，发现癫痫发生率大大降低，且发作程度也有所减轻，其表现是给予蝎毒素的大鼠无任何大发作的行为,并且小发作的平均持续时间也显著短于对照组,脑电图多呈散在单个痫样波,提示蝎毒素对癫痫发作时的神经细胞同步放电、放电的传播有较强的抑制作用。此外还具有镇痛作用、抗癌作用、抗惊厥作用以及免疫作用等。

【鉴别应用】 僵蚕与全蝎,同为虫类药物,两者均能祛风解痉,常用于中风、口眼歪斜、破伤风等证,但全蝎味甘,其止痉作用较僵蚕强,并有毒,可攻毒散结;僵蚕味咸,入肺经,能祛风化痰而无毒,具化痰散结消肿之功。

【临床常用配伍】

1. 配蜈蚣 息风止痉。蜈蚣息风解痉、通经止痛、攻毒散结,其走窜之力最速,性温燥;全蝎息风解痉、通络止痛、攻毒散结。两者合用,其功效俱增,相须为用,用于治疗肝风内动痉挛抽搐、疮疡肿毒、瘰疬、风湿痹痛等,以抽掣疼痛为主者。

2. 配钩藤 清热息风、通络止痛。全蝎息风止痉、通络止痛;钩藤清肝泄热而平肝阳、息风镇痉。二药合用,息风作用增强,并能清热止痉,可治疗风热所致的顽固性头痛、口眼歪斜、三叉神经痛、面部痉挛。

【应用注意事项】 血虚生风者忌用。

【用法用量】 内服:3～6g,入煎剂,或蝎尾1～2g研末冲,或入丸散。外用:研末调敷。

蜈蚣《神农本草经》

为蜈蚣科动物少棘巨蜈蚣的干燥体。主产于江苏、浙江、湖北、湖南、河南、陕西等地。春、夏二季捕捉,用竹片插入头尾,绷直,干燥。

【性味归经】 辛,温。有毒。归肝经。

【功效】 息风镇痉,攻毒散结,通络止痛。

【功效特点】 本品性善走窜,截风定搐作用强烈,故为息风止痉要药,并能攻毒散结、通经活络,对惊痫抽搐、中风口眼歪斜、瘰疬结核、疮疡肿毒、风湿痹痛、毒蛇咬伤,内服外用功效均佳。

【研究与应用】

1. 中风

(1)减轻脑缺血再灌注损伤:有研究采用线栓法建立大脑中动脉局灶性脑缺血再灌注大鼠模型,研究蜈蚣提取液对局灶性脑缺血再灌注大鼠血浆血管性假血友病因子(vWF)和血小板生成素(TPO)的影响。发现蜈蚣提取液高剂量组大鼠血浆 vWF 和 TPO 含量较模型组明显降低($P<0.05$ 或 $P<0.01$),表明蜈蚣提取液能降低局灶性脑缺血再灌注大鼠血浆 vWF 和 TPO 的含量及生物活性,改善内皮细胞损伤和血小板功能,有效抑制血小板黏附和聚集,防

止血栓形成,从而减轻大鼠脑缺血再灌注造成的损伤。

(2)对循环系统的作用:蜈蚣具有调节脂代谢、改善血液流变学、降低血脂、增强心肌抗氧化能力及保护心肌免受脂质过氧化损伤的作用,可保护血管内皮细胞免受损伤,有效防治动脉粥样硬化的形成,改善心肌缺血,增加冠脉血流量。

2. 其他 蜈蚣在抑菌、抗炎、调节中枢神经等方面也有报道。

【鉴别应用】 蜈蚣与全蝎,两者均为祛风止痉要药。全蝎力弱性润,用于手足震颤、头部动摇者,效果良好;蜈蚣力猛性燥,用于角弓反张、痉挛强直者,功力为优。

【临床常用配伍】

1. 配全蝎 二药同为平肝息风要药,均有较强的解痉作用。全蝎息风力强,对于抽搐频作、手足颤抖、舌强言謇、头摇不止者疗效为佳;蜈蚣搜风力胜,对于四肢痉挛、颈项强直、角弓反张效为好。两者相须为用,同入肝经,息风止痉倍增。蜈蚣、全蝎合用,兼有解毒散结、通络止痛之功。

2. 配朱砂 朱砂重镇安神,蜈蚣息风止痉,二药相互为用,心肝并治,祛风止痉,镇静安神,治疗惊痫抽搐、小儿惊风,疗效优佳。

3. 配甘草 甘草生用,泻火解毒,蜈蚣攻毒散结,两者相须为用,攻补兼施,治疗外科疮疡毒肿,即能取效。

4. 配钩藤 二药合用,一长于平肝,一长于息风,相辅相助,具有较强的平肝息风、祛风活络、解痉止痛之功,常用于肝阳、肝风所引起的顽固性头痛、头面部痉挛抽搐疼痛等病证。

【应用注意事项】 本品有毒,能伤正堕胎,故非重症不宜用,如血虚发痉、小儿慢痉及孕妇忌用。

【用法用量】 内服:1~3g,或1~3条煎服,散剂酌减,或焙干研末冲服。外用:适量,研末,或油浸涂敷患处。

僵蚕《神农本草经》

为蚕蛾科昆虫家蚕4~5龄的幼虫感染(或人工接种)白僵菌而致死的干燥体。主产于浙江、江苏、四川等养蚕区。多于春、秋季生产,将感染白僵菌病死的蚕干燥。生用或炒用。

【性味归经】 咸、辛,平。归肝、肺、胃经。

【功效】 祛风定惊,化痰散结。

【功效特点】 本品既能祛风消热,又能化痰解痉,且有消肿散结之功,可治小儿痰热惊痫抽搐、风热头痛、皮肤风疹、风痰喘咳、中风口僻等,对咽喉肿痛功效尤捷。

【研究与应用】

1. 中风

（1）抗凝、抗血栓、促进微循环：研究者制作大鼠静脉血栓模型，静脉滴注僵蚕注射液后，血栓症状明显减轻，纤溶酶原含量、优球蛋白溶解时间明显减少，同时还可以延长凝血活酶时间、凝血酶原时间和凝血酶时间。研究结果显示，僵蚕对凝血酶 - 纤维蛋白原反应有直接的抑制作用，通过抑制血液凝固、促纤溶活性而抑制血栓形成。大剂量僵蚕注射液可明显抑制凝血酶诱导的内皮细胞释放，并能抗血栓形成。研究结果显示，僵蚕水煎剂能增加毛细血管开放数量，增大微血管直径，延长凝血时间。

（2）神经营养和保护：僵蚕提取物作用于人工培养的大鼠星形胶质细胞，通过抑制脂质过氧化和保护抗氧化酶来对抗乙型淀粉样蛋白诱导的细胞毒性。KooBS 等研究结果显示僵蚕提取物能对抗兴奋性氨基酸诱导的神经毒性，从而保护海马神经元、降低脑缺血及其他神经损害导致的神经损伤。提示僵蚕可能对人脑有保护作用。

2. 其他

（1）抗惊厥：汤化琴等研究结果显示，僵蚕能对抗士的宁（二甲氧马钱子碱）引起的小鼠惊厥，而且效果与氯化铵相似。

（2）具有抗癌、降糖、抗菌、增强免疫、镇静催眠等作用。

【鉴别应用】 僵蚕祛风解痉，地龙清热定惊，二药均可止痉，但药力不强，只可用于抽搐的轻证。又僵蚕有化痰散结消肿的功效，而地龙有平喘、通络、利尿作用。

【临床常用配伍】

1. 配茺蔚子 祛风凉肝，活血止痛，主治顽固性偏头痛。僵蚕疏泄风热，清肃降火，又有镇痉化痰之效；茺蔚子活血行气，凉肝明目，补而能行，辛散祛风。经言"治风先治血，血行风自灭。"故本品能祛风。两药配伍，偏于凉散止痛，对肝经风热之头痛有效。

2. 配白芷 祛风解表，活血止痛，主治风热侵袭上焦，头眉齿痛，妇女白带。僵蚕既能除外风以散风热，又能息风以解痉，且可化痰散结；白芷辛散祛风，温燥除湿，芳香通窍，消肿止痛。僵蚕、白芷同用有疏散风热、燥湿散结之功，治风热上受引起头痛、眉棱骨痛、齿痛、疮疡肿痛、妇女白带诸证。

3. 配地龙 息风止痉，活络止痛，化痰平喘，主治风痰入络，经络瘀滞，头痛日久不愈，口眼歪斜，三叉神经痉挛，身热惊风，气喘痰鸣。僵蚕息风解痉，疏散风热，化痰散结，以祛风化痰为胜；地龙通经活络，清热止痉。两药合用，息风止痉，活络止痛效更强。

【应用注意事项】 血虚而无风邪者忌用。

【用法用量】 内服：6～12g，入煎剂，或入丸散。外用：适量，研末撒，或调敷。

第六节 祛风湿药

独活《神农本草经》

为伞形科植物重齿毛当归的干燥根。主产于四川、湖北、安徽等地。春初或秋末采挖，除去须根及泥沙，烘至半干，堆置2～3日，发软后再炕至全干。切片，生用。

【性味归经】 辛、苦，微温。归肾、膀胱经。

【功效】 祛风湿，止痛，解表。

【功效特点】 本品气味较淡，性质亦较缓和，善治在下、在里之风，多适用于腰膝以下痹阻证。

【研究与应用】

1. 中风

（1）抗血小板聚集：重齿毛当归醇提物对ADP体外诱导大白鼠血小板聚集、大白鼠颈动脉旁路中血小板血栓形成及Chandler体外血栓形成均有抑制作用，并可延长小白鼠尾出血时间。经反复分离及活性追踪，得到五种对大白鼠体外血小板聚集有明显抑制活性的香豆素类：蛇床子素（osthol）、二氢欧山芹素（columbianedin）、二氢欧山芹醇（columbianetin）、二氢欧山芹醇乙酸酯（columbianetin acetate）、二氢欧山芹醇葡萄糖甙（columbianetin-β-D-glucopyranoside）。兴安白芷的乙醇和石油醚提取物也具有上述作用，从中提出的白当归素（byakangelicin）、水合氧化前胡素（orypencedaninhydrate）和紫花前胡甙（nodakenin）抑制血小板聚集作用均强于阿司匹林。

（2）抗氧化作用：研究发现用独活乙醇提取物对五种食用油脂的抗氧化性进行了研究，结果发现对五种油脂有一定的抗氧化作用。

2. 其他

（1）抗阿尔茨海默病：试验表明，独活能缩短模型大鼠在水迷宫中定位航行的时间，提示独活对AD模型的定位航行学习记忆能力有一定的改善作用。

（2）抗肿瘤作用：目前一系列研究证实，独活的有效成分蛇床子素、补骨脂素、花椒毒素、伞形花内酯等均具有抗肿瘤作用。

（3）抗炎、镇痛作用：研究表明，中、高剂量的独活能抑制或明显抑制蛋清致大鼠足肿胀，大鼠佐剂性关节炎的原发性和继发性肿胀以及小鼠腹腔毛细血管的通性，说明其具有抗风湿性关节炎的作用。且独活对环氧化酶-1

（COX-1）和环氧化酶 -2（COX-2）都有不同程度的抑制作用，在相同剂量时，独活对 COX-2 的抑制率大于 COX-1，祛风湿作用可能是通过抑制环氧化酶介导。此外，高剂量的独活挥发油还具有镇痛作用。

【鉴别应用】 羌活与独活，古人不分（《神农本草经》），而实为二物。羌活辛温燥烈，发散力强，善走气分，主散肌表游风及寒湿，故风寒在表之头痛、身痛及上部风寒湿痹多用之；独活气味较淡，发散力弱，善走血分，主散在里伏风，又可除湿，故下部腰膝筋骨间风寒湿痹多用之，兼治伏风头痛。

【临床常用配伍】

1. **配羌活** 羌活独活性味相同，功效相仿，一治足太阳之游风，一治足少阴之伏风，一治上，一治下，相须相助，用于表里上上下下、一身尽痛、周身骨节痛、腰脊背痛。

2. **配桑寄生** 桑寄生甘苦，气味平和，既能补肝肾，强筋骨，又可祛风湿，通血脉，有润筋通络之功，为强壮祛风湿药；独活辛苦，其性微温，芳香走窜，能达经脉筋骨之间，搜风除湿、为腰膝风湿痹疼要药。二药相使，益骨壮肾，祛风除湿，通痹止痛，扶正祛邪，标本兼顾，治肾虚伏风痹证，症见腰背酸痛，转侧不能，足膝痿痹，屈伸不利，麻木难行等。

3. **配细辛** 细辛辛温，发散风寒，善通九窍，其性升浮，善治头面、诸风百疾，并能引少阴之寒达于肌表，二药相伍，发散风寒力强，且独活得细辛之升，善驱头面内寒，多用于外感风寒波及少阴，症见头痛如劈，头痛连及颊齿，腰膝寒凉，骨节酸楚等。

4. **配防风** 防风辛散微温，升发解散，为治风通用之品；独活辛苦微温，芳香走窜，为散湿常用之品。独活散湿以化风，防风去风以行湿，二药合用，治风湿痹证，相须为用。

5. **配蒲公英** 蒲公英苦甘寒，清热解毒、消痈散结；独活苦辛微温，辛散温通。二药相伍，疏风温通，清热解毒，共消痈肿。

6. **配地肤子** 地肤子辛苦寒，清热利湿、祛风止痒，二药合用，治疗风湿郁表，湿热为患，皮肤湿疹瘙痒。

【应用注意事项】 辛散温燥之品，阴盛血燥及非风寒湿邪而属于气血不足者忌用。

【用法用量】 内服：3～12g，入煎剂，或入丸散。

秦艽《神农本草经》

为龙胆科植物秦艽、麻花秦艽、粗茎秦艽或小秦艽的干燥根。前三种按性状不同分别习称"秦艽"和"麻花艽"，后一种习称"小秦艽"。主产于陕西、甘肃、内蒙古、四川等地。春、秋二季采挖，除去泥沙；秦艽及麻花艽晒软，堆置"发汗"至表面呈红黄色或灰黄色时,摊开晒干,或不经"发汗"直接晒干;小秦艽趁鲜时去黑皮,晒干。切片,生用。

【性味归经】 辛、苦,平。归胃、肝、胆经。

【功效】 祛风湿,通络止痛,退虚热,清湿热。

【功效特点】 本品润而不燥,为风中之润剂,既能祛风除湿,又能通络舒筋,因其味苦有降泄之功,故又能清热除蒸,治虚劳骨蒸潮热,并能兼利二便、导湿热外出,可治湿热黄疸。

【研究与应用】

中风

(1)保护脑损伤:采用"四管闭塞法"制备家兔全脑缺血模型,实验开始前7日秦艽水煎液缺血5min后分别再灌注12h、24h、48h,使用免疫组化技术检测家兔全脑缺血再灌注损伤模型双侧海马CA区HSP70的表达,结果显示秦艽可以通过上调HSP70的表达,达到对脑损伤的保护作用。

(2)抗血小板聚集:王玮等研究显示大秦艽汤可延长大鼠的凝血酶原时间、活化部分凝血活酶时间、凝血酶时间,减少纤维蛋白原水平,降低血小板黏附率和聚集率,表明大秦艽汤具有抗凝血和抗血小板黏附、聚集的作用。

(3)降压作用:高兰月等给家兔耳缘2g/kg秦艽水煎醇沉液后,家兔血压下降,2～3min后恢复,再分别用1%阿托品、0.01%肾上腺素和5%氯化钙(均0.1ml/kg)后再给予秦艽,血压下降,2～3min后恢复,但对心率无明显影响。

【鉴别应用】 独活与秦艽,皆治风湿痹证,下部风湿多用之,然独活辛温,祛风散寒力胜,用于偏寒者;秦艽则三痹皆宜,且清阳明湿热,用于偏热者。

【临床常用配伍】

1. **配防风** 防风辛苦微温,升发行散,为治风通用之品,兼能胜湿止痛;秦艽为治风湿要药,且入肝经,舒筋止痛,两者均为"风药中的润剂",性味平和,寒温相宜,无论虚实新久,但见风湿痹痛、筋脉挛急、肢体麻木,皆可用之。

2. **配鳖甲** 鳖甲咸寒入肝,至阴之性,主厥阴血分之病,益阴除热而消散;秦艽苦辛,为风药中润剂,又有退热除蒸之功,二药协同,透肌退热,善治虚劳骨蒸潮热。

3. **配防己** 防己苦寒,性善下行,功长利水,泄经络之湿淫,利脏腑之水邪,二药相使,防己助秦艽疏泄湿热,加强通湿滞、散风结、舒筋络、利关节之功,治湿热痹阻,且清利湿热、利尿退黄。

4. **配海桐皮** 海桐皮苦辛平,祛风除湿、通络止痛,为宣散之品,循经达络,偏于走上;秦艽辛散苦泄,性味平和,乃风中之润剂,偏于走下。二药配伍,上下同治,寒热皆宜,共治诸痹。

5. **配威灵仙** 威灵仙辛咸温,辛咸走散,性温通利,祛风胜湿、通经活络,其性燥烈；秦艽辛苦，辛散苦泄，质润不燥，为风药中之润剂。二药合用，一润一燥，润燥相济，共治风湿痹痛，麻木瘫痪。

6. **配当归**　当归甘辛温，补血活血、行气止痛，"治风先治血，血行风自灭"，二药合用，既能活血祛风、通络舒筋以治瘫痪，又可活血散寒、通络止痛以治痹证，相须为用。

7. **配茵陈**　茵陈苦寒，燥湿清热、渗利小便，为治黄疸要药，二药合用，皆能清利湿热、利尿退黄，功用相近，其效累加。

8. **配鸡内金**　鸡内金甘微寒，运脾健胃，微寒清热，二药合用，治疗食积不化、小儿疳积、午后蒸热。

9. **配忍冬藤**　忍冬藤甘寒，清热解毒、除经络风热，二药合用，用于湿热痹证、关节红肿热痛、屈伸不利。

10. **配石韦**　石韦甘苦微寒，上清肺热，下利膀胱，为清热通淋要药，二药合用，皆有清热利水通淋之功，用于湿热淋浊、尿急涩痛。

【应用注意事项】　凡气血亏虚身痛发热或下部虚寒、小便失禁、大便溏泄者忌用。

【用法用量】　内服：6～12g，入煎剂，或入丸散。

桑寄生《神农本草经》

为桑寄生科植物桑寄生的干燥带叶茎枝。主产于广东、广西、云南等地。冬季至次春采割，除去粗茎，切段，干燥，或蒸后干燥。切厚片，生用。

【性味归经】　苦、甘，平。归肝、肾经。

【功效】　祛风湿，补肝肾，强筋骨，安胎。

【功效特点】　本品为祛风益血之品，能除血中风湿、润筋通络，故为风湿痹痛日久损伤肝肾、筋骨不利、腰膝酸痛之证最为适宜，因能养血益精，故胎动胎漏及妊娠腰痛常用；对肝肾阴虚引起的高血压及动脉硬化性高血压亦有良效。

【研究与应用】

中风

（1）抗氧化作用：黄酮类化合物具有抗氧化作用，红花、桑寄生含有丰富的黄酮，其抗氧化作用显著。

（2）降压作用：以新鲜叶的醇提取物（用时转溶于生理盐水中），1ml/kg（含生药 0.83g）给麻醉犬静脉注射，血压明显下降，或以茎、叶的浸剂同样有降压作用，如与山楂、大蒜、臭梧桐合用，其降压作用大为增强，作用时间也有所延长。初步认为桑寄生兴奋了循环系统的内感受器。通过迷走神经传入纤维抑制了血管运动中枢，而产生降压作用。

【鉴别应用】　续断与桑寄生,补肝肾、强筋骨及益血安胎之功效相似,但续断能宣通百脉而善续筋接骨,且活血而不动血,故骨伤科及妇科经多崩漏之证亦常应用;桑寄生尚能祛风湿,故风湿腰痛、筋骨酸痛属肝肾虚者,用之较续断更好。二药作用相似,但治疗有侧重。

【临床常用配伍】

1. **配秦艽**　桑寄生养血濡筋疗痹,秦艽祛风通络止痛,二药伍用,血得养、筋得濡、痹可除、痛可止,治肝肾不足或风寒湿痹的腰膝筋骨疼痛甚效。

2. **配阿胶**　桑寄生养血脉、补肝肾、调气血,而固冲任、定胎元;阿胶滋肾阴、补精血、止出血。二药合用,可养血安胎止血,用于血虚胎动不安及漏血证。

3. **配决明子**　肝为刚脏,体阴而用阳,肝气、肝火夹血上冲,可致头痛作眩、面红目赤、肢体麻木等,以桑寄生养肝血、滋肝阴、润筋脉,伍以决明子平肝阴、清肝火、泻肝热,共奏养肝清肝、濡筋明目定眩之效,治肝火上炎甚效。

4. **配桑枝**　桑枝通达四肢,行津液,利关节,清热祛风,除湿消肿,通络止痛;桑寄生补肝肾,强筋骨,祛风逐湿,补血通脉。桑枝以通为主,桑寄生以补为要。二药合用,一补一通,相互为用,补肝肾,壮筋骨,祛风湿,通络道,用于风湿痹痛,尤其是久痹肝肾阴虚者效果益彰。

5. **配川续断**　桑寄生和川续断均为血分药,均有补益肝肾之效,而能强筋骨、通血脉、养血安胎元,二药相须为用,功效大增,用于肝肾不足、血脉不利之腰膝酸痛、步履艰难、崩漏或妊娠下血、肾虚胎动不安效果甚佳。

6. **配当归**　桑上寄生,犹如母腹有胎孕,寄生得桑之余气所生,胎妊赖母之血气而养,当归为妇科要药,二药合用,桑寄生补肝益肾,固先天之本,使胎孕发育有源;当归补血养血,令血盛以养胎,精血充,胎儿固,自无胎漏、胎动不安之虑,临床用于肝肾不足、精血虚损之胎元不固证,疗效益彰。

7. **配独活**　桑寄生味甘苦,气平和,既能补肝肾、强筋骨,又可祛风湿、调血脉;独活辛苦微温,气芳香,性走窜,能达经脉骨节之间,搜风祛湿,为疗风湿痹痛之要药;桑寄生以扶正为主,独活以祛邪为要,二药合用,扶正祛邪并施,标本证治兼顾,临床用于腰背酸痛、转侧不能、足膝痿痹屈伸不利、麻木难行之肾虚伏风痹证,疗效较著。

【应用注意事项】　本品性平和,无寒热,无毒性,且有补益之用,故可用于阴阳、寒热多种证候,而无特殊宜忌之例。

【用法用量】　内服:9～18g,入煎剂,或入丸散,或浸酒,捣汁服。

第七节 温 里 药

附子《神农本草经》

为毛茛科植物乌头的子根的加工品。主产于四川、湖北、湖南等地。6月下旬至8月上旬采挖,除去母根、须根及泥沙,习称"泥附子"。加工炮制为盐附子、黑附片(黑顺片)、白附片、淡附片、炮附片。

【性味归经】 辛、甘,大热。有毒。归心、肾、脾经。

【功效】 回阳救逆,补火助阳,散寒止痛。

【功效特点】 本品辛热燥烈,走而不守,能峻补下焦之元阳而逐在里之寒湿,又能外达皮毛而散在表之风寒,但性燥烈,非阴盛阳衰之证不宜用。

【研究与应用】

中风

(1)抗血栓作用:研究发现,给大鼠灌胃附子水提物,附子具有抑制血栓形成作用,使白陶土部分凝血活酶时间显著延长,还能使凝血酶原消耗时间延长,表明附子具有抗血栓作用。

(2)扩张血管:附子能扩张心血管、脑血管、股动脉等,提高机体血流量。其所含成分对血压的影响不同,有升血压也有降血压的作用,如去甲乌药碱兴奋 β 受体同时阻断 $α_1$ 受体,有降血压作用;而氯化甲基多巴胺兴奋 α 受体,去甲猪毛菜碱对肾上腺素能受体有普遍的兴奋作用,所以两者都有升血压作用。

【鉴别应用】 本品与川乌,均为温寒祛风之品,但本品偏于温寒,川乌偏于祛风。附子性重滞,温脾逐寒,川乌性轻疏,温脾祛风。

【临床常用配伍】

1. **配人参** 本品大补元阳,人参大补元气,两药相配,人参健脉以益其原,佐以附子温经散寒。

2. **配生姜、干姜、桂枝** 本品温补肾阳,干姜温补脾阳,生姜温中解表,桂枝温经通阳,四药配合,脾肾双补,内外相通,温阳发汗。

3. **配干姜** 本品补肾阳温下寒,走而不守;干姜补脾阳温上寒,守而不走。一上一下,一守一走,回阳救逆,功效最宏,故仲景治伤寒四逆等汤并用,若只用干姜,有潜上之害,只用附子,独防少阴之贼,并用则一守一走,实为回阳健将。

4. **配黑栀子** 附子入气分,温阳散寒;黑栀子入血分,通脉散滞。两药相伍,附子得黑栀子为引入血中,善治寒疝诸痛。

5. **配生姜** 附子温肾阳逐寒湿,生姜温中解表发汗,两药合用,共治脾肾阳虚、寒盛上逆之偏于肾阳虚者甚效。

6. **配肉豆蔻** 附子温肾寒，肉豆蔻敛脾气，两药相伍，一温一敛，温补命门之火，蒸动气化，腐熟水谷，涩肠止泻。

7. **配泽泻、灯心草** 附子温阳行水，灯心草利尿通淋，泽泻利水渗湿，三药配伍，开门行水，治小便虚闭。

8. **配甘草** 甘草解附子毒，引经而后益心脾，两药相合能调营卫。

【**应用注意事项**】 阴虚阳盛、真热假寒及孕妇忌用。与白及、贝母、半夏、白蔹、瓜蒌相反，忌配伍应用。

【**用法用量**】 内服：3～12g，入煎剂，先煎 1h 以上，或入丸散。外用：研末调敷。

干姜《神农本草经》

为姜科植物姜的干燥根茎。主产于四川、广东、广西、湖南、湖北等地。均系栽培。冬季采收，纯净后切片晒干或低温烘干。生用。

【**性味归经**】 辛，热。归脾、胃、肾、心、肺经。

【**功效**】 温中散寒，回阳通脉，温肺化饮。

【**功效特点**】 本品为一物三用，生姜辛散之力较强，能散寒解表、温中止呕；干姜长于温中回阳，为脾阳衰微、吐利腹痛之要药；炮姜能温中摄血，专治中焦虚寒、脾不统血。前人有生姜走而不守、干姜能走能守、炮姜守而不走之说。

【**研究与应用**】

中风

（1）抗血小板聚集：研究发现干姜水提物和挥发油具有抑制血小板聚集、预防血栓形成作用。发现干姜水提物在 10g/kg、20g/kg 剂量条件下，均能延迟血栓的形成；挥发油组在 0.75ml/kg、1.5ml/kg 剂量下，同样能够延迟血栓形成。干姜对去甲肾上腺素所致的血小板聚集具有明显抑制作用，且呈剂量依赖关系。

（2）抗缺氧作用：干姜不同提取物产生抗缺氧能力不同。研究表明，干姜水提物无抗缺氧作用，而醚提物具有抗缺氧作用，其机制可能是通过减慢机体耗氧速度产生的。柠檬醛是其抗缺氧的主要有效成分之一。

【**鉴别应用**】

1. 生姜性温味辛，行于发散，又能温中止呕，多用于外感风寒及胃中寒饮等证。

2. 干姜辛散之性已减，偏于治疗里寒之证，故以温中回阳、温肺化痰为主。

3. 炮姜又名黑姜，已无辛散作用，故以温经止血及温中止泻为长。

4. 干姜与附子同用，可以加强回阳救逆之功，古曰"附子无姜不不热"。但干姜偏温脾胃之阳，而附子偏温脾肾之阳。

【临床常用配伍】

1. **配五味子** 温肺平喘、化痰止咳。干姜辛热温脾肺之寒，五味子酸温收敛、止咳平喘，用干姜治其生痰之源，五味子以治其标、二药相伍，一收一散，一阖一开，相互制约，以免过于发散耗伤肺气，又防酸收太过敛肺遏邪之弊。

2. **配附子** 附子辛温大热，其性善走，为通行十二经脉纯阳之药；干姜气足味厚，暖脾胃而散寒，回阳通脉以救逆。二药伍用、回阳救逆之力倍增。

3. **配甘草** 干姜辛温，能走能守，温中回阳、温肺化痰，偏治里寒；甘草味甘性平，炙后入药，益气补中、缓急止痛。二药伍用，辛从甘化，能守中复阳，并且具有温肺益阳之功用，用治腹中冷寒、肺寒痰饮咳嗽等。

4. **配黄连** 干姜辛热，温中散寒、回阳通脉、温肺化痰；黄连苦寒，清热燥湿、泻火解毒、清心除烦。二药相伍，辛开苦降，一温散，一寒折，除寒积，清郁热，止呕逆，制泛酸，和胃泻脾开结甚妙。

5. **配厚朴** 厚朴干姜合用，为苦辛温法。厚朴芳香苦温，下气化湿除满为主，辅以干姜辛热之味，温中散寒、运脾化湿，二药伍用，相得益彰，温中化湿以祛中焦寒湿，行气消胀以疗肠胃气滞。

6. **配桂枝** 桂枝辛甘温，功专解肌祛寒，温经通阳、调和营卫；干姜辛热，温阳散寒，蠲除水饮为主。二药伍用，功效益彰，温肺化饮、止咳平喘之力增强。

7. **配半夏** 干姜辛热，能祛脾胃寒邪；半夏性温，降逆止呕，燥湿化痰。二药伍用，温胃止呕，"干姜得半夏则呕止"。

8. **配大枣** 调和营卫、健脾和中。干姜辛热，温中散寒，大枣味甘，益胃合营，二药伍用，辛甘发散为阳，刚柔相济，益脾和中，行脾胃津液，治营卫不和之症。

9. **配栀子** 栀子性寒味苦，清降心胸间烦热；干姜性热味辛，温散中焦脾胃之寒。二药配对，一寒一热，具有清上温下、平调寒热之功，治误下伤中、脾胃生寒、又有郁热不除、心烦腹满便溏等。

10. **配人参** 人参干姜均可入中焦脾胃，人参甘而微温，善健脾气扶胃气；干姜辛甘大热，善温暖脾胃而祛寒。二药相使合用，辛甘扶阳，且人参得干姜使补而能行，大气周疏，干姜得人参使中气畅通，有相补相助之意。

【应用注意事项】 阴虚内热、阴虚咳嗽吐血、表虚有热汗出、自汗盗汗、脏毒下血、因热呕恶、火热腹痛忌用。

【用法用量】 内服：3～6g，入煎剂。

<h2 style="text-align:center">肉桂《神农本草经》</h2>

为樟科植物肉桂的干燥树皮。主产于广东、广西、海南、云南等地。多于秋季剥取，刮去栓皮，阴干。因剥取部位及品质的不同而加工成多种规格，常见的有企边桂、板桂、油板桂等。生用。

【性味归经】 辛、甘，大热。归肾、脾、心、肝经。

【功效】 补火助阳，散寒止痛，温经通脉，引火归原。

【功效特点】 本品入血分，能清血中之瘀血，其性缓，能助汗外泄，所以，治阳气将绝之汗出亡阳虚脱诸症，用附子而不用肉桂；理血调经诸方，用肉桂而不用附子。

【研究与应用】

中风

（1）抗血小板聚集：研究发现血小板聚集试验结果表明，肉桂油、肉桂醛对 ADP 诱导的血小板聚集有显著的抑制作用，这与肉桂活血通经的传统功效一致。

（2）抗氧化作用：肉桂是一种具有抗氧化活性的植物，具有抑制氧化、消除超氧自由基的作用。研究发现的肉桂精油抗氧化作用研究结果显示，肉桂精油是一种有效的自由基清除剂，对 DPPH、O_2 与 OH 等自由基都表现出较好的清除作用，且清除 3 种自由基的能力均随浓度的增大而增强。肉桂精油对油脂也有较好的抗氧化作用。

（3）扩张血管：肉桂不仅对体内血管有很好的扩张作用，而且对冠状动脉和脑血管也有扩张作用。报道中记载麻醉犬静脉注射肉桂 1～2min 时冠状动脉和脑血流量明显增加，血管阻力下降，说明该药对冠状动脉和脑血管有短暂的扩张作用。在中华本草中也有记载，肉桂能使冠状动脉和脑血流量增加，使外周血管扩张。

【鉴别应用】

1. 官桂与肉桂，功效相似，官桂力较薄，肉桂则入心、脾经，补阳活血，善治心腹冷痛，又能引血化汗化脓，外科常用作内托痈疽痘疮之用。

2. 肉桂与桂枝，同生于桂树，肉桂为桂树皮，桂枝为桂树嫩枝，两者皆有温营血、助气化、散寒凝的作用，但肉桂长于温里止痛，入下焦而补肾阳、归命火；桂枝长于发表散寒、振奋气血，主上行而助阳化气、温通经脉。

3. 肉桂与附子，皆为补肾阳益命火之品，二药常相须为伍，用以温肾补火祛寒，不同之处，附子辛热燥烈，走而不守，能回阳救逆，可治脉微欲绝之虚脱证；肉桂甘热而益火消阴，能温营血，能走能守，又能引火归原，宜治下焦虚寒证。

【临床常用配伍】

1. **配附子** 附子与肉桂同为辛甘大热之温里药,附子走而不守,彻内彻外,能升能降,回阳救逆,温肾助阳,有"救阴中之阳"的特点;肉桂能走能守,偏暖下焦,温补肾阳、能引火归原,以摄无根之火,有"救阳中之阴"的特点,二药相须而用,动静结合,具有温肾助阳的强大作用,主治腰髋痛楚,下肢痿软、形寒无力、阳痿早泄、宫寒不孕等。

2. **配大黄** 大黄苦寒通下,破积导滞,泻火凉血,行瘀通经;肉桂辛热温中,益火消阴,温补肾阳,散寒止痛。二药伍用,相互制约,相互促进,相互转化,以肉桂之辛热,制大黄之苦寒峻下之势;又以大黄之寒凉,制肉桂辛热燥烈之弊,两者参合,一寒一热,即所谓寒热相济、阴阳调和,共收振脾阳通大便之功。

3. **配黄连** 黄连苦寒,能泄心火,制阳亢,驱心中之阳下降于肾而不独盛于上;肉桂辛甘大热,能温肾阳,引火归原,使肾中之阴得以气化而上济于心。二药一寒一热,一阴一阳,相反相成,有泻南补北、交通心肾之妙用,可使肾和心火升降协调,彼此交通,主治心肾不交之不寐,症见心悸怔忡,入夜尤甚,多梦失眠,心烦不安,难以入寐者。

4. **配黄柏、知母** 知母苦寒,清热泻火、滋肾润燥;黄柏苦寒,清热燥湿,泻火解毒;肉桂辛热,温中补阳,散寒止痛。知母润肺滋阴而降火,黄柏泻虚火而坚肾阴,相须为用,清化膀胱湿热,为滋肾降火之良剂,更有肉桂辛热之品作为中解药物,以引寒达热,滋阴降火,清化下焦湿热蕴结力彰,主治热蕴膀胱、尿闭不通、小腹胀满、尿道涩痛。

5. **配麝香** 麝香辛温,气香芳烈,性走窜,有通络散瘀、开窍避秽、催生下胎之功;肉桂辛热,性悍,能走能守,有通血脉、补元阳之功。二药相伍,相辅相成,主治胞宫瘀血阻滞、临产胎死腹中、胞衣滞留难下,或寒凝血滞难产诸证。

6. **配丁香** 丁香辛温,能温中暖肾,治泻痢、心腹冷痛、疝气;肉桂辛热,能补元阳、温脾胃、除冷积、通血脉。相须为用,用治阴寒内盛、寒凝气滞之腹痛。

7. **配生地黄** 生地黄甘寒,对温热病后期热病伤阴、阴虚发热。能清热凉血、养阴生津,以阴滋火息;肉桂辛热,为生地黄之使,引火归原。

【应用注意事项】

1. 忌生葱、赤石脂,恶菊花。

2. 阴虚火旺、里有实热、血热妄行及孕妇忌用。

【用法用量】 内服:3~6g,入煎剂,或入丸散。外用:研末调敷,或浸酒涂擦。

吴茱萸《神农本草经》

为芸香科植物吴茱萸、石虎或疏毛吴茱萸的干燥近成熟果实。主产于贵州、广西、湖南、云南、陕西、浙江、四川等地。8～11月果实尚未开裂时，剪下果枝，晒干或低温干燥，除去枝、叶、果梗等杂质。用甘草汤制过应用。

【性味归经】 辛、苦，热；有小毒。归肝、脾、胃、肾经。

【功效】 散寒止痛，降逆止呕，助阳止泻。

【功效特点】 本品疏肝下气，降厥阴寒气之上逆以散厥阴之寒邪，故治厥阴头痛；用治胸腹胀满、呕吐吞酸，可以温中降浊，调和肝胃而止呕制酸。总之，无论治肝治胃或治中下寒湿阻滞，无不取其辛开苦降、性善下行之功。本品小量与寒药同用，以治肝火上逆、呕吐吞酸，以及湿热泻痢之证有效。

【研究与应用】

中风

（1）抑制血小板凝聚：可明显延长出血时间，机制与抑制磷脂酶 C 活性，减少磷酸肌醇破坏，抑制 TXA_2 形成和血小板聚集激动剂引起的钙内流有关。

（2）增加脑血流量：吴茱萸的主要活性成分吴茱萸次碱具有增强心肌收缩力、舒血管、降血压等药理作用，研究发现吴茱萸汤对椎基底动脉供血不足疗效确切，具有降低血流黏度、改善血流状态、降低血脂、改善微循环、增加脑血流量的作用。

（3）血压：吴茱萸不同种类的生物碱、不同剂量和作用时间，对不同种属的动物产生的作用不同，既可体现升压和正性肌力作用，也可表现降压作用。EV 的降压作用通过舒张内皮细胞及平滑肌细胞实现，可抑制参与醛固酮甾体合成的 11- 羟化酶活性来影响醛固酮释放进而影响血压。

【鉴别应用】

1. 吴茱萸与干姜，二药温中散寒功效相似，治疗寒郁中焦、脘腹冷痛等证，常相须为用，不同之处，干姜尚能温上焦，温肺以化饮止咳；吴茱萸还能温下焦，温肝以治寒疝腹痛，助肾阳以治寒泻，温营血以治经闭。

2. 吴茱萸、黄连、生姜，三药均有止呕作用，然而吴茱萸温肝而治肝寒犯胃之呕酸，黄连能清胃而治胃中湿热之呕苦，生姜能温中而治胃寒上逆之呕水。

【临床常用配伍】

1. **配黄连** 吴茱萸温中散寒，下气止痛，降逆止呕，杀虫；黄连苦寒泻火，直折上炎之火势；吴茱萸辛散温通，开郁散结，除逆止呕。二药伍用，有辛开苦降反佐之妙用，以黄连之苦寒泻肝经横逆之火，以和胃降逆，佐以吴茱萸之辛热，同类相求，引热下行，以防邪火格拒之所应，共奏清肝和胃制酸之效，以治寒热错杂诸证。

2. **配党参** 吴茱萸辛苦而温,芳香而燥,入肝脾胃经,有良好的暖肝开郁、温脾燥湿、除逆止痛的作用,党参具补气和中之功,二药相配应用,温中寓补,功专散寒补虚,既可暖肝,又可暖脾,用于呕逆、吞酸、胃痛、吐利。本对药目前常用于慢性胃炎、慢性肠炎、肠功能紊乱、神经性头痛、梅尼埃病。

3. **配五味子** 本品辛苦大热,既能入中焦温胃暖脾、散寒燥湿,又可走下焦暖肝温肾而疗寒疝寒泻,对于肾阳亏虚、脾失温煦、不能健运所致的泄泻,用之甚宜;五味子酸温,有益肾收涩之功,与吴茱萸同用,能助其止泻之效。二药配对,一偏治本,一偏治标,有较佳的温敛固涩之功,可用于脾肾两虚、五更泄泻之证。

4. **配当归** 吴茱萸辛苦大热,能温中散寒,燥湿止呕,疏肝止痛,还能温肝肾而暖胞宫,治疗血寒经闭、行经不畅及腹痛等;当归味甘而重,辛而气轻,补血之中又能行血。二药合用,吴茱萸温散、当归行血以助之;当归温补、吴茱萸温经以行之。相辅相助,温经治血、调经止痛功甚著。

5. **配木瓜** 本品辛开苦降,专走下焦,温经散寒、疏肝解郁、行气止痛;木瓜和胃化湿、舒筋活络。两药合用,一散一收,和胃化湿、舒筋活络、温中止痛效强,主治寒湿困脾、霍乱吐泻转筋,或下肢酸软无力、疝气腹痛。

【应用注意事项】 阴虚火旺、肠虚泄泻者忌用。

【用法用量】 内服:3～6g,入煎剂,或入丸散。外用:蒸热熨,或研末调敷,或水煎洗。

第八节 补 虚 药

人参《神农本草经》

人参为多年生草本植物,喜阴凉,叶片无气孔和栅栏组织,无法保留水分,温度高于32℃叶片会灼伤。通常3年开花,5～6年结果,花期5～6月,果期6～9月。生长于北纬33°～48°之间的海拔数百米的以红松为主的针阔混交林或落叶阔叶林下,产于中国东北、朝鲜、韩国、日本、俄罗斯东部。

【性味归经】 甘、微苦,微温。入脾、肺经。

【功效】 补气救脱,补益脾肺,生津止渴,宁神益智。

【功效特点】 本品善补脾肺之气,脾为生化之源,肺主一身之气,脾肺气足,则一身之气皆旺,故为大补元气之品,且能益气生津,气血津液充沛,则口渴可止,精神自安,所以又有生津止渴、安神益智之效,为治虚劳内伤之第一要药。由于本品补气力强,故对一切大病久病、大出血或大吐泻后,如因气血虚衰而出现中风中脏腑脱证、脉微欲绝之症尤为重要。本品用于危重脱证,故可提高患者的抗病能力,增强进一步抢救的机会如中风急性期,因此只是一种救急的权宜措施,同时应积极针对中风病因进行处理,以免延误病情。

【研究与应用】

中风

(1)脑保护作用:人参是治疗心脑血管疾病的常用药物,人参中含有人参皂苷、人参多糖、蛋白质、多肽、氨基酸等多种化学成分,其中人参皂苷是决定人参药效的、脑保护的主要活性成分。相关研究发现人参的有效活性成分人参总皂苷对大鼠有明显的脑保护作用,其机制可能是通过减少脑微血管中一氧化氮合酶活性及使脑组织中的 NOS 活性维持在一定水平上而实现的。

(2)抗自由基脂质过氧化:再灌注期大量产生的 NO 可促进自由基的生成,诱导细胞凋亡。人参皂苷可使大鼠脑缺血再灌注后脑组织中的超氧化物歧化酶的表达显著增多,谷胱甘肽过氧化物酶活性显著增强,同时减少脂质过氧化物丙二醛含量;提示人参皂苷可通过抑制 NO 释放,提高机体清除氧自由基的能力,从而降低脑缺血时自由基和脂质过氧化物对脑组织细胞的病理性损害。人参皂苷 Rg1 对溶酶体膜具有保护作用,可抑制生物膜的脂质过氧化反应,提高 SOD 活性,降低 MDA 含量。

(3)抑制神经细胞凋亡,促进周围神经细胞再生:大量研究证实人参皂苷具有良好的神经保护作用,其通过多途径多靶点能保护脑组织、抑制半暗带细胞凋亡及促进周围神经细胞再生。

(4)抑制谷氨酸(Glu)的兴奋性毒性防止再灌注损伤:研究证明人参皂苷能明显降低脑组织中 Glu 含量,改善脑组织和神经细胞的病理损伤,从而对脑缺血再灌注损伤起到一定的保护作用。有人建立大脑中动脉缺血再灌注损伤模型,结果示人参皂苷 Rb1 可降低大鼠神经行为学评分,降低脑组织中炎性细胞因子 TNF-α 和 IL-6 的含量,减少磷酸化 JAK 激酶 2(p-JAK2)、磷酸化信号转导与转录因子 3(p-STAT3)的表达,提示人参皂苷 Rb1 可能通过调控细胞因子介导的 JAK2/STAT3 信号途径保护脑缺血再灌注损伤。

【鉴别应用】

1. 人参的种类和名称繁多,主要可分三种:一种是野生于深山密林中,名叫野山参,补气的力量较大而无燥气;一种是生于山中后移植园中,叫做移山参,作用略同于野山参,但有燥气;一种是人工栽培的,叫做养参,性燥偏温,市上所卖,以养参为多。生晒参:味甘,微苦,性平,有大补元气,复脉固脱,补益脾肺,生津安神的功效。红参:味甘,微苦,性温,有大补元气,复脉固脱,益气摄血的功效。野山参:味甘,微苦,性平,功效和红参相似,但力量最大,产量最小,价格昂贵。西洋参:味甘,微苦,性凉,功效补气养阴,清火生津。

2. 人参与西洋参,西洋参形似人参而小以色白质轻者为贵。初嚼味苦,渐觉味甘,口觉甚清爽,而津液增多,肺胃之阴虚有火而津液不足者宜西洋参,肺胃之气虚馁而不能生津液者宜人参,前者为甘寒生津之品,后者为甘温补气之药。

【临床常用配伍】

1. **配黄芪、甘草** 治中风后自汗出,渴喜温饮,少气懒言,体倦肢软,面色苍白,大便稀溏,脉洪而虚,舌质淡,苔薄白,如《本草纲目》曰:"得黄芪、甘草乃甘温除大热,泻阴火,补元气"。

2. **配附子** 治疗中风阳气暴脱,手足逆冷,头晕气短,汗出脉微,补后天之气无如人参、补先天之气无如附子,二药相须,用之得当,则能瞬息化气于乌有之乡。

3. **配麦冬** 治中风后肺肾阴亏、虚火上炎之咳嗽。人参为补肺主药,而有肺热还伤肺之虞,有麦冬以佐之,则转能退热,故以人参伍麦冬,益气生津,滋阴息风止眩,大补阴液,阴能制阳。

【应用注意事项】

1. 本品补虚为主,如阴虚阳亢潮热骨蒸、肺热痰多咳嗽气急、肝阳上亢头眩目赤以及火郁内热之实证,均当忌用。

2. 反藜芦,畏五灵脂,皆不宜同用。实证、热证忌服。服人参当天或24h内忌萝卜,忌茶,辛辣或者刺激性食物。忌与葡萄同吃营养受损,葡萄中含有鞣酸,极易与人参中的蛋白质结合生成沉淀,影响吸收而降低药效。忌用五金炊具。

3. 本品由于产地和加工不同,性能各有差异,在应用时,应根据病情轻重选用。野山参补力较大,虚极者可用;人工培养的参叫园参,也叫人参,补力较差,一般虚证常用;朝鲜参也叫高丽参,补气振阳之力较峻,适用于脾肾阳虚及脱证。根据加工的不同方法,效力也有异,以生晒参与红参效力为佳,白参或糖参效较差,参须更次之。

【用法用量】 内服:1.5～9g,大量可用到10～30g,入煎剂,或入丸散,亦可熬膏用。

党参《增订本草备要》

党参桔梗科党参属,多年生草本植物,有乳汁。花药长形,种子多数,卵形,7～10月开花结果。主产于中国、朝鲜、蒙古、俄罗斯等地。

【性味归经】 甘,平。入脾、肺经。

【功效】 补中益气,养血生津。

【功效特点】 本品既能补气,又能补血。且可生津,不燥不腻,善于补脾养胃,健运中气,故凡脾胃气虚、体倦少食,肺气不足、气短咳嗽,以及血虚津伤而有脾胃虚弱之证者，用之最宜，气虚血虚均可应用。本品补气效用与人参基本相似，故在一般补益剂中，可代人参，惟补力较缓慢，故中风重症、急症仍以人参为宜，适当辅以党参。

【研究与应用】

1. 中风

（1）党参通过改善脑组织血流供应保护脑组织在缺血再灌注时提高局部脑血流量有助于脑区功能的恢复，且迟发性低灌注与缺血再灌注后的迟发性损伤有关。给实验大鼠腹腔注射以党参为主要成分之一的新加天王补心口服液后，局部脑血流量在再灌注45min后接近缺血前的水平，表明新加天王补心口服液可以增加鼠脑缺血后迟发性低灌注区的局部脑血流量。

（2）党参具有抑制血栓形成和促进溶栓的作用：前列环素是血管内皮细胞释放的一种生物活性物质，不仅可以扩张小血管，同时还能抑制血小板聚集、抑制血栓的生成，而TXA_2可以收缩血管，促进血小板的聚集和血栓的形成。党参水煎醇沉液有降低大鼠全血黏度作用；党参醚提取液有提高纤溶活性、显著降低血小板聚集率，提高纤溶活力的作用。服用党参提取液7日后，24例冠心病心绞痛患者的血小板聚集率和血栓素B_2（TXB_2）显著降低，但6酮前列腺素F1a（6-keto-PGF1α）无明显变化；活血药理实验表明党参总皂苷可使TXB_2显著降低，而不改变前列环素的合成；党参水提醇沉液可降低大鼠的全血黏度；党参醚提取液可显著降低血小板聚集率，降低TXB_2、6-keto-PGF1α的水平、提高纤溶活性。治疗后观察组明显降低24h尿蛋白定量、$β_2$-MG、脐血流S/D及收缩压，表明中药黄芪、党参对妊娠期高血压疾病患者肾功能损害有明显修复作用。

（3）脑缺血再灌注损伤的保护作用：细胞实验证实，党参皂苷对氧糖剥夺再灌注后大脑皮质神经细胞、海马区神经细胞和星形胶质细胞均具有保护作用，可以对抗氧糖剥夺再灌注导致的细胞凋亡和细胞死亡。动物实验也发现，党参总皂苷或者党参的中药方剂可以减少大鼠局灶性脑缺血再灌注的梗死面积，减少脑组织水肿，降低死亡率，改善神经行为学评分。临床上也将党参作为主药之一用于缺血性脑中风的治疗。

（4）抑制神经细胞死亡和凋亡：脑缺血再灌注发生后，由于缺血脑区细胞生存环境的改变，会导致神经元等多种细胞的坏死。同时，在缺血周边区发生的细胞凋亡也是脑缺血再灌注损伤后神经元细胞、胶质细胞等多种细胞死亡的一种重要方式，如何避免细胞死亡和凋亡的发生，对保护缺血再灌注脑区神经细胞具有重要意义。党参总皂苷对缺血再灌注导致的原代培养大脑皮质神经细胞的坏死和凋亡过程均具有显著抑制作用，其作用机制源自于能降低细胞内Ca^{2+}浓度，且这种抑制胞内Ca^{2+}浓度升高的作用强于钙抑制剂尼莫地平。

2. **其他**　党参对缺氧再灌注后动物记忆功能的影响。海马是人类学习记忆最重要的区域之一，缺血再灌注损伤造成的海马区域神经元细胞的坏死或凋亡是导致中风后学习记忆能力受损的重要原因之一。因此，要讨论党参对缺血再灌注损伤的保护作用，学习记忆能力的恢复是重要的评判指标之一。尾静脉注射血栓通注射液和党参皂苷 LRT-1 可以明显改善脑缺血再灌注损伤模型大鼠的学习记忆功能。而以党参为君药的调心方，具有改善脑缺血再灌注损伤引起的小鼠学习记忆功能障碍的作用。党参多糖对铅、乙醇、东莨菪碱、亚硝酸钠等导致的记忆障碍小鼠均具有改善记忆学习障碍，益智抗痴呆的作用，且这种改善记忆的作用可能和增加大脑 M- 乙酰胆碱能受体表达和清除自由基相关。

【鉴别应用】

1. **人参与党参**　二药均味甘，入脾肺二经，补脾益肺，生津养血。人参微温，性偏刚烈，功宏力强；党参性平，不温不燥，作用平和，功效虽同，程度有别。

2. **西洋参与党参**　二药均有补气生津功效。西洋参性寒，善消肺火；党参甘平，善益脾气，一清一补，机制各异。

【临床常用配伍】

1. **配黄芪**　二药均为补益脾气之良药，相须为用，相得益彰。补中益气，升阳举陷，用治中风后脾虚便溏、泄泻、中气下陷等证，每多良效。

2. **配丹参**　党参补气健脾、益气生血；丹参凉血安神、补血活血。二药相合，气血同调，凡气虚血热、中风后心烦不寐者，用之合拍。

3. **配沙参**　沙参润肺止咳、养胃生津，主治肺虚有热、干咳少痰，或胃阴耗伤、津少口渴等；党参补脾益气、健脾和胃，主治肺虚咳喘、动则加重，或中气不足、内脏下垂等。前者偏于滋阴，后者偏于补气，二药合用，气阴双补，用治气阴两虚之证，功宏效显。

4. **配当归**　气为血之帅，血为气之母；气能生血，血能载气，两者密不可分。当归、党参，一为补血之要药，一为益气之佳品，相须为用，则益气生血，使血盛气旺，用治中风后气血两虚，效果显著。

【应用注意事项】　气滞、怒火盛者忌用，有实邪者忌用。

【用法用量】　内服：9～15g，入煎剂，大剂量可用至 30～60g，熬膏或入丸散。

黄芪《神农本草经》

黄芪又名绵芪。多年生草本，高 50～100cm。主根肥厚，木质，常分枝，灰白色。茎直立，上部多分枝，有细棱，被白色柔毛。产于内蒙古、山西、甘肃、黑龙江等地。

【性味归经】 甘,温。入脾、肺经。

【功效】 补气升阳,固表止汗,托疮生肌,利尿消肿。

【功效特点】 本品甘温纯阳,有升发之性,故能补气升阳,并可固表止汗。补气可以生血,气升则水自降,所以又能鼓舞正气以托毒排脓,温运阳气以利水退肿。此外,血虚津亏者,亦可用以补气生血、生津止渴。清代医家王清任所创立的"补阳还五汤"即以四两黄芪为主药,用于中风后遗症期。唯本品功偏温补,易于助火,故凡气滞湿阻、消化不良或疮疡初起、表实邪盛之证不宜。

【研究与应用】

1. 中风

(1)对脑血管保护防止再灌注损伤:黄芪皂苷对全脑再灌注损伤和局部病灶缺血有显著的保护作用,其机制可能和黄芪皂苷能够抑制诱导 NO 合酶合成、清除自由基有关,通过降低海马过氧化对神经系统起到保护性作用,黄芪皂苷可促进脑出血后 HO-1 表达,使得 HO-1 上调,从而减轻因代谢产物释放引起的脑组织损伤。

(2)减轻中风的临床症状:黄芪注射液的主要有效成分为黄芪,具有益气养元,养心通脉功效,而且该药物增加大脑局部血流量、抑制血小板聚集、减轻氧化应激损伤等作用也得到现代药理学的证实。结果表明该联合治疗方案能够发挥协同作用,提高治疗疗效,在改善缺血性脑中风偏瘫患者临床症状、减轻神经功能缺损、提高日常生活能力方面发挥重要作用。

2. 其他

(1)中风长期卧床骨密度减低:研究表明,缺血性脑中风患者在长期卧床、偏瘫侧肢体肌肉无力等因素作用下,可发生骨密度降低,且偏瘫侧的骨密度明显低于健侧,并随着偏瘫时间的延长而下降程度更显著。如果长期处于骨密度降低状况下,患者发生骨折的风险大大增加,严重影响患者预后。因此,增高骨密度是缺血性脑中风偏瘫治疗的一个重要环节。有研究证明,两组患者治疗后偏瘫侧前臂、股骨、Ward 区等部位等骨密度均有一定程度增高,而联合黄芪注射液组增高程度更显著。这表明黄芪注射液能够有效提高患者偏瘫侧各部位骨密度。分析原因,黄芪注射液具有促进血管新生和组织修复的功能,因此可能通过增加偏瘫侧局部血流及营养供应而达到增加骨密度的目的。

(2)改善大脑退行性病变,促进神经元再生:黄芪皂苷通过抑制脂氧化物及氧自由基的生成,使得 Bax 上调,Bcl-2/Bax 下降,抑制 caspase-3 基因表达,增加 NOS 及酪氨酸羟化酶的活性,促进 DA 能神经元细胞生长,提高记忆力。黄芪甲苷可显著增加小鼠脑组织 ATP、ADP、腺嘌呤核糖核苷酸(AMP)的量,增强脑组织 GLUT3 基因和蛋白表达,说明黄芪甲苷可明显改善脑缺血/再灌注损伤后脑组织能量代谢,促进缺血脑组织对能量物质的利用。

【鉴别应用】 排脓止痛、活血生肌、固表止汗用生黄芪,补中益气、升提中焦清气、补气生血、利水消肿用蜜炙黄芪。

【临床常用配伍】

1. **配党参** 党参补中益气,和脾胃,除烦渴;黄芪补气,能升补脾气,又能固表止汗。一偏补卫气,一偏补中气,黄芪益气行水,党参又能生津,两药合用,补气作用加强,既补中又固表,可治气虚诸证,主治久病虚损劳怯,中气不足,气虚衰弱,内脏下垂。故凡中风后脾胃两虚、消化不良、肌肉消瘦、食少便溏、肢倦乏力者皆可服用。

2. **配附子** 黄芪益气固表,附子温中回阳,振衰起废,黄芪、附子同用,能呈较强的补气助阳、固表止汗作用,治疗卫阳不足,症见中风后自汗不止,形寒肢冷,舌淡,脉细弱者。

3. **配防风** 黄芪补中益气,固表止汗;防风为风药中之润剂,善除周身之风邪。两药相配,一补一散,防风引黄芪达表而御邪,黄芪得防风而无留邪之弊,防风得黄芪不致发散太过,补中寓散,补散兼施。

4. **配茯苓** 茯苓能利湿渗湿,又能健脾,安神志,黄芪补益卫气,生用达表,两药合用,能益气行水,脾健则水自制,常治气虚水肿,症见中风后汗出,小便短少,舌质较淡,边有齿痕者。

5. **配牡蛎** 牡蛎收敛固涩,平肝潜阳,黄芪升阳益气,固表止汗,两药配伍,补涩互施,即能益气固表、实腠理,又能收敛浮阳不致外越而止汗,相辅相成,则益气敛阴、固表止汗之力更强,常用治中风后气阴不足、自汗、盗汗、肢体倦怠等证。

【应用注意事项】 实证及阴虚阳盛者忌用。胸膈气闷、肠胃有积滞者勿用。上焦有热、下焦虚寒者忌用。患者多怒、肝气不和者勿服。痘疮血分热甚者忌用。

【用法用量】 内服:9～15g,重者可用到120g,入煎剂,或入丸散。

白术《神农本草经》

白术别名桴蓟、于术、冬白术、浙术、杨桴、吴术、片术、苍术等,属于菊科、苍术属多年生草本植物。喜凉爽气候,以根茎入药,具有多项药用功能。主要分布于四川、云南、贵州等山区湿地。

【性味归经】 甘、苦,温。入脾、胃经。

【功效】 补脾益气,燥湿利水,固表止汗,益气安胎。

【功效特点】 本品甘温补中,苦可燥湿,为健脾燥湿要药。盖脾为营卫生化之源，又主运化水湿，脾气得健，则水湿可利，肌表可固，所以又有利水止汗之功，故中风兼凡脾虚不运，或停痰停湿、发为泄泻或肿满之证，皆为主药。

【研究与应用】

中风

（1）使脑缺血再灌注后症状得到缓解：在临床治疗中发现白术多糖能够使局灶性脑缺血再灌注后脑水肿减轻，降低神经细胞受损，对神经功能缺损具有改善作用，实现对神经的保护。并对诱导型一氧化氮合酶具有降低作用，对超氧化物歧化酶活力具有改善作用，使丙二醛含量减少，对于炎症反应导致的再灌注损伤具有明显的改善作用。白术多糖能下调缺血区一氧化氮合酶的表达，减轻再灌注后脑水肿的程度。

（2）脑出血：脑中风急性期以内风、邪热、痰浊、血瘀、腑实等标实为急，治疗以祛邪为主。袁永萱等用祛痰开窍法以白术为主，方含茯苓、白术、陈皮、法半夏、胆南星、竹茹、天竺黄、天麻、钩藤、牛膝、石菖蒲、石决明，合用安宫牛黄丸及苏合香丸治疗出血性中风伴意识障碍 60 例，治愈 17 例，好转 40 例，无效 3 例。

（3）局灶性脑缺血损伤的保护作用：为观察复方白术颗粒对大鼠局灶性脑缺血的保护作用。用热凝阻断法制成大鼠局灶性脑缺血模型，观察药物对其神经症状、脑电图、脑含水量、脑组织形态学和脂质过氧化物（LPO）的影响。结果用药组可以显著减轻缺血性脑中风动物的神经症状，改善阻断侧额顶区脑电图波幅降低和频率减慢，减轻脑水肿，改善缺血区的病理组织学改变及降低 LPO 含量。由此可知复方白术颗粒对大鼠缺血性脑损伤有保护作用。

【鉴别应用】

1. 白术生用取其健脾而不燥，炒用则燥湿力量增加，炒焦则用于脾湿有寒，土炒则补脾止泻，米泔水制者，可以完全消火燥气，适用于脾虚肝旺之体。

2. 术有苍白二种，古时曾通用不分，但因性效有殊，分别应用亦已甚久。苍术苦温辛烈，燥散之性有余，而补养之力不足；白术微辛，苦而不烈，燥散之性不足，而补养之力有余，故一般脾虚气弱用白术，脾为湿困用苍术，止汗安胎用白术，发汗散邪用苍术。

【临床常用配伍】

1. **配人参**　白术健脾阳，人参保脾阴，二药配伍，使脾气健旺，运化复常，资生气血，则中风诸证自除。

2. **配枳实**　白术健脾祛湿，助脾运化，枳实下气化滞，消痞除满。两者相伍，一升清，一降浊，正合"脾宜升则健，胃宜降则和"之理，清升浊降，脾健积消，确有补不恋邪、消不伤正之妙用。

3. **配甘草**　脾司运化，喜燥而恶湿，得阳始运，气升则健。白术苦温燥湿，能补脾阳，健运脾气；甘草甘缓性平，益气补虚、调中和胃。二药合用，健脾和中，调补后天之本。

4. 配茯苓 白术健脾助运，茯苓利水从小便而去，相须为用，相得益彰，常用于治疗中风兼脾虚停湿夹饮、痞满不食、头晕目眩、小便不利、水肿诸证。

5. 配附子 白术健脾燥湿，附子温运真阳，术附同用，有温阳除湿作用，用治中风后寒湿相搏、身体疼痛、腰重痛且冷，小便不利。

【应用注意事项】 阴虚燥渴、气滞胀闷者忌用。

【用法用量】 内服：6～15g，入煎剂，或熬膏，或入丸散。

山药《神农本草经》

本品为薯蓣科植物薯蓣的干燥根茎。冬季茎叶枯萎后采挖，切去根头，洗净，除去外皮及须根，用硫黄熏后，干燥；也有选择肥大顺直的干燥山药，置清水中，浸至无干心，闷透，用硫黄熏后，切齐两端，用木板搓成圆柱状，晒干，打光，习称"光山药"。

【性味归经】 甘，平。入脾、肺、肾经。

【功效】 补脾止泻，养肺益阴，益肾固精，养阴生津。

【功效特点】 本品甘平，既能补气，又能养阴，补而不滞，养阴不腻，为培补中气最平和的药品，又能益肺肾，理虚劳，且兼涩性，故又能固肾涩精，对脾虚泄泻、肺虚咳喘、肾虚遗精以及带下消渴等证，皆有良好效果，山药有功效广泛、阴阳兼补、不燥不腻的特点，有"神仙之食"的美誉，凡中风后康复、老人养生，都可吃山药作食疗。

【研究与应用】

1. 中风 减少神经细胞缺氧性凋亡。流式罗丹明 123（Rhodamine123）荧光染色法分析经山药多糖预处理后缺氧/复氧培养的 SD 胚鼠大脑皮质神经细胞显示，缺氧的神经细胞线粒体损伤在正常培养组、凋亡阳性组和 CYPS1-CYPS4 组平均荧光强度分别为 232.33 ± 17.62，34.30 ± 13.00，54.87 ± 8.95，159.33 ± 4.51，180.33 ± 13.43，45.90 ± 3.53；且山药多糖浓度在 0.05～0.1g/L 之间能显著抑制缺氧诱导的神经细胞线粒体损伤（$P < 0.05$），证明山药多糖能够一定程度的减少缺氧对神经细胞线粒体损伤，并具有剂量依赖效应。为探讨山药多糖抗神经细胞缺氧性凋亡作用机制，运用 SD 胎鼠大脑皮质神经细胞建立缺氧性神经细胞损伤体外模型，再使用不同质量浓度山药多糖处理，Rh-123 染色检测线粒体损伤，RT-PCR 及免疫细胞化学测定 caspase-3、Bax、Bcl-2mRNA 及蛋白表达。结果山药多糖抑制缺氧的神经细胞线粒体损伤，下调 caspase-3 蛋白及 mRNA 的表达，下调 BaxmRNA 及蛋白的表达，上调 Bcl-2mRNA 及蛋白的表达，提高 Bcl-2/BaxmRNA 及蛋白的比例（$P < 0.05$）。提示

山药多糖在一定发范围内能有效地抑制神经细胞缺氧性凋亡,其机制是降低凋亡基因及蛋白产生,上调抗凋亡基因及蛋白产生。

2. 其他 提高脑组织及血清中 SOD、GSPx 的活性。将怀山药用乙醇提取,对提取物进行溶剂萃取,分为不同的极性部分,并通过 DPPH 法测定各部分抗自由基活性,结果发现,醋酸乙酯萃取部分活性最强,氯仿萃取部分次之,再其次是正丁醇和水溶性部分,表明抗自由基活性与萃取物中多酚性成分含量有一定的相关性,怀山药各部分均具有抗自由基活性。对于 D- 半乳糖衰老大鼠经山药水提物治疗后,脑组织及血清中 SOD、谷胱甘肽氧化酶(GSPx)的活性可明显提高,MDA 含量降低,表明山药具有明显的抗衰老能力。

【鉴别应用】

1. 生山药补肾生精,滋阴益肺,用于肾阴亏虚、消渴无力、肺虚咳嗽、神疲体倦。

2. 炒山药健脾补肺,和胃止泻,用于脾虚食少、便溏、遗精带下。

3. 山药品种多。其中,产于河南焦作的怀山药,俗称铁棍山药,是山药中的上品,其活性物质与淀粉含量高,口感细腻,糯软而甜,滋补作用强,药用价值高,价格也较贵。现在市场上多见的山药是水山药,它含水量大,口感清脆,质量远不及铁棍山药,在购买时要注意鉴别。

【临床常用配伍】

1. **配黄芪** 黄芪固表益卫、补中益气、升提中焦清气、补气生血、利水消肿;山药平补脾胃,偏补脾阴。

2. **配茯苓** 白茯苓功专利水渗湿,虽具有益气健脾之功,然终为补少利多;山药既可健脾益气,又能固肾益精。白茯苓利山药相须配对,茯苓得山药则利湿而不伤阴,山药得茯苓则补脾而不留湿,补中有利,利中有补,合为平补缓利之剂。

3. **配白扁豆** 山药补脾气益胃阴,且作用和缓,补而不滞;白扁豆健脾益气之中又有和中化湿之功,补脾而不碍脾运,化湿而不燥胃阴。二药同用,相须相助,补脾以促进化湿,化湿而益助脾运,同奏调补脾胃,和中化湿之功,临床常用以治疗脾胃虚弱所致的腹泻便溏、食少倦怠等证。本药属平补之列,故为中风后脾胃虚弱,须用补剂调养,而又恐虚不受补者所宜。

4. **配甘草** 山药及甘草性味皆甘平,同可入脾肺二经,而具有补养之功,且山药尚有滋阴之力,甘草又有生津止渴之功,二药相须合用,甘缓平淡,补肺益肺而不嫌其峻猛,养阴生津又不嫌其滋腻,可视为滋阴、滋养调养中风康复。

【应用注意事项】 脾虚湿盛、胸腹满闷者,不宜用。

【用法用量】 内服:9~30g,大剂量可用 60~120g。如炒研粉服,每次3~6g 冲服。用于养阴宜生用,用于健脾止泻宜炒用。

甘草《神农本草经》

甘草别名：国老、甜草、乌拉尔甘草、甜根子。豆科甘草属多年生草本，根与根状茎粗壮，是一种补益中草药。气微，味甜而特殊。甘草多生长在干旱、半干旱的荒漠草原、沙漠边缘和黄土丘陵地带。根和根状茎供药用。

【性味归经】 甘，平。入十二经。

【功效】 补脾润肺，益气复脉，缓急止痛，清热解毒，调和药性。

【功效特点】 本品实为脾胃之良药，生用偏凉，能清热解毒，炙用性温，能益气补虚，其甘缓之性，又能缓急止痛，故可用治脾胃气虚、中气不足、气虚血少之中风、心中动悸、痰嗽咳喘、腹痛挛急以及疮疡肿毒诸证。由于又能调和药性，解百药之毒，同热药用之可缓其热，同寒药用之可缓其寒，能使补而不致于骤，使泻而不致于速，本药用之最广。然甘缓壅气令人中满，湿阻中满者不宜用。

【研究与应用】

中风

（1）脑缺血再灌注损害的脑保护作用：采用线栓法建立的大鼠 MCA 缺血再灌注模型，研究甘草总黄酮对大鼠局灶性脑缺血再灌注损害的脑保护作用。并用 3 种不同剂量的甘草总黄酮灌服后，测定缺血 2h 再灌注 24h 血清和脑组织中 MDA、SOD、NO、NOS 活性。结果发现甘草总黄酮能促进大鼠 MCA、缺血再灌注 24h 后神经功能恢复，甘草总黄酮能明显降低血清、脑组织中的 MDA、NO 含量，提高体内 SOD 的活性。提示中药甘草总黄酮有抗氧化作用。芍药甘草汤由东汉张仲景创立，仅有芍药和甘草两味药物组成，具有调和肝脾，缓急止痛的功效，是经典的止痛方剂，临床主要用于血虚津伤所导致的各种内脏疼痛，腓肠肌痉挛的治疗中。已经展开的基础研究主要集中解痉、止痛和抗炎方面的机制研究。近年逐步认识到芍药甘草汤及其活性成分在神经保护领域的作用，在脑中风、帕金森病、阿尔茨海默病、癫痫等中枢神经系统疾病基础研究中，取得成果。显示了芍药甘草汤及其活性成分可以抑制脑组织免疫炎症反应、抑制氧化反应、抗谷氨酸毒性，改善脑血流、抗细胞凋亡和保护神经元的作用，阐述了芍药甘草汤的多途径、多靶点的药理优势及在脑保护领域的应用前景。

（2）抗急性脑缺血后细胞间黏附减轻脑损伤：将成年雄性 Wistar 大鼠 40 只随机分为正常对照组、伪手术对照组、脑缺血再灌注损伤组（脑缺血组）、脑缺血再灌注损伤加甘草甜素组（脑缺血加甘草甜素组）4 组，每组 10 只。分离培养大鼠脑毛细血管内皮细胞（CCEC）和多形核白细胞（PMN），探讨甘草甜素在急性脑缺血后的抗细胞间黏附作用。结果脑缺血再灌注后各时间点 CCEC

和 PMN 的黏附力和黏附应力均明显高于正常对照组和伪手术组（$P < 0.01$）；加用甘草甜素后，CCEC 和 PMN 的黏附力和黏附应力均明显下降（$P < 0.05$ 或 $P < 0.01$）。提示脑缺血再灌注损伤后，甘草甜素可抑制 CCEC 和 PMN 的黏附，减轻脑损伤。

（3）调节大脑微动脉：为探讨 18β- 甘草次酸（18-βGA）对 Wistar 大鼠脑微动脉平滑肌细胞间缝隙连接的影响，寻求强效和可逆的缝隙连接阻断剂提供实验依据。将去除脑微动脉段外层结缔组织后，应用全细胞膜片钳技术，观察不同种类的缝隙连接阻断剂对 Wistar 大鼠脑微动脉段上平滑肌细胞膜电容（cinput）、膜电导（ginput）和膜电阻（rinput）的影响。结果 18β- 甘草次酸能浓度依赖性的抑制 Wistar 大鼠脑动脉平滑肌细胞间的缝隙连接，IC50 分别为 2.0μM。当 18-βGA100μM 时，Wistar 大鼠脑微动脉段上平滑肌细胞的 cinput、ginput 或 rinput 与单个平滑肌细胞十分接近。提示 18-βGA 可以浓度依赖性的抑制 Wistar 大鼠脑微动脉平滑肌细胞间缝隙连接。

【鉴别应用】 生甘草长于清火，以清热解毒，润肺止咳力胜，用于痰热咳嗽、咽喉肿痛等；炙甘草长于温中，以甘温益气、缓急止痛力强，用于脾虚胃弱、心悸脉结代等；生甘草梢，善治尿道痛、淋证；生甘草节，适宜消肿毒、利关节；粉甘草，偏重清内热、泻心火。同是一物，其炮制所取不同，则功效作用亦不同。

【临床常用配伍】

1. **配芍药** 芍药养血敛阴，平肝止痛；甘草补脾益气、缓急止痛。二药合用，酸甘化阴，能滋阴养血，平肝缓急，解痉止痛，适于中风痉挛者。

2. **配桂枝** 补益心阳。桂枝辛甘性温，行里达营；炙甘草味甘而温，补中益气。二药相伍，专入心营，有辛甘化阳之力，辛甘相资，助阳而不燥，补营而不寒，桂枝得甘草，则内补营气而养血；甘草得桂枝，则补中和卫而扶阳。

3. **配牛蒡子** 解毒利咽。牛蒡子可升可降，有疏散风热、解毒利咽之功；生甘草可清可解，有清热解毒、润肺止咳之力。二药合用，既大增清肺疏风、解毒利咽的功效，又可缓牛蒡子之性冷滑利而固护脾胃，故善治肺经风热或郁火、热毒上炎的咽喉肿痛、声嘶音哑等。

4. **配黄芪** 补中益气，补虚托毒。黄芪补脾肺、升清阳，甘草补脾胃、益中气。二药相须，取甘以守中，则补中益气之力大增，二药合用，共奏补虚托毒、排脓解毒之效，治疗气血不足、疮疡内陷、久不收口之证。中风长期卧床压疮者尤宜。

5. **配乌梅** 生津止渴。乌梅味酸而涩，配甘草之甘，则酸甘化阴，能滋阴养阴而生津止渴，善治虚热消渴诸证，同时，乌梅酸涩敛收，可收敛肺气，配甘草润肺祛痰，能治久咳肺气浮散之症。此外，乌梅能酸涩固肠，配甘草之补脾缓急,还可治疗中风后脾虚久泻、大肠滑泄不止等证。

【应用注意事项】

1．反大戟、芫花、甘遂、海藻。

2．痢疾初起不宜用。

3．中满者勿服。

【用法用量】

煎服,2～10g。生用性偏凉,可清热解毒;蜜炙药性微温,并可增强补益心脾之气和润肺止咳作用。

大枣《神农本草经》

植物枣又名红枣,属于被子植物门、双子叶植物纲、鼠李目、鼠李科、枣属的植物。其维生素含量非常高,有"天然维生素丸"的美誉,具有滋阴补阳,补血之功效。以山东所产品质佳。

【性味归经】 甘,温。入脾、胃、心、肝经。

【功效】 补脾和营,益血止血,养心安神,缓和药性。

【功效特点】 本品补脾和胃,益气调营,并能益血止血,养心安神,中风后身体必然虚弱,所以用大枣是有益的。本品常与生姜配伍,有很多方子都以生姜大枣为引。生姜得大枣,可缓和其刺激之性;大枣得生姜,可防止气壅致胀。两者合用,增进食欲,帮助消化,从而有利于其他药物的吸收和作用的发挥,故姜枣并用,为补益及营卫不调方中的辅助品。

【研究与应用】

中风

(1)中枢神经保护作用:在研究中发现大枣水提物可抵御过氧化叔丁醇诱导的PC12细胞的氧化损伤,提高氧化损伤PC12细胞的存活率,并且大枣水提取物可激活转染细胞内ARE的转录水平,进一步对大枣神经保护作用的活性组分进行筛选。黄酮类成分目前被认为具有广泛的抗氧化活性,目前已鉴定出大枣中含有的黄酮类成分有17种。大枣多糖类成分和大枣黄酮类成分可能是大枣神经保护作用的活性组分,且其作用机制可能与激活ARE转录相关。

(2)改善中风后焦虑和抑郁状态:甘麦大枣汤配合帕罗西汀(赛乐特)的治疗效果是确切的,在改善焦虑和抑郁状态方面,治疗前4周效果迅速,4周后疗效开始稳定。在神经功能恢复方面,中西医结合治疗需要12周的时间才能改善神经功能,而单纯使用西药组,改善程度不明显,进一步说明中西医结合治疗可以整体改善脑血管病变患者的躯体和心理障碍。甘麦大枣汤具有显著改善慢性不可预见性温和应激抑郁模型大鼠行为学的特征,能显著提高慢性不可预见性温和应激抑郁模型大鼠脑内单胺神经递质 5-HT 和神经元的含量,提示甘麦大枣汤是通过提高抑郁模型大鼠脑内单胺神经递质 5-HT 和神经元的含量或活性,从而达到治疗抑郁症的目的。甘麦大枣汤中剂量对改善抑郁大鼠行为及提高脑内神经递质 5-HT 和神经元含量的效果显著,对指导临床合理使用药物剂量提供一定的参考。

(3)抗脑缺血缺氧作用:研究发现,大枣发酵液高(0.16g/kg)、低(0.04g/kg)剂量组的小鼠密闭缺氧存活时间、小鼠亚硝酸钠中毒缺氧存活时间均显著高于对照组,且大枣发酵液高、低剂量组小鼠的血红蛋白含量明显高于对照组,说明大枣发酵液能延长小鼠对缺氧的耐受时间,增加全血血红蛋白含量,有较好的抗缺氧作用。

【鉴别应用】 大枣与甘草,均为补益之剂,有缓和药性之功,但大枣以补中益气、养血安神为长,适宜中气不足、血虚发黄,而甘草以润肺止咳、缓急止痛为优,且有良好的解毒作用,用于痈疽疮毒、食物或药物中毒,肺有郁热咳喘较宜。

【临床常用配伍】

1. **配生姜** 生姜功专散寒解表,温中和胃;大枣功长补中益气,扶脾安胃。二药相伍,辛甘配对,阳表阴里,刚柔相济。大枣甘守力多,得生姜乃不致过守,生姜辛通力多,得大枣乃不致过通,可用于中风后调和营卫和调理脾胃双重功效。

2. **配浮小麦** 浮小麦体轻,最善走表止汗,且可除虚热骨蒸;大枣甘温,既能补中益气,又可滋热耗之液,二药合用,相使相助,益气敛汗,补养心脾,中风后抑郁尤宜。

3. **配甘草** 甘草及大枣均甘平之味,最得中和之性,而能调脾胃,益中气,和营卫,协阴阳,缓诸药性。二药功效相当,相须相伍,共补益调和之效,却无补而恋邪之弊。

【应用注意事项】

1. 大枣有黑枣、南枣、红枣、蜜枣之分。一般认为,黑枣、南枣养血补中作用较好,红枣略偏燥热,补力较差,但对过敏性紫癜疗效较好;蜜枣清甜、味厚,润燥解毒为优。

2. 中满者忌用。

【用法用量】 内服:6～15g,入煎剂,或捣烂作丸,或生吃。外用:煎水洗,或烧存性研末调敷。

巴戟天《神农本草经》

巴戟天为双子叶植物茜草科,长 3～13cm,宽 1.5～5cm,前端短渐尖,基部钝形或圆形。巴戟天的干燥根,根呈扁圆柱形,略弯曲。主产于广东、广西等地。

【性味归经】 辛、甘,微温。入肾经。

【功效】 补肾助阳,强筋骨,逐寒湿。

【功效特点】 本品甘温能补,辛温解散,专入肾家鼓舞阳气,故能温补肾阳,强壮筋骨。兼能除湿散寒,为治疗中风兼肾虚阳痿、筋骨痿弱的常用药,亦可用于中风而兼风湿之腰膝疼痛者。

【研究与应用】

1. **中风** 改善脑缺血再灌注损伤。采用急性脑缺血缺氧的实验方法。27 只昆明种小鼠随机分为生理盐水对照组、巴戟素低剂量组(100mg/kg)和巴戟素高剂量组(200mg/kg),各组小鼠经过每日 1 次,连续 5 日腹腔注射药物,在最后一次腹腔注射后 1h 逐只快速断头,记录从断头开始至呼吸停止所需的时间和呼吸次数,以此为检测指标,观察巴戟素对急性脑缺血缺氧保护作用。结果整体水平实验组与对照组相比,巴戟素高、低剂量组均可使小鼠断头后喘气时间明显延长,呼吸次数显著增多,有显著性差异(P 值分别小于 0.05)。高剂量组和低剂量组之间比较,喘气时间和呼吸次数均有上升趋势,但两组之间无显著性差异。巴戟天提取的单体物质巴戟素对急性脑缺血小鼠的脑保护作用,以及对脑缺血再灌注损伤大鼠海马 CA1 区细胞内钙离子浓度和细胞膜上 L- 型钙通道的作用,为开发具有脑神经保护作用的药物提供了依据。

2. **其他**

(1)调节脑内神经递质延缓衰老:巴戟天为补肾阳之良药,现代药理研究表明,巴戟天提取物具有延缓衰老的作用,其发病机制可能与其调节脑内神经递质、抗氧化、抗损伤等有关。陈地灵等研究发现巴戟天低聚糖类具有抑制 Aβ25-35 致痴呆模型大鼠脑组织中海马 CA1 脑区、皮质和前脑基底核神经元细胞的减少,明显提高大鼠学习记忆能力,从而抗衰老。有研究发现巴戟天水提液能提高自然衰老小鼠脑组织中多巴胺、肾上腺素和去甲肾上腺素的含量,降低脑组织中 5-羟色胺的含量,从而延缓大脑衰老。

(2)保护心脑血管:巴戟天提取物具有明显的抗缺氧 / 复氧及缺血 / 再灌注损伤保护心肌作用。有学者发现巴戟天醇提物能够减轻心肌缺血再灌注损伤后心肌细胞凋亡,其作用机制可能与降低心肌组织中的 IL-1β、TNF-α 水平表达有关。

【鉴别应用】 巴戟天与淫羊藿,两者性味相近,均可补肾阳,强筋骨,祛风除湿。然淫羊藿辛温之性较强,其辛散助阳之力较峻,且温中寓燥,二药有一缓一峻,一润一燥之不同。盐巴戟天善入肾经,补肾功强,用于肾亏阳痿、早泄、不孕;制巴戟天性缓毒去,使功更专,用治风冷腹痛、关节酸痛、小便失禁等证，其功效各有所长，临证需当选用。

【临床常用配伍】

1. **配杜仲** 补肝肾，祛风湿，强筋骨。巴戟天善入肾经血分，功专温补肾阳，兼能除风祛湿；杜仲兼入肝经，功长补益肝肾，兼以强筋壮骨。肾主骨，肝主筋，肾藏精，肝藏血，二药合用，精血并补，筋骨益盛，并可祛风湿，对于肝肾不足者，两者相须为用，其效可见，常用于治疗中风老年患者肾虚身弱、风湿痹痛、足膝痿弱等证。

2. **配菟丝子** 补肾固精，温暖胞宫。菟丝子既能助阳，又能益精、固精，为平补之剂；巴戟天温补肾阳，温而不燥，两者同用，补肾之力增强，而不增加温燥之性，且能固精，又可肝肾同补，二药并用，可治疗中风者兼见肾阳虚诸证。

【应用注意事项】 阴虚火旺者忌用。

【用法用量】 内服：10～15g，入煎剂，或入丸散，或泡酒。或熬膏内服。

仙茅《海药本草》

仙茅，又名地棕（四川、贵州）、独茅（四川）、山党参（福建）、仙茅参（云南）、海南参（海南）、茅爪子、婆罗门参，属仙茅科，花期4～9月。

【性味归经】 辛，热。有小毒。入肾经。

【功效】 温肾壮阳，祛寒湿，强筋骨。

【功效特点】 本品辛热性猛，能补肾阳，兴阳道，除寒湿，强筋骨，故多用治中风后遗症辨证属肾虚阳痿、火衰精寒等证。

【研究与应用】

1. **中风** 神经保护作用：有研究表明仙茅苷可能不仅通过其雌激素样作用与ER受体相结合而起神经保护作用，也可能间接通过上调ER的表达而增加雌激素与ER结合，进而上调Bcl-2表达，抑制Bax表达，抑制神经细胞凋亡，促进认知功能改善。

2. **其他** 抑制血管性痴呆海马区神经细胞凋亡：仙茅苷改善血管性模型大鼠空间认知功能的作用是通过抑制海马区神经细胞凋亡，下调caspase-3和多聚二磷酸腺苷核糖聚合酶1表达，同时上调海马雌激素受体（estrogen receptor，ER）的表达来实现的。脑血管病变引起脑损害后所导致血管性痴呆常常是记忆、认知功能缺损并伴有语言、运动和视空间障碍，同时有人格障碍。血管性痴呆的发生发展是由于脑血管长期处于慢性低灌注引起，脑血流量减少或间断性缺血再灌注与痴呆发生发展有着密切的关系。仙茅苷具有的植物雌激素样作用，有学者研究发现仙茅乙醇提取物能够显著增加幼年去卵巢大鼠阴道细胞角质化百分率、子宫湿重和子宫糖原的含量，促进子宫内膜的增生，显示出雌激素样活性。而雌激素在帕金森病发病中起着神经保护作用，雌激素替代疗法可改善记忆力和认知功能，减少痴呆症状的发生。

【鉴别应用】　巴戟天、淫羊藿、仙茅，三药皆有补命门火、助肾阳、强筋骨、祛风湿功效。但巴戟天质较柔润，温而不燥，补而不滞，尚有益精作用，具有补肾阳、祛风湿功效，其强壮筋骨功效尤佳；淫羊藿温燥之性较强，其补命火、温散风湿而通痹作用较为突出；而仙茅为温补肾阳之峻剂，其补命火、壮肾阳、暖腰膝、除寒湿功效较为突出，但为辛热有毒之品，只可暂用，不可久服。

【临床常用配伍】

1. **配淫羊藿**　仙茅辛热性猛，能补命门而壮阳，除寒湿而暖腰膝，治下元虚弱、阳衰精冷；淫羊藿补肝肾，壮筋骨，兴阳益精，祛风散湿，"二仙"常合用与中风后遗症。

2. **配金樱子**　用于肾亏火衰、下元虚寒，症见阳痿，精冷，滑泄无度等，用仙茅可补命门、兴阳道以治病之本，取金樱子固滑脱、敛肾精以治病之标，治本使火旺气盛而精暖关固，治标使精敛内藏而化气助阳，两者配伍，标本兼顾，相辅相助，共奏壮阳益肾固精培补之效。

3. **配杜仲**　二药均能补肾阳。仙茅重在温肾壮阳，杜仲偏于补肝肾而强筋骨。二药配伍，有壮阳益精、强筋健骨的功效，可治疗阳痿遗精、腰膝酸痛而无力等症。

4. **配细辛**　仙茅温肾逐寒，细辛辛散风寒止痛，二药相配，温肾逐寒、祛风湿止痛，可用于中风兼寒湿腰膝冷痛。

【应用注意事项】

1. 本品辛热有毒，不宜久服。

2. 若阴虚火盛或阳亢之体忌用。

【用法用量】　内服：3～9g，入煎剂，或入丸散，或泡酒。

杜仲《神农本草经》

杜仲又名胶木，为杜仲科植物。即为杜仲科植物杜仲的干燥树皮。主产于广西、张家界、四川、安徽、陕西、湖北、河南等地。

【性味归经】　甘、微辛，温。入肝、肾经。

【功效】　补肝肾，强筋骨，固经安胎。

【功效特点】　本品补益肝肾，肝主筋，肾主骨，肝充则筋健，肾充则骨强，故为治肝肾不足、腰膝酸痛之要药。肝肾足则胎元自固，因而有固经安胎之功，可治崩漏、胎动不安及习惯性流产。此外有降血压作用，对高血压所致脑出血而有肾虚见症者，可配伍应用。

【研究与应用】

中风

（1）减轻脑血管痉挛，改善实验动物的神经功能：杜仲中所含化学成分多达138种，主要包括木脂素类、环烯醚萜类、苯丙素类、黄酮类、多糖类、杜仲胶、抗真菌蛋白等。其药理作用主要有降压、增强免疫力、调血脂、降血糖、保肝利胆、利尿、保护神经细胞、调节骨代谢、补肾护肾、安胎等。杜仲组动物神经功能评分较低，杜仲组血清中内皮素-1（endothelin，ET-1）水平较低，而eNOS水平较高，并且在造模后第3日、第5日、第7日差异有统计学意义。杜仲作为中药在我国已有悠久的历史，在《神农本草经》《本草纲目》中都有记载，味甘，性温，归肝、肾经。现代研究表明其具有扩张动脉血管、降压、抗氧化、抗炎等作用。根据本文结果推测，在蛛网膜下腔出血后的脑血管痉挛发展过程中，杜仲能增加兔血清NOS含量，降低ET-1，减轻脑血管痉挛改善实验动物的神经功能症状。

（2）对抗缺血再灌注损伤，减小梗死面积：为杜仲提取物对缺血再灌注损伤大鼠脑组织中TNF-α、IL-1β及诱导型一氧化氮合酶mRNA表达的影响。采用大鼠大脑中动脉线栓法制备局灶性脑缺血再灌注损伤模型，造模前以杜仲提取物不同剂量连续给药14日，缺血2h，再灌注24h后，观察杜仲提取物对脑缺血再灌注损伤大鼠神经功能症状，脑梗死范围改变，实时荧光定量PCR法检测脑缺血再灌注损伤大鼠海马TNF-α、IL-1β及iNOSmRNA的表达。结果杜仲提取物可显著改善脑梗死范围（$P<0.05$），下调海马TNF-α、IL-1β及iNOSmRNA的表达（$P<0.05$）。提示杜仲提取物可下调大鼠脑组织中TNF-α、IL-1β及iNOSmRNA的表达产生抗局灶性脑缺血再灌注损伤作用。研究杜仲红景天胶囊对脑缺血的保护作用，采用三氯化铁致大脑中动脉血栓形成大鼠模型，观察杜仲红景天胶囊对缺血性中风的保护作用；采用双侧颈总动脉结扎大鼠模型观察杜仲红景天胶囊对脑毛细血管通透性的影响。结果杜仲红景天胶囊能改善大鼠神经症状、降低脑梗死范围、减轻脑水肿，还能增加缺血区脑组织血流量，降低双侧颈总动脉结扎大鼠脑毛细血管通透性。提示杜仲红景天胶囊对脑缺血有较好的保护作用。

（3）降压、防止脑出血：杜仲被认为是现在世界上高质量的无副反应的天然降压中药材。目前已确定的降压成分包括松脂醇二葡萄糖苷、丁香脂素二葡萄糖苷、京尼平苷酸、紫丁香苷、槲皮素等。其中松脂醇二葡萄糖苷和丁香脂素二葡萄糖苷对血压具有双向调节作用。采用动脉血压直接测定法和间接测压法均发现杜仲提取物能起到降压的作用。

【鉴别应用】 杜仲舒筋补肝力大，治肝虚风动头晕目眩、肝虚湿阻阴下湿痒；盐杜仲补肾壮骨，安胎，治肾虚腰痛、阳痿滑精、胎动不安、高血压；杜仲炭补益肝肾，止血，治肝肾虚弱、冲任不固之经水不净、崩漏下血。

【临床常用配伍】

1. 配牛膝　二药皆有补益肝肾之功，均能强筋骨而助腰膝。然杜仲主下部之气分，长于补益肾气，牛膝主下部之血分，偏于益血通脉，二药相须配对，协同增强补肝肾及强筋骨的药力。肝主筋，肝充则筋健；肾主骨，肾充则骨健，故此药对为治疗中风后肝肾不足的腰腿疼痛及两足无力等证常用。

2. 配续断　杜仲与续断同入肝肾二经，均有补肝肾、强筋骨、安胎之功。然杜仲甘温，偏入肾经气分，长于补养，续断味苦而质重，偏入肾经血分，长于活血通络，二药同用，相须配伍，药力倍增，功能补肝肾，利腰膝，固冲任，常可用于中风之肝肾不足之腰膝疼痛、腿软无力、行走不利等证及肝肾亏虚、冲任不固之胎动不安、腰痛欲坠等证。

3. 配补骨脂　补骨脂补火壮阳，兼能收涩，为治脾肾阳虚、下元不固常用之药；杜仲强筋骨，且安胎。二药配伍，温补肾阳力增，兼补脾肝，既涩下元，又固冲任，常可用于肾阳不足、下元虚冷之阳痿、腰膝冷痛及下元不固之滑精遗尿，亦可用于肝肾不足之腰膝酸软、胎动不安以及脾肾阳虚泄泻等证。

【应用注意事项】　阴虚火旺者不宜用。

【用法用量】　内服：6～15g，大量可用至30～60g，入煎剂，或入丸散，或泡酒。

肉苁蓉《神农本草经》

肉苁蓉别名疆芸、寸芸、苁蓉、查干告亚（蒙语），属濒危种。高大草本，高40～160cm，大部分地下生。花期5～6月，果期6～8月。主产于新疆、内蒙古阿拉善盟、甘肃、宁夏也有分布。

【性味归经】　甘、咸，温。入肾、大肠经。

【功效】　补肾壮阳，润肠通便。

【功效特点】　常用于中风后神经源性直肠诸证。本品甘温质润，具有补阳而不燥、滋润而不腻的特点，既能温通肾阳补肾虚，又能润肠通腑治便秘，补而不峻，其力和缓，故有苁蓉之称。

【研究与应用】

1. 中风　消除脑水肿：陶义存等采用不同剂量肉苁蓉苯乙醇总苷给大鼠灌胃，再使其置于高原环境中，造成高原脑水肿模型，检测大鼠脑组织的干湿比、水通道蛋白4的表达以及病理变化，结果显示对于大鼠发生高原脑水肿，肉苁蓉苯乙醇苷具有一定的预防能力，其作用机制可能与脑组织水通道4的抑制表达有关。骆新等研究肉苁蓉苯乙醇苷类化合物对高原脑水肿大鼠的影响。结果显示，肉苁蓉苯乙醇苷能够预防高原肺水肿的发生，这与其抗炎、抗氧化应激作用有关。

2. 其他 减少肝脏线粒体氧化损伤,清除活性氧自由基。肉苁蓉多糖可通过多种方式起到抗衰老作用。徐辉等研究了肉苁蓉多糖的抗衰老作用,结果发现,肉苁蓉多糖可通过减少肝脏线粒体氧化损伤,从而起到抗衰老的作用。研究发现,随着新疆肉苁蓉多糖浓度的增大,其清除羟自由基、单线态氧、超氧自由基等多种自由基的能力增强。

【鉴别应用】 肉苁蓉与锁阳,二药均为补肾壮阳、润肠通便之品。肉苁蓉甘温质润,滋益精血作用较为显著,可用于女子不孕、带下血崩;锁阳补肾润燥,养筋起痿作用较为突出,对筋骨痿弱症多用之。

【临床常用配伍】

1. 配油当归 油当归质润多油,养血润燥,滑肠通便;肉苁蓉温而不燥,补而不峻,偏于温润,滋肾润燥,润肠通便。二药伍用,相互促进,养血润燥,增水行舟,通便力强。因两者均较滑润,入肠胃一过不留,仅作寓泻于补用,故有降下无伤阳气、温润不灼阴液之优点,对于中风阳气虚弱、精血不足之便秘证,用之最为适宜。

2. 配巴戟天 肉苁蓉及巴戟天同属温肾助阳之品。肉苁蓉甘咸而温,质地滋腻,性柔而不燥,补肾壮阳之中还兼有润燥益精之功;巴戟天辛甘而温,性偏燥而不柔,温阳助火力胜,兼有祛风除湿之力。二药合用,相须配对,增强温肾壮阳之力,且两者润燥相宜,具有补火而无燥水之妙,对于肾阳虚衰、阳痿遗精、腰膝酸冷、筋骨痿弱等病证,较常选用。此外,本药还具有扶阳通便的作用,用于中风年老气衰、阳虚便秘之证时,可适当加大肉苁蓉用量,常能取得较好的疗效。

3. 配黄芪 肉苁蓉能补肾阳,黄芪甘温纯阳,其用有五,补诸虚不足,益元气,二药伍用,肉苁蓉可载黄芪补气之力达于肾,共举补肾气助肾阳之效。

4. 配怀牛膝 肉苁蓉补肾助阳,可用于肾阳虚寒之腰膝冷痛、筋骨无力;怀牛膝专长补肝肾,性善下行,直走肝肾血分,具补肝肾、强筋骨之效。二药配伍,相辅相成,相须配对,能增强温肾壮阳之力,且牛膝善行走下,可引药下行。

【应用注意事项】 阴虚火旺、大便泄泻者忌用。肠胃有实热之大便秘结者,亦不宜用。

【用法用量】 内服:6～12g,入煎剂,或入丸散。

补骨脂《药性论》

补骨脂又名:破故纸、婆固脂、胡韭子。属蔷薇目,豆科一年生直立草本,花、果期7～10月。产于云南(西双版纳)、四川金沙江河谷。常生长于山坡、溪边、田边；河北、山西、甘肃、安徽、江西、河南、广东、广西、贵州等省区有栽培。

【**性味归经**】　辛、苦、涩，温。入肝、脾经。

【**功效**】　补肾壮阳，固精缩尿，温脾止泻。

【**功效特点**】　本品既能补肾壮阳，又可温脾止泻，且兼有收涩缩尿作用，为脾肾阳虚及下元不固的要药，故凡中风属肾虚腰痛、阳痿不举、下元不固、漏精尿频以及久泻不止等证，皆为常用品。

【**研究与应用**】

1. **中风**　诱导神经干细胞存活及凋亡。古方记载补骨脂有补肾壮阳之功效，目前研究结果发现，其具有扩张血管、增加心肌收缩力，抗菌、抗肿瘤、抗衰老，雌激素样作用等生物活性。补骨脂异黄酮的机制可能是与雌激素受体结合后诱导的 Bcl-2 蛋白上调，在线粒体凋亡中抗凋亡蛋白 Bcl-2、Bcl-XL 和 Bcl-W 起到抑制因子的作用，阻止细胞色素 C 的释放，调控凋亡下游通路从而阻断线粒体凋亡通路发挥神经保护作用。

2. **其他**　改善血管性痴呆学习记忆。为探讨补骨脂汤改善血管痴呆大鼠学习记忆的作用靶点。将 60 只 SD 大鼠随机分成假手术组、模型组、银杏叶片组、补骨脂汤低剂量组（补低组）、补骨脂汤高剂量组（补高组），每组 12 只，制备血管性痴呆大鼠模型，手术后第 3 天开始给药，采用二维电泳分离海马内总蛋白，用 Image Master 软件分析蛋白差异点，用蛋白印迹法、免疫组化分析差异蛋白的表达量。结果补高组、补低组总蛋白二维电泳的结果与模型组比较，发现差异蛋白点 19 个，其中与空间学习记忆相关的蛋白 BDNF、生长相关蛋白 -43 灰度比值及 TrkB 阳性细胞数补高量组明显高于模型组（$P < 0.05$ 或 $P < 0.01$）。结论补骨脂汤可能通过提高 BDNF/TrkB、生长相关蛋白 -43 基因的表达水平，改善和治疗血管性痴呆者学习记忆能力。

【**鉴别应用**】　补骨脂与益智仁，皆为植物的成熟果实，均能温脾暖肾，然而，补骨脂大温气厚，味兼苦，故偏于走下，善补命门之火，以壮元阳，多用于肾虚寒者；益智仁气较薄味纯辛，故偏于走中，善温暖脾土，补益后天之本，多用于脾虚寒者。

【**临床常用配伍**】

1. **配菟丝子**　补骨脂与菟丝子，均补肾阳，固精缩尿，但补骨脂辛苦大温，补命门之火，壮元阳之力强；菟丝子辛甘平，既补元阳，又补肾阴。两药配合，温而不燥，阴阳双补，凡中风腰膝酸痛、遗精遗尿，属肾阴阳两虚者皆可用之。

2. **配没药、乳香**　补骨脂壮阳补虚，乳香、没药活血散瘀，一补一泻，合治下元阳虚、寒盛血凝者，为中风活血化瘀治法的常用组合。

3. **配肉豆蔻、大枣**　补骨脂温补肾阳，肉豆蔻温脾行气，大枣补脾益气，三药配合,脾肾双补,虚得扶,泄自除,常用于中风久泻久痢者。

4. 配茯苓、没药 补骨脂补益肾阳,茯苓宁心养心,没药活血养血,三药相配,使心肾相交,水火既济,中风因心肾不交而致的失眠、怔忡者,用之立效。

【应用注意事项】

1. 药性温燥,易伤阴液,故阴虚有火及大便燥结者忌用。

2. 本品又叫"破故纸",另有一种药叫"云故纸"(又名"木蝴蝶""千张纸"),系紫葳科乔木的果实夹膜片,内服治肝胃气痛,外贴治疗溃疡疮口不敛,用时切勿混淆。

【用法用量】 内服:3~12g,入煎剂,或入丸散。

益智仁《本草拾遗》

益智仁为姜科植物益智的果实。定植后2~3年,于6~7月,当果实呈浅褐色、果皮茸毛脱落、果肉带甜,选晴天将果穗剪下,除去果柄,晒干或烘干。分布于广东和海南,福建、广西、云南亦有栽培。

【性味归经】 辛,温。入脾、肾经。

【功效】 温脾散寒,摄涎唾,补肾固精,缩小便。

【功效特点】 本品辛温气香,功能温脾暖胃,兼益肾火,且带涩性,温宣中兼有固涩作用,故治疗中风脾胃虚寒、腹痛吐泻、食少多涎等证,可以温中散寒、开胃摄唾,用治肾与膀胱虚寒、遗精白浊、遗尿尿频等证,能益火暖肾、缩尿固精。

【研究与应用】

中风

(1)拯救脑缺血神经细胞损伤:KooBS等报道了益智仁水提取物能够抑制局部缺血造成的神经元细胞凋亡,清除由一氧化氮介导的自由基或对抗它们的毒性,给小鼠口服益智仁水提取物能抵抗由于局部缺血造成的学习能力缺失并能从致命的局部缺血损伤中拯救海马CAI神经元。益智仁水提物对β-淀粉样蛋白介导及局部缺血导致的神经细胞损伤具有明显的保护作用,认为其作用的机制可能是通过清除NO介导的自由基的形成或抑制其毒性。益智乙醇提取物对谷氨酸介导的小鼠神经细胞凋亡的保护作用,发现益智的乙醇提取物A.oxyphylla能够提高神经细胞的生存能力,降低细胞凋亡的数量,减少由谷氨酸介导的DNA断裂的程度。

(2)改善缺血再灌注损伤:通过观察,发现益智仁水提物对大鼠脑缺血再灌注导致的神经损伤,具有明显改善神经病学症状、降低脑水肿程度、降低脑梗死体积的结果,说明益智仁水提物对脑缺血再灌注神经元损伤具有良好的保护作用。

【鉴别应用】

1．益智仁与佩兰，均治疗口涎增多、口中黏滞不爽。益智仁气味辛温，暖脾摄涎，用于脾胃虚寒性流涎，而佩兰辛平，化湿和中，用于脾胃湿热所致的口涎自流。

2．益智仁与补骨脂，均能温补脾肾，用于遗精、遗尿及虚寒泄泻等。益智仁偏于温脾固涩，补骨脂偏于补肾止遗，两者同中有异，侧重各有不同。

【临床常用配伍】

1．**配萆薢**　固肾利湿，分清泌浊。益智仁固精、缩尿，萆薢分清泌浊，二药合用，涩利互施，固肾利浊效佳，多用于中风神经源性膀胱所致肾虚湿浊郁滞、小便混浊不清、尿频、淋沥不畅及带下。

2．**配补骨脂**　补脾温肾，固精止泻。益智仁偏于暖脾止泻，补骨脂善补命门而固精，二药合用，相辅相成，益智仁推重于中，补骨脂推重于下，脾肾皆温，凡中风脾肾阳虚之泄泻、遗精等证，用之最宜。

3．**配诃子**　温脾固肠，止泻摄涎。益智仁辛温，暖脾祛湿，摄涎止泻，诃子苦酸，功专敛涩，善于固肠止泻，二药同用，收敛力强，补益力大，多用于中风后脾阳不振，运化失常，久泻久痢，以及脾虚流涎等证。

【应用注意事项】　温燥之品，易于伤阴助火，故阴虚火旺及湿热者忌用。

【用法用量】　内服：3～9g，入煎剂，或入丸散。

当归《神农本草经》

当归别名干归、秦归、西当归、岷当归、金当归、当归身、涵归尾、当归曲、土当归，多年生草本，高0.4～1米。花期6～7月，果期7～9月。中国1957年从欧洲引种欧当归。主产甘肃东南部，以岷县产量多，质量好，其次为云南、四川、陕西、湖北等省，均为栽培。国内有些省区也已引种栽培。

【性味归经】　甘、辛、苦，温。入肝、心、脾经。

【功效】　养血和血，补血调经，活血止痛，润肠通便。

【功效特点】　本品甘补辛散，苦泄温通，既能补血，又可活血，常用于脑血栓等，且兼行气止痛，放能主治一切血证，为血病之要品，尤为妇科良药。凡妇女月经不调、经闭、经痛、胎产诸症，不论血虚、血滞，皆可应用。由于当归辛香走窜，又有"血中气药"之称，因此，临床与理气药配合，可治疗气血凝滞之证。

【研究与应用】

中风

（1）脑保护作用：通过建立大鼠尾状核脑出血模型，并给予不同剂量的当归水煎液干预，观察不同剂量，当归低剂量组（2.8g/kg）、当归中剂量组（5.4g/kg）

和当归高剂量组（10.8g/kg）。得出大剂量当归对脑出血大鼠神经细胞的过度凋亡有调节作用，其中高、中剂量当归作用更为明显，其发挥生物学效应的机制是通过提高脑出血大鼠血肿周围组织内抑凋亡蛋白 Bcl-2 的表达，同时下调促凋亡蛋白 Bax 以及 caspase-3 的表达而实现。

（2）缩小脑梗死面积，减少神经缺损症状：本研结果表明各中药治疗组大鼠神经缺损的症状、梗死体积均有不同程度的好转及缩小，以高、中剂量组最为显著，说明岷当归高、中剂量组可改善脑缺血再灌注后神经功能缺损症状、缩小梗死灶的体积，有效减轻脑缺血再灌注损失，保护受损神经细胞。而岷当归配伍川芎的这种神经保护作用可能是通过降低 COX-2mRNA、ICAM-1mRNA 的表达水平、抑制脑缺血再灌注损伤后的炎症反应而起到神经细胞保护作用。

实验通过制备低分子量当归多糖和研究低分子量当归多糖 - 川芎嗪不同配比对大鼠脑缺血再灌注损伤神经功能和脑梗死灶周围皮质 MAP-2、SYP 表达水平的影响，可得到如下结论：大鼠脑缺血再灌注损伤后神经功能可自行恢复，中药低分子量当归多糖 - 川芎嗪配伍干预后恢复效果更显著。低分子量当归多糖 - 川芎嗪不同配比可上调大鼠脑缺血再灌注损伤脑梗死灶周围皮质 MAP-2、SYP 的表达，促进神经的可塑性，比例为 50mg/kg、20mg/kg 时效果最显著。本次研究对于进一步探索低分子量当归多糖 - 川芎嗪配伍对大鼠脑缺血再灌注损伤的神经保护作用的最佳比例具有重要意义。当归多糖能促进细胞增殖和 NO、过氧化氢等释放，诱导 iNOS 和溶菌酶活性，从而增加细胞间黏附分子细胞表面表达，从而作为临床免疫调节剂发挥特异性免疫功能。从脑梗死体积上显示出，当归多糖能减少脑梗死体积，分析原因为当归多糖有抗氧化作用，且能通过抑制脂质过氧化过程，维持细胞膜完整性，从而抵制细菌、异物等抗原性物质进入机体，其能迅速被单核巨噬细胞吞噬和清除，能促进大鼠非特异性免疫功能，从而抑制脑梗死程度作用。

（3）抗高血压，防止脑损伤：当归成分抗高血压的药理活性，还没有得到广泛深入的研究，因此对其抗高血压的机制研究尚不够深入。有实验发现了85 个差异表达的基因，38 个已知生物学过程，其中上调基因 23 个，下调基因15 个，最主要的是与信号传导有关的基因共 12 个（上调 7 个，下调 5 个），其次为与转录有关和与代谢及与蛋白质结合有关的基因。高血压的发生、发展与信号传导通路的变化有关，但当归主要通过信号传导途径发挥其降压作用，减少脑损伤的发生，抑或通过某些代谢、转录及蛋白质结合等相关因子发挥作用。

（4）缺血性脑中风：当归在治疗缺血性脑损伤的过程中，对血管内皮生长因子的表达具有良性调节作用，抑制脑水肿，抑制脑缺血后神经元细胞的凋亡。

这可能是当归治疗和预防缺血性脑损害及保护神经功能的作用机制之一。

（5）抗血小板集聚，防血栓：当归中含有丰富的当归多糖，当归多糖不仅能够明显延长凝血时间，还能够缩短出血时间。不同产地、不同部位的当归的抗血小板聚集及抗凝血作用的效果也不一样，有研究显示，甘肃岷县纸坊乡的全当归效果最佳。还有研究表明，当归中 Z-藁本内酯和阿魏酸钠通过抑制血小板的释放来达到抗血小板集聚的作用。因此，对于脑梗死早期的患者，可以适当给予当归治疗。当归除有造血作用外，当归中多糖及其硫酸酯具有较强的抗凝血和止血作用，其止血作用与其促进血小板聚集作用有关。

（6）脑缺血再灌注后血管生成，改善造血微环。当归多糖是当归有效成分之一，具有补血活血、调经止痛、润燥滑肠等功效。研究称，当归多糖能增加外周血红细胞、白细胞、血红蛋白、骨髓有核细胞数，且在以上作业下能减少外周血细胞，能抑制骨髓。同时其对机体造血系统，对小鼠造血干细胞等增殖分化有促进作用。有报道通过对脑梗死小鼠应用当归多糖后得出，其能通过改善造血微环境，诱导、激活造血微环境中巨噬细胞、成纤维细胞、淋巴细胞等，从而产生造血功能。当归被称为"补血要药"，具有促进造血功能的作用。当归中多糖为主要活性成分之一，其造血机制主要为促进造血细胞增殖与分化、刺激造血微环境释放造血生长因子，从而诱导造血细胞的生成。

【鉴别应用】 当归身长于补血，当归尾长于活血祛瘀，全当归则补血活血。

【临床常用配伍】

1. 配赤芍 养血和营。当归有养血活血之功，治一切血虚诸证。血以通为补，因其具有活血之力，故能显示补血之效；赤芍凉血清热，活血破血，消散血中之浮热，为补阳还五汤方常用组合。

2. 配川芎 活血行血，调经止痛。川芎活血行气，祛风止痛，上行头目，下行血海，升阳气，祛湿气，味辛升散而不守，能温通血脉，活血祛瘀以调经，行气开郁而止痛，为血中之气药；当归养血活血，调经止痛，甘温而润，辛香善于行走。二药相伍，也叫"佛手散"，能开子宫，加重剂量能下死胎；又能通达气血，散瘀止痛，可使补而不滞，补中有散，治疗血虚寒夹瘀之证，主治血虚夹瘀之头痛、痛经、产后瘀血腹痛、风湿痹痛。

3. 配白芍 当归辛甘温，补血活血，调经止痛，为血中之气药，长于动而活血；白芍苦酸微寒，养血敛阴，柔肝止痛，为血中阴药，善于静而敛阳，一动一静，相配有养血理血之效，常用于中风兼有疼痛者。

4. 配黄芪 补气生血。黄芪能补气生血，由于有形之血生于无形之气，黄芪能大补脾肺之气，以益生血之源，当归益血和营，以使阳生阴长，气旺血生。

【应用注意事项】 湿阻中满及大便溏稀者忌用。

【用法用量】 内服：6～15g，入煎剂，或入丸散。补血宜用归身，活血宜用归尾，和血宜用全当归，补血润肠可生用，调经活血可酒炒或土炒。

熟地黄《本草拾遗》

原名地黄，又名怀庆地黄、熟地。玄参科、地黄属植物，密被灰白色多细胞长柔毛和腺毛。国内各地及国外均有栽培。根茎药用。分布于辽宁、河北、河南、山东、山西、陕西、甘肃、内蒙古、江苏、湖北等省区。

【性味归经】 甘，微温。入心、肝、肾经。

【功效】 滋肾养肝，补血调经。

【功效特点】 本品甘温味厚，不仅滋阴养血，且可生精补髓壮骨，为补益肝肾之常用药。现临床上常用治疗中风后失语、阴虚型慢性肾炎、高血压、糖尿病、神经衰弱。惟药性黏腻，易于助湿碍胃，应用时应配砂仁或其他芳香健胃药同用。

【研究与应用】

1. 中风

（1）抗脑氧化与抗衰老作用：研究表明，将熟地黄应用在小鼠研究中，可有效促进试验鼠脑组织 NOS、SOD 活性成分增加，同时抑制过氧化脂、MDA 与 b- 半乳糖苷酶活性转阳性细胞表达率；表明熟地黄作为脑细胞抗氧化效果良好，可缓解细胞衰老速度。有相关研究表明当地黄在炮制蒸煮时间越久，其作用在 DPPH 自由基的缓解效率将越发扩展，两者呈正相关性，表明地黄的蒸煮可提升抗氧化性。熟地黄水提液内含 5- 羟甲基糠醛，可迅速增强血清谷胱甘肽过氧化物酶的活性，抑制过氧化脂的生成含量；同时在抗细胞衰老中可改变 E2、ER 及 PR 含量，达到控制机体衰老性生理病变，起到抗衰老效果。

（2）中风后血管性痴呆：脑康Ⅱ号以熟地黄为主要成分，辅以制何首乌、三七、菖蒲、远志等药物组成，以制何首乌、熟地黄补肾填精，三七活血通络，菖蒲化痰开窍、醒神益智，远志安神益智、祛痰解郁，诸药合用，共奏补肾益脑、活血化痰、开窍益智之功。脑康Ⅱ号联合茴拉西坦治疗脑梗死后非痴呆型血管性认知障碍患者，中医证候总有效率的改善优于单纯茴拉西坦治疗，说明脑康Ⅱ号针对老年患者肾气虚衰、精髓不足、痰浊、瘀血内停的特点，通过补肾填精、益精生髓、脑得髓养，使瘀血祛、痰浊化，促进气血运行通畅，损伤的脑络逐渐恢复，从而改善了认知功能。脑康Ⅱ号联合茴拉西坦治疗脑梗死后非痴呆型血管性认知障碍患者，在记忆力、定向力、判断力和解决问题能力的认知功能改善率均优于单纯茴拉西坦治疗。

2. 其他 抑制海马神经细胞凋亡：有现代药理研究证明，何首乌、三七、石菖蒲、远志等中药的提取物或水煎剂有明显抗氧化、抑制衰老、促进海马神经干细胞的分化等作用,对学习记忆获得和记忆巩固障碍具有改善作用。脑康Ⅱ号的复方研究亦证实,其可通过多种途径抑制海马神经细胞凋亡。在实验性小鼠迷宫出路寻找中发现,采用熟地黄的小鼠可有效缩短迷宫通路寻找时机,分析发现,熟地黄可抑制血浆皮质酮含量和海马 GRmRNA 表达,抑制基础体温升高,增强学习记忆能力,提高海马神经生长因子、c-fos 的基因表达。

【鉴别应用】 鲜地黄味甘液多,偏于生津,所含的水分多,凉血生津胜于生地黄,生地黄滋阴清热胜于熟地黄,并且微寒不腻,为阴虚血亏平补之品。生地黄寒而凉,血热者宜用;熟地黄温而补,阴亏者相宜,且能独入肾家。

【临床常用配伍】

1. 配山黄肉 为地黄饮子的常用组合,常用于中风后遗症期言语不利、吞咽障碍者。

2. 配生地黄 生地黄、熟地黄伍用,生地黄以养血为主,熟地黄以滋阴为要,生地黄凉血,熟地黄补血,二药相合为用。

3. 配白芍 二药均能养血补血,但熟地黄甘温,入肾生精填髓,白芍酸寒,入肝养阴柔肝,两药合用,肝肾并补,滋水涵木。

4. 配砂仁 砂仁行气调中,醒脾开胃,熟地黄滋腻,易于碍胃,砂仁伍熟地黄,可免熟地黄滋腻碍胃之弊。

【应用注意事项】 脾胃虚弱、腹满便溏者忌用。

【用法用量】 内服:9~30g,入煎剂,或入丸散,或熬膏服用。

白芍《神农本草经》

白芍药是毛茛科白芍属植物,是毛茛科植物芍药的干燥根。夏、秋二季采挖,洗净,除去头尾和细根,置沸水中煮后除去外皮或去皮后再煮,晒干。

【性味归经】 苦、酸,微寒。入肝、脾经。

【功效】 补血敛阴,柔肝止痛,养阴平肝。

【功效特点】 本品酸能收敛,苦凉泄热,而有补血敛阴、柔肝止痛、平肝之功,为治疗中风肢痛(丘脑性疼痛)之良药,凡胃、腹绞痛、四肢拘挛、肝脾不和、腹中挛急作痛、营阴不固、虚汗不止以及肝阴不足、肝阳亢盛的头痛、眩晕、中风肢体麻木、肌肉跳动等证,皆可应用。

【研究与应用】

中风

(1)抗血栓、脑保护作用:在对心血管方面,赤芍总苷可抗凝血、抗血栓形成,抗动脉粥样硬化增加心肌血流量,降低血流阻力及抗心肌重构。赤芍总苷还可以通过降低 MDA 含量,提高病变组织 SOD 活性,对缺血性脑组织病理组织学改变具有保护作用。

（2）改善脑血管循环，改变血液流变学：蛛网膜下腔出血引起的脑血管痉挛属中医学"头部内伤""脑中风"范畴，主要为肝气郁结，阳化风动，气血逆乱，血脉挛急，形成上盛下虚的肝血瘀滞、经脉闭阻证候，治宜疏肝解痉、芳香醒神。药理学研究发现：诸如白芍等疏肝解痉、芳香醒神药物具有改善脑血管循环，促进代谢作用。赤芍总苷具有明显抑制血小板聚集作用，具有降低血细胞比容、全血高切黏度和低切黏度的作用。说明赤芍总苷通过提高红细胞的变形能力和降低红细胞聚集性而降低血液全血黏度，从而改善血液流变性。

（3）脑缺血再灌注后细胞凋亡抑制作用：白芍总苷 100～200mg/kg 能够显著改善大鼠脑缺血再灌注损伤所导致的神经功能障碍、减少脑组织的含水量并显著减少脑组织梗死范围。TUNEL 染色结果显示：白芍总苷能够抑制脑缺血再灌注大鼠脑组织细胞凋亡并显著降低 AI，上调抑凋亡基因的表达，同时下调促凋亡基因表达。结果提示白芍总苷对脑缺血再灌注损伤的抑制作用，可能是通过改善神经细胞凋亡来实现的，调节凋亡相关基因和蛋白表达可能是其重要的作用机制。

【鉴别应用】

1. 白芍与当归，两者皆能补血，且常同用于血虚之证，然当归性温，主治血虚有寒之证，而白芍微寒，主治血虚有热之证，均能止痛，但当归补血活血，专治血虚有瘀滞或有寒之痛，不似白芍养血敛阴，柔肝缓急而止痛。

2. 白芍与赤芍，古代两者不分，统称芍药，但其功能差异显著，临床应用时自有分别，白芍以养血敛阴柔肝为主，赤芍以泻火凉血、化瘀活血为主，虽都有较好的止痛作用，但前者柔肝止痛，后者化瘀止痛。

3. 欲敛其阴，平肝多生用，用以疏肝和脾、调经止痛多炒用。

【临床常用配伍】

1. **配当归** 当归补血活血，调经止痛，为血中气药，长于动而活血；白芍养血敛阴，柔肝止痛，为血中阴药，善于静而敛阴。一动一静，相配有养血理血之效等。

2. **配桂枝** 桂枝能助心阳，通经络，解肌以去在表的风邪，芍药养阴和里，能固护在里的营阴。桂枝为阳药，芍药为阴药，其意在于一散一收，阴阳相配，刚柔相济以达到调和营卫、养阴止汗的目的。

3. **配柴胡** 柴胡疏肝解郁，和解透邪，白芍和营止痛，平肝缓急，二药配合，补散兼施，既疏达肝郁，又能养阴滋液，对肝脾失调有和解止痛之功，长于治中风患肢痛。

4. **配侧柏叶** 侧柏叶凉血止血，生白芍凉血清热，二药合用，凉血育阴而止血，治热迫血行之月经过多、胎热腹痛。

5. **配熟地黄** 熟地黄、白芍均能养血补血，同属静药，但熟地黄补血以入肾填髓为主，白芍补血以入肝养阴柔肝为主；熟地黄甘温，白芍酸寒，二药合用，肝肾并补，滋水涵木，充分体现"乙癸同源"之说。

【应用注意事项】

1．阳衰虚寒之证不宜单用。

2．凡中寒腹痛、中寒腹泻、腹中冷痛、肠胃虚寒者忌用。

【用法用量】　内服：6～15g，入煎剂，或入丸散。敛阴平肝治痫多生用，柔肝和脾止痛多炒用，酒炒可减其寒性。

北沙参《神农本草经》

北沙参为伞形科植物珊瑚菜，以根入药。北沙参味甘甜，是临床常用的滋阴药。主产于山东、河北、辽宁、内蒙古等地。别名莱阳参、海沙参、银沙参、辽沙参、苏条参、条参、北条参。

【性味归经】　甘、微苦，微寒。入肺、胃经。

【功效】　润肺止咳，养胃生津。

【功效特点】　本品甘能生津，寒能清热，功能补肺阴、清肺火，适用于肺热伤阴燥咳，或久咳伤阴咯血等证，又能养胃阴，生津液，长于滋阴以治中风。

【研究与应用】

中风

（1）清除自由基，抗脑氧化：沙参麦冬汤对可改善脑内氧化与抗氧化平衡紊乱状态的作用，能清除机体自由基，增强机体抗氧化酶的活力，以减轻氧化损伤。有一定的抗氧化保护作用，可能是沙参麦冬汤对肺、脑组织的一种重要的保护途径。另有学者研究发现沙参多糖对羟基自由基和超氧自由基均有清除作用，对羟基自由基的清除能力更强。

（2）中风合并肺部感染：将72例符合诊断脑中风合并肺部感染的患者随机分为观察组和对照组两组，对照组仅给予吸氧、平喘、抗感染、化痰等常规支持治疗，观察组在常规治疗的基础上，给予蒙药七味沙参汤口服。结果观察组总有效率及肺部感染治愈率均明显优于对照组，且伴随症状积分改善等与对照组差异有显著性。提示脑中风相关性肺炎，在常规西药治疗的基础上，加用蒙药七味沙参汤，能够促进神经功能的恢复，降低死亡率，改善机体炎症反应。临床疗效明显优于单纯西药治疗，值得临床推广。

【鉴别应用】　北沙参与南沙参，均有清养肺胃之功，但北沙参坚实而瘦，富有脂液；南沙参空松而肥，气味轻清，一偏于养胃，一偏于清肺，对于肺虚无余热而发生之咳嗽，宜北沙参；肺虚有余热而发生之咳嗽则宜用南沙参。

【临床常用配伍】

1．**配麦冬**　滋阴清热，润肺止咳，治疗肺痨日久、阴分受伤、虚火内扰、形体羸瘦、干咳少痰。麦冬养阴润燥,二药相伍,滋润以治中风属阴虚火旺型。

2. 配阿胶 治疗肺痨咳血。肺痨日久,阴虚火盛,火迫血脉,发为咳血。阿胶甘平,养血止血,北沙参甘寒,养阴抑阳,为肺家气分中理血之药,血阻于肺,非此不能清也,二药相须乃用,功专养阴清肺、凉血止血,用治肺痨咳血,滋水制火,咳血自止。

3. 配乌梅 清热生津,除烦止渴。温热病后,阴液耗竭、胃阴亏损,食欲不振,舌干口燥,虚火内扰,心胸烦闷。乌梅酸平,酸以生津止渴;北沙参体重质润,善养胃阴,清热除烦。二药相配,益胃生津,安心宁神,阴生火去,烦渴自清。

4. 配粳米 治妇人白带。七情内伤,气郁不舒,肝乘脾土,聚湿停瘀,积久化热,损伤任带,带下五色,气味腥臭,精神郁闷,少腹疼痛。粳米益气补中,健脾助运,二药相伍,柔肝健脾,清热除湿。

【应用注意事项】 风寒作嗽及肺胃虚寒者忌用。

【用法用量】 内服:10～30g,入煎剂,或入丸散,或熬膏。

百合《神农本草经》

百合是百合科植物卷丹的干燥肉质鳞茎叶,又名强蜀、番韭、山丹、倒仙、重迈、中庭、摩罗、重箱、中逢花、百合蒜、大师傅蒜、蒜脑薯、夜合花等,原产于中国,主要分布在亚洲东部、欧洲、北美洲等北半球温带地区。

【性味归经】 甘,微寒。入心、肺经。

【功效】 润肺止咳,清心安神。

【功效特点】 本品为药食两用,甘寒滑润,能清润心肺,有止咳安神作用,对肺痨咳血、干咳气短以及热病后心阴亏损及中风惊悸虚烦、神志恍惚、失眠多梦等,用之最为适宜。

【研究与应用】

中风

(1)改善脑缺血、缺氧时间:百合有改善心肌缺血和脑缺氧的作用,因其能提高常压状态下的耐缺氧时间。百合对外伤出血、消化道出血、鼻衄及鼻息肉切除后的止血都有效果。

(2)抗抑郁,缓解中风后抑郁:百合治疗神志疾病的历史悠久,在历代本草典籍中均有记载。百合皂苷可通过提高 5-羟色胺、多巴胺的含量,进而对抑郁症模型大鼠脑内单胺类神经递质的紊乱状态有很好的改善作用。这也为百合治疗抑郁症的作用机制提供了一定科学的依据,从而得出百合皂苷是抗抑郁的有效部位,其抗抑郁的主要途径有:通过提高抑郁症模型的大鼠脑内的 5-羟色胺、多巴胺的含量进而对单胺类神经递质功能不足有很好的改善作用；减少下丘脑促皮质素释放因子的表达可通过降低血液皮质醇及促肾上腺皮质激素的含量；增加海马糖皮质激素受体 mRNA 的表达，抑制抑郁模型大鼠亢进的下丘脑垂体肾上腺轴。

（3）清除脑匀浆 DPPH 自由基，抗氧化：卷丹及其乙酸乙酯部位和水饱和正丁醇提取部位具有较强的清除 DPPH 自由基、还原 Fe 能力及抑制脂质过氧化能力，这说明卷丹有抗氧化活性的作用；百合粗多糖可使 D- 半乳糖导致的衰老小鼠的血液中超氧化物歧化酶、过氧化氢酶和谷胱甘肽酶活力升高，同时可降低血浆、脑匀浆和肝脏匀浆中的过氧化脂质的含量，这说明百合粗多糖也具有抗氧化的作用。

【鉴别应用】

1. 百合与玉竹，两者皆为甘寒之品，具清肺养阴、清热生津之效，相须使用，常互增其疗效。然百合尚归心经，具清心安神之效，可用于虚烦惊悸、失眠多梦之证，为治百合病之要药。

2. 百合与枸杞子，两者皆有滋阴润燥、润肺止咳之效，可用治肺热久咳、痰中带血之证。但百合入心经，具清心安神之功效，用治百合病；枸杞子入肾经，功专滋补肝肾，清肝明目，可用治肝肾阴虚，症见头晕目眩，视力下降，腰膝酸软，遗精消渴者。

【临床常用配伍】

1. **配天冬** 天冬及百合均为甘寒柔润之品，两者养阴润燥的功效相似，临床每相须合用以加强药力。天冬功专养阴清肺，又兼滋肾润燥；百合功专润肺止咳，且具敛肺之力。二药配对，润肺之中有滋胃之功，清肺之中有敛肺之力，故无论阴伤肺燥，或肺肾阳虚，或中风肺阴不足兼肺气损伤者，均可选用。

2. **配鸡子黄** 养心安神。百合养阴润肺，并能宁心安神；鸡子黄滋阴宁心。二药合用，相辅相助，既能滋阴润燥，又可宁神定志，使心阴得养则心神自宁，心神得安则心阴可救。

3. **配知母** 百合宁心安神，润肺止咳，知母清热泻火，滋阴润燥；百合甘寒清润而不腻，知母苦寒降火而不燥；百合偏于补，知母偏于泻。二药伍用，一润一清，一补一泻，共奏润肺清热、宁心安神之效，常用于中风后不寐诸证。

【应用注意事项】 风寒咳嗽，或脾胃虚寒便溏者忌用。

【用法用量】 内服：9～30g，入煎剂，或作菜食、蒸食或煮粥食。清心安神宜生用，润肺止嗽宜炙用。

麦冬《神农本草经》

麦冬百合科沿阶草属多年生常绿草本植物，根较粗，中间或近末端常膨大成椭圆形或纺锤形的小块根，茎很短，叶基生成丛，禾叶状，苞片披针形，先端渐尖，种子球形，花期 5～8 月，果期 8～9 月。麦冬原产中国，日本、越南、印度也有分布。中国南方等地均有栽培。生于海拔 2 000 米以下的山坡阴湿处、林下或溪旁。

【性味归经】 甘、微苦，微寒。入肺、心、胃经。

【功效】 润肺清心，养胃生津。

【功效特点】 本品甘寒能养阴润燥，苦寒能清热，功能清养肺胃之阴，生津润燥，且可清心而除烦热，为治疗中风痰稠、口渴、心烦不眠以及津枯肠燥、大便干结等证的常用药。

【研究与应用】

1. 中风

（1）对抗脑缺血、缺氧：许燕萍等通过大鼠实验性脑缺血模型检测脑内乳酸含量，研究麦冬多糖对脑缺血损伤的抗缺氧作用，结果表明 400mg/kg、200mg/kg 麦冬多糖对模型大鼠脑内乳酸含量均有显著降低作用，表明麦冬多糖对实验性脑缺血有耐缺氧保护作用。

（2）抗血栓形成：研究称环麦冬中包含乙醇提取液、石油醚提取液及水提取液等均可将大鼠血小板聚集率降低，25g/kg 麦冬提取液还可明显扩张小鼠耳廓微动静脉，对血液状态予以改善后促进血流，其中以乙醇提取液作用更甚。在诸多心脑管系统疾病如动脉粥样硬化、高血压等发生中血管平滑肌细胞增殖作用明显。麦冬药物血清可对血管平滑肌细胞增殖予以有效抵抗，且缓解高脂血清、高胰岛素等生长刺激因素诱发的细胞形态学改变。麦冬药物血清还可对人脐静脉内皮细胞线粒体对四甲基氮唑盐代谢予以促进，更可加快人脐静脉内皮细胞增殖速度，其机制关联于自由基减少、SOD 活性提升、人脐静脉内皮细胞能量代谢增强、人脐静脉内皮细胞分泌功能调节及细胞膜稳定作用等。人脐静脉内皮细胞增殖还可将毛细血管密度增加，促使组织细胞供氧量也相应增加。由此可见，麦冬不仅可抗血栓形成，还可对微循环予以改善，对血栓疾病予以有效防治。

2. 其他 心脑缺血再灌注损伤：参麦注射液是由红参与麦冬二味中药组成的制剂，用于治疗冠心病、脑梗死等心脑血管疾病，许多单体成分组成了其药效的物质基础。人体组织在缺血基础上恢复血流灌注后，给组织带来新的损伤，甚至发生不可逆性损伤，此现象称为缺血再灌注（ischemia reperfusion，IR）损伤。IR 损伤发生的机制包括活性氧大暴发、NO 代谢障碍、炎性反应、氧化应激、细胞内 Ca^{2+} 超载、兴奋性氨基酸释放增加、内皮功能障碍、线粒体电位崩解通透性转换空开放、细胞凋亡等。脑 IR 损伤易发生冠心病、脑梗死等心脑血管疾病，通过动物实验模型证实参麦注射液所含的单体成分能用于减轻 IR 损伤。

【鉴别应用】　麦冬与天冬，均有清热养阴润燥的作用，但麦冬甘微苦微寒，不仅润肺，且能清心养胃，为肺胃阴伤之要药，而天冬甘苦大寒，不仅润肺，且能滋肾，为肺肾阴伤之要药，其滋养作用，胜于麦冬，因此，除肺肾阴伤燥咳咯血两药同用更为有效外，胃阴枯竭的燥渴症，多用麦冬而不用天冬（苦寒伤胃），而肾阴亏损潮热遗精等证，则多用天冬而不用麦冬；再则，麦冬与人参、五味子同用，能入心生脉，而天冬无此作用。

【临床常用配伍】

1. **配玄参**　玄参滋阴降火，清热解毒，利咽散结；麦冬清心润肺，养胃生津，止渴除烦。玄参入肾偏清，麦冬入肺偏滋，二药配伍，一清一滋，金水相生。

2. **配半夏**　麦冬养阴滋液，生津润燥，半夏降逆止呕。半夏虽温，配麦冬则温燥之性减而降逆之用存，且能转输津液，使麦冬滋阴生津不至滞腻，两者配伍，止咳降逆、生津益胃之功悉俱，宜于中风后肺胃阴伤、气火上炎、咳吐涎沫、咽干而渴等证。

3. **配五味子**　麦冬滋燥润枯，养阴生津，清心除烦；五味子酸温，敛肺滋肾，生津敛汗，能收耗散之气。二药合用，酸甘化阴，守阴所以留阳，阳留汗自止，功能养阴敛汗，用治中风阴虚汗多、心悸、肺虚久咳、少痰或痰黏不爽等证。

4. **配沙参**　二药同为养阴生津之品，药性相仿，且沙参体质轻清，具清扬上浮之性。多入上焦而清肺中之邪火，养肺中阴，而麦冬甘寒多汁，善入中焦清胃生津力佳。两者相须配伍，肺胃同治，具有清肺凉胃、养阴生津之良好效用，临床医治中风阴虚肺燥或热伤肺阴所致的干咳少痰、咽喉干燥，常以此对为主。

5. **配乌梅**　麦冬润燥，养阴，生津；乌梅敛虚火，化津液，固肠脱。二药合用，酸甘化阴，生津止渴效力显著，外感所致的肺胃津伤渴甚或内伤而见的胃热津伤消渴。均可选用。又乌梅能涩肠固脱而止利，合麦冬救阴以润燥，对于中风久泻久痢、大肠脱垂、虚火上炎之喜睡、喉干难忍、引饮无度者，尤为合适。

【应用注意事项】　凡脾胃虚寒泄泻、胃有痰饮湿浊及暴感风寒咳嗽者忌用。

【用法用量】　内服：6～12g，入煎剂，或入丸散。

天冬《神农本草经》

天冬是百合科植物天冬的块根。该品呈长方锤形，略弯曲，长5～18cm，小段直径0.5～2cm。有不透明的细心。表面黄白色或淡黄棕色，半透明，光滑或具深浅不等的纵皱纹，偶有残存的灰棕色外皮。质硬或柔润，有黏性，断面角质样，中柱黄白色。薄片淡黄棕色，可见中间黄白色中柱。以黄白色、半透明者为佳。

【性味归经】　甘、苦，大寒。入肺、胃经。

【功效】　清肺降火，滋阴润燥，滋补肺肾。

【功效特点】　本品甘苦大寒，能清肺热，滋肾阴而润燥，为治疗中风后肺肾阴虚有热所致的劳热咳嗽、燥咳痰结、咯血等证之要药，并治津伤消渴、潮热遗精、肺痿、肺痈、肠燥便秘之证。

【研究与应用】

中风　改善脑梗死供血。研究天冬总皂苷灌胃给药对麻醉犬脑血流量及脑血管阻力的影响。取杂种犬阴性对照组（生理盐水 5ml/kg，灌胃给药）、阳性对照组（尼莫地平注射液 300μg/kg）、天冬总皂苷按 10mg/kg、30mg/kg、60mg/kg 分低中高 3 个剂量组，灌胃给药。犬用戊巴比妥钠 30mg/kg 静脉注射麻醉，手术暴露右侧颈总动脉，用 MFV-3200 型电磁流量计测定脑血流量和脑血管阻力；MPA3000 生物电放大器记录血压和心率等指标。结果与阴性对照组比较，天冬总皂苷 30mg/kg、60mg/kg 组于给药后 5min 即能明显增加脑血流量并一直持续到 120min（$P < 0.01$），犬脑血流量随剂量增加而增加，显示出有较好的量效关系；天冬总皂苷 30mg/kg、60mg/kg 组用药后脑血管阻力虽较用药前降低，但大部分时间点未达到统计学显著意义，天冬总皂苷 10mg/kg 组脑血流量、脑血管阻力无明显变化。天冬总皂苷灌胃给药有显著增加麻醉犬脑血流量的作用。

【鉴别应用】　天冬与麦冬，均能滋阴润燥，二药常须配伍以滋阴清肺，润燥止咳，均可用于燥咳咯血、阴伤口渴、肠燥便秘之症。然天冬大寒，清火润燥之力较麦冬为强，且润肾而滋阴；麦冬微寒，滋阴润燥与清热之力较天冬为差，然腻滞之性亦小，且可清心除烦，益胃生津。

【临床常用配伍】

1. **配麦冬**　天冬及麦冬均为甘寒濡润之品，天冬通肾气滋肾清热之力较强，麦冬定肺气，有润肺化痰之功，两者相伍，相须相助，养阴清热，且润肺滋肾，清金益水，兼理肺肾二脏。肺与肾，素有金水相生之谓肺阴不足可下及肾阴，肾水亏乏也能损肺阴，二冬相配，用之补肺可防伤肾，滋肾又可助肺，有安此定彼之用。

2. **配百合**　两者均为甘寒柔润之品，两者养阴润燥的功效相似，天冬功专养阴清肺，又兼滋。肾润燥，百合功专润肺止咳，且具敛肺之力，二药伍用，润肺之中又有滋肾之功，清肺之中有敛肺之力，故无论中风阴伤肺燥，或肺肾阴虚、肺痿虚热等证，皆可选用。

3. **配阿胶**　天冬及阿胶均为滋阴润燥之剂，天冬甘寒多汁入阴而清热降火；阿胶甘平滋腻，入阴而补血宁络，二药伍用，补清并施，统疗肺肾火燥为病，对于中风肺肾阴虚所致的虚羸形瘦、午后潮热、咽干燥咳、痰中带血之症最为适宜。

4. 配生地黄 生地黄滋阴补肾，清热生津，益胃止渴，天冬清火润燥，且入肾而滋阴，二药伍用，相须为用，滋阴补肾，清肺润燥作用增强，适用于中风后期的肠燥便秘等。

【应用注意事项】 虚寒泄泻及外感风寒咳嗽者忌用。

【用法用量】 内服：6～12g，入煎剂。

石斛《神农本草经》

石斛又名仙斛、兰韵、不死草、还魂草、紫萦仙株、吊兰、林兰、禁生、金钗花等。茎直立，肉质状肥厚，稍扁的圆柱形，长 10～60cm，粗达 1.3cm。药石斛花姿优雅，玲珑可爱，花色鲜艳，气味芳香，被喻为"四大观赏洋花"之一。

【性味归经】 甘，寒。入肺、胃、肾经。

【功效】 滋阴清热，养胃生津。

【功效特点】 本品善清阳明虚热，为滋养胃阴之常用药，故为热病后期、津液被伤、余热未清常配用。又有益肾滋阴的作用，所以也可用治中风属肾阴亏虚之证。

【研究与应用】

中风

（1）改善急性脑缺血：刘俊针对金钗石斛总生物碱对大脑中动脉阻塞大鼠的保护作用及相关机制进行了一系列的研究，证明金钗石斛总生物碱对大鼠急性脑缺血模型有较好的保护作用，其机制可能与减少氧自由基的生成、降低大鼠脑内凋亡基因转录水平、抗氧化应激、抑制神经细胞凋亡相关。金钗石斛总生物碱预防性给药对大鼠急性脑缺血有较好的保护作用，其机制与抗氧化应激、清除自由基及降低大鼠脑内 caspase-3、caspase-8 RNA 表达有关。

（2）改善中风后认知功能障碍：梁楚燕等通过跳台实验和迷宫实验，发现铁皮石斛能明显减少初老小鼠走出迷宫的时间，延长跳台实验中的潜伏期，减少错误次数，证明该物种具有辅助改善小鼠记忆及延缓重要脏器衰老病变，并从整体上改善衰老的功能。

【鉴别应用】 鲜石斛清热生津力强，温热病邪入营血、高热烦渴者当用；干石斛滋阴清补为长，热病后期阴亏虚热者适宜；铁皮石斛药力较强；金钗石斛作用稍差；霍山石斛适于老人虚人、阴液不足者；耳环石斛生津而不寒凉，以之代茶，开胃健脾。

石斛与玉竹，均有养阴生津作用，功能近似。但石斛甘咸而寒，补中有清，以养胃肾之阴为长；玉竹甘平质润，补而不腻，以养肺胃之阴为优。二药同中有异，各具偏长。

【临床常用配伍】

1. **配生地黄** 滋阴生津,清热凉血。生地黄甘寒多汁、凉而不滞、润而不腻,具清热生津、凉血滋阴之效;石斛甘淡微寒,气味轻清,清补兼施,有滋阴清热、生津养血之能。两者配对,质润多液,同气相求,相须为用,共奏滋阴生津、清热凉血之功,对于热病伤阴、口干烦渴或久病阴虚、虚热内灼诸证,均可选用。对中风胃热炽盛、胃阴不足之胃脘作痛、干呕口糜、牙龈肿痛等,亦有佳效。

2. **配天花粉** 养阴生津。天花粉甘酸生津,止渴润燥,养胃益阴;石斛甘寒滋润,清热养阴,益胃生津。二药皆入胃经,合用则养胃阴、生津液、除烦渴、清虚热之力增强,对中风胃津亏、消渴、虚热,舌绛少津等证适宜。

3. **配菊花** 滋阴清热明目。菊花清芳疏泄,入肝经,有平肝明目之效;石斛咸寒质润,入肾经,具补肾之能。二药配伍,相须相使,能滋阴清热明目,对中风肝肾不足、阴虚内热所致的目暗不明、眼目昏花等证适宜。

【应用注意事项】 凡虚而无火、实热苔腻、腹胀饱满者忌用。

【用法用量】 内服:6~12g,入煎剂,鲜品15~30g,熬膏或入丸散。

玉竹《神农本草经》

玉竹为百合科多年生草本植物。根茎横走,肉质黄白色,密生多数须根。叶面绿色,下面灰色。花腋生,通常1~3朵簇生。原产中国西南地区,但野生分布很广。耐寒,亦耐阴,喜潮湿环境,适宜生长于含腐殖质丰富的疏松土壤。产黑龙江、吉林、辽宁、河北、山西、内蒙古。生林下或山野阴坡,海拔500~3 000m。欧亚大陆温带地区广布。

【性味归经】 甘,微寒。入肺、胃经。

【功效】 养阴润燥,生津止渴。

【功效特点】 本品甘寒体润,能养阴润燥,生津止渴,具清养而不碍邪的特性。因此,为治中风半身不遂的常用药。除用治肺燥咳嗽、咽干痰稠、胃燥烦渴、胃痛善饥等症外,对阴虚兼感风温之发热咳嗽尤为相宜。

【研究与应用】

中风

(1)对抗急性脑缺血、缺氧:研究玉竹对缺氧模型小鼠的抗缺氧作用,通过常压耐缺氧实验、亚硝酸钠中毒存活实验、急性脑缺血性缺氧实验,观察小鼠给予玉竹浓缩液灌服4周后对缺氧的耐受能力,并对心、脑组织中 MDA、谷胱甘肽巯基转移酶(glutathione S-transferase, GST)、SOD 进行测定。结果与对照组比较,玉竹可延长小鼠在常压缺氧、亚硝酸钠中毒实验的存活时间,延长急性脑缺血性缺氧实验中断头小鼠的喘气时间,升高血清中 SOD 的水平，降低 MDA 的含量，作用效应与玉竹浓度存在剂量依从关系。由此可知，玉竹对缺氧模型小鼠具有抗缺氧作用，与提高小鼠的抗氧能力有关。

（2）抗动脉粥样硬化，保护外周血管：玉竹提取物对动脉粥样硬化板块的形成有一定的缓解作用。静脉注射玉竹总苷可降低麻醉大鼠的收缩压和舒张压，并以降低舒张压的作用明显；玉竹总苷还有增强心肌收缩功能和改善心肌收缩功能的作用。对心率未见明显的影响，所以玉竹提取物的药降压作用可能与降低外周血管阻力有关。玉竹总苷明显降低大鼠血清中乳酸脱氢酶含量，对缺氧缺糖造成的心肌细胞损害有保护作用。

（3）提高中风后学习记忆能力：为观察益气养阴活血法对糖尿病合并脑缺血大鼠空间学习记忆能力及 BDNF 表达的影响，并运用工具药 BDNF 的 Trk 受体抑制剂证实 BDNF 通路在其中的作用。将大鼠分为假手术组、模型对照组（糖尿病合并脑缺血伴气阴两虚、瘀血阻络证）、益气养阴活血组、益气养阴活血＋K252a 组、益气活血组，每组 20 只，选用具有益气养阴活血作用的人参、川芎、玉竹、黄精组合，运用免疫组织化学法和 Morris 水迷宫实验观察益气养阴活血药对糖尿病合并脑缺血模型大鼠空间学习记忆的作用及对 BDNF 表达的影响。结果与模型对照组比较，益气养阴活血药物和益气活血药物均可以明显增加糖尿病合并脑缺血大鼠海马齿状回 BDNF 的表达（$P<0.01$），益气养阴活血药物显著缩短模型大鼠找到水下平台的潜伏期（$P<0.01$），益气养阴活血药物和益气活血药物均显著延长大鼠在原水下平台的停留时间（$P<0.05$，或 $P<0.01$），其中益气养阴活血药物效果优于益气活血药物（$P<0.05$）。侧脑室注射 K252a 可以阻断益气养阴活血药物促进模型大鼠的空间记忆能力的恢复（$P<0.01$）。由此可知以玉竹为主的益气养阴活血药物可能通过促进模型大鼠海马齿状回 BDNF 的表达而改善空间记忆功能。

【鉴别应用】 鲜玉竹，以清热养阴、生津止渴为长，适于热病燥渴、肺胃阴伤；制玉竹，以滋阴润燥、补中益气为优，用于热病后期、气阴俱虚。

天冬与玉竹，俱为养阴常药，均可滋阴润燥、生津止渴。然天冬偏在养肺肾之阴、且性寒善清火；玉竹则重滋肺胃之阴，性平多缓补，养阴虽同，专长各异。

【临床常用配伍】

1. 配沙参 养胃清肺，润燥止渴。沙参清热生津，玉竹养阴润燥，二药均入肺胃二经，合用则善能滋阴清肺、润燥和胃生津止渴，对中风兼肺胃阴伤者适宜。

2. 配黄芪 滋阴润肠，行气通便。黄芪补益脾肺，行气通滞；玉竹滋养肺胃，生津润燥。二药配用，相辅相成，共奏滋阴润肠、补气通便之功，对中风年老脾肺气虚之便秘、便难者甚宜。

【应用注意事项】 阳衰阴盛、脾胃有痰湿气滞者忌用。

【用法用量】 内服：10～15g，入煎剂，或入丸散，或熬膏内服。外用：煎汤熏洗。

枸杞子《神农本草经》

枸杞子为茄科植物宁夏枸杞的成熟果实。夏、秋果实成熟时采摘，除去果柄，置阴凉处晾至果皮起皱纹后，再暴晒至外皮干硬、果肉柔软即得。遇阴雨可用微火烘干。

【性味归经】 甘，平。入肝、肾经。

【功效】 滋补肝肾，养肝明目。

【功效特点】 本品为滋补强壮药，能补肾生精、益血明目。肾主骨，腰为肾之府，肾精充则腰脊强健。肝开窍于目，精血上奉于目则视物清晰，故凡肾虚精亏、精血不能上奉所致的头晕目昏皆可应用，中风的患者一般是脑梗死或者是脑出血，一般都要长期坚持药物治疗，包括降压、抗凝、调脂等。枸杞子有多种功效，主要是具有养阴补血、滋补肝肾、益精明目等，中风的患者是可以喝枸杞子水的，可作为中风治疗的辅助用药。

【研究与应用】

中风 保护心脑血管，降"三高"。枸杞种子油中尚含有磷脂、SOD、维生素 E 和 β- 胡萝卜素等活性组分，赋予枸杞子油降低胆固醇，预防高血糖、高血脂，抗衰老及促进儿童大脑发育等生理功能。枸杞籽油可调节高脂血症家兔血液中多种脂肪代谢相关物质含量，并降低多种炎症分子在血管中的表达，减少脂质斑块的形成。进一步的分子机制研究表明，枸杞籽油降血脂、调节脂肪代谢的分子机制至少涉及两条信号通路：①通过蛋白激酶 C 途径，使细胞内钙离子水平升高，从而减少基质金属蛋白酶的分泌，来发挥其降血脂和抗氧化作用；②抑制动脉粥样硬化病灶中核因子 -κB（nuclear factor-κB，NF-κB）的通路，降低 TNF-κα 的表达。

【鉴别应用】 枸杞子与熟地黄，药性相似，功效相近，皆为补血滋阴、滋补肝肾之品，共同用于血虚肝肾阴亏诸证，相辅为用。然熟地黄为补血要药，滋阴厚味，功专力宏，专入肝肾，偏于趋下；枸杞子功逊熟地黄，可补肝肾滋阴，入肝肾经，兼入肺经，可治目昏瞻视、肺痨咯血，偏于走上，两者常为合用。

【临床常用配伍】

1. **配菊花** 菊花有疏风清热、解毒明目之功，上可清肺经风热，下能去肝经风热，两者配伍，共用于中风肝肾虚损之目昏瞻视、目生云翳，有明目之功。

2. **配女贞子** 女贞子能补养肝肾，明目，两者配伍，用于中风肝肾精血不足之头昏目眩、视物不清、目生云翳或暴盲、须发早白、腰膝酸软等候，相须为用。

3. 配菟丝子 菟丝子补肾益精，养肝明目，两者性味相近，归经功效相同，合用于治疗中风肾精不足、肝血亏损之二目昏花、视瞻昏渺、遗精早泄、头昏耳鸣、腰痛。

4. 配何首乌 何首乌性厚质润，补肝肾，益精血，通便解毒，两者配伍，平补肝肾，益精补血，乌发强筋，用于须发早白、筋骨痿软、梦遗滑精、腰痛膝愈。

【**应用注意事项**】 外邪实热、脾虚有湿及泄泻者忌用。

【**用法用量**】 内服：6～12g，入煎剂，或入丸散。

鳖甲《神农本草经》

为鳖科动物鳖的背甲。全年均可捕捉，以秋、冬二季为多，捕捉后杀死，置沸水中烫至背甲上的硬皮能剥落时，取出，剥取背甲，除去残肉，晒干。分布于湖北、安徽、江苏、河南、湖南、浙江、江西等地。

【**性味归经**】 咸，寒。入肝、脾经。

【**功效**】 滋阴退蒸，软坚散结。

【**功效特点**】 鳖甲滋阴抑阳，常用于阴虚阳亢，头痛眩晕，若中风伤阴深入下焦、舌干齿黑、手指蠕动，本品能滋阴潜阳，可与阿胶、白芍、生地黄、牡蛎等同用，如二甲复脉汤。滋阴退热：用于阴虚劳热、骨蒸盗汗，可与秦艽、地骨皮、知母等同用，如秦艽鳖甲散。

【**研究与应用**】

中风 抗脑动脉粥样硬化。为研究以鳖甲为主要成分的鳖甲煎丸对动脉粥样硬化（atherosclerosis，AS）大鼠血脂及主动脉壁 ICAM-1 表达水平的影响。将 40 只 SD 大鼠随机分为对照组、模型组、治疗组（血脂康组、鳖甲煎丸高剂量组、鳖甲煎丸低剂量组），对照组给予正常饮食，模型组给予高脂饮食，治疗组在高脂饮食的基础上分别给予血脂康、鳖甲煎丸高剂量、鳖甲煎丸低剂量，12 周后测定血脂及免疫组化法观察主动脉壁 ICAM-1 的表达水平。结果与模型组相比，血脂康组、鳖甲煎丸高、低剂量组均能降低血清总胆固醇、甘油三酯、低密度脂蛋白胆固醇，升高高密度脂蛋白（$P < 0.05$）；免疫组化结果显示，模型组大鼠主动脉内皮细胞 ICAM-1 表达强阳性，血脂康组、高、低鳖甲煎丸剂量组与模型组相比 ICAM-1 的表达均显著降低。因而可知鳖甲煎丸能有效调节 AS 大鼠血脂的异常，降低 ICAM-1 表达，减轻血管内皮病变程度，这可能是其抗 AS 的分子机制之一。

【**鉴别应用**】 龟甲与鳖甲，均为咸寒之品，入血而走阴分，寒能清镇制亢盛之阳，故两者均有清热凉血、滋阴潜阳之功。凡阴虚劳热、盗汗以及阴虚阳亢之头晕目眩、耳鸣耳聋等证，两者均为要药，但龟甲味甘，补肾益阴之功较强，故又能坚筋骨、固崩漏而治疗骨痿、小儿囟门不合、崩漏下血等证；鳖甲味咸，软坚散结作用较强，故又能治疗肝脾肿大、腹中痞块、妇女闭经等证。

【临床常用配伍】

1. **配牡蛎** 滋阴潜阳。牡蛎咸寒质重，有益阴潜阳、镇惊安神之功；鳖甲咸凉善降，有滋阴清热、平肝潜阳之力。二药功效近似，相须为用，使滋阴潜阳效力增强，常从滋阴之法论治中风。

2. **配琥珀** 行血散瘀。琥珀能行血散瘀，鳖甲能祛瘀行血、软坚散结，二药配用，相须相使，以其能行血散瘀，擅治脑血栓形成等证。

【应用注意事项】 阴虚胃弱、阴虚泄泻及孕妇忌用。

【用法用量】 内服：10～30g，入煎剂（先煎），或入丸散，或熬膏。外用：适量，研末撒，或调敷。

龟甲《神农本草经》

为龟科动物乌龟的背甲及腹甲。分布于江苏、上海、浙江、安徽、湖北、广西等地。

【性味归经】 咸、甘，平。入肾、心、肝经。

【功效】 滋阴潜阳，养阴清热，益肾强筋，固经止漏。

【功效特点】 用于虚风内动，筋骨痿软，心虚健忘，阴虚潮热，骨蒸盗汗，头晕目眩，治中风手足不随，举体疼痛，或经脉挛急。

【研究与应用】

中风

（1）促进骨髓间充质干细胞发育为中枢神经元样细胞：骨髓间充质干细胞（mesenchymal stem cells, MSCs），有多分化的潜能，它是组织工程、细胞以及基因治疗的重要靶细胞。早期的研究提示：在体外培养的龟甲，可以促进MSCs的增殖，且能够诱导MSCs分化成为神经元样细胞。而且还具有保护中枢神经发育。研究表明：龟甲既能够促进MSCs增殖，从而促进生长发育，它又可能激活MSCs向神经方向或者成骨方向分化。郑庆元等人的研究表明：龟甲能够促进MSCs的作用主要是通过上调增殖细胞核抗原（proliferating cell nuclear antigen, PCNA），它是一种核内蛋白质，与细胞增殖有关，从而得以实现细胞增殖。

（2）促进神经干细胞再生，上调神经干细胞巢蛋白表达：上调对局灶性脑缺血再灌注后神经干细胞巢蛋白表达，采用大脑中动脉线栓法造成局灶性脑缺血再灌注模型，应用免疫组织化学技术检测神经干细胞巢蛋白的表达，观察龟甲对脑缺血后神经干细胞巢蛋白表达的影响。结果脑缺血再灌注后7日，龟甲组神经病学评分明显低于缺血对照组；龟甲组缺血侧室管膜、室管膜下区、皮层和纹状体巢蛋白阳性细胞数显著多于缺血对照组（$P < 0.05$）。可知补

肾中药龟甲能上调脑缺血再灌注后巢蛋白的表达，这可能是其治疗缺血性脑血管病的机制之一。龟甲提取物能够诱导神经干细胞分化为多巴胺 TH 阳性神经元，S6 和 S9 能够明显提高 TH 启动子的转录活性。本研究推测龟甲提取物可能通过提高 Otx2 基因表达，从而促进神经干细胞向多巴胺神经元分化，其中 S6 的促分化能力较为显著。

【鉴别应用】 龟甲与鳖甲，二药均性味咸寒，至阴之物，同为滋阴潜阳、息风止痉、清热除蒸、软坚散结要药。龟甲为龟的腹甲及背甲，鳖甲为鳖的背甲；龟甲色黑应水，入肾以滋阴，鳖甲色青应木走肝以除热；龟甲补阴之力大于鳖甲，鳖甲清热之力大于龟甲。两者各有擅长，不可偏废。

龟甲胶，用龟甲煎熬而成，功同龟甲，但滋补之性过之，且有止血之功，对肾阴不足所致的痿弱、崩漏等证，用之尤效。

【临床常用配伍】

1. 配鳖甲 二药皆咸寒，功用相类，多用于阴虚潮热、热病伤阴、虚风内动、经闭癥瘕等证，但鳖甲色青入肝、养肝血而软坚；龟甲色黑入肾，滋阴息风止眩。二药相须为用，养肝益肾，精血互化，正合肝肾同源之意，以治下元虚亏，正是佳对。

2. 配黄柏 龟甲与黄柏配伍，龟甲潜降，使心火下交于肾，黄柏除妄动之相火，使肾水上交心，二药相须为用，得水火既济之义。

3. 配二地 龟甲配生地黄、熟地黄，二地滋阴，兼能凉血；龟甲降火，兼能滋阴，相辅相成，其效亦彰。

4. 配白芍 白芍养血柔肝，缓急止痛；龟甲滋阴潜阳，平肝息风。二药相合，肝肾同治，滋水涵木，主治眩晕头痛、虚风内动，可收标本兼顾之效。

5. 配阿胶 阿胶伍龟甲，皆味厚滋补，益阴养液，填补欲竭之真阴，以平息内动之中风。

6. 配杜仲 杜仲与味厚滋补的龟甲相配，用治中风肝肾不足、腰膝酸痛、痿软无力等病证，师循古法，效早验证。

7. 配酸枣仁 酸枣仁功能养心安神，配龟甲治疗失眠心悸最效，以其于中风不寐养心安神之中，复有重镇之功，相须为用，疗效倍增。

【应用注意事项】 孕妇及胃有寒湿者忌用。

【用法用量】 内服：9～24g，入煎剂宜先煎，或熬膏，或入丸散。

（昝兴淳　马世才　饶志红　韩　辉）

主要参考文献

1. 李荣, 蔡青青, 牛彦兵, 等. 生熟延胡索饮片药理作用的对比研究 [J]. 中国实验方剂学杂志, 2014, 20（19）: 133-137.

2. 蒋海峰，宿树兰，欧阳臻，等. 乳香、没药提取物及其配伍对血小板聚集与抗凝血酶活性的影响 [J]. 中国实验方剂学杂志，2011，17（19）：160-165.

3. 张宏宇，陈沫，熊文激. 红花黄色素抗血栓和降血脂作用的实验研究 [J]. 中国实验诊断学，2010，14（7）：1028-1031.

4. 李克明，武继彪，隋在云. 微粉水蛭对脑缺血再灌注损伤大鼠的影响 [J]. 中药药理与临床，2011，27（4）：56-58.

5. 倪彩霞，曾南，苟玲，等. 芳香开窍药对脑缺血再灌注损伤大鼠保护作用机制的研究 [J]. 中药药理与临床，2011，27（5）：65-68.

6. 肖刚，周琼花，黄凯玲，等. 香附黄酮的体外抗氧化活性研究 [J]. 安徽农业科学，2012，40（33）：16117-16119.

7. 李青，肖移生，侯吉华，等. 地龙抗大鼠大脑局灶性脑缺血诱导凋亡研究 [J]. 江西中医学院学报，2010，22（2）：63-66.

8. 杨武韬. 人参的化学成分和药理研究进展 [J]. 中国医药指南，2014，12（3）：33-34.

9. 杨鹏飞，楚世峰，陈乃宏. 党参的药理学研究进展及其抗脑缺血再灌注损伤的机制 [J]. 湖南中医药大学学报，2015，35（12）：5-10.

10. 明荷，谢寒，张泓，等. 黄芪注射液治疗缺血性脑卒中偏瘫的效果 [J]. 中国康复理论与实践，2016，22（6）：684-687.

11. 韩辉，韩明向，吴丽敏，等. 益气养阴活血法对糖尿病合并脑缺血大鼠海马脑源性神经营养因子表达及空间学习记忆的影响 [J]. 安徽中医学院学报，2013，32（1）：61-66.

第十一章 常用方剂及中成药

中风的中医治疗中，方剂的应用是一个重要部分。本章就中风的具体方剂应用做了较完善的总结，包括醒神开窍、祛风息风、活血通络、化痰祛湿四大类，除此外，也包括了一些其他诸如营养脑神经、改善失语及偏瘫后遗症等的治法。每一类别下药物的具体应用，除一些经方的汤丸散剂，还包括了中成药胶囊片剂及注射液。值得一提的是，本章列出了一些针对脑血管病的本院特色院内制剂，在中风的应用中常收佳效。

本章中收录用方，多为临床证实确实有效或历来经验用药，每一种方剂的具体应用中，我们都相对应地在脑梗死、脑出血或其他脑血管疾病下列出有效试验结果，使其有据可依，条理清晰。同时，每一类药物下包含了丸剂、汤剂、片剂、胶囊剂等多种剂型，也充分考虑了临床应用中的多样需求和便捷性。

第一节 醒神开窍剂

安宫牛黄丸《温病条辨》

安宫牛黄丸能明显改善脑出血患者脑细胞损伤情况，进而起到良好的保护作用。

【药物组成】 牛黄、郁金、犀角（现用水牛角浓缩粉代）、黄连、黄芩、栀子、朱砂、雄黄、梅片、麝香、珍珠、金箔衣。

【功用主治】

1. **功用** 清热解毒，化浊开窍。

2. **主治病症** 温病痰热内闭心包证。神昏不语，身热烦躁，痰盛气粗，舌红苔黄垢腻，脉滑数，以及中风、中暑、小儿惊厥属痰热内闭者。

3. **临床应用**

（1）脑梗死：临床研究表明，安宫牛黄丸具有改善缺血性中风急性期神经功能缺损的作用,其可增强脑细胞耐缺氧能力、降低颅内压,有效改善脑梗死患者的神经功能,其作用机制与调节下丘脑 - 垂体 - 肾上腺皮质轴功能有关。药理研究显示,安宫牛黄丸能减少缺血模型大鼠脑梗死面积,降低脑含水量及皮层和海马脂质过氧化,并升高皮质的过氧化氢酶和谷胱甘肽酶。安宫牛黄丸能改善脑电图和改变皮质单胺类递质,从而起到促清醒作用。安宫牛黄丸能够有效减轻实验大鼠脑出血后脑组织含水量、减少脑系数并改善神经功能缺损症状,能调节中枢神经介质乙酰胆碱和儿茶酚胺的活性,恢复脑干网状结构上行激活功能,起到开窍复苏的作用。

(2)脑血管痉挛:蛛网膜下腔出血后脑血管痉挛是主要致死原因。用安宫牛黄丸治疗 24 例,对照组用尼莫地平。结果发现安宫牛黄丸能解除脑血管痉挛、改善脑供血、降低死亡率,较尼莫地平有更好的疗效。

(3)脑出血:殷妮娜研究发现安宫牛黄丸能明显降低大鼠脑出血后脑含水量,改善神经功能障碍。脑电图的激活则表示意识障碍得到改善。安宫牛黄丸内朱砂、雄黄对内毒素脑损伤大鼠都有明显的脑电波激活作用,以改善意识障碍。有文献发现,脑出血后,溶解的红细胞释放出氧合血红蛋白,消耗一氧化氮增加内皮素合成及诱导自由基生成,引发强烈的脑血管收缩。史玉泉研究发现,脑出血后血管痉挛是引起患者致残率的重要因素之一,减轻脑血管痉挛能明显提高脑出血患者预后。随着中药研究的现代化及科研水平的提高,证明安宫牛黄丸具有保护脑细胞、减轻脑细胞损伤及损伤后的脑细胞水肿、抗炎、改善脑血液循环、促进脑细胞功能恢复等功效,对于脑出血患者有独特的疗效。

【方药分析】 方中牛黄味苦性凉,善清心解毒,豁痰开窍;麝香通行十二经,善于开窍通关,为开窍醒神回苏的要药,共为君药。水牛角清心凉血解毒而定惊;黄连、黄芩、栀子助牛黄清热泻火解毒;冰片、郁金芳香辟秽,通窍开闭,助麝香以开窍,同为臣药。朱砂镇心安神;珍珠清心安神,以除烦躁不安;雄黄豁痰解毒,共为佐药。蜂蜜和胃调中,为使药。金箔为衣,取其重镇安神之效。本方清心泻火,凉血解毒与芳香开窍药结合运用,但以清热解毒为主,意使"使邪火随诸香一齐俱散也",为凉开剂的配伍。

【使用注意】 本方孕妇慎用。

至宝丹《苏沈良方》

至宝丹长于芳香开窍,化浊辟秽,在临床中对于痰浊偏盛而昏迷较重者效果佳。

【药物组成】 生乌犀(水牛角代)、生玳瑁、琥珀、朱砂、雄黄、牛黄、龙脑、麝香、安息香、金箔、银箔。

【功用主治】

1. **功用**　化浊开窍，清热解毒。

2. **主治**　痰热内闭心包症。神昏谵语，身热烦躁，痰盛气粗，舌绛苔黄厚腻，脉滑数。

3. **临床应用**　脑出血：司兆华等用至宝丹为对照组治疗脑出血20例，对照组为降低急性脑出血病死率与致残率，改善愈后，效果明显。

【方药分析】　本方证因痰热内闭，瘀阻心窍所致。痰热扰乱神明，则神昏谵语、身热烦躁；痰涎壅盛，阻塞气道，故喉中痰鸣、辘辘有声、气息粗大；舌绛苔黄垢腻，脉滑数为痰热内闭之象。至于中风、中暑、小儿惊厥，皆可因痰热内闭，而见身热烦躁、痰盛气粗，甚至时作惊搐等症。邪热固宜清解，然痰盛而神昏较重，尤当豁痰化浊开窍，故治以化浊开窍、清热解毒为法。叶天士所谓"舌绛而苔黄垢腻，中夹秽浊之气，急加芳香逐之"即是此义。方中麝香芳香开窍醒神；牛黄豁痰开窍，合犀角（水牛角代）清心凉血解毒，共为君药。臣以安息香、冰片（龙脑）辟秽化浊，芳香开窍，与麝香同用，为治窍闭神昏之要品；玳瑁清热解毒，镇惊安神，可增强牛黄、犀角（水牛角代）清热解毒之力。由于痰热瘀结，痰瘀不去则热邪难清，心神不安，故佐以雄黄助牛黄豁痰解毒；琥珀助麝香通络散瘀而通心窍之瘀阻，并合朱砂镇心安神。原方用金银二箔，意在加强琥珀、朱砂重镇安神之力。

【使用注意】　本方芳香辛燥之品较多，有耗阴劫液之弊，故神昏谵语由阳盛阴虚所致者忌用；孕妇慎用。

第二节　祛风息风剂

大秦艽汤《素问病机气宜保命集》

现代研究表明，大秦艽汤加减可有效改善急性脑中风患者的神经功能缺损，增加脑缺血动物模型脑、肾及外周血流量，具有抗血小板聚集、抗血栓形成、改善脑组织供血以及抑制病灶的进一步扩大和抑制病灶毛细血管通透性的作用，从而促进侧支循环的建立和病灶周边水肿消退，保护半暗带脑细胞，最终促进中风病情的好转。

【药物组成】　秦艽、甘草、川芎、当归、石膏、川独活、白芍药、细辛、川羌活、防风、黄芩、吴白芷、白术、生地黄、熟地黄、白茯苓。

【功用主治】

1. **功用**　疏风清热，养血活血。

2. **主治**　风邪初中经络证。口眼㖞斜，舌强不能言语，手足不能运动，或恶寒发热，苔白或黄，脉浮数或弦细。

3. 临床应用

（1）脑梗死：晁利芹等通过选取 140 例急性脑梗死患者，随机分为对照组和大秦艽汤组，对照组给予西医基础治疗，大秦艽汤组在对照组基础上加用大秦艽汤口服。观察治疗后两组患者血清炎性因子水平，包括 IL-8、IL-6、TNF-α、同型半胱氨酸、C- 反应蛋白和白细胞等。结果治疗后大秦艽汤组患者血清炎性因子水平均较对照组患者降低，差异具有统计学意义（$P < 0.05$），表明大秦艽汤对急性脑梗死患者血清炎性因子水平影响显著。西医学研究发现，亚低温治疗对急性脑梗死具有保护作用，抑制炎症级联反应是脑保护的一个重要机制，而大秦艽汤对炎症早期呈现抗炎作用，通过抑制血管通透性、控制水肿以及炎症中晚期的肉芽组织增生从而起到抗炎的效果。该方是《素问病机气宜保命集》方："中风外无六经之证，内无便溺之阻格，致血弱不能养筋，故手足不能运动，舌强不能言语，宜养血而筋自荣，大秦艽汤主之。"以上这些症状显系属脑血栓形成的一些症状，当患者在安静状态下或者睡醒后，既无情绪的改变又无六淫所侵，而突然出现偏瘫，手足不用，言语謇涩，这是由血虚所致。主要是络脉空虚风邪入中，所以采用大量祛风药与养血药治疗。方以大秦艽为名，提示人们该方是祛风除湿之主方。秦艽川芎且有扩张周围血管使冠状动脉血流量和下肢血流量增加的作用，羌独活能直接扩张血管降低血压，防风治四肢挛急，白芷细辛祛风止痛。方中配有当归、熟地黄滋阴养血活血，愈有"治风先治血"之意。大秦艽汤之所以治疗中风有效，根本的原因是它的大量风药都有扩张血管，增加血液循环降低血压的作用，这些作用正符合西医学治疗脑血栓形成的一般原则。

（2）短暂性脑缺血发作：刘红石运用头皮针合大秦艽汤治疗中风先兆 30 例，总有效率 93.3%，取得满意效果。中医学认为，中风先兆多因正气虚弱，络脉空虚，风邪入中经络，或肝阳上亢，肝风内动，湿痰阻络，气血运行不畅，筋脉失养所致。头皮针是通过针刺头部经络腧穴来调整人体的阴阳气血，以达治疗疾病之目的。《医宗金鉴》言："头为诸阳之首，位居至高，内涵脑髓。脑为元神之府，以统全身者也。"秦艽汤有祛风活血降火之功，主治中风手足麻木、活动欠灵及舌强不能言。方中秦艽能祛一身之风邪，防风随诸药可搜逐各经风邪，羌活、独活、川芎、白芷可散足太阳膀胱经、足厥阴肝经、足少阴肾经及足阳明胃经之风邪，配以当归、白芍、白术、茯苓养血和血、补中益气。本方既能搜剔各经风邪，又能益气活血通络，切中病机，故收效较佳。

（3）其他

1）肩周炎：李竟将 160 例肩周炎患者随机分为 2 组各 80 例，对照组患者给予小针刀治疗，治疗组在对照组的基础上给予大秦艽汤治疗。记录 2 组患者肩关节各活动度、VAS评分以及临床疗效，并进行比较。结果表明小针刀联合大秦儿汤治疗肩周炎的疗效为优，值得在临床上应用。王勇坚等将118例肩周炎患者平均随机分为对照组与试验组，每组各59例。对照组采用单纯小针刀治疗，而试验组则采用小针刀联合中药方剂大秦芜汤治疗肩周炎。记录与比较2组患者临床治疗疗效、肩关节疼痛及功能改善情况，结果表明小针刀联合大秦芜汤治疗肩周炎疗效肯定，显著优于单用小针刀进行治疗。

2）周围性面瘫：有研究将60例面神经炎患者随机分为两组。对照组30例予激素抗炎、抗病毒、营养周围神经等治疗，治疗组30例在西医治疗的基础上配合大秦芜汤加减治疗，结果表明大秦芜汤加减联合西药治疗面神经炎疗效显著。对应用大秦芜汤合牵正散口服治疗48例特发性面神经麻痹患者，结果总有效率97.92%，表明大秦芜汤联合牵正散治疗特发性面神经麻痹疗效满意，值得推广应用。大秦芜汤配合穴位浅刺治疗周围性面瘫48例，结果总有效率为95.8%，表明大秦芜汤配合穴位浅刺治疗周围性面瘫疗效显著。方中秦芜祛风而通经络，羌活、防风、细辛、白芷均为辛温之品，能祛风散邪，语言与面肌运动障碍，与血虚不能养筋有关，且风药多燥，故配当归、白芍、熟地黄养血柔筋，使祛风而不伤正，川芎助当归、白芍活血通络，白术、茯苓、黄芪益气健脾，以助生化之源，黄芩、石膏清热，因风邪可化热。诸药合用，共奏祛风清热，化痰止痉，益气养血活血之功，使正气复，邪气祛，面神经麻痹得到康复，疗效显著，值得临床推广应用。

【方药分析】 方中重用秦芜祛风通络，为君药。更以羌活、独活、防风、白芷、细辛等辛散之品，祛风散邪，加强君药祛风之力，并为臣药。语言与手足运动障碍，除经络痹阻外，与血虚不能养筋相关，且风药多燥，易伤阴血，故伍以熟地黄、当归、白芍、川芎养血活血，使血足而筋自荣，络通则风易散，寓有"治风先治血，血行风自灭"之意，并能制诸风药之温燥；脾为气血生化之源，故配白术、茯苓、甘草益气健脾，以化生气血；生地黄、石膏、黄芩清热，是为风邪郁而化热者设，以上共为方中佐药。甘草调和诸药，兼使药之用。

【使用注意】 本方辛温发散之品较多，若属内风所致者，不可使用。

羚羊角汤《医醇賸义》

临床研究表明，羚羊角汤对脑出血症状改善明显，可预防中风继发中枢性高热，并能有效控制血压，治疗效果显著。

【药物组成】 羚羊角、菊花、蝉蜕、生地黄、牡丹皮、石膏、黄芩、大黄、石菖蒲、远志、甘草。

【功用主治】

1. **功用** 平肝息风。

2. **主治**　治肝阳上亢，头痛如劈，筋脉抽掣，痛连目珠。

3. **临床应用**

（1）脑出血：史玉虎等将 52 例脑出血患者随机分为对照组和治疗组，每组各 26 例。对照组接受常规西药治疗，治疗组在常规西药治疗的基础上加用复方麝香注射液联合羚羊角汤治疗，观察并比较两组临床疗效。结论复方麝香注射液和羚羊角汤联合常规西药治疗痰热内闭清窍型脑出血疗效较好，尤其在改善中医症状较常规西药具有明显优势。羚羊角汤中以羚羊角为主药，配合菊花、蝉蜕以清肝息风；以生地黄、牡丹皮清热凉血；用石膏、黄芩、大黄清热泻火，以石菖蒲、远志化痰开窍；甘草调和诸药。诸药合用，共奏清热涤痰，醒神开窍之功。

（2）控制危险因素：高血压：姚旭东等通过予对照组 50 例高血压患者采用缬沙坦氨氯地平片治疗，观察组 50 例联合羚羊角汤加减治疗，结果两组治疗前舒张压、收缩压及平均脉动压差异无统计学意义（$P > 0.05$），观察组治疗后舒张压、收缩压及平均脉动压水平，显著低于对照组（$P < 0.05$），表明在缬沙坦氨氯地平片基础上联合羚羊角汤加减治疗效果理想，值得推广应用。

（3）并发症：脑卒中继发中枢性高热：殷力涛等将 83 例符合纳入标准的患者随机分为治疗组 42 例和对照组 41 例，两组患者均接受基础治疗和物理降温治疗，治疗组加服中药羚羊角汤，结果表明羚羊角汤为主治疗急性出血性脑卒中继发中枢性高热疗效确切。高热患者降温后，可降低脑和全身的基础代谢率，减少脑组织耗氧量，并减少脑组织乳酸堆积，防止细胞内酸中毒，抑制内源性毒性产物对脑细胞的损害作用，减轻脑水肿降低颅内压，保护血 - 脑脊液屏障。

【**方药分析**】　方中羚羊角粉味甘，性微寒，具有平肝息风、清热解毒等功效；钩藤味苦性微寒，具有清热平肝，息风解痉等功效；石决明具有平肝潜阳、清热明目等功效；龟甲具有滋阴潜阳、养血、补心等功效；夏枯草具有清肝泻火等功效；生地黄具有滋阴凉血、清热生津等功效；牛膝具有补肝肾、逐瘀通经、利尿通淋等功效；白芍具有养血柔肝、缓中止痛、敛阴收汗等功效；菊花具有疏散风热、清热解毒等功效；牡丹皮具有清热凉血、活血化瘀等功效；酸枣仁具有宁心安神、镇静等功效；甘草则能调和诸药。

【**使用注意**】　温病后期，热势已衰，阴液大亏，虚风内动者，不宜用。

小续命汤《备急千金要方》

现代药理实验表明，小续命汤具有神经保护、改善认知、调脂、抗凋亡等作用，可有效改善神经功能缺损，保护神经元，对脑血管疾病的临床治疗具有深远意义。

【药物组成】 麻黄、防己、人参、黄芩、制附子、肉桂、白芍、川芎、杏仁、甘草、防风。

【功用主治】

1. **功用** 辛散温通，扶正祛风。

2. **主治病症** ①治中风不省人事，神气溃乱，半身不遂，筋急拘挛，口眼㖞斜，语言謇涩；②风湿腰痛，痰火并多；③六经中风，及刚柔二痉。

3. 临床应用

(1)脑梗死：小续命汤在中风领域应用较广，张丽瑛等临床研究表明：小续命汤能显著改善中风患者的神经功能缺损，且具有明显的调脂和抗动脉粥样硬化作用，对缺血性脑卒中防治有积极作用。小续命汤中生姜的用量最大，用至五两。现代研究表明，生姜对中枢神经系统有抑制作用，6-姜酚对大鼠大动脉前列环素的游离具有显著的抑制作用，即抑制了血小板及动脉壁中的双环氧合酶活性；人参、芍药、川芎益气活血，能够改善急性缺血性脑卒中的自由基损伤，血流动力学异常以及组织形态学的异常。

(2)脑出血：有研究将小续命药枕运用于脑出血患者的治疗中，小续命组脑出血患者较对照组脑出血患者的疗效佳，且并未出现血压升高、出血量增多、临床症状加重等明显不良反应。临床实验对脑出血大鼠模型进行不同时相的动态观测，发现续命汤灌胃的大鼠组（续命组）脑出血后海马脂质过氧化物、神经细胞内 Ca^{2+} 浓度及脑水的含量较生理盐水灌胃的大鼠组（模型组）大鼠的低；小续命组的局部脑血流较模型组丰富，并得出相关结论：小续命汤在调节大鼠局部脑血流、抑制脂质过氧化物活性、减少细胞外 Ca^{2+} 内流、改善脑水肿方面均发挥了积极作用。叶映月等通过将 32 只大鼠随机分为四组：假手术组以生理盐水灌胃，小续命汤组以小续命汤灌胃，醒脑静组以醒脑静灌胃，模型组仅以生理盐水灌胃，每日一次，连续 3 日后处死观察血肿体积、脑水含量。结果显示：小续命组与模型组对照，脑水含量降低，血肿体积缩小，毛细血管间隙的平均面积减少，核质比变大，表明小续命汤有减轻脑水肿，加速脑内血肿的吸收，保护脑神经细胞的作用。

(3)中风偏瘫：选择中风偏瘫患者86例，随机分为2组，2组西医治疗基本相同，治疗组同时给予小续命汤加减治疗2个月，通过比较肢体功能、头颅CT 等观察2组治疗后的效果。结果显示治疗组在改善临床症状上总有效率显著优于对照组（$P<0.05$），表明小续命汤加减治疗中风偏瘫有较好的疗效。小续命汤出自唐代孙思邈《备急千金要方》，始为治正气虚弱，被外风侵袭之中风证而设。因这种正虚邪实的证候，治疗不当时易发生危险，而本方可扶正祛邪，转危为安，故名小续命汤。临床应用小续命汤加减联合西医治疗中风偏瘫疗效明显高于单纯常规西医治疗，提示本方可以有效地改善中风偏瘫

局部肢体血流和脑功能的障碍。

（4）其他

1）面神经炎：面神经炎的病理改变，早期主要为面神经水肿，髓鞘肿胀、脱失，髓鞘的变性，晚期由于髓鞘的脱失或变性，轴突也会出现不同程度的变性，茎乳孔段和面神经管内段变性较为多见。采用小续命汤配合针刺治疗60例，对照组泼尼松、维生素B（Vitamin B，VitB）等西药口服，结果表明采用小续命汤配合针刺能提高面神经炎的疗效，缩短治疗时间，增加治愈率，值得推广应用。治疗期间，应注意保暖，必要时戴口罩，预防感冒以免加重病情。近年来对小续命汤的研究表明，小续命汤的有效成分具有改善血管循环和保护神经系统的作用，有学者在对小续命汤药理研究中发现，小续命汤中的药物提取物可以强烈抑制血小板聚集作用，抑制前列环素的游离，抑制双环氧合酶活性，改善血液循环。有学者研究报道，缺血、水肿的神经只有获得连续与足够的血氧供应，才能维持其正常功能，其微循环改善愈明显，临床治疗效果愈显著。还有学者报道，小续命汤能显著增高超氧化物歧化酶的活性，保护Na^+-k^+-ATP酶的活性，防止细胞外Ca^{2+}内流，以控制及减轻水肿作用。

2）神经根型颈椎病：有研究通过针灸理疗联合小续命汤加减治疗33例，对照组采取针灸理疗治疗，结果表明：采取针灸理疗联合小续命汤加减治疗神经根型颈椎病效果显著，且安全性高，值得临床推广应用。小续命汤方中防风、麻黄、防己、党参可除湿祛风；附子、人参、甘草、桂枝可通经益气、除湿散寒；鸡血藤、芍药、豨莶草、甘草、葛根、川芎具有活血舒筋的功效；黄芩可散热清泻，并中和药性。诸药合用，具有祛风温阳、益气止痛、活血通经等功效。

3）吉兰-巴雷综合征：吉兰-巴雷综合征又称急性炎性脱髓鞘性多发性神经炎，是一种神经系统自身免疫性疾病，多发生于青中年男性，以起病迅速，进行性对称性肢体力弱，腱反射减弱或消失，脑脊液检查呈蛋白-细胞分离等为主要表现。《医宗必读》指出："手足痿软而无力，百节缓纵而不收，证名曰痿。"吉兰-巴雷综合征属于中医痿证范畴，或因外感邪气，经脉气血闭阻，或劳倦内伤，阳气不足，或瘀血痰饮，脉络阻滞等，均可致筋肉失于温煦濡养而生痿。临证中，只要是素体阳气虚损，复感外邪所致的气机枢机不利，脏腑功能失调等证候，均可在小续命汤基础上随证加减。同时认为，对于年老久病的吉兰-巴雷综合征患者应适量加用黄芪，以达到益气通络，振奋阳气，温里达表之效，并积极配合针灸理疗，病情稳定后，嘱咐患者早期进行神经功能康复锻炼，以提高患者生活质量。

【方药分析】　此六经中风之通剂也。吴昆曰："麻黄、杏仁，麻黄汤也，治太阳伤寒；桂枝、芍药，桂枝汤也，治太阳中风；此中风寒，有表证者所必用也。人参、甘草补气；川芎、芍药补血；此中风寒，气血虚者所必用也。风淫故主以防风；湿淫佐以防己；寒淫佐以附子；热淫佐以黄芩。"

【使用注意】 高血压及体实者不宜用此方。

镇肝熄风汤《医学衷中参西录》

近代研究表明：镇肝熄风汤对高血压有良好的改善症状与降低血压作用，明显提高患者的生活质量，改善患者的血压昼夜节律和血流变等客观指标；对高血压有显著降压作用，改善心、脑、肾等重要靶器官的病变，降低血浆、心、肾脏组织中血管紧张素含量保护重要靶器官，而降低血压、减轻并发症。

【药物组成】 怀牛膝、生赭石（轧细）、生龙骨（捣碎）、生牡蛎（捣碎）、生龟甲（捣碎）、生杭芍、玄参、天冬、川楝子（捣碎）、生麦芽、茵陈、甘草。

【功用主治】

1. **功用** 镇肝息风，滋阴潜阳。

2. **主治** 类中风证。肝阳上亢，肝风内动，头目眩晕，或脑中时常作疼发热，或目胀耳鸣，或心中烦热，或时常噫气，或肢体渐觉不利，或口眼渐形歪斜，或面色如醉，甚或眩晕，至于颠仆，昏不知人，移时始醒，或醒后不能复原，精神短少，或肢体痿废，或成偏枯，其脉弦长有力。

3. **临床应用**

（1）脑梗死：有研究通过对 58 例急性脑梗死患者予镇肝熄风汤加减煎剂内服合葛根素注射液静脉滴注治疗，总有效率为 91.38%。另有研究将 90 例急性脑梗死阴虚动风证患者予依达拉奉加用镇肝熄风汤加减，对照组予依达拉奉治疗，结果表明加用镇肝熄风汤加减治疗，临床疗效及神经功能缺损程度显著优于对照组。将治疗组 60 例脑梗死患者在西药治疗的基础上给予镇肝熄风汤，对照组 60 例仅用西药治疗。结果治疗组总有效率 93.3%，优于对照组总有效率 81.6%，表明采用镇肝熄风汤治疗脑梗死临床疗效显著，值得推广。该方中重用牛膝，引血下行并能滋养肝肾，赭石、龙骨、牡蛎降逆潜阳，镇肝息风；龟甲、玄参、天冬、白芍滋养阴液，益阴潜阳，柔润息风，以制阳亢；茵陈、川楝子协助主药以清泄肝阳之有余，茵陈与麦芽同用能疏通肝气，有利于肝阳的平降，甘草调和诸药。诸药合用，则成镇肝息风之剂，共奏滋阴潜阳，镇肝息风，因而治疗脑梗死有较好的疗效。

（2）脑出血：现代基础实验表明镇肝熄风汤通过调节血管平滑肌细胞增殖 - 凋亡失衡，可改善血管重塑，拮抗脑细胞缺氧，从而减轻脑出血急性期造成的损伤。本方可以降低脑出血大鼠脑组织及血浆中的 ET 含量，降低 MDA，升高转铁蛋白（transferrin，Tf）、转铁蛋白受体（transferrin receptor，Tf-R）、低氧诱导因子（hypoxia-inducible factor，HIF），扩张痉挛的脑血管、减轻出血后脑细胞凋亡的作用而减轻脑水肿，起到保护脑组织的作用。并能促进控制血压平稳，减少血肿扩大及再出血可能，并有效改善患者临床症状，积极促进神经功能恢复，减轻患者神经功能缺失症状，提高患者生活质量。

（3）控制危险因素：高血压：有研究将 86 例原发性高血压者予镇肝熄风汤加减，对照组 80 例予卡托普利。结果表明镇肝熄风汤能够改善自发性高血压大鼠血管病理结构，减少高血压对血管壁的破坏。同时证明了镇肝熄风汤可以有效减少高血压对血管平滑肌细胞凋亡的影响，有效的抑制血管平滑肌细胞凋亡，起到良好的降低血压和保护血管平滑肌细胞的作用，减轻主动脉弓血管重构。镇肝熄风汤可显著降低自发性高血压大鼠血浆中血管紧张素Ⅱ含量，具有一定降压功效。

（4）并发症：血管性痴呆：血管性痴呆又名脑血管性精神障碍，避免个体或脑细胞死亡是急性期的关键，"治疗窗"甚短，必须及早抢救。方中白芍、玄参、天冬滋养肝肾之阴，柔肝息风；生牡蛎、赭石镇肝潜阳，降逆平冲；天麻、钩藤、菊花增强平肝息风之力；牛膝引血下行；栀子、生地黄清热除烦凉血；地龙通窍活络，使内风平息。诸药共使痰浊化，风火清，瘀血祛，言謇减，证自消。西医的对症处理达到了改变血液流变学异常，降低血黏度，加快血流速度，改善微循环和酸中毒，减轻自由基损伤，促进脑组织修复再生的作用。

（5）其他：帕金森病：研究表明，帕金森病的病理机制主要是纹状体中多巴胺神经递质缺失，黑质多巴胺能神经元缺失，伴发黑质路易小体变性。对 68 例帕金森患者予多巴丝肼片合镇肝熄风汤加减治疗，对照组予多巴丝肼片治疗，结果治疗组有效率明显高于对照组。有研究结果表明镇肝熄风汤对帕金森病模型小鼠黑质 HTmRNA 和蛋白表达下调具有抑制作用。推测镇肝熄风汤通过增加中脑黑质内酪氨酸羟化酶（tyrosine hydroxylase，TH）蛋白，将酪氨酸转化为左旋多巴，左旋多巴脱羧成为神经递质 DA 代偿了由于黑质的 DA 能神经元损毁所造成的黑质纹状体通路中 DA 缺乏，从而产生抗帕金森病的疗效。

【方药分析】　本方所治之类中风，张氏称之为内中风。其病机为肝肾阴虚，肝阳化风所致。肝为风木之脏，体阴而用阳，肝肾阴虚，肝阳偏亢，阳亢化风，风阳上扰，故见头目眩晕、目胀耳鸣、脑部热痛、面红如醉；肾水不能上济心火，心肝火盛，则心中烦热；肝阳偏亢，气血随之逆乱，遂致卒中。轻则风中经络，肢体渐觉不利，口眼渐㖞斜；重则风中脏腑，眩晕颠仆，不知人事等，即《素问·调经论》所谓"血之与气并走于上，则为大厥，厥则暴死，气复反则生，不反则死。"本证以肝肾阴虚为本，肝阳上亢，气血逆乱为标，但以标实为主。治以镇肝息风为主，佐以滋养肝肾。方中怀牛膝归肝肾经，入血分，性善下行，故重用以引血下行，并有补益肝肾之效为君。赭石之质重沉降，镇肝降逆，合牛膝以引气血下行，急治其标；龙骨、牡蛎、龟甲、白芍益阴潜阳，镇肝息风，共为臣药。玄参、天冬下走肾经，滋阴清热，合龟甲、白芍滋水以涵木，滋阴以柔肝；肝为刚脏，性喜条达而恶抑郁，过用重镇之品，势必影响其条达之性，故又以茵陈、川楝子、生麦芽清泄肝热，疏肝理气，以遂其性，以上俱为佐药。甘草调和诸药，合生麦芽能和胃安中，以防金石、介类药物碍胃为使。

【使用注意】 若属气虚血瘀之风，则不宜使用本方。

天麻钩藤饮《中医内科杂病证治新义》

现代药理研究表明，天麻钩藤饮可改善微循环障碍和脑组织供血供氧，缓解脑血管痉挛，降低毛细血管通透性，抑制缺血区脂质过氧化反应，增加超氧化物歧化酶的活性，清除自由基，有利于脑神经功能的恢复。

【药物组成】 天麻、川牛膝、钩藤、石决明、栀子、杜仲、黄芩、益母草、桑寄生、首乌藤、朱茯神。

【功用主治】

1. **功用** 平肝息风，清热活血，补益肝肾。

2. **主治** 肝阳偏亢，肝风上扰证。头痛，眩晕，失眠多梦，或口苦面红，舌红苔黄，脉弦或数。

3. **临床应用**

（1）脑梗死：通过对 56 例急性脑梗死患者在常规治疗基础上加服天麻钩藤饮，对照组 44 例给予脑梗死常规治疗，结果治疗组各项氧化应激指标、神经功能缺失评分、改善更为显著，表明天麻钩藤饮对急性脑梗死临床疗效显著。对 26 例急性脑梗死患者采用天麻钩藤饮加减治疗，对照组 26 例予以奥扎格雷治疗，比较两组患者的临床治疗效果以及治疗后的神经功能缺损情况。结果采用天麻钩藤饮治疗的临床疗效和神经功能改善情况均明显优于对照组，两组间比较差异明显，具有统计学意义（$P < 0.05$），可见其疗效，值得临床推广。方中天麻、全蝎、蜈蚣、白芍、石决明平肝息风；栀子、黄芩、钩藤、地龙清肝火，降血压；木瓜、牛膝补肾壮骨；地龙、丹参扩张脑血管，改善微循环，营养脑神经细胞；甘草、砂仁调和诸药、健胃。本方将补气活血、平肝息风、补肾降压药融于一体，治疗高血压型脑梗死，中风偏瘫，疗效显著。研究发现，氧化应激是脑细胞损伤的基本机制。脑梗死急性期，自由基和其他有害化学基团增多，破坏生物膜中的不饱和脂肪酸，导致线粒体功能障碍，导致氧化应激反应增强，加重兴奋毒性，促进脂质、蛋白质等过氧化损伤，产生脂质过氧化物，导致神经元细胞凋亡。

（2）脑出血：对 64 例高血压性脑出血患者予以天麻钩藤饮为主结合西药治疗，对照组 48 例单用西药，结果治疗组总有效率为 87.5%，较对照组 68.5% 有显著性差异，并且治疗组在改善致残程度、降低死亡率等方面均较对照组有明显优势，充分证实了本方的临床有效性。对 20 例急性脑出血患者予以天麻钩藤饮加西药治疗，对照组 18 例单用西药，结果治疗组总有效率为 95%，对照组总有效率为 88.9%。急性脑出血的发生多与血压偏高有关，而情绪激动往往会导致血压骤然升高；而肝肾阴虚患者，容易肝气上亢，肝气郁结，气郁化火，火灼阴伤以致肝肾阴虚加重，阴不敛阳，肝阳偏亢，肝阳化风，肝风上扰而发病。现代药理研究表明，本方有降压、镇静、抗痉厥催眠及调节自主神经功能等作用。血压过高或波动会加重脑出血、脑水肿，降压过快又产生有效脑灌注不足，本方通过纠正降钙素基因相关与血浆内皮素失衡状态，协调血管舒缩功能，不仅能降血压，而且达到了调节血压的目的，对渡过急性期、促进神经功能恢复有重要作用。精神躁动不安、抽搐亦为加重脑出血、增加大脑耗氧量的常见因素，其镇静抗痉厥等作用有利于防止再出血，保护脑细胞。

（3）控制危险因素：高血压：通过对 100 例高血压患者予天麻钩藤饮加减治疗，对照组 60 例口服硝苯地平片、卡托普利片、吲达帕胺片。结果表明天麻钩藤饮治疗高血压远期疗效满意，可预防高血压患者并发症的发生。现代药理研究证明天麻具有降低外周血管阻力，钩藤具有降压、镇静作用，杜仲、桑寄生也具有降压作用。因此，天麻钩藤饮的降压机制，考虑与其具有扩张血管，减轻容量负荷及阻力负荷等作用有关。同时，在降压过程中还能减轻心血管损害，保护血管、保护心脑方面具有一定作用。

（4）并发症：血管性痴呆：运用天麻钩藤饮治疗血管性痴呆 50 例，取得了较好的疗效。天麻钩藤饮具有平肝息风、清热泻火，益肾活血的功用，主要治疗因肝阳偏亢、肝风上扰所引起的头痛眩晕、失眠多梦、耳鸣失聪、烦热口苦、脉弦舌红等症状。故方中用天麻、钩藤平肝熄息风，生石决明平肝潜阳，又以栀子、黄芩清热泻火，使肝经之热不致上扰；寄生、杜仲滋补肝肾，可使肝阳得以潜藏，不再浮越，诸药合用共奏平肝潜阳、补益肝肾、益智安神之效。天麻素可能通过提高脑内胆碱能系统及改善细胞能量代谢恢复血管性痴呆大鼠的学习记忆能力。钩藤碱对暂时性脑缺血诱导空间认知障碍有预防作用，对血管性痴呆疗效显著。

（5）其他：偏头痛：通过予 50 例治疗组偏头痛患者天麻钩藤饮加减，对照组 40 例睡前口服氟桂利嗪胶囊。结果显示：治疗组总有效率 93.10%，优于对照组总有效率为 77.50%。方中天麻、钩藤、石决明平肝息风潜阳；栀子、黄芩苦寒清泄肝热；桑寄生、杜仲补益肝肾；牛膝、益母草、白芍活血调血，引血下行；首乌藤养心安神；蔓荆子为治头风之要药，又可引诸药上达于脑；全蝎、蜈蚣通络止痛；川芎入肝经，上行头口巅顶，下行血海，走而不守，既可活血化瘀，又可行气止痛。现代药理研究表明：川芎的有效成分川芎嗪易通过血 - 脑屏障，改善脑血液循环，并使脑搏动性血容量增加，提高脑组织对缺氧的耐受性和抗 5- 羟色胺病理作用，有效降低血液黏滞度及血管内阻力、提高血管的通畅性等特点，对偏头痛临床效果显著。

【方药分析】　本方证由肝肾不足，肝阳偏亢，生风化热所致。肝阳偏亢，风阳上扰，故头痛、眩晕；肝阳有余，化热扰心，故心神不安、失眠多梦等。证属本虚标实，而以标实为主，治以平肝息风为主，佐以清热安神、补益肝肾之法。方中天麻、钩藤平肝息风，为君药。石决明咸寒质重，功能平肝潜阳，并能除热明目，与君药合用，加强平肝息风之力；川牛膝引血下行，并能活血利水，共为臣药。杜仲、寄生补益肝肾以治本；栀子、黄芩清肝降火，以折其亢阳；益母草合川牛膝活血利水，有利于平降肝阳；首乌藤、朱茯神宁心安神，均为佐药。

【使用注意】　津液衰少、血虚、阴虚者慎用。

牛黄降压丸

研究表明牛黄降压丸能增加冠脉血流量，扩张冠脉血管，改善心肌供血供氧；能扩张外周血管、使外周血管阻力下降、调整心肌血管的顺应性，对心血管系统起到调整和改善作用。

【药物组成】　羚羊角、珍珠、水牛角浓缩粉、人工牛黄、冰片、白芍、党参、黄芪、决明子、川芎、黄芩提取物、甘松、薄荷、郁金。

【功用主治】

1. **功用**　清心化痰，平肝安神。

2. **主治**　心肝火旺、痰热壅盛所致的头晕目眩、头痛失眠、烦躁不安；高血压见上述证候者。

3. **临床应用**

（1）慢性脑供血不足：孙永海等通过对 30 例治疗组慢性脑供血不足患者予常规治疗基础上加用牛黄降压片，对照组加用川芎嗪片治疗。结果治疗组总有效率为 96.7%，对照组总有效率为 89.3%，两组患者疗效间差异有统计学意义（$P < 0.05$），表明牛黄降压片治疗慢性脑供血不足是有效的。慢性脑供血不足是指各种原因导致大脑出现慢性广泛的供血不足，脑部整体水平的血液供应低于 50ml/（100g·min）引发脑部缺血缺氧而出现一系列以脑部功能障碍为临床表现的疾病。牛黄降压丸中人工牛黄清心除烦，豁痰定惊；羚羊角平肝息风，定眩止痛；珍珠母潜阳安神，清热平息肝风；冰片清心开窍，疏散郁火清利咽喉，以助清上焦热郁，透发火郁；水牛角、黄芩凉血清心开窍，潜降疏泄肝经火郁；佐以黄芪、党参健脾益气，白芍平抑肝阳，敛阴养血；郁金、牛黄降压活血，疏肝解郁，行气中之血；川芎行气活血，理血中之气；决明子清肝定眩，薄荷疏肝解郁，甘松疏肝理气。诸药合用，共奏清心化痰、平肝安神之功。慢性供血不足患者不论是否伴有高血压，在常规治疗基础上加用牛黄降压片，

可显著提高治愈率及有效率，且无明显毒副反应。

（2）控制危险因素：高血压：将78例高血压患者在常规降压药物的基础上加用牛黄降压丸，结果总有效率为97.44%，显示牛黄降压丸对高血压有一定降压作用，且简单、安全、疗效确切，无毒副反应。现代药理研究表明：牛黄具有镇静镇痛，抗惊厥，抗炎，强心，抗心律失常和降血压之功；冰片有通过血-脑屏障止痛镇惊厥之强；郁金具有扩张血管，改善微循环，降血脂，降血压，抗炎，镇痛，调节免疫，且能明显地防止主动脉、冠状动脉及其分支内膜斑块形成；水牛角浓缩粉具有明显镇静、抗炎、抗惊厥和降血压之效；白芍具有调节免疫，镇静镇痛，解痉，扩张冠状血管和外周血管，降低血压和消除精神紧张因素之强；黄芪具有提高免疫，延缓衰老，扩张血管，改善微循环，增强代谢，降血压，降血糖，降血脂之灵诸药合用，以维持血压正常。

【方药分析】 方中羚羊角入肝经，凉肝息风；珍珠平肝潜阳，清肝泻火；水牛角浓缩粉清热凉血；牛黄清热解毒，息风止痉；白芍、党参、黄芪益气生津，滋阴增液，柔肝舒筋；决明子清泻肝火，兼滋肾阴；川芎上行头目，祛风止痛；黄芩清热泻火，凉血；甘松行气止痛，开郁醒脾；薄荷清利头目，疏肝解郁；郁金解郁开窍，清心凉血。诸药合用，共奏清心化痰，镇静降压之功。

【使用注意】

1. 孕妇慎用。

2. 腹泻者忌服。

3. 气血不足所致的头晕目眩、失眠患者忌服。

4. 服药期间忌寒凉、油腻食品。

5. 服用前应除去蜡皮、塑料球壳。

6. 本品不可整丸吞服。

川芎茶调散《太平惠民和剂局方》

现代研究表明，川芎茶调散有营养脑神经，促进脑代谢，从而保护神经元的功能。

【药物组成】 薄荷叶（不见火）、川芎、荆芥（去梗）、香附子（炒）（别本作细辛去芦）、防风（去芦）、白芷、羌活、甘草（炙）。

【功用主治】

1. **功用** 疏风止痛。

2. **主治** 外感风邪头痛证。偏正头痛或巅顶作痛，恶寒发热，目眩鼻塞，舌苔薄白，脉浮者。

3. **临床应用**

（1）TIA：即中风先兆，中医亦称之为小中风，以突然出现的一过性言语不利，或肢体麻木，视物昏花甚者晕厥、抽搐为临床表现，具有发病突然，历时短暂，可自行缓解，但易于复发的特点，与中风有着密切的联系，及早进行干预治疗，对防止或延缓中风的发生具有重要意义。对治疗组 40 例予川芎茶调散加用活血化瘀药，对照组 36 例予以阿司匹林、低分子肝素钙等西药治疗，试验结果显示：治疗组总有效率为 97.5%，对照组有效率 92%。方中川芎辛温香窜，走而不守，能行血中之气，去血中之风上行巅顶而通络，祛风活血直达病所而为治疗本病之主药。羌活、白芷、细辛辛温通窍，散寒止痛。西医学研究活血化瘀药可以改善脑血管的舒缩功能进而改善脑循环，且当归、生地黄、芍药、甘草滋阴养血，柔肝息风，且制约风药之燥性，甘草配芍药柔肝缓急，加用全蝎、蜈蚣息风止痉，对外风内风均有良好的祛风息风止痉作用，诸药合用共奏养血活血，祛瘀通络，祛风柔肝，息风止痉的作用。正符合中风先兆即 TIA 的病因病机，故用之于临床取得了较好的疗效。

（2）其他

1）偏头痛：有研究证实偏头痛患者的颅内脑血管血流与正常值相比有增加迹象。现代基础研究表明，川芎具有明显的镇痛作用，并可直接通过血 - 脑屏障改善脑血管的舒缩功能并对脑细胞的状态具有保护作用，其所含生物碱、挥发油等还具有扩张血管的作用可以改善脑部的血流量。细辛、白芷、羌活可保护血管内皮细胞，改善微循环，缓解血管痉挛，抑制血小板聚集和抗血栓形成，并有抑制胶原纤维合成及抗纤维化等作用，临床治疗偏头痛疗效显著。

2）三叉神经痛：三叉神经痛是三叉神经分支范围内反复出现的阵发性短暂剧烈疼痛。常伴有同侧面部肌肉抽搐，无感觉缺失等神经传导功能障碍。用川芎茶调散治疗 76 例，对照组用尼莫地平。结果发现川芎茶调散加减治疗三叉神经痛比单用尼莫地平疗效明显，且未见明显不良反应。现代基础研究表明：川芎茶调散可降低血液黏度，改善微循环，且能降低毛细血管通透性，增加组织器官供血，增强免疫功能和抗炎作用。

3）周围性面瘫：单纯性面瘫主要是外受风寒之邪再加风寒与痰相合，痹阻足阳明手太阳经络，经隧不利而成。通过用川芎茶调散治疗 200 例，对照组用牵正散，结论分析发现川芎茶调散治面瘫优于牵正散。川芎茶调散由川芎、白芷、羌活、荆芥、防风、薄荷、细辛、甘草组成。诸药配伍，祛风解表、散寒止痛，可散头面部风寒之邪。另外，治疗期间必须避风寒，调情志，注意保温，也是治疗的关键，必须注意。

【方药分析】　方中川芎性味辛温，用量较重，善于祛风活血而止头痛，长于治少阳、厥阴经头痛（头顶或两侧痛），并为诸经头痛之要药，为君药。薄荷、荆芥轻而上行，善能疏风止痛，并能清利头目，为臣药。羌活、白芷均能疏风止痛，其中羌活长于治太阳经头痛（后脑牵连项痛）；白芷长于治阳明经头痛（前额及眉心痛）；细辛散寒止痛，并长于治少阴经头痛；防风辛散上部风邪，上述诸药协助君、臣药以增强疏风止痛之效，均为佐药。炙甘草益气和中，调和诸药，为使。服时以清茶调下，取其苦凉之性，既可上清头目，又能制约风药的过于温燥与升散。诸药合用，共奏疏风止痛之效。

【使用注意】

1. 忌烟、酒及辛辣食物。

2. 孕妇慎服，儿童、哺乳期妇女、年老体弱者应在医师指导下服用。

全天麻胶囊

文献报道天麻治疗各种原因引起的眩晕、头痛、癫痫、神经衰弱以及缺血性心脑血管等疾病，其疗效肯定，安全性好，且起效快。全天麻胶囊长期服用无不良反应，且服用方便，是用于治疗脑血管病变的良药，值得推广。

【药物组成】 天麻。

【功用主治】

1. **功用** 平肝、息风、止痉。

2. **主治** 肝风上扰所致的眩晕、头痛、肢体麻木、癫痫抽搐。临床上用于经期前头痛、高血压头痛、儿童偏头痛等。

3. **临床应用**

（1）慢性脑供血不足：慢性脑供血不足是指大脑整体的血液供应减少而导致的慢性的广泛脑部血液供应不足，不能满足正常代谢需求，从而引起一系列脑部功能障碍，以头痛、失眠、认知功能障碍为主要临床表现的疾病，若进一步发展就可能导致脑梗死、阿尔茨海默病等诸多疾病的发生。王庆云等通过对 30 例治疗组慢性脑供血不足患者在常规治疗基础上加予服用全天麻胶囊，30 例对照组在常规治疗基础上加予口服曲克芦丁，观察头痛、头胀、倦怠、肢麻等症状改善情况及不良反应。结果显示全天麻胶囊治疗慢性脑供血不足优于曲克芦丁。全天麻胶囊主要由天麻制成，众多现代药理研究证实：天麻可以降低血液的黏稠度，加速红细胞流速，改善血小板的聚集功能，从而改善脑血管系统的血液供应。基础研究和临床应用证明了天麻的药理作用有：镇静、催眠、抗惊厥、镇痛作用，对缺血再灌注及脑细胞的损伤有保护作用，可以增加心脑血管血流量，降低外周血管阻力，增加动脉血管顺应性，还有增强免疫和抗遗忘、抗衰老等作用。全天麻胶囊能够降低外周血管的阻力，增强患者的动脉血管顺应性，另外还具有抗衰老、增强免疫的功效。全天麻胶囊还具有不良反应轻、服用方便的优点，在各种神经衰弱、头痛、缺血性心脑血管病中具有非常好的效果。

（2）椎 - 基底动脉供血不足：吴卫等通过对 36 例治疗组椎 - 基底动脉供血

不足患者给予全天麻胶囊联合尼莫地平治疗，36 例为对照组单用尼莫地平治疗，观察头晕、眩晕等临床症状改善情况，同时 TCD 观察两侧椎动脉（vertebral artery，VA）、基底动脉（arteriae basilaris，BA）的血流速度、搏动指数（pulsatility index，PI）和阻力指数（resistance index，RI）的变化。结果表明全天麻胶囊联合尼莫地平治疗椎 - 基底动脉供血不足疗效显著。天麻治疗椎 - 基底动脉供血不足眩晕的报道较多，TCD 观察到天麻能有效增加椎 - 基底动脉血供，改善迷路动脉及内耳血供。天麻改善梅尼埃病的眩晕症状效果显著。天麻又名"神草"，始载于《神农本草经》，味甘性平，入肝经，具有平肝息风、宣痹定惊、镇痛止痉等作用。全天麻胶囊由天麻制成，众多现代药理研究证实：天麻可以降低血液的黏稠度，加速红细胞流速，改善血小板的聚集功能，从而改善脑血管系统的血液供应。全天麻胶囊的原料是野生天麻，天麻有平肝潜阳、镇痉息风的功效。现代药理学研究证明，天麻中的有效成分为天麻素和天麻苷元，后者可通过血 - 脑屏障，与细胞膜上的苯二氮䓬受体结合，增强 γ- 氨基丁酸受体的亲和力，从而发挥中枢抑制效应，达到镇静、抗惊厥作用。天麻素可增加中央和外周动脉血管顺应性，降低外周血管阻力，温和降压；扩张血管，增加椎 - 基底动脉、内听动脉、迷路动脉供血，增强神经细胞存活力。

（3）控制危险因素：高血压：将 100 例轻、中度原发性高血压患者，随机分为治疗组与对照组，每组各 50 例，对照组口服缬沙坦片，治疗组除口服缬沙坦片外（用法同对照组），加服全天麻胶囊，观察治疗前后的临床疗效及血压下降程度。结果表明全天麻胶囊联合缬沙坦片治疗原发性轻、中度高血压具有较好的临床疗效。现代药理学研究表明，天麻含有天麻素、天麻苷元等，作用部位均位于神经中枢，可以降低血管阻力，扩张小动脉及微血管，降低血压时间长达 3h 以上，从而减少血压波动，减轻压力对血管壁的冲击，避免激活交感神经，平稳有效控制血压，天麻对心血管的作用是减慢心率但不影响心脏收缩幅度，增加心肌营养性血流量，改善心脏功能，保护心肌细胞，对脑的保护则是通过选择性增加椎动脉血流量和提高脑部抗缺氧能力来实现的。

（4）并发症：血管性痴呆：采用双侧颈总动脉永久结扎法制备血管性痴呆动物模型，全天麻胶囊高低剂量组分别给予灌服全天麻胶囊混悬液 10g/（kg·d）及 5g/（kg·d），对照组均给予等量生理盐水灌胃。结果表明血管性痴呆大鼠给予全天麻胶囊后，可以通过调节额叶 Bcl-2 及 Bax 蛋白的表达，抑制神经细胞凋亡，促进脑功能的恢复，从而改善大鼠学习记忆能力。全天麻胶囊为天麻经加工成细粉制成的胶囊剂，已有研究表明天麻具有扩张血管、抗缺氧缺血、降低血浆浓度作用，对红细胞变形和聚集指数异常也有显著改善作用。实验结果表明，全天麻胶囊能明显上调 Bcl-2 蛋白表达，降低 Bax 蛋白表达，减少额叶神经元凋亡，从而改善大鼠的认知能力，且大剂量组治疗效果更明显。

据此可以推断全天麻胶囊可能通过调节 Bcl-2，Bax 蛋白的表达，抑制了因细胞色素 C 由线粒体释放入胞浆激活天冬氨半胱氨酸酶系统诱导的凋亡，从而减少了慢性脑缺血后的神经元凋亡，改善了血管性痴呆大鼠的认知功能，故对血管性痴呆等慢性脑缺血疾病具有防治作用。

（5）其他：偏头痛：邸树清等应用全天麻胶囊治疗偏头痛患者 46 例，总有效率 94%，天麻是一种以密环菌为营养的食菌植物，不易繁殖。研究发现密环菌中主要含有香荚兰醇、香荚兰醛成分，并含黏液质、维生素 A 样物质。本品治疗偏头痛，作用快、疗效好，无副反应，因有良好的降压作用，故对患有高血压、脑动脉硬化、心脏病等患者也非常适用，易于临床推广、应用。药理实验证明：通过动物试验，天麻具有抗惊厥，镇静催眠及镇痛作用；能增加兔脑血流量及升高犬中央和外周动脉血管顺应性，降低外周血管阻力；并有降低血压，改善微循环的作用。现代医学资料表明天麻有明显的镇静作用，能抑制血管运动中枢，调节周围血管的舒缩，可促使血流动力学得到改善，以达到镇静止痛作用。

【方药分析】　天麻甘平，入肝经，可息风止痉，平肝潜阳。用于肝风内动，惊痫抽搐，小儿惊风；肝阳上亢所致的眩晕、头痛等证以及破伤风等。

【使用注意】

1. 忌生冷及油腻难消化的食物。

2. 有高血压、心脏病、肝病、糖尿病、肾病等慢性病严重者应在医师指导下服用。

3. 儿童、孕妇、哺乳期妇女、年老体弱者应在医师指导下服用。

松龄血脉康胶囊

临床研究表明，松龄血脉康胶囊可明显降低血黏度，抗血小板聚集，具有较理想的血流动力学效果，改善微循环，提高脑卒中治疗后神经功能恢复情况和生活能力。

【药物组成】　鲜松叶、葛根、珍珠层粉。

【功用主治】

1. **功用**　平肝潜阳，镇心安神。

2. **主治**　适用于肝阳上亢所致的头痛，眩晕，急躁易怒，心悸，失眠，口苦口干，耳鸣健忘；高血压、高脂血症等心脑血管疾病见上述证候者。

3. **临床应用**

（1）脑梗死：通过对治疗组脑梗死患者予松龄血脉康胶囊联合阿司匹林片治疗，对照组给予阿司匹林片治疗，治疗均为半年。结果治疗组总有效率为 89.0%，无一例再发；优于对照组总有效率为 77.5%，6 例再发，表明松龄血脉康胶囊可显著改善脑梗死患者神经功能，促进残肢功能的康复痊愈。同时可显著减少脑梗死患者的再次发病，延长再次发病的间隔期，从而提示松龄血脉康胶囊可作为脑梗死患者的二级预防用药而长期应用。药物学研究发现鲜松叶中含有松针叶绿素、松树前花青素、松针氨基酸、松针黄酮等多种成分，其中松树前花青素能拮抗自由基的细胞破坏作用，对水肿神经细胞有显著的保护作用，而松针黄酮则具有促进微循环、抑制血小板聚集、改善血管痉挛的效果。另研究显示葛根中的黄酮成分能增加微循环血流量、减轻缺血组织渗透、降低由组胺分泌导致的血管通透性升高，此类效果均有助于改善缺血性卒中患者预后。研究显示，松龄血脉康胶囊具有软化动脉血管，改善微循环，提高抗缺氧能力的功效，可减轻水肿区，降低血黏度和血小板聚集率，降低血脂等，对脑卒中原发病的预防与控制以及后遗症症状的改善具有良好功用，值得临床推广使用。

（2）预防：高血压：通过将原发性高血压患者168例随机分为A、B两组各84例。A组采用硝苯地平控释片治疗，B组采用松龄血脉康胶囊治疗。结果表明松龄血脉康胶囊疗效具有一定的优越性，且无明显不良反应，值得临床推广应用。现代临床研究认为，松龄血脉康胶囊有降压作用，是一种较为理想的治疗高血压的辅助药物。松龄血脉康能促进舒血管活性因子的分泌和减少缩血管活性物质的产生，抑制心室重构，改善心功能。现代药理研究发现葛根的主要有效成分是葛根素，葛根素可降低肾素，有明确的扩张冠状血管、脑血管和改善微循环的作用，减轻血管重构及心室肥厚，还通过抗血小板聚集，促进内皮细胞功能及调节血管活性物质。珍珠层粉有效成分为活性钙及多种活性氨基酸，具有免疫促进，抗氧自由基，中枢神经抑制等作用。松针具有抗氧化作用，保护血管内皮，改善血液黏稠度等功效。

（3）并发症：卒中后抑郁：将临床诊断为脑卒中后抑郁的患者60例，随机分为松龄血脉康组和多塞平组，各30例。疗程均为8周。于治疗前及治疗第2、4、6、8周末采用汉密尔顿抑郁量表进行疗效评定，并记录治疗期间出现的药物不良反应。结果显示松龄血脉康胶囊治疗脑卒中后抑郁的临床疗效与多塞平相当，但不良反应比多塞平少。据研究报道松叶富含前青花素及其他多酚类等有效成分，其中前青花素可以通过增强内皮性一氧化氮合成酶的基因表达，进而提高一氧化氮在内皮细胞中的释放，激活腺苷酸化酶，合成环磷酸腺苷，引起血管舒张；葛根具有增加心脑血管流量、解痉及类雌激素作用，还能抑制血小板聚集，促进受损的血管内皮恢复功能；珍珠层粉水解后含有多种氨基酸，能定惊、安神、平肝潜阳、清心等作用。由此可见，松龄血脉康胶囊具有保护血管内皮，解除血管痉挛，能促进机体的调节和修复，改善神经功能，保护缺血神经元，在治疗脑卒中的同时具有定惊、安神，改善抑郁症状的作用。

（4）其他：失眠：对 35 例有心、脑血管疾病的失眠患者先后用安慰剂和松龄血脉康胶囊治疗。松龄血脉康能明显延长心、脑血管疾病患者的昼、夜睡眠时间，且未发现不良反应。对 54 例治疗组中老年原发性失眠症患者给予松龄血脉康胶囊联合艾司唑仑片治疗，对照组给予艾司唑仑片治疗。结果表明松龄血脉康胶囊联合艾司唑仑片治疗中老年原发性失眠症疗效较好，值得临床推应用。松龄血脉康胶囊是一种新型中成药，具有维持血管壁弹性、扩张动脉血管、减轻外周阻力、保护器官的作用，能减轻或消除头痛、眩晕、胸闷、肢麻、心悸、失眠等症状。

【药理作用】 松龄血脉康是以松针、葛根为主，珍珠为辅制成的新型中成药。松针富含前花青素及多酚类、萜类有效成分，具有抗氧化，改善血管内皮功能，减轻微血管重构、降低血液黏稠度等多重功能。长期服用前花青素可显著降低血浆内皮素 1、血管紧张素 II 水平，升高前列环素水平，恢复患者血管内皮功能；前花青素在改善微血管的重构、缓解动脉粥样硬化斑块形成方面具有良好的作用；松针前花素对因缺氧而造成的自由基增多有良好的清除作用，保护神经细胞，避免炎性坏死或凋亡。葛根具有增加脑和冠脉血管流量、解痉、降糖、解热及类雌激素作用，抑制血小板聚集，促进受损的血管内皮恢复。

【使用注意】 个别患者服药后可出现轻度腹泻、胃脘胀满等，饭后服用有助于减轻或改善这些症状。

镇脑宁胶囊

现代药理学研究证明，镇脑宁胶囊可作用于中枢神经系统，能增加脑血流量、促进脑微循环，起到镇痛、解痉及安神的作用。

【药物组成】 猪脑粉、细辛、丹参、水牛角浓缩粉、川芎、天麻、葛根、藁本、白芷。

【功用主治】

1. **功用** 息风通络。

2. **主治** 风邪上扰所致的头痛，恶心呕吐，视物不清，肢体麻木，耳鸣；血管神经性头痛、高血压、动脉硬化。

3. **临床应用**

（1）椎 - 基底动脉供血不足：通过对 80 例治疗组椎 - 基底动脉供血不足患者予以镇脑宁胶囊联用盐酸氟桂利嗪胶囊治疗，对照组 80 例单用盐酸氟桂利嗪胶囊，观察比较两组临床疗效及 TCD 指标。结果表明镇脑宁胶囊与盐酸氟桂利嗪胶囊联合使用对临床症状、血流动力学指标改善优于单用盐酸氟桂利嗪胶囊，且无明显的不良反应。镇脑宁胶囊是由猪脑粉、川芎、藁本、细辛、白芷、葛根、天麻、水牛角浓缩粉、丹参等9种天然药物配方而成的纯中药制剂，根据归经理论川芎善治少阳、厥阴经头痛（两侧头痛或头顶痛），藁本善治厥阴经头痛（巅顶痛），白芷善治阳明经头痛（前额痛），细辛善治少阴经头痛（全头痛或头昏），现代药理学研究证明，镇脑宁胶囊可作用于中枢神经系统、扩张血管、改善血液黏稠度、降低血小板聚集，增加脑血流量、促进脑微循环，起到镇痛、解痉及安神的作用。

（2）其他

1）偏头痛：采用利血平负荷血凝块注射建立实验性偏头痛小鼠模型，利用热板法观察镇脑宁胶囊对偏头痛模型动物痛阈的影响；荧光分光光度法测定小鼠脑内单胺类神经递质 NE、多巴胺、5- 羟色胺、5- 羟吲哚乙酸（5-hydroxyindole acetic acid, 5-HIAA）含量。结果显示利血平负荷血凝块可使小鼠痛阈降低，单胺类神经递质显著降低，成功诱导实验性偏头痛小鼠模型。镇脑宁胶囊 200～800mg/kg 可不同程度改善模型动物偏头痛症状，可显著提高痛阈值 27%，分别提高脑内 NE，多巴胺、5- 羟色胺、5-HIAA 含量达 34%、33%、20% 和 30%。表明镇脑宁胶囊可以治疗利血平化伴局部脑血管痉挛所致小鼠偏头痛。镇脑宁胶囊方中川芎善治少阳、厥阴经头痛（头顶痛或两侧头痛），藁本善治太阳经头痛后头痛牵引颈部，白芷善治阳明经头痛（前额痛），细辛善治少阴经头痛，四药合力疏散风邪，和畅清阳，具有良好的止头痛效果。可明显改善实验性偏头痛小鼠痛觉敏感性，其作用机制可能与提高脑内单胺类神经递质有关。

2）脑动脉硬化症：将 254 例脑动脉硬化症患者按照就诊顺序随机分为 2 组，试验组 128 例给予镇脑宁胶囊治疗，对照组 126 例给予养血清脑颗粒治疗。采用双盲 / 平行性对照研究，疗程均为 4 周。观察 2 组疗效及不良反应，并进行药物经济学评价。结果表明镇脑宁胶囊治疗脑动脉硬化症临床疗效优于养血清脑颗粒，临床应用安全，具有更好的经济学优势。镇脑宁胶囊是一种新中药制剂，具有镇痛、镇静及解痉作用。它的处方是由猪脑粉、丹参、细辛、水牛角浓缩粉、川芎、天麻、葛根、藁本、白芷组成。主要通过行气活血，平肝清脑，除烦安神，镇静以达息风通络止痛的功效，临床上应用于风邪上扰所指的头痛头昏、恶心呕吐、视物不清、肢体麻木、耳鸣；血管神经性头痛、高血压、动脉硬化见上述证候者。镇脑宁胶囊对其治疗具有较强针对性，组方中诸药相合，共奏补精填髓、滋阴潜阳、息风止痉、活血通络、祛风止痛之效。

【方药分析】 方中水牛角清心凉肝、平肝息风止痉；丹参清心凉肝、活血化瘀通络；两药合用，平肝息风、化瘀通络，为主药。辅以天麻等平肝息风；川芎祛风行气，活血化瘀通络。佐以白芷疏经络之风邪，导邪外出而止头痛；猪脑补骨髓，益虚劳，治头风偏正头痛；藁本、细辛祛风寒湿邪，通络而止痛。各药合用,共奏平肝息风、化瘀通络之功。

【使用注意】

1. 外感头痛者忌用。

2. 阴虚阳亢者慎用。

<h2 style="text-align:center">大定风珠《温病条辨》</h2>

临床观察表明大定风珠在中风恢复期治疗临床疗效确切,能显著改善中风后神经缺损的症状,恢复神经细胞功能,保护神经元,无毒副反应,值得进一步研究和推广。

【药物组成】 生白芍、干地黄、麦冬(连心)、火麻仁、五味子、生龟甲、生牡蛎、甘草(炙)、鳖甲(生)、阿胶、鸡子黄。

【功用主治】

1. **功用** 滋阴息风。

2. **主治** 阴虚动风证。温病后期,神倦瘈疭,脉气虚弱,舌绛苔少,有时时欲脱之势者。

3. **临床应用**

(1)脑梗死:通过对48例脑梗死患者予大定风珠汤加味配合西药对症治疗,结果显示总有效率为96%,治疗过程中均未出现不良反应。方中鸡子黄、阿胶入肝能补血,入肾能滋阴,入心能养心,入脾肺则润燥,为疗阴虚血亏之良药;龟甲味咸入肾,质重能潜降,有滋阴益肾,潜阳息风,调补冲任脉,强筋健骨之效;鳖甲清虚热,滋阴潜阳;天麻、石决明、钩藤、牡蛎、龙骨镇惊、安神、潜阳,息风;生地黄、麦冬、山药、山萸肉、白芍滋阴、柔肝、益肾;僵蚕、地龙、全蝎祛风、止痉、通络、化痰、散结;甘草调和诸药。诸药合用,共奏滋阴潜阳,镇肝息风,祛瘀通络之功。现代药理研究表明:阿胶主要由胶原组成,水解可得多种氨基酸、含有钙和硫等,能加速血液中红细胞和血红蛋白生长,能促进微量元素的吸收,防止维生素E的氧化;鸡黄含蛋白质及钙、磷、铁、维生素A、B、C、E及人体必需氨基酸和不饱和脂肪酸等;龟甲、鳖甲、牡蛎、龙骨含动物胶、角质、蛋白质、维生素C等,能软化血管,提升血浆蛋白;白芍、麦冬、生地黄、山萸肉、山药有扩张血管,降压、利尿、降脂、提高免疫力,抗菌等作用;地龙、全蝎、僵蚕有扩张颅内血管,减少血流阻力,降低血小板聚集和血液黏稠度的作用;以上诸药合用,能更好地改善脑缺血、缺氧状态,保护脑组织,促进脑功能恢复,因而治疗脑梗死有较好的疗效。

(2)并发症:中风后失眠:将60例患者随机分为2组,治疗组30例口服大定风珠加味治疗;对照组30例口服安神补脑液治疗,结果表明大定风珠加味治疗中风后失眠疗效确切。《医贯》认为:"人生之阴只供三十之受用,可见阳常有余,阴常不足。"这些论述都说明了年迈之人,阴精大多不足。而中风患者急性期又多经西药脱水降颅压等治疗,从而更加重了体内阴液的亏损。故以大定风珠加味,取其滋阴养液,填补欲竭之真阴,潜镇上越之浮阳之功而使神安。方中以鸡子黄、阿胶血肉有情之品滋阴养液;生地黄、麦冬滋阴柔肝;龟甲、鳖甲、牡蛎育阴潜阳;火麻仁滋阴润燥;五味子、茯神宁心安神;丹参养血安神,活血通络;炙甘草调和诸药,诸药合用,共奏填真阴、潜浮阳、安心神、柔肝通络之功。临床观察表明本方不仅治疗中风后失眠疗效确切,且能显著改善中风后神经缺损的症状,无毒副反应,值得进一步研究和推广。

（3）其他

1）帕金森异动症（帕金森病并发异动症）:现代药理研究证明,大定风珠能提高免疫功能,增强机体抵抗力,调节内分泌,加强红细胞活力,改善血流变及微循环,抗氧自由基,扩张脑血管,增加脑血流量,恢复神经细胞功能,保护神经元,从根本上减轻帕金森病异动症的病理损害;方中白芍和甘草同用,也被证明能缓解中枢性肌痉挛,以及因痉挛引起的疼痛,芍药和甘草对骨骼肌有松弛作用,麦冬所含的多种沿阶草苷、甾体皂苷具有抗氧化作用,能延缓黑质纹状体的衰竭;五味子所含成分可调整自主神经功能,抑制交感或副交感神经的兴奋消除患者的自卑、焦虑、淡漠、失眠等抑郁症状,增强患者主动治疗疾病的信心及提高患者的生活质量;全蝎对抑制神经肌肉接头有阻断作用,可松弛肌肉,从而起到预防和治疗帕金森异动症的作用。

2）老年性舞蹈病:将老年性舞蹈病患者随机分为汤药组和西药组。检测治疗前后的变化。结果显示治疗后汤药组与西药组疗效比较有显著性差异（$P<0.05$）,表明大定风珠汤对老年性舞蹈病有明显治疗作用。方中取鸡子黄为血肉有情之品,味甘补脾,能镇定中焦,交通心肾,通彻上下。目前,由于鸡子黄含胆固醇较高,可由玄参代鸡子黄,其味苦咸、微寒,色黑入肾,壮水以制火,散无根浮游之火,合阿胶能熄内风乱动。虚风内动,缘于阴虚,故方中重用白芍、生地黄、麦冬养阴滋液,补欲竭之阴。虚风内动,又需潜阳息风,故又加入生牡蛎、生龟甲、生鳖甲三种介类药,既可补真阴,又能潜阳息风。五味子收敛心气,与滋阴药配伍,收敛欲脱之阴。甘草调和诸药,与白芍、五味子相配,又酸甘化阴,柔肝缓急。所以加强了息风镇痉、安神的作用,取得了良好的疗效。

【方药分析】 方用血肉有情之品鸡子黄、阿胶为君,吴鞠通自释鸡子黄"为血肉有情,生生不已,乃奠安中焦之圣品……能上通心气,下达肾气……其气焦臭,故上补心,其味咸寒,故下补肾",阿胶甘平滋润,入肝补血,入肾滋阴。二药合用,为滋阴息风的主要配伍。臣以麦冬、生地黄、白芍滋阴增液,养血柔肝。生龟甲、生鳖甲、生牡蛎益阴潜阳,平肝息风,六者共助君药滋阴息风之效。佐以麻子仁养阴润燥,五味子酸收,收敛欲脱之阴。甘草调和诸药,与白芍配伍,酸甘化阴。诸药合用,峻补真阴,潜阳息风,使阴液得复,筋脉得养,则虚风自息,病证可痊。

【使用注意】　若阴液虽亏而邪热犹盛者,非其所宜。《温病条辨》说:"壮火尚盛者,不得用定风珠、复脉汤。"

通天口服液

现代药理研究发现:通天口服液可抑制血管通透性的增高,具有明显的镇痛效应,并能降低血液黏度,对脑血管病变临床疗效显著。

【药物组成】　川芎、赤芍、天麻、羌活、白芷、细辛、菊花、薄荷、防风、茶叶、甘草。

【功用主治】

1. **功用**　活血化瘀,祛风止痛。

2. **主治**　瘀血阻滞,风邪上扰所致的偏头痛,症见头部胀痛或刺痛,痛有定处,反复发作,头晕目眩,或恶心呕吐,恶风。

3. **临床应用**

(1)脑梗死:现代药理研究证明川芎能改善脑膜和外周微循环,增加脑动脉血流量。本方中诸药有抗凝、抗氧化、降低脑血管阻力、增加脑血流量等作用。陈龙等通过犬及鼠进行口服通天口服液,观察其大脑中动脉结扎前后对脑缺血的影响,结果显示:通天口服液可降低犬及鼠脑缺血区重量,并能降低脑缺血所致肌酸激酶(creatine kinase, CK)、碱性磷酸酶(alkaline phosphatase, ALP)的升高;对鼠所致脑水肿含水量有不同程度的抑制作用;并能显著延长其死亡时间,且对脑缺血有一定的保护作用。王艳春等研究中表明在抗血小板聚集、降压、降脂、控制血糖等治疗基础上,加用通天口服液治疗急性期脑梗死,发现通天口服液具有较好的降黏、去纤、抗凝、解聚等作用,能够缓解脑血管痉挛,增加脑血流量,改善脑循环,进而改善脑组织缺血缺氧状态,明显改善脑梗死患者的神经功能缺损,值得临床推广。

(2)椎 - 基底动脉供血不足:应用通天口服液治疗椎 - 基底动脉供血不足62 例,与 32 例普通治疗对照组对比,观察治疗前后两组症状、体征及纤维蛋白原等的改变。结果表明通天口服液具有降黏、去纤、抗凝、解聚的作用。通天口服液为中成药方剂,现代研究证实,川芎有抑制大脑皮质及扩张周围血管等作用。因而具有祛风行气,活血化瘀的功效。现代药理实验也表明,该药能明显改善血液流变学的各项指标,降低血液黏度,抑制血小板 5- 羟色胺的释放,改善微循环,还有保护脑组织和减少脑缺血性损伤的作用。通天口服液在传统治疗方法基础上有加强扩张血管,降低血管阻力,增加血液流量,降低血液黏滞度等功效,具有较好的降黏、去纤、抗凝、解聚的作用,能够缓解脑血管痉挛,增加脑血流量。

(3)其他

1)偏头痛:通天口服液具有活血化瘀、祛风止痛等功效,通过动物实验表明通天口服液可明显减轻化学刺激、热刺激导致的疼痛程度,缩短疼痛持续时间,延长凝血时间,降低血液黏度,对血流动力学参数具有积极改善作用。通过抑制血小板聚集和释放 5- 羟色胺,阻止颅内外血管的异常收缩,阻断血管异常收缩的恶性循环,达到治疗和预防偏头痛的目的。通过行盐酸氟桂利嗪、通天口服液联合治疗 107 例,对照组行盐酸氟桂利嗪治疗,结果表明:通天口服液可以有效地降低偏头痛发作频率和次数,缓解疼痛病情,提高治疗有效率,改善血流动力学和血管内皮功能。

2)三叉神经痛:通天口服液治疗三叉神经痛患者 20 例,尽量不用其他药物,结果总有效率 90%,未观察到明显副反应。三叉神经痛是一种顽固性疾病,属中医的头风、面痛、偏头痛范畴。外感风邪,内由肝火,风邪引动肝火,内外合邪,阻于手足三阳经筋,不通则痛,发为本病。通天口服液以中医经典名方川芎茶调散为基础,具有活血化瘀、祛风止痛的功效,适宜治疗各种头痛。方中的川芎、赤芍等能调节血管,改善血流量,促进微循环的恢复,达到缓解疼痛或缩短疼痛时间的作用。通天口服液对三叉神经疼痛有较好的疗效,可能与此有关。文献报道临床运用通天口服液治疗三叉神经痛取得了较好的疗效,且未见明显副反应,与本观察结论一致。但其治疗机制尚缺乏严密的实验室依据及大规模临床研究,有待进一步探讨。

【方药分析】　方中川芎、赤芍活血化瘀;羌活、白芷、细辛、防风、薄荷、菊花、茶叶祛风止痛;天麻平肝祛风通络;甘草调和诸药。诸药合用,共奏活血化瘀,祛风止痛之功。

【使用注意】

1.忌烟,酒及辛辣食物。

2.儿童、哺乳期妇女、年老体弱者应在医师指导下服用。

豨莶丸《政和本草》

豨莶丸为豨莶草制成的蜜丸。每 100g 粉末加炼蜜 170～200g 制成大蜜丸,气微,味甜、微苦。

【药物组成】　豨莶草

【功用主治】

1. **功用**　祛风胜湿。

2. **主治**　中风,口眼歪斜,手足缓弱,时吐涎沫,语言謇涩;风湿痹痛,腰膝无力，手足麻木；并治白驳风。

3. 临床应用

（1）脑梗死：研究表明家兔静脉注射豨莶草提取物，可使血栓湿重明显减轻，其抑制率为51.41%。通过提取分离出豨莶草抗血栓活性组分，经动物实验证明有较强的抗血栓作用。张山雷认为，中风数日之后，气火上升之势少息，而肢体偏废如故，则知经络隧道之中，已为痰浊壅塞，气机已滞，血脉不灵，为偏废之痼疾，可用活血通络之剂以疗之。以豨莶丸治疗脑血管意外后遗症28例，经半年以上随访，显效（症状消失，活动自如，正常劳动）8例，有效（症状改善或接近消失，能轻微劳动）16例，无效4例。

（2）其他：

1）糖尿病周围神经病变：大量豨莶草可祛风胜湿、通痹止痛，配合红花、五加皮、没药、鸡血藤等。动物实验和临床试验显示豨莶通络液离子导入对糖尿病神经病变患者肢体疼痛有较好的治疗作用，可能是通过提高患者痛阈值，减轻局部炎症刺激，而发挥消炎镇痛作用。经豨莶通络液离子导入后，患者局部血流量明显增加，血液流变学指标改善，同时运动神经和感觉神经传导速度均较治疗前明显加快，感觉障碍明显减轻，说明豨莶通络液离子导入可能在改善神经营养血管的微循环基础上，改善神经电生理，促进神经功能恢复。

2）抗炎镇痛：豨莶草甲醇提取物有明显抑制炎症模型小鼠耳廓肿胀和足趾肿胀的作用，能延长热痛试验中小鼠舔后足的时间，能明显减少醋酸所致小鼠扭体的次数，以5%豨莶草组为优（$P < 0.01$），其作用呈一定的量效关系。可得出局部外用豨莶草具有明显的抗炎、镇痛作用。

【方药分析】 本方独用豨莶草以达祛风湿，通经络，解毒之用，黄酒浸拌可加强活血通络、祛风散寒之用；蜜丸调制使药力和缓。

【使用注意】 无特殊禁忌。

第三节 活血通络剂

补阳还五汤《医林改错》

补阳还五汤是治疗缺血性脑损伤的经典方，能够降低患者的致残率，提高生存质量，脑缺血可致脑组织中成纤维细胞生长因子阳性细胞和成纤维细胞生长因子蛋白含量增加，补阳还五汤能维持脑缺血后成纤维细胞生长因子的高水平表达，这是其抗脑损伤的可能机制之一。

【药物组成】 生黄芪、当归尾、赤芍、地龙、川芎、桃仁、红花。

【功用主治】

1. **功用** 补气，活血，通络。

2. **主治** 主治气虚血瘀之中风证。半身不遂，口眼㖞斜，语言謇涩，口角流涎，小便频数，或遗尿不禁，苔白，脉缓。

3. **临床应用**

（1）脑梗死：在中风急性期运用天麻钩藤饮加味，待治疗 3 天后急性期症状有所改善，继用补阳还五汤，可使气旺而血行，瘀祛络通，增加血栓溶解，改善脑缺血区血氧供给，有利于脑组织功能和肢体功能恢复。以补阳还五汤加减（黄芪、地龙、当归、红花、桃仁、川芎、赤芍、牛膝、桑枝、鸡血藤、龟甲）治疗腔隙性脑梗死 36 例，疗程 2 个月，治愈 28 例，显效 5 例，好转 2 例，无效 1 例，总有效率 97.22%。

（2）脑出血：排除脑出血急性期患者，选取 200 例脑出血恢复期患者，研究表明对于脑出血恢复期患者在应用常规西药治疗基础上给予补阳还五汤后，血肿吸收较对照组更为明显，运动功能恢复也较为明显，且治疗总效果较常规西药更为明显，考虑与其神经保护作用有关，可作为脑出血的重要治疗方法。

（3）脑卒中后遗症：在中风后遗症期，中药应予益气活血、化痰通络治疗，故应予补气活血、通经活络的经典方"补阳还五汤"为基础，根据辨证加减化裁治疗中风后遗症期 35 例，其中脑梗死 22 例，脑出血 13 例。疗程 1 个月，显效 19 例，改善 12 例，无效 4 例。

（4）其他：

1）心肌缺血：补阳还五汤对垂体后叶素诱发大鼠实验性心肌缺血有一定保护作用，可显著抑制大鼠 T 波变化，提高大鼠血浆 SOD 活性、降低 MDA 含量，对血素 LDH、CPK 的释放也有显著的抑制作用。含本方药物的血清可显著提高雄性大鼠离体血管内皮细胞的增殖活力，并降低血清过氧化脂水平和提高血清 SOD 含量而发挥抗脂质过氧化损伤作用，从而通过对血管内皮细胞的保护而起到保护心肌的作用。

2）带状疱疹后遗神经痛：运用补阳还五汤治疗带状疱疹后遗神经痛 56 例患者，治愈 31 例，占 55.36%；有效 14 例，占 25%；无效 11 例，占 19.64%。

【方药分析】 方中重用生黄芪大补元气为君药，意在使气旺血行，瘀去络通，使祛瘀而不伤正。当归尾长于活血养血，化瘀不伤血，为臣药。与黄芪同用为"当归补血汤"，能补气生血，既弥补经脉血瘀而致的血虚不足，又使活血通络而不伤正。川芎、赤芍活血和营；桃仁、红花活血化瘀；地龙性善走窜，通经活络，行走全身，以行药力，共为佐药。本方的配伍特点，一是大量补气药与少量活血化瘀药同用，体现了益气活血法，使气虚得补，经络得通，补气而不壅滞;二是黄芪用量独重,5倍于方中活血化瘀药的总量,使气旺血行,活血而不伤正。

【使用注意】 使用本方需久服才能有效,愈后还应继续服用,以巩固疗效,防止复发,王清任谓:"服此方愈后,药不可断,或隔三五日吃一付,或七八日吃一付。"但若中风后半身不遂属阴虚阳亢,痰阻血瘀,见舌红苔黄、脉洪大有力者,非本方所宜。

桃核承气汤《伤寒论》

桃核承气汤是治疗下焦蓄血证的有效药物。而下焦蓄血证的病位是包括小肠在内的整个下焦。肠缺血再灌注损伤的临床表现,与中医学中下焦蓄血证的描述特点颇类似。桃核承气汤可通过减轻炎症反应对大鼠肠缺血再灌注损伤有保护作用,并呈剂量依赖效应。

【药物组成】 桃仁(去皮尖)、大黄、甘草(炙)、桂枝(去皮)、芒硝。

【功用主治】

1. **功用** 逐瘀泻热。

2. **主治** 痰热瘀结之脑卒中,活血祛瘀通脉。应用于下焦蓄血证,少腹急结,小便自利,神志如狂,甚则烦躁谵语,至夜发热;以及血瘀经闭,痛经,脉沉实而涩者。

3. **临床应用**

(1)脑梗死:用桃核承气汤治疗多发性脑梗死6例,治疗4周,有效组瘀血得分有明显改善,无效组未见改善。红细胞聚集性有效组显著改善,而无效组未见变化。认为有效组的改善是伴随着瘀血得分及血液流变性异常的改善,表明可以由此判定桃核承气汤的效果。

(2)脑出血:桃核承气汤的主要作用在于通腑攻下,活血祛瘀,其适应证涉及内科各系统,而不仅仅局限于下焦蓄血。观察60例急性脑出血患者,每组30例,治疗组采用西医基础疗法加用桃核承气汤,对照组单纯用西医疗法,结果治疗组总有效率达87.5%,而对照组70.0%($P<0.01$)。

(3)其他

1)慢性肾功能不全:以桃核承气汤为主治疗慢性肾功能不全20例,总有效率85%,可明显改善肾功能,降低血清尿素氮和肌酐,还可改善慢性肾功能不全的血液高凝状态。

2)糖尿病肾病:桃核承气汤能改善糖尿病肾病患者糖脂代谢紊乱,减少尿蛋白排出量。将138例糖尿病肾病患者随机分两组,治疗组空腹血糖、餐后2h血糖、24h尿蛋白定量、胆固醇、三酰甘油均明显下降,内生肌酐清除率升高,与治疗前相比差异有显著性($P<0.01$或$P<0.05$)。

3）急性牙龈炎：用桃核承气汤治疗急性牙龈炎 56 例，有脓者配合切开引流，服药时将药含在口 1～2min，痊愈者 48 例，红肿热痛减轻而好转者 6 例，2 例无效。

【方药分析】　证属瘀热互结下焦，治当因势利导，逐瘀泻热，以祛除下焦之蓄血。方中桃仁苦甘平，活血破瘀；大黄苦寒，下瘀泻热。两者合用，瘀热并治，共为君药。芒硝咸苦寒，泻热软坚，助大黄下瘀泻热；桂枝辛甘温，通行血脉，既助桃仁活血祛瘀，又防硝、黄寒凉凝血之弊，共为臣药。桂枝与硝、黄同用，相反相成，桂枝得硝、黄则温通而不助热；硝、黄得桂枝则寒下又不凉遏。炙甘草护胃安中，并缓诸药之峻烈，为佐使药。

【使用注意】　表证未解者，当先解表，而后用本方。因本方为破血下瘀之剂，故孕妇禁用。

通心络胶囊

通心络胶囊系河北以岭医药研究院吴以岭院士根据中医络病理论，以益气活血、通络止痛为治疗原则研制而成的中药复方制剂，大量实验研究和临床研究表明通心络胶囊对冠心病心绞痛、脑梗死具有显著疗效，对病态窦房结综合征、心力衰竭、颈动脉粥样硬化、高脂血症等也有较好效果。

【药物组成】　人参、水蛭、全蝎、赤芍、蝉蜕、土鳖虫、蜈蚣、檀香、降香、乳香（制）、酸枣仁（炒）、冰片。

【功效主治】

1. **功效**　通络止痛。

2. **主治**　用于气虚血瘀络阻型中风，症见半身不遂或偏身麻木，口舌歪斜，言语不利。也可用于冠心病心绞痛属心气虚乏、血瘀络阻症，症见胸部憋闷、刺痛、绞痛、固定不移、心悸自汗、气短乏力、舌质紫黯或有瘀斑、脉细涩或结代。

3. **临床应用**

（1）脑梗死：将 112 例脑梗死患者随机分为治疗组和对照组各 56 例，2 组患者均根据病情酌情给予口服阿司匹林 100mg 等基础对应治疗。对照组在常规治疗基础上加用曲克芦丁胶囊，每次 2 粒，每日 3 次。治疗组在常规治疗基础上加用通心络胶囊，每次 4 粒，每日 3 次。2 组患者疗程均为 1 个月。比较治疗前后组的疗效、肢体功能康复及认知功能。结果治疗组的总有效率明显优于对照组（$P < 0.05$）。通心络胶囊治疗脑梗死安全，疗效可靠，对轻型、中型患者的疗效较为理想。

（2）脑出血：将脑出血患者 62 例分成 2 组，治疗组 32 例，对照组 30 例，入院后 2 组均给予西医常规处理：脱水、降颅压、控制血压、处理并发症及对症支持疗法等。治疗组在病情稳定后加用通心络胶囊口服,每次 4 粒,每日 2 次。连用 2 周为 1 个疗程。结果示治疗组与对照组于出院日 2 组评分均明显减低($P < 0.01$),且治疗组降低尤为明显($P < 0.05$);治疗组疗效优于对照组($P < 0.05$)。

(3)预防脑卒中 - 脑动脉硬化:将 124 例脑动脉硬化患者随机分成治疗组和对照组各 62 例,所有患者均口服拜阿司匹林 0.1g/d。冠心病患者口服单硝异山梨酯缓释片,高血压患者口服氨氯地平、依那普利,在此基础上,治疗组加服通心络胶囊每次 3 粒,每日 3 次。连续服用 3 个月后观察疗效。结果显示治疗组血胆固醇、甘油三酯、低密度脂蛋白水平较用药前明显下降($P < 0.01$),HDL-C 则升高($P < 0.05$),与对照组治疗后比较也有显著性差异。说明通心络胶囊具有较好的调脂作用,可改善患者的临床症状。

(4)其他

1)头痛:采用通心络胶囊治疗神经血管性头痛 35 例,疗效显著。治疗组口服通心络胶囊,每次 3 粒,每天 3 次;对照组用盐酸氟桂利嗪,每晚口服 10mg。2 组均以 30 日为 1 个疗程,服用 2 个月。结果治疗组总有效率为 91.4%,对照组为 77.1%,治疗组明显高于对照组($P < 0.05$)。证明通心络胶囊在缓解头痛、减少发作频率、缩短发作持续时间方面疗效均优于盐酸氟桂利嗪。

2)不宁腿综合征:采用通心络胶囊治疗不宁腿综合征 33 例取得满意疗效。对照组 32 例予阿普唑仑、维生素 B_1 口服;治疗组 33 例予阿普唑仑、维生素 B_1 口服,加用通心络胶囊,每次 3 粒,每日 3 次。2 组均以 60 日为 1 个疗程。结果治疗组患者感觉异常、睡眠中周期性腿动、醒时不自觉腿动、睡眠障碍明显改善。治疗组总有效 88%,对照组总有效率 47%。治疗组疗效显著高于对照组($P < 0.01$)。通心络胶囊治疗不宁腿综合征机制可能为通心络胶囊可降低全血黏度,明显改善血液循环,并具有一定扩张血管的作用,从而减少不宁腿综合征患者局部代谢产物的堆积。

3)特发性面神经麻痹:应用通心络胶囊治疗中老年特发性面神经麻痹患者 48 例,每次 3 粒,每日 3 次口服,同时给予维生素 B_{12} 注射液 500μg 肌内注射,维生素 B_1 片和维生素 B_6 片各 20mg/ 次口服,3 次 /d,疗程 4~8 周。结果 8 例治疗 3 周痊愈,31 例治疗 4 周痊愈,7 例治疗 6 周痊愈,2 例治疗 8 周痊愈。

4)带状疱疹后遗神经痛:按就诊顺序将带状疱疹后遗神经痛患者随机分为 2 组。治疗组 34 例予通心络胶囊,每次 4 粒,每日 3 次口服,配合超激光照射疗法;对照组 32 例予甲钴胺片(500μg/ 片),每次 1 片,每日 3 次口服,吲哚美辛片 25mg/ 次,每日 3 次口服,维生素 B_1 20mg/ 次,每天 3 次口服。2 组均以 10 日为 1 个疗程,连用 2 个疗程。治疗组总有效率 97.05%,对照组总有效率 78.13%,2 组疗效比较有显著性差异($P < 0.05$)。

【方药分析】 在通心络胶囊的组方中，人参为君药，使气旺血行，佐以虫类药(水蛭、蜈蚣、全蝎、土鳖虫、蝉蜕)搜络通瘀，配以赤芍活血散瘀，冰片芳香通窍，诸药合用，共奏益气活血、解痉通络、邪去正复之效。

【药理作用】 现代研究表明，人参皂苷可增强细胞反应性和脂质去氧化、增强心功能，水蛭可提高血浆白蛋白、降血脂，减少纤维蛋白和血小板聚集率，土鳖虫可降低血细胞比容率，缩短红细胞电泳时间。诸药合用有保护内皮细胞，增强纤溶活性，降低血黏度，促进侧支循环开放，维护血管通畅等作用。

【注意事项】 出血性疾患，孕妇及妇女经期及阴虚火旺型中风禁用。

脉络通胶囊

脉络通胶囊以补阳还五汤为基础精制而成。自古以来此方为经典的活血、通络方。主治脉络瘀阻，表现为半身不遂、口眼歪斜等证候。

【药物组成】 党参、当归、地龙、丹参、红花、木贼草、葛根、槐米、山楂、川芎。

【功效主治】

1. **功效** 益气活血、化瘀止痛。

2. **主治** 用于中风引起的肢体麻木、半身不遂等证；胸痹引起的心胸疼痛、胸闷气短、头痛眩晕及冠心病、心绞痛具有上述诸证。

3. **临床应用**

(1)脑梗死：采用脉络通胶囊治疗单纯性腔隙性脑梗 60 例，结果显示总有效率 75%。现代药理研究证实，党参能拮抗化学物质造成的神经损坏作用，尤其与丹参、川芎配伍可明显降低大鼠血黏度，抑制 TXA_2 合成，而不影响 PGE 的合成，从而抗血小板聚集，并改善微循环，能抗自由基损伤。

(2)脑卒中并发症 - 血栓形成：脉络通胶囊对由 ADP 诱导的大鼠血小板聚集均有显著抑制作用，与模型对照组比较 1min、5min 和最大聚集率均 $P < 0.05$；对血瘀模型大鼠的全血黏度均有不同程度的降低，与模型对照组比较，高切变率 $P < 0.05$、中切变率 $P < 0.01$；对大鼠实验性血栓形成中、高剂量组有显著抑制作用；均能显著延长小鼠凝血时间；与空白对照组比较 $P < 0.01$。脉络通胶囊是溶解血栓及预防血栓形成的有效药物。

(3)其他：冠心病心绞痛：将 100 例冠心病心绞痛患者分为对照组 40 例，治疗组 60 例，治疗组采用脉络通胶囊治疗，结果显示治疗组改善胸闷、气短乏力等临床证候疗效优于对照组，与对照组比较 $P < 0.01$。

【方药分析】 方中当归、丹参、红花、川芎、地龙、葛根、山楂均为活血祛瘀、舒经通络的要药。组方符合中医学的补气、活血、祛瘀、通络的传统理论。

【药理作用】 现代药理研究证实当归、丹参、红花、川芎、地龙、葛根、山楂均有抗血小板聚集，抑制血栓形成，抗自由基损伤，改善微循环作用。同时均有降血脂，改善缺血对心脑组织的损伤作用。方中槐米还能改善血管弹性。故疗效明显且用药方便，无明显毒副反应，值得在心脑血管疾病二级预防和治疗中推广应用，尤其适用于对阿司匹林，辛伐他汀类药物反应明显的患者中应用，阻止疾病发展，改善症状，提高患者的生活质量。

【注意事项】 孕妇及痰火内盛者忌服。

消栓肠溶胶囊

消栓肠溶胶囊是以清代名医王清任的"补阳还五汤"为基础，依托现代定量生物萃取工艺改制成功的纯中药溶栓产品。

【药物组成】 黄芪、当归、赤芍、地龙、川芎、桃仁、红花。

【功效主治】

1. 功效 补气、活血、通络。

2. 主治 用于缺血性中风气虚血瘀症，症见眩晕、肢麻、瘫软、昏厥、半身不遂，口舌歪斜，语言謇涩，面色㿠白，气短乏力。

3. 临床应用

（1）脑梗死：将65例脑梗死稳定期患者随机分为两组；对照组30例口服阿司匹林片治疗，治疗组35例口服阿司匹林片和消栓肠溶胶囊治疗，疗程4周。结果治疗组总有效率为94.3%，对照组为66.7%；两组临床疗效比较差异有统计学意义（$P<0.05$）。治疗组血液流变学指标较治疗前显著降低（$P<0.05$），对照组仅全血黏度较治疗前降低（$P<0.05$）；治疗后两组间血液流变学指标有显著差异（$P<0.05$）。治疗后两组椎动脉和基底动脉血流速度均较治疗前加快（$P<0.05$），且治疗组优于对照组（$P<0.05$）。应用消栓肠溶胶囊联合阿司匹林治疗脑梗死，其临床疗效显著优于单纯应用阿司匹林，且可减少阿司匹林的用量；可提高椎 - 基底动脉血流速度，增加抗动脉粥样硬化作用。

（2）短暂性脑缺血发作：将146例TIA（气虚血瘀型）患者按随机数字表法分为2组，各73例。对照组进行戒烟酒、合理膳食、降血压和血糖治疗，采用阿司匹林肠溶片内服（每日1次）；观察组在对照组基础上口服消栓肠溶胶囊（每次0.4g，每日3次）。2组疗程均为2周。总有效率观察组95.89%，对照组84.93%，差异有统计学意义（$P<0.05$），观察组优于对照组；2组治疗前后凝血酶原时间和部分凝血活酶时间比较，治疗后组间比较差异均无统计学意义（$P<0.05$）；观察组治疗后眩晕、偏身麻木、言语謇涩和晕厥评分均低于对照组，差异均有统计学意义（$P<0.01$）。证实消栓肠溶胶囊治疗能减轻TIA（气虚血瘀型）患者临床症状、体征，其临床疗效优于对照组。

（3）脑卒中并发症 - 血管性痴呆：将78例血管性痴呆患者，按照随机原则，分为治疗组和对照组，其中将消栓肠溶胶囊联合加兰他敏设为治疗组，加兰他敏设为对照组，两组疗程均为 4 周。治疗后 MMSE、HDS 评分明显高于治疗前，ADL 评分明显低于治疗前。并且消栓肠溶联合加兰他敏治疗后，MMSE、HDS、ADL 评分要优于单纯用加兰他敏治疗组，差异比较有统计学意义（$P < 0.05$）。联合加兰他敏能显著改善患者临床症状，降低血管性痴呆患者神经功能缺损评分，改善日常生活能力等方面，值得临床借鉴。

（4）其他：冠心病：消栓肠溶胶囊能降低冠心病患者血浆同型半胱氨酸（homocysteine，HCY）水平及颈动脉内中膜厚度，具有心脏保护作用，并能延缓动脉粥样硬化进展，改善冠心病患者生存质量。但仍需进一步证实。

【方药分析】　黄芪，性味甘温，能大补元气，使元气充盛。方中重用黄芪，发挥益气活血之效，通过补气使元气充盛，达到气行则血行之功。地龙，咸寒，入肝脾肺经，取其药性善走能搜剔络中之邪、发挥通经透络之功效。当归、川芎、赤芍、红花四味活血化瘀药，功效各有特点，共助君、臣药疏通瘀阻之力。桃仁，性平，味苦、甘，归心、肝、大肠经，功效活血祛瘀，促进全方化瘀通络，引血下行，作为使药。

【药理作用】　补阳还五汤为临床治疗缺血性卒中的常用有效复方，其药理作用主要环节包括：降低脑组织的耗氧量，提高脑组织对缺血缺氧刺激的耐受性，抗自由基损伤，抑制炎性级联反应，降低兴奋性氨基酸毒性，减轻神经细胞凋亡。消栓肠溶胶囊以该方为基础，通过现代工艺技术制备而成，方中黄芪大补元气，可抑制血栓素的合成，降低血小板聚集，改善血液流变学；地龙疏通经络，可有效激活纤溶酶，溶解血栓及动脉硬化斑块，软化血管；赤芍可清血分实热，散瘀血留滞；桃仁有抗凝及较强的溶血作用。既解决了汤剂煎煮、携带不便的问题，又可对其制剂质量进行有效的控制。

【注意事项】　阴虚阳亢证及出血性倾向者慎用。

三七通舒胶囊

三七通舒胶囊是从中药三七中提取三七三醇皂苷所得，有活血化瘀、活络通脉之功效。用于改善脑梗死、脑缺血功能障碍等症。

【药物组成】　三七三醇皂苷。

【功效主治】

1. **功用**　活血化瘀，活络通脉。

2. **主治**　用于心脑血管栓塞性疾病，中风、半身不遂、口舌歪斜、言语謇涩、偏身麻木。

3. **临床应用**　脑梗死：三七通舒胶囊可改善脑梗死、脑缺血功能障碍，恢复缺血性脑代谢异常，通过抗血小板聚集，防止血栓形成，改善微循环，降低全血粘度,增强颈动脉血流量。现代药理研究显示其主要的药理机制包括:①可保护内源性 SOD 活性和抑制脂质过氧化的抗氧自由基,实现对脑缺血的保护作用;②通过降低细胞内 Ca^{2+} 浓度实现抑制缺血缺氧所致的细胞凋亡作用;③能有效抑制炎症因子的表达,明显减小脑梗死的梗死体积;④促进梗死区周围神经干细胞的增殖,同时参与脑缺血后神经的修复过程;⑤增强血管内皮生长因子 VEGF 及层粘连蛋白 Lam inin 表达,促进缺血区新生血管形成,从而减轻缺血性再灌注性脑损伤;⑥可以增进脑的缺血耐受性,减轻再发致死性缺血性脑损伤,其作用机制与诱导星形胶质 GFAP 和 bFGF 表达增加有关;⑦其他:抗血小板聚集,抑制血栓形成,降低全血黏度,诱导神经营养因子表达等。三七通舒胶囊在制备的过程中,一次性将具有活血作用的三七三醇皂苷(PTS)与具有消炎镇痛作用的三七二醇皂苷(PDS)进行了有效分离,使三七三醇皂苷总含量达 80% 以上。三七三醇皂苷是三七中的主要活血成分,其主要活性成份人参三醇皂苷 Rg1 的含量达 60% 以上,RgI、RI、Re 三者的含量约达 80%,能够改善脑缺血功能障碍,恢复缺血性脑代谢异常,抗血小板聚集,降低全血黏度。

【药理作用】 本品对实验性脑缺血、脑梗死动物具有明显的保护作用,并可明显改善其功能和行为障碍,降低脑血管阻力,增加颈内动脉血流量,既可抑制 ADP、AA、胶原诱导的大鼠血小板聚集,又可抑制 ADP、AA、PAF 和凝血酶诱导的人体血小板聚集,同时可降低大鼠全血黏度和红细胞压积,抑制血小板形成,并具有改善微循环的作用。有研究显示,三七总皂苷(PTS)能促进脑血流,促进脑血管生成,调节 VEGF 和 Ang-1 的表达。PTS 效应的分子机制可能与 Shh 通路激活有关。PTS 可能是一种很有前途的缺血性脑卒中治疗药物。另有报道显示,Rg1 还能增强纤溶系统活性,促进血管内皮一氧化氮的释放而发挥抗血栓作用,因而有助于 Rg1 对缺血后软脑膜微循环的改善,保护血脑屏障。三七皂苷对缺血再灌注损伤还有减轻钙超载、减轻脑水肿、促进再灌注时的神经修复、减轻超微结构损伤和降低缺血再灌注期间死亡率等作用,因此推测,PTS 减小脑梗死体积、发挥脑保护作用的机制可能与上述众多因素有关。

【注意事项】 孕妇禁用、产妇慎用,脑出血禁用。

脑得生胶囊

脑得生胶囊(片)作为临床上用于脑血管疾病的常用药收载于《中华人民共和国药典》(2005 年版一部),由三七、川芎、红花、葛根、山楂五味中药组成,具有活血化瘀,通经活络的功效。用于瘀血阻络所致的眩晕、中风,症见肢体不用、言语不利及头晕目眩;脑动脉硬化、缺血性脑中风及脑出血后遗症等。

【药物组成】　三七、川芎、红花、葛根、山楂（去核）。

【功效主治】

1. 功效　活血化瘀，疏通经络，醒脑开窍。

2. 主治　用于脑动脉硬化，缺血性脑中风及脑出血后遗症等。

3. 临床应用

（1）脑梗死：将150例脑梗死患者分为治疗组100例，对照组50例，治疗组口服雷氏脑得生片，对照组口服脑安胶囊，两组均持续服药8周，前2周均给予银杏达莫注射液25ml加入生理盐水500ml静脉滴注，每日1次。治疗后语言表达、患肢活动度及综合能力积分方面两组均有改善，但治疗组明显优于对照组，两组比较，差异有统计学意义（$P<0.05$）。

（2）其他

颈性眩晕：研究中治疗组选用脑得生胶囊联合地巴唑片，对照组选用尼莫地平胶囊，结果治疗组临床疗效（93.3%）优于对照组（73.7%）（$P<0.05$）。

【方药分析】　方以三七、红花为君药，二君合力加强活血化瘀之功，川芎为臣，具行气开郁，活血止痛功效。《神农本草经》曰："主中风入脑头痛。"《日华子本草》曰："破癥结宿血"，被称为"血中之气药"。山楂为佐药，其性味甘酸平，具有消食积之功效。《分类草药性》曰："消中膈之气，去肉积。"提示山楂能助消除脑络之瘀积。葛根性味甘平，立为使药，具有升阳解肌作用。

【药理作用】　三七为方中的君药，含有三七皂苷R1和人参皂苷Rg1、Rb1、Re等多种皂苷类成分，具有活血化瘀、疏通经络的功效。其中葛根用药量在脑得生片中所占比例最大，葛根主要含有葛根素、大豆苷、大豆苷元等黄酮类活性成分，在改善冠状动脉、脑和外周血循环，抑制血小板聚集，降低血压，降低心肌耗氧量，对梗死心肌的代谢等方面起重要作用。红花作为该药的重要组成部分之一，其主要有效成分羟基红花黄色素A具有扩张冠状动脉、缓解心肌缺血和抗凝血、抑制血栓形成等作用，在脑得生片治疗脑血管疾病方面起重要作用。

【使用注意】　孕妇慎用。

脑复康软胶囊

脑复康软胶囊是由传统经验方脑康丸加减制得的中药复方制剂。

【药物组成】　西洋参、葛根、丹参、红花、地龙、天麻等。

【功效主治】

1. 功效　益气化瘀，通经活络。

2. 主治　临床主要用于脑卒中后遗症、高血压头痛、头晕、颈项疼痛、冠心病、心绞痛、神经性头痛、早期突发性耳聋等疾病。

3. 临床应用

（1）脑卒中后遗症：将中风后遗症患者分为 68 例治疗组，30 例对照组，治疗组服用脑复康软胶囊，对照组口服补阳还五汤，结果显示观察组基本治愈率 88.2%，有效率 100%。

（2）脑卒中并发症血管性痴呆：脑复康对血管性痴呆大鼠学习记忆功能有一定的改善作用，其机制可能与提高脑组织中单胺类神经递质有关。

【方药分析】 西洋参益气为君药；丹参、红花活血化瘀为臣；葛根通经活络，生津益气，地龙、天麻通经活络为佐使药；诸药合之，有化瘀血，通经络，利脉道功效。脑复康软胶囊主要活性成分为葛根素、大豆苷元等，具有解痉止痛、增强脑及冠状动脉血流量等功效。

脑血康胶囊

脑血康胶囊的主要成分为水蛭素，具有抗脑水肿作用和脑保护作用。

【药物组成】 由水蛭提取的水蛭素制成。

【功效主治】

1. 功效 活血化瘀，破血散结。

2. 主治 用于血瘀中风，半身不遂，口眼歪斜，舌强语謇，舌紫黯，有瘀斑等，及高血压脑出血后的脑血肿、脑血栓见上述证候者。

3. 临床应用

（1）脑梗死：选取急性脑梗死患者治疗组 80 例，对照组 79 例，治疗组患者在常规对症治疗基础上加用脑血康胶囊，两组临床疗效比较，治疗组总有效率（87.5%）优于对照组（68.8%），且＜差异有显著性（$P<0.05$）。

（2）脑出血：选取高血压脑出血患者 86 例，随机分为对照组和治疗组，每组各 43 例，对照组于术后第 1 日静脉滴注脑苷肌肽注射液，10ml 稀释于生理盐水 250ml 中，每日一次。治疗组在对照组的基础上口服脑血康胶囊，每次 1 粒，每日 3 次。治疗后对照组和治疗组的总有效率分别为 72.09%、90.70%，两组比较差异有统计学意义（$P<0.05$）。治疗后两组患者 NIHSS 评分显著降低，ADL 评分显著升高，同组治疗前后比较差异具有统计学意义（$P<0.05$）；且治疗组患者 NIHSS 和 ADL 评分显著优于对照组患者，两组比较差异具有统计学意义（$P<0.05$）。结论脑血康胶囊联合脑苷肌肽注射液治疗高血压脑出血临床疗效确切，神经功能及生活能力改善明显，具有一定的临床推广应用价值。

（3）短暂性脑缺血发作：叶景青用血脂康联合脑血康防治老年人短暂性脑缺血发作 16 例，结果显效 14 例，有效 2 例。

【方药分析】 脑血康胶囊由单味水蛭制成。水蛭是一味传统中药，味苦、咸，性平，归肝经。破血、逐瘀，消癥，破瘀血而不伤新血。《神农本草经》："主逐恶血，瘀血，月闭，破血癥积聚，无子，利水道。"《本草纲目》："咸走血，苦胜血。水蛭之咸苦，以除蓄血，乃肝经血分药，故能通肝经聚血。"临床使用至今已经有两千年。

【药理作用】　水蛭含水蛭素、肝素、抗血栓素等成分。药理作用：抑制血小板聚集；抗凝血；促纤溶，活化纤溶系统；抗栓，溶解血栓，可防止各类血栓的形成及延伸；降血脂，抗动脉粥样硬化；改善血液流变学，预防和治疗血液高黏滞状态；抗脑缺血，促进脑水肿吸收，减轻周围炎症反应，改善缺血区脑组织供血，促进神经功能恢复，对缺血脑细胞起保护作用。

【使用注意】　出血者及孕妇禁用。

龙生蛭胶囊

龙生蛭胶囊可以预防血栓形成，扩张血管，抗动脉硬化，保护缺血脑组织，增加脑血流量，促进大脑功能恢复。

【药物组成】　黄芪、水蛭、川芎、当归、桃仁、红花、赤芍、桑寄生、刺五加、石菖蒲、木香、地龙。

【功效主治】

1. **功效**　补气活血，逐瘀通络。

2. **主治**　用于动脉硬化性脑梗死恢复期中医辨证为气虚血瘀型中风中经络者，症见半身不遂，偏身麻木，口角歪斜，语言不利等。

3. **临床应用**　脑卒中后遗症：一项涉及多个参研单位，以吉林省中医中药研究院临床药理基地牵头的 400 例临床研究表明，龙生蛭胶囊治疗脑梗死，临床总有效率达到 91.7%；对中风后遗症常见中医症候的改善率均在 80% 以上；可降低患者全血比黏度和血浆比黏度，降低血液黏度；未发现任何毒副作用和不良反应。治疗组总有效率 91.7%，愈显率 53.4%；对照组总有效率 83.0%，愈显率 33.0%；经 Ridit 分析，$P < 0.01$，治疗组疗效明显优于对照组。对中风后遗症常见中医症候的改善率均在 80% 以上。龙生蛭胶囊联合丹红注射液能够更好地降低患者血清超敏 C 反应蛋白浓度，抑制炎性反应，改善脑梗死患者的预后。

【方药分析】　步长龙生蛭胶囊源自清代王清任名方"补阳还五汤"，君药黄芪补气补血，水蛭活血通络，当归、桃仁、红花、赤芍四药合用，增强水蛭活血化瘀作用，使瘀滞去，病痛消。木香与川芎合用，增强黄芪行气作用，推动血液运行，使气行则血行，血行则瘀祛。桑寄生、刺五加、石菖蒲三药合用，补肝肾，强筋骨，增强人体正气。水蛭加地龙体现重用虫类药物，强效活血，标本同治。

【药理作用】　现代药理学研究表明，黄芪有兴奋中枢神经系统的作用，大剂量的黄芪能改善脑水肿，增强全身营养状态，并能通过扩张血管作用而降低血压,改善微循环。方中所含活血化瘀药主要作用于凝血调控、炎性因子分泌调控等通路上;补虚剂主要对脑卒中病理过程中信号传导和炎性介质的产生进行干预,同时,亦对其他物质向炎性物质的转化和代谢过程进行调节;清热剂赤芍所参与的调节通路主要分布在脑卒中发生的早期阶段,对脑卒中早期所产生的转录过程、炎性因子的早期表达等过程进行干预;对于脑卒中不同的病理阶段,龙生蛭胶囊中的各类有效成分的作用功效及调节过程的治疗效果和治疗方向有异同,通过不同组分间的相互结合,相互作用,达到对脑卒中的治疗效果。

【使用注意】

1. 本品有较强活血作用,脑出血者禁服。

2. 孕妇忌服。

脑心通胶囊

脑心通胶囊源于清代医家王清任的经典名方补阳还五汤,基于"脑心同治"理念,在该方基础上增加活血化瘀通络药物,具有益气活血、化瘀通络的功效。

【药物组成】 黄芪、赤芍、丹参、当归、川芎、桃仁、红花、醋乳香、醋没药、鸡血藤、牛膝、桂枝、桑枝、地龙、全蝎、水蛭。

【功效主治】

1. **功效** 益气活血,化瘀通络。

2. **主治** 用于气虚血滞、脉络瘀阻所致中风中经络,半身不遂、肢体麻木、口眼歪斜、舌强语謇及胸痹心痛、胸闷、心悸、气短;脑梗死、冠心病心绞痛属上述证候者。

3. **临床应用**

(1)脑梗死:研究中表明缺血性脑卒中患者在凝血功能方面大多表现为高凝状态,PT、TT 时间短,使得原本就阻塞的血管凝血快,阻塞加重。脑心通胶囊能通过改善患者凝血功能,缓解缺血性脑卒中患者大脑缺血缺氧症状,从而提高患者神经功能。步长脑心通含地龙,该味中药可通过抑制血小板聚集,达到抗血栓形成作用,已被研究证实,血小板聚集的抑制很可能是 BV(低切)得以降低的直接原因;而另一味水蛭含水蛭素,是凝血酶抑制剂的一种表达形式,其能对凝血酶与纤维蛋白原的结合进行较强力的抑制,使血液凝集时间变长,PT、TT 随之延长。除了凝血外,在动脉粥样硬化出现凝血与纤溶系统活性改变时,血小板会处于高度黏附聚集状态,引起甚至加剧血栓严重程度,最终形成脑卒中。研究表明,治疗 6 个月后,两组颈动脉内膜 - 中层厚度、斑块面积均减小,且脑心通联合治疗组优于对照组,差异均有统计学意义($P < 0.05$),表明脑心通胶囊可调节脑卒中患者的动脉粥样硬化症状。

（2）其他：研究表明常规药物加脑心通治疗方案可显著改善冠心病心绞痛患者的心电图，明显缓解心绞痛症状，临床疗效显著。安全性方面，研究组治疗方案的安全性略低，消化系统不良反应最为常见，主要表现为恶心、呕吐及腹泻等上腹部或胃部不适症状，偶有鼻出血、头晕、头痛、面红及牙出血等不良反应，治疗或服药周期延长后症状均得以缓解。一项纳入35篇随机对照试验研究，包含3 384例冠心病心绞痛患者的Meta分析显示：脑心通胶囊治疗组心电图疗效、心绞痛发作情况及血脂指标改善程度及总有效率均明显优于对照组（常规治疗）。

【药理作用】　现代药理学研究证明，脑心通胶囊具有高效的抗凝、抗动脉粥样硬化作用，可有效预防血栓的形成，缓解炎性应激反应，改善微循环，定向靶点治疗脑卒中患者，改善其神经功能。脑心通胶囊能明显改善大脑中动脉缺血再灌注大鼠神经症状，减小脑缺血大鼠的脑梗死范围，降低脑水含量，抑制脑水肿形成，减少缺血区神经元的死亡，降低血脑屏障通透性，有明显的脑保护作用。其主要作用环节可能与抑制缺血再灌注损伤的炎症反应，减轻白细胞浸润，降低脑组织内细胞因子IL-1β，IL-6，TNF-α的含量；减少脑组织黏附分子的表达，还可通过促进内皮祖细胞的动员与归巢发挥促缺血组织损伤修复的作用。

【使用注意】

1. 孕妇忌服。

2. 对本品及所含成分过敏者忌服。

消栓通络颗粒

消栓通络颗粒具有活血化瘀，温经通络之功，用于中风恢复期半身不遂，肢体麻木的治疗，其有效成分对氧-糖剥夺（oxygen glucose deprivation，OGD）损伤的原代培养神经元具有明显保护作用。

【药物组成】　黄芪、川芎、丹参、泽泻、山楂、三七、槐花、桂枝、郁金、木香、冰片。

【功效主治】

1. **功效**　活血化瘀，温经通络。

2. **主治**　用于中风恢复期半身不遂，肢体麻木。

3. **临床应用**　脑梗死：将160例患者分为对照组和观察组。两组均参照指南给予综合内科处理和康复措施。对照组给予针刺和推拿的中医康复措施，观察组在对照组基础加用消栓通络颗粒，每次12g，每日3次，温开水冲服。结果观察组致残/病死情况轻于对照组（$P < 0.05$）；治疗后观察组血清可溶性黏附分子-1（soluble intercellular adhesion molecul-1，SICAM-1），超敏C

反应蛋白（high-sensitivity C-reactive protein，hs-CRP）、IL-6 和 TNF-α 水平均低于对照组（P＜0.01）；治疗后观察组血清中枢神经特异蛋白 S100-β，血管生成素 -1（angiopoietin，ANG-1）和 ET-1 水平低于对照组（P＜0.01）。消栓通络颗粒能减轻致残程度和提高患者临床疗效，并能抑制 SICAM-1、hs-CRP、IL-6 和 TNF-α 炎症因子表达，调节 S100-β、ANG-1 和 ET-1 因子，起到减轻炎症反应，保护神经细胞，促进神经功能康复的作用。

【方药分析】 消栓通络颗粒由川芎、丹参、黄芪、泽泻、三七、槐花、桂枝、郁金、木香、冰片、山楂等十一味药物组成，方中重用黄芪益气升阳，补气行血；丹参、川芎、三七、郁金活血化瘀，行气通络；泽泻利水渗湿，槐花凉血止血，桂枝温经通脉，木香行气止痛，山楂消食健胃，冰片通窍散火，全方具有良好的活血化瘀、温经通络之效。

【药理作用】 方中黄芪甲苷对脑缺血再灌注导致的血 - 脑屏障渗透性增加有改善作用，对脑损伤引发的神经损伤也有一定的保护作用。丹参能清除或减少自由基产生、抑制过氧化反应，能减轻线粒体损伤，抗炎症介质，调节氨基酸类神经递质，保护神经元、抑制凋亡细胞，提高脑血流量，从而对脑缺血再灌注损伤具有保护作用。三七总皂苷可延缓缺血期间细胞内高能磷酸化合物的分解，改善脑缺血引起的脑能量耗竭，从而增加脑组织血液的供应，改善能量代谢，具有明显的脑保护作用。可见消栓通络颗粒具有保护神经元、抗炎、抗氧化和抗氧自由基、改善微循环作用的物质基础。

【使用注意】 禁食生冷、辛辣、动物油脂食物；血管病有出血倾向者，妇女月经期，孕妇均忌服。

脑安颗粒

脑安颗粒由川芎、红花等中药组成。具有活血化瘀，疏通经络，醒脑开窍的功效。

【药物组成】 川芎、当归、红花、人参、冰片。

【功效主治】

1. **功效** 活血化瘀，益气通络。

2. **主治** 用于脑血栓形成急性期、恢复期气虚血瘀证候者，症见急性起病，半身不遂，口舌歪斜，舌强语謇，偏身麻木，气短乏力，口角流涎，手足肿胀，舌黯或有瘀斑，苔薄白等。

3. **临床应用**

（1）脑梗死：随机选取我院收治的 100 例缺血性中风气虚血瘀证患者，随机分为对照组和研究组，每组 50 例。对照组患者给予常规治疗，研究组患者在进行常规治疗的基础上，给予脑安颗粒治疗。研究组缺血性中风气虚血瘀证患者的治疗总有效率为94.00%，对照组缺血性中风气虚血瘀证患者的治疗总有效率为72.00%，研究组患者的总有效率显著高于对照组（$P<0.01$）。两组患者在治疗后均无明显的不良反应。通过以上研究结果可以得出，脑安颗粒用于治疗缺血性中风气虚血瘀证，能明显提高患者的临床疗效，其改善患者神经功能的作用安全可靠，可有效缓解患者缺血性中风的气虚血瘀症状。

（2）脑出血：选取脑出血患者100例，随机分为观察组和对照组各50例。对照组患者采用常规治疗和康复护理，观察组患者在此基础上加用脑安颗粒。结果观察组患者手术率为10.00%，明显低于对照组的30.00%（$P<0.05$）；观察组患者并发症发生率为14.00%，明显低于对照组的38.00%（$P<0.01$）；两组患者血肿扩大发生率和死亡率比较，无明显差异（$P>0.05$）；观察组患者治疗12个月后功能障碍遗留率为46.66%，显著低于对照组的73.81%（$P<0.01$）；观察组患者药品不良反应发生率为2.00%。应用脑安颗粒、护理联合康复可显著降低脑出血患者手术率和并发症发生率，改善患者遗留功能障碍，同时无明显药品不良反应，安全、有效，值得临床推广。

（3）其他

1）血管性头痛：选取血管性头痛患者30例为治疗组，予以脑安颗粒进行治疗；另选同时间段内收治的血管性头痛患者30例为对照组，采用盐酸倍他司汀片进行治疗，结果对照组患者经过治疗，痊愈8例，有效10例，显效7例，无效5例，总有效率为83.33%；治疗组患者经过治疗，痊愈10例，有效10例，显效10例，无效0例，总有效率为100.00%。两组患者有效率比较，差异具有统计学意义（$P<0.05$）。结果脑安颗粒治疗血管性头痛的临床效果较好，值得推广使用。

2）老年神经衰弱：选取2010年12月至2012年12月医治的老年（年龄≥60岁）神经衰弱病例中，抽样选取82例且均分为两组进行研究，即对照组41例患者予以枣仁安神颗粒治疗，而观察组患者在此基础上再结合脑安颗粒进行治疗，术后超声评估患者的临床疗效。显示观察组患者总显效率高达92.68%，对照组患者总显效率仅75.61%，两者相比，显然观察组疗效更佳，差异比较有统计学意义（$P<0.05$）。观察组在视觉空间与执行（4.64±0.48）、记忆（3.86±1.31）、注意（4.67±0.78）、语言（2.51±0.54）定向力（5.12±0.56）等指标上均明显优于对照组，差异具有统计学意义（$P<0.05$）。枣仁安神颗粒结合脑安颗粒治疗老年神经衰弱疗效确切，超声评估临床效果理想，值得临床推广。

【方药分析】 脑安颗粒是由川芎、当归、红花、人参、冰片等具有活血化瘀，补气养血中药组成。方中川芎气温味辛，其性善升散，是血中之气药，可以"上至巅顶"，能引药上行（入脑），血行则瘀痛止。配以当归，协同川芎活血，行瘀荣筋通络，血和则风息，瘀化痰清。红花辛苦甘温，用于辅助川芎、当归活血化瘀之能，并有养血通络之功。人参具有大补元气，固脱生津，协领活血化瘀诸药，以行药力，气充则血行。冰片芳香开窍，其性温窜上行，引导药力透脑，通穴达经，气虚能补，活血散瘀，浊降清升则风血平息。

【使用注意】 出血性中风慎用。

养血清脑颗粒

养血清脑颗粒是以宋代中医名著《太平惠民和剂局方》的"四物汤"为基础加味并采用最新工艺研制而成的标本兼治的制剂，具有"养血活血、平肝潜阳"的作用。

【药物组成】 当归、川芎、白芍、熟地黄、钩藤、鸡血藤、夏枯草、决胡子、珍珠母、延胡索、细辛；辅佐料：糊精，甜菊素。

【功效主治】

1. **功效** 养血平肝，活血通络。

2. **主治** 用于血虚肝旺所致头痛，眩晕眼花，心烦易怒，失眠多梦。

3. **临床应用**

（1）脑供血不足：运用系统评价方法，检索国内外养血清脑颗粒治疗慢性脑供血不足的随机对照试验，筛选合格研究，评价纳入研究质量，结果显示，养血清脑颗粒具有增加慢性脑供血不足患者脑血流量、改善患者的认知功能的疗效。

（2）脑卒中并发症

1）血管性痴呆：按 Cochrance 系统评价方法，对养血清脑颗粒治疗血管性痴呆的临床有效性和安全性进行了系统评价，结果提示养血清脑颗粒为主的治疗措施与常规西药治疗相比较，MMSE 评分、HDS 评分、ADL 评分，差异均有统计学意义。在 MMSE 评分的亚组分析中，养血清脑颗粒为主的治疗措施优于多奈哌齐组、尼莫地平组和脑复康组，且安全性评价尚可，无发表偏倚。

2）抑郁症：有研究表明，养血清脑颗粒对一系列抑郁症状，包括缺血性脑血管病后抑郁、脑卒中后抑郁、心绞痛伴抑郁以及失眠伴发抑郁等均具有很好的治疗作用。

【药理作用】 养血清脑颗粒降低血压具有多成分、多靶点、多途径共同起作用的特点。可能是通过扩张血管、增加脑血流量，抑制血小板和白细胞的聚集黏附、改善微循环等作用，改善慢性脑缺血的病理状态。可使缺血脑组织中血管内皮生长因子及热休克蛋白 70 的表达增加，提示该药可能从促进血管侧支循环形成及抑制神经元死亡等方面保护缺血脑细胞。可以干预磷脂类分子的代谢，在预防血栓形成中具有一定的作用。可减少组织细胞的无氧酵解，这可能与其舒张脑血管，提高组织细胞供血供氧作用有关。

【使用注意】 偶见恶心、呕吐，罕见皮疹，停药后即可消失。

偏瘫复原丸

偏瘫复原丸对中风出现偏瘫后遗症期的恢复在临床上有一定的效果。

【药物组成】　人参、黄芪、三七、丹参、川芎、当归、地龙、全蝎、天麻、僵蚕、白附子等。

【功用主治】

1. **功用**　补气活血，祛风通络。

2. **主治**　中风所致的半身不遂、偏瘫等症。

3. **临床应用**　脑卒中恢复期：赵敏等用偏瘫复原丸联合针刺及康复训练治疗社区脑卒中恢复期患者112例发现偏瘫复原丸可以改善社区脑卒中恢复期患者的神经功能、提高日常生活能力。

【药理作用】　偏瘫复原丸是由人参、黄芪、三七、丹参、川芎、当归、地龙、全蝎、天麻、僵蚕、白附子等35味药物组成，具有补气活血、祛风通络的作用。可扩张血管，降低血流阻力，增强红细胞变形能力，改善微循环，改善血流动力学、血液流变学、抑制血栓形成和减轻自由基损伤，拮抗钙离子内流，也可提高脑组织耐缺氧能力，对脑神经元功能具有明显的修复保护作用。

【使用注意】　孕妇忌用。

通脉颗粒

在临床研究中发现通脉颗粒对脑部神经的修复效果比较明显。

【药物组成】　丹参、川芎、葛根。

【功用主治】

1. **功用**　活血通脉。

2. **主治**　动脉硬化，脑血栓，脑缺血。

3. **临床应用**　脑梗死：梁勇运用通脉颗粒联合尿激酶溶栓治疗急性脑梗死的临床研究发现，通脉颗粒可明显改善患者的神经功能缺失状况，有效提高患者的日常生活能力，还可有效改善相关血清指标，不良事件少且安全性高，值得临床推广使用。该药与溶栓药物配伍后，可明显改善患者的脑部血液循环状况，有效恢复脑部神经功能，可明显改善患者的预后。

【药理作用】　通脉颗粒主要成分为丹参、川芎、葛根，具有活血通脉的独特功效。丹参能明显缩小主动脉粥样斑块形成面积，降血清总胆固醇及甘油三酯，还能抑制细胞内源性胆固醇的合成，并能提高纤溶酶活性，延长出、凝血时间，抑制血小板聚集，提高血小板内环磷酸腺苷水平，抑制血栓素合成，改善血液流变学特性（血黏度降低、红细胞电泳时间缩短）。川芎具有降压、镇静作用。葛根可扩张血管，葛根总黄酮和葛根素能改善心肌的氧代谢，能增加脑及冠状血管血流量。

【使用注意】 月经期及孕妇禁用。

复方夏天无片

现代医学证明夏天无内含夏天无总碱，主要成分是普鲁托品，具有镇痛、抗炎、降低血黏度、抗血小板聚集，影响血小板生物活性物质的释放，保护血小板内部超微结构的作用。

【药物组成】 夏天无、夏天无总碱、制草乌、豨莶草、鸡血藤、鸡矢藤、威灵仙、广防己、五加皮、羌活、独活、秦艽、蕲蛇、麻黄、防风、全蝎、僵蚕、马钱子、苍术、乳香、没药、木香、川芎、丹参、当归、三七、骨碎补、赤芍、山楂叶、麝香、冰片、牛膝。

【功用主治】

1. **功用** 祛风逐湿，通经活络，行血止痛。

2. **主治** 脑血栓形成肢体麻木，屈伸不灵，步履艰难等。

3. **临床应用**

（1）脑梗死：夏天无总碱等为主要成分的复方夏天无片在动物实验中显示出较好的降低血黏度、抗血小板聚集等改善血液流变学。许幸仪研究结果发现，复方夏天无片能显著降低血液流变指标，可能是因为夏天无中的普鲁托品具有抗血小板聚集，影响血小板生物活性物质的释放，保护血小板内部超微结构的作用，能明显抑制二磷酸腺苷诱导的血栓形成和血小板黏附。

（2）其他：偏头痛：偏头痛的发病原因尚未完全明了，发病机制可归纳为血管学说、神经递质学说、神经血管学说。首先就是 5- 羟色胺系统的异常变化。从现代药理角度来讲，蕲蛇、全蝎具有促进神经营养的磷质产生之功，同时能促使垂体前叶促肾上腺皮质激素的合成与释放，使血中肾上腺皮质激素的浓度升高，从而具有抗炎、消肿、止痛作用。辅以麝香活血通络，消肿止痛，利用其极强的穿透之功，引药直达病所。麝香对炎症病理发展过程中的血管通透性增加，白细胞游走和肉芽形成等三个阶段均有抑制作用，对急慢性炎症均有对抗作用。其成分中人参二醇皂对红胺 5- 羟基胺，对缓激肽引起的毛细血管通透性升高具有明显抑制作用。三七散瘀消肿止痛，三七中含有人参二醇皂苷具有明显的镇痛作用，三七总皂苷对组胺、5- 羟色胺、缓激肽引起的毛细血管通透性升高具有明显抑制作用，从而产生抗炎镇痛效应。复方夏天无片具有抑制血小板聚集，抑制血小板释放 5- 羟色胺，阻止颅内外血管的异常收缩，阻断血管异常收缩的恶性循环，达到治疗和预防偏头痛的目的。

【药理研究】 复方夏天无片以夏天无为主药，佐以草乌（制）、威灵仙、五加皮、羌活、独活、蕲蛇、马钱子（制）、牛膝、三七、麝香、冰片等 33 味中药精制而成。夏天无为君，又名一粒金丹、野延胡、伏地延胡索，内含夏天无总碱，具有行气活血、行气通络止痛之功效；臣以草乌、威灵仙、羌活、独活、蕲蛇、马钱子等11味药，具有辛散苦温，温通经络，宣痹散寒之功效；佐以丹参、当归、三七、麝香、冰片等17味中药具有行气活血、养血补血之功效；使以牛膝、川芎具有行气活血、逐瘀通经、引诸药上行下达之功效。现代医学证明夏天无内含夏天无总碱，主要成分是普鲁托品，具有镇痛、抗炎、降低血黏度、抗血小板聚集，影响血小板生物活性物质的释放，保护血小板内部超微结构的作用。夏天无总碱动脉注射可使麻醉犬脑与下肢血流量增加，血管阻力减低，血压轻度下降，提示总碱有扩张脑血管和下肢血管的作用。夏天无总碱动脉注射可使麻醉犬脑与下肢血流量增加，血管阻力减低，血压轻度下降，提示总碱有扩张脑血管和下肢血管的作用。

【使用注意】 孕妇慎用。

灯盏生脉胶囊

灯盏生脉胶囊临床上多用于缺血性脑血管疾病的治疗，在预防和治疗脑梗死上有显著疗效。

【药物组成】 灯盏细辛、人参、五味子、麦冬。

【功用主治】

1. **功用** 益气养阴，活血健脑。

2. **主治** 用于气阴两虚，瘀阻脑络引起的中风后遗症，症见痴呆，健忘，手足麻木症，缺血性心脑血管疾病见上述证候者。

3. **临床应用**

（1）脑梗死：血清瘦素水平增高是脑梗死的危险标志之一，高瘦素水平与血栓、高血压以及动脉硬化的形成有关，并且参与了胰岛素抵抗，引起机体脂代谢紊乱，从而参与并加重了脑血管病的发生、发展。有学者临床研究分析灯盏生脉胶囊对急性脑梗死患者血清瘦素的影响。常规治疗组予阿司匹林、辛伐他汀、胞磷胆碱等治疗。灯盏生脉组在常规治疗的基础上加用灯盏生脉胶囊，4周1个疗程。治疗4周后观察两组血清瘦素水平。结果发现，灯盏生脉胶囊对脑梗死患者有满意的临床疗效，灯盏生脉胶囊可使血清瘦素水平下降幅度显著。灯盏生脉胶囊可增强脑组织对缺氧缺血的耐受力，改善微循环，抑制血小板聚集，起到增加脑梗死患者缺血部位血液循环，缓解急性脑梗死后脑血管持续处于的栓塞状态，减轻脑组织炎性反应。

（2）并发症：后循环缺血：后循环缺血属中医学"眩晕"范畴，早在《黄帝内经》中已有记载，其病因虽然多样，但以脾虚、痰浊、瘀血致病者多见。现有研究发现，其具有抗氧化、抗凝、降低血管阻力等作用。有发现，灯盏生脉胶囊结合加味六君子汤能有效减轻后循环缺血性眩晕患者临床症状，减低血液黏度，改善椎动脉及基底动脉血流情况，且无不良反应，对后循环缺血性眩晕具有确切疗效，值得在临床中推广使用。

（3）其他：血管性痴呆：研究表明，灯盏花乙素、芹菜素、高黄芹菜素和二咖啡奎宁酸等黄酮类化合物是灯盏生脉胶囊中主要有效成分，具有抑制血小板聚集，降低血脂，改善微循环，提高脑脑组织灌注，抑制炎性介质释放，保护神经元的作用。有研究发现将灯盏生脉胶囊联合盐酸多奈哌齐片治疗轻至中度血管性痴呆，发现其可显著改善血管性痴呆。吕建华将灯盏生脉胶囊联合奥拉西坦注射液治疗轻至中度血管性痴呆，发现可显著改善轻中度血管性痴呆患者的认知功能和日常生活行为，效果优于单用奥拉西坦注射液治疗。

【药理作用】 灯盏细辛性寒，可解表、祛风除湿、活络止痛，能够扩张微动脉，降低血液黏度，改善脑循环。五味子主益气，补不足，强阴，有宁神安心、益气生津的疗效；麦冬是传统滋阴类中药，味甘，微苦，性微寒，归心、胃、肺经，有润肺清心、对抗氧化作用，可以减轻脑组织炎性反应，保护血管。人参则能生津安神，显著促进内皮细胞代谢，提高机体抗应激能力。

【药物禁忌】 脑出血急性期禁用。

血栓心脉宁胶囊

本药在临床中广泛应用于脑梗死、脑血栓的治疗，具有活血化瘀的功效，药理研究中发现本药具有降脂、降低血液黏稠度等作用。

【药物组成】 麝香、川芎、丹参、水蛭、牛黄、蟾蜍、冰片、槐花、毛冬青、人参。

【功用主治】

1. **功用** 益气活血，开窍止痛。

2. **主治** 用于气虚血瘀所致的中风，症见头晕目眩、半身不遂、胸闷心痛、心悸气短；缺血性中风恢复期见上述证候者。

3. **临床应用**

（1）脑梗死：血栓心脉宁胶囊以中医学"气为血之帅""气行则血行"的理论为基础，根据现代科研技术研制而成，针对血瘀证，消除内阻，扩张血管，改善循环，溶解血栓，畅通血行。本药能降血脂，降血黏度，抗血小板聚集，抗血栓形成，且无明显毒副作用。研究统计血栓心脉宁胶囊治疗脑血栓518例，与使用低分子右旋糖酐加曲克芦丁治疗脑血栓形成患者171例对照观察，血栓心脉宁胶囊效果显著，治疗组用血栓心脉宁胶囊治疗后，全血及血浆黏度、红细胞压积、红细胞电泳率和血小板聚集率均比治疗前有明显改变。研究证实血栓心脉宁胶囊显有抗凝及抗血液黏稠性作用，使血小板聚集下降，对防治血栓形成起到重要作用。血栓心脉宁胶囊急性和亚急性毒性试验证明，该药无明显毒副作用，是治疗脑血栓安全有效的药物。

（2）其他

1）心肌梗死：研究发现通过观察动物急性心肌梗死模型，发现血栓心脉宁胶囊对急性心肌梗死 24h 的大鼠，可明显缩小其心肌梗死面积，降低血清 CK、LDH 活性及脂质过氧化物含量，提高超氧化物歧化酶活性，并能使血浆血栓素 A_2 水平明显下降，前列环素水平明显增高，亦可使心肌梗死区游离脂肪酸含量明显降低。血栓心脉宁胶囊对急性缺血的心肌具有明显保护作用，可能与其增强抗氧化酶活性，减少自由基对心肌的氧化损伤有关。

2）冠心病：有研究证实血栓心脉宁胶囊能降低心绞痛发作频率，缩短发作时间，减轻疼痛程度，能够降低血脂和血液黏度。另有相关研究证实血栓心脉宁胶囊能减少冠心病患者的心绞痛发作次数，改善患者心电图，并能降低患者白介素 -6、肿瘤坏死因子 -α、超敏 -C 反应蛋白水平，其作用机制可能与抗炎症反应有关。

【方药分析】　川芎化瘀清阻；水蛭逐瘀清阻；槐米凉血止血，可使脆性增加的毛细血管恢复正常；人参茎叶皂苷，补五脏，开心益智，增加冠脉血流量，降低心肌耗氧量，有降脂、降压及抗心律失常之作用；蟾蜍具强心之效；牛黄能清心化痰及扩张血管，有降压之效；麝香活血化瘀，开窍醒神，有兴奋呼吸及血管中枢、调整血循环的作用。诸药合用，共奏益气活血，开窍止痛之功效。

【注意事项】　孕妇及哺乳期妇女慎用。

第四节　化痰祛湿剂

地黄饮子《圣济总录》

研究表明地黄饮子可增加脑动脉血流，建立脑侧支循环，促进损害部位的血流量增加，改善脑循环，解除脑细胞的抑制状态，保证脑血氧供求需要，从而增强机体的运动，改善机体血运，促进神经功能的恢复。

【药物组成】　熟干地黄（焙）、巴戟天（去心）、山茱萸（炒）、石斛（去根）、肉苁蓉（酒浸，切焙）、附子（炮制，去皮脐）、五味子（炒）、官桂（去粗皮）、白茯苓（去黑皮）、麦冬（去心，焙）、菖蒲、远志（去心）。

【功用主治】

1. 功用　滋肾阴，补肾阳，开窍化痰。

2. 主治　下元虚衰，痰浊上泛之喑痱证。舌强不能言，足废不能用，口干不欲饮，足冷面赤，脉沉细弱。

3. 临床应用

（1）脑出血术后：学者将 23 例治疗组自发性脑出血术后恢复期患者采用常规治疗基础上 3 周后开始服用中药地黄饮子加减，对照组给予常规治疗，结果显示治疗组临床疗效有优于对照组的趋势，表明地黄饮子在自发性脑出血术后恢复期的临床疗效，能明显提高患者神经功能的恢复及日常生活能力。据现代药理研究表明，炮附子、肉桂、麦冬等有扩张外周血管作用，使血流量增加，附子还有提高组织耐缺氧能力；肉桂促进血液循环，使末梢的毛细血管血流畅通；肉苁蓉能增加实验动物体重并增强肌力；五味子能提高脑细胞功能，改善微循环，减轻疲乏。学者认为，地黄饮子能增强 SOD 活性，抑制肝、大脑及血肿血清脂质过氧化物（lipid peroxidation，LPO）生成，具有明显抗自由基损伤，抗衰老及延长寿命作用。地黄饮子具有激发下丘脑 - 垂体 - 肾上腺轴的功能，改善机体神经内分泌调节，明显促进下丘脑正中隆突与垂体门脉直接有关的血循环，使肾上腺皮质有较明显的增殖，类固醇激素释放明显，对高血压脑出血术后患者的康复大有裨益。

（2）脑梗死：临床上通过对 40 例治疗组脑梗死恢复期患者予地黄饮子内服，配合针刺治疗，对照组 37 例予阿司匹林肠溶片口服，配合高压氧治疗。结果表明地黄饮子加针刺治疗脑梗死恢复期在神经功能缺损评分方面有较好的临床疗效。现代研究表明：地黄饮子可清除自由基，抑制脂褐素形成和积累，抗动脉粥样硬化等，因此可减少脑梗死再发的危险因素。通过临床研究发现地黄饮子可明显减轻大鼠脑缺血再灌注损伤后神经功能障碍，减轻脑水肿，减少缺血再灌注脑梗死范围和病理损害，表明地黄饮子对局灶性脑缺血再灌注损伤具有保护作用。现代药理学研究也证明远志、石菖蒲合用有明显抗惊厥和脑保护作用，能明显提高老化小鼠学习记忆能力，促进神经细胞营养因子增加；巴戟天有类皮质激素样作用及降低血压作用；肉苁蓉水浸液对实验动物具有降低血压作用，抗家兔动脉粥样硬化的作用。中风后偏瘫失语：临床上将 80 例脑梗死偏瘫失语患者，随机分为 2 组各 40 例，对照组采用基础治疗抗血小板聚集、降脂稳斑、营养脑细胞等及一般语言、运动康复治疗；治疗组在对照组治疗基础上给予地黄饮子联合针灸治疗。结果表明地黄饮子联合针灸治疗脑梗死，能有效改善脑梗死患者偏瘫、失语功能，提高生存质量，临床疗效显著。通过运用地黄饮子治疗中风后偏瘫失语 50 例，取得较好疗效。地黄饮子为滋阴补肾利窍之方，主治"舌废不能言，足废不能用"之证。临床观察显示，地黄饮子治疗中风后偏瘫失语的疗效显著。现代药理研究显示，地黄饮子有抗动脉粥样硬化，抑制大脑的老化进程，恢复机体稳定，激发智能增进智力的功效。另外，用地黄饮子结合针灸治疗，可增加脑动脉血流，建立脑侧支循环，促进损害部位的血流量增加，改善脑循环，保证脑血氧供求需要,从而增强舌肌的运动,改善舌体血运,反射性引起大脑皮质语言中枢的兴奋,促进语言功能的恢复。

(3)预防高血压:临床上选取46例观察组老年高血压患者予加味地黄饮了配合西药治疗,对照组患者单纯采用葛根素葡萄糖注射液治疗,结果表明加味地黄饮子治疗老年阴虚阳亢型高血压效果显著,可有效降低血压,维持动态血压正常,值得临床推广应用。

(4)血管性痴呆:临床上通过对72例患者随机分为对照组36例和治疗组36例,对照组采用西医基础治疗,治疗组在对照组的基础上给予地黄饮子治疗,观察两组临床疗效。结果表明地黄饮子治疗中风后血管性痴呆有较好疗效,值得临床推广应用。地黄饮子出自刘完素的《黄帝素问宣明论方》,具有滋肾阴、补肾阳、开窍化痰之功,切中本病之病机,佐以桃仁、红花、郁金等活血化瘀药,共奏攻补兼施、以补为主之效。现代药理研究表明,地黄饮子能明显提高痴呆模型大鼠的学习记忆能力,可抗氧化、抗衰老、益智,对实验性脑栓塞有保护作用。另外,有研究显示地黄饮子能改善痴呆大鼠主动、被动回避反应能力及空间探索记忆能力,改善痴呆鼠的学习记忆障碍。可降低痴呆鼠抗氧化酶的活性,抑制过氧化反应,提高清除自由基能力,减少自由基对海马神经元的损伤。

【方药分析】 "喑痱"是由于下元虚衰,阴阳两亏,虚阳上浮,痰浊随之上泛,堵塞窍道所致。"喑"是指舌强不能言语,"痱"是指足废不能行走。肾藏精主骨,下元虚衰,包括肾之阴阳两虚,致使筋骨失养,故见筋骨痿软无力,甚则足废不能用;足少阴肾脉挟舌本,肾虚则精气不能上承,痰浊随虚阳上泛堵塞窍道,故舌强而不能言;阴虚内热,故口干不欲饮,虚阳上浮,故面赤;肾阳亏虚,不能温煦于下,故足冷;脉沉细数是阴阳两虚之象。此类病证常见年老及重病之后,治宜补养下元为主,摄纳浮阳,佐以开窍化痰。方用熟地黄、山茱萸滋补肾阴,肉苁蓉、巴戟天温肾壮阳,四味共为君药。配伍附子、肉桂之辛热,以助温养下元,摄纳浮阳,引火归原;石斛、麦冬、五味子滋养肺肾,金水相生,壮水以济火,均为臣药。石菖蒲与远志、茯苓合用,是开窍化痰,交通心肾的常用组合,是为佐药。姜、枣和中调药,功兼佐使。

【使用方法】 上药共研细末,每服9g,加生姜、大枣、薄荷适量,水煎服。

【使用注意】 本方偏于温补,故对气火上升,肝阳偏亢而阳热之象明显者,不宜应用。

三生饮《太平惠民和剂局方》

现代药理学实验研究表明,三生饮能通过多个位点多靶向治疗脑卒中,增加脑血流量,抑制脑缺血后的细胞凋亡,保护脑部缺血缺氧发生后神经细胞,对缺血损伤的神经元发挥保护作用。

【药物组成】 南星(生用)、木香、川乌(生,去皮)、附子(生,去皮)。

【功用主治】

1. **功用** 温阳散寒、化痰醒脑

2. **主治** 卒中,昏不知人,口眼歪斜,半身不遂,痰气上壅,咽喉作声,或六脉沉伏,或指下浮盛;兼治痰厥气厥,及气虚眩晕。

3. **临床应用**

(1)脑梗死:部分学者选取住院确诊的 108 例急性脑梗死患者,随机分为实验组和对照组,每组 54 例,对照组患者给予胞磷胆碱、血栓通、依达拉奉、阿司匹林肠溶片;实验组在对照组药物基础上加用奥扎格雷钠合三生饮,治疗 14 日后进行疗效对比。结果显示实验组总体有效率为 92.59%,明显高于对照组患者的 79.63%,两者相比具有明显统计学差异($P<0.05$)。表明使用三生饮联合奥扎格雷钠能够良好地治疗急性缺血性卒中,值得临床中推广和应用。三生饮源于《太平惠民和剂局方》,主治卒中、口眼㖞斜、昏不知人、半身不遂。药理学实验研究发现,三生饮能够使脑血流量显著增加,脑耗氧量下降,使脑部缺血缺氧发生后神经细胞功能得以保护,对缺血损伤的神经元发挥保护作用。以上研究说明三生饮能够通过多个位点多靶向治疗脑卒中。

(2)脑出血:临床研究者利用大鼠脑内注血模型,观察比较了解逐瘀化痰汤、三生饮、抵当汤对大鼠脑电不同时相频率、波幅、α 波指数的影响。结果显示,给药三组耐缺血缺氧程度显著优于造模加生理盐水组。脑出血时,由于病灶局部缺血缺氧,脑电图中也显示出频率、波幅等的异常改变。通过对实验性大鼠脑出血连续观察了 1h 的脑电变化,发现给药三组在用药后,脑内注血所引起的即时病理变化的脑电图有较明显的改善作用。具体分析频率、波幅、α 波指数三种指标,较之造模加生理盐水组有显著性差异。脑缺血缺氧时波幅降低,频率减慢,反映了脑电活动受抑制。而用药后,由于提高了脑细胞对缺氧的耐受性,使细胞电活动基本维持在活跃水平。综合分析,在波幅、频率的影响方面,三生饮、逐瘀化痰汤组效果较明显,而抵当汤稍逊。

(3)其他

恶性肿瘤:研究通过对临床 30 例恶性肿瘤患者观察以明确三生饮复方对于阳虚痰饮类型肿瘤治疗的安全性,评价其是否具有血液系统、心脏及肝肾毒性;此外通过对比肿瘤标志物及肿瘤大小变化观察其抗肿瘤作用,对比患者的体力状况、生存质量以及阳虚痰饮证候的变化评估其对肿瘤患者生活质量的影响,评估其对于恶性肿瘤的临床疗效。临床观察表明应用三生饮治疗阳虚痰饮型各类恶性肿瘤,疗效显著,且未见明显毒副反应。

【方药分析】 方中南星辛烈,散风除痰,附子峻猛,温脾逐寒,乌头轻疏,温脾逐风，二药通行经络，无所不至，皆用生者，取其力峻而行速也。附子温阳散寒，少佐木香，所以行其逆气也。

【使用方法】　上作一服，水二钟，生姜七片，煎至一钟，不拘时服。现代用法：加姜枣水煎服。

【使用注意】　若夹热中风者不宜。

<h3 style="text-align:center">牵正散《杨氏家藏方》</h3>

研究表明，牵正散既能祛风，又能活血，可以增加患者脑血流灌注及脑血液循环，促进患者神经功能恢复，对患者预后改善具有积极作用。

【药物组成】　白附子、僵蚕、全蝎去毒，各等分，并生用。

【功用主治】

1. **功用**　祛风化痰，通络止痉。

2. **主治**　风中头面经络。口眼㖞斜，或面肌抽动，舌淡红，苔白。

3. **临床应用**

（1）脑梗死：临床上通过对 84 例急性脑卒中恢复期患者随机分为对照组和观察组各 42 例，对照组采用常规西医恢复治疗；观察组在对照组基础上应用涤痰汤合牵正散加减治疗。比较两组治疗前后临床效果，并进行中医证候积分评估。结果观察组总有效率为 88.10%，显著高于对照组（$P < 0.05$）。治疗后，两组患者言语謇涩、舌质淡紫、少气懒言、偏身麻木和半身不遂均低于治疗前，且观察组低于对照组。表明涤痰汤合牵正散加减治疗急性缺血性脑卒中恢复期，能够促进患者功能恢复，预后良好。部分学者选取 80 例糖尿病合并脑梗死患者，每组 40 例，对照组采用常规治疗，观察组在常规治疗基础上加用导痰汤合牵正散加减治疗，观察两组效果并进行比较。结果表明导痰汤合牵正散加减治疗糖尿病合并脑梗死的临床效果良好，可明显提高治疗效果，因而值得在临床中借鉴使用。中医认为风痰阻于头面，阳明经脉受损所致中风，治宜祛风化痰止痉，宜用牵正散加减。牵正散方中白附子味辛性温主入阳明经，善行头面，可使祛风、化痰止痉，以为君药。臣以僵蚕、全蝎可息风止痉，全蝎善于通络，僵蚕并可化痰，助君药祛风化痰、破结止痉之力，对于患者具有积极的意义。

（2）并发症

1）周围性面瘫：临床上通过对 56 例面瘫患者，随机分为中药治疗组，西药对照组。治疗组给予牵正散加减，水煎 100～200ml，早晚温服。对照组给予口服胞磷胆碱、甲钴胺、维生素 B_1、维生素 B_6，两组治疗 3 个疗程。结果表明牵正散加减用于治疗急性期周围性面瘫能够明显缩短治疗周期，提高治愈率，并能够减少后遗症，具有明显的优势。学者通过将 37 例周围性面瘫患者随机分成两组，其中治疗组 19 例，用针刺联合牵正散治疗，对照组 18 例，单用牵正散治疗，疗程 14 日，观察症状情况并行疗效评定。结果表明应用针刺联合牵正散治疗周围性面瘫临床疗效满意，值得临床推广应用。研究者对 80 例门诊面瘫患者，按患者意愿和有无条件服用中药自然分成研究组（42 例）和对照组（38 例）两组，对照组的患者只采取普通的抗感染治疗和营养支持，而对研究组的面瘫患者则在对照组的治疗方法基础上采取牵正散加减配合针灸来治疗，以 1 个月为治疗和观察周期，结果表明采用牵正散加减配合针灸来治疗面瘫患者取得了较好的疗效情况，在各医院中医门诊中均应该得到推广和应用。

2）中风偏瘫：中风偏瘫一症是由肝风内扰，脉络痹阻，气血瘀滞，血液不能濡养肌肉筋脉，从而出现半身不遂，肢体瘫痪不用。由于血脉运行不畅，阻塞脉络，而致肌肤不仁，半身不遂。牵正散由白附子、僵蚕、全蝎组成。白附子性温性燥，能散能升，善于祛风痰、燥湿痰，适用于中风痰壅、口眼㖞斜、语言謇涩及偏头痛等症；僵蚕祛风、解痉、散结，能驱络中之风；全蝎为治厥阴风痰之要药，功能息风镇痉，用于痉挛抽搐、角弓反张等症。据现代药理研究证明，白附子、僵蚕、全蝎有改善血液循环之功。古代医家又提出："治风先治血，血行风自灭。"而牵正散既能祛风，又能活血，标本同治，直达病所。再通过临证时灵活加减，切合中风偏瘫之病机，故获效满意。

（3）其他

1）偏头痛：学者通过将 80 例偏头痛患者随机分为治疗组和对照组，治疗组以牵正散加减治疗，对照组除予一般治疗（如适当应用镇静剂等）外，根据目前偏头痛治疗现状，主要予氟桂利嗪、阿司匹林肠溶片，每日 2 次，均连服 3 周，1 年后随访统计疗效。结果治疗组临床疗效明显优于对照组，表明牵正散治疗偏头痛疗效明显优于常规西药。偏头痛是一种周期发作性神经血管功能障碍，属于中医学"头痛"范畴。头为"诸阳之会""清阳之府"，五脏精华之血，六腑清阳之气皆上注于头。若气血充盈，阴阳升降如常，外无非时之感，焉有头痛之疾。若六淫之邪外侵，上犯清窍，邪气稽留，经气壅遏不行，或内伤诸疾，导致气机逆乱，痹阻脑络，清阳不升，浊阴不降均可发生头痛。正如《医方集解》云："头痛必用风药者，以巅顶之上，惟风药可到也。"方中白附子为风药之阳草，有载药上行之势，善祛头面风痰；全蝎配白附子以通络息风；僵蚕配白附子以涤痰清窍。三药为组方首选药物。

2）三叉神经痛：研究者通过将 120 例三叉神经痛患者随机分为对照组和治疗组各 60 例。治疗组患者在对照组服用西药卡马西平片基础上进行辨证分析，采用中药牵正散（白附子、僵蚕、全蝎）加减。结果表明内服牵正散加减配合西医治疗三叉神经痛方法简便安全，疗效明显。牵正散所治之证，为风痰阻于头面，阳明经脉受损所致。足阳明之脉荣于面夹口环唇，风痰阻络，精髓受损，筋肉失养，不用而缓；无邪之处气血运行通畅，相对而急，缓者为急者牵引。牵正散源自《杨氏家藏方》，由白附子、僵蚕、全蝎组成，3味合用，力专效著，祛风化痰、止痛定痉，主治风痰阻于头面经络证。加入蝉蜕，性味甘、咸、凉，与全蝎相伍，息风解痉力倍增，又可缓白附子之辛热，可谓咸辛、凉热相济；天麻，性味甘、平，入肝经，《本草纲目》谓"乃肝经气分之药"，治肝经诸病，并说"天麻乃定风草，故为治风神药"。加入本方中，皆在缓其坚劲，搜剔肝风。所以，本方治疗三叉神经痛有较好的效果。方中白附子辛温燥烈，入阳明经而走头面，以祛风化痰，尤其善散头面之风，为君药。僵蚕咸平，有疏散风热、息风解痉、化痰散结、通络止痛之效；全蝎味辛，平肝息风止痉、通络止痛、解毒散结消肿，二药伍用，息风通络兼以化痰之力增强，共为臣药。此三味药合而用之，效果显著。其使风邪得散，痰浊得化，经络通畅。

【方药分析】 本方所治之证，为风痰阻于头面经络所致。阳明内蓄痰浊，太阳外中于风，风邪引动内蓄之痰浊，风痰阻于头面经络，经隧不利，筋肉失养，则弛缓不用；无邪之处，气血运行通畅，筋肉相对而急，缓者为急者牵引，故口眼㖞斜。治宜祛风，化痰，通络。方中白附子辛温燥烈，入阳明经而走头面，以祛风化痰，尤其善散头面之风为君。全蝎、僵蚕均能祛风止痉，其中全蝎长于通络，僵蚕且能化痰，合用既助君药祛风化痰之力，又能通络止痉，共为臣药。用热酒调服，以助宣通血脉，并能引药入络，直达病所，以为佐使。

【使用方法】 共为细末，每次服3g，日服2～3次，温酒送服；亦可作汤剂，用量按原方比例酌定。

【使用注意】 若属气虚血瘀，或肝风内动之口眼㖞斜、半身不遂，不宜使用。方中白附子和全蝎有一定的毒性，用量宜慎。

醒脑再造胶囊

现代实验显示醒脑再造胶囊可延长小鼠凝血时间和凝血酶原时间，说明该药有一定的抗血栓作用，可明显改善微循环，增加脑血流量，改善脑供血，为神经细胞的功能恢复提供条件，临床用于中风后遗症和缺血性脑病。

【药物组成】 黄芪、淫羊藿、石菖蒲、红参、三七、地龙、当归、红花、粉防己、赤芍、炒桃仁、石决明、天麻、仙鹤草、炒槐花、炒白术、胆南星、葛根、玄参、黄连、连翘、泽泻、川芎、枸杞子、全蝎（去钩）、制何首乌、决明子、沉香、制白附子、细辛、木香、炒僵蚕、猪牙皂、冰片、珍珠（豆腐制）、大黄。

【功用主治】

1. **功用** 化痰醒脑，祛风活络。

2. **主治** 风痰闭阻清窍所致的神志不清，言语謇涩，口角流涎，筋骨酸痛，手足拘挛，半身不遂；脑血栓恢复期及后遗症。

3. 临床应用

（1）脑梗死：部分学者对 60 例治疗组脑梗死恢复期患者在常规治疗基础上给予醒脑再造胶囊，对照组给予复方丹参片口服治疗。结果显示治疗组有效率明显优于对照组，对脑梗死的临床效果显著。醒脑再造胶囊选用各种名贵中药：黄芪、红参、石菖蒲、天南星、三七、当归、红花、天麻、黄连、枸杞子、全蝎、何首乌、沉香、冰片、珍珠等 36 味中药科学提炼而成。方中红参、三七、当归等补气活血、祛瘀生新，配以天麻、天南星、地龙、全蝎、冰片等开窍化痰、醒脑降压使之气动血行，保证人体气血正常运行和化痰醒脑、祛风活络。经多年临床实践证明具有良好的化痰、醒脑、祛风活络作用，对中风麻痹、半身不遂及脑血栓形成的恢复期和后遗症期有良好的治疗和预防作用。药理实验显示醒脑再造胶囊具有扩血管、溶栓、抗凝等作用，能够有效改善脑梗死患者神经功能缺损。醒脑再造胶囊作为一种中药制剂，能有效降低血黏度，且具有溶栓等作用；疗效显著，无明显毒副反应，对于脑梗死所致的各种症状及后遗症有很好的疗效。

（2）脑出血：研究者将临床 180 例高血压脑出血量＜30ml 的患者随机分为治疗组和对照组，治疗组在常规治疗基础上加用醒脑再造胶囊，结果治疗组总有效率明显优于对照组，日常生活活动能力也明显优于对照组，表明醒脑再造胶囊治疗中少量脑出血疗效可靠，可明显减少患者的致残率，具有应用前景。醒脑再造胶囊为安宫牛黄丸经科学提取精制而成的新型中成药制剂，三七、葛根及天麻活血止血，止血而不留瘀，不仅促进"离经之血"的消散，有利于血肿范围缩小，而且配合红花、川芎改善大脑微循环血管，改善血肿周围脑组织的缺血缺氧；水蛭为臣药，能活血化瘀、解痉通络，并有抗凝作用；冰片为使药，芳香通窍，具有醒脑开窍、清热解毒、止痛的功效。有研究通过治疗前后的影像学检查比较，发现醒脑再造胶囊能够明显抑制脑水肿的发生、发展，提高血肿的吸收率，降低血肿周围水肿带对脑组织的损伤，对血肿周围的缺血区有保护作用。在控制脑出血，降低颅内压，促进血肿吸收及改善脑循环方面均有较好的作用；在提高有效率，改善生存质量，减轻病残程度等方面有一定的效果。

（3）并发症

1）血管性痴呆（VD）：有些学者将 24 例治疗组 VD 患者采用醒脑再造胶囊治疗，24 例对照组采用阿米三嗪／萝巴新和尼莫地平治疗。结果表明醒脑再造胶囊可有效改善 VD 患者的智力和日常生活能力。现代研究表明：方中的人参、黄芪、何首乌、枸杞子、川芎、葛根等能促进实验动物的学习和记忆。而泽泻、大黄、决明子、何首乌、当归等能够调节脂质代谢，清除体内过多的胆固醇、甘油三酯和脂蛋白，从而对消除致病因子起到有益的作用。桃仁、红花、三七、赤芍、川芎、地龙等活血化瘀类药物，则可降低血液黏度，提高红细胞变形能力，减少血小板聚集，降低纤维蛋白原的水平，能有效改善 VD 患者的智力和记忆力，提高日常生活能力，改善血液流变学指标，值得临床推广。

2）脑卒中后语言不利：临床上通过采用醒脑开窍针法针刺并口服醒脑再造胶囊，治疗中风语言不利 50 例，疗程 30 日，总有效率 100%。结果表明醒脑再造胶囊配合针灸治疗中风语言不利能有效改善症状，提高生活质量，且未见明显毒副反应。醒脑再造胶囊方中石决明、天麻、珍珠归肝经，以平肝潜阳息风。皂角、细辛、冰片、菖蒲、胆南星化痰开窍。僵蚕、地龙均为虫类药，善祛风通络，钻透剔邪，开瘀散结，既能降低血液黏度，提高红细胞变形能力，减少血小板聚集，降低纤维蛋白原的水平，改善微循环，增加脑血流量，改善脑供血，又富含蛋白质、微量元素，为神经细胞的功能恢复提供物质条件。红参、黄芪大补元气，以补气固本。综观全方，开窍祛痰为主，扶正为辅，标本兼顾。醒脑再造胶囊能有效改善中风患者的语言不利，提高日常生活能力，改善血液流变学指标，且未见明显毒副反应，为治疗中风语言不利的安全有效方剂。

【方药分析】　方中黄芪补中益气；红参大补元气；淫羊藿补肾阳，祛风湿；石菖蒲豁痰开窍，化湿和胃；三七、地龙、红花、赤芍、桃仁、川芎活血通络，当归养血活血；防风祛风止痛；石决明平肝潜阳；天麻平肝潜阳，息风止痉；仙鹤草、槐花止血；炒白术燥湿健脾；胆南星清热化痰，息风定惊；葛根、玄参清热滋阴生津；黄连清热燥湿解毒；连翘清热解毒；泽泻利水；枸杞子补肝肾；全蝎活血通络，息风止痉；制何首乌补肝肾，养血；决明子清肝明目；沉香降气；制白附子祛风痰；细辛散寒通窍；木香理气；僵蚕祛风化痰；猪牙皂通窍涤痰；冰片通窍止痛；珍珠清肝明目，安神定惊；大黄清热解毒，通络活血。诸药合用，共奏化痰醒脑，祛风通络之功。

【使用注意】　孕妇忌服。

华佗再造丸

华佗再造丸可调节缺血性中风恢复期患者的凝血功能，降低血浆纤维蛋白原水平，降低血液黏度，能够有效改善神经功能，缓解临床症状，且不良反应较少，是治疗缺血性卒中恢复期的安全、有效的药物，且对于缺血性脑卒中的预防有一定的疗效。

【药物组成】　当归、川芎、冰片、白芍、红参、五味子、马钱子、红花、南星等。

【功用主治】

1. **功用**　活血化瘀，化痰通络，行气止痛。

2. **主治** 用于痰瘀阻络之中风恢复期和后遗症,症见半身不遂、拘挛麻木、口眼歪斜、言语不清。

3. **临床应用**

(1)脑梗死:研究者将 46 例住院患者随机分为两组,对照常规治疗,治疗组服用华佗再造丸 8g/ 次,一日 2 次。治疗组基本治愈 4 例,显效 10 例,有效 6 例,无效 3 例,总有效率 86.95%。对照组基本治愈 2 例,显效 6 例,有效 6 例,无效 9 例,总有效率 60.86%。治疗组疗效优于对照组($P<0.05$)。神经功能缺损评分两组均明显改善($P<0.01$),治疗组改善优于对照组($P<0.05$)。臭氧自体血回输疗法结合华佗再造丸对急性脑梗死疗效显著,早期应用有助于改善神经功能障碍,提高疗效,改善预后。

(2)脑出血:华佗再造丸治疗急性出血性脑卒中的机制以及对中枢神经二次损伤的作用表明,神经功能缺损的症状得到明显的改善,中枢神经二次损伤的出现明显减少。脑内纤溶酶原(intracerebral plasminogen,PLG)和组织型纤溶酶原激活物(tissue-type plasminogen activator)信使 RNA(tPAmRNA)的表达的上调被明显抑制。同时,华佗再造丸组神经元变性坏死与脑水肿程度显著减轻;且能有效减轻血 - 脑屏障破坏,减少脑组织 EB 含量;tPAmRNA 与 PLG 信使 RNA 表达明显低于模型组。华佗再造丸可能通过干预脑出血大鼠继发纤溶亢进机制达到减少中枢神经二次损伤作用。华佗再造丸能减轻血 - 脑屏障通透性和细胞超微结构损伤,对脑出血大鼠血 - 脑屏障有保护作用。

(3)脑卒中并发症——血管性痴呆:华佗再造丸治疗血管性痴呆的临床研究显示,治疗组总有效率 90.4%,优于对照 72.5%,差异有统计学意义。

(4)其他

1)帕金森病:临床观察多巴丝肼治疗帕金森病的基础上加用华佗再造丸,治疗组及对照组 1 个月后统一的帕金森病评定量表(unified Parkinson diease rating scale,UPDRS)及 Webster 量表(Webster scoring scale)的评分均优于治疗前,在 6 个月对 UPDRS 及 Webster 量表的评分明显优于对照组。此临床研究可见华佗再造丸对于帕金森病有一定治疗作用。

2)冠心病心绞痛:用华佗再造丸治疗冠状动脉粥样硬化性心脏病心绞痛患者 56 例,对其临床疗效、心电图、血液流变学指标及血脂的变化进行了观察,并与同期患者作对照,结果各项疗效均优于对照组($P<0.05$ 或 $P<0.01$)。有研究显示,华佗再造丸对冠心病心绞痛患者在改善心绞痛症状、缺血性心电图和血液流变学方面有较好疗效,同时还可降低血清总胆固醇及低密度脂蛋白胆固醇及动脉硬化指数。

【方药分析】 华佗再造丸由川芎、吴茱萸、冰片等加工制成的浓缩水蜜丸,以"治风先治血,血行风自灭"为指导,既能治疗缺血性中风,又能治疗出血性中风；既克服了动物药因其破血作用和毒性而易致再发脑出血或其他副反应，又克服了动物药因其有效充分（如酶等）易分解而影响治疗效果。

【使用注意】

1．孕妇忌服。

2．服药期间如有燥热感，可用白菊花蜜糖水送服，或减半服用，必要时暂停服用。

小活络丹《太平惠民和剂局方》

【药物组成】　天南星（炮）、川乌（炮，去皮、脐）、地龙、乳香（研）、没药（研）、草乌（炮，去皮、脐）。

【功用主治】

1. **功用**　祛风除湿，化痰通络，活血止痛。

2. **主治**

（1）中风：手足不仁，日久不愈，腰腿沉重，或腿臂间作痛。

（2）风寒湿痹证：肢体筋脉疼痛，麻木拘挛，关节屈伸不利，疼痛游走不定，舌淡紫，苔白，脉沉弦或涩。

3. **临床应用**

（1）脑梗死：中风久治不愈，气机不能正常循行，导致全身气血津液失于正常输布，津液停而为痰湿，血液运行不畅而为瘀血，用小活络丹化裁旨在活血、化痰通络。有些学者应用小活络丹加减治疗脑梗死后遗症 214 例，基本痊愈 79 例，占 36.9%；显著进步 110 例，占 51.4%；进步 18 例，占 8.4%；无变化 7 例，占 3.3%。将 80 例脑梗死患者分为两组，每组 40 例，两组治疗方案均以西医常规治疗为基础方案，但治疗组另外加服补阳还五汤并配服小活络丹。结果治疗组的总有效率为 92.50%，明显高于对照组的 82.5%，差异有统计学意义。说明补阳还五汤结合小活络丹对于改善脑梗死患者症状提升疗效具有明显的医学意义。

（2）其他

1）膝关节骨性关节炎：92 例膝关节骨性关节炎患者随机分为两组各 46 例，均给予治疗组小活络丹和对照组追风透骨丸治疗，观察膝骨关节炎严重性指数（ISOA），并对两组的临床疗效进行分析。治疗 2 个疗程后，两组治疗前后关节功能评分比较有显著差异（$P < 0.01$），且治疗组和对照组比较无显著性差异（$P > 0.05$）。小活络丹治疗膝关节骨性关节炎能够缓解早中期膝骨性关节疼痛改善患者膝关节功能，是一种安全有效的治疗方法，值得临床推广运用。

2）强直性脊柱炎：观察小活络丹治疗强直性脊柱炎的临床疗效。56 例患者采用小活络丹治疗，显效 34 例，有效 18 例，无效 4 例，总有效率达 92.8%。

小活络丹加味治疗强直性脊柱炎取得较好的疗效。

3）慢性腰肌劳损：本组 32 例患者均根据临床体征及 X 线检查等综合检查确诊，经小活络丹热敷治疗后显效 21 例，用药 3 日后局部疼痛迅速缓解，6 日后痊愈；有效 9 例，用药 5 日后疼痛开始缓解，1～2 周后痊愈；无效 2 例，用药 1 周后疼痛无明显缓解。本组 32 例，有效率达 93.3%，随访 2 年无复发。

【方药分析】 方中制川乌、制草乌辛热峻烈，善祛风散寒，除湿通痹，止痛力强，故用以为君。天南星辛温燥烈，祛风散寒，燥湿化痰，能除经络之风湿顽痰而通络，为臣药。乳香、没药行气活血止痛，以化经络中之瘀血；地龙善行走窜，功专通经活络，共为佐药。诸药合用，相辅相成，使经络之风寒湿得除，痰瘀得去，则经络通畅而诸症自解，故以"活络"名之。

【使用注意】 方中川乌、草乌毒性较大，不宜过量；若作汤剂，宜久煎；阴虚有热者、孕妇禁用。

大活络丹《兰台轨范》

大活络丹与祛风通络的小活络丹功效相近，惟用药精良，攻补兼施，主治广泛，疗效卓著，故名。其适用于气血亏虚、肝肾不足、内蕴痰热、外受风邪等症。

【药物组成】 白花蛇、乌梢蛇、威灵仙、两头尖(俱酒浸)、草乌、天麻(煨)、全蝎(去毒)、何首乌(黑豆水浸)、龟甲(炙)、麻黄、绵马贯众、炙草、羌活、官桂、藿香、乌药、黄连、熟地黄、大黄(蒸)、木香、沉香、细辛、赤芍、没药(去油，另研)、丁香、乳香(去油，另研)、僵蚕、天南星(姜制)、青皮、骨碎补、白豆蔻、安息香(酒熬)、黑附子(制)、黄芩(蒸)、茯苓、香附(酒浸，焙)、元参、白术、防风、葛根、虎胫骨(炙)、当归、血竭(另研)、地龙(炙)、犀角(水牛角代)、麝香(另研)、松脂、牛黄(另研)、冰片(另研)、人参。

【功用主治】

1. **功用** 调理气血，祛风除湿，活络止痛，化痰息风。

2. **主治** 气血亏虚，肝肾不足，内蕴痰热，外受风邪。

中风瘫痪，口眼㖞斜，语言謇涩，昏迷不醒；或气血亏虚，肝肾不足，风湿痹痛，经久不愈，关节肿胀、麻木重着，筋脉拘挛，关节变形、屈伸不利；或平素痰盛，复因恼怒气逆，痰随气升，上闭清窍，突然昏厥，呼吸气粗，喉有痰声，即痰厥昏迷者；或胸阳不振，痰浊阻络，气滞血瘀，痹阻心脉，胸部憋闷，或胸痛彻背，背痛彻心，喘息气短，即胸痹心痛等证。

3. **临床应用**

（1）脑梗死：大活络丹能选择性地扩张麻醉动物脑血管，增加脑血流量，降低脑血管阻力。大活络丹在增加脑血流量的同时并不因增加心肌耗氧量而加重心脏负担，这对中风患者十分有利。大活络丹对ADP诱导的家兔血小板聚集有明显的量效关系，随着剂量的增大，抑制血小板聚集的作用逐渐增强。在冠心病、动脉粥样硬化、脑血栓形成等疾病的发生发展中，血小板对聚集剂的敏感性增高，患者血液呈黏、稠、聚现象。本文实验表明，大活络丹有明显的抗ADP诱导的家兔血小板聚集，实验证明大活络丹可使大白鼠实验性血栓重量明显减轻，抑制率为37.45%（$P < 0.05$）。

（2）其他

1）糖尿病周围神经病变：通过对30例患者在糖尿病教育、常规降血糖的基础上口服大活络丹。结果30例患者中显效3例，有效16例，无效11例，总有效率为63.33%。结论大活络丹对糖尿病周围神经病变有疗效。

2）血管神经性头痛：血管神经性头痛的发病机制主要为某些神经递质和血管活性物质的变化及血小板聚集性增高。现代药理研究表明，具有活血化瘀作用的中药能够降低血小板聚集性，调节血管舒缩功能，改善微循环。气血亏虚，血脉不畅，瘀阻脑脉，脑脉失养，拘急而作痛者用大活络丹活血通络，瘀祛则脑脉得养。

3）冠状动脉粥样硬化性心脏病心绞痛：临床观察表明使用大活络丹后，心绞痛症状好转，心电图缺血性改变及伴发的心律失常的改变方面有明显的疗效，提示大活络丹有显著扩张血管、增加冠脉血流量、改善心脏供血的作用，同时具有抗凝、溶栓，降低血液黏稠度，降低心脏负荷，增强心脏功能及抗多种心律失常的作用。对窦性心动过缓有较明显的增加心率作用，对期前收缩及束支传导阻滞亦有一定疗效。

【方药分析】　方中以人参、白术、茯苓、甘草、当归、赤芍、熟地黄补气生血以培本，收扶正祛邪之效，为主药，辅以虎胫骨、何首乌、龟甲、骨碎补以补肝肾，强筋骨，利关节；麻黄、细辛、葛根、肉桂、草乌、附子既散在表之风邪，又逐在里之冷湿；威灵仙、羌活、防风、两头尖、白花蛇、乌梢蛇透骨搜风，通络止痛；乳香、没药、血竭、松脂活血散瘀，舒筋止痛；香附、木香、乌药、青皮、沉香、丁香、藿香、白豆蔻仁理气和中，畅通气血；黄芩、黄连、大黄、贯众清热燥湿，泻火解毒；犀角（水牛角代）、玄参清热凉血，解毒定惊；麝香、冰片、安息香芳香开窍，通经达络；天麻、僵蚕、天南星、地龙、全蝎平肝潜阳，化痰息风；牛黄清心凉肝，豁痰息风。全方配伍共奏调理气血，祛风除湿，活络止痛，化痰息风之功，为攻补兼施之剂。

【使用注意】　忌生冷油腻，忌气恼。孕妇忌服。

脑脉泰胶囊

脑脉泰胶囊有益气活血、息风豁痰之功效。用于缺血性中风、风痰瘀血闭阻脉络症等疾病的治疗。

【药物组成】 三七、银杏叶、当归、红花、丹参、山楂、鸡血藤、红参、菊花、石决明、何首乌、石菖蒲、葛根。

【功效主治】

1. **功效** 益气活血，息风豁痰。

2. **主治** 用于中风气虚血瘀、风痰瘀血闭阻脉络证。症见：半身不遂，口舌歪斜，言语謇涩，头晕目眩，半身麻木，气短乏力。缺血性中风恢复期及急性期轻症见上述证候者。

3. **临床应用**

（1）脑梗死：临床上通过将182例急性脑梗死患者随机分为治疗组90例和对照组92例，均采用抗血小板制剂、脑细胞保护剂、活血化瘀药物应用等常规治疗；治疗组在此基础上加用脑脉泰胶囊，两组疗程均为21日。结果两组患者治疗前神经功能缺损评分间差异无统计学意义（$P > 0.05$）；两组治疗后第21日神经功能缺损评分间差异有统计学意义（$P < 0.05$）。两组患者临床疗效间差异有统计学意（$P < 0.05$）。脑脉泰胶囊使脑梗死区域缺血半暗带区的神经细胞功能得以恢复，减轻神经功能的损害程度，达到治疗急性脑梗死的目的。脑脉泰由具有活血化瘀作用的丹参、当归等药组成，当归及丹参注射液治疗脑血栓形成具有良好的疗效。有人将536例脑血栓形成患者分为治疗组214例，对照组212例，治疗组给予脑脉泰胶囊Ⅰ号加安慰剂口服，对照组给予偏瘫复原丸加安慰剂口服；另设开放试验组110例，给予脑脉泰胶囊Ⅰ号口服，疗程均为28日。结果治疗组加开放试验组总显效率34.88%（113/324），总有效率83.95%（272/324）；中医证候疗效总显效率55.24%（179/324），总有效率为88.27%（286/324），均明显优于对照组（$P < 0.01$）。安全性检测表明脑脉泰胶囊对心、肝、肾及周围血象无毒副反应。则脑脉泰胶囊是治疗脑血栓形成安全有效的药物。

（2）椎-基底动脉供血不足：脑脉泰能改善脑部血液循环，选择性增加脑血管血流量，还具有抗血栓，抗血小板聚集，保护脑组织，减少脑组织损伤，促进损伤神经恢复，提高脑组织细胞耐氧能力，抗动脉粥样硬化等作用，治疗椎-基底动脉供血不足具备疗效好，无明显不良反应等优点。有人将103例明确诊断为椎-基底动脉供血不足的患者随机分成两组，对照组41例，治疗组62例在对照组基础上加用脑脉泰治疗，治疗组有效率（94.4%）明显高于对照组（70.7%），差异有统计学意义（$P < 0.05$）。

（3）脑卒中并发症-血管性痴呆：研究者将82例血管性痴呆患者随机分为观察组和对照组各41例。观察组给予脑脉泰胶囊（每次2粒，每日3次）口服，对照组给予脑复康（每次2粒，每日3次）口服，疗程均为12周。两组治疗后

MMSE 评分、P300 潜伏期及 P300 波幅较治疗前明显改善（$P<0.05$ 或 $P<0.01$），且观察组优于对照组（$P<0.05$）。说明脑脉泰胶囊治疗轻、中度血管性痴呆有较好的疗效，不良反应少，且能促进认知功能障碍的恢复。

【方药分析】 方中红参、当归、何首乌、鸡血藤具有益气、补血、养阴之功效；菊花、石决明具有清肝抑阳、息风止痉之功效；三七、银杏叶、红花、丹参、山楂具有活血化瘀、通络醒脑之功效；石菖蒲具有开窍、豁痰、理气、活血、散风、祛湿之功效，葛根具有化痰生津之功效。

【药理作用】 临床与药理研究表明，该药具有以下特点：①具有益气活血，化瘀通络的功效。②抗动脉粥样硬化，软化血管。降低血脂异常者胆固醇与甘油三酯水平，提高高密度脂蛋白。③抗血流变学、血动力学异常。该药能增加脑血管流量，改善血液循环，抑制血液黏度增高，明显抑制血液凝集性异常，抑制血栓形成、溶解血栓，减少、消退脑梗死面积，抗血压异常，能降低高血压患者的收缩压与舒张压。④改善脑血管代谢功能，改善脑部血液微循环，活化脑细胞。

【使用注意】

1. 孕妇忌服。

2. 忌厚腻肥甘之品。

3. 有感冒发热、目赤、咽痛等火热症者慎用。

通络化痰胶囊

通络化痰胶囊由范吉平教授根据《中风病诊断与疗效评定标准》确定的病类、证候分类方法，选取最常见的痰瘀阻络证，结合王永炎院士的学术思想及自身临床经验研发而成。

【药物组成】 熊胆粉、天麻、三七、丹参、天竺黄、大黄。

【功效主治】

1. **功效** 活血通络，化痰息风。

2. **主治** 主治中风中经络痰瘀阻络证。症见半身不遂，口眼歪斜，舌强语謇，或不语，偏身麻木，口角流涎，唇甲色黯，舌苔厚腻，舌质黯，或有瘀点、瘀斑，舌下络脉瘀黯，脉涩或弦滑。

3. **临床应用**

脑梗死：研究者通过实验证实通络化痰胶囊治疗脑梗死恢复期痰瘀阻络证可以较好地减少神经功能缺损症状及改善中医证候，但对血脂及血液流变学指标无明显改善作用；该药安全性较好，无明显不良反应。有人认为通络化痰胶囊临床使用对于中风急性期和亚急性期有着良好的疗效。也有研究显示，通络化痰胶囊可改善脑缺血再灌注损伤大鼠的神经行为学评分，可减少脑梗死面积，增加脑源性神经营养因子（brain derived neurotrophic factor，BDNF）、碱性成纤维细胞生长因子（basic fibroblast growth factor，DFGF）的表达升高，激活内源性神经保护机制，发挥其抗凋亡作用。

【药理作用】 方中丹参、三七、大黄祛瘀通络，天竺黄、熊胆具有清化痰浊，天麻具有通络息风之功效。现代药理学表明，天麻具有保护大脑细胞，减少神经细胞凋亡，降低血清脂质过氧化物水平，改善机体记忆功能的作用。三七提取物能有效减轻脑部缺血再灌注对血 - 脑屏障的破坏程度，降低颅脑外伤自由基的产生，减轻脑组织及脑水肿病理损害复苏。丹参能有效对抗脑缺血缺氧状态，对神经具有保护作用，改善记忆障碍，提高患者认知水平。

【使用注意】 个别患者用药后出现胃部不适、便秘等。

人参再造丸

人参再造丸晚清名医冯世卿先生家传秘方制成的制成纯中药丸剂。

【药物组成】 人参、蕲蛇（酒炙）、广藿香、檀香、母丁香、玄参、细辛、香附（醋制）、地龙、熟地黄、三七、乳香（醋制）、青皮、豆蔻、防风、制何首乌、川芎、片姜黄、黄芪、甘草、黄连、茯苓、赤芍、大黄、桑寄生、葛根、麻黄、骨碎补（炒）、全蝎、豹骨（制）、僵蚕（炒）、附子（制）、琥珀、龟甲（醋制）、粉草薢、白术（麸炒）、沉香、天麻、肉桂、白芷、没药（醋制）、当归、草豆蔻、威灵仙、乌药、羌活、橘红、六神曲（麸炒）、朱砂、血竭、人工麝香、冰片、牛黄、天竺黄、胆南星、犀角（现用水牛角代）。

【功效主治】

1. **功效** 益气养血，祛风化痰，活血通络。

2. **主治** 用于冠心病心绞痛证属心气虚乏、血瘀络阻者。症见胸部憋闷，刺痛、绞痛，固定不移，心悸自汗，气短乏力，舌质紫黯或有瘀斑，脉细涩或结代。

3. **临床应用**

（1）脑卒中后遗症：有人选用 3 例行血肿清除术的高血压脑出血患者术后 1 例左侧肢体偏瘫，肌力 0 级；右侧肢体偏瘫 2 例，合并不完全失语，肌力 0 级。患者术后 20 日开始服用人参再造丸，一次 1 丸，每日 3 次，30 日为 1 个疗程，用药期间停用其他治疗药物。3 例患者用药 30 日后，1 例偏瘫患者肌力达 Ⅱ～Ⅲ级；有 2 例能达到Ⅳ级。失语有不同程度恢复，生活能自理。因此术后早期应用人参再造丸，使受损脑组织恢复其功能，减轻脑水肿，改善局部微循环有着重要意义。研究者采用人参再造丸治疗中风后遗症总有效率 96.94%。显示该药可使面神经以及舌下神经恢复正常，使脑血管患者血液流变学改善，对语言、感觉障碍均有改善作用。

（2）其他

1）帕金森病（PD）：研究者将 30 例 PD 患者在治疗过程中同时给予服用人参再造丸每日 2～3 枚，根据体重及一般情况，在 1 周内有计划将多巴丝肼降低至 0.125g（每日 3 次或每日 4 次）。其他治疗方案不变，连续服用。结果发现人参再造丸联合多巴丝肼治疗 PD 减少了多巴丝肼的用量，提高了 PD 患者的生活质量，减少了多巴丝肼治疗过程中的毒副反应。因病例数较少，仅从总结病例量上看有下降趋势，但经趋势分析，部分副反应尚未检出显著性差异。

2）坐骨神经痛：临床上通过选取 32 例坐骨神经痛患者，年轻体壮者，每次 1 丸，每日 3 次，年老体弱者，每次 1 丸，每日 2 次。32 例中显效 20 例，占 62.5%；好转 10 例，占 31.25%；无效 2 例，占 6.25%；总有效率 93.75%。

【方药分析】 人参、黄芪、熟地黄、当归、川芎、赤芍、白术、茯苓等益气养血；胆南星、天竺黄、白芷、白附片、威灵仙、藿香、细辛、豆蔻等燥湿化痰通络；天麻、广犀角（现以水牛角代）、全蝎、蕲蛇搜风通络；三七、红花、乳香、没药、地龙、葛根、血竭活血化瘀；麝香、沉香、松香、安息香醒脑化滞，因而具有补气活血，祛风通络，祛痰利窍，滋阴补肾的功效。

【药理作用】 根据现代理论分析，人参再造丸具有提高免疫功能，增强机体抵抗力，调节内分泌，加强红细胞活力，改善血流变及微循环，抗氧自由基，恢复神经细胞功能，保护神经元。

【使用注意】

1. 肝肾功能不全者慎用。

2. 运动员慎用。

解语丹《医学心悟》

现代药理学证实，解语丹方具有扩血管、降低血液黏度、改善血脂水平、抗缺血缺氧，改善红细胞聚集指数、保护神经细胞、抗衰老和提升患者学习能力等作用。

【药物组成】 白附子（炮）、石菖蒲、远志肉、天麻、全蝎（去毒，酒炒）、羌活、僵蚕、木香、牛胆南星。

【功效主治】

1. **功用** 搜风化痰，行瘀通络。

2. **主治** 风痰瘀阻所致中风后出现的舌强语謇或失语诸证。

3. **临床应用**

（1）脑梗死：有学者将 145 例脑梗死患者随机分为两组，其中治疗组 80 例，对照组 65 例，临床证明，治疗结束后治疗组神经损伤程度较对照组好，解语丹用于治疗急性脑梗死具有良好疗效,值得推广使用。有人选取 60 例患者作为研究对象,对照组患者采用常规治疗,治疗组采用常规疗法联合解语丹加减治疗,观察比较两组患者临床疗效及治疗前后神经功能缺损评价结果显示:治疗组患者治疗总有效率明显高于对照组,治疗后 NIHSS 评分、甘油三酯、胆固醇显优于对照组,提示解语丹加减治疗缺血性中风恢复期的临床疗效确切,可有效改善患者血脂水平,改善神经功能,值得临床推广应用。

(2)脑卒中后遗症:中风后失语属中医学"喑哑"范畴,缺血性中风常见。部分学者将 64 例缺血性中风早期失语症患者分为治疗组和对照组,各 32 例。对照组给予缺血性中风基础治疗;治疗组在缺血性中风基础治疗基础上,加用解语丹联合针刺治疗。研究显示缺血性中风早期失语症患者,经过规范的西医基础治疗,37.5% 患者言语功能可获得一定程度改善;而采用解语丹联合针刺治疗,87.5% 患者可获得不同程度的改善,疗效明显优于对照组。故解语丹联合针刺治疗是缺血性中风急性期失语症的有效方法。但由于样本量较小,且对治疗机制未进行探讨,故有待大样本,多中心研究进一步证实及进行机制探讨。

【方药分析】 解语丹方中白附子、全蝎和天麻等药物具有息风除痰通络之功;石菖蒲可开窍醒神祛痰;胆南星可清窍醒脑,清热逐痰;羌活通痹止痛;远志可祛痰安神开窍。诸药合用,共奏活血化瘀、祛风化痰、开窍醒神之功。

第五节　常用中药注射液

清开灵注射液

清开灵注射液是治疗脑卒中的急救药,由安宫牛黄丸转化剂型而来,适应证广泛,具有退热保肝、调节免疫、促进颅内血肿液化吸收、减轻脑水肿等作用。

【药物组成】 胆酸、珍珠母(粉)、猪去氧胆酸、栀子、水牛角(粉)、板蓝根、黄芩苷、金银花。辅料为依地酸二钠、硫代硫酸钠、甘油。

【功用主治】

1. **功用**　清热解毒,化痰通络,醒神开窍。

2. **主治**　用于热病神昏,中风偏瘫,神志不清,亦可用于急、慢性肝炎,上呼吸道感染,肺炎,高热,以及脑出血见上述证候者。

3. **临床应用**

(1)脑梗死:张晓朦研究结果显示,临床上在常规治疗的基础上,加用清开灵注射液治疗急性缺血性中风有较确切的疗效,可以提高总有效率,降低死亡率，并能良好地改善患者的神经功能缺损，抑制 TNF-α 和 IL-6 的产生，降低全血黏度，抑制血小板胞浆内 -α 颗粒膜上糖蛋白 CD62P 的表达等。

（2）脑出血：冉会敏等人经过实验结果显示模型组大鼠的脑含水量在术后 72h 显著高于假手术组；清开灵低、高剂量组脑含水量在术后 72h 显著的低于模型组；高剂量组优于低剂量组。说明清开灵注射液治疗脑出血可减轻脑水肿程度。清开灵注射液能减轻脑出血大鼠的脑水肿程度，其机制与减轻炎症反应、提高 SOD 活性、降低 MMP-9、组织金属蛋白酶抑制物 -1（tissue inhibitor of metalloproteinase，TIMP-1）表达水平有关。临床报道清开灵注射液在治疗脑出血方面有较好疗效。

【药理作用】 具有保护脑组织作用。能延长易感型自发性高血压大鼠的生存期和卒中后的存活时间，促进脑出血灶的吸收。能改善自体血凝块致脑血肿家兔的血气异常，降低血 - 脑脊液屏障通透性，促进脑组织内血肿的吸收。本品可抑制神经细胞凋亡的发生，减少凋亡及坏死细胞。

【使用注意】 本品不能与硫酸庆大霉素、青霉素 G 钾、肾上腺素、间羟胺、乳糖酸红霉素、多巴胺、洛贝林、硫酸美芬丁胺等药物配伍使用。

醒脑静注射液

醒脑静由经典名方安宫牛黄处方精简而来（栀子、冰片、麝香和郁金），药理研究表明，有显著的抗脑缺血再灌注损伤、抗氧化损伤、兴奋中枢、解热、抗炎、神经保护等作用，已作为注射剂被广泛应用于脑中风的防治。

【药物组成】 麝香、栀子、郁金、冰片。

【功用主治】

1. **功用** 清热泻火，凉血解毒，开窍醒脑。

2. **主治** 用于中风昏迷，热入营血，内陷心包，高热烦躁，神昏谵语，舌绛脉数。

3. **临床应用** 脑梗死：有研究表明，醒脑静注射液能改善脑组织毛细血管通透性，减少渗出，减轻水肿，有较强的清除氧自由基能力，神经细胞凋亡发生明显减少。李昶通过研究发现醒脑静对脑梗死的治疗中提高总有效率，降低病死率有很大的优势。

【药理作用】 具有抗脑缺血损伤作用。醒脑静注射液可减轻结扎颈总动脉所致脑缺血再灌注损伤家兔模型的脑组织超微结构损伤，还可减少局灶性脑缺血大鼠的氧自由基的生成；减少大鼠大脑中动脉栓塞法模型海马组织神经细胞的凋亡。在体外能减少谷氨酸对大鼠大脑皮质神经细胞所造成的细胞内乳酸脱氢酶的漏出量，减轻细胞形态学改变，具有改善学习记忆作用。醒脑静注射液对结扎颈总动脉短暂性脑缺血所致记忆功能障碍小鼠，能延长潜伏期,减少错误次数。

【使用注意】

1. 本品为芳香性药物,开启后应立即使用,防止挥发。

2. 对本品过敏者慎用,运动员慎用。

香丹注射液

【药物组成】 丹参、降香。辅料:聚山梨酯80。

【功用主治】

1. **功用** 改善脑供血,用于脑卒中之缺血或出血;也可用于心绞痛、心肌梗死。

2. **主治** 扩张血管,增进冠状动脉血流量。

3. **临床应用**

(1)脑梗死:现代医学研究显示其具有活血化瘀、抗血管痉挛、改善微循环、改善组织血液供应的作用;能改善血小板功能,对抗血小板活化因子引起的血小板聚集和血栓形成,降低血液黏稠度,促进纤溶,抑制血栓形成;同时该药具有抗脂质过氧化损伤和清除自由基,抗缺血再灌注损伤,促进受损脑细胞恢复等作用。有研究发现疏血通注射液联合香丹注射液可明显改善急性期脑梗死患者的症状,改善脑梗死患者的神经功能缺损程度,且未见明显毒副反应,是临床上治疗急性脑梗死的有效药物。

(2)脑出血:急性脑出血患者80例作为研究对象,将其随机分为甲、乙两组,各40例。乙组采用西医常规治疗,甲组在乙组的基础上加香丹注射液进行治疗。数据表明:两组患者治疗后,甲组的总有效率明显高于乙组,差异有统计学意义($P < 0.05$);甲组患者的血肿吸收情况明显优于乙组,差异有统计学意义($P < 0.05$)。香丹注射液治疗急性脑出血,疗效显著,可以促进患者脑部血肿的吸收,可作为脑出血患者恢复期的首选用药。

(3)慢性脑供血不足:观察香丹注射液结合红外线照射治疗老年性脑供血不足患者,总显效率71.66%,总有效率95%。我们可以认为香丹注射液结合红外线照射对老年性脑部供血不足患者的疗效确切。在香丹行气、活血功效与抗血小板凝集的治疗基础上加用红外线照射,有效率高,疗效确切,值得推广。

(4)中风先兆症状:中风先兆证患者运用香丹注射液后,血浆内皮素含量浓度明显下降,一氧化氮浓度明显上升,提示已经有向正常状态转变的趋向,同时 **CD62P** 明显下降,显示血小板活化状态已基本得到控制,使血液黏稠性在一定范围内改善,有利于疾病恢复,与之相对应的是临床症状好转,表明香丹注射液通过对中风先兆证病情变化的重要环节血管舒缩功能障碍及血液黏度升高的改善作用而干预中风的病理发展。

（5）其他：将 66 例心绞痛患者随机分为两组，均予西医常规治疗，治疗组加用香丹注射液静脉滴注，治疗 2 周，症状、体征、心电图两组有显著性差异（$P < 0.05$），治疗组疗效优于对照组。观察表明，西药联合香丹注射液治疗冠心病心绞痛能显著改善患者症状、体征，提高疗效。

【方药分析】　香丹注射液由丹参、降香两味天然药物组成，有活血化瘀、理气通络功效。方中丹参专功活血祛瘀，降香长于疏理气机，气行则血行，故两者相合，可奏良效。

【使用注意】

1．对本品或含有丹参、降香制剂有过敏或严重不良反应病史者禁用。

2．本品含有聚山梨酯 80，对聚山梨酯 80 类制剂过敏者禁用。

3．孕妇及哺乳期妇女禁用。

4．月经期及有出血倾向者禁用。

复方丹参注射液

复方丹参注射液是由丹参、降香经提取、纯化等现代化工艺而制成，临床证实其对于脑血管相关疾病具有显著的疗效，由于其起效迅速，治疗效果显著而被广泛应用于临床急、重症患者的治疗。

【药物组成】　丹参、降香。

【功用主治】

1．**功用**　活血化瘀，通脉养心。

2．**主治**　脑栓塞及脑血栓形成的后遗症、神经衰弱等。

3．**临床运用**

（1）脑梗死：资料显示，丹参有显著的清除自由基作用，而且可以明显地减轻脑水肿，解除脑血管痉挛，改善脑组织微循环，同时对纤溶系统有双向调节作用，此外丹参酮还有增加组织耐缺氧、增加脑内 ATP 含量、抑制具有收缩血管作用的内皮素 -1 基因表达，加强脑缺血再灌注损伤的修复过程等作用，因而可以减轻再灌注损伤，提高溶栓剂疗效，二药协同能明显提高脑梗死的疗效。有研究表示复方丹参注射液能够明显改善腔隙性脑梗死患者血液流变学及血脂的异常程度。与对照组相比，实验组对血液黏度、血浆低切比黏度、全血高切比黏度、红细胞聚合指数、血浆纤维蛋白原及血沉明显好转，胆固醇及低密度脂蛋白明显改善。

（2）其他：李玉霞等经过临床研究分析指出复方丹参注射液在心血管中有着广泛的应用，随着研究的深入，其改变脑血管循环的作用也十分明显，丹参具有凉血、活血化瘀、抑制血小板黏附及聚集作用、抑制微血栓形成的作用,降香具有活血化瘀、行气开瘀通络作用,可以使微血管明显扩张,增加脑血流量。临床研究选择 100 例椎 - 基底动脉供血不足患者,随机分为两组,每组 50 例,对照组给予常规治疗,观察组在常规治疗基础上给予复方丹参注射液进行辅助治疗,观察并比较两组的治疗效果。就本研究来看,观察组患者的总有效率为 90.0%,对照组的总有效率仅为 60.0%,证明复方丹参注射液辅助治疗椎 - 基底动脉供血不足具有良好的疗效。

【药理作用】 复方丹参注射液对中枢的作用可能是氧自由基参与脑血管再灌损伤的过程,以促进脑血管的修复。此外丹参能扩张冠状动脉,改善其血流量,抑制血栓形成,促进心肌细胞修复及增强心肌收缩能,从而使心肌得以有效的保护。因此,丹参广泛用于冠心病、心绞痛、心肌梗死及心肌炎等各种心脏疾病的治疗。有报道称,丹参液治疗冠心病及心绞痛总有效率可达 89%,其中 54% 的患者可见心电图明显改善,而且患者血液流变学各项指标也有显著变化。

【注意事项】

1. 本品不宜与抗癌药、止血药、抗酸药、阿托品、细胞色素 C、维生素 B_1、维生素 B_6、麻黄碱、络贝宁、士的宁、雄性激素等药联合使用。

2. 本品不宜与中药藜芦同时使用。

3. 本品与抗生素、维生素 C、肝素、东莨菪碱、酚妥拉明、硫酸镁等联合使用,可产生协同作用及减少药物某些不良反应。

4. 本品不宜与其他药物在同一容器内混合使用。

灯盏细辛注射液

灯盏细辛注射液是从菊科短草飞蓬属植物灯盏花中提取的有效成分,有活血化瘀通络之功效。活血化瘀是中医学治疗缺血中风的重要方法及优势所在。

【药物组成】 灯盏细辛。

【功用主治】

1. **功用** 活血祛瘀,通络止痛。

2. **主治** 用于瘀血阻滞,中风偏瘫,肢体麻木,口眼歪斜,语言謇涩及胸痹心痛;缺血性中风见上述证候者。

3. **临床应用**

(1)脑梗死:急性脑梗死病灶由中心坏死区及周围的缺血半暗带组成。坏死区由于完全性缺血导致脑细胞死亡;但缺血半暗带仍存在侧支循环,可获得部分血液供应,尚有大量可存活的神经元,如果血流迅速恢复使脑代谢改善,损伤仍然可逆,神经细胞仍可存活并恢复功能。因此,保护可逆性损伤神经元是脑梗死治疗关键，改善缺血区周围侧支循环血管功能，保证供血和供氧，恢复半暗带尚存活神经细胞的功能，是急性期脑梗死治疗重点。经药理研究证明，灯盏细辛注射液通过抑制蛋白激酶C，防止脑缺血诱导的钙超载所引起的一系列病理变化，具有扩张血管、改善血管功能、降低血管阻力、增加动脉流量并有效提高脑微循环灌注、增加脑组织的血液供应，有利于建立侧支循环，改善梗死区的血氧供应，促进梗死区功能恢复。临床上选择轻中度急性脑梗死患者87例，两组基础治疗相同，治疗组使用灯盏细辛注射液40ml，对照组用丹参注射液16ml治疗，均以14日为1个疗程，共用药2个疗程，比较两组治疗后循环内皮细胞、血浆内皮素和降钙素基因相关肽水平以及神经功能缺损程度评分的变化。实验结果显示治疗组治疗后神经功能缺损程度较治疗前降低，说明急性脑梗死患者用灯盏细辛注射液治疗可以促进神经功能恢复，对急性期和恢复期均有一定的作用，可以减少致残率，改善轻或中度急性脑梗死患者的生活质量。

(2) 其他：血脂及血流变的异常为其发生的高危因素，在导致脑动脉粥样硬化的基础上，椎 - 基底动脉不规则狭窄，小的血栓或栓子将血管阻塞，造成椎 - 基底动脉系统供血障碍，从而出现其供血区包括内耳、脑干（中脑、脑桥、延髓）、小脑、间脑、枕叶、颞叶等各组织的一过性局灶性神经功能障碍，另外颈椎骨质增生、血压下降、动脉夹层、纤维肌性发育不良、结缔组织病、血管炎和肿瘤等也可导致椎基底供血不足的发生。研究者将85例椎 - 基底动脉供血不足患者随机分为2组，观察组42例给予灯盏细辛注射液静脉滴注治疗，对照组给予盐酸丁咯地尔注射液静脉滴注治疗，观察治疗后两组患者症状、血脂、血流变学改变及副反应情况。灯盏细辛具有良好的降脂作用，这与以往的报道相吻合，但同时我们也发现，灯盏细辛注射液扩血管能力要弱于盐酸丁咯地尔，其症状3日缓解率要低于使用盐酸丁咯地尔针，但其副反应少，复发率低，提示灯盏细辛针对于症状相对比较轻的患者更为适合。

【药理作用】 黄酮类化合物为灯盏细辛的主要活性成分，实验及临床已经证明黄酮能够抑制血小板及红细胞聚集，从而降低血黏度和改善血液流变学，同时能降低细胞内钙超载，松弛毛细血管括约肌，通过减少血小板数及抑制血小板聚集功能，从而达到抑制血栓形成。

【注意事项】 禁止与喹诺酮类、西汀类、替汀类、脑蛋白水解物、维生素C药物混合使用，可能会产生浑浊、沉淀或使药液产生异常颜色而发生意外。

【不良反应】 在大量临床应用中，仅极个别患者出现心悸，发热寒战，皮肤瘙痒、潮红，头晕，头痛及血压下降等症状，若出现以上情况，请即刻停药并对症处理，症状即可消失。

苦碟子注射液

冯玉书通过药理实验证明,苦碟子的活性成分腺苷(adenosine)及类似物,是一种二磷酸腺苷受体抑制剂,具有抗血小板聚集及增加纤维蛋白酶活性的作用。因此它可降低全血黏度、凝血因子并改善管襻流态和襻周状态;同时腺苷具有明显的扩张血管作用,能有效改善缺血缺氧,使组织器官的功能得到好转。

【化学成分】 主要为腺苷和黄酮类物质。

【功效主治】

1. 功效 活血止痛,清热祛瘀。

2. 主治 扩张冠状血管,改善心肌血氧供应,增加纤维蛋白溶解酶活性,抑制血栓形成。

3. 临床应用

(1)脑梗死:脑梗死的病理基础为动脉粥样硬化,形成血栓阻塞血管出现脑局部供血不足,导致脑组织血氧供应发生障碍,形成缺血中心坏死区和缺血半暗带。因此,尽早开通阻塞的血管,恢复梗死区血液供应,对于挽回神经功能具有重要的作用。有学者通过各大权威数据库整理研究分析苦碟子注射液的临床运用发现,苦碟子注射液联合西医常规治疗脑梗死能提高临床总有效率,且在改善神经功能缺损、血浆黏度、血细胞比容等方面的疗效显著。

(2)其他:椎-基底动脉供血不足:其发病的因素是多方面的,如年龄、高血压、糖尿病、高血脂等,最终导致脑血管狭窄、血液黏度增高而发病。及时调节血脂,改善血液高凝状态,对于防治椎-基底动脉供血不足的发生有重要意义。付明等通过观察苦碟子注射液对本病患者血脂、血液流变学和经颅多普勒的影响发现,本研究中患者血脂、血液流变学的改变和经颅多普勒结果均提示苦碟子注射液可以降低血脂,使脑血管阻力显著降低,从而增加脑血流量,改善微循环及椎-基底动脉供血不足,其疗效优于复方丹参注射液,且无明显不良反应,是治疗椎-基底动脉供血不足的有效药物。

【药理作用】 苦碟子注射液的主要成分为腺苷、黄酮、异黄酮等,有研究结果显示其具有降低血小板聚集,抑制血栓形成,提高纤溶酶活性,促进血栓溶解,降低脑血管阻力及全血与血浆黏度,改善脑部循环。有实验表明,苦碟子注射液保护脑缺血再灌注的作用可能是通过抗氧化和清除自由基而达到。

【用药禁忌】

1. 对本品过敏者或过敏体质者禁用。

2. 严重肝肾损害、心衰及其他严重器质性病患者禁用。

3．有出血倾向者禁用。

银杏二萜内酯葡胺注射液

银杏二萜内酯葡胺注射液对中风中经络，即轻中度脑梗死恢复期痰瘀滞络证具有良好的效果。

【药物组成】　银杏内酯A、银杏内酯B、银杏内酯K等；辅料：葡甲胺、柠檬酸、氯化钠。

【功用主治】

1．**功用**　活血通络。

2．**主治**　中风病中经络（轻中度脑梗死）恢复期痰瘀滞络证，症见半身不遂，口舌歪斜，言语謇涩，肢体麻木。

3．**临床应用**　急性脑梗死：又称急性缺血性脑卒中，是最常见的卒中类型，占全部脑卒中的60%～80%。急性期一般是指发病后2周内，处理强调早期诊断、早期治疗、早期康复和早期预防再发。脑梗死多在动脉粥样硬化基础上发展而来，在形成血栓的过程中，血小板起着重要作用。当血管内皮破损时，血小板被激活，形成血栓；当微血管变形时，血小板破裂释放颗粒内容物，如致密颗粒、溶酶体颗粒等，其可释放多种活性物质，会促使血小板进一步聚集。急性脑梗死患者的血小板、血流变学检查相关参数的异常均可提示疾病的危险性。研究发现，将急性缺血性脑梗死患者68例，随机分为对照组32例，治疗组36例，治疗组给予银杏二萜内酯葡胺注射液，25mg加入生理盐水250ml静滴，1次/d；阿司匹林肠溶片75mg口服，1次/d，2周为一疗程。对照组给予生理盐水250ml加胞磷胆碱注射液0.75g静滴，1次/d，阿司匹林肠溶片75mg口服，1次/d，2周为一疗程。结果显示，治疗组基本痊愈率、显效率和总有效率均高于对照组，经χ^2检验，差异有统计学意义（$P<0.05$）。

【药理作用】　动物试验显示，银杏二萜内酯可调节神经递质水平，对缺血再灌注大鼠脑组织的损伤发挥治疗作用，能明显改善模型动物的神经功能缺损，减少细胞外游离钙内流，降低脑脊液中兴奋性氨基酸含量，改善脑脊液生化指标的水平。

【药物禁忌】

1．对葡甲胺及葡甲胺类制剂过敏者禁用。

2．合并有出血性疾病或有出血倾向者、有下肢静脉血栓形成者禁用。

3．过敏体质及对本品或银杏类制剂有过敏或严重不良反应病史者禁用。

【不良反应】　部分患者用药后出现头晕、头昏、眼花、头痛、背痛、颈胀、小便量多、夜尿增多、疲倦思睡、睡眠增多、协调功能异常等。少数患者用药后出现寒战、发热、心慌、后枕部不适，口唇爪甲轻度发绀、下肢抖动、腹泻等,出现以上症状立即停药,并进行相应的处理。个别患者用药后出现面部红色点状皮疹等过敏反应或 ALT、AST 升高。

第六节　安徽中医药大学第一附属医院院内制剂

参芎颗粒

人参、川芎合用的益气活血法对脑缺血损伤具有良好的保护作用。

【药物组成】　人参、川芎。

【功效主治】

1. **功效**　益气活血,养血通络。

2. **主治**　气虚血瘀型的中风。症见头晕健忘,眼花耳鸣,心悸气短,表情呆滞、口齿含糊、腰膝酸软等。

3. **临床应用**

脑缺血:具有益气和活血功效的中药有效成分人参皂苷益气治法和川芎嗪活血治法都可促进脑缺血再灌注大鼠海马神经再生,起到脑保护作用。但尚未有研究在同一体系中比较益气活血治法和益气法、活血法对神经再生和再生细胞向神经元分化的作用异同。韩辉等通过临床研究发现参芎颗粒益气活血法可促进气虚血瘀型脑缺血大鼠新生神经细胞的存活和向神经元定向分化,并改善空间记忆功能,效果优于单用人参的益气法和单用川芎的活血法。研究在细胞生物学水平阐明参芎颗粒治疗脑缺血的神经再生机制,为中医药治疗脑缺血益气活血治法的选择提供了神经生物学研究依据。

【药物分析】　人参活血祛瘀,川芎具有行气活血、通经止痛之功效,益气活血作用的参芎颗粒改善脑缺血大鼠空间记忆能力的作用靶点不是促进神经细胞增殖,可能是促进新生细胞存活和向神经元分化。

参芎玉精颗粒

采用益气养阴活血法治疗糖尿病合并脑梗死患者有较好的疗效。

【药物组成】　人参、玉竹、黄精、川芎。

【功用主治】

1. **功用**　益气养阴,活血通络。

2. **主治**　糖尿病合并脑缺血的气阴两虚、瘀血阻络证型。

3. **临床应用**

糖尿病合并脑卒中:韩辉等通过动物实验将 20 只大鼠随机分为对照组、参芎颗粒组和参芎玉精颗粒组。研究发现糖尿病合并脑缺血可使大鼠海马齿状回颗粒下层的新生细胞增多,参芎玉精颗粒作用 7 日时不能促进糖尿病合并脑缺血大鼠颗粒下层新生细胞的增殖($P>0.05$),但治疗 21 日后,可以明显提高新生细胞的存活率,促进新生细胞向神经元分化($P<0.01$),并优于参芎颗粒($P<0.01$)。以益气养阴活血法组方的参芎玉精颗粒可促进气阴两虚、瘀血阻络型糖尿病合并脑缺血大鼠新生神经细胞的存活,并促进其向神经元分化,效果优于益气活血法。本研究在细胞生物学水平阐明了参芎玉精颗粒治疗糖尿病合并脑缺血的神经再生机制,为中医药治疗糖尿病合并脑缺血益气养阴活血治法的选择提供了神经生物学研究依据。

【药理作用】 人参、川芎益气活血;玉竹、黄精养阴通络。现代研究显示:玉竹不仅可降低糖尿病模型大鼠血糖,而且对缺血性中风亦有着良好的疗效。用于糖尿病合并脑缺血可起双重功效;而黄精具有提高和改善记忆、抗衰老、降血糖、降血脂等功能。

黄芎抗栓胶囊

黄芎抗栓胶囊是我院脑病中心总结多年临床经验,学习和借鉴大量中西医研究成果的基础上创立而成的。根据风痰瘀阻是急性脑梗死的主要病机之一,这一认识,确立了解毒化瘀、豁痰通腑治则,法随证立,方从法出,研制出黄芎抗栓胶囊,本方主要由大黄、石菖蒲、郁金、川芎等组成。多年的临床实践证明,该方在治疗急性脑梗死风痰瘀阻证方面具有良好的疗效。

【药物组成】 大黄、石菖蒲、川芎、郁金等。

【功用主治】

1. **功用** 解毒化瘀、豁痰通腑。

2. **主治** 缺血性中风(风痰阻络证)。

3. **临床应用** 脑梗死急性期伴胰岛素抵抗:黄芎抗栓胶囊有明显改善脑梗死急性期患者胰岛素抵抗的作用。这也可能是其治疗急性脑梗死的重要作用机制之一。谢道俊等将患者随机分为治疗组及对照组,研究发现综合疗效总有效率 90.0%,对照组综合总有效率 73.3%,治疗组优于对照组,提示黄芎抗栓胶囊改善缺血性中风患者神经功能缺损的疗效是肯定的。治疗组与对照组的急性脑梗死患者神经功能缺损均可有效改善,以治疗组为优。对照组甘油三酯有所降低,表明黄芎抗栓胶囊还具有较好的降脂效果。

【方药分析】 大黄通腑泄浊,化瘀排毒,《神农本草经》:"大黄,主下瘀血","荡涤肠胃、推陈致新,通利水谷,调中化食,安和五脏",菖蒲豁痰开窍,为治疗痰蒙清窍之首品,《本经逢源》谓之可"开心孔,通九窍,明耳目,出声音,总取辛温利窍之力"。诸药合用,使瘀得以散,痰得以消,毒得以解,窍得以开。

(李 欢 邹利杰 麻雨弟 饶志红 韩 辉)

主要参考文献

1. 马丽虹，李冬梅，李可建. 安宫牛黄丸治疗出血性中风急性 3 期随机对照试验系统评价研究 [J]. 辽宁中医药大学学报，2013，15（1）：60-61.

2. 王国骅. 安宫牛黄丸对急性缺血大鼠神经元凋亡及其磷酸化蛋白激酶表达的影响 [J]. 中成药，2012，34（10）：1866-1869.

3. 张晓朦，吴嘉瑞，张冰. 清开灵注射液治疗急性缺血性中风的系统评价 [J]. 中国实验方剂学杂志，2014，20（8）：226-231.

4. 史玉虎，许辉，刘慧芳. 复方麝香注射液联合羚羊角汤治疗痰热内闭清窍型脑出血 26 例 [J]. 安徽中医药大学学报，2016，35（3）：30-33.

5. 黄月芳，楼招欢，陈坚翱. 补阳还五汤合牵正散调节同型半胱氨酸的疗效观察 [J]. 中华全科医学，2014，12（5）：812-14.

6. 陈颂春，王欣欣，刘桂冬，等. 松龄血脉康治疗脑卒中后抑郁的临床疗效 [J]. 中国临床药学杂志，2017（4）：247-249.

7. 郭守香. 天麻钩藤饮加减配合针刺治疗偏头痛的临床效果探讨 [J]. 中国实用神经疾病杂志，2014，6（21）：18-20.

8. 金竹青. 活络效灵丹通过抑制脑组织炎症反应对缺血性脑损伤的保护作用 [J]. 浙江中医药大学学报，2013，37（9）：1099-1107

9. 韩辉，吴丽敏，杨文明，等. 参芎颗粒对脑缺血大鼠海马神经再生及空间学习记忆的影响 [J]. 天津中医药，2013，30（11）；647-652.

10. 韩辉，王守运，鲍远程，等. 益气养阴活血法拟方治疗糖尿病合并脑梗死随机对照研究 [J]. 中医药临床杂志，2011，23（12）：1052-1055.

11. 孙晓丽，杨若聪，刘俊杰，等. 基于网络药理学研究龙生蛭胶囊抗脑卒中的作用机制 [J]. 中华中医药杂志，2019，34（5）：2165-2168.

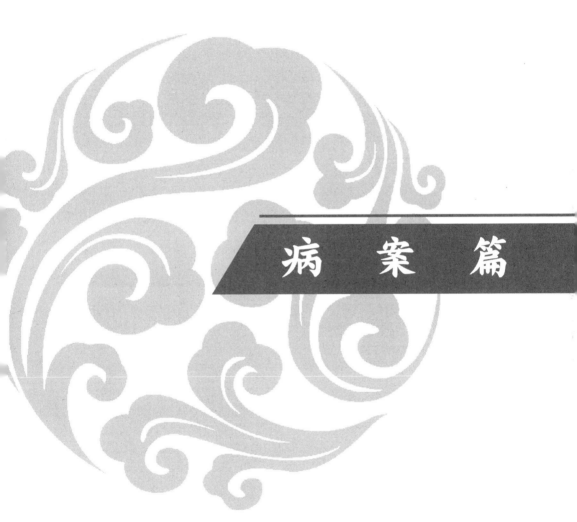

病 案 篇

第十二章 病案选粹

　　病案选粹部分撷取了古代名医、近代名家、院士、国医大师、国家级名老中医、新安医家等中医名士治疗中风医案,众多医家在中医整体观念和辨证论治的基础上,进一步分析了中风发病的病因病机,从不同的角度进行辨证治疗或对症用药。博采众家之长,广鉴大家之验,拓展了中医经典方剂的治疗领域,丰富了中医药治疗中风的理论,拓展了中风的诊疗思路,凸显了中医药治疗的优势,彰显了中医药治疗的特色,对临床中医医师更好地运用中医药治疗中风大有裨益。

病例 1

　　言清一,年三十七岁,乃匠者,勤于动作,能饮酒,患中风,头目眩晕,二陈汤加防风、羌活、当归、芍药、人参、白术、黄连、熟地黄、川芎、甘蔗汁。

　　(江瓘《钦定四库全书·名医类案卷一》)

[编者按]

　　二陈汤由半夏、陈皮、茯苓、甘草、生姜组成,具有燥湿化痰、理气和中之效,适用于痰湿证诸病。痰湿证多由脾失健运,湿无以化,湿聚成痰,郁积而成。湿痰为病,犯肺致肺失宣降,则咳嗽痰多;停胃令胃失和降,则恶心呕吐;阻于胸膈,气机不畅,则感痞闷不舒;留注肌肉,则肢体困重;阻遏清阳,则头目眩晕;痰浊凌心,则为心悸。治宜燥湿化痰,理气和中。方中半夏辛温性燥,善能燥湿化痰,且又和胃降逆,为君药。橘红为臣,既可理气行滞,又能燥湿化痰。君臣相配,寓意有二:一为等量合用,不仅相辅相成,增强燥湿化痰之力,而且体现治痰先理气,气顺则痰消之意;二为半夏、橘红皆以陈久者良,而无过燥之弊,故方名"二陈"。此为本方燥湿化痰的基本结构。佐以茯苓健脾渗湿,渗湿以助化痰之力,健脾以杜生痰之源。鉴于橘红、茯苓是针对痰因气滞和生痰之源而设,故二药为祛痰剂中理气化痰、健脾渗湿的常用组合。煎加生姜,既能制半夏之毒,又能协助半夏化痰降逆、和胃止呕;复用少许乌梅,收敛肺气,与半夏、橘红相伍,散中兼收,防其燥散伤正之虞,均为佐药。以甘草为佐使,健脾和中,调和诸药。综合本方,结构严谨,散收相合,标本兼顾,燥湿理气祛已生之痰,健脾渗湿杜生痰之源,共奏燥湿化痰,理气和中之功。治湿痰,可加苍术、厚朴以增燥湿化痰之力;治热痰,可加胆南星、瓜蒌以清热化痰;治寒痰,可加干姜、细辛以温化寒痰;治风痰眩晕,可加天麻、僵蚕以化痰息风;治食痰,可加莱菔子、麦芽以消食化痰;治郁痰,可加香附、青皮、郁金以解郁化痰;治痰流经络之瘰疬、痰核,可加海藻、昆布、牡蛎以软坚化痰。因本方性燥,故燥痰者慎用;吐血、消渴、阴虚、血虚者忌用本方。

病例2

杨某,冬月办公,夜半猝倒塌下,不省人事,身热痰壅,口㖞舌强,四肢不收,脉左虚涩,右浮滑。先用姜汁热挑与之,痰顿豁。暂用疏风化痰药宣通经隧,神识渐清,右体稍能转侧,但左体不遂,语言模糊。症属真阴素虚,以河间地黄饮子,去桂、附、巴戟,加枸杞子、牛膝(俱用酒蒸)、木瓜、何首乌。数十服,诸症渐退,稍能步履,惟左手不遂。前方加桂枝、姜黄数剂,左腋时时微汗,不一月,左手如常。

(林珮琴《类证治裁·中风论治》)

[编者按]

地黄饮子由熟干地黄、巴戟天、山茱萸、石斛、肉苁蓉、附子、五味子、官桂、白茯苓、麦冬、菖蒲、远志等药物组成,具有滋肾阴,补肾阳,开窍化痰之功效,常用治下元虚衰,痰浊上泛之喑痱证。症见舌强不能言,足废不能用,口干不欲饮,足冷面赤,脉沉细弱。"喑痱"是由于下元虚衰,阴阳两亏,虚阳上浮,痰浊随之上泛,堵塞窍道所致。"喑"是指舌强不能言语,"痱"是指足废不能行走。肾藏精主骨,下元虚衰,包括肾之阴阳两虚,致使筋骨失养,故见筋骨痿软无力,甚则足废不能用;足少阴肾脉挟舌本,肾虚则精气不能上承,痰浊随虚阳上泛堵塞窍道,故舌强而不能言;阴虚内热,故口干不欲饮,虚阳上浮,故面赤;肾阳亏虚,不能温煦于下,故足冷;脉沉细数是阴阳两虚之象。此类病证常见年老及重病之后,治宜补养下元为主,摄纳浮阳,佐以开窍化痰。方用熟地黄、山茱萸滋补肾阴,肉苁蓉、巴戟天温壮肾阳,四味共为君药。配伍附子、肉桂之辛热,以助温养下元,摄纳浮阳,引火归原;石斛、麦冬、五味子滋养肺肾,金水相生,壮水以济火,均为臣药。石菖蒲与远志、茯苓合用,是开窍化痰,交通心肾的常用组合,是为佐药。姜、枣和中调药,功兼佐使。本方配伍特点有三:一是上下兼治,标本并图,尤以治下治本为主;二是补中有敛,开中有合,而成补通开合之剂;三是滋而不腻,温而不燥,乃成平补肾阴肾阳之方。若属痱而无喑者,减去石菖蒲、远志等宣通开窍之品;喑痱以阴虚为主,痰火偏盛者,去附、桂,酌加川贝母、竹沥、胆南星、天竺黄等以清化痰热;兼有气虚者,酌加黄芪、人参以益气。本方偏于温补,故对气火上升,肝阳偏亢而阳热之象明显者,不宜应用。

病例3

傅某,男,63岁。

初诊:1966年10月3日。

病史:2个月前,因生气后,左半身不仁不用。左手肿胀,舌强言涩,胃纳尚可,二便调。经西医确诊为脑血栓形成。

现症:左侧半身不遂,上下肢疼痛,左手肿胀,言语迟涩,心烦少眠,饮食尚好,二便调。

检查:舌苔薄白,脉沉细缓。

辨证:中风之后,气血亏虚,瘀阻脉络。

治则:益气养血,祛瘀通络。拟补阳还五汤加味。

方药:

当归9g 赤芍9g 生地黄9g 川芎4.5g 桃仁1.5g 红花6g 清半夏9g 橘红4.5g 桑枝9g 地龙9g 黄芪4.5g 牛膝9g

水煎服。

二诊:1966年10月12日。

服药9剂,左上下肢痛减,仍活动不灵,言语迟涩,喉中有痰,舌脉同前。按上方黄芪改为6g,水煎,兑入竹沥水15g,姜汁5滴,口服。

三诊:1966年10月18日。

服药5剂,左侧上肢仍有疼痛,左腿可以活动,夜眠不安,语言转清,二便调,舌苔薄白,质红,脉沉细弦。按二诊方去黄芪、桑枝、地龙,加姜黄4.5g,威灵仙9g,桂枝3g。水煎服。

四诊:1966年10月23日。

服药5剂,左上下肢痛减,但仍肿胀,舌脉同前。按三诊方去威灵仙、桃仁,加天麻6g,秦艽9g。水煎服。

五诊:1966年10月28日。

来人代诉服药5剂,肢体疼痛减轻,左下肢大有好转,可以缓步行动,左手仍肿,药后有效继服上方。

六诊:1966年11月3日。

来人代诉又服药5剂,自己能扶杖行走,手肿已消,有时左腿筋急拘挛,其他均好。此乃肝血不足，血不荣筋之故，仍按四诊方去赤芍、红花、半夏、橘红，加木瓜 9g、杭芍 9g，独活 4.5g，甘草 4.5g。水煎服。

七诊：1966 年 11 月 13 日。

服药 10 剂，腿已能行走，上肢活动也好，舌苔薄白润，脉沉缓，病已基本痊愈，按六诊方加豨莶草 9g。水煎服。服药 10 剂，经随访痊愈。

（《吴少怀医案》）

［编者按］

此案由怒气伤肝而发中风，并遗有左半身不遂，左手肿胀疼痛，言语謇涩等症。《素问·逆调论》曰："荣气虚则不仁，卫气虚则不用。"本案患者乃气血亏虚，痰瘀阻络所致。故仿王氏补阳还五汤益气通络之意，并酌加半夏、橘红化痰通络；桑枝、牛膝为上下肢引经之品。二诊时，痛减，但见痰浊明显，故加竹沥、姜汁以增化痰降浊之效。三诊时，诸证渐减，左腿能动，但肢痛明显，故去黄芪、桑枝、地龙，加姜黄、威灵仙以祛湿强筋止痛，桂枝温经通阳。四诊时，肢痛减轻，但仍肿胀，乃湿滞之象，故去威灵仙、桃仁，加天麻、秦艽以增强祛风化湿之功。五诊，诸症大减，药后有效，继用上方。六诊时，后遗诸症明显好转，时有筋脉拘急之血不荣筋征象，故减祛瘀化湿之药，加用木瓜、杭芍、独活、甘草等平肝舒筋之品。七诊时，其病基本痊愈，加豨莶草舒筋活络以善后。法随理变，方证合拍，故诸症次第减轻，获效满意。

病例 4

陈某，男，58 岁。

初诊：1979 年 8 月 27 日。

素有烟酒嗜好，患高血压 9 年。于 8 日前看电影时，突然剧烈头痛，继而言语不清，肢体软弱，左半身活动障碍，手不能握，腿不能行，需人搀扶到家。近 8 日来心烦口苦，腹胀纳差，大便溏泄，小便频数，尿色深黄，大便失禁，舌质红，舌苔黄腻且厚，脉弦滑。血压 150/110mmHg。

患者素喜饮酒，酒性多湿，湿热蕴结，久酿成痰，化火生风，瘀阻脉络，则发偏废。法当清热燥湿，祛痰通络，拟芩连温胆汤加味。处方：

黄连 5g　黄芩 10g　枳壳 10g　茯苓 12g　陈皮 6g　甘草 3g　法半夏 10g　薏苡仁 20g　丹参 12g　厚朴 10g　石菖蒲 10g　地龙 6g

6 剂。

二诊：1979 年 9 月 3 日。

左侧肢体稍觉有力，语言謇涩，口苦心烦，二便依然，舌苔黄厚，中心灰黑。此湿浊甚重，原方去地龙、厚朴，加藿香 10g，佩兰 10g，继进 4 剂。

三诊：1979年9月7日。

精神转佳，左上肢运动灵活，下肢亦觉有力，并能扶杖慢步，言语涩滞，头晕口苦，渴不欲饮，纳差便溏，溲频色黄，苔仍黑黄厚腻，脉仍弦滑。此湿浊仍重，胶固难化。原方再服4剂。

四诊：1979年9月11日。

病情继续减轻，语言稍清晰，左上肢握力增强，步履稳健，能独自前来就诊。食纳增加，二便同前，苔脉未变。血压正常。此湿热缠，痰浊胶结，再宗原方加减。处方：

黄芩10g　黄柏10g　苍术10g　法半夏10g　竹茹6g　陈皮6g　枳壳10g　石菖蒲10g　藿香10g　佩兰10g　茯苓12g　薏苡仁20g　甘草3g

五诊：1979年9月16日。

活动自如，言语清晰，舌苔骤退，脉弦稍滑，仅有头晕，记忆力下降，恐湿浊未尽，再综上方去黄柏、苍术，继服4剂。

此后连续就诊4次，共服上方16剂，肢体活动正常获愈。

（《疑难病证中医治验》）

[编者按]

患者素喜饮酒，酒性多湿，易生痰浊，化火生风，风痰瘀络，则见言语不清，肢体软弱，半身不遂；湿热蕴结，则见尿频黄，心烦口苦，纳差等；舌红苔黄厚而腻，脉弦滑，乃痰热之象。如《丹溪心法》所云："东南气温而地多湿，有风病者非风也，皆湿土生痰，痰生火，火生风耳。"故先拟清热燥湿，祛痰通络法。黄芩、黄连苦寒清热燥湿，厚朴、石菖蒲化浊开窍，薏苡仁健脾渗湿，丹参、地龙活血通络。二诊、三诊时肢体障碍好转，而湿浊仍重，故于原方去地龙、厚朴，加藿香、佩兰芳香化浊之品。数剂后风痰瘀阻之候减轻。后因苔转黑黄厚腻，仍因湿热痰浊熏蒸于舌所致，故以温胆汤加二妙散加味，意在使湿热痰浊从三焦分化，药后果验，黑苔骤退，病情好转。

病例5

卢某，偏中已久，水亏木旺，风阳暴升，鼓动痰浊，猝然神迷，指节蠕动，目瞀言謇，切脉浮弦而滑，两关数，舌苔黄腻带灰。一派痰火见证，当清肝息风，化痰利窍。

羚羊角4.5g　远志肉6g　双钩藤^{后入}12g　明天麻6g　竹沥半夏9g　旋覆花^包4.5g　杭菊炭9g　川贝母6g　炒枳实6g　云茯神12g　竹沥^冲3g　九节菖蒲5g

二诊：昨为清肝息风，化痰利窍，今晨神志就清，指节蠕动亦止，阳缩亦伸,渐能开口言语,脉之浮弦转为细滑而数,舌苔灰腻已腐,惟会厌尚觉痰腻,咯之不得出。四诊合参,暴升之风阳虽见潜降,而上部肺胃两经之宿疾尚盘踞未化。姑守原意减制,尚候酌夺。

羚羊角3g 竹沥半夏9g 大麦冬3g 瓜蒌皮12g 云茯神12g 煅龙齿^{先煎}15g 远志肉9g 净橘络4.5g 川贝母6g 旋覆花4.5g 炒竹茹4.5g 九节菖蒲4.5g

三诊:两进羚羊饮子出入,清肝息风,化痰通窍,神志大清,言语亦利,今晨大腑畅通,舌苔灰腻满布随脱,脉之浮弦亦平,会厌及胸部尚觉痰阻,咯之难出,眼鼻干燥。暴升之风阳已潜,肠胃亦清,独上焦肺部之痰热未化,当清肝肃肺,开豁痰热。

羚羊片3g 麦冬9g 瓜皮12g 川贝母9g 竹沥半夏9g 旋覆花4.5g 远志肉9g 云茯神12g 净橘络4.5g 炒竹茹4.5g 九节菖蒲2.4g

(《贺季衡医案》)

[编者按]

肾水亏耗,水不涵木,肝阳暴亢,筋脉失养,则见指节蠕动,脉弦而滑数,加之素有痰浊,风痰相搏,痰热蒙蔽清窍,则见神迷言謇,苔黄腻带灰,此乃一派阳升痰蒙的标急之象。根据"急则治其标"的原则,急拟清肝息风,化痰利窍法,以羚羊角、天麻、钩藤、杭菊平肝潜阳而息风,竹沥半夏、九节菖蒲、贝母、远志、茯神化痰开窍而清神识,枳壳、旋覆花导痰下行。1剂即肝风得平,清窍能开,但宿痰仍未得化,故于上方去天麻、钩藤等平肝之剂,而加橘络、竹茹、煅龙齿等以增强清化痰热而利窍。三诊时腑通,苔化,标急之象基本解除,但痰热仍未全化,故守上方清肝肃肺、豁痰清热以祛余邪。该患者虽有肝肾阴亏之本虚,但未能兼顾,因为补虚势必要碍邪,只待邪去之后缓治其本,方能互不牵制。

病例6

王某,男,69岁,农民。患者于1984年3月28日下午突然口角歪斜,语謇流涎,右侧上下肢瘫痪.平卧时稍能活动,但不能行走握物,头晕乏力,舌红,体胖大,苔白腻,脉左弦实有力,右沉细无力。经与他医会诊,诊为脑血栓形成,乃中气不足,推动无力,瘀血阻于清窍,神明失养,贼风内动之故。经服脉通,曲克芦丁(维脑路通)7日,病情稳定,肢体功能恢复不太明显,改用益气活血,豁痰开窍的消栓振废汤治疗。处方:

黄芪30g 羌活15g 葛根15g 川芎15g 地龙10g 炒三棱10g 炒莪术10g 石菖蒲10g 乌梢蛇10g 远志10g 川牛膝10g 僵蚕10g 甘草6g

服药5剂，能自行到室外活动，右手能握健身球在手中转动，但患者情绪郁闷，心烦易怒，齿龈肿疼，小便不利，大便干结，遂去乌梢蛇、远志、僵蚕，加生石膏30g，栀子、木通、川大黄各10g，服药3剂，龈肿便干诸症消失后，将黄芪加至90g，继服20余剂而愈。活动如常，自觉四肢较病前更加强壮有力，活动灵活，因而每隔两三个月都要求服用中药三五剂。

（《古今中风医案荟萃》）

[编者按]

脑血栓形成的发病机制，一为是动脉粥样硬化使脑动脉血管壁粗，管腔变窄，在睡眠和休息时，血压相对偏低，血流缓慢、在血液黏稠度、凝固度等因素的参与下，便可形成血栓。属于中医学"瘀血"的范畴。由于其症状和祖国学的"中风""偏枯"等很类似，故亦属于祖国学"中风""偏枯"等范畴。从中医学的角度来探讨本病的发病机制，由于其多在安静状态下发病，且以老年人为多见，故应考虑中焦运化不健，气虚推动无力所致，由于其严重时多见痰声辘辘，且常见有类似于痰蒙心窍的神志不清，记忆力衰减，思维迟钝等现象，应考虑与痰湿阻滞，蒙闭清窍有关。由于其症状类似于中医学"中风"的范畴，但它的风绝非六淫风邪为患，而属内风作祟，是人体气血运行紊乱的病理反应，加之患肢常有怕冷、发凉等症状，故应考虑本病为气机紊乱，血行不畅，经隧不通，神明失养。故而，从益气破血，温经通脉，豁痰开窍的角度来探讨脑血栓形成的治则，具有一定的临床意义。消栓振废汤重用川芎活血息风，取其"上行头目，搜风散瘀"之效，携诸药直达病所，且现代药理研究证明其对血管有直接扩张作用，重用桂枝温经通脉，调合营卫；配合羌活、葛根是现代药理研究证明两者对脑动脉血管有明显扩张作用之意。地龙、乌梢蛇舒筋活络，赤芍、三棱、莪术行气破血化瘀，石菖蒲豁痰开窍，当归、鸡血藤补气活血，使瘀血去而不伤新血，再重用黄芪配甘草健脾益气，推动血液流动而利于血栓的清除和肢体功能的恢复，诸药相合，共奏健脾益气、豁痰开窍、逐瘀活络、消栓振废之效。

病例7

孟某，女，52岁，农民。

1985年7月1日因突然昏仆，左肢体活动失灵，伴呕吐2日以"脑出血"收住入院。患者素有高血压，2日前在活动中突然感头晕，继而昏倒在地，经他人扶至床上，呼之应，语言謇涩不清，左侧肢体活动失灵，呕吐。住院用脱水、抗感染治疗1日患者仍呕吐不止，呼之不应，小便失禁，转院治疗。

检查：神志处于半昏迷状态，面色潮红，舌伸偏左，颈抵抗，心界向左扩大，心率 88 次 /min，律齐，双肺呼吸音粗，左上下肢肌力 0 级，双侧巴宾斯基征阳性，舌黯红，苔白厚，脉弦数。

生地黄 15g　牛膝 15g　地龙 10g　钩藤 20g　益母草 20g　石决明 20g
山萸肉 10g

水煎少许频服，配合醒脑静注射液、甘露醇。

治疗 3 日，患者神志转清，语言较前清晰，颈抵抗减轻，左下肢肌力 I 级，但 3 日来未大便，舌红少苔，脉弦细数，仍守原方加大黄 10g，3 剂，继续用醒脑注射液静滴，甘露醇与葡萄糖交替治疗，3 日后患者大便通畅，面色潮红明显减轻，神志清楚，颈软，左侧上下肢肌力 I 级，舌红少苔。停用其他治疗措施，仍守原方去益母草、石决明，加白芍、天冬，石斛、丹参，水煎服。服药月余，患者可下床活动，随访 2 年未复发。

（《古今中风医案荟萃》）

[编者按]

急性中风发病主要是在阴虚阳亢的基础上再遇情志过激，或过劳或饮酒或气候过冷过热等诱因作用下致肝阳暴亢，肝风内动，风火相煽，气血痰浊并走于上，痰浊阻滞脉络而形成缺血性中风；如肝阳暴张，气血痰浊上逆，络破血溢，形成出血性中风。因此就必须抓住这一病机关键，使用滋阴潜阳醒脑法进行抢救治疗。方中生地黄、白芍滋阴清热，柔肝息风；钩藤、生石决明平肝潜阳息风和牛膝引气血下行，地龙息风通络，益母草活血利尿，与牛膝伍用共奏引气血下行，利尿而减轻脑水肿；地龙、钩藤，石决明又具有降压作用，另中风急性期气机逆乱，痰火上扰而致腑气不通，大便秘结，舌苔黄厚燥或腻，故多用大黄与牛膝伍用，使瘀浊速下，清窍皆通，临证中无论有无大便秘结均应用，如肝肾不足，小便失控，或舌红少苔加山萸肉、天冬以滋补真阴；痰浊阻窍，舌强言謇或不能言语，苔黄腻，多选用菖蒲、天竺黄、南星以化痰热开窍，全方只使肝肾得充，内风息止，痰瘀得散，脑神复聪之目的。

病例 8

刘某，男，66 岁。

初诊：1987 年 8 月 20 日。

患者卒中之后右半身不遂，肢体强痉而屈伸不利，舌欠灵活，言语欠清，有时神昧，耳鸣目眩，舌红苔黄腻，脉弦滑。诊断为中风，风痰阻络证。治法：息风化痰，利窍通络。

水牛角 10g　钩藤 15g　石菖蒲 10g　远志 6g　胆南星 6g　川贝母 6g
杏仁 10g　当归 10g　川芎 10g　秦艽 10g　桑枝 15g

6剂，煎服。

服上药后，舌稍灵活，未作神昧。乃遵法随症拟方，继治2个月余，神清舌灵，言清眩减，肢体强痉不遂情况改善。

（《中风病中医特色诊疗》）

[编者按]

本例乃卒中之后，风痰未除，流窜经络，血脉痹阻，经隧不通，气不能行，血不能濡，故肢体不遂，强痉难伸；风阳夹痰，上扰清窍，云雾遮蔽，则时发神昧，耳鸣目眩；痰阻滞舌本脉络，则舌转动不灵，言语不清，舌红苔黄腻，脉弦滑为阳亢痰热之象。故其人虽属中风病后遗症，然因风阳蠢蠢欲动，有可能再次伤中脏腑。治之之法唯以息风化痰为切要，方设水牛角、钩藤为君药，清热息风，平其逆上，石菖蒲、枳壳、胆南星、川贝母、杏仁利窍化痰，彰明其神，秦艽、桑枝搜风通络逐湿，舒展其强，当归、川芎活血养血，畅通络道，取其治风先治血之意。神清风平，当重治疗风痰，助其康复功能。故遵法随症拟方，以疗其疾。

病例9

徐某，女，57岁。

初诊：1991年7月22日。

患者主因右侧肢体活动不利伴言语不利3日，由急诊以"脑出血"收入院。患者于3日前晨起后突然出现右侧肢体活动不利，言语不利，送急诊予脱水降颅压及静滴清开灵等治疗。刻下症：嗜睡，右侧肢体活动不利，言语不利，汗出，纳眠可，大便3日未行，舌红苔黄，中心为褐色，脉弦滑。西医诊断：脑出血。中医诊断：中风，辨证为风火上扰。治法：清热息风。方用天麻钩藤饮及通腑化痰冲剂。

二诊：1991年7月25日。

患者大便不通，脉弦，舌红苔白腻，中心为黄褐色。头颅CT提示：左侧外囊出血，出血量约30ml。辨证为瘀血闭阻脑窍、腑气不通，治以活血化瘀通腑，方用桃仁承气汤加减。

桃仁10g 大黄15g 芒硝10g 红花10g 赭石10g

水煎服，一日一剂。

三诊：1991年7月26日。

大便得下，每日一次。继予前方加减，患者病情逐渐好转。

[任晋婷，孙立满，谢颖桢. 王永炎教授灵活应用通腑法治疗中风病验案举隅[J]. 北京中医药大学学报（中医临床版），2009，16（1）：11-12.]

[编者按]

桃仁承气汤出自《温病条辨》，有清热凉血、攻逐瘀结之功。此患者头颅CT提示外囊出血30ml。离经之血便为瘀，故治以活血化瘀通腑，予桃仁承气汤加减。其中大黄苦寒，凉血化瘀，攻下热结，芒硝咸寒，润燥软坚攻下，二药相配，攻逐瘀结，荡涤邪热，导瘀热下行，桃仁、红花活血，赭石降逆凉血，诸药配伍，共奏清热凉血、攻逐瘀结之效。然须注意其活血药可用桃仁、牛膝等引血下行之品，而慎用川芎等辛散行血之品。方中桃仁破血祛瘀，滑肠通结；大黄既入阳明之腑，通泻实热，又兼入血分，活血化瘀；芒硝软坚散结，可助大黄攻下积热；桂枝温通血脉，既可助桃仁活血祛瘀，又可引硝黄入血脉发挥清热逐瘀之功，共起相辅相成之用；炙甘草调和诸药，使急中寓缓，并能兼顾中气。五味药配伍精当、佐制严谨，共奏破瘀血、清积热之效。

病例10

戴某，男，57岁。

初诊：1994年11月7日。

患者3小时前正在做饭，突然剧烈头痛，头晕，呕吐，呕吐物为胃内容物，继则肢体欠灵活，约半小时后，出现嗜睡、鼾声，立即送至医院诊治，症见嗜睡、鼾声，但呼之能应，面色潮红。形体丰硕，舌红，苔薄黄，左侧鼻唇沟变浅，左侧肢体轻瘫，左巴宾斯基征阳性，脉弦滑有力。血压210/130mmHg。CT示"脑出血"。既往高血压15年。中医辨病中风，辨证肝阳上亢证，拟平肝潜阳，开窍醒神之剂。

羚羊角^{单煎}5g　玳瑁15g　炒水蛭5g　䗪虫3g　豨莶草3g　白薇15g
石菖蒲15g　川芎10g　地龙10g　胆南星5g　珍珠母50g

7剂。

二诊：1994年11月15日。

口服醒脑健脾丹每次4粒，每日3次，患者药后症状明显好转，后又以滋肾养肝、调理脾胃、化痰通络为法治疗1个月，诸症消失，CT复查示脑出血完全吸收。

[高尚社.国医大师任继学教授辨治脑出血验案赏析[J].中国中医药现代远程教育，2011，9（8）：7-9.]

[编者按]

中风病位在肝、心、肾。肝肾阴虚，阴虚阳亢，亢极生风；复因心火内炽，心经痰热内蕴，扰乱心神，上蒙清窍。风动神摇，脉络受伤，络破血溢而为出血性中风。故该病病机乃肝阳上亢，窍闭神昏，其特征夹火、夹痰、夹瘀。故治以平肝潜阳，开窍醒神。该患者起病急骤，形体丰硕，舌质红、苔薄黄，脉弦滑有力。新病多实，脉症合参，本证当属实证热证，且病势较急。当此之时，有形之阴不能速生，无形之亢理当重镇。《中风斠诠》云："潜阳之法，莫如贝类为第一良药。"故方中用珍珠母、玳瑁平肝潜阳，清热息风。珍珠母味咸性寒归心肝二经，平肝潜阳，本品气味俱寒，纯阴质重，能平阳坠、坠心火、育肝阴，安心神，定魂魄，为治中风昏仆之良药；羚羊角咸寒归心肝二经，质重气寒走血分，清上泻下，能平肝阳，息风邪，安魂魄，定心神，为平肝息风之上品，《本草纲目》曾称其"平肝舒筋，定风安魂，散血下气"；地龙味咸性寒归肝肺肾经，性寒下行，清热平肝息风。四药合用，则阳潜风息热消。该患者素有高血压病史15年，病邪久羁，经血暗耗，治疗宜邪正兼顾。故方中用水蛭、䗪虫专入血分，不走气分，破瘀血而不伤新血，为活血通络之佳品；川芎乃血中气药，其特长能引人身之清轻之气上至于脑；豨莶草味辛苦寒归经肝肾，祛风通络，清热解毒。《滇南本草》云："治诸风，风湿症，内无六经形症，外见半身不遂，口眼歪斜，痰气壅盛，手足麻木，痿痹不仁，筋骨疼痛，湿气流痰，瘫痪痿软，风湿痰火……"白薇清热凉血，善清血热，益阴除烦，味虽苦而不燥，气虽寒而不浊，清热而不伤阴液，凉血而不劫精血。《神农本草经》称其："主暴中风，身热肢满，忽忽不知人"。石菖蒲气香清爽，其性平和，善辟秽涤痰而卫宫城，宣心思之结而通神明。《本经逢原》称其具有开心孔、补五脏、通九窍，明耳目，化痰，息风定惊作用。其特性是化痰而不温，息风而不燥。诸出音声，总取辛温利窍之力……配以胆南星一味，性味苦凉，与清热药合用，瘀去痰消，脉络和顺，清窍畅利，风邪自解。急则治其标，缓则治其本。攻伐之剂，必伤正气。故治宜中药即止，慎勿过剂。即去重镇攻伐之品而改用填精滋肾养肝，调理脾胃，化痰通络之药以善其后。用药精妙，效如桴鼓。

病例11

任某，女，52岁。

初诊：2005年3月20日。

患者于2小时前去卫生间时，突然觉头晕目眩，仆倒，瞬间头痛如裂，并伴左侧肢体强直不可屈伸，随后出现神志不清，遂由家属送至某医院，经门诊急检头颅CT扫描（基底核区高密度灶，并破入侧脑室、第四脑室，出血量约80ml）诊断为"脑出血"，鉴于出血量较大，建议手术治疗，且向家属交待：患者病情较重，即使手术治疗，亦不能排除死亡的危险。遂转往吉林省中医院救治。

既往高血压病史5年，最高血压达160/110mmHg，未规律服用降压药物治疗，血压维持在 110～150/85～95mmHg；甲状腺结节病史 2 年。否认肺结核、乙肝等传染病史；否认药物及食物过敏史。

初诊症见：头痛如裂，躁动不安，谵语，2 小时内已呕吐 3 次，均为胃内容物，左侧肢体活动不利，不能翻身及转侧，言语不能，颜面潮红而青，呼吸气粗，不能进食水，嗜睡，大便秘结，小便失禁，舌质红，有瘀斑，苔厚腻，脉沉弦而滑。查血压达 240/140mmHg。神经系统查体：嗜睡，言语不能，谵妄，对答不切题，项强 2 横指。肌力查体不能配合，左侧肢体肌张力降低，左巴宾斯基征阳性。此乃出血性中风，络损血溢证，治当破血化瘀，醒神开窍，通腑泻浊。

至宝丹 1 丸　真紫雪散 1 支　醒脑健神丹 0.2g　西藏红花 1g　真天然牛黄 0.1g　血竭粉 0.1g　琥珀粉 0.1g　珍珠粉 0.1g　羚羊角 5g　玳瑁 15g

煎水 50ml 磨汁化上药，高位保留灌肠法给药，每次 5ml，1～2h/ 次。

大黄[后下] 10g　赤芍 10g　地肤子 15g　胆南星 3g　茯苓 15g　生蒲黄 15g 地龙 15g　竹沥拌郁金 15g　石菖蒲 15g　羌活 15g　羚羊角 10g

1 剂两煎 100ml，高位灌肠，2h/ 次。大便以通为度。

用二号方 3 小时后大便未通，又方：

酒炙大黄 7g　烫水蛭 5g　生蒲黄 15g　枳实 10g　厚朴 15g　车前子 15g 羌活 10g　地龙 15g　朴硝 5g

兑入煎好的汤剂中，1 剂两煎 100ml，高位灌肠 2h/ 次。以通为度。

二诊：2005 年 3 月 21 日。

患者头痛减轻，头晕脑胀，仍躁动不安，时有谵语，左侧肢体活动不利，不能翻身及转侧，颜面色泽青黄少华，神志渐清，言语不能，呼吸气粗，已无项强，可以自己用吸管进饮食及汤散药物，口淡无味，小便黄赤，大便偏溏，日行两次。查血压 150/110mmHg，神经系统查体：嗜睡，言语不能，对答不切题，肌力查体不能配合，左侧肢体肌张力降低，左巴宾斯基征阳性。脑膜刺激征阴性。舌质黯，有瘀斑，苔微黄厚腻欠润，脉象沉弦而滑。

制豨莶草 20g　生蒲黄 15g　酒川芎 10g　当归尾 15g　胆南星 3g　赤茯苓 20g　生地黄 10g　金钱白花蛇 2 条[打碎]　秦艽 20g　酒大黄[后下] 3g　石斛 15g

1 剂水煎，日 3 次口服。

三诊：2005 年 3 月 22 日。

患者病情明显好转，神志清，头痛明显减轻，仍面色青赤，觉头晕沉重，左侧肢体活动不利，心烦易怒，善太息，五心烦热，饮食正常，口淡无味，睡眠差，小便频，大便略干。查血压 140/90mmHg。神经系统查体：神志清楚，构音障碍，对答切题，理解、认知功能基本正常，左侧肢体肌力Ⅲ级、肌张力降低，右侧肢体肌力Ⅴ级，肌张力正常，左巴宾斯基征阳性，脑膜刺激征阴性。

舌质隐青,有瘀斑,苔白厚腻少津,脉沉弦无力。拟化瘀通腑,涤痰醒脑,养阴清热。

生蒲黄15g　栀子3g　石菖蒲15g　竹沥拌郁金15g　当归尾15g　制豨莶草30g　白薇15g　生地黄15g　石斛15g　玄参15g　大黄3g　秦艽15g　厚朴15g　羚羊角6g　玳瑁15g

2剂水煎,日3次口服。

四诊:2005年3月25日。

患者病情稳定,神清,颜面青赤,已无头痛,头晕沉重明显好转,心烦易怒、善太息减少,五心烦热减轻,仍左侧肢体活动不利,饮食见增,寐安,小便正常,大便不畅。查血压140/95mmHg。神经系统查体:神志清楚,构音障碍,对答切题,理解、认知功能基本正常左侧肢体肌力Ⅲ级、肌张力降低,右侧侧肢体肌力Ⅴ级,肌张力正常,左巴宾斯基征阳性,脑膜刺激征阴性。舌质隐青,有瘀斑,苔厚腻黄少津,脉沉弦而缓。患者病情趋于平稳,上方已收效,效不更方,治法同上。

玄参15g　生地黄15g　石斛20g　酒大黄5g　姜厚朴15g　白薇15g　赤芍15g　生蒲黄15g　石菖蒲15g　竹沥拌郁金15g　胆南星3g　水蛭5g　地龙15g

2剂水煎,日3次口服。

经以上救治,患者病情日趋平稳,继以中药汤剂调治1个月后,患者一般状态良好,生活质量显著提高,病情好转而出院。

[兰天野,任玺洁,王健.国医大师任继学教授治疗急性脑出血验案赏析[J].中国中医药现代远程教育,2013,11(15):100-101.]

[编者按]

本例患者由于出血量较大,西医外科手术治疗疗效也不十分肯定,应用破血化瘀为主的治法,辨证施治,取得了确切的疗效,为中医治疗急性出血性中风树立了治疗典范。"阴在内阳之守也,阳在外阴之使也",人年四十,阴气自半,该患由于久患风头眩,气血已失常度,气血逆乱而风生,风热、火毒性炎上,上窜脑之络脉、血脉、毛脉,脉络之血受风热鼓动,痰瘀、浊毒随之相加损伤脉络之体,导致脑中"血海"失于正常,固守失职,血溢于外。离经之血化而为瘀血、浊毒,损及脑髓,清窍失养,神机失于元神之统摄,不能灌注周身脏腑经络、四肢百骸。该患者头痛如裂,即为风热夹痰浊、瘀毒损伤脑髓而至。该患者初诊时腑气不通,致使风热痰毒内聚上壅加剧,故以至宝丹、真紫雪散、醒脑健神丹等清热开窍、化浊解毒药配合破血化瘀通腑之品治之。其取高位灌肠之法,思其取灌肠之由有二:一者,患者神志不清,不易进药,且容易误吸延误治疗时机;二者,可使药物直达病所,使通腑泄热之品更快、更佳发挥功效。初诊用药后,腑气通,神志即有渐清之势,随后三诊则以破血化瘀、豁痰开窍为主导,佐以通腑泄热养阴而收功。

病例12

稽某,女,81岁。

初诊:2006年8月3日。

患者素有高血压、冠心病,因"头晕、呕吐9小时"入院。查体:语言欠清,左侧鼻唇沟变浅,右侧肢体活动欠利,肌力Ⅱ级,巴宾斯基征阳性。血压150/100mmHg。头颅CT检查示:右侧基底核区脑出血。诊断为脑出血,予甘露醇静脉滴注等对症处理,症状未见好转。症见:肢体偏瘫,头痛眩晕,恶心呕吐,口干少饮,大便秘结,舌红、少苔,脉细弦滑。证属贼风内潜,瘀阻清阳,治以活血化瘀、清热通腑。

生地黄12g 桃仁9g 红花9g 当归9g 藁本9g 通天草9g 赤芍9g 川芎5g 怀牛膝5g 花蕊石15g 生大黄6g

8剂,一日1剂,水煎服。

二诊:眩晕恶心止,纳谷转馨,寐安、二便调,舌红偏黯、苔薄,脉弦滑。病情稳定,但患者年高阴分已亏,守前法加减。

赤芍9g 桃仁9g 红花9g 当归9g 白术9g 藁本9g 通天草9g 花蕊石15g 生地黄15g 枳壳5g 川芎5g 怀牛膝5g 桔梗5g 火麻仁12g 生甘草3g

又服14剂复诊:患者药后精神日振,无头痛,肌力恢复正常,活动自如。随诊调治月余出院。

[吕立言.颜德馨教授从血辨证治疗中风经验介绍[J].新中医,2008,40(1):7-9.]

[编者按]

本例患者年事已高,肝肾亏损,复因劳累,虚阳内张,血与气并走于上,瘀阻清窍,筋脉失养,内风与痰瘀胶滞证属内虚邪中,故治当祛邪为先。治以活血化瘀、清热通腑,方用血府逐瘀汤活血化瘀、疏通气血;加花蕊石入厥阴凉血止血;生大黄通腑泄热;通天草苦平利水通阳。诸药合用,治风先治血,血活气通,不息风而风去瘀化,故收效显效。

病例13

李某,男,55岁。

初诊：2013年4月6日。

患者就诊前3小时因与家人吵架，情绪激动，突然昏仆，神志不清，并伴有剧烈的头痛、恶心、呕吐，呕吐物为食物残渣，成喷射状，右侧肢体活动不利，二便失禁。遂由急诊收入住院治疗。查颅脑CT示：左侧基底核区出血，出血量为30ml，并破入侧脑室。因经济原因，家属拒绝手术，选择内科保守治疗，遂给予脱水降颅压和对症支持治疗。请张学文老师会诊，查舌质黯红，苔黄腻有瘀斑，脉弦涩。中医诊断：中风，中脏腑；辨证：颅脑水瘀型。治法：通窍活血，化瘀利水。

丹参15g　桃仁15g　红花15g　益母草30g　茯苓24g，川牛膝15g　白茅根30g　川芎12g　赤芍12g　水蛭6g　三七粉^冲3g　石菖蒲10g

3剂，水煎服，每日3～4次。

服药后，患者神志清，头痛、恶心、呕吐症状减轻，1周左右病情基本稳定，15日后因经济原因选择出院。之后一直在门诊复诊，门诊复诊皆在原方基础上加减，3个月后症状基本恢复，生活能够自理。

[李宝玲. 张学文从颅脑水瘀论治中风病 [J]. 中国民间疗法，2015，23（8）：18-19.]

[编者按]

中风又名卒中，是由于阴阳失调，气血逆乱，上犯于脑所引起的以突然昏仆，不省人事，半身不遂，口舌㖞斜，或不经昏仆，仅以半身不遂，口舌㖞斜。中风病的病位在脑，与肝、脾、肾密切相关。肝主疏泄，喜条达而恶抑郁，若七情失调，肝气郁滞，血行不畅则瘀阻脑络；脾乃后天之本，气血生化之源，主运化水谷精微，若饮食失调，则伤及脾胃，脾失健运，气不化津，聚湿生痰。其病机总属气血流通不畅，以致脑脉瘀阻，或络破血溢，最终导致瘀血内留，水津外渗，水瘀互结于颅内，脑窍闭塞，脑神失养，神机不运而变证丛生。其病性虽为本虚标实，但颅脑水瘀是本病发生的关键所在。在通窍活血汤基础上加用丹参活血化瘀，茯苓、益母草利水化浊，川牛膝活血利水，引水引血下行，全方具有化瘀止血、开窍醒神、脱水降低脑压的作用。

病例 14

李某，男，59岁。

主诉：右侧肢体活动不遂、言语謇涩1个月。患者病前因生气，情志不畅。发病当天于凌晨4点起床小便时出现行走不稳，随之右侧肢体活动不遂，心慌胸闷。速至当地医院就诊，测血压160/100mmHg，头颅MRI提示脑梗死。即入院治疗，2周后病情基本稳定，心慌消失，但血压时高时低，遂出院针灸等治疗，同时服用降压药。刻下，见右侧肢体活动不遂，右上下肢肌力Ⅲ级。言语謇涩，头晕乏力，面色萎黄，舌体胖大，舌质黯，苔白腻，脉弦滑。中医诊断：中风病（脾气亏虚，痰瘀阻络）。西医诊断：脑梗死、高血压。治法：健脾益气，化痰通络，兼以活血化瘀。

生黄芪30g 白术10g 陈皮10g 旱半夏10g 茯苓12g 薏苡仁30g 木瓜18g 泽泻10g 九节菖蒲10g 郁金10g 丹参20g 川芎10g 乌梢蛇12g 炮山甲10g 甘草3g

10剂，水煎服。继续服降压药，并嘱保持心情舒畅，饮食清淡，加强患肢功能锻炼及言语训练。

二诊：身体转侧较前灵活，右上下肢肌力Ⅲ⁺级。头晕减轻，言语稍感有力，苔腻已趋变薄。舌体胖大，舌质黯，苔白腻，脉沉滑。辨证分析：身体较前灵活，发音稍感有力，苔腻趋薄，为痰湿渐化，脾气亏虚有所改善；舌黯未见好转，络脉瘀滞之象仍较明显，治应加强祛瘀通络之力。上方去陈皮、旱半夏、茯苓、薏苡仁，加土鳖虫10g、鸡血藤30g破血逐瘀，行血补血；加远志10g祛痰开窍，以助节菖蒲、郁金开窍利音之功。10剂，水煎服。

三诊：右侧肢体肌力恢复至Ⅳ级。走路较长时间后右下肢有酸软感，言语发音正常。血压稳定在130/85mmHg左右，余无异常。舌体稍胖大，舌质稍黯红，苔薄白，脉沉细。辨证分析：经脉已然通畅，诸症基本消失，唯行走久则下肢酸软，为病久肝肾亏虚，筋骨失养，故以补益肝肾，益气活血通络善后。加用炒杜仲15g，续断20g，川牛膝15g。10剂，水煎服。

后电话随访，知其每日步行2km左右下肢无酸软感，其他一切正常。

[刘向哲. 国医大师李振华教授从脾胃论治中风病经验 [J]. 中华中医药杂志，2011，26（12）：2884-2886.]

[编者按]

患者情志不舒，肝郁克土，气血逆乱，并走于上，闭塞清窍，而骤发中风之半身不遂、言语謇涩。经救治后仍半身无力，行动不便，为脾虚不能运化水湿，聚湿为痰，风痰流窜经络，血脉痹阻，经隧不通，气不能行，血不能濡。风痰血瘀，阻滞舌本脉络则见言语不清；上盛下虚，故见头晕。舌质黯，苔白腻，脉沉细滑皆痰湿阻滞、血瘀阻络之象。依据脉症，其病机为脾虚失运，痰湿内郁，瘀血阻络。故治以健脾益气，化痰通络，兼以活血化瘀。方中生黄芪、白术补气健脾；白术、陈皮、旱半夏、茯苓、甘草取六君子汤之意，配薏苡仁、泽泻健脾化痰利湿以治本；同时加以活血通络之品共凑全功。二诊、三诊时，补气健脾之品仍为基础用药，随症加减，终获良效。

某，女，63岁。

初诊：2000年4月24日。

主诉：右半身不遂3年余。现病史：3年前因生气而致突然昏仆，醒后即右半身不遂、口舌歪斜、言语謇涩，西医诊断为"脑栓塞"，一直服用西药控制病情，同时配以针灸辅助治疗。近因自觉活动较前更为受限，欲配以中药辅助治疗而前来就诊。现右半身不遂，口舌歪斜，言语謇涩，偏身麻木，气短乏力，眠轻心悸，纳便尚调。舌黯苔薄黄腻，舌下青紫，脉弦涩。既往有高血压、冠心病、糖尿病等病史。辨病：中风。辨证：气虚血瘀痰阻。治法：益气活血，化痰通络。

生黄芪30g 丹参30g 赤芍15g 当归10g 川芎10g 桃仁10g 红花10g 制何首乌15g 石菖蒲10g 远志10g 茯苓20g 胆南星6g

14剂，水煎服，每日1剂。并嘱其调情志，忌急躁和劳累。

二诊：2000年5月8日。

患者服上方14剂后，配合西药和辅助治疗，自觉症状明显改善。颜教授根据效不更方原则，嘱患者原方继服14剂。患者服药后，诸症大为缓解。

[吴嘉瑞，张冰. 国医大师颜正华教授益气活血法诊疗中风经验 [J]. 中华中医药杂志，2012，27（3）：634-636.]

[编者按]

本案患者久病久卧伤气，致气虚不能鼓动血脉运行，津液失布，而致痰瘀互结，瘀阻脉络而成气虚血瘀痰阻之证。瘀阻脑脉，则见半身不遂，肢体瘫软，口舌歪斜，言语謇涩；血行不畅，经脉失养，故见肢体麻木；心脉失养故见心悸眠轻；气虚不摄，则自汗、短气乏力。舌黯，舌下青紫，脉弦涩为气虚血瘀痰阻之象。本案中风实与王清任"元气渐亏之症"及主瘀立论相符。且根据"急则治其标，缓则治其本"的原则，以"益气活血、化痰通络"为治疗的基本原则，以"补阳还五汤"为基本方加减，旨在补气养血，活血通络。方中生黄芪补气，桃仁、红花、川芎、当归、赤芍、丹参活血，石菖蒲、远志祛痰开窍，制何首乌养精血，茯苓健脾安神，胆南星化痰，诸药合用，证症结合，标本兼顾，获得良效。

某，男，56岁。

初诊：2000年4月10日。

主诉：左上肢无力3日。现病史：3日前干农活后出现左上肢无力，当时未予重视，但逐渐出现活动受限、言语不利等临床表现，恐疾病进一步发展而前来就诊。现左上肢无力且活动受限，言语不利，余无不适，纳可，眠安，二便调。舌黯苔白腻，舌下青紫，脉沉细。既往有动脉粥样硬化症。辨病：中风。辨证：气虚血瘀证。治法：益气、活血、通络。

川芎10g 当归10g 桃仁10g 红花10g 赤芍12g 丹参30g 生黄芪30g 生葛根15g 地龙10g 制何首乌15g 秦艽10g 桑枝15g

7剂，水煎服，每日1剂。并嘱其调情志，忌急躁和劳累。

二诊：2000年4月17日。

患者服上方7剂后，配合辅助治疗，症状基本消失。现无不适，纳可，眠安，二便调。舌黯苔薄黄腻，舌下青紫，脉沉细。根据效不更方原则，嘱患者原方继服7剂以巩固疗效。患者服药后，诸症均释。

[吴嘉瑞，张冰. 国医大师颜正华教授益气活血法诊疗中风经验 [J]. 中华中医药杂志，2012，27（3）：634-636.]

[编者按]

劳累伤气，致气虚不能鼓动血脉运行，血行乏力，脉络不畅而成气虚血瘀之证。瘀阻脑脉，伤及经络则见左上肢无力且活动受限，言语不利等症。舌黯，舌下青紫，脉沉细为气虚血瘀之象。故在治疗此案时，以"益气活血通络"为治疗的基本原则，方以"补阳还五汤"为基本方加减。方中生黄芪补气，桃仁、红花、川芎、当归、赤芍、丹参、地龙活血，秦艽、桑枝祛风通络，制何首乌补益精血，诸药合用，证症结合，标本兼顾，以求药到病除之效。患者在连服14剂之后，症状基本消失，收到很好的临床疗效。

病例17

某，女，43岁。

初诊时间：2000年4月17日。

主诉：中风1年余。现病史：1年前不明原因出现醒后口眼歪斜、口角流涎、言语謇涩等临床表现，一直寻求中医治疗，但效果不显著，为求进一步治疗而前来就诊。现口眼歪斜，口角流涎，言语謇涩，心悸眠差，纳便调。舌淡苔薄白、舌下青紫，脉弦涩。末次月经时间为4月13日，此次月经提前1周，但经色、量较正常，伴痛经。既往有冠心病、慢性肾炎等病史。辨病：中风。辨证：风痰阻络。治法：化痰止痉，活血通络。

炙僵蚕10g 全蝎10g 制白附子10g 防风10g 生黄芪15g 丹参30g 赤芍15g 川芎10g 红花10g 当归10g 生葛根15g 降香6g

20剂,水煎服,一日1剂。建议配合针灸治疗和康复,并嘱其调情志,忌急躁和劳累。

二诊:2000年5月8日。

患者服上方后,自觉症状有所缓解。颜教授根据效不更方原则,嘱患者原方继服7剂以巩固疗效。患者服药后,诸症均释。

[吴嘉瑞,张冰. 国医大师颜正华教授益气活血法诊疗中风经验[J]. 中华中医药杂志,2012,27(3):634-636.]

[编者按]

《诸病源候论》云:"风邪入于手足阳明、手太阳之经,遇寒则筋急引颊,故使口眼喎,言语不正,而目不能平视。"本案为风痰瘀阻于头面经络所致。足阳明之脉挟口环唇,足太阳之脉起于目内眦。阳明内蓄痰浊,太阳外中于风,风痰瘀阻于头面经络,则经隧不利,筋肉失养,故不用而缓。无邪之处,气血尚能运行,筋肉相对而急,缓者为急者牵引,故口眼歪斜。本案病机乃风痰瘀阻络,经脉不利。故治疗此案时以"祛风化痰活血,通经络,止痉挛"为基本治疗原则,方以"牵正散合补阳还五汤"为基本方加减。方中白附子祛风化痰止痉,全蝎通络,僵蚕化痰,防风祛风,生黄芪补气,丹参、赤芍、川芎、红花、当归养血通络,生葛根、降香据现代药理研究有缓解血管痉挛的作用,诸药合用,理法严谨,标本兼顾,获得较好的临床效果。

病例18

黄某,女,54岁。

初诊:1976年10月14日。

患者素有高血压病史,旬日前突然卒中,经中西医结合抢救好转。刻下:神志时清时昧,右半身不遂,言语謇涩,便秘,脉弦小,舌质红少津。肾阴不足,水不涵木,风阳陡动,夹痰热内阻,上蒙清窍,仿地黄饮子之意。

生地黄18g　北沙参18g　麦冬15g　石斛^{先煎}18g　肉苁蓉12g　远志6g
丹参12g　槐花12g　天竺黄9g　广郁金9g　石菖蒲9g

6剂。

二诊:1976年10月20日。

神志已清,右半身稍能活动,略能进食,但言语尚謇涩,舌红脉细。风阳渐平,肾阴损伤未复,痰热已有化机,再守原意增损。前方去广郁金、天竺黄,加地龙6g,12剂。

三诊:1976年11月6日。

右半身活动日渐好转,言语渐清晰,纳增,二便正常,舌红已润,脉细。肾阴损伤渐复，风阳痰热亦得平化，续予调补心肾。

　　生地黄 12g　北沙参 18g　麦冬 15g　石斛^{先煎}18g　肉苁蓉 12g　制何首乌 15g　远志 6g　茯苓 9g　丹参 12g　炒枣仁 9g　怀小麦 30g　怀牛膝 9g

14 剂。

四诊：1976 年 11 月 27 日。

言语已清，右半肢体已能活动，可扶杖行走，舌红润脉细小。卒中在恢复之中，仍应前法调理以善后。原方 7 剂。

[《张伯臾医案》]

［编者按］

中风之病因在于虚、火、痰、风、气、血，其中肝肾阴虚为根本病因。肾阴亏虚，水不涵木，肝风上扰，内有痰热蕴结，上蒙清窍，故见神志不清，脾开窍于口，痰热郁结于脾，则见言语謇涩，痰热横窜经脉，则见半身不遂。《金匮要略》云："风中于经，举重不胜，风中于腑，即不识人。"此例病案乃中风中脏腑之重症，辨证论治，应滋阴息风，化痰清热，仿地黄饮子化裁，生地黄、沙参、麦冬、石斛滋阴潜阳；肉苁蓉温肾助阳，概"阴得阳升而泉源不竭"；槐花、天竺黄、郁金清化痰热，以助平肝息风；远志、石菖蒲化浊开窍；丹参活血化瘀。二诊风阳渐平，阴损未复，痰热已化，故去郁金、天竺黄，加地龙以增强活血通络之效。三诊阴损渐复，风阳痰热得以平化，继予调补心肾之阴，则言语清晰，扶杖能行。

病例19

杨某，男，53 岁。

主诉：左侧偏瘫 4 日。

查体：意识清楚，血压 150/90mmHg，有左侧偏瘫，偏身麻木，口舌歪斜，左上肢肌力 0 级，左下肢肌力 II 级。左侧肌张力高，左侧腱反射亢进，并可引出病理反射。腰穿脑脊液无色透明，测压 140mmHg。西医诊断为脑血栓形成，定位于颈内动脉系统，患者有慢性胃炎的合并症。左半身不遂，左偏身麻木，嗜睡，意识蒙眬已有日半。口舌歪斜，头晕，大便 4 日未解，痰白黏不易咯出。舌淡红，舌苔黄厚腻，脉象弦滑，偏瘫侧脉大有力。中医诊断为中风，风痰上扰，痰热腑实。治以化痰通腑，平肝息风。

　　生大黄^{后下}10g　芒硝 6g　瓜蒌 30g　黄芩 10g　半夏 10g　钩藤 30g　菊花 10g　竹沥水 30g　生甘草 3g

2 剂。

二诊：服大便已通，黄腻苔渐化，头晕稍有减轻，偏瘫亦轻，肌力左上肢 0

级升至Ⅰ级，左下肢Ⅱ级升至Ⅲ级。治以平肝化痰，活血通络。

钩藤 30g　菊花 10g　瓜蒌 30g　黄芩 10g　半夏 10g　陈皮 6g　赤芍 10g　红花 10g　桑枝 30g

6剂。

三诊：上方药服6剂后，左上下肢肌力恢复至Ⅳ级，有人搀扶可以锻炼走路，左偏身麻木也明显好转。

继服上方药10剂后，基本痊愈。随诊半月，已能工作半日，又治1个月后，恢复全日工作。

（《中国现代名中医医案精粹》）

[编者按]

中风为本虚标实之症，在本为肝肾亏损、气血不足，在标为痰瘀内阻、风火相煽。此例患者病情均为中风急性期，以标实为主。中焦被痰热湿邪阻滞，不能升清降浊，影响气血运行布达，对半身不遂康复则大为不利。治以通腑泄热，除滞降痰，遏制鸱张之病势，使病情逐渐向愈而安。度过急性期，痰浊实邪已祛，本虚之象渐显，或气虚血瘀、或肝阳上亢、或虚风内动，抓住病机之本，运用平肝息风、益气活血等法而善后调理。中风病因多为中焦痰热蕴结、消灼津液所致。因腑气不通、浊邪上扰心神发生意识障碍，使病情加重。故临证及时通腑泄热，一可使腑气通畅，气血得以敷布，通痹达络，能促进半身不遂的好转，胃肠的痰热积滞得以降除，又可克服气血逆乱以防内闭。

病例20

谭某，男，49岁。

初诊：1961年1月1日。

患者于入院前10日开始头项有针刺样疼痛，伴有眼花、耳鸣，尚能行走，勉强工作，入院前1日下午，起床小便，突然跌倒，半身完全不能活动，并呕吐2次，二便失禁，来院治疗。检查：神志清楚，瞳孔等大，对光反射存在，左侧鼻唇沟变浅，口角右歪，舌向左偏，颈软，左侧上下肢瘫痪，西医诊断：脑血栓形成。入院后给青霉素、氯化钾、维生素K等对症治疗，同时加用中药治疗。

中医辨证与治疗：患者面色潮红，眼球充血，自述恶风恶寒，时觉发热，目眩耳鸣，周身骨节疼痛，口眼歪斜，左侧偏瘫，时感疼痛，并说年前曾挖井工作3个月，舌质红，苔黄白厚腻，脉象沉迟弦。

柴胡 16g　党参 9g　半夏 8g　黄芩 9g　桂枝 10g　白芍 9g　生石膏 30g　知母 9g　粳米 15g　炙甘草 6g　生姜 9g　大枣 6g　炙甘草 6g　生姜 9g　大枣 6g

1月10日：恶寒发热及周身骨节疼痛均减，尚感头昏头痛，左侧上下肢偏瘫如前，仍时感疼痛，舌质正常，舌苔仍黄白厚腻，脉象转缓，再处下方：

柴胡25g　党参15g　枯黄芩9g　生白芍9g　嫩桂枝9g　防风9g　明天麻9g　丹参30g　炙甘草9g　生姜9g　大枣10g

二诊：1月14日，服4剂，恶寒发热已罢，头痛消失，眼球充血亦消失，左侧上下肢偏瘫如前，时感疼痛，舌无苔，脉缓，乃风寒湿之邪阻滞经络所致，经络所致。再进疏风散寒除湿，活血通络。《金匮要略》乌头汤加减：生黄芪30g　炒麻黄9g　制川乌15g　黑附片15g　全当归15g　紫丹参9g　乳香9g　没药9g　明天麻9g　蜈蚣2条　地龙6g　秦艽6g　威灵仙5g　鹿角胶9g

2月25日，左侧上下肢瘫痪明显好转，疼痛消失，已能下地行走，左手能自由伸屈，左下肢尚感有些麻木，脉舌尤异，再进益气活血通络之剂：

黄芪18g　当归9g　紫丹参9g　甘松9g　乳香9g　没药9g　制川乌21g　鹿角胶15g　鸡血藤9g　秦艽9g　甘草5g

效果：一般情况良好，无任何自觉症状。左半身瘫痪完全恢复正常，行走自由如常人，于3月27日痊愈出院。

（《古今名医临证金鉴》）

[编者按]

《灵枢·刺节真邪》云："虚邪偏客于身半，其入深，内居荣卫，荣卫稍衰，则真气去，邪气独留，发为偏枯。"多由营卫俱虚，真气不能充于全身，邪气侵袭而成，症见一侧上下肢偏废不用，时感疼痛。张景岳认为是骨痹，骨证多痛，邪气使然。风痱，《金匮要略》称作中风痱，类似偏枯，《灵枢·热病》云："痱之为病也，身无痛者，四肢不收"，"内夺而厥，则为瘖痱"。王清任认为这种半身不遂是元气亏损五成之病，无疼痛之症，故而创补阳还五汤之治。很显然，中风偏瘫证治，就有痛与不痛之别。痛者，常取《金匮要略》乌头汤加味，扶正而兼攻邪。其不痛者，则当取补阳还五汤加味，补气、活血、通络。微痛者，则常取黄芪桂枝五物汤，重用黄芪，益气和营，生姜宣发。《备急千金要方·诸风》云："中风有四：一曰偏枯，二曰风痱，三曰风懿，四曰风痹。"其注："偏枯者，身半不遂，肌肉偏而不用而痛，言不变，志不乱，病在分腠之间。"今患者上下肢偏瘫不用，但有疼痛，神志清楚，能自诉所苦，颇与此论有相似之处，证属中医的"真中风"，系腠理不密，太阳虚不能卫外而为固，病在分腠之间。方用柴桂汤和解表里，因表失解，寖生内热，故面色潮红，舌苔黄白厚腻，复加白虎汤，清里于解邪之中。本例病员，尽管西医诊断为脑血栓形成并左侧上下肢偏瘫，但论其病因病机仍属风寒湿三气为祟，故用乌头汤加味，扶正攻邪，疗效显著。

病例21

刘某，男，40岁。

初诊：1966年12月21日。

沉溺酒色，自恃饮食肥美，视眩晕为小疾，未予介意。今日晨起，突然跌仆神昏，举家惊惶，邀余往诊。症见神志恍惚，面色苍白，呼吸低微，畏寒肢冷，小便失遗，言语喃喃不清，左半身不遂，脉来沉细。

辨证治疗：沉脉主里，细为血少气衰，结合诸症分析，显系精气亏虚，肾气下脱之候。治以温肾回阳，益气固脱。方遵救脱汤加减。

党参30g　附子15g　肉桂3g　五味子9g　黄芪25g　白术12g　熟地黄25g　炙甘草6g　益智仁12g

水煎服。

二诊：1966年12月22日。

昨服上方，阳气来复，身温肢暖，精神好转，夜间安寐，脉来较前有力。上方去附子、肉桂继进。

三诊：1966年12月25日。

上方服3剂，脉来较前冲和，惟患侧手肢仍感乏力。改服集灵膏（化为汤剂）。

生熟地黄（各）30g　天冬25g　麦冬18g　枸杞子25g　党参12g　怀牛膝25g　淫羊藿12g　当归12g　桑寄生25g

水煎服。

上方加减，服药20余剂，诸症平复，恢复半日工作。

（《孙鲁川医案》）

[编者按]

素不养身，恣情纵欲，房事不节，暗耗真阴，加之嗜食肥甘厚味，酒食无度，损伤脾胃，水谷不化精微以充养先天，则致元气虚衰，甚则肾气下脱，故见神昏跌仆，面色无华，呼吸低微，肢冷尿遗。治应固脱扶正，治本为先。拟救脱汤益气固脱，附子、肉桂温肾助阳，党参、黄芪、白术、甘草益气健脾，五味子、益智仁收摄正气。《景岳全书》云："非风遗尿者，由肾气之虚脱也，最为危候，宜参芪归术之类补之是也，然必命门火衰，所以不收摄，其有甚者，非加桂附，终无济也。"故二诊时即阳气来复，诸症好转，则去附子、肉桂，3剂后，脉来冲和，而改用集灵膏补精填髓以图善后。治法有度，辨证加减，疗效显著。

束某,男,59岁。

初诊:九岁时因患重病,变为聋哑。冬至前猝然跌仆,不省人事,牙关紧闭,两手握固,痰鸣鼻鼾,目合,遗溺,口角流涎,手足抽搐,汗出如珠,便结面赤,两脉弦大无伦。肝风暴升,夹宿痰内闭机窍,病势险要。

按:本例中风跌仆后先服牛黄丸、至宝丹各1粒,用菖蒲3g、钩藤10g煎汤送下。再进汤剂:羚羊尖^{磨冲}1.5g 天麻4.5g 钩藤12g 生石决明60g 杭菊花9g 远志9g 天竺黄6g 陈胆南星6g 生牡蛎30g 杭白芍6g 竹沥半夏6g 九节菖蒲6g

1剂,水煎服。

二诊:药后大便畅通两次,神志初清,牙关已开,牙牙学语,有黏痰吐出,大汗已收,抽搐亦稀,面赤大减,脉弦大亦平,舌本仍謇涩,舌苔腻黄。机窍初启,痰热逗留,肝风犹未平也。仍当平肝息风,化痰通络。

原方去胆南星、天竺黄、牡蛎、白芍,加冬桑叶9g、僵蚕9g、陈皮4.5g、白蒺藜12g、云苓神各9g、磁石18g,生石决明改为15g、杭菊花改为12g,2帖。

三诊:前药颇能安受,险象已弭,神识明了,二便通利,渐思谷食。舌苔腻黄已腐,脉转细滑数。风阳初潜,肾阴暗耗,痰热未楚。转为润阴养胃,兼化痰热。

川石斛12g 麦冬9g 珍珠母18g 决明子12g 海蛤粉12g 橘络4.5g 川贝母6g 生何首乌12g 杭菊炭6g 料豆衣12g 冬瓜子12g 竹沥6g半夏6g

2剂,水煎服。

药后饮食日增,渐能行动,原方中加别直参须4.5g、丝瓜络9g,调理善后。

(《名老中医学术经验整理与继承》)

[编者按]

本例跌倒后患者牙关紧闭,两手握固,痰鸣鼻鼾,属中风之闭证,然其目合、遗溺、汗出,又系脱证之象。观其脉不细微而弦大无伦,面不苍白而红赤如妆,因而断为肝阳暴升,气血上逆,风痰闭塞机窍。遗溺、汗出,乃本元不足,风痰内闭,心肾失其主宰使然。历代以来,有诸多文献认为上述疾病与痰湿关系密切,如《素问·通评虚实论》言"肥贵人则高粱之疾也";医圣张机治疗胸痹心痛以辛温通阳,豁痰宽胸,开痹散结为法,创制瓜蒌薤白半夏汤等著名方剂;《金匮要略·痰饮咳嗽病脉证并治》有"夫短气有微饮"及"水停心下,甚者则悸,微者短气"的记载;《丹溪治法心要》指出"头眩,痰挟气虚并火。治痰为主,挟补气药及降火药。无痰不作眩，痰因火动"，"惊悸者血虚……痰迷心膈者，痰药皆可……肥人者属痰，寻常者多是痰"，"悸者，怔忡之谓，心虚而痰郁"，皆认为这些病与痰饮有密切关系。从饮食习惯看这类患者多膏粱厚味，嗜食烟酒。从临床特征看，临床上这类患者常见头晕、头胀、心悸、胸痹、失眠、易怒烦躁，舌质多黯，舌苔多腻或滑，舌体多大，脉象常弦，也与痰密切相关；从临床治疗看，多给予半夏白术天麻汤、温胆汤、苓桂术甘汤等祛痰类方药。中风以突然昏仆、半身不遂、口舌歪斜、言语謇涩或不语、偏身麻木为主症，还可见以下症状，如头晕目眩、呕吐、昏昏欲睡，目光呆滞，昏不识人，腹胀便秘，咯痰或痰多、鼻鼾痰鸣、舌苔白腻，脉弦滑等，这些症状均与痰密切相关。痰为浊邪，蒙蔽神明轻者可见昏昏欲睡，目光呆滞，眩晕，头痛，重则突然昏仆，甚而不识人等；客于经络，使机体失养，则可见肢体麻木，半身不遂、口舌歪斜等，如《杂病广要》曰："中风证，卒然晕倒，昏不知人，或痰涎壅盛，咽喉作声，或口眼喎斜，手足瘫痪，或半身不遂，或舌强不语……昏乱晕倒，皆痰为之"；若阻于肠胃，影响脾胃运化，可致呕吐、腹胀便秘等；若停留于肺，使肺失宣肃，可见咯痰或痰多，鼻鼾痰鸣等；痰不仅致病广泛，而且变化多端，所以平时无明显症状，而一旦发作，可急性起病；痰为阴邪，最易阻滞阳气，所以中风多发与40岁以后，因"人过四十而阳气自半"。痰为湿邪，具有重浊黏腻的特点，故见舌苔白腻，脉弦滑。中风证候学的研究也显示痰证在中风患者证候分布中占有重要地位，在中风演变规律方面的研究显示在其发病第7、14日痰证始终是第一位，这些都为中风治痰提供临证支持。明代张景岳认为中风"非风之论"，内虚为本，极力反对妄用痰药，认为"痰"在中风中只是标证，治标证则应本着《黄帝内经》"急则治其标，缓则治其本"的原则，然其非不治痰，治痰之法不同也，《景岳全书》："温脾强肾以治痰之本，使根本渐充则痰将不治而自去矣。"而"若果痰涎壅盛，填塞胸膈，汤液俱不能入，则不得不先开其痰，以通药食之……用牛黄丸、抱龙丸之类，但使咽喉气通，能进汤饮即止，不可尽攻其痰……故治痰之法又必察其可攻与否，然后用之斯无误也……凡形证已定，而痰气不甚，则万勿治痰，但当调理气血，自可渐愈；如果痰涎未清，则治痰之法当分虚实。"

　　虚实既分，补泻斯判。故初诊即大力涤痰开窍，平肝息风，丸散汤剂并进，终使沉疴得挽。二诊鉴于阳热征象大减，神明闭塞渐开，仍须平肝化痰，乃去苦寒而用润阴养胃之品善后，审证之细，用药之变，由此可见。

病例23

张某，男，80岁。

一诊：年登耄耋，肝肾两亏，肝阳偏旺，痰热内盛，风痰入络。神疲肢倦，左足麻痹酸楚，筋吊作疼，寐爽口干，痰黏难出。脉弦滑，舌苔黄腻。刻值初冬，最防跌仆。以膏代煎，缓图效果。膏方：

　　　别直参须 90g　　千年健 60g　　宣木瓜 60g　　川贝母 60g　　茯苓神各 90g
生牡蛎 150g　　大麦冬 90g　　怀牛膝 60g　　海蛤粉 90g　　南北沙参各 90g　　制豨
莶 60g　　料豆衣 90g　　潼白蒺藜各 90g　　橘络 30g　　玉竹 60g　　大熟地黄 90g
桑枝 90g　　紫丹参 150g

　　上味共煎浓汁，文火熬糊，入白文冰 500g 收膏，每日服 1 食匙，开水冲。

（《名老中医学术经验整理与继承》）

[编者按]

　　高年肝肾已衰，阴阳失调，经络欠利，风痰易于袭入。中风不论是表证还是里证，不论是虚证还是实证，不论是阳虚还是阴虚，不论是出血性还是缺血性，不论是心火暴甚还是肝火自旺，根本原因都是因肾的精气血衰竭所致。因肾是人的先天之本、生命之根，又是元阴元阳之脏，是生精育髓的圣宅，是万物生化的源泉，又是阴液的总根本。故主五脏之真阴，又是藏真阴而寓元阳的圣宅。人体十二正经都根于肾的阴阳之中。所以医书中常有肾为五脏之本，内寓真阴和真阳，人体五脏六腑之阴都由肾阴来滋助，五脏六腑之阳又都由肾阳来温养的说法。又如《景岳全书·传忠录》里指出："命门为元气之根，为水火之宅。五脏之阴气，非此不能滋，五脏之阳气，非此不能发。"《类经附翼·真阴论》强调指出："命门之火谓之元气，命门之水谓之元精。"这一论述，充分证明了肾是统领人体诸阴阳气血及五脏六腑的首领，并给肾的阴阳奠定了理论依据。这为后人研究中风领正了方向。所述的"元气""元精"，即是指的肾阴和肾阳，又称元阴和元阳，真阴和真阳是也，是人体生命的源泉，是五脏六腑阴阳的根本。故肾的阴阳充盛，则整体阴阳平衡。五行则相生相益，气血则相依相施，阴精则充盈固秘，五脏六腑功能则顺调而旺盛，正如张从正在《儒门事亲》中所指出的气血冲和，万病不生。但当肾的真阴真阳被耗损致虚后，则由日虚慢积为衰，由衰慢积为竭，使肾的真阴真阳无力统领整体诸阴阳气血和五脏六腑，则导致脏与脏、脏与腑、气与血、阴与阳之间的病变相互传变，使脏病穷极必及肾，腑病穷极必及血的恶性循环过程，最终使肾的精气血进一步衰竭，而致急性出血性和慢性缺血性二类不同质的中风。故该医案采取滋补肝肾，培其本元，祛风活络，平肝化痰，消除病因，从而达到预防中风之目的。

病例24

储某，女，74岁。

初诊：2011 年 8 月 12 日。

晨起即感右侧手足麻木，肌肤不仁，口眼歪斜，口角流涎，继之见半身不遂，肢体拘急，关节酸痛，卧床不起，舌苔薄白，脉象弦细。证由血虚气弱，络脉空虚，腠理不固，风邪乘虚侵入，夹痰浊流窜经络，故肌肤不仁，手足麻木；络脉痹阻，气血循环不畅，故口眼歪斜，肢体拘急；肝肾阴虚，髓海不足，不能藏阴而以煦阳，内风眩炽，故而中风。

山茱萸 20g　石斛 15g　麦冬 12g　五味子 8g　远志 10g　天竺黄 10g　当归 10g　川芎 10g　白芍 12g　三七粉 5g　赤芍 10g　甘草 10g　百合 9g　防风 10g

3剂，水煎服，一日1剂。

二诊：药后症状控制，精神略有好转，食纳转佳。上方去百合、防风，加桃仁 8g、红花 8g、地龙 5g、丹参 15g。6剂，水煎服。

三诊：药后口歪已复，语言流利，无流涎。肌肤已无不仁，手能握物或上举，足可任地缓行100余米。以前方出入合入补阳还五汤数剂以善其后。

（《名老中医学术经验整理与继承》）

[编者按]

方中大剂量山茱萸酸涩收敛，滋补肝肾；石斛镇惊定志，益精强阴；麦冬味甘气平，能益肺金，味苦性寒，能降心火，体润质补，能养肾髓；五味子，酸敛生津，保固元气；阴复精存，风息邪散。百合、远志、天竺黄宁心开窍；当归、川芎、白芍养血活血；三七粉、赤芍活血化瘀；甘草、防风甘润缓急舒挛。全方共奏滋补肝肾，养血和营，祛风通络之功。二诊在一诊方中加入活血化瘀之桃仁、红花，益气之黄芪以增强活血通络之功。三诊以补阳还五汤补气活血通络善其后。此患者年高，风中经络，仅服半月之药便取效，非此大剂滋补肝肾之法，不能建功。

病例 25

王某，女，63岁。

初诊：1982年2月3日。

该患者因与人口角后而突然仆倒，不省人事。口眼歪斜，喉中偶有痰鸣，右上下肢废不用，脉象弦劲而滑，舌尖红，苔黄腻。辨证为中风（中脏腑），病机为风、火、痰内闭，投以羚角钩藤汤加减。处方：

羚羊角 3g　黄连 3g　生地黄 15g　杭白芍 15g　桑叶 9g　石决明 15g　赭石 15g　茯苓 15g　菊花 9g　夏枯草 9g　钩藤 9g

另至宝丹 3g，早晚分服。

翌晨即能启目视人，上方续进2剂。

三诊：神志又复沉迷，闭目神昏，呼之不应，大便溏稀。察其舌尖虽偏红而舌体胖大，边有齿痕。当即考虑可能因三进寒药而湿遏不化，酿为痰浊，上蒙清窍使然，于是改用温化之品，方取涤痰汤加减。药用：

半夏9g 制南星9g 枳实9g 菖蒲9g 郁金9g 僵蚕9g 钩藤9g 茯苓15g 石决明15g 橘红3g

另予苏合香丸，每日3次，每次1.5g。

服1剂症情平平，再进1剂，即能张目启齿，神志已清，但仍语言謇涩，右半身不遂，白腻苔已化十之有七，于上方中去枳实、苏合香丸，加参须6g（另煎冲服）、冬白术9g以健脾扶正，从此趋好转并康复。

（《当代名医临证精华》）

[编者按]

立方遣药，要遵守《素问·五常政大论》关于："大毒治病十去其六，常毒治病十去其七，小毒治病十去其八，无毒治病十去其九"的经旨。中病即止，不能过剂，以防伤正；若用之过剂，将走向另一极端。本案即是其例。据家属所说，该患近四年来，胃纳欠馨，眩晕，泛哕，动辄神疲乏力。又观其身高而胖，此是宿有脾虚痰湿内聚之象。此次因与人发生口角，怒气伤肝，肝气化风，志火内燔，炼液成痰，痰火内蒙心主，外窜经络，以致中风作。初投清热息风豁痰之剂，痰火、风阳上逆之势渐敛，神志亦有转清之势，病情转佳；再投前方，神志复见迷糊，且大便溏薄，显系凉过太过，脾经痰湿反增，浊邪蒙蔽清窍，以致君主失明。刻下当务之急，在于兴勤王之师，改投辛温芳化之剂，予涤痰汤出入药后颇合病机，目已张，能吐单词，舌上白腻苔已化大半，五诊时又增人参须、白术，以作健脾治本，且祛痰浊之计。此后即日益好转，再加入活血通络之品，终获痊愈。

病例26

杨某，男，68岁。

初诊：1979年1月16日。

患者既往有痰饮病史9年，高血压病史近5年。平昔嗜饮，本次操劳太过，以致起病急骤，突然仆倒，神志昏迷不清，呼之偶能应声，偏右半身不遂，口眼歪斜，喉有痰声，病发尚未更衣。脉沉滑有力、不数，舌黯有紫气，苔黄浊腻。此为中风（中脏腑），乃因湿热内阻，腑气实而邪热痰浊循阳明气脉上通于心、横贯肝经，神明被蒙，病在厥少二阴，法当通腑泄热，以救君主，参以息风豁痰。方取调胃承气合黄连温胆出入。处方：

黄连3g 橘红3g 甘草3g 枳实6g 陈胆南星6g 元明粉^{冲服}6g 茯

苓 15g　石决明 15g　大黄^{后下}12g　钩藤 12g　竹沥^{冲服}1 调羹

1 剂煎服。

翌日复诊,知夜间大便两行,稀溏,神昏全不识人,呼之不应,面色白。额上有汗,四肢不温,晨起又增呃逆;经再次详细问诊,知平昔大便溏薄,入冬怯冷,此阳弱之端倪;今服药后见上述变证,显系下后伤阳,若再大汗出而气喘脉微,则成脱证危局,急为益气扶正,以防汗脱。药用:

老山参^{另煎}12g　山萸肉 12g　钩藤 12g　黄芪 15g　茯苓 15g　生龙骨30g　生牡蛎 30g　九节菖蒲 6g　干姜 6g　丁香 3g　五味子^杵3g

上药服用 1 剂后未再大便,额汗已收,呃逆亦止,坏病既有转机,惟仍人事不省,再重以开窍祛痰,仿涤痰汤意立方。药用:

老山参^{另煎}9g　九节菖蒲 9g　郁金 9g　制半夏 9g　姜竹茹 9g　茯苓 15g橘红 3g　陈胆南星 5g　生龙骨 20g　生牡蛎 20g　钩藤 12g

另苏合香丸 6g,每 6 小时服 1.5g。

服药 1 剂后,翌晨呼之能应,但仍昏睡,前方续进 1 剂,神志即清,能张口饮水,以涤痰汤合息风之剂巩固疗效,后以地黄饮子合补阳还五汤增损,制成丸剂口服,调理 3 个月后,虽四肢力略差,但完全能自理生活,基本痊愈。

(《当代名医临证精华》)

[编者按]

因腑气内实,痰热蒙心而中脏腑之中风,其辨证应以大便干结,神志全迷,苔黄厚腻,中心老黄而干,脉实有力为准。在用通腑的同时,尤其对年事已高者,更应查询平时有无气虚痰湿病史及见证,以便采取相应措施,对于用通腑法后大便已解而神志仍然昏迷者,需进一步查舌脉,以免误诊。

本例失误之处有三:首先,仅了解到 3 日未更衣的现在症,对于便溏、怯冷等阳虚的既往症未能在事先掌握。再而患者虽昏睡而呼之能应,与神昏全不识人有别,前者多见于痰浊蒙蔽心神的初期轻证,治法宜开;后者常因痰火犯心或腑热攻心,治法可清可下。其三,虽脉来沉滑有力,但结合上述见证,与苔不老黄的体征看来,似宜舍脉从证。今因误诊而用调胃承气攻下,仅 1 剂即变证丛生,尤其出现中气大伤的呃逆与脱证前驱症状的额汗、肢冷等象,说明险局已成,此时若再延误,则抢救之机稍纵即逝。在取益气固脱法时,考虑便泻、呃逆、肢冷,乃误下损伤脾阳之兆,用理中较之用参附汤更为切合病情,幸而稳定了局势。在解除危境后,立即予祛痰开窍之治法。

病例27

郝某,女,74 岁。

初诊：1978年9月7日。

患者入院前两天，突然出现心慌、胸闷、恶心、曾呕吐2次，为胃内容物，时大汗淋漓，四肢强直，持续2h后症状续解，而左半身无力，尚能活动，语无伦次，大便2次，为稀便，小便正常。经用强心药和健胃药，症状好转。今晨发现左侧偏瘫，遂来院就诊。既往无高血压史，1976年曾出现过心房纤维颤动，症见神志朦胧，答非所问，口角右歪，左鼻唇沟及左眼睑变浅，闭合欠佳，两眼闭不能睁，瞳孔等大等圆，对光反射尚好，牙关紧闭，颈有抵抗感，两肺呼吸音清，心率64次/min，肺动脉可闻及收缩性杂音1级，左侧肢体呈迟缓性瘫痪，肌张力下降，感觉迟钝，左侧腱反射亢进，西医诊断"脑血栓形成"。

该患者年逾古稀，家务操劳，阴虚于内，肝阳妄动，煽动肝风，故猝然四肢强直，牙关紧闭，口歪，此所谓"诸暴强直，皆属于风"；肝阳上犯心包，则心慌烦躁，语无伦次，犯胃则胸闷呕吐，且热能生痰，肝风夹痰横络道，故半身不遂，眼不能睁亦经络闭而为上眼睑麻痹。治以育阴潜阳，清热豁痰，佐以芳香开窍。

生海蛤30g　生牡蛎15g　生龙骨15g　杭菊花10g　清半夏10g　陈皮5g　茯神2g　天竺黄9g　石菖9g　知母9g　黄柏9g　郁金9g　十香丹1粒化服

入院后当天下午发现尿失禁，第二天上午嗜睡，神志不清，两侧瞳孔缩小，反射弱，颈有抵抗感，尿失禁，病情加重。

9月9日，体温37.4℃，深度昏迷，眼合，遗尿，颈有抵抗感，牙关紧闭，瞳孔左大于右，反射微弱，脉弦滑无力，已成中脏的之闭脱兼见。腰穿脑脊液鲜血样，颅压高。中药治以镇肝息风，清热凉血，醒脑开窍，辅以固脱止血之法，处方：

生石决明30g　生龙骨20g　生牡蛎20g　天竺黄9g　菖蒲9g　磁石15g　全蝎5g　钩藤10g　牛膝10g　牡丹皮9g　杭菊12g　生地黄20g　鲜茅根30g　血余炭9g　党参15g　广角粉[冲]1g　安宫牛黄丸[化入]1粒

鼻饲。

9月10日，昨天下午及夜间吐咖啡样物2次；颈略抵抗，瞳孔左大于右，夜间多汗。症见眼合，口开，遗尿，舌质红绛，舌苔微呈黄黑色，脉转虚大，沉取似无。听诊：两肺呼吸音粗，有湿啰音，腹部隆起，肠鸣音弱，左侧肢体肌张力下降，痛觉消失。

患者眼合、口开、遗尿，是五绝中已现其二，且汗出频多，脉虚大无根，气有外越之象，正气有暴脱之险，急宜改弦更张，用强心固脱，补气止血法。

炙黄芪24g　党参20g　熟地黄20g　生地黄炭15g　生龙骨10g　生牡蛎20g　枸杞子15g　菟丝子15g　茯神12g　菖蒲9g　天竺黄9g　山茱萸

12g　三七粉 3g　白及粉 3g（分 2 次冲服）

9 月 11 日，患者于凌晨半点出现抽搐 5 分钟，后呼吸表浅，时伴潮式呼吸，至 1 时半又抽 1 次，病情继续恶化，除有心肝肾三绝外，又加呼吸表浅及抽搐，是虚风内动，随时有厥脱之险。仍以强心补肾，益气固脱。

党参 15g　麦冬 5g　五味子 5g　菟丝子 12g　枸杞子 12g　杭芍 12g
桂圆肉 5g　生龙骨 20g　生牡蛎 20g　栀子 10g　牡丹皮 10g　生地黄 20g
三七粉、白及粉各 3g^{冲入}

9 月 12 日，服药后脉转滑数，是虚脱之象已得控制，口开已合，今早又抽 4 次，昏迷虽然未减，而脉则大有转机，当舍证从脉，改用镇肝息风，清热祛痰，少加扶正固本之药。

生石决明 3g　龙胆 9g　生地黄 15g　僵蚕 9g　龙骨 20g　牡蛎 20g　知母 9g　地龙 9g　牡丹皮 9g　忍冬藤 15g　生石膏 24g　竹茹 15g　杭芍 15g
栀子 9g　天竺黄 9g　菖蒲 9g　党参 20g　羚羊角粉 0.6g^{分冲}　安宫牛黄丸 1 粒

9 月 13 日，仍深度昏迷，肌肤转灼热，脉转疾速，偶有间歇，呼吸平稳，右肺有少许啰音，舌质干乏津，眼睑偶有抽动，但抽搐已减，脉转数疾而促，虽昏迷未醒，而呼吸平稳，喉有痰声，肌肤灼热，舌干乏津，痰热虽然炽张，然气已有来复之渐，再以祛邪扶正，虚实兼顾，清热镇肝，养阴固正。

生石膏 30g　生石决明 30g　天竺黄 9g　石菖蒲 9g　知母 9g　黄柏 3g
竹茹 12g　党参 20g　黛蛤粉 30g　甘草 3g　竹沥水 30g^{兑入}　安宫牛黄丸 1 粒^{化入}

9 月 14 日，烧退，呼吸平稳，喉有痰声，两侧瞳孔等大，反射迟钝，脉象亦较缓和，因多日无大便，原方加火麻仁 15g。

9 月 15 日，夜间有时睁眼，右手亦偶有活动，呼吸平稳，痰减少，时有意识反应，脉弦滑，自 9 月 8 日起已昏迷 8 日，今日稍清醒，原方每日 1 剂。

9 月 18 日，神志较清，能叫醒，可简单回答问题，唯吐字不清，自言有饥饿感，脉缓和，再予育阴柔肝，豁痰通络。

生石决 30g　生龙骨 20g　杭菊花 9g　天竺黄 9g　菖蒲 9g　郁金 9g　知母 9g　黄柏 9g　竹茹 12g　生地黄 15g　桑寄生 30g　威灵仙 9g　清半夏 9g
瓜蒌 30g　黛蛤粉^{冲入}30g　十香丹^{化入}1 粒

9 月 19 日，取出鼻饲，大便一次如柏油样，潜血（+），病后 10 日无大便，其潜血是因病后曾吐血，是蓄血之故，以后即按此方稍事增减，至 11 月 13 日步行出院。

（《古今名医临证金鉴》）

[编者按]

患者入院后 1 周内病情急剧变化数次，皆抓紧时机，急改治疗方案。

第一次转变：患者入院时，诊为中脏腑之闭证，故用育阴潜阳兼以化痰，但第二天，病情急剧恶化，重度昏迷，出现眼合，遗尿，牙关紧闭，脑脊液呈鲜血样，证现闭脱兼见，遂改镇肝息风，清热凉血稍事固正。

第二次转变：入院第四天，病情继续恶化，除眼合、遗尿外，又加口开，汗出亦多，汗为心之液，心气不固则汗液外泄。何以知心气不固，以口开为心绝，又兼血压迅速下降，种种现象说明，闭脱兼见转为完全脱证，又加抽搐，其抽搐并不剧烈，是虚风内动，与四肢强直不同，强直为实，此时抽搐为虚，当此生死存亡之际，如仍镇肝潜阳、清热息风则阳气立见消亡，故急予强心固脱、补气止血法。

第三次转变：入院第六天，强心固脱，脉由虚大无相转为数总，口开已合，血压逐渐回升。由其脉转数疾而论，原有之阴虚阳亢，又复呈现，继续补气强心，气能化火，则肝阳得助，升腾莫制，故又急转直下。改用大剂清热镇肝，但又不能不顾其虚，故少加党参以助正气，连服3剂，使昏迷8日之严重患者，渐渐清醒而获痊愈。可见病无定体，药无常规，此例闭脱交替出现，必须药随证变，灵活运用，故挽救于垂危之际，如稍有疏忽，未见其能愈。

病例28

患儿邱某，女，9岁。

初诊：1973年11月29日。

患儿于入院前2日晚上，突叫头痛剧烈，随即频繁呕吐，不发热，门诊以"头痛待查"收入院。查体：神志清楚，面色潮红，头项强直，精神疲惫，懒言。脑脊液：血性，未见皱缩细胞，未找到细菌。

中医辨证与治疗：患儿2日前因不愿洗澡，被父母痛斥，因而闷郁气极，睡后不久，突叫剧烈头痛，3日来未解大便，舌质正常，苔薄白，脉弦，病属肝阳暴动，气血奔并，血菀于上，证属"薄厥"，治以镇肝宁心，活血化瘀，导滞通下，和胃降逆。

生赭石20g 珍珠母20g 紫丹参10g 赤芍10g 姜半夏10g 怀牛膝20g 炒枣仁10g 黄连5g 茯神10g 郁金10g 钩藤15g 大黄10g 乳香3g 没药3g 三七粉^{冲}3g 炒柏子仁10g

12月2日，服药2剂，面色如常，头痛减轻，呕吐消失，大便已解，尚感头晕，神倦。本上方，以生地黄、天麻、刺蒺藜、女贞子等加减，善其后。

12月4日，症状全部消失，复查脑脊液正常，住院26日，痊愈出院。

（《古今名医临证金鉴》）

[编者按]

中风（脑血管意外）的病因病机，河间谓："心火暴甚，肾水虚衰，不能制之，动火生风面卒中。"东垣谓："本气自病。"丹溪谓："湿土生痰，痰生热，热生风，动风卒中。"景岳谓："本病皆内伤积损，颓败而然。"叶天士谓："精血衰耗，水不涵木，木少滋荣，肝阳偏亢，内风时起。"虽论点不同，但主张内虚为患，其揆一也，原发病因，可由气虚、阴虚、内伤积损、湿土生痰等因而起，而且均是通过"火化"而产生第二级病因——风，风火相煽，气之与血，并走于上，乃能中人，因此，中风患者，发病不是偶然的，其前期必有一段肝风动扰史，这与西医学论脑血管意外，大部以高血压合并动脉硬化作为发病的基本原因相同。

本例病儿年仅9岁，并无上述因虚病因，也无肝风动扰史，只因郁闷气极，却患中风（蛛网膜下腔出血），而以"薄厥"论治，《素问•生气通天论》云："阳气者，大怒则形气绝，而血菀于上，使人薄厥。"骆龙吉注解说："夫气和则血安，何薄厥之有，今怒则气上，况大怒乎，如此则身形之气，阻绝不通，而血菀上焦，使人薄厥，谓搏击而气逆也。"由此言之，产生薄厥的病理是由大怒，肝主怒而藏血，怒则气上，怒则气逆，血随气而上升，血因气逆而妄行，如此则最易发生脑血管意外。通过本例可见中风（脑血管意外）不能概属内虚为病。

病例29

张某，女，47岁。

肥胖体型，患原发性高血压，多年失治，致时时头晕肢麻。此次突然昏仆，扶起后，口角流涎，呕吐如喷射状，失语，右瘫，昏迷。面赤如醉，两手握固，四肢拘挛，项强，瞳孔不等大。痰涌如鼾，即送城关医院抢救。会诊意见：脑出血（CT检查报告：左颞右基底核区出血，右基底核区腔隙性脑梗死）；风中于脏，痰热内闭。除西医常规抢救措施外，建议：①三棱针重刺十宣、十二井、双足趾尖出血，刺激末梢神经，减轻脑压；毫针强刺素髎、人中、内关、足三里、丰隆、涌泉，由上而下，重刺健侧，引血下行，促苏，2次/d。②加用中医现代科研成果清开灵、醒脑静静滴；早用活血化瘀中药针剂，促进吸收，防止脑疝形成，2次/d。

1日后，经上述处理后，痰涌大减，四肢拘挛缓解，喂水可以咽下，体温38.5℃，加用中药：

（1）降气火之升腾，清痰热之内闭：

赭石粉30g　怀牛膝30g　生石决30g　生牡蛎30g　生白芍30g　元参30g　生半夏30g　黄芩15g　天麻15g　钩藤15g　酒大黄10g　天竺黄10g

胆南星 10g　菖蒲 10g　郁金 10g　甘草 10g　车前子 10g　生铁锈磨浓汁煎药，日进 1 剂；

（2）安宫牛黄丸 2 丸，捣为糊，日进 2 丸；

（3）羚羊角粉 2g，麝香 0.3g，以竹沥水加姜汁数滴，一日内多次分服。

二诊：黎明泻下热臭便一次，呕止，痰鸣消失，瞳孔等大、等圆，体温 37.5℃。原方去生半夏，黄芩炒炭，酒军另煎，再泻一次后弃去，余药不变。安宫丸减为 1 丸。

三诊：上药连进 3 剂，晨 7 时许睁目看人，苏醒。可以点头、摇头回答询问，仍失语，血压正常，开始进流食。以手指口，索饮，舌红，根有腻苔，边尖瘀斑。神倦，体温 37℃，六脉细数而虚。散剂扶正清脑化瘀：

三七 10g　琥珀 10g　西洋参 10g　藏红花 10g　人工牛黄 10g　天竺黄 10g　生水蛭 10g　炮甲珠 10g　全虫尾 10g　大蜈蚣 10g　羚羊角尖 10g　守宫 10 条　麝香 3g，上药研粉混匀，1g/ 次，3 次 /d，竹沥水送下。

四诊：口眼歪斜已正，舌体灵活，开始讲简单的话，出院回家调养。

[王耀顷，曹健. 李可治疗中风经验 [J]. 湖北中医杂志，2015，37（1）：30-31.]

[编者按]

本案呕吐如喷射状，痰涌如鼾，证属风中于脏，痰热内闭。由于胃失和降，则诸经皆不得降，气逆为火，夹痰上攻，故壮热昏迷、失语、呕吐、痰涌。急以旋覆代赭汤合大柴胡汤变通，加竹沥水涤痰，菖蒲、郁金、安宫丸、麝香开窍醒脑，加羚羊止痉。针刺与放血，在退热、止痛、促苏方面起到了顿杀病势的效果，为辨证用药扫清了障碍，不可轻视。

病例 30

孙某，男，60 岁。

初诊：2007 年 1 月 22 日。

30 年前诊为原发性高血压（舒张压偏高，持续在 100～110mmHg）、脑动脉硬化。20 年前的一天夜里，突然被惊醒，醒时就发现自己右半身的上下肢在不停地抖动，大约抖动了十几下就停下来，间隔半分钟又抖动，如此反复了 3 次，随后右半身瘫痪，确诊为脑血栓。经过中西医治疗，有所恢复但右半身仍行动不便，入冬以来，眩晕加重，指麻木，膝软，舌质略黯，苔白滑，脉涩无力。证属劳倦内伤，诸虚百损，中风久延，大气不运，元阳难于敷布，痰湿瘀浊阻塞三焦。头面、印堂灰黯，殊非佳兆，为防突变，力挽颓势，拟小续命汤法衍变：

北芪 250g　麻黄 10g　制黑附片 45～200g（逐日叠加 10g）　当归 45g

桂枝 45g　辽细辛 45g　川芎 90g　干姜 90g　红参^{另炖}30g　五灵脂 30g　桃红^各10g　僵蚕 10g　地龙 45g　生南星 10g　生半夏 45g　生姜 45g　清全虫 6 条　大蜈蚣 6 条　小白花蛇^{研冲服}1 条　黑小豆 30g　大枣 25 枚　黑木耳 45g　白芥子^{炒研}10g

加水 6 斤，文火煮 2h，去渣，再煎浓缩至 500ml，3 次分服。

二诊：服 1 剂，药后 20min，患侧肢体出现痒麻如触电，甚则肌肉突突跳动。3 剂后，泻下恶臭稀便，倍感轻松。15 剂后，走路姿势已有好转，如原来右腿每迈步时必有后撅，而今已无此动作了。附子加至 165g 时，周身有麻木触电感，故减去 10g 守方续服。

三诊：服 1 个月后，右脚掌已能用力迈步了，效不更方，继服 1 个月。

[王耀顷，曹健. 李可治疗中风经验 [J]. 湖北中医杂志，2015，37（1）：30-31.]

[编者按]

此方由古今灵验续命汤法衍变组成，可治中风、风痱、肢废、语塞诸疾，经治多人，大多康复。方剂首见于《金匮要略》，再见于《备急千金要方》。方之大意，以麻附辛法温少阴元阳，开玄府闭塞，托透伏匿三阴诸邪渐次出表，以生芪运大气助元阳之敷布，南星、半夏、白芥子消除十二经皮里膜外之痰，桂枝、桃红，流通血脉，诸入络搜剔，合麻黄宣通九窍，扶正达邪，面面俱到。尤以附子温通十二经表里内外，益元阳，扫荡阴寒为君，正是医圣六经要旨。

病例 31

王某，男，69 岁。

初诊：2013 年 8 月 2 日。

患者 2 年前无明显诱因出现平地站立不稳，踩棉花感，行头颅 CT 示：腔隙性脑梗死。2013 年 7 月患者出现平地向前跌倒，意识清醒，双下肢无力，之后记忆力减退，言语不利，舌质黯，舌下脉络迂曲，脉弦涩。诊断：中风，辨证痰瘀阻络证。

桃仁 10g　红花 10g　川芎 10g　赤芍 10g　当归 15g　黄芪 15g　蛭 5g　地龙 10g　土鳖虫 10g

14 剂，水煎，一日一剂，分 2 次温服。

服药后患者自觉头脑昏沉明显好转，头痛减轻，频率减少，记忆力改善，入睡困难伴多梦早醒，纳食如常。舌质淡，苔薄黄，脉缓弦。

上方加炒枣仁 50g、川牛膝 20g。14 剂，煎服法同前。

患者诸症均有不同程度的改善，头脑昏沉消失，头痛明显减轻，行走不稳，易跌倒症状基本消失，继续循前法加减调治 21 剂，患者记忆力、理解力较前明显缓解，精神佳。随访2年，未见复发。

［常学辉．涂晋文教授治疗急性脑梗死临床经验［J］．中国中医急症，2006，15（1）：66-67．］

［编者按］

瘀血阻滞脑络、经脉是脑梗死发病的重要原因之一，瘀血贯穿于本病发生的各个阶段。瘀血产生的原因为年老体弱，元气亏虚，运血无力，血运不畅发为瘀血；五志所伤，七情失调，使肝失条达，气机瘀滞，血行不畅而瘀阻脑脉；或津血亏虚，血少行迟；火热灼津耗液、血滞等导致瘀血阻滞脑络，使脑髓失养失用发为中风。《医学纲目》中指出，中风的发病机制为"中风皆因脉道不利，血气闭塞"。清代王清任《医林改错》中指出："元气既虚，必不能达于血管。血管无气，必停留而瘀。"气虚是导致疾病的根源，瘀血是病邪的核心，气虚血瘀是中风病最根本的病机。临床表现除常见的半身不遂、口舌歪斜外，还表现为舌质紫黯或有瘀斑瘀点、唇紫黯等"瘀血"表现。研究表明，急性脑梗死患者血液流变学存在高"浓、黏、聚、集"状态，与中医学"瘀血"证候不谋而合。该方使用桃仁、红花、川芎、赤芍等活血化瘀通络类中药及水蛭、地龙、土鳖虫等虫类活血搜风之品，以达活血化瘀，祛风通络等作用，使瘀血去，经络通，脑髓得养，诸症自除。

病例32

张某，男，72岁。

初诊：2009年11月20日。

患者因"突发意识不清2小时"急诊送至我科。患者2小时前于家中突发意识不清，家人呼之不应，未见呕吐及二便失禁，入院后急查颅脑CT提示左侧基底核区脑出血。患者既往有高血压病史10余年，近期未正规服用降压药，未监测血压。中医四诊症见肢体松懈，舌质黯红，苔黄，脉弦滑。西医诊断：左侧基底核区脑出血；中医诊断：中风——中脏腑，痰热腑实证。治法：化痰通腑，开窍醒神。

大黄9g、厚朴12g、枳实12g 瓜蒌10g 胆南星10g 丁香5g 香附10g 木香10g 白术15g

共7剂，每日1剂，水煎服。

患者意识清醒，仍有右侧肢体无力，舌质黯，苔白腻，苔厚腻。继续予上方，14剂。

［方向，金珊，鲍远程．鲍远程治疗脑出血急性期经验［J］．中医杂志，2014，55（14），1184-1185．］

[编者按]

中风患者平素多过食膏粱醇厚之味,或饮食不节,或长期情志失畅、精神紧张,而使脾失健运、运化失常,致痰湿内生。而五志过极也可使肝郁化火,灼津成痰。若气机逆乱、夹痰上犯于脑则可见络破血溢。一旦脑神失用,无以统摄全身,则中焦升降失常,痰饮、宿食内结,导致腑气壅滞不通、邪热不得下泄,而阳明实热上冲,又会使痰火更甚,加重气机逆乱,升降失常。特别是西医学在脑出血急性期多大量应用脱水剂治疗,导致津液缺失更甚,使腑实证更为多见。临床也常见脑出血急性期患者神志不清,同时伴有呼吸声重、口气臭秽、腹胀便秘,舌苔白腻转为黄腻苔或黄褐色苔等。故脑出血急性期患者应当重视调整中焦气机,理气通腑。腑气得通,则可借泻下之力以泄热破瘀、启闭开窍。上病下取,痰消热散,脉和脏安,元神自清,同时还可借枢机通调之势平抑肝阳暴亢之势。因此对于脑出血急性期患者,若病属痰热腑实,脉弦滑、舌苔黄腻者,可予大黄、枳实、芒硝等为主配合化痰、清热、开窍等不同药物组合应用,但须注意应用时以大便通泻为度,不宜过量,防止耗伤正气。

病例33

李某,女,63岁。

初诊:2013年4月9日。

患者因“突发左侧肢体乏力伴言语不利8h”于2013年4月9日入院。患者午饭后洗碗时突发左侧肢体乏力,持物不稳,行走不便,未跌倒,言语不利,口角歪斜,伴头昏,口干,大便2日未行,舌质红,苔黄厚腻,脉弦滑。既往有高血压、糖尿病病史。神经系统查体:NIHSS为7分;高级神经功能活动正常;左侧中枢性面瘫,左上肢肌力Ⅳ级,左下肢肌力Ⅲ级,左巴宾斯基征(+)。MRI结果提示:右侧基底核、半卵圆中心急性脑梗死。西医诊断:急性脑梗死(定位:右侧大脑半球,定性:动脉粥样硬化性血栓形成)。中医辨证:中风——中经络(风火痰瘀,痹阻脉络)。治法:平肝息风,清热活血,化痰通络。西医予抗聚、调脂等对症支持治疗。

天麻15g 钩藤15g 石决明30g 珍珠母30g 桑叶15g 菊花15g 栀子15g 黄芩10g 川牛膝15g 法半夏15g 陈皮15g 茯苓20g

共7剂,每日1剂,水煎服。

1日后患者大便通畅,1周后左侧肢体乏力、言语不利症状均明显好转。舌质由红转黯,舌苔薄白,脉弦细。患者风火之象渐衰,痰瘀之征略显,拟益气活血、化痰祛瘀为法,调理善后。

黄芪30g 党参20g 当归15g 生地黄20g 赤芍30g 地龙10g 川芎

15g 桃仁 10g 红花 10g 鸡血藤 30g 石菖蒲 20g 远志 5g

继服 7 剂后症状好转出院。

出院后仍予上方调治 1 个月，诸症消失，四肢肌力恢复正常，语言流利。

[乔利军，侯凌波，张新春，等. 黄燕从正邪交争辨治中风思路 [J]. 广州中医药大学学报，2014，31（5）：828-830.]

[编者按]

中风病因病机的认识，唐宋以前，以"内虚邪中"立论，侧重于外邪为患，金元时代提出了"因火、因气、因痰"致中学说，明清以后确立了"内风论"的观点，认为本病"非外来风邪"，乃本气自病。本病属本虚标实之证，基本病机为正虚、邪实两方面。正气亏虚为本，责之肝、脾、肾三脏，患者年逾半百，脏腑功能渐衰，肝失疏泄、脾失健运、肾气亏虚，机体气血津液的运行输布失调，致肝风、痰湿、瘀血内生为患；邪气盛实为标，责之风、痰、瘀互结。痰湿为有形之邪，最易阻滞气机，血行迟滞，聚而成瘀；津血同源，瘀血又可聚生痰湿，痰瘀互结，进一步损伤脏腑功能，肝脾肾不足，虚风内生，夹痰瘀上扰清窍、阻于经络而发病。中风病的发生、发展与演变，正是人体正邪交争的结果。中风先兆期风、火、痰、瘀等邪实随着病程的发展表现越来越旺，人体正气渐弱，当达到一定的程度，发生突变，即发为中风，因此中风急性期是邪实的急性发展过程。风、火、痰、瘀等致病因素，相互关联，相互影响，其轻者风痰横窜经络，阻滞气血运行，经络失养，症见口舌歪斜、语言謇涩、半身不遂；重者肝阳暴亢，阳亢化火生风，风火相煽，气血逆乱，夹痰夹瘀上闭清窍，而出现突然昏仆、不省人事。治疗当祛邪为主，兼以扶正。

病例34

程某，男，58 岁。

初诊：2010 年 8 月 9 日。

患者形体肥胖，诉 3 日前无明显诱因出现左侧肢体麻木，未予重视，呈进行性加重。刻诊：左侧肢体乏力，活动不利，左手肿胀，握物无力。伴头晕目眩，面红耳赤，咳吐痰涎，烦躁等症，舌红，苔黄厚腻，脉弦滑。脑部 CT 检查显示：右侧脑部基底核区多发性梗死。西医诊断：脑梗死；中医诊断：中风，证属风火痰阻型。治宜息风化痰、泻火通络。方用以温胆汤加减。

橘红 10g 枳实 12g 厚朴 10g 浙贝母 10g 竹茹 12g 远志 10g 石菖蒲 10g 生地黄 12g 钩藤 30g 陈皮 10g 天麻 10g 蒲公英 30g 姜半夏 10g 栀子 10g

7 剂，水煎服，每日 1 剂。

二诊：2010年8月16日。

复诊患者肢体麻木，乏力症状改善，无明显头晕目眩、咳吐痰涎的症状。守原方再进7剂。

三诊：2010年8月23日。患者症状均明显改善，继服1个月巩固疗效。

随访至今，未见复发。

[周中元，何燕. 万远铁教授治疗中风脑病的经验 [J]. 中医药导报，2011，17（8）：3-4.]

[编者按]

"中风"之邪非外风起主导作用，往往因外风为诱因，引起中风的主要因素是"内风"，亦称"类风"。"中风"的病理因素可以概括为"风、火、痰、瘀"。主要的病理基础为肝肾阴虚。主因肝肾之阴下虚，则肝阳易于上亢，复加饮食起居不当，情志刺激，或感受外邪，气血上冲于脑，神窍闭阻，故见卒然晕仆，不省人事。或因脾失健运，痰浊内生，或因暴怒血苑于上，气虚失运，瘀血停滞。皆可导致神窍被蒙，而出现中风诸症。风火痰阻多见于形体肥胖患者，实证为主。除见半身不遂、言语不利等主症外，多可见头晕目眩，面红耳赤，咳吐痰涎，口苦咽干等症。舌红，苔黄腻，脉弦或弦滑。治宜息风化痰、泻火通络。宜采用温胆汤加减，风盛者加白蒺藜、决明子；痰盛者，加浙贝母、石菖蒲、天竺黄；火盛者加黄连、大黄。本案患者痰盛，故在温胆汤基础上，加用浙贝母、石菖蒲等以豁痰开窍，取得不错的临床疗效。

病例35

谢某，男性，46岁。

初诊：2004年4月12日。

患者素有高血压病史。近2日来感头目阵阵眩晕、视物不清，左手时时欲颤，测血压180/100mmHg。此属中风先兆，辨证为风邪入中，风邪与气血相互纠结为患，流窜经脉，上扰清窍。治宜疏风散邪，通窍透络。

川芎10g　荆芥10g　羌活10g　防风10g　蝉蜕15g　丹参15g　白芍30g　葛根30g　蜈蚣[研末冲服]2条　全蝎[研末冲服]5g

3剂后眩晕、手颤症状减轻。继续服用6剂后，上述诸症均得以消除。嘱患者坚持正规服用降压药。

[白雪. 王明杰教授治疗中风的临床经验 [J]. 中国中医急症，2005，14（11）：1083.]

[编者按]

本案处方即仿"川芎茶调散"之意。本方集辛散祛风之品与虫类药于一方，重用疏风药,应用时宜微煎,取其轻清灵动之气而疏散风邪。对于中风先兆病症,风药与通络之虫类药合用,不仅协同增效,尤能引药上行,所谓"高巅之上,唯风药可及"。验之临床,确非虚语。

病例 36

姜某,男性,50 岁。

初诊:2003 年 9 月 18 日。

患者于 2003 年 2 月间患左侧内囊区出血,复查头颅 CT 示:血肿基本吸收,可见软化灶。现遗右侧半身不能动,右下肢远端肌力Ⅲ级,自汗,头痛,舌强语謇,舌黯红,脉弦滑。王教授认为,此为风邪中于经络,络脉痹阻,筋骨为之不用,离经之血化热伤阴,阻碍新血化生。治以搜剔祛风、化瘀通络大法。

秦艽 10g　羌活 10g　防风 10g　黄芩 15g　生地黄 15g　葛根 30g　地龙 12g　三七^{冲服}6g　红花 3g

4 剂后,自觉舌体渐软,语言较前流利,头痛稍减,惟右侧肢体动仍不利。在上方基础上加黄芪 30g,继续服用 10 剂。右下肢能扶杖走 10～20 步,右手指能屈伸活动。继以上方做成丸药服用。随访患者右侧肢体功能恢复较好,能独立行走,生活基本能自理。

[白雪. 王明杰教授治疗中风的临床经验 [J]. 中国中医急症,2005,14(11):1083.]

[编者按]

本例所用处方有活血、止血、祛风通络之效。其中三七为活血止血、祛瘀通络要药,验之临床,不论出血、缺血,均可使用。不入煎剂时,研极细末,以药汁冲服。同时,本方中还大量运用了风药,其芳香温通之性能够激发人体之阳气,激活脑神之功能,使脑窍得通,且芳香温通之品性走而不守,则取其轻清流动之意以开通玄府,且可透邪外出,引药直达病所。

病例 37

李某,女,49 岁。

初诊:2016 年 6 月 10 日。

主诉:右腿、舌头发麻,伴乏力 3 个月余。现病史:患者 3 月中旬行颅内动脉瘤手术,住院查有慢性浅表性胃炎,心脏 T 波改变,心肌缺血。术后见舌头中部发麻,口唇发紫,右腿麻木,恶寒怕冷,乏力,兼有消化不良,泛酸,嗳气,口黏,口苦,眠差,纳差,大便溏,小便黄,舌质黄,苔厚腻,边有齿痕,舌下脉络迂曲,脉弦细。患者曾到多家中医院治疗,具体用药不详,效果不佳。西医诊断:颅内动脉瘤术后。中医诊断:中风病,证属气虚血瘀,经脉不通。治宜益气养血,化瘀通络,健脾燥湿。

黄芪30g　党参10g　炒白术15g　苍术10g　茯苓30g　当归10g　川芎10g　赤芍20g　红花6g　桃仁10g　益母草30g　香附10g　地龙10g　青皮10g　陈皮10g

7剂,水煎服,每日1剂,早晚饭后半小时温服,忌食辛辣油腻寒凉之物。

二诊:2016年7月15日。

患者诉右腿、舌头发麻症状减轻,精神好转,泛酸,嗳气,口黏口苦症状基本消失,大小便正常,睡眠易醒,舌质黄,苔厚腻,脉弦。继服上方中药10剂,半月后患者不适症状完全缓解。

[邵祥芸,赵一. 赵国岑教授治疗中风病经验 [J]. 中医研究,2017,30(8):29-31.]

[编者按]

《医林改错》指出"中风半身不遂,偏身麻木"是由于"气虚血瘀"而成,可见正气虚衰是中风的发病基础。人体气血亏虚,营卫不固,肌肤腠理疏松,易致邪气乘虚而入。气为血之帅,气虚则血液无力升运,导致血液运行不畅,留滞经络,阻塞脉道,遂致中风麻木。患者常有泛酸、消化不良、大便溏等症状,在益气养血,化瘀通络的同时加用炒白术、苍术、茯苓健脾燥湿,利水渗湿。用桃红四物汤加减可益气养血、祛瘀生新,再加益母草配伍使用更增强其活血通络的作用。《本草汇言》曰:"益母草,行血养血,行血而不伤新血,养血而不滞瘀血,诚为血家之圣药也。"《本草纲目》曰:"香附之气平而不寒,香而能窜,其味多辛能散,微苦能降,微甘能和。"地龙咸寒,归肝经,清热息风,通络,常与黄芪、当归、川芎等补气活血药物配伍,治疗中风后气虚血瘀,经络不利等症状。方中青皮、陈皮同用可理气健脾,燥湿化痰作用显著,两者虽同为橘的果实,但功效各异,陈皮辛散苦降,青皮辛温升散,升降相用,破气而化痰,共奏疏肝健脾之效,临床常用于治疗嗳气、泛酸、口苦等症状。香附、青皮、陈皮同用,可加强药物入肝经的作用。《黄帝内经》曰:"诸风掉眩,皆属于肝。"可见肝脏功能失调因素在中风中的重要地位。赵教授在临床选择用药精准得当,讲究从整体把握,重顾护营卫,增强自身的抵抗能力。

病例38

任某,女,68岁。

初诊:2004年8月25日。

半身不遂伴头晕头痛、言语不利3周。患者有高血压病史10余年，3周前于早晨起床时突发头晕头痛，继而跌倒，伴言语不利，口眼歪斜，右半身不遂。他院诊断为脑梗死、高血压。用甘露醇、低分子右旋糖酐、卡托普利等治疗3周后出院，症状无明显好转，遂来诊。诊见：头晕头痛，神志清，口眼歪斜，语言欠朗，偶感胸闷，右侧肢体不遂，行走需人搀扶，步履维艰，周身乏力，舌质黯红，有瘀点，舌下络脉瘀滞明显，苔白腻，脉弦滑，血压150/80mmHg。辨证：气虚血滞，痰瘀阻络。治法：益气活血，化痰通络。

黄芪30g　当归10g　赤芍10g　川芎10g　桃仁9g　红花6g　水蛭9g
地龙10g　鸡血藤15g　威灵仙15g　丹参30g　瓜蒌10g　薤白10g　茯苓12g

服药一周。

二诊：2004年9月1日。

诸症较前好转，无头痛、胸闷。血压140/80mmHg。前方去瓜蒌、薤白。加土鳖虫9g，胆南星12g，石菖蒲12g。

守方加减治疗并嘱加强功能锻炼，2个月后右侧肢体功能渐恢复，稍感无力，但生活可基本自理。

[王科峰，杨海卿，张国伦. 张国伦教授从痰瘀论治缺血性中风经验[J]. 中医药学报，2009，37（4）：47-48.]

[编者按]

缺血性中风一般按中经络辨治，治当化痰行瘀兼补肝肾、补气血，或兼以平肝息风潜阳。痰当分寒热，然急性发病阶段以痰热为多，本案所用方剂由涤痰汤加黄芪水蛭化裁而成。半夏燥湿化痰，消痞散结，《明医杂著》指出："若中风偏枯麻木之痰瘀，必用南星、半夏"；茯苓健脾渗湿，湿去脾旺，痰无由生；胆南星擅祛风痰，对风痰阻滞经络者尤宜；枳实行气消结，气顺则痰消，旨在加强祛痰之力；竹茹轻可去实，凉能去热，苦能降下，专清热痰，为宁神开郁佳品；石菖蒲能开心窍、去湿浊、醒神志；重用黄芪之益气以助化痰行瘀；水蛭有破瘀血不伤新血之功。中风的发生与五脏功能失调有关，痰瘀交阻为其主要病机，化痰行瘀是治疗中风的基本方法，临床应用时当配合调理脏腑功能，方可达到标本兼治，固本清源之目的。

病例39

刘某，男，68岁。

初诊：2003年6月9日。

既往有高血压史10余年，间断服药，诉4日前晨起突然感觉右侧肢体麻木，未予重视，1日后呈进行性加重伴以肌力下降，在某县医院脑部CT检查显示：左脑部基底核区多发性梗死。刻见：老年男性，肥胖体型，神清，语言可，头晕目眩，面红，烦躁，右侧肢体无力，活动困难，右手肿胀，右上肢肌力Ⅳ级，右下肢肌力Ⅲ级，饮食可，大便干，小便正常，舌红舌下瘀滞，苔黄厚腻，脉弦滑。中医诊断：中风（中经络），证属痰瘀内阻，瘀而化热。治宜清化痰热、化瘀通络。

黄连 6g　法半夏 15g　白术 12g　陈皮 15g　白芥子 10g　全瓜蒌 10g　茯苓 15g　地龙 10g　水蛭^{冲服}3g　丹参 20g　红花 10g　石菖蒲 10g　生大黄^{后下}5g　炙甘草 6g

7 剂，水煎取汁 400ml，每日 1 剂。

二诊：2003 年 6 月 16 日。

患者肢体麻木，肌无力症状改善，头晕目眩减轻，右上肢肌力Ⅴ级，右下肢肌力Ⅳ级，大便正常，上方去大黄 7 剂。

三诊：2003 年 6 月 23 日。

所见患者肢体肌力基本恢复，饮食二便正常，继以丸药以善其后。

[张梅奎，张效科，谢福恒. 张建夫教授化痰祛瘀法辨治缺血性中风痰瘀互结证经验探析 [J]. 现代中医药，2014，34（4）：21-22.]

[编者按]

《明医杂著》云："所以古人论中风偏枯麻木、酸痛、不举诸证，以气虚死血痰饮为言。言论其病之根源，以血病痰病为本也。"清代医家姜礼在《风劳臌膈四大证治》中也指出："痰迷心窍，舌强不语，当涤痰为先。"化痰祛瘀为缺血性中风治疗之基本法。本方中半夏、陈皮、白芥子、全瓜蒌、茯苓化痰祛湿；白术健脾益气，旨在加强化痰祛湿之效，以去其根本；地龙、水蛭搜风通络，祛血中瘀滞；红花、丹参活血养血，一助地龙、水蛭以疏通血脉，二则防其通利过度；菖蒲以芳香开窍，并具引药入脑之用，《重庆堂随笔》云："石菖蒲，舒心气、畅心神、怡心情、益心志，妙药也……清解用之，赖以祛痰秽之浊而卫宫城。"甘草调和诸药之性。临证具体应用时应根据病证之表现加减，如痰瘀化热则加黄连，大便闭结加大黄，头痛则加川芎等。现代药理学研究证明方中药物可改善血液循环、降低血黏度、调节血脂，具有清除自由基、保护脑细胞等综合作用。

病例40

某，男，64 岁。

初诊：2013 年 2 月 5 日。

神志清楚、左侧肢体偏瘫、言语謇涩、吐词不清、头晕、乏力 1 个月余。伴表情淡漠、口干不欲饮、记忆力减退、腰膝酸软、小便正常、大便干结，三四日一行。既往有"高血压3级"病史5年余,最高200/100mmHg,目前予"氨氯地平片5mg qd"控制血压治疗,血压控制良好。查体:左侧肢体肌力Ⅲ级,肌张力增高。舌体偏斜,舌质黯少津、苔白腻,脉细无力。2013年1月于外院查头颅CT提示:右侧基底核区脑梗死。中医诊断为中风,中经络,辨证:患者老年男性,初始肾阴不足,水不涵木,风阳夹痰上蒙心窍,后兼气虚血瘀、痰瘀阻络,治疗以益气活血、滋阴、化痰通络为主。方用补阳还五汤加味:

黄芪60g 当归尾10g 川芎10g 桃仁15g 红花10g 赤芍10g 地龙25g 川牛膝20g 胆南星10g 远志10g 益智仁15g 麦冬15g 沙参10g

7剂,水煎服,每日1剂。

二诊:2013年2月12日。

精神较前稍好转,左侧肢体乏力稍好转,仍言语謇涩,查体左侧肌力Ⅳ级,肌张力增加,舌质黯苔稍白腻,脉较前有力。辨证为气虚痰瘀阻络,上方加黄芪至100g,加蜈蚣1条、僵蚕10g,搜风活络,菖蒲10g,配合远志化痰宣窍。15剂,水煎服,日1剂,日3次口服。

三诊:2013年2月27日。

精神明显好转,无头晕、胸闷等症状,能自行扶墙缓慢行走,仍记忆力较差,大小便正常,舌质黯,苔薄白,脉如前。痰瘀阻络症状改善,仍气虚乏力,在上方基础上加大黄芪量至120g,去胆南星、二陈汤,加枸杞子20g,山萸肉20g,龟甲^{久煎}10g补肾益精,20剂,水煎服,每日1剂,日3次口服。

上方服完,言语已经清楚,右侧肢体活动恢复好转,能扶杖行走,舌质红,脉细。查体:左侧肢体肌张力下降明显,肌力恢复至Ⅴ⁻级,生活基本可自理。

[黄宏烨,陈海燕.朱致纯治疗中风后遗症经验总结[J].中医药临床杂志,2014,26(11):1167-1168.]

[编者按]

中风后遗症在本为气血亏虚及肝肾阴虚为主,在标为肝风内动、痰瘀阻滞为主,治疗当以补气活血、化瘀通络,兼顾补肝肾阴、豁痰息风为主。方中补阳还五汤益气活血,川牛膝活血通经、补肝肾、引药下行,胆南星豁痰开窍,远志、益智仁化痰开窍、补肾温脾等,佐沙参、麦冬养阴生津,获效显著。

病例41

胡某,男,58岁。

突发左侧半身不遂,口角歪斜4个月。起病时急送湘雅医院住院治疗1个多月,病情好转后出院,诊断为"脑出血、高血压"。但半身不遂等症未完全康复。现症见左侧肢体乏力麻木,活动不便利,肩臂及左腿胀痛,左面部麻木,语言謇涩,口角右歪,喉间有黏液,疲乏,口干不欲饮,舌质略黯红,苔薄白,脉细弦。血压160/100mmHg。此中风(中经络)恢复期,辨证为气阴两虚,痰瘀阻络。治宜益气养阴,化痰祛瘀,通经活络。

黄芪30g　玄参15g　钩藤^{后下}30g　丹参20g　红花6g　全蝎4g　葛根20g　川芎10g　胆南星10g　僵蚕10g　干地龙6g　山楂15g　生地黄15g　青风藤15g　鸡血藤20g　炙甘草5g

服药2周后,左侧肢体乏力麻木及肩臂疼痛改善,后以此方加减续服近1个多月,患者左侧肢体功能逐渐恢复,诸症基本缓解。

[赵瑞成,张崇泉.张崇泉教授治疗中风经验[J].中医药导报,2011,17(6):3-5.]

[编者按]

本例患者中风后正气已亏,气虚血瘀,夹风痰上扰清窍,横窜经络,出现左侧肢体偏瘫,语謇、口舌歪斜,喉中有黏痰等症;疲乏、口干是气阴两虚之症。故治以益气养阴,化痰活血通络之法。处方重用黄芪补气,辅以玄参、生地黄、葛根共奏益气养阴之功;钩藤平肝息风;胆南星、僵蚕、全蝎、地龙祛风痰通经络;丹参、川芎、山楂活血祛瘀;鸡血藤、青风藤养血活血通络除痹;甘草调和诸药。

病例42

刘某,女,78岁。

双下肢乏力1年,加重1个月。患者2009年10月因突发脑梗死住院治疗,经治疗好转出院。近1年来双下肢乏力,需在家人搀扶下行走,近1个月来下肢乏力加重。现症见下肢无力,头晕头痛,睡眠不好,胸闷,大便结,口苦口干,皮肤瘙痒,腰痛,舌质红苔薄白,脉细少力。此为气虚血瘀,心肝火旺。法当益气活血,清肝泻火。

黄芪20g　当归10g　夏枯草15g　白蒺藜20g　赤芍15g　甘草5g　生地黄20g　天麻10g　瓜蒌壳15g　首乌藤20g　杜仲15g　怀牛膝15g　丹参20g　决明子15g

服上方7剂下肢无力好转,头晕头痛减轻,睡眠改善,守方治疗月余,诸症明显好转,病情稳定。

[赵瑞成,张崇泉.张崇泉教授治疗中风经验[J].中医药导报,2011,17(6):3-5.]

[编者按]

本例患者,中风病程1年余,气虚血瘀,气血亏虚,致心肝血虚,心肝火旺。以益气活血，清肝泻火为法。方中黄芪、当归益气养血；夏枯草、白蒺藜、决明子、生地黄养阴清泻肝火；赤芍、丹参活血化瘀；首乌藤养心安神；杜仲、怀牛膝补肾强腰。故服之效验。

病例43

符某，女，69岁。

头晕反复发作5个月余，再发1周。5个月前因为头晕，视物旋转，就诊于某医院，诊断为椎-基底动脉供血不足、颈椎病、脑动脉硬化、左颈内斑块形成。经住院采用改善循环，抗血小板聚集及对症治疗，头晕好转（具体用药不详）。近1周来，无明显原因头晕复发。现症见头晕，颈胀，胸闷，心慌，睡眠差，每晚只能睡3～4h，口干，疲倦乏力。面色萎黄，舌质黯红，苔薄黄，脉细弦。血压140/70mmHg；心率：70次/min；颅脑MRI：双侧额顶叶腔隙性脑梗死。此系气阴两虚，肝阳上亢，血脉瘀阻。法当益气养阴，平肝潜阳，活血通络。

天麻10g　黄芪30g　丹参20g　炒酸枣仁15g　赤芍15g　生白芍15g
葛根20g　白蒺藜20g　生地黄20g　三七粉^{冲服}6g　山楂15g　生牡蛎30g
首乌藤20g

守方加减治疗月余，头晕症状消失，胸闷、心慌减轻，睡眠改善。

[赵瑞成，张崇泉. 张崇泉教授治疗中风经验[J]. 中医药导报，2011，17（6）：3-5.]

[编者按]

本例患者，以眩晕为主诉，综合症状、舌象、脉象分析，辨证为气阴两虚，肝阳上亢，血脉瘀阻，拟益气养阴，平肝潜阳，活血通络之法。药用黄芪、葛根、生地黄益气养阴；丹参、赤芍、三七、山楂活血通络；天麻、白蒺藜、生白芍、生牡蛎平肝潜阳；酸枣仁、首乌藤养心安神。故收效甚佳。

病例44

邓某，男，68岁。

左侧肢体麻木乏力7个月。患者7个月前突发侧肢体活动不利，神志不清，入院时症见：头晕，左侧肢体活动不利，嗜睡，呼之能醒，吐词不清。头部CT示：右颞叶脑出血。经脱水护脑，防治脑水肿，中药育阴潜阳治疗，患者病情好转，神志转清，头晕消失，左侧肢体活动不利好转，但仍感麻木、乏力。现症见左侧肢体麻木肿胀乏力，疲倦，流涎，睡眠欠佳，大便可，舌质黯红，苔厚，脉弦缓。血压 166/90mmHg。此乃气虚血瘀，兼心脾两虚之证，法当益气活血，健脾养心。

黄芪 20g　当归 10g　丹参 20g　钩藤^{后下}30g　漂白术 15g　赤芍 15g　红花 8g　葛根 20g　茯苓 15g　益智仁 10g　山茱萸 15g　首乌藤 20g　干地龙 9g　怀牛膝 10g　泽泻 10g　甘草 5g

守方加减治疗 2 个月余，左侧肢体肿胀消退，麻木乏力减轻，口角流涎好转，睡眠改善。

[赵瑞成，张崇泉. 张崇泉教授治疗中风经验 [J]. 中医药导报，2011，17（6）：3-5.]

[编者按]

本例患者以左侧肢体麻木乏力为主症，中医辨病属中风后遗症，证属气虚血瘀，心脾两虚。治以益气活血，健脾养心，药用黄芪、当归补气养血活血；白术、茯苓、泽泻、健脾利湿；益智仁、山茱萸健脾益肾摄涎；钩藤、牛膝平肝潜阳降压；丹参、赤芍、红花、葛根、地龙活血通络；首乌藤养心安神；甘草调和诸药。服之疗效满意。

病例 45

章某，男性，67 岁。

初诊：2011 年 1 月 23 日。

以"左侧肢体麻木乏力伴言语謇涩 2 个月"为主诉。刻诊：左侧肢体麻木乏力、言语謇涩，偶有头昏，咯少量白痰，食纳一般，眠可，二便尚调。查体：血压 140/80mmHg。神志清，口唇发绀，言语不利，左侧上、下肢肌力Ⅲ级，肌张力稍增高，左侧巴宾斯基征阳性。舌紫黯，苔白腻，脉弦滑。颅脑 CT 检查示：双侧基底核区多发腔隙性脑梗死。西医诊断：脑梗死。中医诊断：中风——中经络，证属络脉失养，痰瘀互阻。治以益气活血，化痰通络。

黄芪 30g　茯苓 15g　白术 30g　陈皮 9g　半夏 12g　瓜蒌 15g　远志 15g　石菖蒲 15g　牛膝 15g　丹参 15g　川芎 12g　蜈蚣 2 条　地龙 9g　胆南星 6g　水蛭 9g　甘草 6g　焦三仙各 10g

上方煎汁 200ml，早晚分服。

二诊：2011 年 2 月 6 日。

左侧肢体麻木乏力、言语謇涩均较前好转，无头昏，咯痰明显减少，舌紫黯，苔薄白，脉弦，原方基础上加桃仁 6g，红花 3g 活血祛瘀。

服药 2 周后，诸症均明显好转。

继服前方 14 剂，并嘱其继续加强康复锻炼以促进肢体及语言功能的进一步恢复。

[童存存. 李宝华辨治缺血性中风经验管窥 [J]. 陕西中医学院学报，2011，34（3）：22-23.]

[编者按]

痰瘀同治法治疗中风一证，源远流长。汉代张仲景的《金匮要略·中风病脉证并治》中就有"侯氏黑散治大风"的记载，开创了痰瘀同治中风之先河。在仲景之后，朱丹溪、王纶、喻昌等医家对此法均有所论述。痰瘀同源、痰瘀同病故应痰瘀同治。单祛痰则瘀血不化，单化瘀则痰浊不去，故治痰应兼化瘀，治瘀不忘化痰。或涤痰为先，或祛瘀为重，或痰瘀并重，"痰重瘀轻者化痰而瘀自消，瘀重痰轻者，活血则痰自除"。此为"痰化瘀消，瘀祛痰散"之意。现代药理研究证明，化痰药及活血药具有改善血液流变学、抗凝、降脂等作用。相关动物实验研究亦发现，痰瘀同治能够保护脑细胞、有效改善缺血性中风症状及神经功能缺损。痰瘀同治应贯穿本病始终，治痰要活血，血活则痰化；治瘀须化痰，痰化则瘀消。只有痰化瘀消，经隧畅达，气血流通，正气充盛，则诸症自除。故痰瘀同治能够有效防治本病的发生和发展。本案中采用益气活血，化痰通络的治则，使痰瘀同治。此外，使用虫类药，对改善和治疗中风的痰瘀阻络，加速脑细胞的功能恢复和后遗症的康复具有重要意义。水蛭"破瘀血而不伤新血，专入血分而不伤气分"。蜈蚣"走窜之力最速，内而脏腑，外而经络，凡气血凝聚之处，皆能开之"。

病例46

某，女，65 岁。

初诊：2012 年 4 月 28 日。

主诉：口眼歪斜，失语，右手失用，尿失禁 1 个月余。右侧偏瘫，嘴角歪斜，漏气，漏饭，舌短，语謇，头晕气短，尿失禁，进食后呛咳，按脉沉弦，舌淡胖有齿痕，舌左瘀斑成片，苔白腻。在当地医院诊断为脑梗死。既往有高血压，糖尿病史。辨病：中风，辨证：上盛下虚，寒湿内滞。治与潜阳兼化湿，益心肾，扶真元。

白附片^{先煎}60g　砂仁^{后下}15g　龟甲^{先煎}15g　乌药 15g　益智仁 15g　桑螵蛸 20g　生龙骨^{先煎}30g　生牡蛎^{先煎}30g　炙甘草 5g

7 剂，每日 1 剂，水煎 600ml，分 3 次温服。

二诊：2012 年 5 月 5 日。

患者口眼歪斜好转，手脚仍发软，进食后呛咳减少。再与化湿、潜阳。

白附片^{先煎}70g　生白术15g　白芍15g　茯苓30g　泽泻15g　淫羊藿15g　红参片15g　生姜50g

7剂，用法：每日1剂，水煎600ml，分3次温服。

三诊：2012年5月12日。

患者已能下地行走，但还不灵活，言语已正常，呛咳好转，尿失禁好转，仍尿频，纳可。治与益心肾，扶其真元。

白附片^{先煎}70g　桂枝尖15g　生白术15g　陈皮15g　茯苓20g　红参片20g　益智仁20g　法半夏20g　炙甘草5g　生姜50g

7剂，每日1剂，水煎600ml，分3次温服。

[莫雪妮，赵清山，唐农. 从"扶其真元"谈火神派唐农教授治疗中风经验 [J]. 中华中医药杂志，2014，29（5）：1515-1517.]

[编者按]

患者素体阳虚，下虚上盛，耗气伤血，精血逆乱，风夹痰湿，壅滞经络，故见肢麻言謇，口歪气逆，苔白腻，脉沉弦是为寒湿内盛之候。治与潜阳化湿，兼益心肾甚为合拍。方中附子辛热，大温肾水，能补肾温阳，扶其真元，使火盛而水沸，大气得以举行，上而成雾，与沤渎相阶，上下得以交通，阴阳得以互流；同时附子能补坎中真阳，真阳为君火之种，补真火即壮君火。砂仁辛温，能宣中宫一切阴邪，又能纳气归肾。龟甲得水之精气而生，有通阴助阳之力，砂仁、龟甲相伍达潜阳归海之功；生龙骨、生牡蛎镇静安神，是为经验之药，佐以甘草补中，有伏火互根之妙，功用为收敛由于阴寒盛而上浮的命门之火，达到潜阳的作用。用益智仁、桑螵蛸助壬癸二水，达于筋脉骨节之中，与桂附之性能温筋热骨，冀期筋骨中之精血得养。诸药合力，扶其真元，使肾阳充旺，阴霾自散，下元得以巩固，则冲逆自平，整体用药的目的为扶阳抑阴。引郑钦安言："若虚火上冲等症，明系水盛（水即阴也），水盛一分，龙亦盛一分（龙即火也），水高一尺，龙亦高一尺，是龙之因水盛而游，非龙之不潜而反其常。故经云：阴盛者，阳必衰，即此可悟用药之必扶阳抑阴也。"

病例47

某，女，72岁。

初诊：2012年6月27日。

主诉：反复头晕4个月余。头晕反复发作，发无定时，长则数小时，短则数秒，耳鸣，面色红，手足冷，夜尿频，脉细弱，舌稍瘀，苔白稍腻。有高血压病史，头颅CT示：脑干、右基底核区、双侧顶叶深部多发腔隙性脑梗。辨病：中风，辨证：风扰心肾脑海。治以温脾土，化湿滞，开上、中焦。

桂枝尖15g　生白术15g　石菖蒲20g　天麻15g　钩藤15g　南山楂20g　生牡蛎^{先煎}30g　生龙骨^{先煎}30g　陈皮15g　朱茯神15g　石决明30g　决明子15g　法半夏20g　淫羊藿15g　炙甘草5g

7剂，每日1剂，水煎600ml，分3次温服。

二诊：2012年7月5日。

患者头晕发作减少，纳食好转，睡眠改善。治与温肾阳，扶其真元，温中下焦。

白附片^{先煎}60g　桂枝尖15g　生白术15g　石菖蒲20g　天麻15g　钩藤15g　山楂20g　生牡蛎^{先煎}30g　生龙骨^{先煎}30g　陈皮15g　朱茯神15g　党参30g　丹参15g　法半夏20g　淫羊藿15g　炙甘草5g　生姜50g

7剂，每日1剂，水煎600ml，分3次温服。

[莫雪妮，赵清山，唐农. 从"扶其真元"谈火神派唐农教授治疗中风经验 [J]. 中华中医药杂志，2014，29（5）：1515-1517.]

[编者按]

患者年过七旬诸阳虚微，遇风扰心肾脑海，即上下不安，出现上重下轻之状，考虑为阴越阳位，使清阳失养，诸窍精虚。治宜引太阳之清气达于巅顶，引阳明之浊归于大肠，拨转乾坤道路，促坎离相交，即成坎离既济，地天得泰。需要注重治疗的次第，先温脾土，化湿滞，开上中焦；再温肾阳，扶其真元，温中下焦。紧握精气神三字，火为立极之本，气为团神之用，精为生气之质。扶其真元，让精气神打成一片，使上下内外相通相照，水火之交换有力，乾坤之立极可稳。方中先用桂枝尖起太阳之气交于太阴阳明，生白术、南山楂、甘草均能益土补虚健中，通脾胃，理中宫，调运化，转枢纽，化浊为清，引阴交阳；陈皮、法半夏、茯苓得桂枝、白术，行水化气，引太阴之脾湿，降胃肠痰湿，使少阳之枢纽能上能下，能开能阖，太阳之气机无不鼓荡运行；淫羊藿导脾胃之精气归于沤中；加生龙骨、生牡蛎、决明、朱茯神镇定精神魂魄；共涤中上之焦。次用附片刚烈之性，鼓荡肾阳，率领南山楂，石菖蒲益脾行气，使水温而气升，肾脾之精随气机逐渐上升；用淫羊藿导脾胃之精气归于中焦，使水沸而气易升；桂枝尖引附之温由少阴而太阳，缓转入太阴，使交通于阴阳会合之处，而阳能化，阴能流，收纳与化机不停息，达到精气神全。遵古全天真之意，移精变情之法，使情动而意随，意稳而心安，心安而神定精气得，归于炉中元阴元阳自然能分能合，心脾肾三家互相为用。

病例48

某，女，58岁。

初诊:2012年6月2日。

素有高血压,主诉4年前食两条鱼后头痛、手颤抖不止,以后抖动又有重复出现。今年4月头部不适、失语。头颅CT检查示:考虑右侧基底核区多发性腔隙性脑梗死。多普勒示:①双侧大脑中动脉轻度狭窄;②左侧前动脉中度狭窄;③脑动脉硬化血流频谱改变。步履欠稳,纳可,大便日行,舌苔薄脉弦,治宜滋阴平肝为先。

夏枯草15g 钩藤12g 天麻10g 茯苓20g 石决明15g 桑寄生15g 白芍20g 炙甘草6g 红枣30g 怀小麦30g 枸杞子20g 焦神曲12g 丹参30g 地龙12g 葛根20g 骨碎补15g

7剂,每日1剂,水煎600ml,分3次温服。

由于患者位居外地,服药后感觉良好,故一直按本方配药服用,同年10月20日家人来诊传语:药后诸症改善,CT复查较前改善,血脂指标也有下降,考虑患者有胆囊炎病史,遂加川芎18g,三七粉3g,决明子30g,金钱草30g,郁金15g。

三诊:2013年9月21日。

CT复查:颅脑未见明显异常。药后诸症好转,遂加用桑枝15g,豨莶草30g。

[骆丽娜,何若苹. 何若苹治疗中风经验 [J]. 陕西中医学院学报,2015,38(2):32-33.]

[编者按]

本案患者已过七七之年,精血亏虚,又夙有高血压,于高蛋白饮食后出现中风之症,考虑阴虚风阳上扰,患者就诊时步履欠稳、失语、脉弦等均符合风阳上扰之证,运用天麻钩藤饮加减共奏清热平肝、滋阴潜阳息风之效;又用甘麦大枣汤养心阴安心神,现代药理研究甘麦大枣汤具有治疗中风后抑郁之效。针对影像结果,用丹参、地龙、葛根活血化瘀,通经活络,西医学研究表明葛根中的葛根素对高血压、高血脂和心脑血管疾病有一定疗效。用骨碎补补肾强骨;胃为后天之本,生化之源,只有治病以先护脾胃,故用焦曲健脾开胃顾后天。复诊据原方加用川芎、三七粉以活血化瘀不留邪;决明子清肝明目,润肠通便以泄浊,使肝脏清灵,血脂下降;针对胆囊炎,用金钱草、郁金疏肝利胆,清热退黄。三诊加用桑枝、豨莶草促其患肢恢复。

病例49

张某,男性,56岁。

初诊:2010年9月11日。

患者形体较胖,1年前开始出现头晕头沉,纳差腹胀,右季肋区不适,经本地医院诊断为"慢性胆囊炎",服用"消炎利胆片、健脾丸、逍遥丸"4周,诸症状消失。半月前头晕头沉、纳差腹胀再现,遂又服用上述药物1周,症状不减,相继出现手足重滞、麻木等。今日晨起时突然出现左侧半身不遂、口眼歪斜,口角流涎,舌强语謇,伴泛恶、纳呆,胸闷痰多,舌质紫黯,舌苔白腻,脉弦滑,测血压135/85mmHg,左侧肢体活动障碍,肌力Ⅲ级,腱反射亢进,头颅CT提示脑梗死。临床诊断为中风中经络,为急性期痰瘀互结证。以痰瘀同治。

半夏9g 天麻10g 钩藤15g 茯苓12g 石菖蒲10g 郁金15g 远志6g 桑枝12g 丹参15g 红花12g 地龙12g 茵陈20g 甘草6g

每日1剂,水煎分早晚温服。配合应用葛根素注射液0.6g,胞磷胆碱注射液0.75g入液静滴,每日1次;应用针灸疗法,每日1次。

治疗半个月,患者精神明显好转,头晕头沉,腹胀消失,饮食增加,口眼歪斜纠正,语言较初诊时明显流利,但仍左侧肢体活动障碍,舌质黯红,苔薄少,脉弦滑,血压130/80mmHg。停用葛根素、胞磷胆碱注射液,针灸改为隔日1次。中药去天麻、钩藤、茵陈,加桃仁12g,川芎15g,黄芪30g续服,加强康复锻炼。

2周后患者精神、饮食、睡眠均佳,语言恢复正常,自诉除左下肢力弱,走路时腿软外,别无明显不适,舌质淡红,苔薄少,脉和缓,病体渐趋康复。停用针灸疗法,在节制饮食,调畅情志,坚持康复锻炼的同时,继续服用上述中药半月,以巩固疗效。

半年后随访,一切如常人。

[王晓宝,张建美,王晓玲. 孙立军教授治疗中风病经验 [J]. 中国中医急症,2011,20(11):1766-1768.]

[编者按]

患者形体较胖,素有痰湿,由痰致瘀;痰瘀阻滞经脉致气血运行不畅,肌肉筋骨失养,则见半身不遂、口眼歪斜、舌强语謇等症;至于头晕、泛恶、纳呆、口角流涎,则为痰湿上逆所致。故本案治以祛痰为主,化瘀为辅,后期补气,以痰瘀同治之法收得良效。

病例50

某,男,59岁。

因"突发言语不清,右侧肢体活动不利6小时"入院。患者既往有高血压病史10余年,未规则服用降压药物。入院时症见:神志恍惚,烦躁不安,言语謇涩,右肢瘫痪,头痛呕吐,大便3日未解,小便黄。舌质红,苔黄厚腻,脉滑。查体:血压180/100mmHg,嗜睡状,不完全运动性失语,右侧鼻唇沟变浅,伸舌右偏,右上肢肌力Ⅰ级,右下肢肌力Ⅱ~Ⅲ级,肌张力增高,右侧病理征(+)。头颅 CT 检查左基底核区脑出血(出血量约 30ml)。西医诊断:脑出血,高血压。予吸氧,脱水降颅压,维持水电解质平衡等。中医诊断:中风 - 中脏腑,证属痰热腑实,风痰上扰,治以清热化痰,通腑泄浊。中药予自拟愈风Ⅱ号方口服(大黄、黄芩、石菖蒲、全瓜蒌、陈皮、竹茹、半夏、茯苓、甘草等)。

1 剂后患者大便得解,头痛减轻,呕吐停止。

5 剂后神志转清,纳食正常。调整剂量,加三七、川芎、红花、桃仁等活血化瘀。

10 剂后发音较前清楚,肌力有所改善。继续原方案治疗,并根据大便情况,调整大黄剂量。

2 周后血压平稳,言语清晰,能拄拐慢行。

3 周后复查头部 CT 血肿基本已吸收。

[王玲玲. 毛文海教授治疗中风病经验 [J]. 中国中医急症,2011,20(4):573.]

[编者按]

患者平素酗酒及嗜食辛辣肥甘,日久损伤脾胃,内酿痰热,性情急躁,为肝阳亢盛之体,阳盛动风,风夹痰热,上扰脑窍致中风。治当清热化痰,息风开窍,愈风Ⅱ号方是毛文海教授的经验方。方由大黄、黄芩、石菖蒲、全瓜蒌、陈皮、竹茹、半夏、茯苓、甘草等药物组成。方中大黄为君药,性味苦寒,归脾、胃、大肠、肝、心经,性秉直逐,长于通下,荡涤肠胃,推陈出新,通畅腑气,祛瘀达络,敷布气血。《汤液本草》云"大黄,阴中之阴药,泄满,推陈致新,去陈垢而安五脏,谓如定祸乱以致太平无异,所以有将军之名"。黄芩为臣,性味苦寒,归肺、胆、胃、大肠经,清热燥湿,泻火解毒。《本草经疏》云"黄芩,其性清肃,所以除邪,味苦所以燥湿,阴寒所以胜热,故主诸热"。石菖蒲、瓜蒌、陈皮、竹茹、半夏、茯苓共为佐药。石菖蒲辛、温,归心、胃经,开窍宁神,化湿和胃。《重庆堂随笔》云"石菖蒲,舒心气、畅心神、怡心情、益心志,妙药也……清解用之,赖以祛痰秽之浊而卫宫城"。瓜蒌甘、寒,归肺、胃、大肠经,清肺化痰,利气宽胸;陈皮辛、苦、温,归脾、肺经,理气调中,燥湿化痰;竹茹甘、苦、微寒,归肺、胃、胆经,清热化痰;陈皮、竹茹相配,一温一寒,温清相伍,理气通络,清而不寒,气顺热清;茯苓甘、淡、平,归心、肺、脾、肾经;半夏辛、温、有毒,归脾、胃、肺经;茯苓甘淡渗湿,为治生痰之源;半夏辛温而燥,化以成之痰,两药相伍,有健脾祛湿,化痰和胃之功;甘草为使,性甘味平,归脾胃、肺经,既能制大黄苦寒攻下之性,又能助大黄、黄芩泻火解毒,兼能调和药性;诸药合用共奏清热化痰,通腑泻浊之功。以上方随症加减治疗,3 周后痊愈。

病例 51

杜某，女，63 岁。

初诊：1957 年 11 月 12 日。

自述右侧偏瘫 5 小时。5 小时前起床时发现右侧肢体不能活动，语言謇涩，口角歪向左侧。神志清醒，脉象弦细，舌质瘀紫，苔薄白。此为气血亏虚，血盛脉络之证。治以补气养血，活血通络。嘱服六虫五藤补血汤。

全虫[研末服]30g　土鳖 15g　地龙 15g　僵蚕 15g　钩藤 15g　忍冬藤 15g　海风藤 15g　络石藤 15g　鸡血藤 60g　蜈蚣 3 条　乌梢蛇 9g　黄芪 120g　当归 12g　丹参 30g

6 剂后，右侧肢体活动略有改善。

续进 20 余剂，语言流畅，肢体活动已基本正常，右下肢尚觉乏力。

又随症加味服 10 剂后，诸症痊愈。

[赵文远，袁敬一.六虫五藤补血汤治疗中风 [J]. 成都中医学院学报，1991，（3）：24-25.]

[编者按]

中风之病机，无论风、火、气、痰伤及脉络均可造成血瘀，瘀血是致病主因。因此，活血化瘀，通达脉络乃为治疗本病之大法。方药重用虫类之品，因虫类药多偏咸辛，辛能入络，咸能软坚，不仅走窜最速，并能深入隧隙，细剔络邪，凡气血凝聚之处皆能开之，无处不到。方中 6 味虫药协同，力宏功著，直达病所，为他药所不及。又藤类药物善能通经活络，对肢体功能的恢复配合虫类之品则疗效更著。又据"气为血帅，血随气行"的理论，伍用黄芪、当归补气养血，气足血旺而不凝，更能促进或加强活血化瘀通络的作用，使瘀血得以尽疏散，血脉流畅，则诸症自愈。

病例 52

张某，男，54 岁。

突发头痛，语言不利，右侧肢体麻木无力 1 小时，于 2005 年 7 月 18 日入院。症见神志不清，面部潮红，瞳孔尚等圆等大，颈部稍有抵抗，双眼向左凝视，伸舌偏斜，双肺（-），心率 56 次 /min，律齐，右侧肢体瘫痪，右下肢巴宾斯基征（+）。舌质红，苔黄，脉弦滑数。颅脑 CT 示：左基底核区出血，出血量约30ml。西医诊断：脑出血。中医辨证属肝肾阴虚，风阳亢盛，痰热痹阻经络之证。治予育阴息风，平肝潜阳，化痰通络。方用天麻钩藤饮合牵正散加减。

珍珠母 30g　竹茹 15g　钩藤 12g　生地黄 12g　生白芍 10g　僵蚕 10g
桑寄生 10g　地龙 9g　天麻 9g　菊花 9g　石菖蒲 9g

治疗至 7 月 26 日，患者出现呃逆，大便呈黯褐色，潜血（+），7 月 27 日见嗜睡，四肢不温，自汗出，呕血约 200ml 已转向阳脱，急回阳救脱，用大量西洋参，配用参附汤加味。患者胃气已衰，应急固胃气，否则治疗前功尽弃，加强回阳救逆、益气健脾固摄之药。

西洋参 20g　麦冬 15g　五灵脂 15g　黑蒲黄 10g　白及 15g　白芍 15g
黄芪 10g　茯苓 10g　白术 10g　怀山药 30g　紫珠草 10g　炙甘草 6g

守方治疗至 7 月 29 日，患者黑便止，神志逐渐转清，反应灵敏，随后运用益气养血、化痰活血通络等法，方用补阳还五汤化裁治疗 1 个月余，患者神清，对答切题，右上肢仍不利，已能扶物行走，于 9 月 3 日出院。

［马云枝，王俊锋. 中风病治验浅析 [J]. 中国实用神经疾病杂志，2007，10（1）：161-162.］

[编者按]

中风起病较急，来势凶猛；病因多样，病机复杂。急性期多由风、火、痰作祟，中脏中腑者，乃因风、火、痰内中心络，神灵之府为之摇撼；恢复期及后遗症期则虚中夹实为主，以痰、虚、瘀多见。临证之时，要把辨病、辨证结合起来，根据中风患者的症状、体征和舌、脉、症紧密相扣，于风、火、痰、瘀、虚之间，审其标本缓急，灵活用药，当攻则攻，当补则补，才能收到较好疗效。

病例 53

邓某，男，52 岁。

初诊：2014 年 3 月 5 日。

既往有高血压史 10 余年，间断服药，诉 1 个月前晨起突然感觉右侧肢体麻木，未予重视，10 日后呈进行性加重伴头晕头痛，在某县医院脑部 CT 检查显示：左脑部基底核区多发性梗死。刻见：老年男性，肥胖体型，神清，言语不利，头晕目眩，面红，烦躁，右侧肢体无力，活动困难，右手肿胀，右上肢肌力Ⅱ级，右下肢肌力Ⅲ级，饮食可，大便干，小便正常，舌黯红舌下瘀滞，苔黄厚腻，脉弦滑。中医诊断：中风（中经络），证属肝阳上亢，痰瘀内阻。治宜息风化痰，化瘀通络。

天麻 10g　钩藤 10g　石决明 10g　杜仲 6g　桑寄生 10g　牛膝 9g　清半夏 9g　炒白术 6g　茯苓 6g　生黄芪 60g　炙黄芪 30g　党参 20g　地龙 6g　水蛭 7g　三七^{冲服}1.5g　石斛 9g　丹参 10g　石菖蒲 10g　木香 9g　乳香 9g　没药 9g　小茴香 3g　木瓜 10g　蚕沙 10g　厚朴 3g

7剂,水煎服,分3次服,饭后2h服药。

二诊:2014年3月15日。

患者肢体麻木,语言不利症状改善,头晕目眩减轻,右上肢肌力Ⅲ级,右下肢肌力Ⅳ级。舌质黯红,苔薄白,脉弦滑。

继服7剂,患者肢体肌力基本恢复,饮食二便正常。后复查脑CT未见异常。嘱其清淡饮食,控制血压。

[甘佳乐,徐武清,刘敬霞,等. 刘敬霞从虚实辨治缺血性中风临证经验[J].辽宁中医杂志,2015,42(11):2088-2090.]

[编者按]

刘教授认为患者年过五旬,本肝肾阴虚,肝阳偏亢,肝风内动,加之形体肥胖,体内痰湿壅滞,风痰阻滞经络气血,而致血瘀脑脉,故半身不遂,偏身麻木,言语不利。头痛眩晕,面红烦躁,为风火上扰;舌黯,苔黄腻,脉弦滑为肝风夹痰瘀之象。治当以息风、涤痰、化瘀为主,佐以补益肝肾。方中天麻、钩藤平肝息风,化痰通络,石决明镇肝潜阳,牛膝引血下行,杜仲、桑寄生补益肝肾。《明医杂著》指出:"若中风偏枯麻木之痰瘀,必用南星、半夏。"清半夏为生半夏用白矾加工炮制后入药者,其毒性及辛燥之性降低,化痰作用增强,更适宜阴虚年老体质。白术、茯苓健脾利湿,木瓜、蚕沙化湿和胃,以杜生痰之源。生、炙黄芪用量独大,生黄芪具有降血压之功效,降低血小板黏附力,减少血栓形成,炙黄芪则补中益气功效显著。两者共用,体现了"治痰者行气为先,不治痰而治气"的思想。虫类药物搜风通络,由于有些虫类中药有效成分用水煎法不易析出,或可能使其活性成分蛋白质遭受破坏而影响疗效,故采用口服颗粒剂型,具有能提高吸收且对胃肠道刺激性小的特点。石菖蒲等芳香药物开窍宁神。厚朴燥湿消痰,下气除满,既可除无形之湿满,又可消有形之实满。全方共奏涤痰息风,化瘀通络之功。

病例54

蒋某,女,68岁。

半身不遂伴头晕头痛、言语不利2周。患者有高血压病史20余年,2周前于早晨起床时感头晕头痛,右侧肢体麻木,伴言语不利,口眼㖞斜。入院诊断为脑梗死、高血压。经内科常规治疗3周后出院,症状无明显好转。症见:头晕头痛,神志清,言语不利,偶感胸闷,右侧肢体不遂,麻木,行走需人搀扶,倦怠乏力,舌质黯红,有瘀点,舌下络脉瘀滞明显,苔薄白,脉沉细,血压158/90mmHg。辨证为中风,气虚血瘀证。治法:益气活血通络。

生黄芪60g 炙黄芪30g 党参20g 炒白术10g 升麻6g 醋柴胡6g

当归15g　赤芍10g　川芎10g　木瓜10g　蚕沙10g　白扁豆10g　石斛6g
厚朴3g

以上7剂，水煎服，日3服，饭后2小时服用。

二诊：诸症较前好转，血压140/80mmHg。

继服7剂，患者已可自行行走，语言清晰，血压稳定。

[甘佳乐，徐武清，刘敬霞，等. 刘敬霞从虚实辨治缺血性中风临证经验 [J]. 辽宁中医杂志，2015，42（11）：2088-2090.]

[编者按]

患者年事已高，正气渐衰，气虚血运无力，瘀阻脑脉发为本病。其病性以本虚为主"治病必求于本"，故投以补中益气汤加减，方中重用黄芪大补其元气，使气行则血行，瘀祛则络通。白术炒用增强了其补气健脾的功效。其气既虚，营血易亏，故用当归以补养营血，且"血为气之宅"，可使所补之气有所依附。升麻不仅可以升阳气，还可抑制血小板聚集，降低血压。柴胡醋炙，更专舒达肝气。《本草纲目》云："升麻引阳明清气上行，柴胡引少阳清气上行，此乃禀赋虚弱，元气虚馁，及劳逸饥饱，生冷内伤，脾胃引经最要药也。"石斛清热养阴生津，既可补充阴津填充脉道，又可避免温燥类活血化瘀药物易致伤络出血之弊。木瓜补益肝肾。赤芍、川芎活血祛瘀，白扁豆芳香醒脾以防滋腻。诸药合用，则气旺、瘀消、络通，诸症可愈。

病例 55

某，男，76岁。

有高血压、主动脉夹层动脉瘤、糖尿病病史。2009年曾有脑梗死病史，治疗后无后遗症。2010年11月28日患者晨练时开始出现左侧肢体乏力，上、下肢不自主舞动，并滑跌在地。当天上午由家属送至医院，当时考虑为急性脑梗死可能性大，予改善脑循环治疗，并行头颅MRI检查。头颅MRI显示：右侧丘脑、内囊后支急性脑梗死。明确诊断后，予规范二级预防。11月29日查房，刻诊：口眼轻微歪斜，语言謇涩，语音较前低沉，语速较前减慢。左侧肢体大幅度、较快频率地不自主舞动不停，左上肢自内而外，呈8字弧形来回舞动，影响持物。坐姿时，屈膝，则膝盖左右摆动，行走时身形左右摇晃，影响步履。舌干少苔，脉弦大。查体：左侧肢体肌力Ⅳ级，肌张力下降，腱反射（+++）。予防己地黄汤合百合地黄汤加减。

防己24g　生地黄90g　防风15g　桂枝15g　百合30g　石膏60g　麻黄^{先煎}15g

4剂。

2010 年 12 月 3 日,左侧肢体不自主舞动较前改善不明显,续予防己地黄汤并合风引汤加减。

龙骨^{包煎}30g 牡蛎^{包煎}30g 石膏^{包煎}60g 滑石^{包煎}30g 防己 30g 生地黄 120g 桂枝 30g 防风 15g 甘草 15g

上方 4 剂,以水 1 800ml,煎至 800ml,加花雕酒 250ml,再煎至 250ml,药渣再煎,日服 2 次。

服药次日,肢体不自主舞动开始减少,下肢摆动已甚少。

12 月 4 日,上肢舞动已较前减半,下肢摆动已甚少。效不更方,原方续服。

12 月 6 日,左侧肢体不自主舞动的幅度明显变小,频率明显减慢,自诉舞动已减少 2/3 有余。站立,行走自如,仍守前法治之。

龙骨^{包煎}30g 牡蛎^{包煎}30g 石膏^{包煎}90g 滑石^{包煎}30g 生地黄 180g 防己 30g 防风 15g 甘草 15g 桂枝 30g 肉桂 15g

3 剂,煎服法如前。

12 月 9 日,肢体舞动已甚微。仅说话激动时以左上肢摆动助说话。随访至 2011 年 7 月,诸症状基本痊愈,每日晨练,步履如常。

[曾丽玲,黄仕沛. 黄仕沛教授治疗中风的学术经验 [J]. 时珍国医国药,2017,28(1):227-228.]

[编者按]

此病案以中风后出现大幅度、无目的、较快速度的不自主运动为临床特征,处方以防己地黄汤为主并辅以风引汤而愈。运用此方时要注意以下 3 个方面:①经方中描述肢体摇动的还有真武汤证、苓桂术甘汤证、防己茯苓汤证,必须鉴别排除各方证。防己地黄汤证以育阴养液为主,临床运用时应重用生地黄。②仲景书中使用地黄者共十处,其中三处用生地黄,即炙甘草汤、百合地黄汤、防己地黄汤。仲景时还未有熟地黄,生地黄即鲜地黄,干地黄即现今生地黄。现无鲜地黄故可代之以生地黄。其中防己地黄汤用生地黄,定当重用。③仲景方凡用地黄之处均与酒同煎,几成定例,此方也须遵此法。

病例 56

王某,男,50 岁。

因突发头晕,吞咽困难,饮水呛咳,步态不稳,下肢乏力等症,于 2009 年 10 月 28 日到市内某医院求治,经查头颅 CT、MRI 等,诊断为:①小脑大面积梗死(急性期);②脑干梗死(急性期)。住院治疗近半个月,症状无改善而放弃治疗。后在家靠静脉输液维持生命近半个月。11 月 18 日住院治疗。11 月 20 日查房,症见:吞咽困难,食入即吐,呛咳,头晕,四肢乏力,步态不稳,步行困难，多痰涎，舌淡红，苔薄白，脉虚弱。查体：形体羸瘦，少气懒言，口角无歪斜，伸舌、吞咽困难，咽反射迟钝，不完全性运动性失语，双上肢肌力Ⅳ级，双下肢肌力Ⅲ级，四肢肌张力可，腱反射活跃，病理征未引出。辨证为元气亏虚，痰瘀阻窍。治以大补元气，益气升阳，活血化瘀，豁痰开窍之法，予补中益气汤合菖蒲郁金汤加味。

　　黄芪20g　白参10g　白术10g　当归10g　陈皮10g　柴胡4g　升麻4g　炙甘草6g　石菖蒲10g　郁金10g　半夏15g　全蝎4g　蜈蚣1条　麝香^{冲服}0.2g　田三七粉^{冲服}15g

　　4剂，鼻饲。

　　12月1日查房，患者症状大减，已能吞咽半流质饮食，无饮水呛咳及呕逆，纳食增多，予拔出胃管，但仍行走不稳，双下肢远端痛觉过敏，夜间痛甚，舌淡红，苔薄白，脉弦。此为气虚之象渐减，瘀象渐显，遂改投补阳还五汤加石菖蒲、郁金、胆南星、全蝎、蜈蚣、田三七等药物，益气活血，化痰开窍，善后调理近20日，基本痊愈出院。后随访数月，患者已能生活自理，且能从事轻体力劳动。

[何平. 欧阳新主任医师治疗气虚血瘀中风病经验[J]. 中医药导报，2011，17（8）：10-12.]

[编者按]

　　患者系小脑、脑干梗死，吞咽不能，水饮不进，日久形体羸瘦，为元气大虚，痰瘀阻窍，本虚标实，虚多实少，实属难治。"皮之不存，毛将安附"，故投以补中益气汤加味，大补元气，益气升阳，佐以化痰开窍，活血化瘀。后气虚之象渐减，而瘀象渐显，遂改投补阳还五汤加味，益气活血，化痰开窍，乘胜追击，竟获全功。

病例 57

李某，男，59岁。

因突发言语謇涩，左侧肢体乏力，活动障碍半月，加重3天，于2011年3月16日入院治疗。患者于2011年3月1日突发言语謇涩，左侧肢体乏力，活动障碍，到当地医院求治，查头颅CT示："左基底核区脑梗死"，经住院积极治疗，症状逐渐改善。但自3月14日始病情突然加重，复查头颅CT示：左基底核区梗死后出血。现症见：言语謇涩，左侧肢体乏力，活动障碍，偶头晕头痛，神志清楚，表情淡漠，神疲乏力，纳可，二便调，舌淡红，苔薄白，脉参差不齐而细弱。既往有风心病房颤病史多年。查体：神清合作，体格偏瘦，被动卧位，口角右歪，伸舌偏左，不完全性运动性失语。双肺正常，心界左下扩大，

心率 70 次 /min，律绝对不齐，脉搏短细，心尖区可闻及收缩期吹风样杂音 2/6
级。左上肢肌力 0 级，左下肢肌力Ⅱ级，左侧肢体肌张力可，腱反射亢进，病理
征未引出。辨证为元气亏虚，气不摄血，瘀血阻窍，治以大补元气，益气升清，
佐以化瘀利水，拟补中益气汤加味。

黄芪 30g　白参 10g　白术 10g　当归 10g　陈皮 10g　柴胡 4g　升麻 4g
炙甘草 6g　葛根 10g　桃仁 10g　红花 6g　田三七粉[另冲]15g

连服 8 剂，诸症悉减，脉象虽叁伍不齐，但转为有力，此为气虚之象大减，
遂改予补阳还五汤加味，善后调理半月，病情明显好转出院。后期随访，患者
生活质量明显提高，基本自理。

[何平. 欧阳新主任医师治疗气虚血瘀中风病经验 [J]. 中医药导报，2011，
17（8）：10-12.]

[编者按]

患者年近六旬，正气渐衰，又久患胸痹，复耗正气，心脾气虚，久致元气大
虚，气虚血瘀，气不摄血，血溢脉外，离经之血又阻脑络而发中风。病性属本
虚标实，且以虚为主。"治病必求于本"，遂先投以补中益气汤加味，大补元气，
补益心脾，佐以化瘀利水；后元气转充，再拟补阳还五汤加味，益气活血，善后
调理而收效。

病例58

常某，男性，77 岁。

初诊：2016 年 10 月 10 日。

主诉：突发左上下肢无力伴头晕 13 小时。患者 2016 年 10 月 10 日早晨 6
时在等候公交车时突发左上下肢无力伴头晕，表现为左上肢抬举费力，左下
肢迈步困难，头晕伴站立不稳，立即就诊于附近医院，给予相应处理后，病情
继续加重，并出现言语含糊、吞饮呛咳等，于发病 13h 后住院治疗。症见：半
身不遂，口舌歪斜，头晕目眩，吞饮呛咳，言语謇涩，气短乏力，心悸怔忡，纳
谷不香，舌黯淡，苔白腻，脉沉细。查体：神志清楚，言语含糊，左侧鼻唇沟
浅，左上下肢肌力 0 级，左侧上下肢肌张力减低，左侧巴宾斯基征(+)，左侧偏
身针刺觉减退。颅脑 MRI（平扫 + 弥散）提示：右侧脑桥新鲜性脑梗死。患者
既往有高血压、2 型糖尿病、房颤病史。西医诊断：脑梗死（急性期）。中医诊
断：中风，辨证属气虚血瘀证。治法益气活血通络。

炙黄芪 40g　赤芍 15g　川芎 12g　当归 12g　地龙 10g　葛根 30g　熟大
黄[后下]6g　石菖蒲 10g　天麻 12g　三七粉[冲服]3g

7 剂，1 日 1 剂，水煎服，早晚分服。

服药 7 日后，患者左下肢可抬离床面，左上肢可在床面平移，头晕目眩消失，神情焦虑，胁肋胀满不舒，舌黯淡，苔薄白，脉弦，原方基础上加香附 10g、柴胡 10g、佛手 12g 行气解郁。

再服 7 剂后，患者诸症均明显好转，言语謇涩改善，左上下肢均可抬离床面，心情平静。

嘱患者上方继服 7 剂，并进行患肢功能锻炼和语言训练。7 剂后患者左上肢可抬举过肩，左手指伸直弯曲欠灵活，在家人搀扶下可下地行走，语言已正常。

（杨文明临床治疗医案）

[编者按]

患者脏腑功能减退，气虚无力推动血行，气不能行，血不能荣，气血瘀滞，脉络痹阻，发为中风。本案所选药物由杨教授临床经验方脑络通方（由黄芪、赤芍、川芎、当归、地龙、葛根、熟大黄、石菖蒲等 8 味药组成）基础上进行加减化裁而来的。《医林改错》言"半身不遂……非风火湿痰所中"，明确提出"亏损元气是其本源"，其病机是由于"元气既虚，必不能达于血管；血管无气，必停而瘀"。方中重用炙黄芪取其大补元气，气旺血行，祛瘀不伤正，并助诸药之力，为君药。配以当归活血，有祛瘀而不伤好血之妙，是为臣药。赤芍、川芎、熟大黄、葛根、三七助当归活血祛瘀；地龙通经活络，石菖蒲，《神农本草经》谓其"主开心孔，补五脏，通九窍，明耳目，出音声"，天麻平肝潜阳，均为佐使药。诸药合用，使气旺血行，瘀祛络通，诸症自可渐愈。

病例 59

史某，男性，51 岁。

初诊：2017 年 9 月 22 日。

主诉：突发右上下肢无力，言语不利 2 小时。患者 2017 年 9 月 22 日 7 时在外活动时突发右侧上下肢无力，伴言语不利，经 120 急救于发病 2 小时后住院治疗。刻见：半身不遂，口角歪斜，言语謇涩，头晕目眩，腹胀便秘，目赤口臭，舌黯红，苔黄腻，脉弦滑。查体：神志清楚，言语不利，右侧鼻唇沟变浅，伸舌右偏，左上下肢肌力 V 级，右上下肢肌力 Ⅲ⁺ 级，右侧肌张力减弱，腱反射正常，右侧巴宾斯基征（+）。颅脑 CT 检查提示：左侧基底核区及侧脑室旁脑出血（急性期）。既往有高血压病史。西医诊断：脑出血（急性期），出血量 10ml。中医诊断：中风——痰热腑实，兼有瘀血证。治以通腑化痰，佐以化瘀止血。

大黄^{后下}6g　枳实 12g　姜厚朴 10g　瓜蒌 12g　制胆南星 10g　葛根 30g
刺蒺藜 12g　桑枝 12g　三七^{冲服}3g　蒲黄^{包煎}8g

7 剂，每日 1 剂，水煎服，早晚分服。

服上药 7 剂后,患者右上、右下肢肌力较前好转,头晕、腹胀基本消失,加郁金 12g 行气化瘀,凉血止血。

再进 7 剂后,诸症均明显好转,大便调。

嘱患者上方继服 7 剂,并加强患肢功能锻炼和语言训练。7 剂后患者上下肢肌力较逐渐恢复,言语较前清晰,病情明显好转。

(杨文明临床治疗医案)

[编者按]

患者痰热上扰清窍,阻滞中焦,气机升降失常,腑气不通,发为中风。实热内结,胃肠气滞,腑气不通,则腹胀便秘;痰热上蒙清窍,清阳不升,则头晕目眩;舌黯红,苔黄腻,脉弦滑,均为痰热腑实风痰上扰之象。方选星蒌承气汤加减。方中生大黄荡涤肠胃,通腑泄热;枳实泄痞;厚朴宽满;瓜蒌、胆南星清热化痰;刺蒺藜疏肝解郁;葛根、桑枝祛风通络;三七、蒲黄止血活血。诸药合用,通腑化痰,去瘀生新,诸症渐愈。杨教授认为活血化瘀法也可运用于急性脑出血的治疗。《灵枢·经脉》指出:"经脉者,所以决死生,处百病,调虚实,不可不通。"晚清医家唐宗海曰:"……凡系离经之血,与荣养周身之血,已癸绝不合……此血在身,不能加于好血,而反阻新血之化机。"阐明了离经之血宜逐之理。"离经之血则为瘀",脑出血是由血管破裂而引起的血管内外的瘀血证。脑络受损,血溢脉外,便成瘀血,瘀血既为脑出血之病理基础,又为脑出血之病理产物,故活血化瘀为脑出血急性期治疗的重要治疗方法,用之得当,收效显著。本案中的大黄具有泻下作用,尤其适用于痰热腑实型出血;三七、蒲黄可保护脑细胞,提高脑细胞耐缺血缺氧能力,在脑出血超早期、急性期使用最适宜。

病例 60

陈某,男,75 岁。

初诊:2017 年 7 月 9 日。

主诉:突发言语不利 7 日。患者 7 日前受凉后出现言语不利,自觉说话时舌体欠灵活,走路不稳,伴有听力下降、耳鸣,出现一次饮水呛咳,无意识障碍,无肢体偏瘫,无视物旋转,无恶心呕吐,患者病程中疲倦乏力,时有左手异麻,无畏寒发热,无口舌歪斜,无偏身感觉异常,饮食睡眠可,二便正常。辅助检查:2017 年 7 月 11 日颅脑 MRI 示:①多发腔隙性脑梗死,左侧基底核区新鲜脑梗死;②老年性脑改变。西医诊断:脑梗死。中医诊断:中风病,气虚血瘀证。治以益气养血,化瘀通络。拟补阳还五汤加减,方药如下:

红花 10g　当归 10g　地龙 10g　川芎 10g　赤芍 10g　黄芪 20g　枳壳 15g

桃仁10g　鸡血藤10g

水冲服,1日1剂,7剂。

二诊:2017年7月16日

患者诉言语不利较前改善,仍有说话费力,疲倦乏力,异麻好转,无饮水呛咳,无行走不稳,舌质淡,舌苔薄白,脉沉细。

上方去红花、鸡血藤,加天麻15g,白术10g,继服14剂。

三诊:2017年7月31日。

患者诉服药后言语不利较前有所缓解,无疲倦发力、肢体异麻感。

上方去白术,加薄荷10g,继服14剂。

随访半年,患者言语不利情况渐改善。

(韩辉临床治疗医案)

[编者按]

四诊合参,中医辨病为中风病,辨证为气虚血瘀,气为血帅,血液的正常运行有赖于气的正常推动,若元气亏虚,无力行血,则血行缓慢,停留而瘀。《医林改错·论抽风不是风》云:"元气既虚,必不能达于血管,血管无气,必停留而瘀。"临床常见身疲乏力、少气懒言等气虚之症,此为气虚为本,血瘀为标。患者脏腑功能减退,气虚无力推动血行,气不能行,血不能荣,气血瘀滞,脉络痹阻,发为中风。气虚清阳不升,不能温养头面,则面色㿠白;元气亏虚,脏腑功能减退,劳则耗气,则气短乏力;气虚毛窍疏松,外卫不固,则口角流涎、自汗出;气虚衰,心中空虚惕惕而动,则心悸;气虚,脾运失健,清阳不升,气陷于下,则便溏;脾虚失运,水湿浸淫肌表,则手足肿胀;舌质淡,舌苔薄白,脉沉细,均为气虚血瘀之象。本方证由中风之后,正气亏虚,气虚血滞,脉络瘀阻所致。正气亏虚,不能行血,以致脉络瘀阻,筋脉肌肉失去濡养,故见半身不遂、口眼㖞斜。气虚血瘀,舌本失养,故语言謇涩;气虚失于固摄,故口角流涎、小便频数、遗尿失禁;舌黯淡,苔白,脉缓无力为气虚血瘀之象。本方证以气虚为本,血瘀为标,即王清任所谓"因虚致瘀"。治当以补气为主,活血通络为辅。本方重用生黄芪,补益元气,意在气旺则血行,瘀去络通,为君药;当归尾活血通络而不伤血,用为臣药;赤芍、川芎、桃仁、红花协同当归尾以活血祛瘀;枳壳行气以活血,地龙通经活络,鸡血藤活血化瘀,力专善走,周行全身,以行药力,亦为佐药。

病例61

王某,女,63岁

初诊:2010年3月21日

主诉：情绪低落3年。患者3年前因"脑梗死"后遗留左侧肢体力弱，行走稍困难，后经常情绪低落，时多思易悲，不喜与人交流，常静默流泪，饮食睡眠差，二便可。中医四诊症见精神抑郁，心神不宁，悲忧善哭，喜怒无常，舌黯红，有瘀斑，脉弦涩。西医诊断：卒中后抑郁，中医诊断：郁证，瘀血内阻证。治法：活血化瘀，养心安神。

桃仁12g　红花10g　当归12g　生地黄12g　川芎10g　赤芍10g　牛膝12g　桔梗10g　柴胡10g　枳壳12g　酸枣仁20g　甘草6g

7剂，每日1剂。

二诊：2010年3月28日。

患者服药后情绪抑郁较前缓解，饮食睡眠改善，舌质黯，苔白腻，脉弦细。

上方去酸枣仁，加合欢花15g，继服14剂。

三诊：2010年4月12日。

患者诉情绪抑郁症状较前明显改善，舌质淡，苔白，脉细软。

效不更方，上方继服14剂。

（韩辉临床治疗医案）

[编者按]

脑卒中后抑郁症是脑卒中后继发的一种情感障碍。卒中患者的活动障碍常导致抑郁症的发生，而抑郁症又可影响卒中患者的康复，形成恶性循环。针对脑卒中后抑郁症总的病机为肝郁、气滞、血瘀，选用具有理气解郁，活血化瘀功效的加减血府逐瘀汤。方中桃仁破血行滞而润燥，红花活血化瘀，赤芍、川芎助君药活血化瘀，牛膝长于祛瘀通脉，引瘀血下行，当归养血活血，祛瘀生新，生地黄凉血清热除瘀热，与当归养血润燥，使祛瘀不伤正，柴胡、枳壳能理气、疏肝、解郁，枳壳疏畅胸中气滞，桔梗宣肺利气，与枳壳配伍，一升一降，开胸行气，使气行血行，甘草调和诸药，酸枣仁养心安神，运用于情志不遂导致的失眠，可使五脏和，收安神解郁之功。诸药合用，共奏理气解郁，养血化瘀之功，以治疗气滞血瘀所致之卒中后抑郁症。

病例62

刘某，男，47岁。

初诊：2017年8月4日。

主诉：突发左上肢伴口周异麻3日余。

患者于2017年8月10日晚20时左右在无明显诱因下出现左上肢异麻伴有口周异麻感，无头痛、意识障碍、恶心呕吐，自觉是颈椎病引起的，遂于8月11日至当地诊所予以推拿等治疗，症状未有明显改善，后逐渐出现舌部异麻感，未有味觉改变，于8月14日查颅脑CT提示：①枕大池；②右顶骨骨瘤。后检查颅脑MRI平扫＋弥散提示：右侧丘脑急性期脑梗死。病程中患者无言语不清、吞咽障碍、肢体无力，纳可，夜寐可，二便调。舌质淡，苔薄白，脉弦滑。西医诊断：脑梗死。中医诊断：中风，痰瘀互结证。治法：息风化痰，活血化瘀。

法半夏10g　橘红10g　白术10g　天麻10g　红花10g　远志10g　茯苓10g　石菖蒲10g　炙甘草10g　丹参15g　天麻20g　生姜5g　大枣3枚

7剂，水煎服。

二诊：2017年8月21日。

患者肢体异麻较前改善，无肢体瘫软，二便正常。上方去半夏、生姜、大枣，继服14剂。

三诊：2017年9月5日

患者诉肢体异麻感基本消失，饮食及睡眠情况较前改善。上方继服14剂，巩固疗效。

（韩辉临床治疗医案）

[编者按]

中医辨病为中风病，辨证为痰瘀互结证，痰瘀相关说最早始于《灵枢·邪客》云："营气者，泌其津液，注之于脉，化以为血"，一语道出生理上"津血同源"的观点。而在病理变化中，痰来自津，瘀本乎血，津聚液停形成痰饮，血滞血留而为瘀血，湿为有形之邪，易阻滞气机，气滞则津聚成痰，血滞为瘀。肝瘀则疏泄失权，气机壅滞，气壅不通，血壅不流，遂为瘀血。脾虚湿困，运化失常则致津液内停，聚为痰饮，结合患者舌质淡，舌苔白腻，脉弦滑，辨证为痰瘀互结证。方中半夏燥湿化痰，降逆止呕；天麻平肝息风，而止头眩，两者合用，为治风痰眩晕头痛之要药。李东垣在《脾胃论》中说："足太阴痰厥头痛，非半夏不能疗；眼黑头眩，风虚内作，非天麻不能除。"故以两味为君药。以白术、茯苓为臣，健脾祛湿，能治生痰之源。佐以橘红理气化痰，脾气顺则痰消，丹参活血化瘀，菖蒲化痰开窍。使以甘草和中调药；煎加姜、枣调和脾胃，生姜兼制半夏之毒。临床运用天麻治疗脑梗死遗留的肢体异麻常有奇效，其具有息风，定惊之功效，常可用治眩晕肢体麻木，眼黑，头痛，半身不遂，语言謇涩，小儿惊痫动风。《药性论》："治冷气顽痹，瘫痪不遂，语多恍惚，多惊失志。"

（刘　睿　饶志红　侯志峰　杨文明）